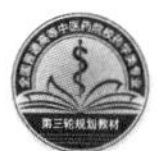

全国普通高等中医药院校药学类专业第三轮规划教材

中药化学（第3版）

（供药学、制药技术、制药工程、中药学及相关专业用）

主　编　郭　力　陈建真
副主编　叶　强　冯　薇　陈　辉
编　者（以姓氏笔画为序）
叶　强（成都中医药大学）
冯　薇（河北中医药大学）
朱立俏（山东中医药大学）
刘　菲（成都中医药大学）
刘惠娴（陕西中医药大学）
吴建军（浙江中医药大学）
张化为（陕西中医药大学）
陈　辉（河南中医药大学）
陈建真（浙江中医药大学）
罗国勇（贵州中医药大学）
周桂生（南京中医药大学）
郭　力（成都中医药大学）
蓟雨青（湖南中医药大学）

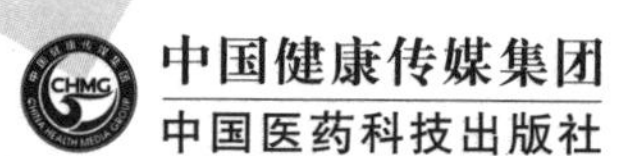

中国健康传媒集团
中国医药科技出版社

内容提要

本书是"全国普通高等中医药院校药学类专业第三轮规划教材"之一，按照教育部相关文件精神，根据本专业教学要求和课程特点编写而成，全书共分13章，主要介绍了中药化学的研究对象和任务，以及在中医药现代化和中药产业化的作用。阐述中药化学成分研究方法，系统深入讲解各类中药化学成分的结构、性质、检识反应、提取分离、结构研究、波谱特征和研究实例。同时也对中药复方中药效物质基础的研究进行简要介绍，书中各章节后附有复习思考题。本书内容丰富、结构严谨、实用性强，主要供高等中医药院校药学、制药技术、制药工程、中药学及相关专业使用，也可作为执业药师考试与培训的参考用书。

图书在版编目（CIP）数据

中药化学/郭力，陈建真主编．—3版．—北京：中国医药科技出版社，2023.12

全国普通高等中医药院校药学类专业第三轮规划教材

ISBN 978－7－5214－3988－5

Ⅰ.①中…　Ⅱ.①郭…　②陈…　Ⅲ.①中药化学－中医学院－教材　Ⅳ.①R284

中国版本图书馆CIP数据核字（2023）第140212号

美术编辑　陈君杞

版式设计　友全图文

出版　**中国健康传媒集团**｜中国医药科技出版社

地址　北京市海淀区文慧园北路甲22号

邮编　100082

电话　发行：010－62227427　邮购：010－62236938

网址　www.cmstp.com

规格　889mm×1194mm $^{1}/_{16}$

印张　26 $^{1}/_{2}$

字数　760千字

初版　2015年1月第1版

版次　2024年1月第3版

印次　2024年1月第1次印刷

印刷　北京金康利印刷有限公司

经销　全国各地新华书店

书号　ISBN 978－7－5214－3988－5

定价　85.00元

获取新书信息、投稿、为图书纠错，请扫码联系我们。

出版说明

“全国普通高等中医药院校药学类专业第二轮规划教材”于2018年8月由中国医药科技出版社出版并面向全国发行，自出版以来得到了各院校的广泛好评。为了更好地贯彻落实《中共中央 国务院关于促进中医药传承创新发展的意见》和全国中医药大会、新时代全国高等学校本科教育工作会议精神，落实国务院办公厅印发的《关于加快中医药特色发展的若干政策措施》《国务院办公厅关于加快医学教育创新发展的指导意见》《教育部 国家卫生健康委 国家中医药管理局关于深化医教协同进一步推动中医药教育改革与高质量发展的实施意见》等文件精神，培养传承中医药文化，具备行业优势的复合型、创新型高等中医药院校药学类专业人才，在教育部、国家药品监督管理局的领导下，中国医药科技出版社组织修订编写“全国普通高等中医药院校药学类专业第三轮规划教材”。

本轮教材吸取了目前高等中医药教育发展成果，体现了药学类学科的新进展、新方法、新标准；结合党的二十大会议精神、融入课程思政元素，旨在适应学科发展和药品监管等新要求，进一步提升教材质量，更好地满足教学需求。通过走访主要院校，对2018年出版的第二轮教材广泛征求意见，针对性地制订了第三轮规划教材的修订方案。

第三轮规划教材具有以下主要特点。

1.立德树人，融入课程思政

把立德树人的根本任务贯穿、落实到教材建设全过程的各方面、各环节。教材内容编写突出医药专业学生内涵培养，从救死扶伤的道术、心中有爱的仁术、知识扎实的学术、本领过硬的技术、方法科学的艺术等角度出发与中医药知识、技能传授有机融合。在体现中医药理论、技能的过程中，时刻牢记医德高尚、医术精湛的人民健康守护者的新时代培养目标。

2.精准定位，对接社会需求

立足于高层次药学人才的培养目标定位教材。教材的深度和广度紧扣教学大纲的要求和岗位对人才的需求，结合医学教育发展“大国计、大民生、大学科、大专业”的新定位，在保留中医药特色的基础上，进一步优化学科知识结构体系，注意各学科有机衔接、避免不必要的交叉重复问题。力求教材内容在保证学生满足岗位胜任力的基础上，能够续接研究生教育，使之更加适应中医药人才培养目标和社会需求。

3.内容优化，适应行业发展

教材内容适应行业发展要求，体现医药行业对药学人才在实践能力、沟通交流能力、服务意识和敬业精神等方面的要求；与相关部门制定的职业技能鉴定规范和国家执业药师资格考试有效衔接；体现研究生入学考试的有关新精神、新动向和新要求；注重吸纳行业发展的新知识、新技术、新方法，体现学科发展前沿，并适当拓展知识面，为学生后续发展奠定必要的基础。

4.创新模式，提升学生能力

在不影响教材主体内容的基础上保留第二轮教材中的“学习目标”“知识链接”“目标检测”模块，去掉“知识拓展”模块。进一步优化各模块内容，培养学生理论联系实践的实际操作能力、创新思维能力和综合分析能力；增强教材的可读性和实用性，培养学生学习的自觉性和主动性。

5.丰富资源，优化增值服务内容

搭建与教材配套的中国医药科技出版社在线学习平台“医药大学堂”（数字教材、教学课件、图片、视频、动画及练习题等），实现教学信息发布、师生答疑交流、学生在线测试、教学资源拓展等功能，促进学生自主学习。

本套教材的修订编写得到了教育部、国家药品监督管理局相关领导、专家的大力支持和指导，得到了全国各中医药院校、部分医院科研机构和部分医药企业领导、专家和教师的积极支持和参与，谨此表示衷心的感谢！希望以教材建设为核心，为高等医药院校搭建长期的教学交流平台，对医药人才培养和教育教学改革产生积极的推动作用。同时，精品教材的建设工作漫长而艰巨，希望各院校师生在使用过程中，及时提出宝贵意见和建议，以便不断修订完善，更好地为药学教育事业发展和保障人民用药安全有效服务！

数字化教材编委会

主　编　郭　力　陈建真

副主编　叶　强　冯　薇　陈　辉

编　者　（以姓氏笔画为序）

叶　强（成都中医药大学）

冯　薇（河北中医药大学）

朱立俏（山东中医药大学）

刘　菲（成都中医药大学）

刘惠娴（陕西中医药大学）

吴建军（浙江中医药大学）

张化为（陕西中医药大学）

陈　辉（河南中医药大学）

陈建真（浙江中医药大学）

罗国勇（贵州中医药大学）

周桂生（南京中医药大学）

郭　力（成都中医药大学）

翦雨青（湖南中医药大学）

PREFACE 前言

本教材是“全国普通高等中医药院校药学类专业第三轮规划教材”之一。根据中药学高级专业人才的培养目标，中药化学课程应在打造具有进行中药质量控制与药物创新能力人才方面做出贡献。中药质量控制即体现中药原药材、原料药、药物的质量保证，药物创新即体现不断创造更安全有效的中药新药，为人类健康服务。随着现代科技与药学的飞速发展，中药的现代发展要求中药化学应在结合中医药理论的同时，更紧扣中药药物主题，以有效物质基础为核心，阐明中药的科学内涵，明确中药的药物属性与特性。因此，中药化学教材作为中药药物基本知识与创新思维启迪的载体，应充分体现传承与发展精神，以担当培养中药学高级适用人才之重任。

本教材构建中药化学知识体系，着力体现基础性、适用性、前沿性、系统性、完整性。基础性：反映中药化学知识，充分体现中药化学成分与中药性能的关联性，传授中药化学物质基础。适用性：反映在中药化学成分制备与鉴定方法与技术，充分与现代化学和制药技术、现代药物及其有效成分或指标性成分制备相结合，与《中华人民共和国药典》（《中国药典》）相结合，传授中药制备物（药物原料药，包含各类自然化学成分、复方有效部位、结构修饰与生物转化物制备等）的物质基础及其制备方法与技术。前沿性：反映在中药药物化学知识，紧扣中药药物成分代谢与药代动力学、药效动力学关联研究，明确中药药物有效物质基础及其药物体系。系统性：反映在各知识版块中的知识结构体系，体现知识的系统性。完整性：反映中药化学从基原药材至药物成分动态整体效应全过程，使中药化学知识从基础到应用形成有机完整的知识体系。

本教材由13章组成。其中第一章论述了中药化学概念及其内涵与知识体系。第二章论述了在中药化学研究中所用到的研究方法，主要体现中药化学成分制备及其鉴定方法与技术，为掌握中药药物原料药制备与鉴定奠定基础。第三章至第十二章，为中药自然化学知识版块内容，主要体现中药自然而生的原药材所含化学成分知识，为了解中药化学成分基本知识与中药自然药物属性本质奠定基础。第十三章主要介绍中药化学在中药复方中的应用。

本次主要进行了以下几方面的修订。首先以《中国药典》（2020年版）、执业药师职业资格考试为准绳，更新内容；完善教材的体例，调整和美化书中结构式；根据国家执业药师政策变化，补充相应的实例。通过本次修订，使教材语言更加精练、规范，内容丰富、准确，结构合理，教学适应性更强，可供全国高等中医药院校药学、制药技术、制药工程、中药学及其相关专业使用的精品教材。本教材是在全国普通高等中医药院校药学类专业“十二五”和“十三五”规划教材基础上进行完善和修订，由成都中医药大学郭力教授和浙江中医药大学陈建真教授担任主编，9所高校共13位老师参加编写工作，分工如下：郭力负责编写第一章；周桂生负责编写第二章；张化为负责编写第三章；蒯雨青负责编写第四章；叶强负责编写第五章；冯薇负责编写第六章；陈建真负责编写第七章；刘菲负责编写第八章；罗国勇负责编写第九章；陈辉负责编写第十章；朱立俏负责编写第十一章；刘惠娴负责编写第十二章；吴建军负责编写第十三章。

本教材知识的传授与学习应具有药学思维，应将中药化学知识与中药药物发展、中医药学发展、现代医药学发展紧密结合，紧扣中药药物的特点将药物化学知识转化为药物本质领悟之中。本教材为中药化学知识与药物创新智慧的平台，适用范围较广，本科生可以中药自然化学与制备化学为主，亦可作为研究生与研究人员考试用书，可基于中药自然化学与制备化学，学习中药药物化学，实现掌握中药化学知识，应用于中药药物创新之中。本教材为书网融合教材，即纸质教材有机融合电子教材、教学配套资源和数字化教学服务（在线教学、在线作业、在线考试）。

在本教材编写过程中，各院校给予了大力的支持和协助，许多同仁也对本书的编写提出了不少宝贵的意见和建议，广大从事药学类专业教学的一线教师在这套教材的编写工作中倾注了大量心血，充分体现了扎实的工作作风和严谨的治学态度，在此一并致以诚挚的谢意。限于我们水平和能力，书中定有不足或不当之处，敬希读者斧正，以便我们重印或再版时予以修改和提高，使教材质量不断提高，逐步完善，更好地适应新世纪中医药人才培养的需要。

编　者

2023 年 9 月

CONTENTS 目录

第一章　绪　论

PPT

学习目标

知识目标

1. 掌握　中药化学概念、内涵、知识体系、应用意义。
2. 熟悉　中药化学的研究对象和任务；中药有效部位、有效成分群的定义。
3. 了解　中药化学对中医药现代化和中药产业化的意义。

能力目标　通过本章学习，能够掌握中药化学概念和研究核心，使学生具有对中药化学知识体系的初步认识，了解学习中药化学的意义。

第一节　中药化学的研究对象和任务

中药化学（chemistry of Chinese medicine）是一门结合中医药基本理论和临床用药经验，运用现代科学与技术研究中药化学成分的学科。

中药化学的研究对象是中药防治疾病的物质基础——中药化学成分。其主要是研究中药中具有生物活性或能防病治病作用的化学成分，即有效成分的化学结构、物理化学性质、提取分离方法、鉴别检识、波谱特征、结构鉴定或确定、化学结构的修饰或改造、生物合成途径以及有效成分的结构与中药药效之间的构效关系等。

中药是中医药学的重要组成部分，是防治疾病的重要武器。经过几千年来对临床用药实践的不断归纳总结，逐步形成和完善了中药药性理论，用来指导中药的种植采收、炮制加工、配伍使用、调剂制剂及临床应用等。中药化学成分或有效成分的研究，应注意中药药性理论和临床应用的特点，应注重解决中医药学自身的问题，在继承和发展中为中医药现代化服务，同时注意与植物化学（phytochemistry）和天然药物化学（natural pharmaceutical chemistry）的区别。因此，中药化学成分或有效成分的研究，要在中医药理论的指导下，根据中医临床用药实践经验，结合现代科学理论和成果，应用当代最新技术和方法来进行。

通过对中药（及复方）有效成分的研究，可以阐明中药性味及功效，即防治疾病的物质基础，发现创制新药物的有效物质或提供先导化合物，同时对于建立中药及复方的质量评价体系与标准，提高、保证中药材及中药制品（饮片、提取物、成方制剂）的质量，提高国际市场上的竞争力，探讨中药及复方防治疾病的机制，进而促进中医药现代化，具有极其重要的意义。

中药化学是中医药理论与现代科学如化学、物理学、生物学、植物学、现代医药学等理论和技术相互渗透、相互结合的新兴交叉学科，其学科基本属于应用基础学科。中药化学学科与有机化学、分析化学等基础化学相衔接，又与中药学其他相关学科，如中药资源学、中药鉴定学、中药炮制学、中药药剂学、中药药理学、临床中药学以及方剂学等学科知识体系联系紧密、相互支撑，构成了中药学研究与人才培养的完整学科体系，为中药学人才培养发挥着重要作用。

《中药化学》是一门时代性非常强的课程或学科，与现代科技发展密切相关。随着科技进步和时代发展，因此要注重对有关中药现代化研究的新思路、新方法的了解，注重国内外本学科的新成果、新技术、新发展以及相关学科新理论与新技术在本学科中的应用，对于学习掌握中药化学的知识与技术，从事中药化学研究都是十分重要的。

第二节　中药有效成分与药效物质基础

中药中除少数品种如青黛、冰片、阿胶、樟脑等为人工制品外，大都是来自于植物、动物、矿物的非人工制品，其总数已达12000余种，其中植物来源11100余种，动物来源1500余种，而植物来源的又以被子植物中的双子叶植物为最多。

中药种类繁多、来源各异。它们的化学成分具有复杂性，即不同的中药可能含有不同类型的化学成分，即使同一种中药，也可能含有大量的结构类型各不相同的化学成分。如常用中药人参中含有三萜、多糖、挥发油、炔醇、甾体、黄酮、氨基酸、多肽、有机酸、维生素、微量元素等各类化学成分，仅所含的三萜类成分就有人参皂苷 Ro、Ra_1、Ra_2、Rb_1、Rb_2、Rb_3、Rc、Rd、Re、Rf、Rg_1、Rg_2、Rg_3、Rh_1、Rh_2 及 Rh_3等30余种成分。因此中药的化学成分与其功效或药理作用的相关性研究，是阐明中药科学性的重要内容。

目前真正阐明了有效成分的中药品种并不多，而其他结构、性质不尽相同的化学成分可能没有活性，也不能起到防病治病的作用，则被称为无效成分。例如中药麻黄（*Ephedra sinica*）中含有麻黄碱（L-ephedrine）、伪麻黄碱（D-pseudoephedrine）等多种生物碱，以及挥发油、鞣质、纤维素、叶绿素、草酸钙等其他成分，其中麻黄碱和伪麻黄碱具平喘、解痉的作用，是麻黄的有效成分。而鞣质、纤维素、叶绿素等一般被认为是无效成分。但是，中药有效成分和无效成分的划分也是相对的。随着科学的发展和对客观世界认识的提高，一些过去认为是无效成分的化合物，如某些多糖、多肽、蛋白质和油脂类成分等，现已发现它们具有新的生物活性或药效，如麝香的抗炎有效成分，证实是其所含的多肽而不是麝香酮。有效部位是指从单味中药材或饮片中提取的经动物及临床试验证明有效的一类化学组分，如人参总皂苷、葛根总黄酮、丹参总酚酸等。另外是由一类或几类化学成分组成，可将其看作一个“复方化学药”、有效成分群，如枳实所含化学成分分为挥发油、黄酮、生物碱三类。以镇静、镇痛、血压和离体肠平滑肌收缩四项药理指标进行筛选，结果表明，枳实中的挥发油有镇静和镇痛作用，黄酮部分对离体肠平滑肌有收缩抑制作用，生物碱有明显升血压作用。因此，挥发油、黄酮和生物碱分别为枳实的有效部位。

中药方剂临床用药是复方配伍，有严格的君臣佐使法度。中药及复方的发挥药效作用特点是多成分、多功能、多靶点、多层次，仅用一种或少数成分是难以阐明中药及复方的复杂体系与作用机制的。因此，将对中药及复方的功效有作用的成分统称为中药或复方的药效物质基础。中药复方的优势在于方中药物配伍后可起到协同或拮抗的作用，对机体进行整体调节，其化学成分不是单味药化学成分的简单相加。因此要研究单味药的有效成分和药效物质基础，同时还要有对中药复方进行深入的化学和药效学研究，阐明中药复方配伍规律以及作用机制等科学问题。

第三节　中药化学在中医药现代化和中药产业化中的作用

一、中药化学在中医药现代化中的作用

1. 阐明中药的药效物质，探索中药防治疾病的原理　通过对中药进行有效成分的研究，阐明中药

产生功效的物质基础关键问题，探索中药防病治病的作用机制，促进了中药现代化的发展。如常用中药川产道地药材川芎，其功能主治：活血行气、祛风止痛，用于治疗胸痹心痛、胸胁刺痛，头痛、风湿痹痛等；川芎的主要有效成分：挥发油、生物碱、有机酸等。以川芎为君药的经典方剂——川芎茶调散，是治疗头痛的著名方，我国科学家发现川芎挥发油是治疗头痛有效部位，其中藁本内酯和丁基苯酚占挥发油的60% ~80%。同时以同科植物芹菜种子为研究对象，其丁基苯酚含量较川芎更高，在确定化合物的结构基础上，开展了丁基苯酚合成研究，成功开发用于治疗脑卒中后遗症，改善受损神经修复的丁基苯酚软胶囊和丁基苯酚注射剂，它是继青蒿素、天花粉蛋白后，第三个具有自主知识产权的创新药物，产生了良好的社会效益和经济效益。

2. 促进中药药性理论研究的深入 中药理论其核心是以性味、归经、升降浮沉、有毒无毒等为主要内容，是指导中医临床用药的重要依据。中药药性理论的现代研究在近些年虽然有所进展，但在学术思想和研究方法上仍无突破性进展。因此，从研究中药的生理活性和产生这些活性的物质基础——有效成分入手，对阐明中药药性的科学内涵十分重要。

对中药的化学成分与中药味之间的相关性进行的研究也总结出一些初步规律。如以辛味药为例，辛味药含挥发油成分者最多，其次是苷类和生物碱。在中药归经的研究中，可以探讨同一归经中药的相同化学成分或相同结构类型的化学成分，以此阐明归经的物质基础。也有通过研究中药化学成分的药理作用或通过考察中药中的某种有效成分在体内药物代谢动力学的特点，来探讨与归经的关系。

3. 阐明中药复方配伍的原理 中药在临床上主要是以复方应用的形式。为了阐明中药复方配伍理论的科学内涵，对复方进行有效成分的研究，是极其必要的。对单味药的研究，是复方研究的前提和基础。从药效学方面看，中药的配伍不是同类药物的累积相加，也不是不同药物的随机并列，而是根据病证的不同和治则的变化，按照中药配伍理论优化组合而成。中药通过配伍，可以提高与加强疗效，降低毒性和副作用，适应复杂多变的病情，或改变与影响药效。我国学者以常用有毒中药附子、川乌、草乌为研究对象，通过对医圣张仲景《伤寒论》中所含附子的方剂归纳整理，选以常用药对配伍：附子配人参、附子（川乌）配甘草、附子配大黄、附子（川乌）配干姜等为对象，采用不同剂量的配伍比例、不同的配伍层次（药材配伍、饮片配伍、组分配伍、成分配伍），进行系统配伍研究，在减毒增效、指导临床安全用药等方面取得较大成果。

4. 阐明中药炮制的原理 中药炮制加工是传统中医药学中的一门独特制药技术，也是中医临床用药的经验总结。通过对药材炮制加工，以达到提高疗效、降低毒副作用、改变药物功效、便于贮藏和服用等目的。如酒制大黄，泻下作用减弱，清热、消炎、活血化瘀的作用增强；蜜制大黄可用于老年体弱的便秘；大黄炭适用于体内出血；石灰制大黄适用于外伤出血；醋制大黄活血化瘀的作用特别突出。这表明药物经过不同炮制就可以发挥因人而异，因病而异的疗效。《中华人民共和国药典》（简称《中国药典》）（2020年版）规定，中药材需要加工炮制成饮片，方可进入医院药房配方和药厂中供生产投料。因此研究中药炮制前后化学成分或有效成分的变化，有助于阐明中药炮制的原理、改进传统的炮制方法、制定炮制品的质量标准、丰富中药炮制的内容等，是发掘和提高中医药学遗产的一个重要方面。

二、中药化学在中药产业化中的作用

1. 建立和完善中药的质量评价标准 中药材作为一种天然药物，其有效成分的生物合成、积累及保持易受品种、产地、栽培条件、采收季节、贮存条件、加工方法等各种自然及人工条件的影响而产生变化，使之以此为原料的中药制剂中有效成分的含量也难以保证，最终导致临床疗效不稳定。这些问题也早被历代医家所留意，他们采用了“道地药材”以及固定品种、产地、栽培、收获、加工等一系列办法，以求间接地固定某种中药中有效成分及其含量，以保证疗效。如川芎、云木香、宁夏枸杞、广藿香等。目前为了更好地控制中药的质量，在严格按照中药材栽培质量管理规范（GAP）的要求进行中药材栽培、生产，国家十分重视道地药材的种植，近年来先后支持了160多种中药材规范化种植，其中川贝、丹参等56种中药材获得国家GAP证书。同时严格按照药品生产质量管理规范（GMP）的要求进行中药饮片生产和成方制剂生产，现在越来越多地应用中药化学的检识反应、鉴别方法、各种色谱法（如薄层色谱法、高效液相色谱法、气相色谱法及高效毛细管电泳法等）、各种波谱法（如红外吸收光谱法、核磁共振波谱法及质谱法等）以及联用技术（液质联用、气质联用）对中药材及其制剂进行定性鉴别、含量测定和安全性评价，并尽可能对其生产的全过程进行动态监控。

在中药复方制剂的质量控制中，应尽量选用方剂中的君药、主要臣药，同时贵重药、毒剧药中的有效成分也是质量控制的重要指标。若制剂中的有效成分含量过低，也可选用有效部位来进行检测，如总生物碱、总黄酮、总皂苷等。近年，针对中药的质量控制进行了不少探索，成功将实时分析质谱、质谱成像和定量核磁等新兴分析方法用于中药质量控制，取得了一些开创性的成果，积累了很多经验。此外，为提升中药安全性控制水平，保障人民用药安全，《中国药典》规定了黄芪、白芷、当归等中药材及饮片的重金属及有害元素限度；对容易发霉变质的蜂房、土鳖虫等中药材规定了黄曲霉毒素限度，制定了人参、甘草等中药中农药残留量的检测方法；针对马兜铃酸类成分具有潜在肾毒性的问题，制定了细辛、九味羌活丸（处方含细辛）的马兜铃酸Ⅰ的限量标准。

2. 改进中药制剂剂型，提高药物质量和临床疗效 中药制剂的剂型以汤剂为主，汤剂和丸散膏丹等中药传统剂型都存在技术落后、产品较粗糙、给药途径少、使用不便、用量大、起效慢、微生物难以控制、所含的有效成分和临床疗效稳定性差、携带不便等缺点，难以适应现代医学防病治病的需要，更难适应国际市场的要求。近年来中药剂型的改革也出现了迅速的发展。除传统的丸散膏丹外，中药片剂（分散片、薄膜包衣片等）、胶囊剂（肠溶胶囊、控缓胶囊等）、颗粒剂、口服液、针剂、冻干粉针等现代剂型的产品不断被开发并应用于临床。中药化学在中药制剂的制备中，作用十分重要。如有效成分或有效部位的溶解性、酸碱性、挥发性、稳定性、生物利用度等性质是中药制剂剂型选择的主要因素。又如中药制剂制备过程中的提取、精制、浓缩、干燥、灭菌等步骤无不与中药有效成分或化学成分有关。根据其理化性质，筛选出合理可行的工艺，如适当的溶剂和提取分离方法，确定提取中药饮片的颗粒大小，溶剂用量，提取温度、时间、次数等因素，把中药有效成分最大限度地提取分离出来，将杂质最大限度地除去，是中药制剂过程中的重要步骤。制剂的稳定性是保证中药制剂安全有效的主要因素，中药有效成分是否稳定对中药制剂的稳定性影响很大。制剂在整个制备加工过程及贮存放置过程中，受光、热、空气、湿度、pH等影响，可能发生水解、聚合、氧化、酶解等反应，使有效成分破坏，产生化学变化，导致中药制剂变色、混浊、沉淀等使药效降低或消失，甚至产生毒副作用。因此，针对中药有效成分的理化性质，采用适当的剂型、调整合适的pH、制备衍生物，或采用适当的包装等方法，提高中药制剂的稳定性。

3. 研制开发新药、扩大药源 创新药物的研制与开发，关系到人类的健康与生存，意义重大深远。从中药中寻找生物活性成分，通过与毒理学、药理学、制剂学、临床医学等学科的密切配合，研制出疗效高、毒副作用小、使用安全方便的新药，是国内外新药研制开发的重要途径之一。特别是从经过数千年的临床实践证明其临床疗效可靠，且其药效也已被进行分类整理的中药中，寻找其有效成分，并将其研制开发成为新药，是一条事半功倍地研制新药的途径，其成功率要比从一般的天然药物开始高得多。

用青蒿治疗疟疾已有一千多年历史，东晋葛洪《肘后备急方》中记载“青蒿一握，以水一升渍，绞取汁。尽服之”说明青蒿中抗疟有效成分在加热时可能破坏，我国科学家屠呦呦采用乙醚对青蒿进行低温提取、分离纯化，研制出抗疟有效成分青蒿素（artemisinine），它是一个具有过氧化结构的倍半萜类化合物，但青蒿素在水和油中的溶解度都不好，临床使用不方便，生物利用度低，影响疗效。为了解决青蒿素溶解性能不好的缺点，对青蒿素进行了一系列的化学结构修饰，将青蒿素结构中的羰基还原成羟基，再制备成水溶性的青蒿琥珀单酯钠（artesunate）和油溶性的蒿甲醚（artemether），这两个青蒿素的衍生物都有速效低毒、溶解性好、生物利用度高、便于临床使用的优点，并均已实现了工业化生产。在抗疟中发挥了很好的疗效，其成果获得了诺贝尔奖。在对五味子有效成分化学结构10多个联苯环辛烯类木脂素化合物研究的基础上，发现合成五味子丙素的中间体之一——联苯双酯，对四氯化碳中毒小鼠有降ALT作用，并经临床验证对病毒性肝炎患者有改善主要症状，降ALT的效果，已成为我国首创的一种治疗肝炎的新药。

我国科研团队在对桑枝提取物降糖研究的基础上，发现桑枝总生物碱是桑枝的有效部位，可选择性抑制小肠α-葡糖苷酶发挥降糖作用。2020年，“桑枝总生物碱片”获准上市，该药是国内首个降血糖原创天然药物，也是我国近10年首个批准的糖尿病中药新药。近年来还有多款中药新药获批上市，如淫羊藿素（阿可拉定）软胶囊用于不适合或患者拒绝接受标准治疗且既往未接受过全身系统性治疗的、不可切除的肝细胞癌；广金钱草总黄酮胶囊用于防治尿石症；甘露特钠胶囊通过重塑肠道菌群平衡，改善认知障碍，治疗阿尔茨海默病。

>>> 知识链接

经过多年研究，发现桑枝提取物具有良好的抑制作用，是天然α葡萄糖苷酶抑制剂。随后，开展了桑枝降糖有效部位及其制剂的研发工作，发现桑枝提取物中总生物碱含量可达50%以上，主要由1-脱氧野尻霉素、荞麦碱和1,4-双脱氧-1,4-亚氨基-D-阿拉伯糖醇组成，三者之和占总生物碱的80%以上，其中以1-脱氧野尻霉素为主。桑枝总生物碱对α-葡糖苷酶具有极强的抑制活性且靶点更为精准，物质基础明确，质量可控。Ⅱ、Ⅲ期临床试验采用国际公认的“糖化血红蛋白”金指标，桑枝总生物碱无论是单独使用还是用于二甲双胍控制不佳的联合治疗，均具有良好的降糖化血红蛋白效果，且显著降低了不良反应。此外，桑枝总生物碱还显示出了良好的糖脂代谢调节作用，突显了中药的临床治疗优势。2020年3月17日，“桑枝总生物碱片”获批上市，成为我国近十年来首个获批的糖尿病中药新药，填补了我国中药降糖药物的空白。桑枝总生物碱片的研发正是基于我国中医药古籍精华，结合现代医药学理念研发的中药新药。

中药是在人们经过数千年同疾病做斗争的过程中，筛选证实其确有临床疗效而被历代医药学家记载，因而，从中药本草文献中发现新的有效成分，开发成新药，具有命中率高、研究周期短、费用低等特点，因此国内外科学家把期待的目光聚焦到中药上。目前在研究思路方面，更加注重以活性为指标，追踪有效成分的分离，特别是建立符合中医药理论的活性指标、病症动物模型，使研究更能体现中医药特色及为发展中医药学服务，就这点来说，从中药单味药研究向中药复方研究思路是发展的必然。从中药或天然药物中寻找出对目前严重危害或影响人类健康和生存的疾病如肿瘤、艾滋病、心脑血管系统疾病、病毒性疾病等的药效物质基础研究都已成为引人注目的热点。

著名中药学家凌一揆提出“医药结合、系统中药”的学术思想，因此在中药系统药学研究中，注重从中药的品种探究其品质；从品种、品质探究其药效；从其药效中探究其作用，将中药的安全性、有效性和可控性作为质量评价的根本，以临床功能主治为准绳，构建体现中医药特色的现代中药品、质、性、效，用多维评价体系，推动中药化学与多学科交叉融合，这必将对中药学科、创新药物发现、中药产业化、现代化的发展产生巨大的促进作用。

答案解析

目标测试

一、单项选择题

1. 中药化学与植物化学和天然药物化学的区别在于
   A. 主要研究对象为植物药
   B. 在中医药理论和中医临床用药实践经验指导下
   C. 结合现代科学理论和成果
   D. 研究具有生物活性或能防病治病作用的化学成分
   E. 应用当代最新技术和方法来进行
2. 麻黄具有平喘、解痉的作用，其有效成分是
   A. 鞣质　B. 纤维素
   C. 叶绿素　D. 麻黄碱
   E. 草酸钙
3. 辛味药中含量最多的成分是
   A. 挥发油　B. 苷类
   C. 黄酮类　D. 皂苷类
   E. 生物碱
4. 中药材栽培质量管理规范的英文简称是
   A. GMP　B. GCP　C. GLP
   D. GSP　E. GAP

二、多项选择题

5. 中药及复方的发挥药效作用的特点是
   A. 多成分　B. 多功能　C. 多靶点
   D. 多层次　E. 起效快
6. 中药化学在中药产业化中的作用是
   A. 建立和完善中药的质量评价标准
   B. 改进中药制剂剂型，提高药物质量和临床疗效
   C. 研制开发新药，扩大药源
   D. 促进中药其他相关学科的发展
   E. 阐明中药复方配伍的原理

三、配伍选择题

[7～8]

A. 有效成分　B. 无效成分
C. 有效部位　D. 单体
E. 有效部位群

7. 具有生物活性、能起防病治病作用的化学成分是
8. 从单味中药材或饮片中提取的经动物及临床试验证明有效的一类化学组分被称为

四、简答题

9. 中药化学概念及其研究核心内容是什么？

10. 中药化学在中医药现代化中有何作用？

书网融合……

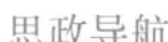

思政导航

本章小结

微课

题库

第二章　中药化学成分的一般研究方法

学习目标

知识目标

1. **掌握**　中药化学成分的提取、分离精制方法及其原理。
2. **熟悉**　中药化学各类化学成分的生物合成途径和结构研究方法。
3. **了解**　中药化学成分结构修饰的准则和方法。

能力目标　通过本章学习，能够掌握常用的提取、分离精制的实验技能，学会应用中药化学成分研究的方法和基本原理解决实际问题。

第一节　中药化学成分及生物合成简介

来源于植物中的化学成分可以协助植物抵抗食草动物、抵御微生物侵染、吸引授粉昆虫和种子传播者，以及作为种间抑制剂。这些成分是植物在生长过程中通过自身的生物合成所形成和积累的植物防卫素。随着被分离和结构确证的植物化学成分的数量日益增多，人们相继发现这些植物防卫素几乎涉及所有结构类型，有的植物只产生某一类植物防卫素，而有的植物却产生多种类型的植物防卫素。从结构类型来看，植物防卫素大致分为四种主要类型：酚类、萜类、乙炔衍生物及含氮化合物。其中，酚类成分依据结构骨架不同又可分为黄酮类、二苯乙烯类、苯丙素类衍生物、香豆素及简单酚性成分等。由此可见，来源于植物的中药化学成分尤为复杂。因此，在研究中药有效成分时，首先要了解该中药中含有哪些类型的化学成分。下面简单介绍中药中常见成分类型的理化性质，详细内容可参见本书有关章节。

一、中药化学成分类型简介

1. 糖类　这是中药中普遍存在的成分，分为单糖类、低聚糖类和多聚糖类及其衍生物。单糖类多为无色晶体，有旋光性，味甜，易溶于水，难溶于无水乙醇，不溶于乙醚、苯等极性小的有机溶剂。低聚糖类又称为寡糖类，是由2~9个分子的单糖脱水缩合而成的化合物，它们仍具有甜味和易溶于水的性质，但难溶或几乎不溶于乙醇等有机溶剂。故在含低聚糖的水提液中加入乙醇时，低聚糖可沉淀析出。多糖类是由10个以上至上千个单糖分子脱水而形成的高聚物，水解后能生成相应数目的单糖。多糖已失去单糖的性质，没有甜味，大多不溶于水，有的即使溶于水，也只能生成胶体溶液。中药中的多糖主要有淀粉、菊糖、果胶、树胶、纤维素及甲壳素等。

2. 苷类　这是糖或糖的衍生物与非糖物质（称为苷元或配基）通过糖的端基碳原子连接而成的化合物。多数苷类能溶于水，可溶于乙醇和甲醇，难溶于乙醚或苯。有些苷可溶于乙酸乙酯和三氯甲烷中。而苷元则难溶于水，易溶于有机溶剂。

3. 醌类化合物　这是一类具有不饱和环二酮结构（醌式结构）或能转变成这样结构的化合物，主要分为苯醌、萘醌、菲醌和蒽醌四种类型。醌类化合物的分子结构中大多具有酚羟基，有一定的酸性。

游离醌类多溶于乙醇、乙醚、苯和三氯甲烷等有机溶剂，微溶或难溶于水。结合成苷后，易溶于甲醇和乙醇中，在热水中也可溶解。

4. 苯丙素类化合物　这是一类苯环与三个直链碳连在一起为单元（C_6-C_3）构成的化合物，通常将苯丙素分为简单苯丙素、香豆素和木脂素三大类。游离的苯丙素类可溶于乙醚、苯、三氯甲烷（氯仿）、乙酸乙酯、甲醇等，结合成苷后，水溶性增大，易溶于甲醇和乙醇等极性溶剂。

5. 黄酮类化合物　泛指两个苯环（A环和B环）通过中间三碳链相互连接且具有$C_6-C_3-C_6$结构的一系列化合物。黄酮类化合物多具有酚羟基，显酸性。游离黄酮类化合物易溶于甲醇、乙醇、乙酸乙酯、乙醚等有机溶剂及稀碱溶液中。黄酮苷类化合物一般易溶于水、甲醇、乙醇、吡啶等极性溶剂。

6. 挥发油　又称精油，是一类可随水蒸气蒸馏，与水不相混溶的油状液体。挥发油主要由萜类和芳香族化合物以及它们的含氧衍生物如醇、醛、酮、酸、酚、醚、内酯等组成，此外还包括含氮及含硫化合物。挥发油为无色或淡黄色的透明油状液体，具香味，常温下能挥发，有较强的折光性和旋光性；在水中的溶解度极小，易溶于乙醇、乙醚、苯和石油醚等有机溶剂中。

7. 萜类　由甲戊二羟酸衍生且其基本母核的分子式符合$(C_5H_8)_n$通式。游离萜类化合物亲脂性强，易溶于醇及亲脂性有机溶剂，难溶于水，但单萜和倍半萜能随水蒸气蒸馏。具有内酯结构的萜类化合物能溶于碱水，酸化后，又从水中析出。萜类苷化具有一定的亲水性，能溶于热水、甲醇、乙醇等极性溶剂。

8. 三萜类化合物　这是一类基本骨架由30个碳原子组成的萜类化合物。三萜皂苷元多有较好结晶，能溶于乙醚、三氯甲烷等亲脂性溶剂，不溶于水。三萜皂苷多为无定形粉末，难溶于乙醚、石油醚等溶剂，可溶于水，易溶于热水、稀醇、热甲醇和热乙醇中。三萜皂苷的水溶液亦多具发泡性、溶血性及鱼毒性。

9. 甾体类化合物　这是一类结构中具有环戊烷骈多氢菲甾核的化合物。游离甾体类化合物多有较好的结晶形状，能溶于石油醚、三氯甲烷等亲脂性溶剂，不溶于水。甾体皂苷一般可溶于水，易溶于热水、稀醇，不溶或难溶于石油醚、苯、乙醚等亲脂性溶剂。甾体皂苷的水溶液多具有发泡性、溶血性及鱼毒性。

10. 生物碱　这是一类存在于生物体内的含氮有机化合物，多具有生物活性，是中药中一类重要的化学成分。生物碱具有碱的性质，能与酸结合成盐。游离的生物碱大多不溶或难溶于水，能溶于乙醇、三氯甲烷、乙醚和苯等有机溶剂中。生物碱的盐尤其是无机酸盐和小分子有机酸盐易溶于水及乙醇，不溶或难溶于有机溶剂。

11. 鞣质　又称单宁或鞣酸，是一类结构较为复杂的多元酚类化合物的总称，可与蛋白质结合形成致密、柔韧、不易腐败又难透水的化合物。大多数鞣质为无定形粉末，能溶于水、乙醇、丙酮和乙酸乙酯等溶剂，不溶于乙醚、三氯甲烷、苯、石油醚等溶剂。鞣质还可与多种生物碱盐类和重金属盐类形成沉淀。

12. 有机酸　常见有机酸有苹果酸、草酸和琥珀酸等。它们在植物体内多与钾、钙、镁等金属离子或生物碱结合成盐。低级脂肪酸一般易溶于水和乙醇等，难溶于亲脂性有机溶剂。高级脂肪酸及芳香酸较易溶于乙醇、亲脂性有机溶剂，难溶于水。有机酸盐一般能溶于水而难溶于有机溶剂。氢氧化钡、氢氧化钙及乙酸铅等能使有机酸生成钡盐、钙盐和铅盐沉淀。

13. 树脂　存在于植物组织的树脂道中，当植物体受伤后分泌出来，在空气中干燥形成的一种无定形的固体或半固体物质，是一种化学组成较复杂的混合物。树脂不溶于水，能溶于乙醇、乙醚、二硫化碳和三氯甲烷等有机溶剂中，在碱液中能部分或完全溶解，酸化后又重新沉淀析出。除了阿魏、苏合香等少数种类的树脂具有药用价值外，其他绝大多数树脂无药用价值。

14. 植物色素 根据色素的溶解性可分为脂溶性色素和水溶性色素两大类。脂溶性色素主要有叶绿素和胡萝卜素类等；水溶性色素主要是黄酮类、花色素、蒽醌等成分。叶绿素不溶于水，难溶于冷甲醇，易溶于乙醇、丙酮、三氯甲烷、乙醚、苯等有机溶剂中。叶绿素在碱性溶液中可水解成水溶性的钠盐或钾盐。中药的乙醇提取液浓缩加等量水时，叶绿素可沉淀去除。胡萝卜素不溶于水，难溶于甲醇和乙醇，易溶于乙醚、石油醚、苯等有机溶剂。

二、各类中药化学成分的主要生物合成途径

（一）一次代谢及二次代谢产物

植物中的成分按生物合成途径可分为一次代谢产物（primary metabolites）和二次代谢产物（secondary metabolites）。绿色植物及藻类通过光合作用将水和二氧化碳合成为糖类，进一步通过不同途径，生产植物中普遍存在的维持有机体正常生存的必需物质，即一次代谢产物，如叶绿素、糖类、蛋白质、脂类、核酸等。以一次代谢产物，如乙酰辅酶A、丙二酸单酰辅酶A、莽草酸、甲戊二羟酸及一些氨基酸等，作为原料或前体，又进一步经历不同的代谢过程，生成的化合物称为二次代谢产物，如生物碱、黄酮、萜类、甾体等。后一过程因为并非在所有的植物中都能发生，对维持植物生命活动不起重要作用，故称之为二次代谢过程。植物中的二次代谢产物，可反映植物科、属和种的特征，大多具有特殊或显著的生理活性。因此，二次代谢产物成为中药化学的主要研究对象。了解植物成分的生物合成途径，不仅对中药化学成分进行结构分类或者推测中药化学成分的化学结构有所帮助，而且对中药化学分类学以及仿生合成等学科的发展有着重要的理论指导意义。植物体内化学成分的主要生物合成过程如下（图2-1）。

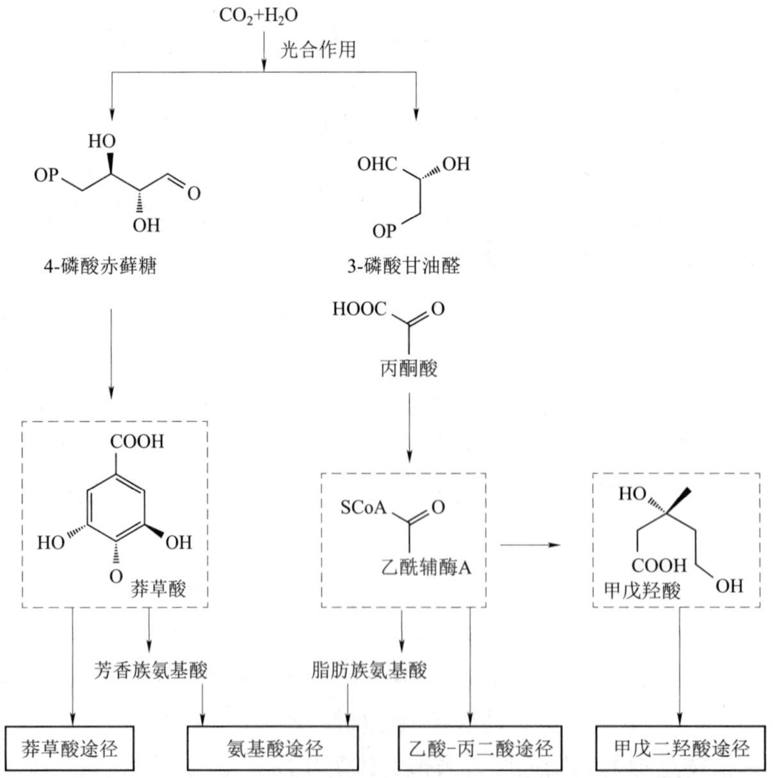

图2-1 植物一级代谢过程简化示意图

（二）主要的生物合成途径

自然界中的化合物虽总数多，结构复杂，但它们均由一定的基本结构单位按不同方式组合而成。常见的基本结构单位的类型如下。

C_2单位（乙酸单位）：如脂肪酸、酚类、苯醌等聚酮类化合物。

C_5单位（异戊烯单位）：如萜类、甾类等。

C_6单位：如香豆素、木脂素等苯丙素类化合物。

氨基酸单位：如生物碱类化合物。

复合单位：由上述单位复合构成。

中药二次代谢产物的主要生物合成途径如下。

1. 醋酸－丙二酸途径（AA－MA途径）　脂肪酸类、酚类、醌类等化合物均由这一途径生成。

（1）脂肪酸类　天然饱和脂肪酸类均由AA－MA途径生成（图2－2）。乙酰辅酶A（acetyl CoA）为这一生物合成过程的起始物质，丙二酸单酰辅酶A（malonyl CoA）起延伸碳链的作用，由缩合及还原两个反应交叉进行，生成的饱和脂肪酸均为偶数。以丙酰辅酶A（propionyl CoA）为起始物质则产生碳链为奇数的脂肪酸。支链脂肪酸的起始物质则为异丁酰辅酶A（isobutyryl－CoA）、α－甲基丁酰辅酶A（α－methylbutyryl－CoA）、甲基丙二酸单酰辅酶A（methyl malonyl－CoA）等。

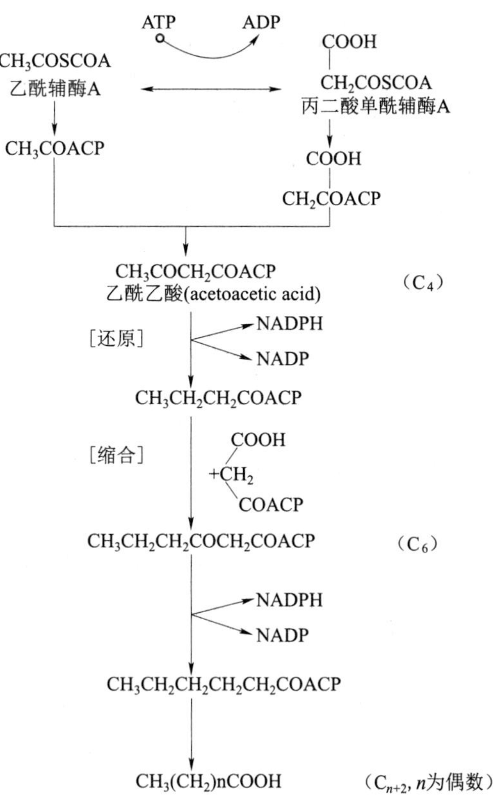

图2－2　饱和脂肪酸生物合成途径

（2）酚类　这类物质生成的生物合成过程中只发生缩合反应。乙酰辅酶A直线聚合后经不同途径环合生成各种酚类化合物。其特点是芳环上的含氧取代基（—OH、—OCH_3）多互为间位（图2－3）。

（3）醌类　在AA－MA途径中，由多酮环合生成各种醌类化合物或聚酮类化合物。如中药决明子中部分有效成分的生物合成（图2－4）。

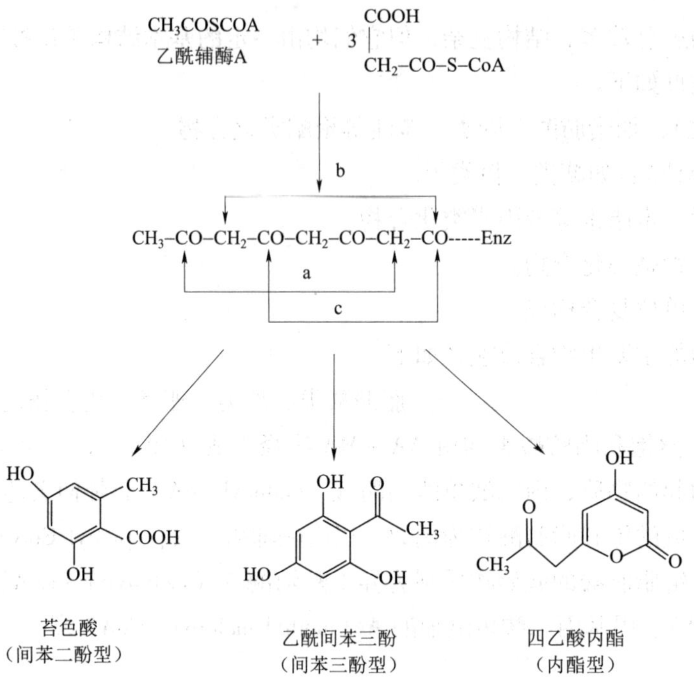
$CH_3COSCOA$
乙酰辅酶A
+ 3
COOH
CH_2–CO–S–CoA
b
CH_3–CO–CH_2–CO–CH_2–CO–CH_2–CO-----Enz
a
c
HO
CH_3
COOH
OH
苔色酸
（间苯二酚型）
OH
O
CH_3
HO
OH
乙酰间苯三酚
（间苯三酚型）
OH
O
CH_3
O
O
四乙酸内酯
（内酯型）

图 2-3 酚类生物合成途径

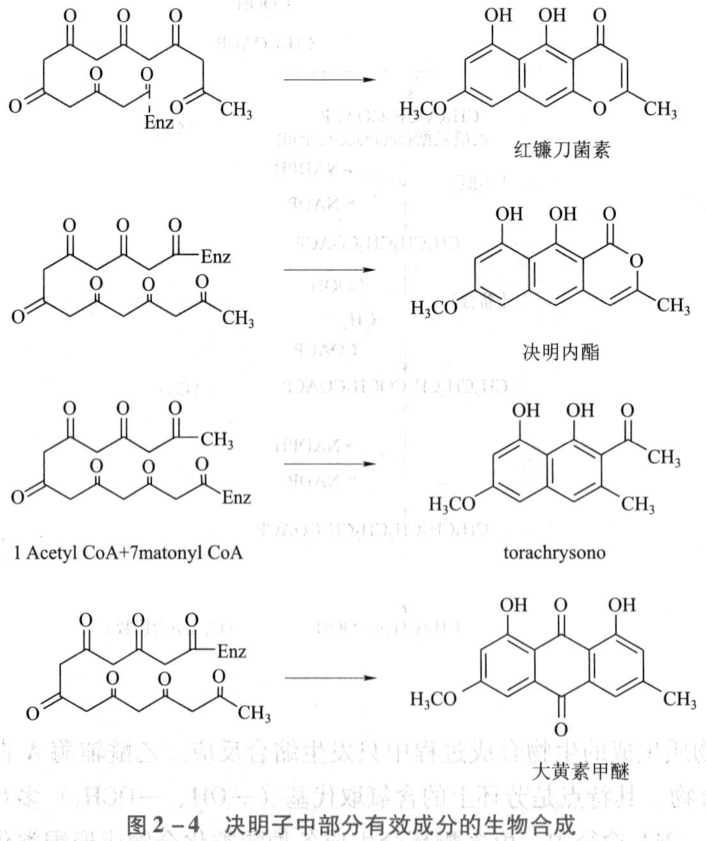
Enz
CH_3
H_3CO
OH OH O
红镰刀菌素
决明内酯
1 Acetyl CoA+7matonyl CoA
torachrysono
大黄素甲醚

图 2-4 决明子中部分有效成分的生物合成

2. 甲戊二羟酸途径（MVA 途径） 由乙酰辅酶 A 生成的甲戊二羟酸单酰辅酶 A，是中药体内生物合成各种萜类、甾类化合物的基本单位（图 2－5）。

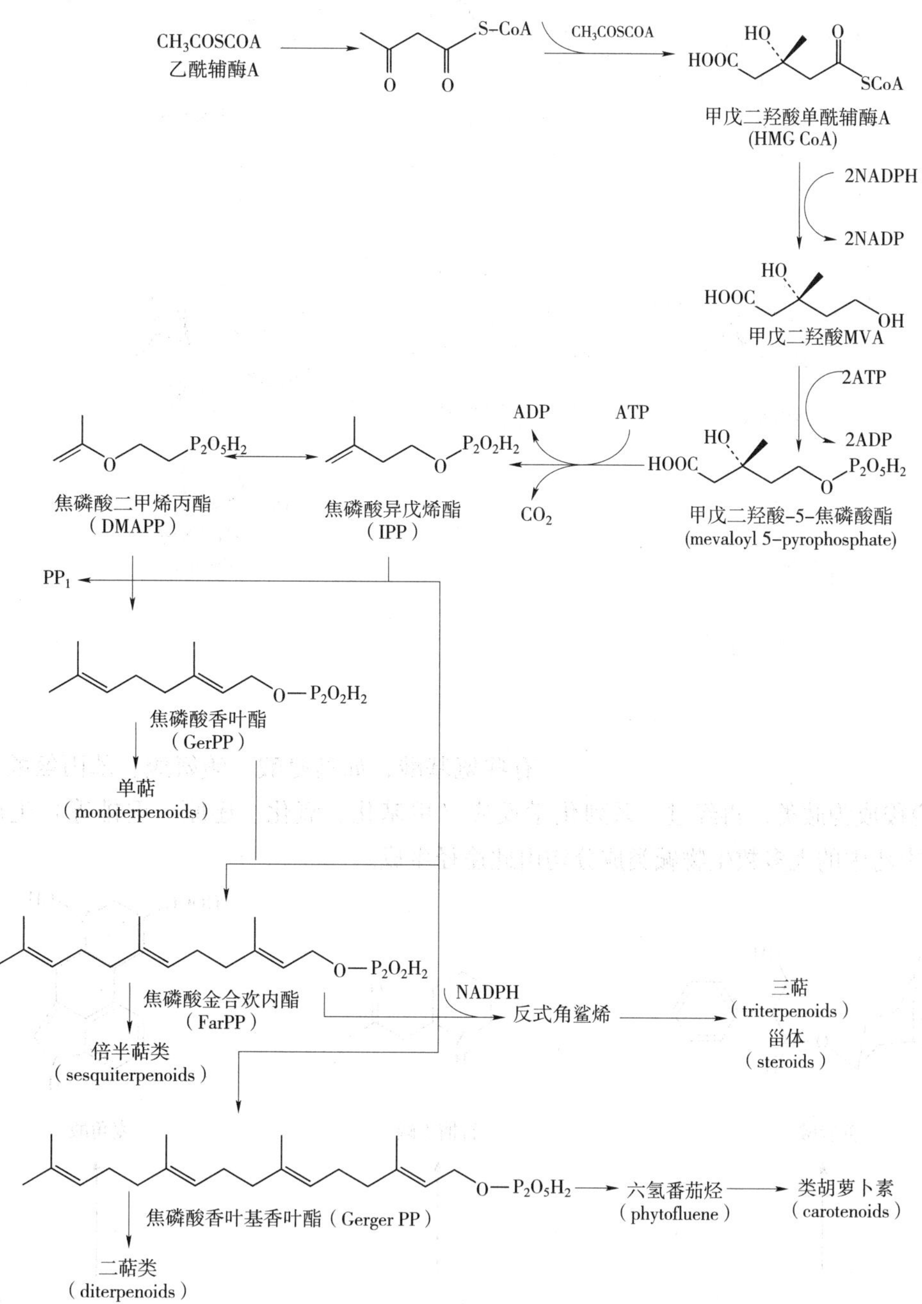

图 2－5　甲戊二羟酸途径

3. 桂皮酸途径（cinnamic acid pathway） 具有 C_6-C_3 骨架的天然化合物均由苯丙氨酸（phenylalanine）经苯丙氨酸脱氨酶（phenylalanine ammonialyase，PAL）脱去氨后生成的桂皮酸而来（图 2－6），如苯丙素类、香豆素类、木脂素类以及具有 $C_6-C_3-C_6$ 骨架的黄酮类化合物。苯丙素类经环化、氧化和还原等反应，还可生成 C_6-C_2、C_6-C_1、C_6 等类型的化合物。

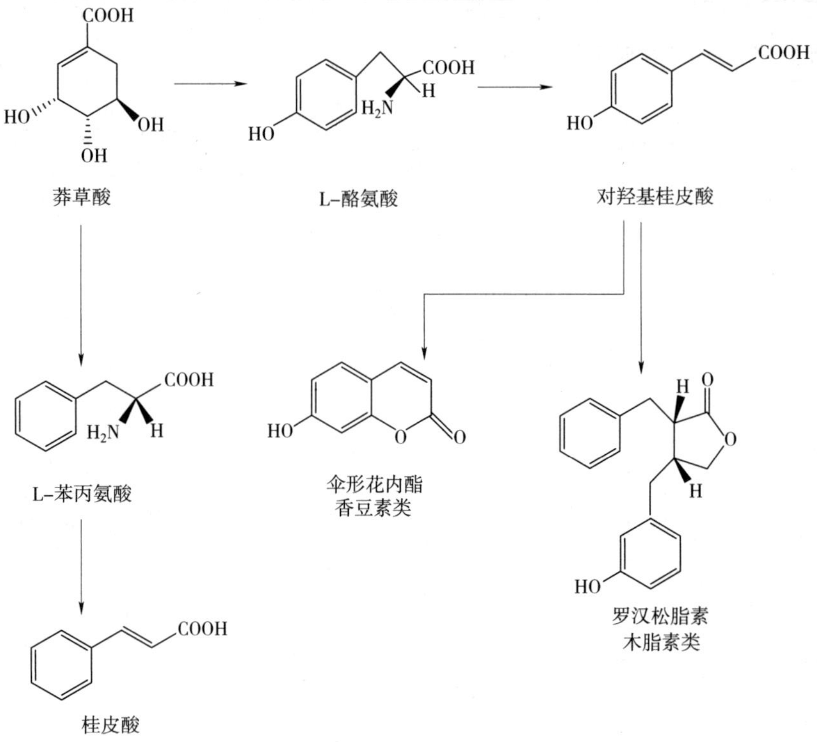

莽草酸

L-酪氨酸

对羟基桂皮酸

L-苯丙氨酸

伞形花内酯
香豆素类

罗汉松脂素
木脂素类

桂皮酸

图 2-6 桂皮酸途径

4. 氨基酸途径（amino acid pathway） 有些氨基酸，如鸟氨酸、赖氨酸、苯丙氨酸、酪氨酸、色氨酸等，经脱羧成为胺类，再经过一系列化学反应（甲基化、氧化、还原、重排等）生成各种生物碱（图 2-7）。中药中的大多数生物碱类成分均由此途径生成。

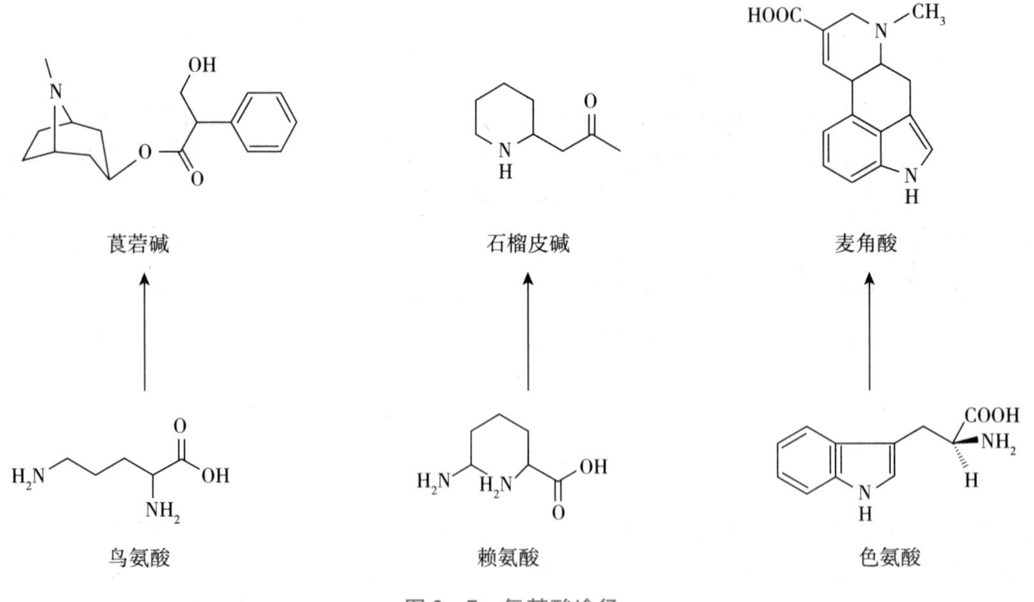

图 2-7 氨基酸途径

5. 复合途径 许多二级代谢产物由上述生物合成的复合途径生成。如查耳酮和二氢黄酮类化合物 A 环和 B 环分别由乙酸-丙二酸途径和桂皮酸途径复合生成（图 2-8）。一些萜类生物碱分别来自甲戊二羟酸途径及莽草酸途径或乙酸-丙二酸途径。

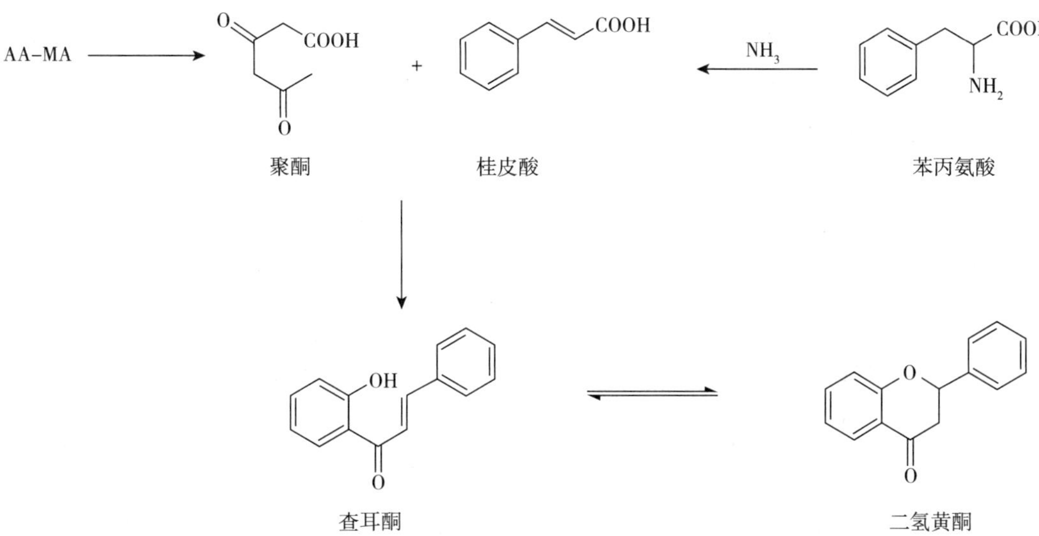

图 2-8　查耳酮、二氢黄酮生成的复合途径

第二节　中药有效成分的提取分离方法

一、中药有效成分的提取方法

中药化学成分复杂，通常是利用适宜的溶剂或适当的方法，将目标成分充分地提取出来。常用的提取方法有溶剂提取法、水蒸气蒸馏法等。

（一）经典提取方法

1. 溶剂法　溶剂提取法是根据“相似相溶”原理，选用对有效成分溶解度大、对杂质成分溶解度小的溶剂，将有效成分从药材组织内溶解出来的方法。溶剂由于扩散和渗透作用通过细胞壁渗透到细胞内，溶解可溶性物质，造成细胞内外的浓度差，细胞内的成分不断向外扩散，直至细胞内外溶液浓度达到动态平衡，反复多次将所需要的成分几乎完全溶出或基本溶出。

中药化学成分在溶剂中的溶解度与溶剂性质有关。溶剂可分为水、亲水性有机溶剂及亲脂性有机溶剂，成分也有亲水性成分及亲脂性成分的不同，可通过化学成分的结构判断它们的溶解性。有机化合物分子结构中，如果亲水性基团多，则其极性大而难溶于亲脂性有机溶剂。如苷类成分分子中结合糖，羟基数目多，则亲水性强，而苷元的亲脂性则相对较强。大多数游离生物碱是亲脂性化合物，但生物碱盐因是离子型化合物，有较强的亲水性。

（1）溶剂的性质　实验室常用的有机溶剂极性强弱顺序如下。

水 > 甲醇 > 乙醇 > 异丙醇 > 丙酮 > 正丁醇 > 乙酸乙酯 > 乙醚 > 三氯甲烷 > 二氯甲烷 > 苯 > 甲苯 > 四氯化碳 > 环己烷 > 石油醚

常用有机溶剂及其主要的物理性质见表 2-1。有机溶剂按极性分成亲水性有机溶剂和亲脂性有机溶剂，亲水性有机溶剂主要有甲醇、乙醇、异丙醇、丙酮等，其他是亲脂性有机溶剂。其中，三氯甲烷、苯和石油醚是烃类或氯烃衍生物，分子中没有氧，属于强亲脂性溶剂。

表 2-1 常用有机溶剂主要的物理性质

英文名	中文名	比重	沸点（°C）	与水的溶解性	
				在水中*	在有机溶剂中
Methanol	甲醇	0.792	64.6	混溶	能溶于醇类、乙醚等
Ethanol	乙醇	0.789	78.4	混溶	能溶于醇类、乙醚、苯、三氯甲烷和石油醚等
Acetone	丙酮	0.792	56.3	混溶	能溶于醇类、乙醚和三氯甲烷等
n-Propanol	正丙醇	0.804	97.8	混溶	能溶于乙醇、乙醚等
n-Buthanol	正丁醇	0.810	117.7	9g	能溶于乙醇、乙醚等
n-Pentanol	正戊醇	0.814	137.8	2.19g	能溶于乙醇、乙醚和苯等
Ethyl acetate	乙酸乙酯	0.902	77.1	8.6g	能溶于乙醇、乙醚和三氯甲烷等
Chloroform	三氯甲烷	1.482	61.2	1g	能溶于醇类、乙醚、苯和石油醚等
Diethyl ether	乙醚	0.713	34.6	7.5g	能溶于乙醇、苯、三氯甲烷、石油醚和油类等
Benzene	苯	0.879	80.1	0.08g	能溶于乙醇、乙醚、四氯化碳和丙酮等
Toluene	甲苯	0.867	110.6	0.04g	能溶于乙醇、乙醚、三氯化碳和丙酮等
Carbon tetrachloride	四氯化碳	1.582	76.7	0.08g	能溶于醇类、乙醚、三氯化碳、苯和石油醚等
Petroleum ether	石油醚		30~60 60~90 90~120	不溶	能溶于乙醇、乙醚、苯、三氯化碳和油类等

注：* 表示在水中的溶解性是指 15~20℃时 100g 水中所能溶解的克数。

（2）溶剂的选择　植物中亲水性成分主要有蛋白质、单糖及低聚糖、黏液质、氨基酸、水溶性有机酸、鞣质、苷、水溶性色素和生物碱盐等。亲脂性成分主要有游离生物碱、苷元、亲脂性有机酸、树脂、挥发油、脂溶性色素、油脂和蜡等。遵循“相似相溶”的原理。

常用提取溶剂分类如下。

①水：水是一种强极性溶剂。中药中的亲水性成分可选择水作为提取溶剂。为了增加某些成分的溶解度，也常采用酸水或碱水作为提取溶剂。例如多数游离的生物碱是亲脂性化合物，不溶或难溶于水，但与酸结合成盐后变为亲水的物质，可用酸水提取生物碱。对于有机酸、酚类成分及内酯成分，可用碱水使其离子化而易溶出。水提取经济方便，但提取液易霉坏变质，含多糖较多的中药，水提取液呈胶状难过滤，含有皂苷成分较多的中药水提液减压浓缩较困难。

②亲水性有机溶剂：亲水性有机溶剂是指与水互溶、极性较强的有机溶剂，如乙醇、甲醇和丙酮等，其中乙醇最常用。乙醇对中药细胞的穿透能力较强，提取效率高。乙醇的溶解范围广，中药中除蛋白质、多糖、油脂和蜡等成分外，其余大部分成分在乙醇中皆有一定程度的溶解度，根据被提取物质的极性可采用不同浓度的乙醇提取。乙醇为有机溶剂，虽易燃，但毒性小，价格便宜，来源方便，可回收反复使用，提取液不易发霉变质，是实验室和工业生产中应用范围最广的一种溶剂。甲醇的性质虽和乙醇相似，但有毒性，应用较少。

③亲脂性有机溶剂：一般指与水不互溶、极性较小的有机溶剂，如石油醚、苯、三氯甲烷、乙醚和乙酸乙酯等。这类溶剂的选择性强，不能或不容易提取亲水性杂质。它们透入植物组织的能力较弱，提取时间长，需反复提取才能提取完全。当药材组织中有较多水分时，会降低溶剂的穿透力，难浸出其有效成分，影响提取率。这类溶剂易挥发、易燃，一般有毒，价格较贵，设备要求也比较高。在大量提取中药原料或工业生产时，直接应用这类溶剂有一定的局限性。

（3）提取方法　用溶剂提取中药化学成分，常用浸渍法、渗漉法、煎煮法、回流提取法及连续回流提取法等。

①浸渍法：是将中药粉末装入适当容器中，加入适宜的溶剂在常温或温热（60~80℃）情况下浸渍药材，以溶出其有效成分的一种方法。浸渍溶剂可用乙醇、稀醇或水等。浸渍法适用于有效成分遇热易

被破坏及多糖含量高的中药提取。本法简单易行，但提取率较低，以水为提取溶剂时，提取液易发霉变质，须注意加入适当的防腐剂。

②渗漉法：是向中药粉末中不断添加溶剂，使其渗过药粉并从渗漉器下部流出浸出液的一种浸出方法（图2-9）。渗漉时，不断从渗漉筒上口添加新溶剂，随时保持较大的浓度梯度，提取效率优于浸渍法，但溶剂消耗量大、操作较麻烦。

③煎煮法：是将中药粗粉加水加热煮沸，将成分提取出来的方法。容器一般为陶器、砂罐或铜制、搪瓷器皿，不宜用铁、铝等易发生或催化化学反应的材质器具。此法简便易行，但杂质溶出较多，含挥发性成分及遇热易破坏成分的中药不宜用此法。多糖类成分含量较高的中药，用水煎煮后药液黏度较大，滤过困难。

④回流提取法：用有机溶剂加热提取，采用回流加热装置，以免溶剂挥发损失。此法提取效率较冷浸法高，含遇热易破坏的成分的中药不宜用此法。

⑤连续回流提取法：需用溶剂量较少，提取成分也比较完全，实验室常用脂肪提取器或称索氏提取器（图2-10）来完成。该法一般需数小时（6~8小时）才能完成，遇热不稳定的中药成分不宜采用此法。

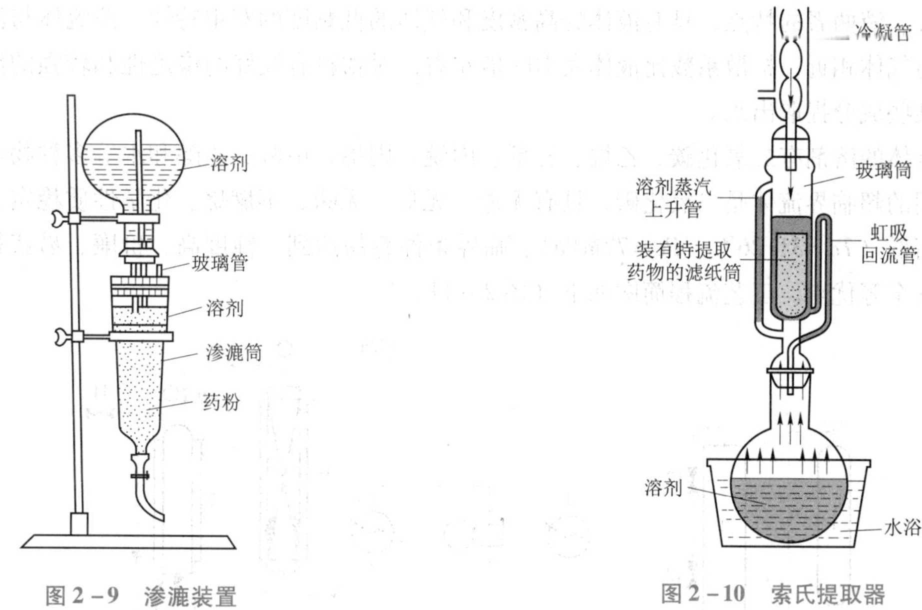

图2-9　渗漉装置

图2-10　索氏提取器

（4）影响提取效率的因素　溶剂提取法的关键在于选择合适的溶剂及提取方法，但是在操作过程中，原料的粒度、提取时间、提取温度和浓度差等因素也都能影响提取效率。

①药材的粉碎度：药材的粉碎可增加药物的表面积，利于药材中有效成分的浸出，但比表面积太大，吸附作用增强，不利于有效成分的扩散溶出。一般药材的粉碎度以20~60目为宜。含蛋白和多糖类成分较多的中药粉碎过细，用水提取时容易产生黏稠现象，影响提取效率及后续的分离工作。因此，用水提取用粗粉，用有机溶剂提取可略细。根茎类原料用粗粉，全草类、叶类、花类等用细粉。

②提取温度：温度高利于药材中成分的扩散、溶解，但杂质也相应增加。一般加热温度60~100℃。

③提取时间：在药材细胞内外有效成分的浓度达到平衡以前，提取时间长，提取效率高。一般来说，用水加热提取0.5~1小时，乙醇加热每次1小时为宜。

④浓度差：粉碎后的药材颗粒界面内与提取溶剂中有效成分的浓度差越大，提取效率越高。提取过程中可采用搅拌、换溶剂等方法增大药材与提取溶剂间的浓度差。

2. 水蒸气蒸馏法　适用于能随水蒸气蒸馏而不被破坏的中药成分的提取。这类成分难溶或不溶于水，沸点多在100℃以上，且在约100℃时存在一定的蒸气压，与水加热沸腾时，水蒸气将挥发性物质一并带出。中药中的挥发油多采用本法提取。馏出液可分出油水两层，将油层分出即得挥发油成分，或在蒸馏液水层经盐析法并用低沸点溶剂将挥发油成分萃取出来，回收溶剂即为挥发油成分，如薄荷油等精油的制备多采用此法。

3. 升华法 有些固体物质受热后会直接气化，遇冷后又凝固为原来的固体化合物，称为升华。中药中有一些化学成分就具有升华的性质，故可采用升华法直接获得产物。如《本草纲目》中记载用升华法从樟木中获取樟脑，茶叶中的咖啡因、大黄中的游离羟基蒽醌类等有升华性质，也可用升华法制备。

（二）现代提取方法

1. 超声波提取法 指利用超声波辐射产生的强烈空化作用，破坏细胞膜，加速化学成分溶出与释放的辅助提取方法。超声波提取与传统的提取方法比较，具有提取速度快、时间短、收率高、无需加热等优点，已被许多中药分析过程选为供试样处理的手段。

2. 超临界流体萃取法 指以超临界流体为溶剂，从固体或液体中萃取出某些组分的提取方法。超临界流体（supercritical fluid，SF）是指在临界温度（*Tc*）和临界压力（*Pc*）以上，以流体形式存在的物质，兼有气、液两者的特点，具有液体的高密度和气体的低黏度的双重特性。该流体与液体有相近的密度，黏度与气体相近，扩散系数比液体大100倍左右，对物料有较好的渗透性和较强的溶解能力，能够将物料中某些成分提取出来。

超临界流体的溶剂有二氧化碳、乙烷、乙烯、丙烷、丙烯、甲醇、乙醇和水等多种物质。目前研究较多、最常用的超临界流体是二氧化碳，具有无毒、无臭、无味、不燃烧、化学性质稳定、不易与溶质反应、临界值低（$Tc=31.26$℃、$Pc=72$MPa）、临界条件容易达到、纯度高、价廉、易获得、易与溶质分离和使用安全等优点。工艺流程简图如下（图2－11）。

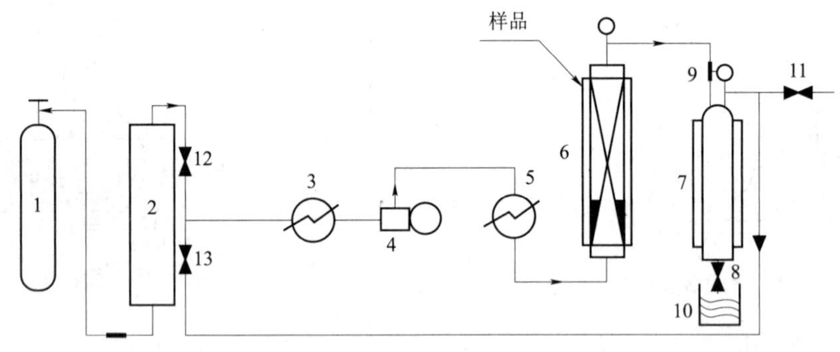

图2－11 SFE工艺流程图

1. CO_2气瓶；2. 纯化器；3. 冷凝管；4. 高压泵；5. 加热器；6. 萃取器；7. 分离器；8. 放油器；9. 减压阀；10. 精制品；11.12.13. 阀门

超临界CO_2对不同溶质的溶解能力与其极性、沸点和分子量密切相关，规律：①亲脂性、低沸点成分易萃取，可在低压（104Pa）条件下萃取出，如挥发油、烃、酯等；②化合物的极性越大，越难萃取；③化合物的分子量越高，越难萃取。

可通过加入夹带剂的方法扩展适应范围或改善提取效率。常用的夹带剂或改良剂有甲醇、乙醇、丙酮和乙酸乙酯等，用量不超过15%，用于改善流体溶解性质。如以乙醇为夹带剂从短叶红豆杉中提出紫杉醇，以氨水为改良剂从洋金花中提取东莨菪碱。

超临界流体萃取中药成分的主要优点：操作温度低，并在密闭系统内进行，可以有效地防止热敏性成分的分解和易氧化物质的氧化，完整保留生物活性；萃取过程几乎不用或少用有机溶剂，有效地避免了传统提取条件下溶剂毒性的残留；工艺流程简单，耗能低。

3. 微波辅助提取法　指利用微波和传统溶剂提取法相结合后形成的一种新的提取方法。原理是被提取的极性分子在微波场中被选择性加热，易于溶出和释放。与溶剂法相比，微波辅助提取具有穿透力强、选择性高、操作时间短、溶剂耗量少和提取效率高的特点。适用于中药中挥发油、苷类、多糖类、生物碱类、黄酮类和甾体类等物质的提取。

4. 仿生提取法　指从生物药剂学的角度为经消化道给药的中药及其复方创立的一种提取技术。方法是模拟口服药经胃肠道环境转运原理而设计的，目的是尽可能地保留原药中的有效成分（包括在体内有效成分的代谢物、水解物、螯合物或新的化合物）符合中医药传统哲学的整体观、系统观，体现了中医药多种成分复合作用的特点。

5. 生物酶解法　指在溶剂提取方法的基础上，选择相应的酶，将细胞壁的组成成分水解或降解，使有效成分充分暴露溶解、混悬或胶溶于溶剂中，从而提取细胞内有效成分的一种新型提取方法。由于植物提取过程中的屏障——细胞壁被破坏，因而酶法提取有利于提高有效成分的提取率。

常见的可用于植物细胞破壁的酶有纤维素酶、半纤维素酶、果胶酶以及多酶复合体（果胶酶复合体、各类半纤维素酶和葡聚糖内切酶等）。

二、中药有效成分的分离精制方法

中药提取液浓缩后仍是混合物，需进一步除杂、分离纯化（精制）。依据研究目标不同，可以设计不同的分离方案及分离方法。中药系统分离制备流程包括预处理、粗分离和精分离 3 个部分，根据不同的分离要求每个部分都涉及不同的分离方法与技术。经典的分离方法包括溶剂法、沉淀法、结晶法、经典色谱法、分馏法、盐析法和透析法等。现代的分离方法有高效液相色谱法、超滤法和液滴逆流色谱法等。

（一）溶剂法

1. 酸碱溶剂法　利用混合物中各组分酸碱性不同而分离的方法。

（1）酸溶　亲脂性生物碱成分可与酸生成盐而溶于水。

（2）碱溶　含有羧基的亲脂性有机酸类成分可溶于碳酸氢钠溶液，具有酚羟基的酚性成分可溶于氢氧化钠溶液，具有内酯或内酰胺结构的亲脂性成分可被皂化而溶于水。

2. 两相溶剂萃取法　又简称萃取法，是利用混合物中各成分在两种互不相溶的溶剂中分配系数（K）的不同而达到分离的方法。分配系数指在一定温度时，一种物质在互不相溶的两相溶剂中，溶解平衡后在两相溶剂中溶质浓度的比值。两种溶质在同一溶剂系统中分配系数的比值为分离因子（β）。

分离因子 β 值可表示分离的难易。一般情况下，$\beta \geqslant 100$ 仅做一次简单萃取就可以实现分离；$100 > \beta \geqslant 10$，萃取 10 ~ 12 次可实现基本分离；$\beta \leqslant 2$，须萃取 100 次以上才可实现基本分离，$\beta \approx 1$ 时，做任意次萃取也无法实现分离。

（1）简单萃取法　萃取操作时首先将中药提取物浸膏加少量水分散后，在分液漏斗中用与水不相混溶的有机溶剂进行萃取。常用系统溶剂法萃取，即混合物的水溶液依次用石油醚（或正己烷）、三氯甲烷（或乙醚）、乙酸乙酯和正丁醇等依次萃取，得到相应极性的组分或成分。

（2）pH 梯度萃取法　根据某类成分在一定 pH 下可成盐或可游离，改变了该成分在溶剂系统中的分配系数而与其他成分分离的方法。例如纯化总生物碱时，改变 pH，使生物碱在碱性条件下游离出来，再用有机溶剂萃取，与亲水性杂质分离。或用酸水处理含生物碱的有机溶剂，使生物碱成盐转入水层，与亲脂性杂质分离。用该法可以分开中药水提液中碱性物质、酸性物质、酚性物质及中性物质（分离流程见图 2 - 12）。如果在通过以上分离得到的酸性部分或碱性部分中，分别含有强度不同的酸性成分或碱性成分，可用 pH 梯度萃取法进一步分离。

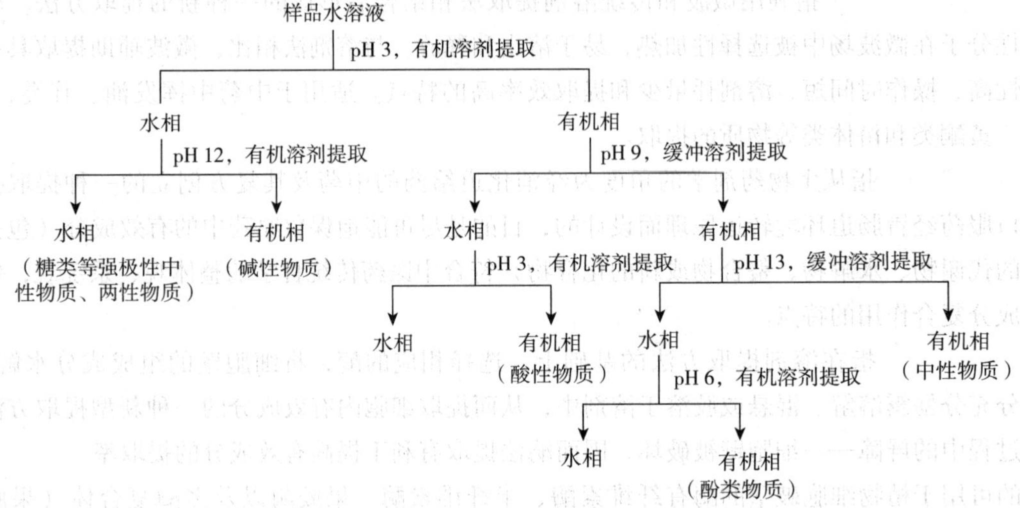

图 2-12 利用 pH 梯度萃取分离物质模式图

>>> 知识链接

1. 萃取法的原理 萃取法是利用混合物中各成分在两种互不相溶的溶剂中分配系数的不同而达到分离的方法。萃取时如果各成分在两相溶剂中分配系数相差越大，则分离效率越高，分离效果就越好。如果在水提取液中的有效成分是亲脂性的物质，一般多用亲脂性有机溶剂；如果有效成分是偏于亲水性的物质，在亲脂性溶剂中难溶解，就需要改用弱亲脂性的溶剂。

2. 两相溶剂萃取操作注意点 两相溶剂萃取操作包含多个注意点，包括：①稀浸膏的比重；②萃取溶剂的用量；③萃取次数；④乳化；⑤萃取设备。

（3）连续萃取法 利用两相溶液比重不同自然分层、分散相液滴穿过连续相溶剂时发生传质而达到分离的目的。此法可采用连续萃取器操作，依据所选溶剂的比重大于或小于被提取的水溶液比重的情况，采用不同式样的仪器（图 2-13）。该法避免用分液漏斗萃取多次所带来的麻烦和有时会发生乳化现象，溶剂用量不大，萃取效率高。

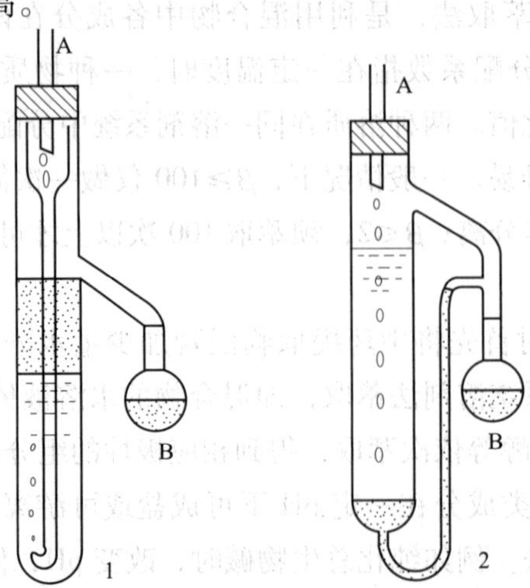

图 2-13 连续萃取器

1. 用于比水轻的溶剂；2. 用于比水重的溶剂

（4）液滴逆流分溶法（CCD） 利用混合物中各组分在两相间的分配系数的差别，由流动相形成液滴，通过作为固定相的液柱而达到分离纯化的目的。对于在两相互不相溶的溶剂中的分配系数差异较小的混合物成分的分离，用简单萃取不能达到分离的目的，需采用CCD法。CCD法是一种多次、连续的液-液萃取分离过程（图2-14）。

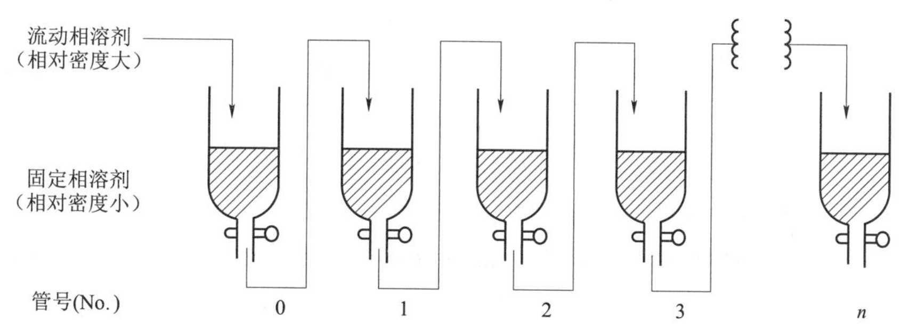

图2-14 CCD法的分离过程示意图

（二）沉淀法

沉淀法是指在中药提取液中加入某些试剂或溶剂，使某些成分溶解度降低而沉淀，以获得有效成分或与杂质分离的方法。依据加入试剂或溶剂的不同，可分为下述几种方法。

1. 溶剂沉淀法 改变溶液的极性使成分溶解性降低而沉淀出来的方法，常用方法有以下两种。

（1）水提醇沉法 在水提浓缩液中加入数倍量高浓度乙醇，可使多糖和蛋白质等沉淀。常采用此法对中药水提液进行粗多糖的分离。

（2）醇提水沉法 在醇提浓缩液中加入10倍量以上水，可沉淀亲脂性成分，如油脂、叶绿素等。

此外，在乙醇提取液中加乙醚（丙酮）可使皂苷类成分沉淀析出，而脂溶性成分则留在母液中。

2. 酸碱沉淀法

（1）酸提取碱沉淀 利用碱性成分在酸中成盐而溶解，在碱中游离而沉淀的性质，进行中药中碱性成分的分离。中药中亲脂性生物碱类成分常用此法分离纯化。

（2）碱提取酸沉淀 利用酸性成分在碱中成盐而溶解，在酸中游离而沉淀的性质，进行中药中亲脂性酚类、酸类和内酯类成分的分离。

3. 专属试剂沉淀法 某些试剂能选择性地沉淀某类成分，称为专属试剂。如雷氏铵盐能与季铵型生物碱类生成沉淀，用于分离水溶性生物碱；胆甾醇能与甾体皂苷生成沉淀；明胶能沉淀鞣质，可用于分离或除去鞣质等。

4. 盐析法 在中药水提液中，加入无机盐至饱和状态，可使某类成分在水中溶解度降低而沉淀，与水溶性杂质分离。常用盐析的无机盐有氯化钠、硫酸钠、硫酸镁和硫酸铵等。如黄藤中提取掌叶防己碱和三颗针中提取小檗碱常用盐析法制备。

（三）结晶法

利用混合物中各成分在溶剂中的溶解度不同来达到分离的方法。将处于非结晶状态的化合物促使其形成结晶状物质的过程称为结晶，将不纯的结晶制得较纯结晶的过程称为重结晶。

1. 结晶过程的操作 选择合适的溶剂，将混合物加热溶解，形成饱和溶液，趁热过滤除去不溶杂质，滤液低温或室温放置，析出晶体，从而达到与溶液中杂质分离的目的。当用单一溶剂不能结晶时，可采用混合溶剂。一般是先将化合物溶于易溶的溶剂中，再在室温下滴加适量的难溶的溶剂，直至溶液微呈浑浊，并将此溶液微微加温，使溶液完全澄清后放置。结晶过程中，一般是溶液浓度高，降温快，析出结晶的速度也快些。但是其结晶的颗粒较小，杂质也可能多些。如果溶液浓度适当，温度慢慢降低，有可能析出纯度较高的结晶。

2. 结晶溶剂的选择 结晶法的关键是选择适宜的溶剂，应符合以下条件。

（1）溶解度 对结晶成分冷时溶解度较小，热时溶解度较大；对杂质在冷时、热时均溶或不溶。

（2）化学反应 溶剂与被结晶的化合物不发生化学反应。

（3）溶剂沸点 溶剂的沸点要适中，沸点高时不易从晶体表面除去，沸点过低不利于结晶析出。

一般常用甲醇、乙醇、丙酮、三氯甲烷和乙酸乙酯等作为结晶溶剂。常用的混合溶剂有水-醇、水-丙酮、乙醇-乙醚和乙醇-三氯甲烷等。

3. 结晶纯度的判断 结晶的纯度由化合物的晶形和色泽、熔点和熔距、色谱分析等初步鉴定。每种化合物都有一定的结晶形状，但因所用溶剂不同而有差异。纯化合物一般具有一定的晶形、均匀的色泽、较小的熔距，同时在薄层色谱或纸色谱中经数种不同展开剂系统检定，均为一个斑点，一般认为是纯化合物。

（四）分馏法

分馏法是利用液体混合物中各成分沸点的差异，通过反复蒸馏来分离液体成分的方法。液体混合物中每种成分都有各自固定的沸点，在一定的温度下都有一定的饱和蒸气压。当溶液受热气化呈气—液两相平衡时，沸点低的成分在蒸气中的分压高，其相对含量较液相中的大，而液相中含较多的高沸点成分。经过多次反复蒸馏，可将混合物中沸点不同的成分分开，这种多次反复蒸馏而使混合物分离的过程称为分馏。一般通过分馏柱完成这种多次蒸馏的复杂过程。在中药化学成分研究中，分馏法主要用于挥发油和一些液体生物碱的分离。

分馏法又可分为常压分馏、减压分馏及分子蒸馏。在分离液体混合物时，如液体混合物各成分沸点相差100℃以上，则可以不用分馏柱，如相差25℃以下，则需采用分馏柱，沸点相差越小，则需要的分馏装置越精细，分馏柱也越长。若挥发油中各成分沸点较高（常在150℃以上），并且有些成分在受热下易发生化学变化，则需用减压分馏。对于高沸点、热敏性易氧化的化合物分离，需在高真空度下（0.1～100Pa）连续蒸馏，即分子蒸馏。

（五）膜分离法

1. 透析法 利用混合物中化合物分子大小不同，小分子物质在溶液中可通过半透膜，而大分子物质不能通过半透膜的性质达到分离的方法。透析膜的规格要根据所要分离成分的具体情况而选择。透析膜有动物性膜、火棉胶膜、羊皮纸膜、蛋白质胶膜和玻璃纸膜等。在分离纯化中药中的皂苷、蛋白质、多肽和多糖等大分子物质时，可用透析法除去无机盐、单糖、双糖等杂质。

2. 超滤法 利用具有一定孔径的多孔滤膜，以外加压力或化学位差为推动力，对分子大小不同的混合物进行筛分而达到相互分离的方法。根据分离的目的不同，可将膜分离法分为微滤、超滤和纳滤3种主要类型。

（1）膜分类 主要有以下三类。

微滤采用多孔半透膜（膜孔≥0.1μm）截流0.02～10μm的微粒，用于除去悬浮的微粒和澄清液体。一般用于中药提取液的预处理。

超滤采用非对称膜或复合膜（膜孔10～100nm），截流0.001～0.02μm的大分子溶质。小分子或溶剂能透过膜，该法一般用作除去溶液中的生物大分子杂质，如多糖、蛋白质、鞣质、热原和病菌等，从而得到较纯的分子量较小的有效成分溶液。

纳滤采用复合膜（膜孔1～10nm），截流1nm以下的分子或高价粒子，一般用作除去溶液中的小分子和低价离子杂质，得到分子量为300～1000的化合物溶液。常用于除去皂苷、蛋白质、多肽和多糖等溶液中的无机盐、单糖和双糖等小分子杂质。

（2）膜分离技术的应用　超滤法以其高效、节能和绿色等特点，在中药提取分离中的应用越来越多。主要应用有以下两方面。①中药提取液的除杂纯化：中药化学成分非常复杂，提取液中的成分相对分子质量从几十到几百万。它们在水提液中多数呈溶解状态，少数以固体微粒形式存在，根据分子质量的差异，可以选择合适的膜，采用膜分离技术除去固体微粒及大分子杂质，如纤维素、黏液质、树胶、果胶、淀粉、鞣质、蛋白质（少数药材除外）、树脂等成分和滤除醇沉法不能除去的树脂成分，富集有效部位或有效成分。②纯化大分子化合物：中药大分子化合物蛋白质、多肽和多糖等是有效成分时，采用超滤法浓缩，使水分和小分子无效成分、无机盐和单糖等成分透过滤膜而被滤除，从而提高产品的纯度。

（六）色谱分离法

色谱法（chromatography）是分离和精制化合物的有效方法。对一些结构及理化性质相似的化合物，用经典的溶剂法、沉淀法和结晶法等难以达到分离目的时，用色谱法可以收到良好的效果。

色谱法根据分离原理可分为吸附色谱（absorption chromatography）、分配色谱（partition chromatography）、离子交换色谱（ion exchange chromatography）及凝胶色谱（gel filtration chromatography，GFC）等。根据载体及操作条件，又可分为纸色谱法（paper chromatography，PC）、薄层色谱法（thin layer chromatography，TLC）、柱色谱法（column chromatography，CC）、高效液相色谱法（high performance liquid chromatography，HPLC）及气相色谱法（gas chromatography，GC）等。

1. 吸附色谱法　利用吸附剂对待分离化合物分子的吸附能力的差异而实现分离的一类色谱方法。常用的吸附剂有硅胶、氧化铝、活性炭和聚酰胺等。吸附剂的吸附作用主要有范德华力、氢键、络合作用和静电引力等。色谱分离时吸附作用的强弱与被吸附成分的性质、吸附剂的吸附能力及流动相的解吸附强弱有关。

（1）吸附剂及其吸附规律　主要有以下四种情况。

硅胶（$SiO_2 \cdot xH_2O$）：为一多孔性物质，分子中的硅醇基（—SiOH）与待分离化合物分子形成氢键及其他形式的相互作用。硅胶吸水量超过17%，吸附力极弱，不能用作吸附色谱，只可用于分配色谱的载体。硅胶色谱适用范围广，能用于非极性化合物也能用于极性化合物，尤其适用于中性或酸性成分如挥发油、萜类、甾体、生物碱、苷类、蒽醌类和酚性化合物等的分离。

氧化铝：氧化铝是一种常用的吸附能力较强的极性吸附剂，吸附作用与铝离子、Al—O键或者其他阳离子有关。色谱用氧化铝有碱性、中性和酸性3种。碱性氧化铝适于分离中药中的碱性成分如生物碱；中性氧化铝可用于分离中药中碱性或中性成分；酸性氧化铝适于分离酸性成分如有机酸、氨基酸等。目前氧化铝色谱应用较少，但对树脂、叶绿素及其他杂质的吸附能力较强，常用作提取物的预处理，去除杂质。

硅胶、氧化铝均为极性吸附剂，属物理吸附，吸附规律：①对极性强的物质有较强的吸附力，极性强的溶质被优先吸附；②溶剂极性增强，则吸附剂对溶质的吸附力随之减弱。溶剂极性越弱，吸附剂对溶质的吸附力越强；③被吸附的溶质可用极性较强的溶剂洗脱下来。

活性炭：活性炭是非极性吸附剂，其吸附能力与硅胶、氧化铝相反，对非极性成分具有较强的亲和力。在水中对溶质的吸附能力强，溶剂极性降低，则活性炭对溶质的吸附能力随之降低。如用水－乙醇溶剂系统进行洗脱时，随乙醇浓度的递增而洗脱力增加，即洗脱剂的洗脱能力随着溶剂的极性降低而增强。

活性炭对芳香族化合物的吸附力大于对脂肪族化合物；对大分子化合物的吸附力大于小分子化合物。活性炭主要用来分离水溶性成分及脱色。

聚酰胺：聚酰胺是含有丰富的酰胺基的一类高分子化合物，其分离作用是由于其酰胺键（—CO—NH—）与酚类、酸类、醌类、硝基化合物等形成氢键缔合而吸附（图2－15），属氢键吸附。主要用于中药中的黄酮、蒽醌、酚类、有机酸和鞣质等酚性成分的分离。

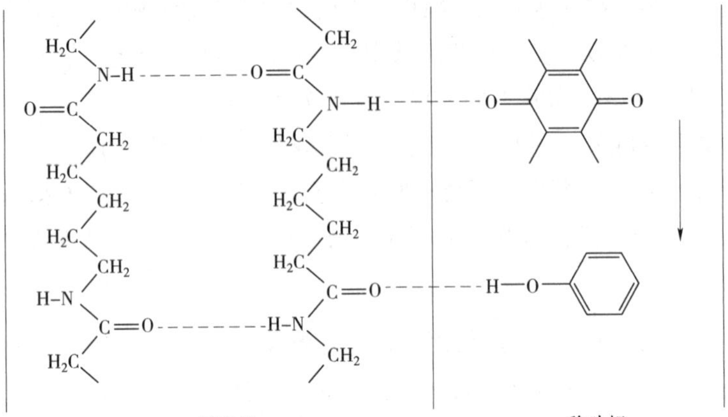

图 2－15 聚酰胺吸附色谱原理

聚酰胺对化合物的吸附强弱取决于化合物与之形成氢键缔合的能力，在含水溶剂中的吸附规律：①形成氢键的基团越多，吸附能力越强；②成键位置对吸附力有影响，即易形成分子内氢键的化合物，在聚酰胺上的吸附相应减弱；③分子中芳香化程度高者，吸附性增强（图 2－16）。

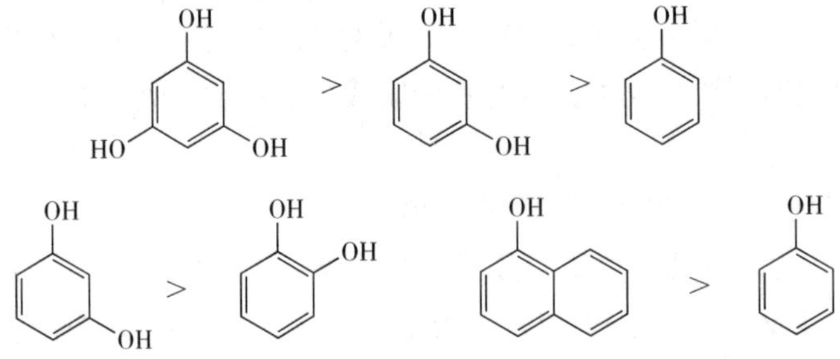

图 2－16 聚酰胺吸附规律

聚酰胺分子中既有非极性的脂肪链，又有极性的酰胺基团，具有“双重色谱”的性能：①用含水极性溶剂为流动相时，聚酰胺作为非极性固定相，其色谱行为类似反相色谱；②用非极性三氯甲烷－甲醇为流动相时，聚酰胺则作为极性固定相，其色谱行为类似正相色谱。如黄酮苷元与苷的分离，当用稀醇溶液作洗脱剂时，黄酮苷比其苷元先洗脱下来，当用三氯甲烷－甲醇为流动相时，黄酮苷元比苷类成分先洗脱下来。

（2）化合物极性的判断　化合物的极性是抽象概念。中药化学成分复杂，难以做到用偶极矩和介电常数来比较每一个分子的极性，一般从分子结构中所含官能团的种类、数目及排列方式等因素综合判断和比较成分的极性。官能团的极性强弱排列顺序：

$$R—COOH > Ar—OH > H_2O > R—OH > R—NH_2\,(R—NH—R', R—N—R'R'') > R—CO—N-R'R'' > R—CO—R' > R—COO—R' > R—O—R' > R—X > R—H$$

化合物极性的判断主要有以下四种情况。

极性基团在分子中的比例：①当两种成分基本母核相同，其分子中极性基团的极性越大或数目越多，则该分子的极性越大。如氨基酸分子结构中既有正电基团，又有负电基团，故极性很强。②当分子中非极性部分越大或碳链越长，则极性越小。如高级脂肪酸的分子中虽含有极性强的羧基，但分子结构的主体为长链烃基，极性基团在分子中的比例小，故极性很弱。如苷与苷元相比，苷分子由于含有糖基，极性基团多，故极性强于苷元，有较强的亲水性。

分子平面性：若两种化学成分的结构类似，分子的平面性越强，极性越小。如下图黄酮类成分因共轭体系为平面性分子，二氢黄酮类成分为非平面性分子，因此前者的极性要弱于后者。

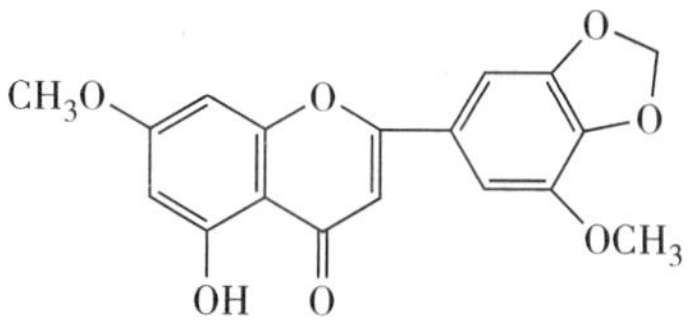

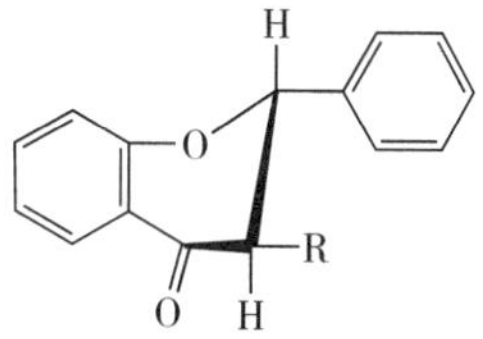

若两种成分为异构体，则能形成分子内氢键的成分极性较小。如浙贝甲素和异浙贝甲素为一对同分异构体，其中异浙贝甲素分子中两个羟基可形成分子内氢键，因而异浙贝甲素极性小于浙贝甲素。

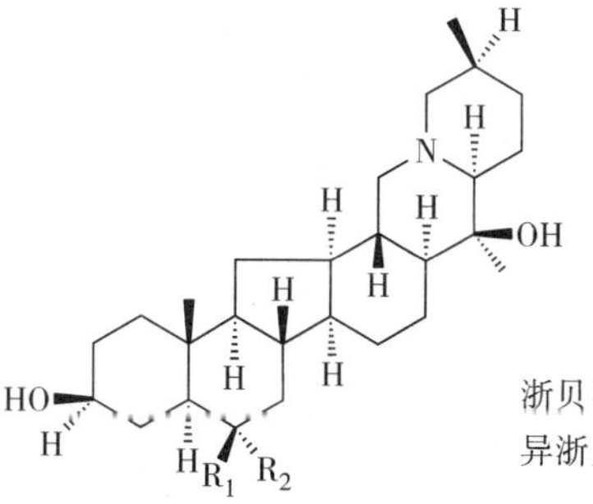

	R_1	R_2
浙贝甲素	H	OH
异浙贝甲素	OH	H

酸性、碱性及两性化合物的极性由其存在状态，即游离型、解离型所决定。如生物碱在酸水为解离型，则极性增大，不易被活性炭吸附，游离型为非极性化合物，极性小，可被活性炭吸附。

（3）洗脱剂的选择　在柱色谱中，流动相习惯上称为洗脱剂，而在薄层色谱中，流动相被称为展开剂。需根据被分离物质的性质与所用的吸附剂性质选择洗脱剂。

极性吸附色谱：在极性吸附剂的色谱中，通常是被分离的成分极性越大，吸附作用越强；而对洗脱剂而言，极性越大洗脱能力越强。洗脱剂多用混合溶剂，通过调节比例以改变极性，达到梯度洗脱分离成分的目的。

聚酰胺色谱：在聚酰胺色谱过程中，溶剂可改变聚酰胺对溶质的氢键结合能力而影响吸附过程。常用的洗脱剂的洗脱能力由小到大的顺序如下。

水 < 甲醇或乙醇 < 丙酮 < 氢氧化钠水溶液 < 甲酰胺 < 二甲基甲酰胺 < 尿素水溶液

聚酰胺与酚性成分形成的氢键结合能力在水中最强，在含水醇中，随着醇浓度增加而随之减弱，在高浓度醇或其他有机溶剂中几乎不与酚性成分产生氢键缔合。因此，在聚酰胺柱色谱分离时，用水装柱，醇浓度由低到高洗脱。甲酰胺、二甲基甲酰胺和尿素水溶液分子中有酰胺基，可同时与聚酰胺及酚性成分形成氢键缔合，洗脱能力强。碱可破坏聚酰胺对溶质的氢键缔合，一般用于聚酰胺的精制与再生处理。

非极性吸附色谱：活性炭对成分的吸附在水中最强，在含水醇中，随着醇浓度增加而随之减弱，因此，在活性炭色谱分离时，用水装柱，醇浓度由低到高进行洗脱。

如《中国药典》（2020 年版）中黄连药材 TLC 鉴别，用甲醇超声处理制成每 1ml 含 0.5mg 黄连的溶液，盐酸小檗碱为对照品，用高效硅胶 G 薄层板，以环己烷 - 乙酸乙酯 - 异丙醇 - 甲醇 - 水 - 三乙胺（3∶3.5∶1∶1.5∶0.5∶1）为展开剂，点板后置氨缸预饱和 20 分钟，放入展开缸内展开，取出，晾干，置紫外光灯（365nm）下检识。

2. 凝胶色谱法

（1）分离原理　凝胶色谱法是利用分子筛分离物质的一种方法。所用的固定相凝胶是具有许多孔隙的立体网状结构的高分子多聚体，有分子筛的性质，而且孔隙大小有一定的范围（图 2 - 17）。将凝胶颗粒在适宜的溶剂中浸泡，使其充分膨胀，装入色谱柱。当混合物溶液通过凝胶柱时，比孔隙小的分子可以自由进入凝胶内部，而比孔隙大的分子就不能进入，只能在凝胶颗粒的间隙移动，并随洗脱剂从柱底先行流出，因此在移动速度方面就发生了差异（图 2－18）。这样经过一段时间洗脱后，混合物中的各成分就能按分子由大到小顺序先后流出并得到分离。这种方法在蛋白质及多糖等大分子化合物的分离中应用较普遍。

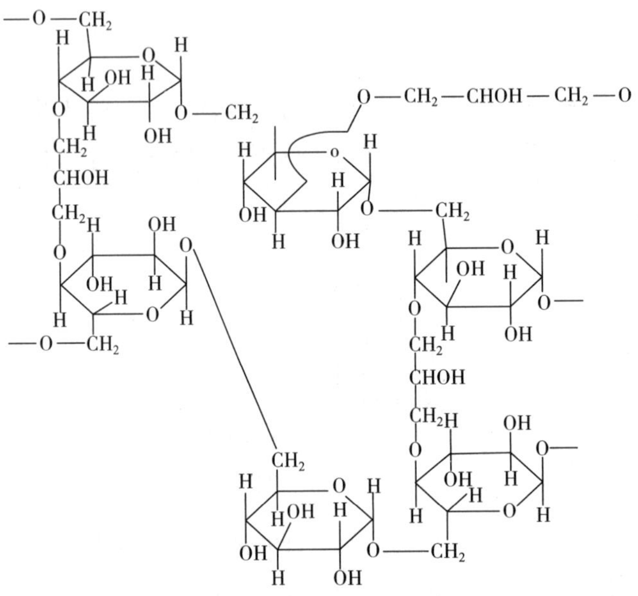

图 2－17　交联葡聚糖结构

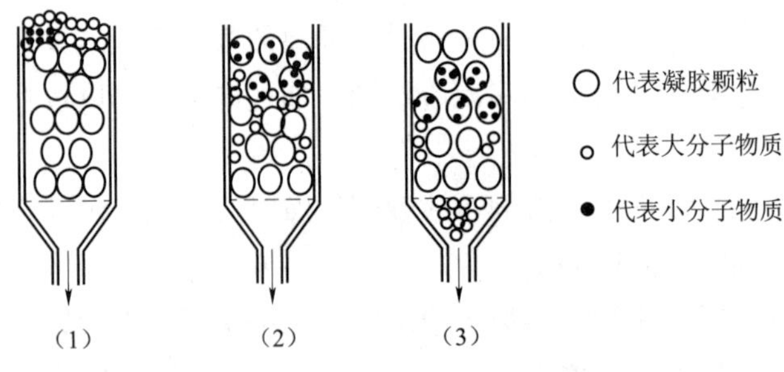

图 2－18　凝胶色谱原理示意图

（2）凝胶的种类与性质　商品凝胶的种类很多，可分为亲水性凝胶和疏水性凝胶。不同种类凝胶的性质和应用范围有所不同，常用的有葡聚糖凝胶（Sephadex G）和羟丙基葡聚糖凝胶（Sephadex LH－20）。

Sephadex G：这是由葡聚糖和甘油基通过醚键交联而成的多孔性网状结构物质。由于其分子内含大量羟基而具有亲水性，在水中溶胀。凝胶颗粒网孔大小取决于制备时所用交联剂的数量及反应条件。加入交联剂越多，交联度越高，网状结构越紧密，孔径越小，吸水膨胀也越小；交联度越低，则网状结构越稀疏，孔径就越大，吸水膨胀也越大。商品型号即按交联度大小分类，并以吸水量（每克干凝胶吸水量×10）来表示，如 Sephadex G－25，表示该凝胶吸水量为 2.5ml/g。Sephadex G 系列的凝胶只适于在水中应用，不同规格的凝胶适合分离不同分子量的物质。

Sephadex LH－20：这是在 Sephadex G 分子中的羟基上引入羟丙基而成醚键结合形成的多孔性网状结构物质。由于非极性烃基部分所占比例相对增加了，与 Sephadex G－25 相比，这种凝胶既有亲水性又有亲脂性，不仅可在水中应用，也可在多种有机溶剂中膨胀后应用。Sephadex LH－20 既有分子筛的特性，按分子量大小分离物质，还有极性吸附作用。它所用的洗脱剂范围也较广，可以是含水的醇类，也可使用单一有机溶剂，还可使用混合溶剂，如三氯甲烷与甲醇的混合液，在极性与非极性溶剂组成的混合溶剂中常常起到反相分配色谱的效果，适于不同类型化合物的分离。

3. 离子交换色谱　这是基于混合物中各成分解离度差异进行分离的方法。

（1）分离原理　该方法以离子交换树脂为固定相，用水或酸水、碱水为流动相，在流动相的离子性成分与树脂进行离子交换反应而被吸附，再用适合的溶剂将其从树脂上洗脱下来，实现成分的分离。离子交换色谱法适于中药中离子性化合物的分离，如生物碱、有机酸、氨基酸、肽类等成分。化合物与离子交换树脂进行离子交换反应的能力强弱，与化合物解离度的大小和带电荷的多少有关，化合物解离度大（酸性或碱性强），则易交换在树脂上，而较难被洗脱下来。因此，解离度不同的混合物用离子交换树脂可实现分离。

（2）离子交换树脂的结构及性质　离子交换树脂是一种高分子化合物，由母核部分和离子交换部分组成。强酸性阳离子交换树脂的基本结构见图（图2-19）。

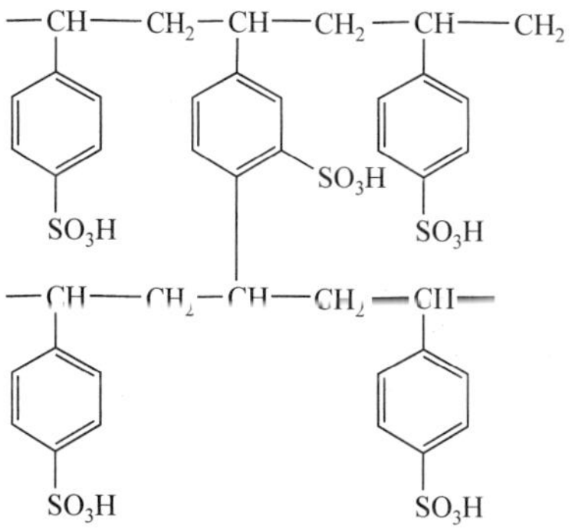

母核部分是苯乙烯通过二乙烯苯交联而成的大分子网状结构。网孔大小用交联度表示（即加入交联剂的百分数）。交联度越大，则网孔越小，越紧密，在水中膨胀越小。被分离物质分子量大，选用低交联度的树脂；分子量小，选用高交联度的树脂。不同交联度适于分离不同大小的分子。

骨架上带有能解离的基团作为交换离子。根据交换离子的不同可将其分为阳离子交换树脂和阴离子交换树脂。

图2-19　强酸性阳离子交换树脂的结构

阳离子交换树脂：强酸型—SO_3H；弱酸型—COOH。

阴离子交换树脂：强碱型—$N(CH_3)_3X$；—$N(CH_3)_2(C_2H_4OH)_2X$。弱碱型—NR_2，—NHR，—NH_2。

离子交换树脂的交换能力由离子交换基团的数量所决定。如强酸性阳离子交换树脂1×7，交换容量为4.5mEq/g，以丙氨酸为例，1g阳离子交换树脂理论上能交换89.09×4.5mg的丙氨酸。

（3）离子交换树脂的应用　可用于以下两种情况。

用于不同电荷离子成分的分离：在离子交换树脂中，强酸型和强碱型的应用范围最广，常可用于中药中氨基酸、肽类、生物碱、有机酸和酚类等的分离纯化。被分离的物质为生物碱阳离子时，选用阳离子交换树脂；为有机酸阴离子时，选用阴离子交换树脂。采用不同型号的离子交换树脂，可将中药中的酸、碱与两性成分分开（图2-20）。

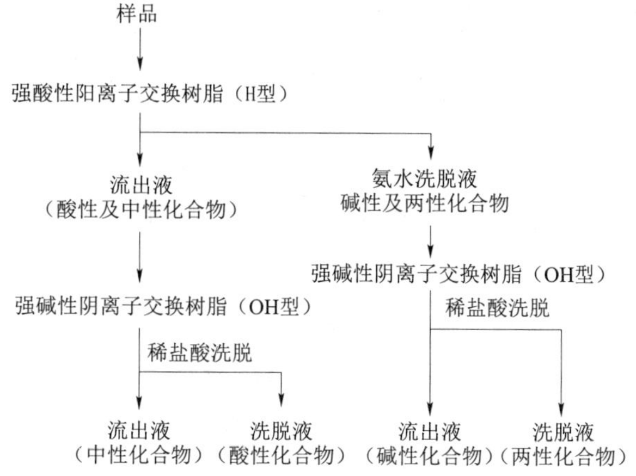

图2-20　离子交换树脂分离物质的示意图

用于相同电荷离子成分的分离：对于相同电荷离子，且酸性或碱性强弱不同的化合物，由于解离程度有差异，可用离子交换树脂实现分离。如以下 3 个生物碱成分，碱性 A > B > C，三者混合物酸水溶液通过阳离子交换树脂，C 碱性弱可用水洗脱下，再用 NH_4Cl 溶液洗脱可使碱性较强的 B 游离出来而被洗出，最后用 Na_2CO_3 可将强碱 A 洗脱下。

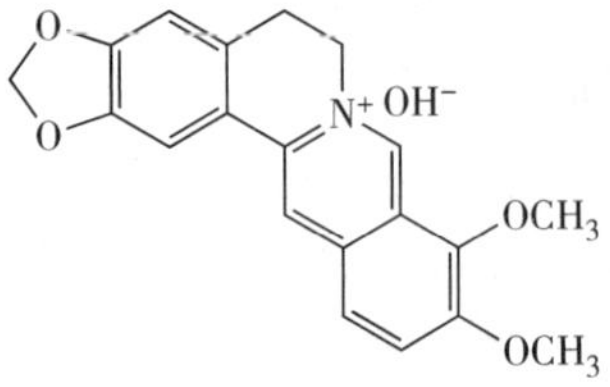

小檗碱（A） 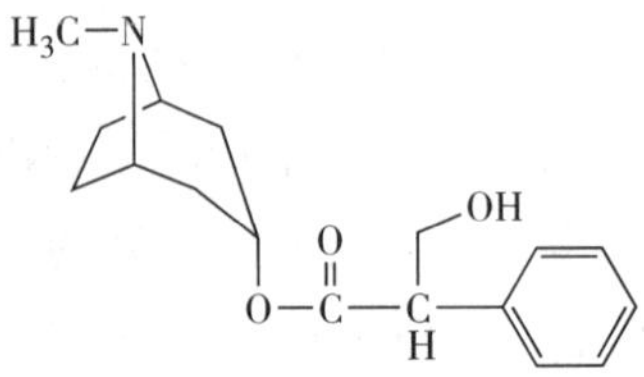　　莨菪碱（B） 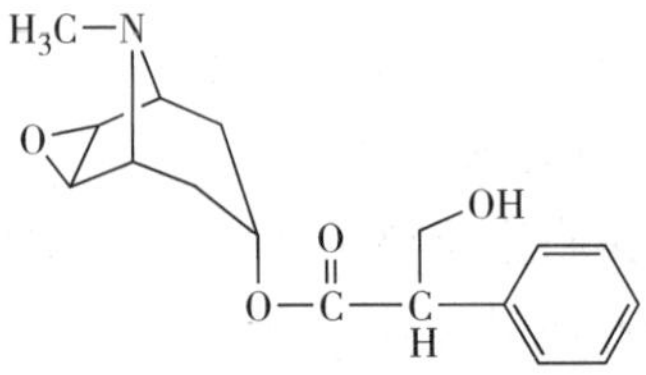　　东莨菪碱（C）

除了离子交换树脂外，还可用离子交换纤维和离子交换凝胶来进行分离。离子交换纤维和离子交换凝胶是在纤维素或葡聚糖等大分子的羟基上，通过化学反应引入能释放或吸收离子的基团制得的，它们既有离子交换性质，又有分子筛作用，主要用于分离纯化蛋白质、多糖等水溶性成分。如二乙氨乙基纤维素（DEAE - Cellulose）、羧甲基纤维素（CM - Cellulose）二乙氨乙基葡聚糖凝胶（DEAE - Sephadex）、羧甲基葡聚糖凝胶（CM - Sephadex）等。

4. 大孔树脂吸附法　这是利用化合物与大孔树脂吸附力的不同，在大孔树脂（macroreticular resin）上经溶剂洗脱而达到分离的方法。

（1）吸附原理　大孔树脂是一种不含交换基团、具有大孔结构的高分子吸附剂，分成非极性和极性两类。一般为白色球形颗粒状、粒度多为 20 ~ 60 目。大孔树脂色谱是吸附和分子筛原理相结合的色谱方法，其吸附力以分子间范德华力为主，其分子筛作用是由其多孔性结构所决定。大孔树脂根据孔径、比表面积和树脂结构可分为许多型号，如 D - 101 型、DA - 201 型、MD - 05271 型、GDX - 105 型、CAD - 4 型、SIP 系列、AB - 8、NKA - 9 等。以聚苯乙烯为核心的大孔树脂属于非极性大孔树脂，能吸附非极性化合物；以极性物质为核心的大孔树脂属于极性大孔树脂，能吸附极性化合物。在应用中，可根据实际要求和化合物性质选择合适的树脂型号和分离条件。

（2）影响吸附的因素　①一般而言，极性大孔树脂在水中易吸附极性较大的化合物，非极性化合物在水中易被非极性大孔树脂吸附。②在一定条件下，化合物体积越大，吸附力越强。③物质在溶剂中溶解度大，则大孔树脂对该物质的吸附力就小，反之就大。酸性化合物在适当的酸性溶液中被充分吸附，碱性化合物在适当碱性溶液中较好地被吸附，中性化合物可在近中性的溶液中被较充分地吸附。根据化合物结构特点改变溶液 pH 值，可使分离工作达到理想效果。

（3）洗脱液的选择　洗脱液可使用甲醇、乙醇、丙酮和乙酸乙酯等。对非极性大孔树脂来说，洗脱剂极性越小，洗脱能力越强；而对于极性大孔树脂来说，则洗脱剂极性越大，洗脱能力越强。实际应用中，可采用不同极性梯度的洗脱液分别洗下不同组分，常用中药提取物的水溶液通过大孔树脂后，一般依次用水、含水甲醇、乙醇或丙酮 10%、20%……（体积分数）洗脱。

（4）大孔树脂的应用　大孔吸附树脂具有选择性好、机械强度高、再生处理方便、吸附速度快等优点，常用于中药化学成分的分离与富集，除去亲水性杂质（氨基酸、碳水化合物等）。在皂苷、黄酮苷和生物碱等类型化合物的分离和提取方面都有很好的应用实例。

（5）大孔树脂预处理与再生　①预处理：用乙醇湿法装柱，继续用乙醇冲洗，当流出乙醇液与水混合不呈现白色乳浊现象即可，再以蒸馏水洗去乙醇。②再生：用甲醇或乙醇浸泡洗涤即可，必要时可用 1mol/L 盐酸和 1mol/L 氢氧化钠液依次浸泡，然后用蒸馏水洗至中性，浸泡在甲醇或乙醇中备用，使用前用蒸馏水洗涤除尽醇即可应用。

5. 分配色谱法 指利用混合物中各成分在固定相和流动相中分配系数不同而达到分离的色谱法。按固定相与流动相的极性差别，分配色谱法又分正相分配色谱和反相分配色谱。若固定相的极性大于流动相的极性，称为正相分配色谱；若固定相的极性小于流动相的极性，则称为反相分配色谱。按操作方法，分配色谱法可分为柱色谱、薄层色谱和纸色谱等。

（1）载体 色谱分离时，将作为固定相的溶剂吸附于某种惰性固体物质的表面，这些惰性固体物质主要起到支持和固定溶剂的作用，称为支持剂或载体。常用的载体有硅胶、硅藻土、纤维素粉等。这些物质能吸收其本身重量50% ~100%的水而仍呈粉末状，涂膜或装柱时操作简便，作为分配色谱载体效果较好。如含水量在17%以上的硅胶因失去了吸附作用，可作为分配色谱的载体，是使用最多的一种分配色谱载体。纸色谱是以滤纸的纤维素为载体，滤纸上吸着的水分为固定相的一种特殊分配色谱。

（2）固定相与流动相 在分配色谱中，固定相和流动相互不相溶，两者极性应有较大的差异，被分离物质在固定相中的溶解度应适当大于其在流动相中的溶解度。为了提高固定相的稳定性，一般使用键合固定相材料，常用的固定相有十八烷基硅烷键合硅胶（ocatadecane silicane，ODS）即 C_{18}反相硅胶。流动相常用甲醇－水、乙醇－水或乙腈－水。正相分配色谱常用的固定相有氰基与氨基键合相，主要用于分离极性及中等极性的化合物。

（3）溶剂系统的选择 亲水性较强的成分如苷类、糖类、部分生物碱和有机酸类，常采用以水或缓冲液为固定相的正相分配色谱，流动相采用三氯甲烷、乙酸乙酯和正丁醇等极性较小的有机溶剂。极性大的成分在固定相中保留时间长，流出色谱柱慢，分离效果较好。

亲脂性稍强的成分如甾体和强心苷类，用强极性的非水溶剂为固定相的正相分配色谱，如甲酰胺为固定相，可改善分离效果。亲脂性强的成分如高级脂、酸和油脂等，采用反相色谱，固定相用硅油、液状石蜡，而流动相则用水或甲酸等强极性溶剂可得到有效的分离。

6. 液滴逆流色谱法（DCCC） 它是一种在逆流分配法基础上改进的液－液分配技术。它要求流动相通过固定液相柱时能形成液滴。流动相形成的液滴在细的分配萃取管中与固定相有效地接触、摩擦，不断形成新的表面，从而促进溶质在两相溶剂中的分配，使混合物中的各化学成分在互不混溶的两相液滴中因分配系数不同而达到分离。

（1）仪器装置与操作 一台典型的DCCC仪器，包含200 ~600根直立的、小孔径的硅烷化玻璃管柱（其长度为20 ~60cm），这些管柱之间用聚四氟乙烯毛细管连接起来，移动相液滴不断地穿过充满固定相的管柱体系，并于尾端收集（图2－21）。

影响液滴大小和流动性的因素较多，如管柱的内径尺寸、移动相的流速、引入喷嘴的孔径尺寸、两个液相的比重差异、溶剂的黏度和界面张力等。

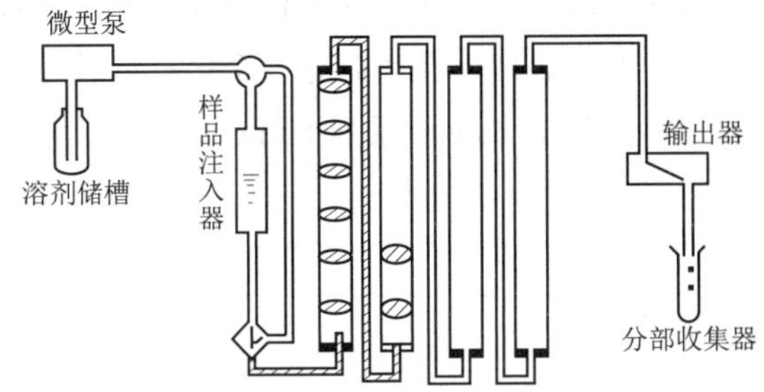

图2－21 液滴逆流色谱法示意图

（2）溶剂系统的选择 溶剂系统的选择是达到好的分离效果的关键。常在二相溶剂中附加第三种溶剂（或第四种溶剂）即三元或四元溶剂系统，调和减缓原始两相溶剂极性的差异、增强溶剂系统的选择性、调节界面张力和减小黏度，以实现相似物质的有效分离。

DCCC能够处理毫克级至克级的粗提取物样品，达到有效分离的目的。DCCC与制备型HPLC相比，溶剂消耗量较小，但是分离时间过长且分辨率较低。

7. 高速逆流色谱法（HSCCC） 它是一种液－液分配色谱方法。该法利用聚氟乙烯螺旋分离柱的方向性和在特定的高速行星式旋转下所产生的离心力作用，使无载体支持的固定相稳定地保留在分离柱中，并使样品和流动相单向、低速通过固定相，实现连续逆流萃取分离物质的目的（图2－22）。

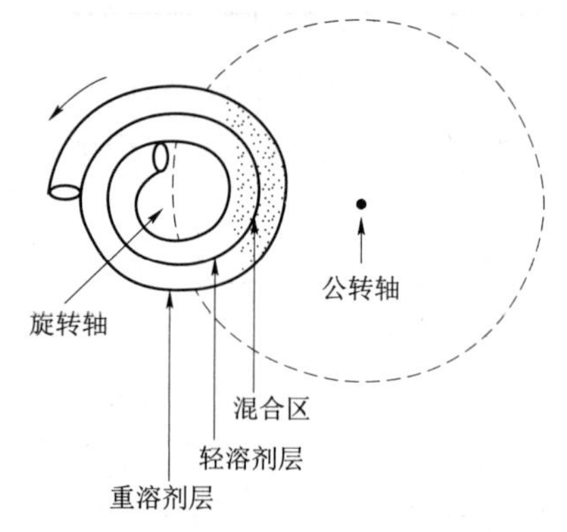

图 2-22 HSCCC 分离物质原理示意图

HSCCC 克服了其他液相分配色谱中因为采用固体载体所引起的不可逆吸附消耗、样品的变性污染和色谱峰畸形拖尾等缺点，样品可定量回收，还具有重现性好、分离纯度高和速度较快等特点。制备性分离时，进样量可从毫克级到克级，适用于极性及非极性化合物的分离，如皂苷、生物碱、酸性化合物、蛋白质和糖类等。

8. 加压液相柱色谱 近年来液相色谱法中的制备型加压液相色谱应用广泛。制备型加压液相色谱是利用各种装置施加压力进行的液相色谱，压力可高达 100bar。加压液相色谱中可允许在分离过程中使用颗粒度更小的吸附剂，从而获得更高的分辨率。另外，还可加快洗脱剂的流速，缩短分离时间，以避免敏感化合物因长时间的常压色谱分离而发生转变。

加压液相色谱分类：根据分离中所用压力的大小可把制备型柱色谱区分为快速色谱（flash chromatography 约 2.02×10^5 Pa）、低压液相色谱（LPLC，5.05×10^5 Pa），中压液相色谱（MPLC，$5.05 \sim 20.2 \times 10^5$ Pa）及高压液相色谱（HPLC，$>20.2 \times 10^5$ Pa）。各种加压柱分离规模如图（图 2-23）。

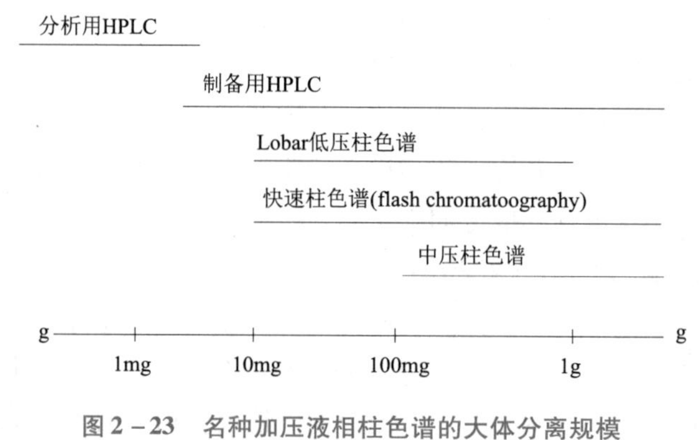

图 2-23 名种加压液相柱色谱的大体分离规模

加压液相色谱多用反相色谱柱，所用载体颗粒直径小、机械强度及比表面积均大的球形硅胶微粒，有薄壳型、表面多孔型硅球及全多孔硅胶微球，其可键合不同极性的有机化合物以适合不同类型化合物的分离。常见 Zorbax 系列 HPLC 填充柱型号及分离方式见表 2-2。

表 2-2 HPLC 用 Zorbax 系列柱

柱名	键合和固定相组成	适用分离方式
Zorbax ODS	十八烷基组，$-C_{18}H_{37}$	反相
Zorbax C_8	辛基组，$-C_8H_{17}$	反相
Zorbax NH_2	氨基组，$-NH_2$	正相、反相、离子交换
Zorbax CN	氰基丙基组，$-C_3H_7CN$	正相、反相
Zorbax TMS	三甲基硅组，$-Si(CH_3)_3$	反相
Zorbax SAX	季铵组，$-N^+R_3$	阴离子交换
Zorbax SiL	氧化硅，—SiOH	吸附
Zorbax SCX-300	磺酸基组，$-SO_3H$	阳离子交换

HPLC 是在经典的常规柱色谱的基础上发展起来的一种新型快速分离分析技术，其分离原理与常规柱色谱包括吸附色谱、分配色谱、凝胶色谱和离子交换色谱等多种方法相同。HPLC 采用了粒度范围较窄的微粒型填充剂（颗粒直径 5~20μm）和高压匀浆装柱技术，配有高灵敏度的检测器和自动描记及收集装置，从而使它在分离速度和分离效能等方面远远超过常规柱色谱。因此，HPLC 具有高效化、高

速化和自动化的特点。

制备型 HPLC 用于分离制备纯度较高的样品。在中药化学成分的分离方面占有越来越重要的地位。色谱柱是制备型加压液相色谱的关键部位，常使用键合固定相材料，即为反相色谱。反相色谱柱适用于分离高极性和（或）水溶性化合物，也适用于中等极性化合物的分离。在 HPLC 分离工作应用中，约有 95% 使用 C_{18}反相硅胶，一般采用甲醇、乙醇、甲醇 - 水和乙腈 - 水等作流动相。

中药有效成分常用分离方法、原理及应用范围总结见表 2 - 3。

表 2 - 3　中药有效成分的常用分离方法

方法		原理	应用
溶剂法	溶剂分配法	分配系数差异	简单萃取法、连续萃取法、液滴逆流分配法等
	酸碱溶剂法	酸碱性差异	分离亲脂性酸性、碱性和两性化合物
沉淀法	分级沉淀	改变加入溶剂的极性或数量，改变组分溶解度	水提醇沉法，可分离蛋白质、多糖等；醇提水沉法，可去除亲脂性杂质
	专属试剂沉淀	选择性的沉淀某类成分	生物碱沉淀试剂：沉淀生物碱；明胶：沉淀鞣质
	盐析法	成分在饱和盐溶液中溶解度降低	三七中分离三七皂苷、黄藤中分离巴马汀
色谱法	吸附色谱	极性吸附差异	常用吸附剂有硅胶、氧化铝、聚酰胺等；正相：分离极性或中等极性成分；反相：分离非极性或中等极性成分
	分配色谱	分配系数差异	分离水溶性成分：如多糖、苷等
	大孔吸附树脂	物理吸附差异	
	凝胶色谱	分子大小差异	分子大小不同的化合物分离，如皂苷等
	离子交换色谱	解离度差异	能解离成阳离子和阴离子的化合物的分离，如有机酸、生物碱等
	聚酰胺色谱	氢键吸附差异	酚性化合物的分离，如黄酮等
分馏法		沸点差异	分离液体混合物，如挥发油等
膜分离法		分子大小差异	中药提取液的除杂、大分子化合物的纯化
结晶法		溶解度差异	化合物的纯化
升华法		升华性质	如樟脑、咖啡因等

>>> 知识链接

薄层色谱法的条件、操作及应用：薄层色谱法（TLC）相对于柱色谱而言，分离效果好，分析速度快，操作简单，在各个学科中均有广泛应用。薄层色谱条件：①固定相选择；②展开剂选择；③比移值；④显色。薄层色谱操作：①薄层板的准备；②点样；③展开；④显色与检视。薄层色谱的应用广泛，主要可用于判断两个化合物是否相同、确定混合物中含有的组分数、监视柱色谱分离状况和效果及检测反应过程。

第三节　中药有效成分化学结构的研究方法

中药化学成分经提取、分离、精制成单体化合物后，必须确定其化学结构，才能为进一步人工合成、结构修饰和药物设计提供可靠的依据。因此，中药化学成分的结构研究是本门学科的重要内容之一。

在中药中所得到的单体化合物，很多是已知成分，其化学结构已清楚。利用该化合物的理化性质，有针对性地查对文献，利用色谱和光谱数据，能有效地鉴定已知化合物。若开展未知化合物的结构鉴定，则需进一步进行波谱数据的测试，必要时结合结构修饰及生源途径来确定其结构。

一、中药有效成分的理化鉴定

1. 物理常数的测定 物理常数的测定包括熔点、沸点、比旋度、折光率和比重等。固体纯物质的熔距应在0.5～1.0℃，熔距大则可能存在杂质，须进一步精制。液体纯物质应有恒定的沸点，沸程应小于5℃。液体物质还应有恒定的折光率和比重。对于有光学活性的有效成分，应测其比旋度。对于有光学活性、且与分子内立体结构有关的化合物，可测定其旋光谱和圆二色谱确定有效成分的结构、官能团位置及分子构象。

2. 分子式确定 目前最常用的是质谱法。高分辨率质谱法（HR－MS）不仅可给出化合物精确分子量，还可直接给出化合物的分子式。此外，通过质谱中出现的同位素峰的强度也可推出化合物的分子式。对于分子离峰不稳定的化合物，难以用HR－MS测出，可用自动元素分析仪进行定性定量分析或制备衍生物后用质谱法测定其分子量，推出分子式。

3. 化合物的结构骨架与官能团的确定 在确定一个化合物的分子式后，需要再进行分子结构骨架与官能团的确定。首先计算化合物的不饱和度，了解结构中可能含有的双键数或环数。利用化学方法推定分子结构骨架与官能团主要依靠特征性呈色反应。如羟基蒽醌类化合物可通过碱液反应检识、黄酮类化合物用盐酸－镁粉反应检识、酚羟基用三氯化铁反应检识。目前波谱技术的进步与成熟使其逐渐成为结构研究的主要手段。综合分析化合物物理常数、化学定性反试验及波谱数据，可确定化合物的官能团及母核类型。

二、中药有效成分的波谱测定

波谱分析技术已成为确定中药有效成分化学结构的主要手段，主要有紫外可见吸收光谱（UV）、红外光谱（IR）、核磁共振光谱（NMR）、质谱法（MS）、旋光光谱（ORD）和圆二色光谱（CD）和X射线衍射法等。尤其是超导核磁共振技术的普及和各种二维核磁共振谱及质谱新技术的利用，加快了化合物结构的确定，具有灵敏度高、选择性强、用量少和快速简便的优点。

紫外可见吸收光谱、红外光谱、核磁共振光谱和质谱法的基本知识已在基础课程中作过介绍，这里仅对这些波谱方法在中药有效成分结构鉴定中的应用作简要的介绍。

（一）紫外可见吸收光谱

紫外可见吸收光谱（ultraviolet－visible abstrorption spectrum，UV）是指有机化合物吸收紫外光（200～400nm）或可见光（400～800nm）后，发生电子跃迁而形成的吸收光谱。有机化合物的价电子包括成键的σ－电子、π－电子和非键的n－电子。可能发生的跃迁类型及轨道能级的能量依次为$n \rightarrow \pi^* < \pi \rightarrow \pi^* < n \rightarrow \sigma^* < \sigma \rightarrow \sigma^*$（图2－24）。

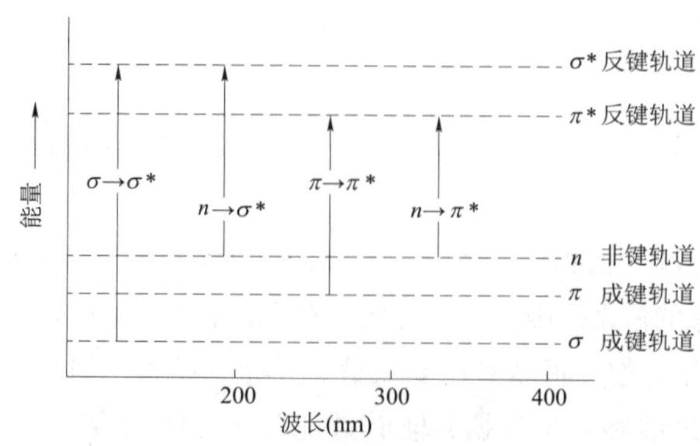

图2－24 分子轨道能级和电子跃迁类型

UV 常用于判断化合物分子内的共轭系统情况。各类化合物紫外光谱特征见表 2－4。

表 2－4　各类化合物 UV 吸收特征

吸收范围（nm）	吸收强度	化合物类型
200～270	无吸收	脂肪烃及衍生物，非共轭烯烃
220～250（K 带）	强吸收	共轭二烯、不饱和醛、酮
220～250（E 带）	强吸收	芳环及衍生物
250～290（B 带）	中强度吸收	
250～350（R 带）	中（低）强度吸收	醛酮羰基及共轭羰基
＞300nm	高强度吸收，有精细结构	稠环芳烃及衍生物

紫外光谱一般是 π 键电子跃迁产生，因此主要用来判断分子中共轭结构的信息。如 α,β－紫罗兰酮异构体的区分，其中 β 构型的共轭链比 α 构型长，它们的吸收峰位置分别在 228nm 和 298nm。在中药化学成分测定中，对于共轭链较长的有机分子如苯丙素类、蒽醌类和黄酮类、强心苷类等化合物，用 UV 光谱分析结构有一定的应用价值。

UV 主要用于确定分子中的不饱和共轭系统，如果几个化合物的 UV 一致或类似，则基本上可以认为它们有相同的共轭体系。有的化合物结构完全不同但共轭链相似，紫外图谱很接近，可以通过比较吸光系数进行判断，如胆甾－4－烯－3－酮和异丙叉丙酮，它们的紫外图谱几乎完全一样，但是百分吸光系数相差很多。

异丙叉丙酮　　　　胆甾-4-烯-3-酮

（二）红外光谱

红外光谱（infrared spectra，IR）是记录有机分子吸收波长为 2～16μm 的红外光后产生振动、转动能级跃迁而形成的吸收光谱。光谱横坐标常用波数表示（即 1cm 中的波长数），单位为 cm^{-1}，一般红外吸收光谱的范围为 4000～400cm^{-1}，纵坐标用百分透光率表示。

习惯将红外光谱分为两部分：4000～1350cm^{-1}区间称官能团区，这个区域的许多吸收峰代表特定官能团的伸缩频率，且不受整个分子结构环境的影响，仅与某种官能团的存在有关，对鉴定官能团非常有用；1350～650cm^{-1}为指纹区，这个区域中出现的许多吸收峰受整个分子结构影响较大，反映整体分子结构特征，每个化合物在这一区域都有自己特有的光谱，对于鉴定化合物很有价值。因此，红外吸收光谱在中药有效成分结构研究中主要有两方面的应用：一是已知物的鉴定；二是未知物的结构推测。

IR 能充分反应化合物官能团与波长的关系，主要用于羟基、羰基、苯环、双键等官能团的确认，各类化学基团红外光谱特征吸收见表 2－5。

表 2－5　各类化学官能团与骨架的红外振动吸收频率范围

波数（cm^{-1}）	官能团及振动类型	化合物类型
3750～3000	ν_{OH}，ν_{NH}	醇、酚、胺类
3300～3000	ν_{CH}（=C—H，≡C—H，Ar—H）	烯、炔、芳香类
3000～2800	ν_{CH}（—CH_3，—CH_2，—CH）	烃类
2400～2100	$\nu_{C\equiv C}$，$\nu_{C\equiv N}$	炔、腈类

续表

波数（cm^{-1}）	官能团及振动类型	化合物类型
1900 ~ 1650	$\nu_{C=O}$	醛、酮、酸、酯、酰胺
1675 ~ 1500	$\nu_{C=C}$	酸酐、烯、芳香类
1475 ~ 1300	δ_{C-H}（面内），$\delta_{C=C-H,Ar-H}$（面内）	烯、烃、芳香类
1290 ~ 1050	$\nu_{C=O}$，$\nu_{C=C}$	酯、醇、酸酐等
< 1000	指纹区	

利用红外光谱也可以判断某些手性化合物的构型，如驱虫药山道年的α,β构型中由于甲基距离羰基的远近不同，它们的吸收位置分别在1243cm^{-1}和1277cm^{-1}。在中药化学结构解析中，对于蒽醌类化学成分的α-羟基数目及位置的确认、甲型和乙型强心苷元的区别都有一定的应用价值。

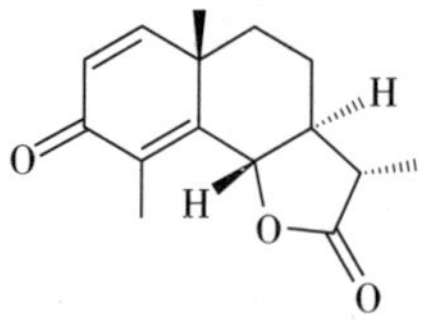

α-山道年　　　　β-山道年

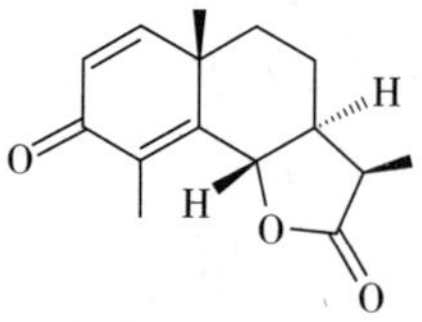

（三）核磁共振光谱

核磁共振谱（nuclear magnetic resonance，NMR）是有机化合物分子在外加磁场中受到一定频率的电磁波照射后，磁性核吸收能量产生能级跃迁而发生核磁共振，以吸收峰的频率对吸收强度作图获得NMR谱。NMR技术已被广泛应用于有机化合物的结构鉴定。在结构研究工作中常用到的一维NMR谱、二维NMR谱介绍如下。

1. 核磁共振氢谱（^1H-NMR） ^1H-NMR谱技术通过化学位移（δ）、峰面积及峰形与偶合常数（J）提供分子中^1H的类型、数目及相邻原子或原子团的结构信息。

（1）化学位移（chemical shift，δ） ^1H核因周围化学环境不同，外围电子云密度及绕核旋转产生的磁屏蔽效应不同，^1H核共振信号出现在不同区域，这种因化学环境变化引起的共振谱线的位移被称为化学位移。^1H质子的化学位移是受到诱导效应、共轭效应、各向异性效应、氢键效应以及质子的快速交换等因素的综合影响的结果，这些影响与^1H质子相连的基团有关，因此可以利用^1H质子的化学位移值来推断分子结构。一些类型^1H质子化学位移值的大致范围见表2-6。

表2-6 各类化合物质子化学位移范围

	类型	δ_H
脂肪族	RCH_3	0 ~ 1.8
	$R_1R_2CH_2$	
	$R_1R_2R_3CH$	
	—O—CH	1.5 ~ 5.5
	X—CH（X＝卤素）	
	—N—CH_2	
	—C＝C—CH（C、C上各有一竖键）	
	—C≡C	
炔类	—C≡C—	1.8 ~ 3.0
烯类	—C＝C—H（C、C上各有一竖键）	4.5 ~ 7.5
芳香族	苯环型和杂环型	6.0 ~ 9.5
醛基	—CO—H	9.0 ~ 10.0

续表

	类型	δ_H
羟基	R—OH	0.5～5.5
	Ar—OH	3.5～7.5
	—COOH	10.5～13
胺基	R—NH	0.3～2.2
	Ar—NH	2.6～5.0
	—CO—NH	5.0～8.5
硫基	R—SH	1.2～1.6
	Ar—SH	3.6

例如麻黄碱的^{1}H－NMR 谱（图 2－25）中，δ 0.9 是 CH_3（a）的氢信号，δ 2.3 是 CH_3（b）的氢信号。

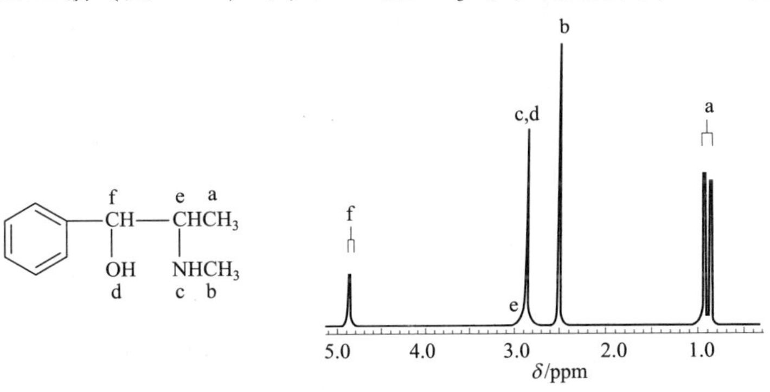

图 2－25　麻黄碱的^{1}H－NMR 谱

（2）峰面积　因^{1}H－NMR 谱上共振峰的积分面积与分子中的总质子数相当，通过峰面积可以判断^{1}H 信号的数量。依据分子式，可算出每个信号相当的^{1}H 数。一般设定好一个信号为 1 后，计算机即可计算出其他峰相应的氢数目。

（3）峰的裂分及偶合常数（J）　峰形与 J 可反映该^{1}H 信号与附近^{1}H 的相互关系。磁不等同的两组氢核，在一定距离内因相互自旋偶合使信号发生裂分，如二重峰（doublet，d）、三重峰（triplet，t）、四重峰（quartet，q）及多重峰（multiplet，m）等，未受偶合干扰的^{1}H 信号表现为单峰（singlet，s）。等价质子相互偶合，峰的裂分符合“$n+1$”规律，即一组^{1}H 信号裂分的数目等于相邻^{1}H 的数目加 1。如麻黄碱结构（图 2－25）中 CH_3（a）与 CH_3（e）两组^{1}H 偶合裂分，CH_3（a）^{1}H 信号峰为 d 峰。

裂分峰之间的距离用偶合常数（J，Hz）表示，J 反映相互偶合的两个^{1}H 的距离，间隔的键数越少 J 值越大，反之则越小。J 与化合物的结构有关，相邻^{1}H 构成的两面角，$\varphi=0$ 或 180 时 J 最大，$\varphi=90$ 时最小。如麻黄碱（赤式）与伪麻黄碱（苏式）构型的 Newman 投影（图 2－26），l－麻黄碱 H_1、H_2 的两面角 $\varphi=60$，$J_{12}=4$Hz，d－伪麻黄碱 H_1、H_2 的两面角 $\varphi=180$，$J_{12}=10$Hz。π 系统中烯丙基、芳环等超过 3 个化学键仍可发生偶合。如芳香质子邻位 Jo 为 6～9Hz，间位 Jm 为 1～3Hz，对位 Jp 小于 1Hz。一般 2 个或 2 组^{1}H 核信号其偶合常数相等，可用于判断化合物^{1}H 核间是否有偶合关系。

除普通的^{1}H－NMR 谱技术外，还有一些辅助技术，如重氢交换、加入反应试剂、选择去偶谱、双照射技术等。应用较多的双照射技术是核增益效应（NOE）。NOE 是在核磁共振中选择性地照射其中一种质子使其饱和，与该质子在立体空间上接近的另一个或数个质子的信号强度增高的现象。用该技术可以找出互相偶合的两个核的关系，还可以反映不相互偶合、但空间距离较近的两个核之间的关系。

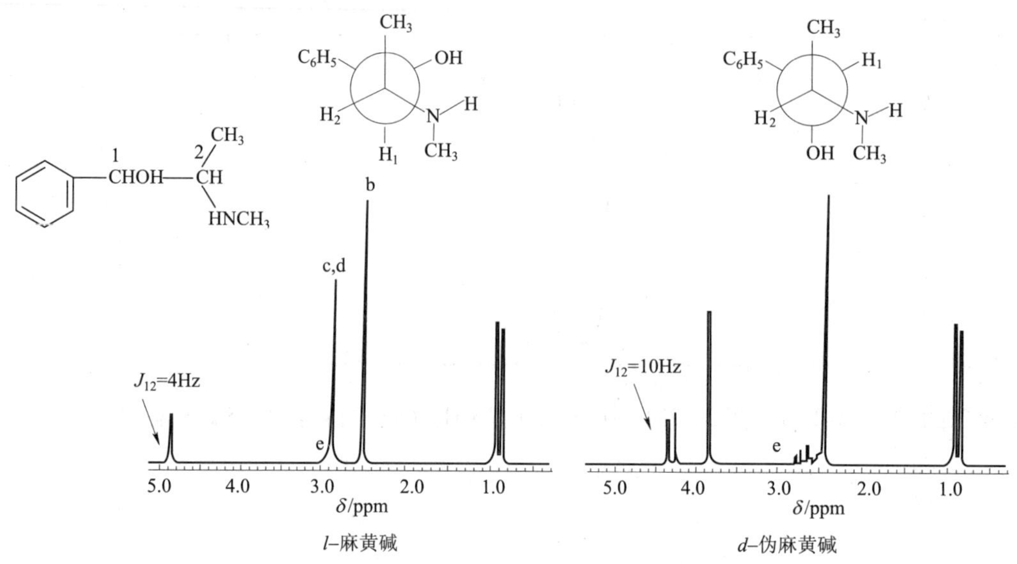

图2-26　麻黄碱与伪麻黄碱构型的Newman投影

例如五味子甲酯中联苯结构部分有2个芳氢，$^{1}H-NMR$ 显示2个单峰，δ 值分别为6.76、6.43，用双照射NOE技术可以确定这两个单峰的归属。照射 δ 3.64的甲氧基，δ 6.76芳氢峰增益19%，照射另3个甲氧基，均未见到NOE现象，由此推测与甲氧基邻位的芳氢 δ 值为6.76，位于亚甲二氧基邻位芳氢的 δ 值为6.43。

五味子甲酯

2. 核磁共振碳谱（$^{13}C-NMR$）　$^{13}C-NMR$ 谱的化学位移范围为 δ 0～250，是中药化学有效成分结构测定中最重要的手段之一。$^{13}C-NMR$ 谱可提供的结构信息是分子中各种不同类型及化学环境的碳核化学位移（δ_c）、异核偶合常数（J_{CH}）及弛豫时间（T_1），其中，利用度最高的是化学位移，各类碳的化学位移范围见表2-7。碳是构成有机物骨架的主要元素，因此，$^{13}C-NMR$ 谱对于结构解析具有非常重要的价值。

常见的 $^{13}C-NMR$ 测定技术如下。

（1）质子宽带去偶谱（BBD）　也称质子噪音去偶谱（proton noise decoupling spectrum）或全氢去偶谱（proton complete decoupling，COM），一般多特指质子宽带去偶。去偶后，质子与碳的偶合被消除，分子中没有对称因素和不含F、P等元素时，每个不等价的碳原子都会给出一个单峰，有利于观察碳信号的化学位移。化学位移值可用于初步判断化合物碳的类型，见表2-7。

表 2-7　各类碳化学位移范围

	类型/化合物	δ_C（ppm）		类型/化合物	δ_C（ppm）
烷烃	环丙烷	0~8	醚	CH_3OR	45~60
	环烷烃	5~25		RCH_2OR	42~70
	RCH_3	5~25		R_2CHOR	65~77
	R_2CH_2	22~45		R_3COR	70~83
	R_3CH	30~58	不饱烃	炔	75~95
	R_4C	28~50		烯	100~143
卤代烷	CH_3X	5~25		芳环	110~133
	RCH_2X	5~38	羰基	RCOOR	160~177
	R_2CHX	30~62		RCONHR	158~180
	R_3CX	35~75		RCOOH	160~185
胺基	CH_3NH_2	10~45		RCHO	185~205
	RCH_2NH_2	45~55		RCOR	190~220
	R_2CHNH_2	50~70	其他	$RC\equiv N$	110~130
	R_3CNH_2	60~75		Ar-OR	130~160

质子宽带去偶谱无法区别伯、仲、叔碳。照射^{1}H 后产生的 NOE 效应，连有^{1}H 的^{13}C 信号强度会增加，季碳信号因不连有^{1}H，表现为较弱的吸收峰。各峰强度与其代表的碳数目没有定量关系。如β-紫罗兰酮的质子宽带去偶谱（图 2-27）。

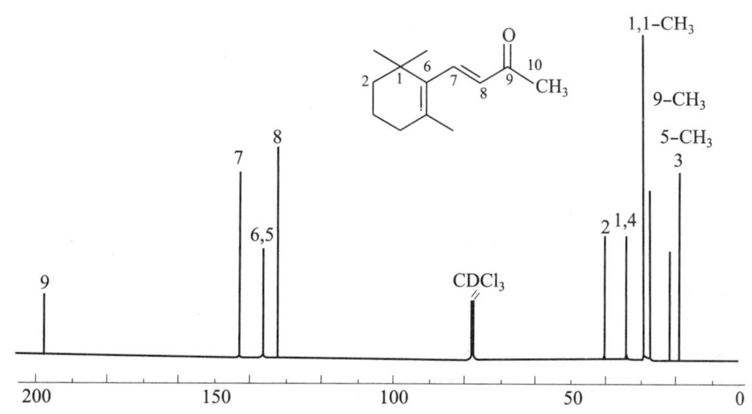

图2-27　β-紫罗兰酮的质子宽带去偶谱（^{13}C-NMR 谱，$CDCl_3$，62.5MHz）

（2）偏共振去偶谱（OFR）　在偏共振去偶谱中，每个连接质子的碳有残余裂分，在所得图谱中次甲基（—CH）碳核呈双峰，亚甲基（—CH_2）呈三重峰，甲基（—CH_3）呈四重峰，季碳呈单峰且强度最低。据此可获得碳所连接的质子数、偶合情况等信息（图 2-28）。但此法常因各信号的裂分峰相互重叠，对结构比较复杂的中药有效成分，有些信号难以全部识别或解析。

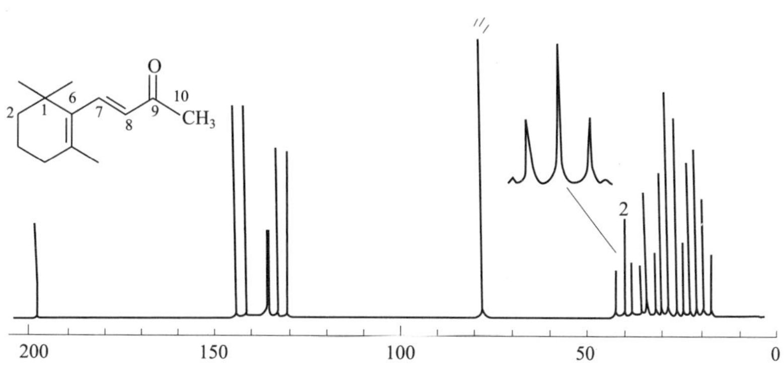

图 2-28　β-紫罗兰酮的偏共振去偶谱

（3）低灵敏核极化转移增强法（INEPT） 用调节弛豫时间（Δ）来调节 CH、CH_2 和 CH_3 信号的强度，从而有效地识别 CH、CH_2 和 CH_3。当 $\Delta = 1/4J_{CH}$ 时，CH、CH_2 和 CH_3 皆为正峰；当 $\Delta = 2/4J_{CH}$ 时，仅只有正的 CH 峰；当 $\Delta = 3/4J_{CH}$ 时，CH、CH_3 为正峰，CH_2 为负峰。由此可区别 CH、CH_2 和 CH_3 信号，再与质子宽带去偶谱对照，可以确定季碳信号。

（4）无畸变极化转移增强法（DEPT） 这是 INEPT 的一种改进方法。在 DEPT 法中，通过改变照射 ^1H 的脉冲角度（$\theta = 45°$、90°和 135°），使不同类型的碳核在谱图中得以辨识。即当 $\theta = 45°$ 时，所有 CH、CH_2、CH_3 显正信号；当 $\theta = 90°$ 时，仅显示 CH 正信号；当 $\theta = 135°$ 时，CH 和 CH_3 为正信号，而 CH_2 为负信号。在 DEPT 谱中，季碳均无信号，但可与质子宽带去偶谱对照，确定碳信号是 CH_3、CH_2、CH 或是季碳（图 2－29）。

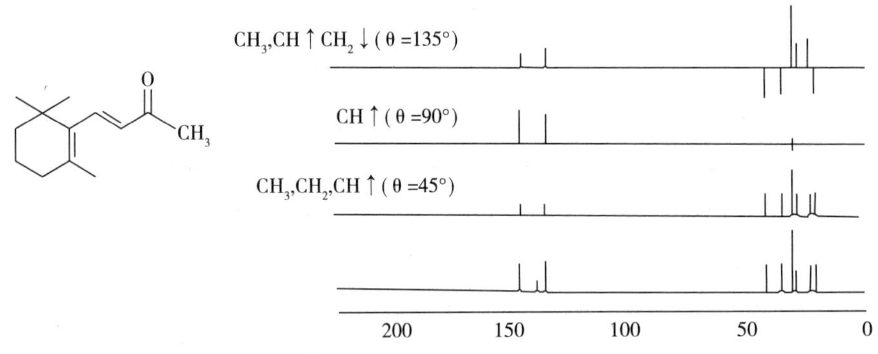

图 2－29 β－紫罗兰酮的 DEPT 谱

3. 二维 NMR 谱（2D－NMR） 二维化学位移相关谱（correlation spectroscopy，COSY）是 2D－NMR 谱中常用的一种测试技术。其 F_1 轴和 F_2 轴都表示化学位移值。利用傅里叶变换对信号进行处理，根据需要测定不同的二维图谱，可以更清楚准确地反映出复杂分子结构中碳－氢、氢－氢原子之间的连接、偶合及空间信息 2D－COSY 谱又分为同核和异核相关谱两种，中药有效成分结构研究中常用的相关谱类型如下。

（1）同核化学位移相关谱 氢－氢相关谱（$^1H - ^1H$ COSY）用于测定氢－氢间相互偶合的二维图谱。相关谱上的横轴和纵轴均为氢信号的化学位移。例如在地胆草新内酯的 $^1H - ^1H$ COSY 谱（图 2－30）中，沿对角形成的斑点称为对角峰，其他斑点称为相关峰。从相关峰出发，分别向横轴、纵轴引垂线，与两轴交叉处的氢信号之间相互偶合，适合用于氢信号相对复杂、在 ^1H－NMR 中不易观测的偶合关系的确定。

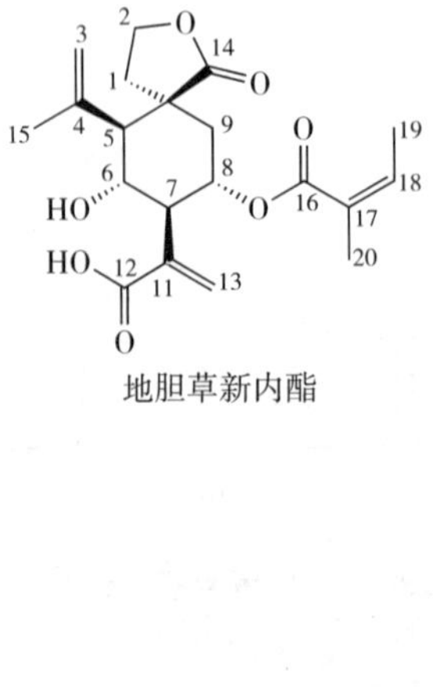

地胆草新内酯

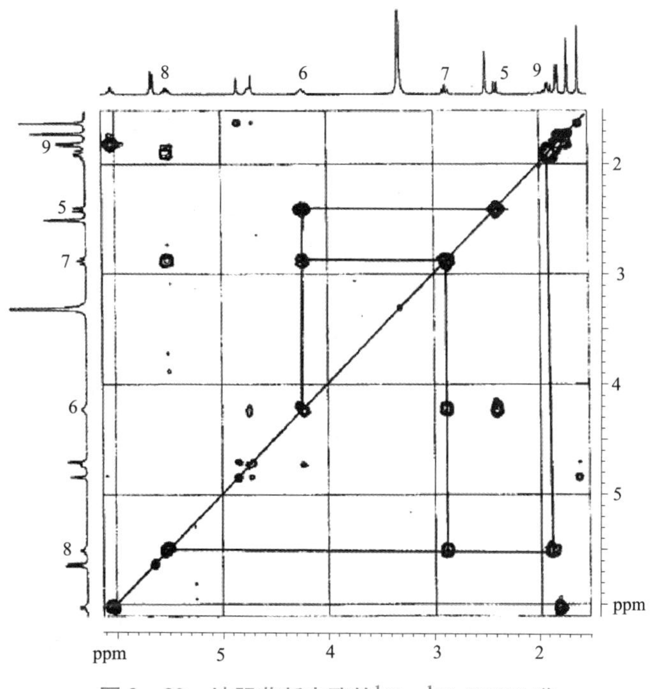

图 2－30　地胆草新内酯的 $^{1}H-^{1}H$ COSY 谱

（2）异核化学位移相关谱　主要有以下两种。

^{1}H 核检测的异核多量子相关谱（HMQC）是通过 ^{1}H 核检测的异核多量子相关谱，能反映 ^{1}H 核与其直接相连的 ^{13}C 的关联关系，以确定 C－H 偶合关系（$^{1}J_{CH}$）。在 HMQC 谱中，F_1 域为 ^{13}C 化学位移值，F_2 域为 ^{1}H 化学位移。直接相连的 ^{13}C 与 ^{1}H 将在对应的 ^{13}C 和 ^{1}H 化学位移的交点处给出相关信号。由相关信号分别沿两轴画平行线就可将相连的 ^{13}C 和 ^{1}H 信号予以直接归属。HMQC 是目前获得碳氢直接连接信息最主要的手段之一。在地胆草新内酯的 HMQC 谱中（图 2－31），可找到各碳、氢的相关峰，由此确定各碳氢的归属。

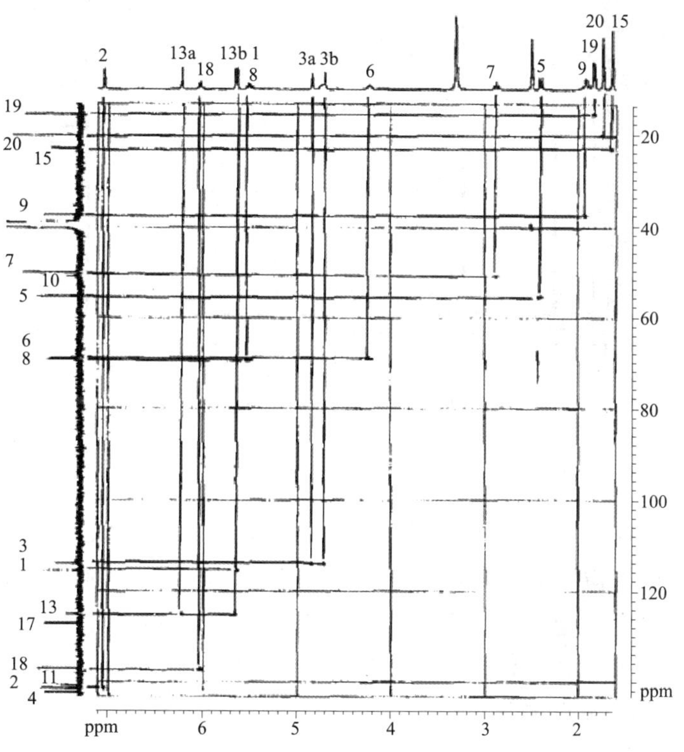

图 2－31　地胆草新内酯的 HMQC 谱

^{1}H 核检测的异核多键相关谱（HMBC）可突出表现相隔 2 个键（$^2J_{CH}$）和相隔 3 个键（$^3J_{CH}$）的碳氢之间的偶合。在 HMBC 谱中，F_1域为^{13}C 化学位移值，F_2域为^{1}H 化学位移，通过碳氢之间的远程偶合信息间接地获得碳和碳之间的连接信息、季碳的结构信息及因杂原子存在而被切断的偶合系统之间的结构信息，是结构鉴定中较为常用的测定方法。

在地胆草新内酯的 HMBC 谱中（图 2－32）可见 H－5（δ 2.39）与 C－6（δ 68.8）、C－10（δ 50.2）、C－1（δ 115.6）、C－14（δ 179.3）的相关峰；H－9（δ 1.91）与 C－14（δ 179.3）、C－5（δ 55.4）、C－8（δ 69.1）及 C－7（δ 50.2）的相关峰，由此确定母核对五元内酯环与六元碳环通过 10 位季碳连接成一个螺环结构。还可见 H－5 与 C－4（δ 142.3）、C－3（δ 114.0）及 C－15（δ 22.9）有远程相关；H－7（δ 2.88）与 C－11（δ 140.8）、C－13（δ 125.0）、C－12（δ 167.8）和 C－8（δ 69.1）相关，说明异丙烯基与六元碳环的 5 位相连，异丙羧基与六元环的 7 位相连，由此形成 15 个碳的榄香烷型倍半萜内酯。此外，可见 H－8（δ 5.52）与 C－16（δ 166.2）的远程相关峰，说明侧链当归酰氧基与母核的 8 位相连。

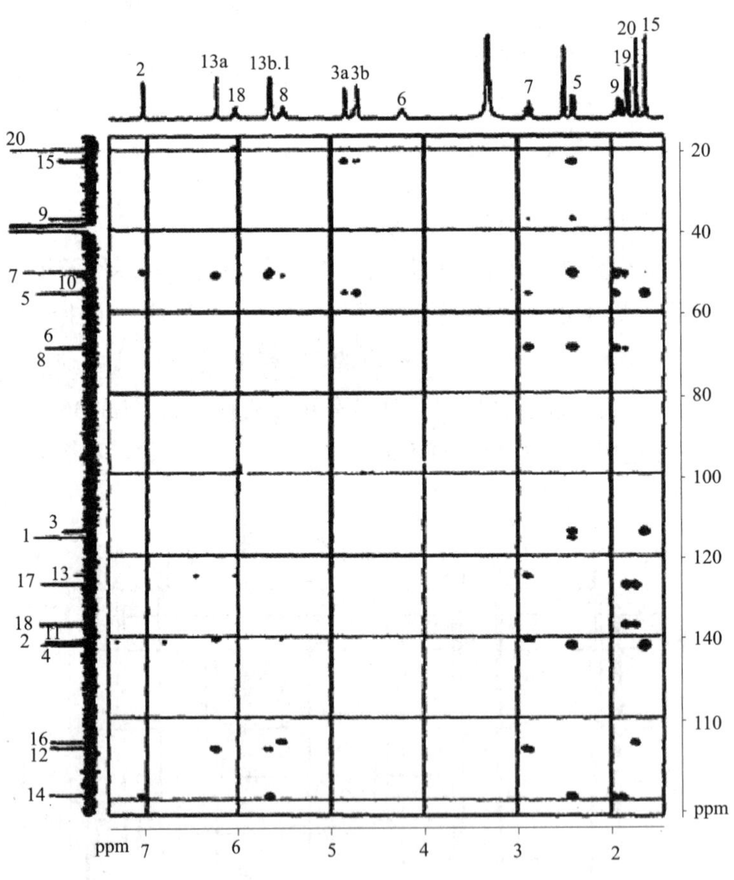

图 2－32　地胆草新内酯的 HMBC 谱

（四）质谱法

质谱法（mass spectrometry，MS）是通过测定样品分子离子及碎片的质量和强度信息进行成分结构分析的一种方法。在 MS 中，横坐标以质荷比表示（m/z），纵坐标以相对强度表示。在结构解析中主要是通过分子离子峰获得分子量信息，运用高分辨的质谱还获得化合物的分子式。用碎片峰结合分子离子峰推测结构。运用串联质谱技术还可以达到对混合离子信息进行分离后再鉴定的目的。

质谱法的主要技术及相应特点如下。

1. 电喷雾质谱（EI－MS）　在一定能量的电子轰击条件下，气化的样品发生分子电离和裂解，产生各种阳离子。EI－MS 法碎片信息丰富，利于推测化合物结构。但对于分子量较大或热稳定性差的物质，难得分子离子峰，因而使其在应用中受到一定的限制。

2. 快原子轰击质谱（FAB－MS） 利用氩、氙等中性高速原子轰击样品，可获得分子离子峰及主要碎片峰。适合分子量稍大或难于气化的化合物如糖苷类、肽类的测定。常可获得分子中苷元、糖的结构碎片峰。采用该电离方式时也可以产生 $[M+Na]^+$ 或 $[M+K]^+$ 峰，减去相应的片段质量后可以推得样品的分子量。

3. 电喷雾电离质谱（ESI－MS） 电喷雾电离质谱将电喷雾产生的带电液滴及离子与雾化产生的样品液滴碰撞，使样品溶液中的待测物被萃取出来并电离，待测离子由毛细管接口引入质谱仪获得的质谱。该质谱常与色谱技术联用，应用范围较广，可适合大分子、小分子化合物结构分析，尤其适合分析极性强的大分子有机化合物。

对于分子量在 1000 以下的小分子，会产生 $[M+H]^+$ 或 $[M-H]^-$ 离子，选择相应的正离子或负离子模式，可得到物质的分子量。

4. 飞行时间质谱（TOF－MS） 是使电离后的离子在进入检测器之前被质量分析器按质荷比分离，测量离子从离子源到达检测器的时间的方法。与其他质量分析器相比，飞行时间质谱灵敏度高、测定质量范围宽，尤其适合大分子化合物的测定。

（五）旋光光谱与圆二色谱

旋光光谱（optical rotator dispersion，ORD）和圆二色光谱（cirular dichroism，CD）主要用于测定手性化合物的构型和构象，发色团（如羰基）在手性分子中的位置。二者是描述同一现象的两种不同方法，在应用中，CD 分辨率更好，更有利于分析。

1. ORD 化合物的旋光度 与光的波长有关，用不同波长（200～760nm）的偏振光照射光学活性化合物，并用波长对比旋光度［α］或摩尔旋光度［φ］作图所得的曲线即旋光谱。常见类型如下。

（1）平坦谱线 没有发色团的光学活性化合物，其谱线是平坦的，没有峰和谷。比旋光度向短波处升高的谱形是正性谱线（图 2－33A），向短波处降低的谱形是负性谱线（图 2－33B）。谱形的正负性与旋光值的正负无关。

（2）Cotton 谱 化合物分子手性中心邻近有发色团，在发色团吸收波长区域附近，旋光度发生显著变化的，产生峰和谷的现象称为 Cotton 效应，绘制的图谱称为 Cotton 谱。图中为绝对构型不同的两个胆甾酮（Δ^5－cholestenone）Cotton 谱线，短波方向为谷，长波方向为峰的为正性 Cotton 效应，相反则为负 Cotton 效应（图 2－34）。

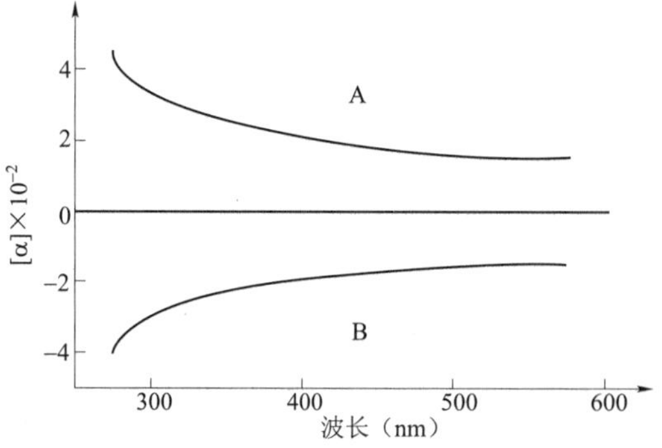

图 2－33 平坦谱线（A 正性；B 负性）

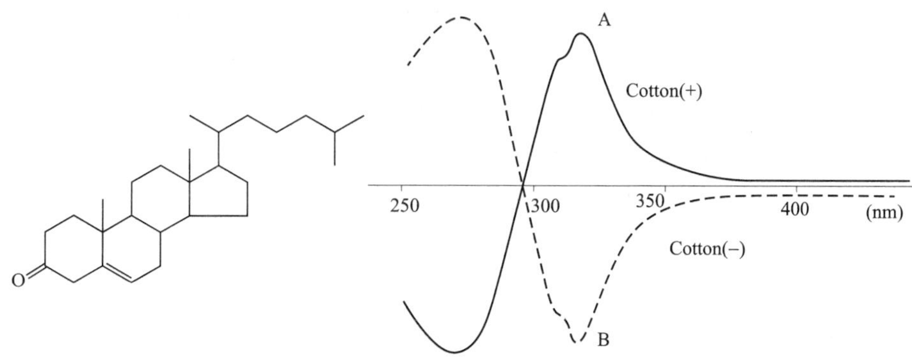

图 2－34 Δ^5－胆甾酮的 Cotton 谱线

正、负 Cotton 效应与靠近生色团的手性中心的构型有关。饱和环酮的八区律是人们研究旋光谱与饱和环酮构型和构象关系，总结出来的经验规律，即从旋光谱的正、负 Cotton 效应可以预测饱和环酮的构型和羰基位置，如胆甾 -2-酮和胆甾 -4-酮的判断，前者为正性 Cotton 谱线，后者相反。

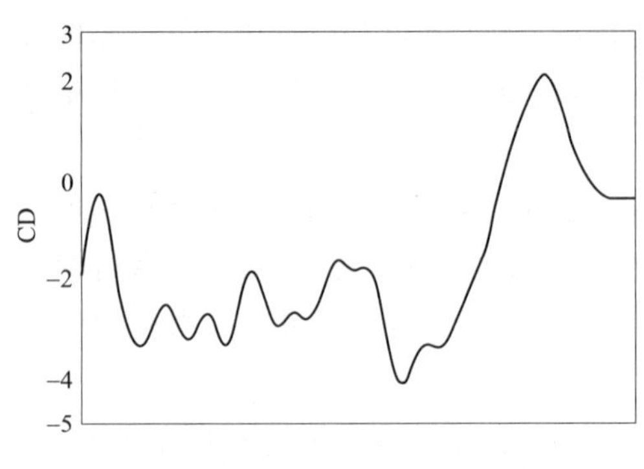

图 2-35　泽泻醇 F 的 CD 谱

2. CD 光学活性　分子对左、右圆偏振光的吸收不同，使左、右圆偏振光透过后变成椭圆偏振光，这种现象称为圆二色性。以波长与摩尔吸光系数之差分别作为横、纵坐标可获得圆二色光谱，如泽泻醇 F（orientalol F）的 CD 谱（图 2-35）。旋光色散和圆二色散是同时产生的，它们包括同样的分子结构信息，即从 ORD 和 CD 谱的特征，可以得出相同的立体化学结构。呈钟形的 CD 谱线比呈 S 形的 ORD 简单，容易分析，特别是 ORD 谱线具有复合 Cotton 效应时。但是 ORD 谱能够显示出微小的差别。

通过测定 ORD 或 CD 谱，得到正性或负性谱线，可以判断化合物的构型与构象。适用于对化合物空间结构的解析。

（六）X 射线衍射法

X 射线衍射法（X-Ray diffraction method，XRD）是利用 X 射线的衍射方向和强度与晶体结构的内在联系，确定化合物结构的方法。在培育好晶体的前提下，利用计算机解析晶体的结构，不仅可以获得化合物的结构式，还可以获得结构中键长、键角、构象和绝对构型等信息。中药有效成分结构研究的方法及其测定内容见表 2-8。

表 2-8　中药有效成分结构研究的一般程序

测定	内容	方法	结构信息
已知化合物		m. p.	与对照品熔点相同，混合熔点不下降
		IR	IR 谱相同
		色谱法	与对照品 R_f 值或保留时间相同
未知化合物	分子式	m. p.、比旋度等	
		MS	确定相对分子量、分子式
		计算不饱和度	$U=(2+2n_4+n_3-n_1)/2$
	化合物骨架	化学方法	显色反应等
		IR	确认官能团，判断芳环取代类型等
	化合物结构	UV	判断是否存在共轭体系
		NMR ^1H-NMR	提供氢的类型、数目、化学环境等信息
		^{13}C-NMR	提供不同类型及化学环境的碳核δ、异核 J 及弛豫时间等信息
		2D-NMR	提供质子间、质子与碳核间的相关信息
		ORD 和 CD	测定手性化合物的构型和构象
		X 射线衍射法	测定化合物分子结构

三、中药有效成分结构修饰方法

（一）概述

中医药临床实践已有几千年，人们在长期应用中药的实践中，对各种中药的疗效、毒性和使用方法等积累了丰富而宝贵的经验。现代研究已经开发出较多疗效好、毒副作用小的单体药物。目前世界上临床应用的单体药物有 1000 多种，由中药或天然药物研究开发得到的有效成分约 48%，其中，仅有约 5% 中药有效成分活性强、毒副作用小、生物利用度好，可直接制成制剂供临床使用，如小檗碱、芦丁和苦参碱等。大多数从中药或天然药物中研究开发的有效成分，通过结构修饰后可获得单体药物。

以中药有效成分为基础研制创新药物的化学研究工作可分两个阶段，即发现先导化合物和结构修饰先导化合物。从中药和天然药物中发现先导化合物有很多成功的例子，如从青蒿中发现青蒿素，从毛花洋地黄中发现洋地黄毒苷，从萝芙木中发现利舍平，从紫杉中发现紫杉醇等。

有些先导化合物因活性较弱、选择性不太强、药代动力学性质不够好、毒副作用较大等原因，不宜直接作为新药开发，需进一步研究结构修饰开发其价值。中药或天然药物有效成分结构修饰的目的：为了提高中药有效成分的活性，降低毒副作用。改善有效成分的吸收、分布、代谢和排泄，提高有效成分化学稳定性或溶解性，以获得符合药学、药效学、毒理学、药代动力学、工业化生产等要求的候选药物，进而研究开发新药。

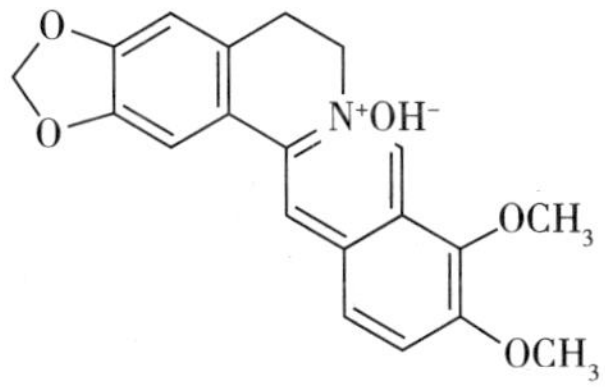

小檗碱 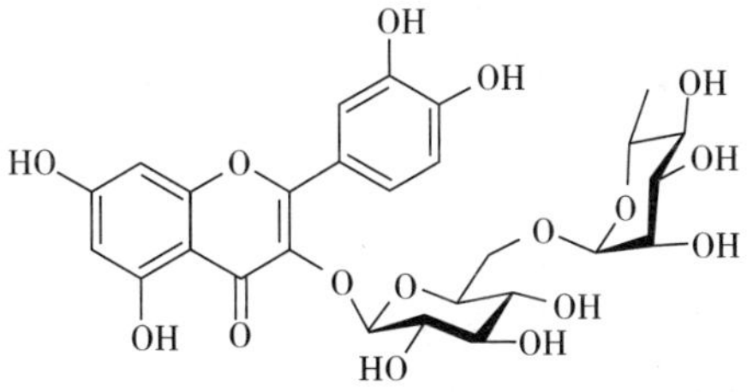　　芦丁 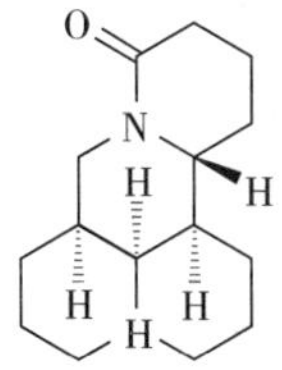　　苦参碱

从中药或天然药物中通过结构修饰有效成分获得的单体药物很多，如我国学者从中医药古方验方中开发出的抗疟药青蒿素，虽抗疟活性好，但水溶性和油溶性不好，生物利用度低，影响疗效。通过对青蒿素的结构修饰，成功开发出溶解度好、速效、低毒、生物利用度高、便于临床应用的蒿甲醚、青蒿琥酯等抗疟药物。

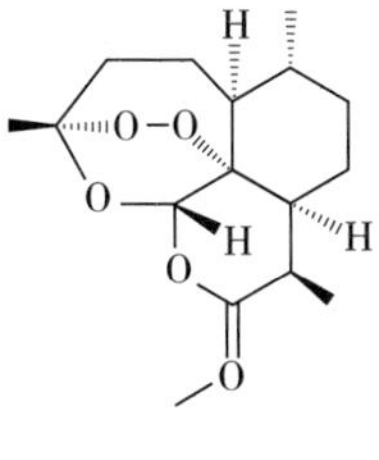

青蒿素 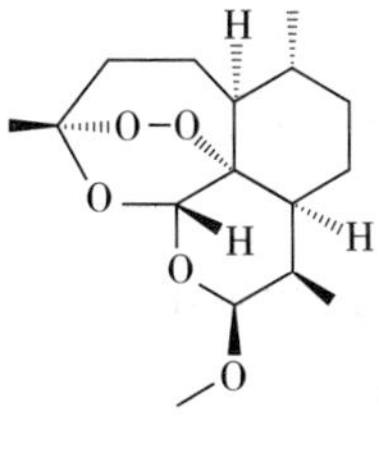　　蒿甲醚 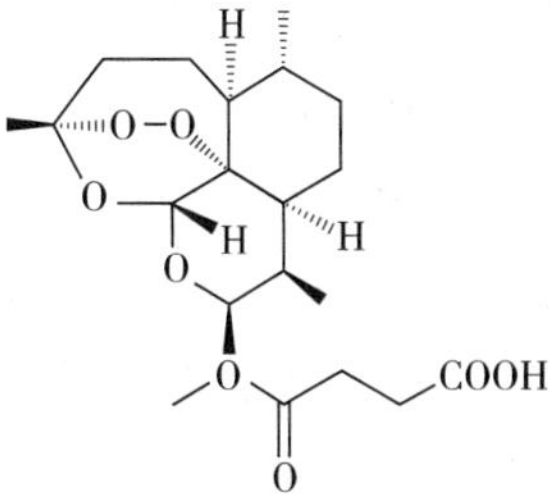　　青蒿琥酯

中药五味子［*Schisandra chinensis*（Turcz.）Baill］临床常用于治疗神经衰弱、失眠、保肝和降转氨酶。我国学者从五味子中筛选研究出降谷丙转氨酶活性的有效成分五味子丙素（schizandrin C），并根据构效关系进行了全合成及结构修饰，研发出治疗肝炎新药 - 联苯双酯（dimethyl dicarboxylate biphenyl，DDB）和双环醇（bicyclol）。

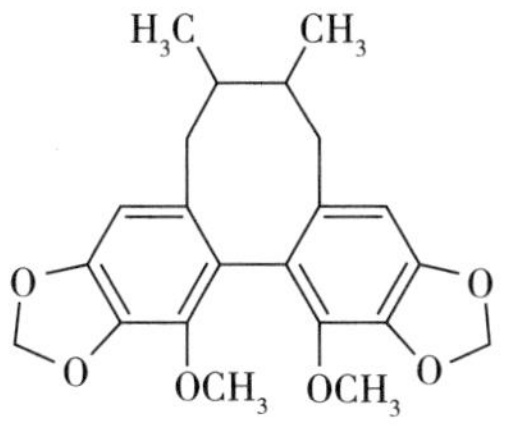

五味子丙素 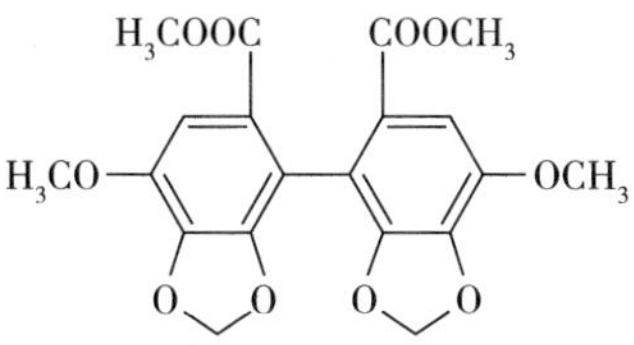　　联苯双酯 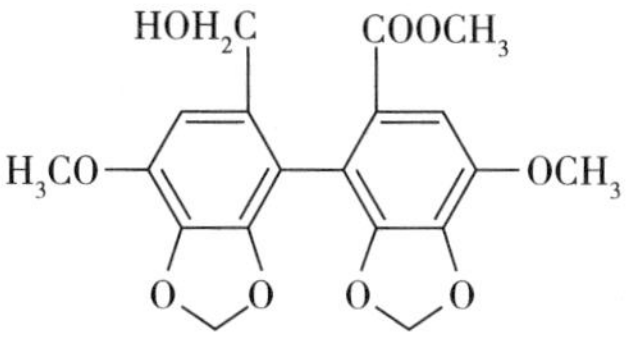　　双环醇

20 世纪 60 年代美国报道从喜树（*Camptotheca acuminata* Decne.）根皮中提取分离出喜树碱（camp-

tothecin，CPT)，抗肿瘤活性好，但对造血系统和泌尿系统等的毒性较大，且资源缺乏。我国学者从喜树果实中发现了喜树碱及活性更强的 10－羟基喜树碱（HCPT），并在国际上率先将喜树碱用于治疗肝癌。国外学者对喜树碱、10－羟基喜树碱进行结构修饰，获得抗肿瘤活性更好、毒副作用较小的拓扑替康（topotecan）和依林诺替康（irinotecan）。

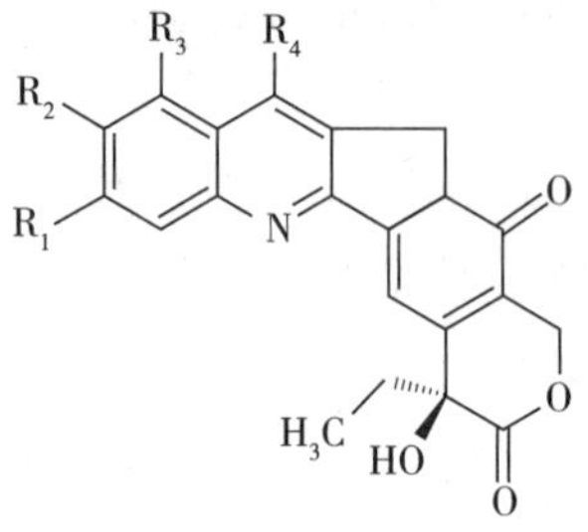

	R_1	R_2	R_3	R_4
CPT	H	H	H	H
HCPT	H	OH	H	H
topotecan	H	OH	$CH_2N(CH_3)_2$	H
irinotecan	H	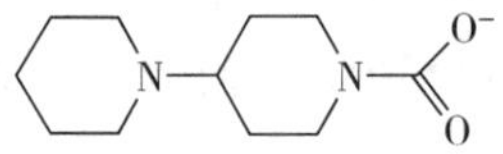 N—N—C(=O)O^-	H	C_2H_5

我国中药资源十分丰富，且有几千年临床应用经验 从中药中发现有效成分，筛选出先导化合物，并对其结构进行修饰和改造，是一条研制新药的重要途径。

（二）中药有效成分结构修饰的准则

中药有效成分的结构修饰是指用药物化学的理论和手段改造中药有效成分的化学结构，获得生物活性更高、成药性更好的衍生物的一种研究方法。一般保持中药有效成分的基本化学骨架不变，仅增加、减少或替换不同的原子或基团，这种合成中药有效成分衍生物的方法称为中药有效成分的结构修饰；通过改变中药有效成分基本化学骨架而合成中药有效成分衍生物的方法称为中药有效成分的结构改造。二者之间没有明显的界线，一般习称为中药有效成分的结构修饰。

1. 先导化合物的类药性 先导化合物是否能成为符合新药研究开发要求的候选药物，除了具有独特结构、较好的生理活性和生物利用度等性质外，还要有较好的类药性，即 Lipinski 归纳的“类药 5 规则”（rule of five）：①分子量在 500 以下；②氢键的给体不超过 5 个，即含 OH 和 NH 的数目不多于 5 个；③氢键的接受体不超过 10 个，即 N、O 和 F 原子的总数不多于 10 个；④计算的分配系数（正辛醇－水系统）logP 值不超过 5；⑤化合物的柔性不宜过强。

2. 先导化合物的结构修饰准则

（1）最少修饰准则 设计与先导化合物结构相近的类似物，改变先导化合物的生物活性、选择性和毒性等作用。先导化合物通过一些简单反应使其结构仅作微小的变换。

（2）生物学逻辑准则 分析先导化合物结构与活性之间的关系推测构效关系，指导目标化合物的结构修饰。

（3）结构逻辑准则 考察分析化合物的电荷间距、*E* 或 *Z* 构型、直立键或平伏键取代基的构象等立体电性参数与靶点识别的相关性，推测出先导化合物化学结构与活性或选择性相关的立体电性参数，以指导先导化合物的结构修饰。

（4）易合成准则 优先采用最简单的合成路线对先导化合物进行结构修饰，及优先合成中间体的衍生物，提高结构修饰的效率。

（5）去除手性中心准则 先导化合物的手性中心往往给全合成或结构修饰增加很大难度。①在保持先导化合物的活性和成药性的前提下去掉手性中心；②若外消旋体无活性与毒性，不必拆分单一异构体；③必须保留手性中心时，可先合成其消旋体，证实其活性后，再对其单一的异构体进行拆分或合成并进行活性研究。

（6）药理学逻辑准则 必须遵照的准则是量效关系、最佳剂量、对照物参比试验、达峰时间的确定等。

（三）中药有效成分结构修饰的方法

先导化合物的结构修饰方法包括有机化学合成法、生物转化法和组合化学等方法。在先导化合物的结构修饰中，有机化学合成法应用十分广泛，以下介绍先导化合物结构修饰中的有机化学合成法。

1. 取代基的改变 通过增加、减少或变换先导化合物化学结构上基团，改变先导化合物的活性、毒性、溶解性和生物利用度等，并比较其活性，筛选出活性高、成药性好的目标化合物。

（1）生物电子等排体 具有相同的原子数和电子数的原子或分子为电子等排体，如 O^{2-} 和 F^-、Na^+ 和 Mg^{2+}，或 N_2 和 CO。一般电子等排体表现出最大的生物活性相似性。Thorber 提出生物等排体是具有相似的物理和化学性质并能产生相似生物效应的基团或分子，见表 2－9。毒扁豆碱（physostigmine）的碳等排体，其稳定性明显好于毒扁豆碱，且抑制乙酰胆碱酯酶的活性更高、毒性较低，对映体的活性也不相同，见表 2－10。

表 2－9 常用的生物电子等排体

分类	生物电子等排体
一价原子或基团	F，H
	—NH_2，—OH
	—F，—CH_3，—NH_2，H
	—OH，—SH
	—Cl，—Br，—CF_3，—CN
	i—Pr，*t*—Bu
二价原子或基团	—CH_2—，—O—，—NH—，—S—，—CONH，—COO—
	—C=O，—C=S，—C=NH，—C=C—
三价原子或基团	—CH=，—N=，—P=，—As=
四价原子或基团	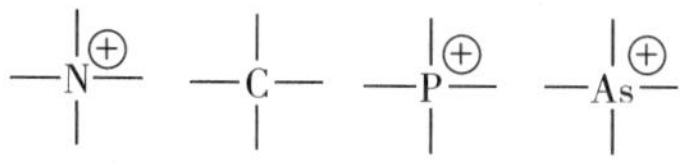 $-\overset{\vert}{\underset{\vert}{N}}{}^{\oplus}-$　$-\overset{\vert}{\underset{\vert}{C}}-$　$-\overset{\vert}{\underset{\vert}{P}}{}^{\oplus}-$　$-\overset{\vert}{\underset{\vert}{As}}{}^{\oplus}-$
环内	—CH=CH—，—S—，—O—，—NH—，CH=，—N=
环类	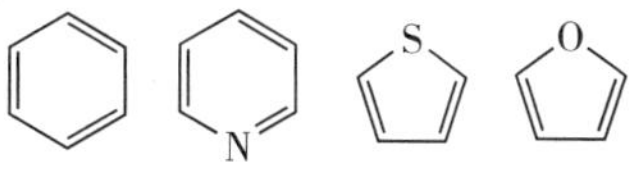 苯环、吡啶环（N）、噻吩环（S）、呋喃环（O）
其他	—COOH，—SO_3H，—SO_3NHR

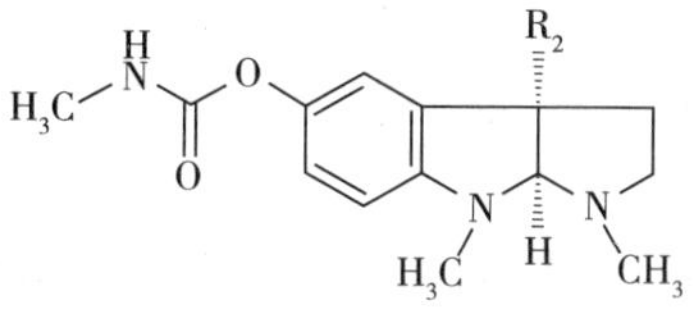

毒扁豆碱 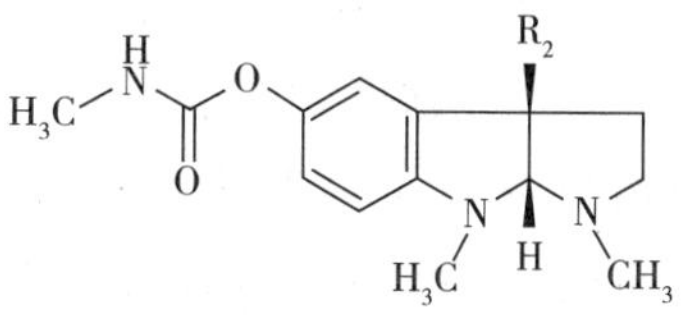　　毒扁豆碱碳等排体

表 2－10 毒扁豆碱及其碳等排体抗乙酰胆碱酯酶活性比较

化合物	R_1	R_2	IC_{50}（nM）	LD_{50}（mg/kg）
(–)－毒扁豆碱	CH_3	CH_3	128	0.88
(+–)－碳等排体 1	$n-C_7H_{13}$	CH_3	114	21
(+–)－碳等排体 2a	$n-C_7H_{13}$	C_2H_5	36	6
(+)－碳等排体 2b	$n-C_7H_{13}$	C_2H_5	211	18

（2）变换基团　主要有以下五种作用。

增强活性：通过优化先导化合物的烷基链，得到生物活性改变的先导物的衍生物。如抗癫痫有效成分胡椒碱，全合成有一定困难，但减少一个双键得到桂皮酰胺衍生物，合成简单，且活性增强。

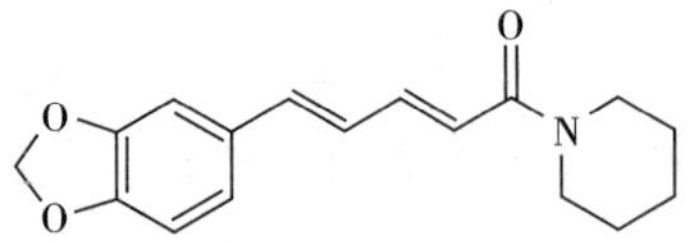

胡椒碱 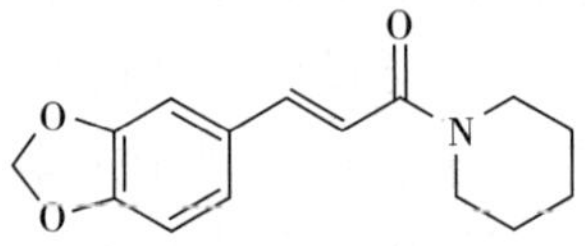　　桂皮酰胺衍生物

增加水溶性：通过在分子中引入极性基团、弱碱性或弱酸性基团等增溶基团，使水溶解性差的中药有效成分经结构修饰提高水溶性。引入的位置不应影响分子与受体部位的结合。如具有抗乙肝病毒活性的马蹄金素，与其他抗乙肝病毒的药物的化学结构相比较，有特殊的二肽结构，但水溶性不好，活性不太强，选择指数也不太高。经引入羟基等极性基团修饰结构，增加其水溶性，获得了活性好且选择指数高的化合物，见表2－11。

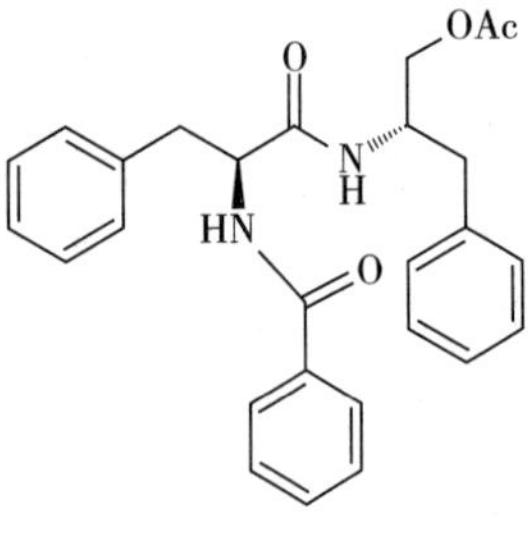

马蹄金素 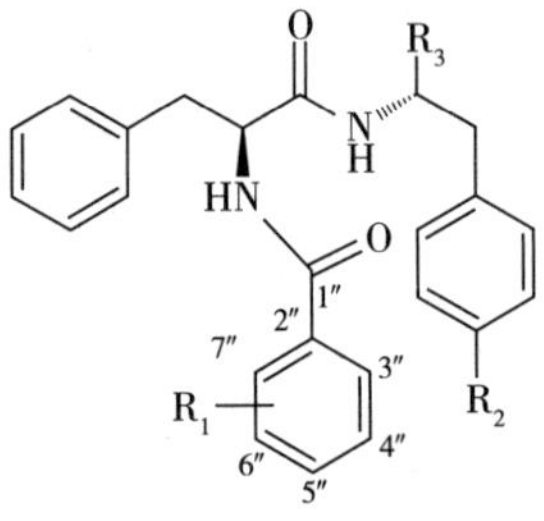　　马蹄金素衍生物结构通式

表2－11　马蹄金素衍生物

No	R_1	R_2	R_3
1	5″－NHAc	OH	$COOCH_3$
2	7″－OH	H	CH_2OH
3	5″－$CH_2N(CH_3)_2$	H	CH_2OH
4	5″－$O(CH_2)_2N(CH_3)_2$	H	CH_2OH
5	5″－pyrrolidin－1－ylmethyl	H	CH_2OH
6	5″－morpholinomethyl	H	CH_2OH

调整亲脂性：化合物的亲脂性常以分配系数作为表征参数，于过膜性、生物利用度和穿越血－脑屏障非常重要。在药物分子设计中，可通过分子中基团的改造调整化合物的脂溶性。

改变离解性：酸性或碱性较强的分子由于在体内多以离解形式存在，导致过膜性和生物利用度降低。若改变化合物的 pK_a，可提高生物利用度。

降低毒性：通过结构改造可降低化合物的毒性，如羟嗪（hydroxyzine）是 H_1受体阻断剂，临床用作抗过敏药。将羟嗪的伯醇基氧化成羧基，活性强于羟嗪，研制出第二代 H_1阻断剂西替利嗪（cetirizine），由于其降低了穿越血－脑屏障的能力，从而减少了羟嗪引起中枢镇静的副作用。

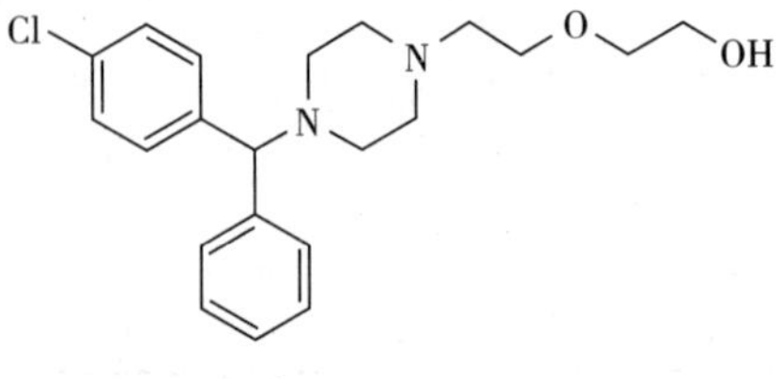

羟嗪 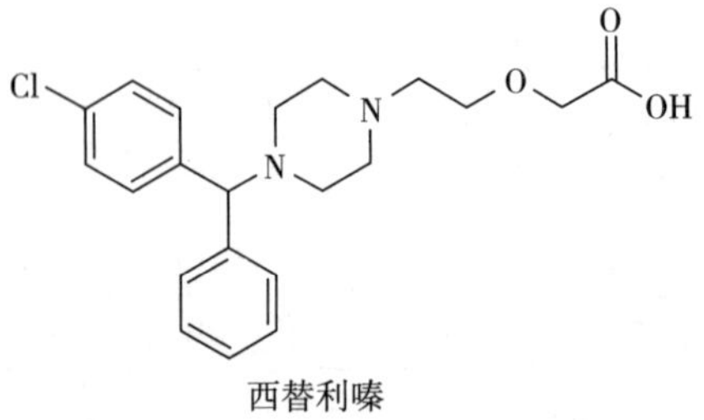　　西替利嗪

2. 环结构改造

（1）扩环或缩环　化合物结构中环的大小有时明显影响其活性，如依那普利拉（enalaprilat）类化合物，其五元环逐步扩大时，对血管紧张素转化酶（ACE）的抑制作用显著提高。

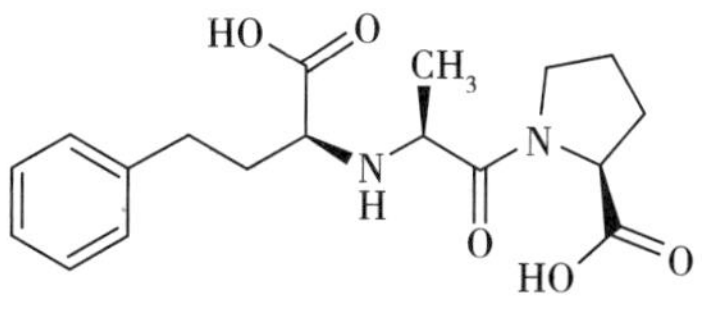

依那普利拉

（2）环剖裂　中药先导化合物往往结构复杂、环系较多，需要对其环结构进行简化，以便合成，这种结构修饰的方法称为剖裂。如对镇痛药吗啡进行结构优化时，将其五个环逐步剖裂，分别得到一系列四环、三环、二环和单环等结构简化的合成镇痛药。

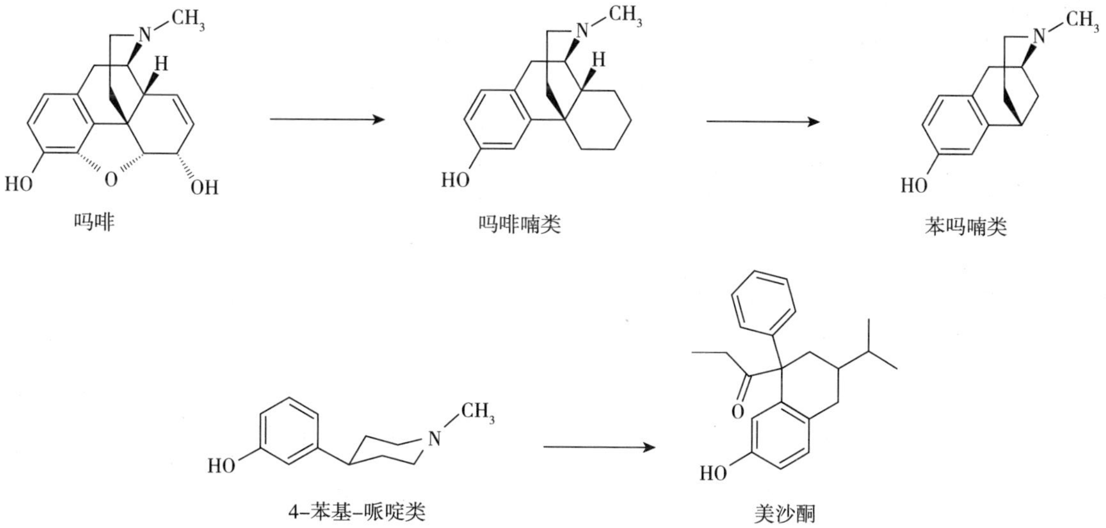

吗啡　　吗啡喃类　　苯吗喃类

4-苯基-哌啶类　　美沙酮

3. 立体因素影响　人体内受体（酶）对药物的吸收、分布、排泄均有立体选择性。药物的三维结构与受体三维结构的互补性（匹配性）对两者之间的相互作用具有重要的影响，在立体结构上与受体的互补性越大，三维结构越契合，药物与受体结合后所产生的生物活性越强。药物的立体因素对药效的影响，包括以下三方面。

（1）药物结构中官能团间的距离对药效的影响　药物结构中官能团的空间距离，特别是一些与受体作用部位相关的官能团间的距离，可影响药物与受体间的互补性。如己烯雌酚（diethylstibestrol）是人工合成的非甾体类雌激素，反式体两个氧原子间的距离与雌二醇相似，均为 1.45nm，具有很强的雌激素活性；顺式体两个氧原子间的距离为 0.72nm，药理活性较低。

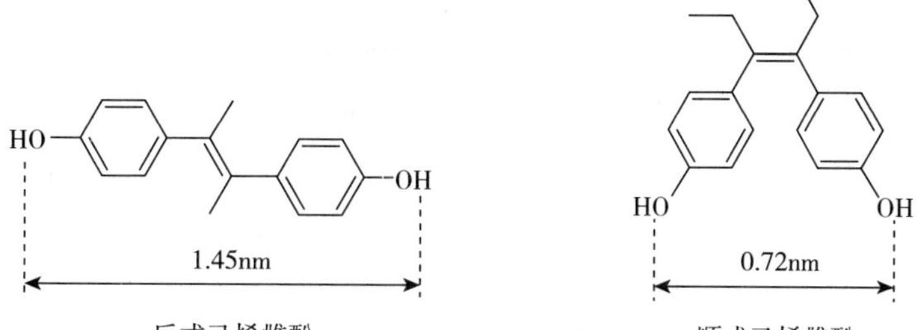

反式己烯雌酚　　顺式己烯雌酚

（2）几何异构体对药效的影响　不同的几何异构体与药物分子的药效基团和受体互补的差别较大

时，药理活性有较大的差别。如抗精神病药氯普噻吨（chlorprothixene），其顺式异构体作用比反式体强 5～10 倍。

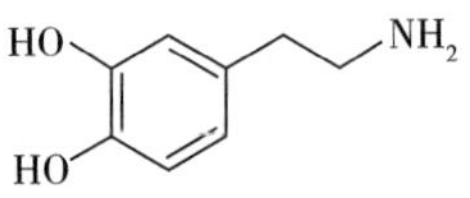

多巴胺 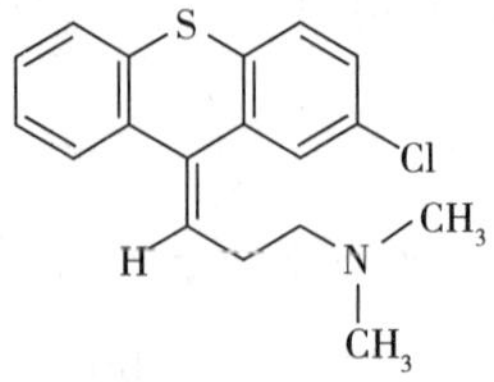　　顺式氯普噻吨 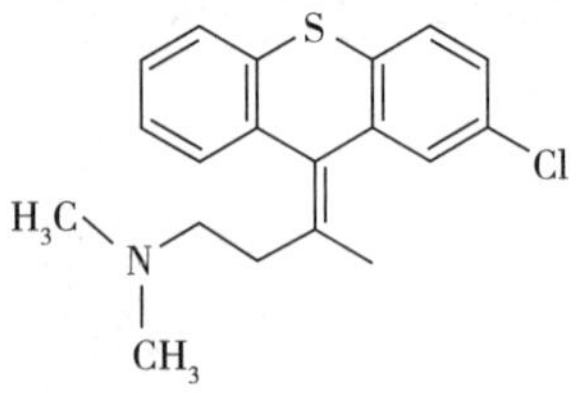　　反式氯普噻吨

（3）光学异构体对活性的影响　含手性中心药物和其对映体与受体之间的作用有立体选择性，生物活性多数存在差异。手性药物分子的光学异构体，其性质、药效及在体内的吸收、分布、代谢和排泄等往往有明显的差异。光学异构体活性的差异主要有以下三种情况。

光学异构体的生物活性强度有差异：如烟碱（nicotine）对大鼠丘脑的亲和力常数比 $S(-)/R(+)$ 为 35；甲基多巴（methyldopa），只有 $S(-)$ 异构体具有降压作用。

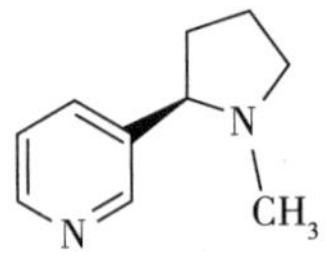

烟碱 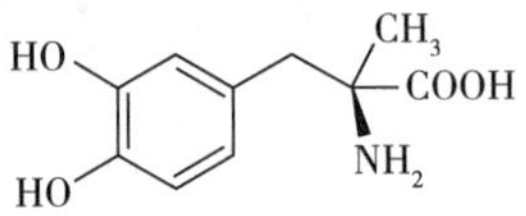　　甲基多巴

光学异构体的生物活性类型不同：如麻黄碱（ephedrine）用作血管收缩药和平喘药，其光学活性异构体伪麻黄碱（pseudoephedrine）用作支气管扩张药。

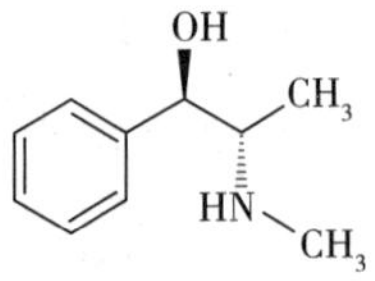

麻黄碱 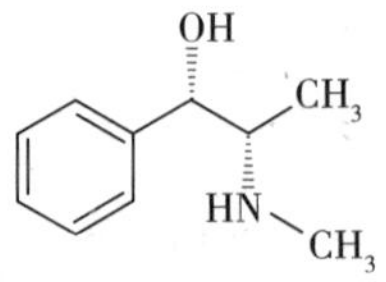　　伪麻黄碱

光学异构体的生物活性相等：如催眠药苯巴比妥钠（phenobarbital sodium）、抗组胺药异丙嗪（promethazine）等的光学异构体的生物活性相同。

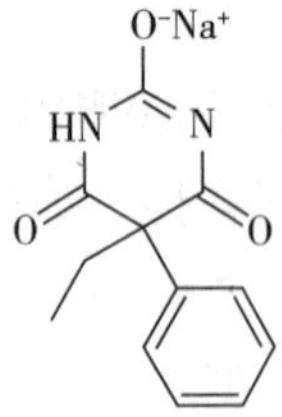

苯巴比妥钠 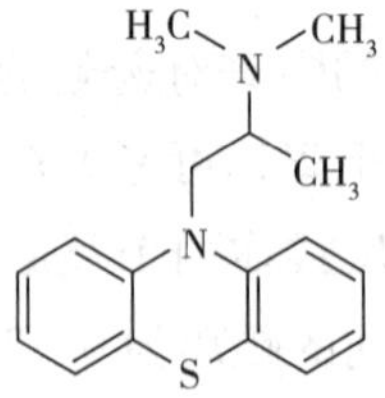　　异丙嗪

构象异构体对生物活性的影响：同一分子形成的众多构象中，能量最低的构象称为优势构象。当药物分子与受体相互作用时，与受体互补并结合的药物构象，称为药效构象（pharmacophoric conformation）。药效构象不一定是药物的优势构象。

同一分子因构象不同，可作用于不同受体，产生不同活性。如组胺可同时作用于组胺 H_1 和 H_2 受体，组胺的对位交叉构象与 H_1 受体作用，邻位交叉构象与 H_2 受体作用。

组胺对位交叉构象　　组胺邻位交叉构象

同一分子，只有特异性优势构象才产生最大活性。如多巴胺药效构象与优势构象相同，邻位交叉构象与受体不匹配，故没有活性。

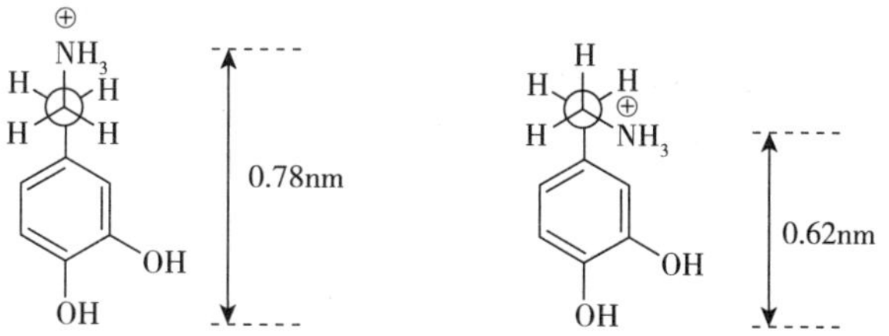

0.78nm　　0.62nm

多巴胺对位交叉构象　　多巴胺邻位交叉构象

等效构象又称构象的等效性，是指药物虽然没有相同的骨架，但有相同的药效团，并有相似的构象和药理作用。如全反式的维 A 酸（tretinoin）是人体正常细胞的生长和分化所必需的物质。根据维 A 酸的分子形状、长度和功能基的位置，合成物芳维甲、丁烃氨酸。它们的结构中一端为疏水性基团，另一端为极性的羧基，连接二者的共轭链是产生活性必要的药效基团。

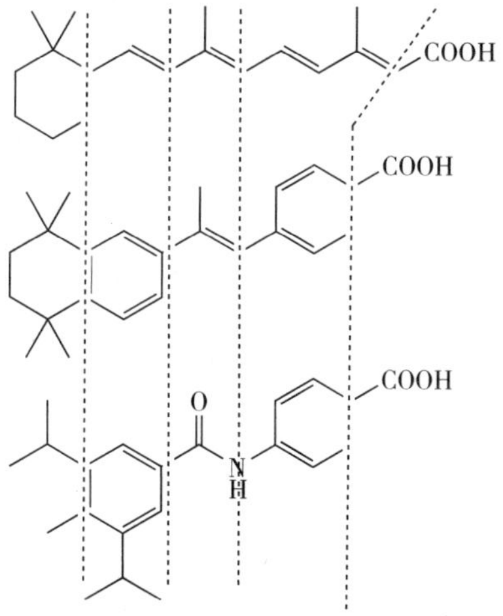

维A酸

芳维甲

丁烃氨酸

4. 前体药物、孪药和软药与硬药

（1）前体药物（prodrug）　简称前药，指一类体外无活性或活性较弱，在体内经酶或其他作用，释放出活性物质而产生药效的药物。前药设计的目的是提高药物对靶部位作用的选择性、改善药物在体内的吸收、分布、转运与代谢等药代动力学过程，延长作用时间，提高生物利用度，降低毒副作用，提高化学稳定性，增加水溶性，改善或消除特殊气味及不适宜制剂的性质等。

制备前药的方法有多种，要依据原药和载体分子的结构而定。丁苯酞（butylphthalide）是我国研制的首个拥有自主知识产权的治疗缺血性脑梗死的化药一类新药，试验结果证实其用于治疗急性脑梗死疗效确切，不良反应发生率低，安全性较好。丁苯酞是油状化合物，水溶性不好，给制剂带来困难；有强烈的不良气味，影响服用。将丁苯酞的内酯环打开，制成钾盐，得到丁苯酞的前药，为白色固体，水溶性好，且没有不良气味，便于制成针剂等剂型。该前药在体内酸性环境或血液中酶的作用下，环合成丁苯酞，产生相似的药效。

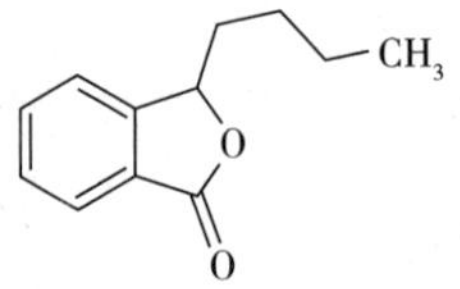

丁苯酞

（2）孪药（twin drug） 指将两个药物经共价键连接，合成的新药物，在体内代谢生成前两种药物而产生协同作用、增强活性、产生新的药理活性或者提高选择性。孪药的设计方法有两种。一是将两个作用类型相同的药物，或同一药物的两个分子拼合在一起，以产生更强的作用，或降低毒性、改善药代动力学性质等。如阿司匹林和对乙酰氨基酚均具有解热镇痛作用，二者酯化合成贝诺酯（benorilate），产生协同作用，既解决了阿司匹林对胃酸的刺激，又增强了药效。

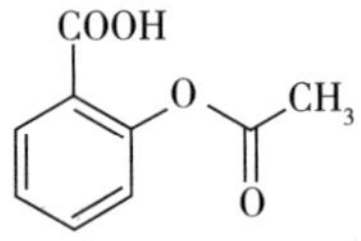

阿司匹林 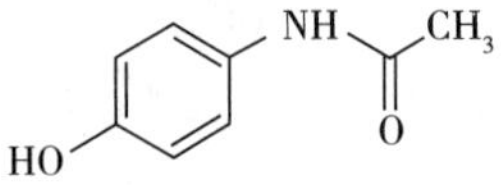　　对乙酰氨基酚 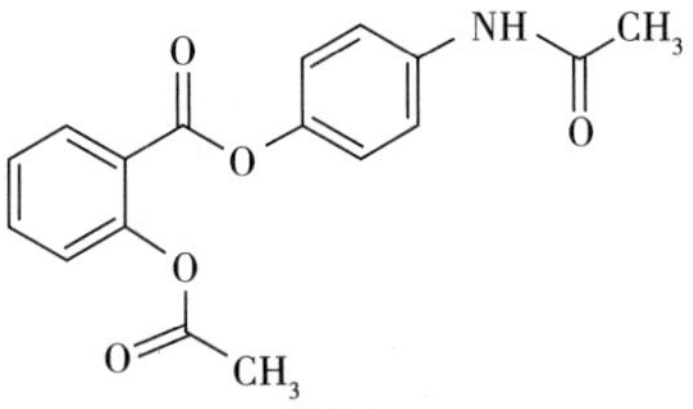　　贝诺酯

另一种方法是将两个不同药效的药物拼合在一起，产生新的联合作用。如苯丁酸氮芥（chlorambucil）是抗肿瘤药，但毒性较大。将肾上腺皮质激素类药物泼尼松（prednisone）与苯丁酸氮芥形成的抗肿瘤药物泼尼莫斯汀（prednimustine），增加了药物在肿瘤部位的亲和性，从而降低了苯丁酸氮芥毒性。

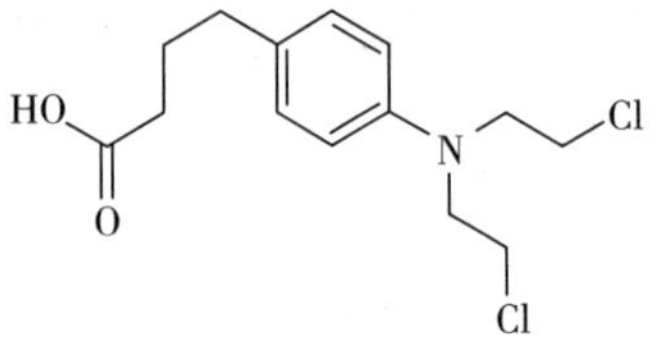

苯丁酸氮芥 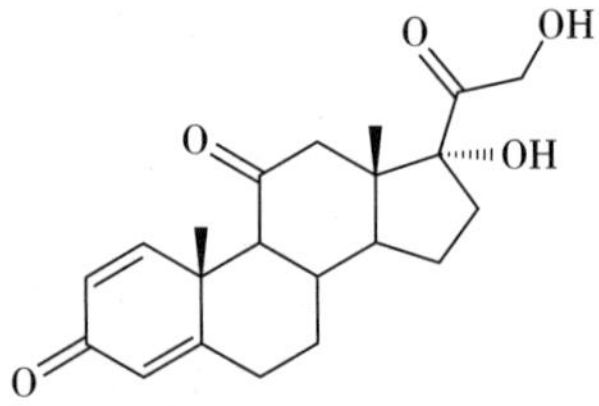　　泼尼松

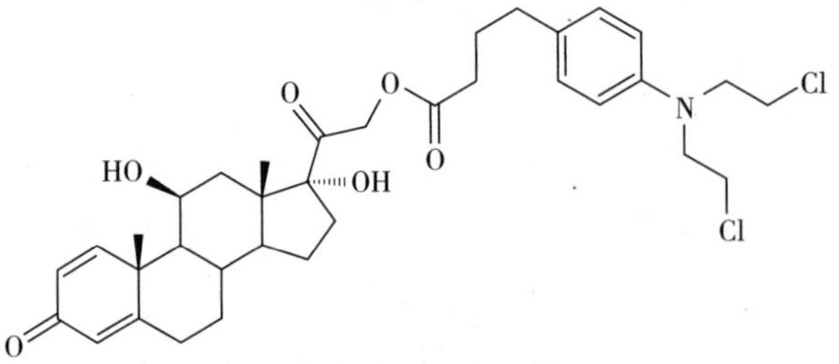

泼尼莫斯汀

（3）软药与硬药 一些药物在体内有蓄积性，容易产生毒副作用，因此在原药分子中设计极易代谢失活的部位，使药物在完成治疗作用后，按预先设定的途径和可以控制的速率迅速分解、失活并排出体外，从而避免药物的蓄积性毒性，这种设计方法也称软药设计。与此相反，也可设计一类在体内不能被代谢，直接从胆汁或肾排出的有效药物，以避免有害代谢物产生。这种设计方法也称硬药设计。由于体内酶的作用很强，硬药数量很少。

如(+)-氯筒箭毒碱[(+)-tubocurarine chloride]为麻醉辅助使用的肌肉松弛药，希望其在手术开刀后尽快代谢，避免蓄积中毒。以(+)-氯筒箭毒碱为基础，设计了软药阿曲库铵（atracurium）有双酯结构，易于水解代谢，可避免蓄积中毒。

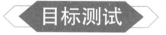

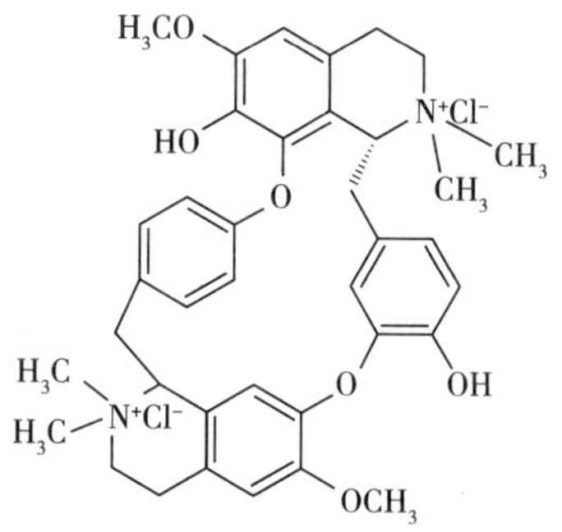

(+)-氯筒箭毒碱

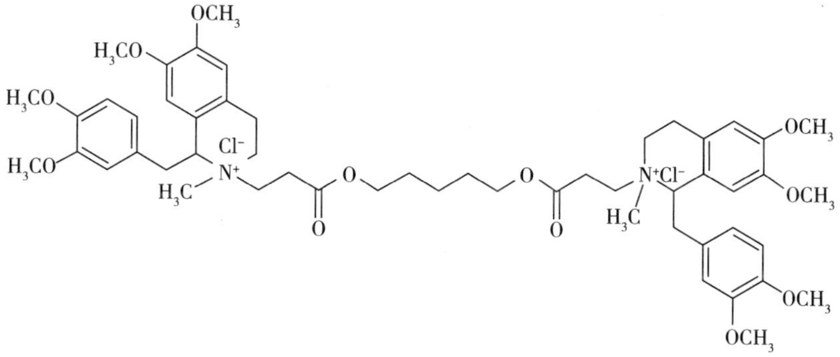

阿曲库铵

5. 计算机辅助药物设计（CADD） CADD 利用计算机的快速计算功能，与药物化学、生物学、计算机图形学和信息学等学科交叉融合，成为新药设计的一个强有力工具。随着计算机辅助分子模拟技术（computer aided molecular modeling）的发展，CADD 得以迅速发展。

计算机辅助药物设计可以应用于中药有效成分研究开发的各个环节，在研究开发的早期，可通过有效成分化学结构及其活性数据建立构效关系，指导中药有效成分新衍生物的结构设计与合成。CADD 主要是基于药物或受体的三维结构进行药物设计，一般可分为直接药物设计和间接药物设计。

计算机辅助药物设计能对中药有效成分的结构修饰起到很好的指导作用。但药物治疗疾病是一个很复杂的过程，先导化合物进行结构修饰而获得的衍生物活性如何，必须以生物活性的实验结果为依据。

答案解析

目标测试

一、单项选择题

1. 下列溶剂中极性最弱的是

A. 乙醇　　B. 甲醇　　C. 丙酮
D. 乙酸乙酯　　E. 正丁醇

2. 分配纸色谱的固定相是

A. 纤维素　　B. 纸　　C. 滤纸中所含的水
D. 醇羟基　　E. 展开剂中极性小的溶剂

3. 适用于含有大量淀粉、树胶、果胶、黏液质的中药提取方法是

A. 浸渍法　　B. 水蒸气蒸馏法　　C. 煎煮法
D. 回流提取法　　E. 连续回流提取法

4. 聚酰胺的吸附原理是

A. 相似者易于吸附　B. 相似者难于吸附　C. 离子交换吸附

D. 氢键吸附　E. 两相溶剂中的分配比不同

二、多项选择题

5. 所列溶剂或基本结构相同的化合物按极性增大的排序，正确排列为

A. 己烷（石油醚）、苯、乙醚、三氯甲烷、乙酸乙酯、正丁醇、丙酮、乙醇、甲醇、水

B. 烷、烯、醚、酯、酮、醛、胺、醇和酚、酸

C. 正丁醇、石油醚、水

D. 水、乙醚、胺

E. 石油醚、三氯甲烷、乙酸乙酯、正丁醇、乙醇、水

6. 离子交换树脂可分离哪些物质

A. 生物碱　B. 甾体皂苷　C. 黄酮类

D. 香豆素类　E. 挥发油

三、配伍选择题

[7～8]

A. 浸渍法　B. 渗漉法　C. 煎煮法

D. 回流法　E. 沙氏或索氏提取法

7. 提取非挥发性、对热稳定的成分以水为溶剂时常用

8. 一种省溶剂、效率高的连续提取装置但有提取物受热时间较长的缺点

四、简答题

9. 溶剂提取法中常用的提取方法有哪些？各有何特点？

10. 写出7种以上常用溶剂的极性大小顺序，溶剂提取法选择溶剂的依据是什么？

书网融合……

思政导航

本章小结

微课

题库

第三章　糖和苷类化合物

PPT

学习目标

知识目标

1. **掌握**　苷的一般性质、苷键的裂解方法及其裂解规律；掌握糖和苷的提取、分离方法。

2. **熟悉**　糖的理化性质；熟悉糖和苷的分类及结构类型；熟悉苷的结构研究方法。

3. **了解**　糖和苷的含义。

能力目标　通过本章的学习能够使学生熟悉糖和苷类成分的结构特点、提取分离及检识方法，掌握苷的水解的方法、原理和规律等内容。让学生具备从中药中提取原生苷的基本技能，建立苷类化合物的学习方法，培养学生的学习能力。

第一节　糖类化合物

一、概述

糖类（saccharides）是多羟基醛或多羟基酮及其衍生物的总称。因具有 $C_n(H_2O)_m$ 通式，亦称为碳水化合物（carbohydrates）。糖类是植物光合作用的初生产物，作为植物的贮藏养料和支持组织，广泛分布于植物的各个部位，如根、茎、叶、花、果实和种子等，占植物干重的 80% ~90% 。如葡萄糖、果糖、蔗糖以及淀粉、纤维素和糖原等。除此之外，有些糖类还具有重要的生物活性，尤其是从中药中发现的多糖类成分，具有免疫调节、抗肿瘤、抗病毒、抗辐射、延缓衰老、抗感染和降血糖、降血脂等作用。如猪苓多糖是一种良好的免疫调节剂，能抑制癌细胞生长，改善肿瘤病人的精神和食欲，还能显著改善肝炎患者症状，对肝组织损伤有修复等作用；枸杞多糖具有免疫调节、抗衰老、降血脂、降血糖、护肝、防辐射、抗疲劳、保护生殖系统、抗肿瘤、抗缺氧等功能。

二、糖的结构与分类

单糖是组成糖类及其衍生物的基本单元。单糖的结构早期用 Fischer 投影式表示，后来发现单糖在水溶液中主要以半缩醛的环状结构形式存在，因此又有了 Haworth 式表示方法。如葡萄糖在固体状态时以环状结构形式存在，在溶液中则两种形式同时存在。由于五元环、六元环的张力较小，故自然界的糖多以五元氧环和六元氧环的形式存在，五元氧环的糖称为呋喃糖（furanose），六元氧环的糖称为吡喃糖（pyranose）。

单糖的绝对构型习惯上以 D 和 L 表示。在 Fischer 投影式中以距离羰基最远的手性碳原子上的羟基在右侧的为 D－型糖，在左侧的为 L－型糖。在 Haworth 式中因参与成环的羟基不同，故判断方法不同，其构型取决于六碳吡喃醛糖及甲基五碳糖 C－5（五碳呋喃糖的看 C－4）上取代基的取向，向上的为 D－型，向下的为 L－型。

单糖的结构从开链式转化为环状结构后，形成一个新的不对称碳原子，这个 C－1 碳原子称为端基碳原子，这个碳上的羟基为半缩醛羟基可形成苷键，形成的一对异构体称为差向异构体，有 α、β 两种构型。在 Haworth 式中，六碳吡喃醛糖及甲基五碳糖 C－5（五碳呋喃糖的 C－4）上取代基与端基碳上羟基在环同侧的为 β 型，在环异侧的为 α 型。α 和 β 表示的仅是糖上端基碳的相对构型，因此，β－D 和 α－L、β－L 和 α－D 型糖的端基碳的绝对构型是一样的。

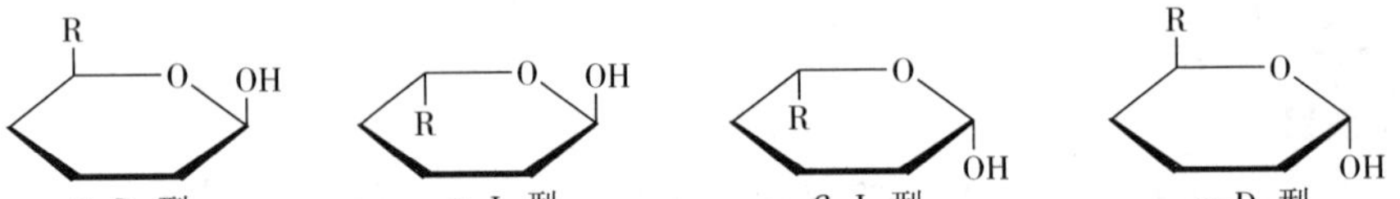

β-D-型　α-L-型　β-L-型　α-D-型

单糖结构式的另一种表示方法是优势构象式，这种表示方法更接近糖的真实结构。根据非平面无张力环的学说，呋喃糖的五元氧环为平面信封式，吡喃糖六元氧环的优势构象为椅式，有 C1 和 1C 两种形式，除鼠李糖等极少数外，大多数单糖的优势构象是 C1 式。

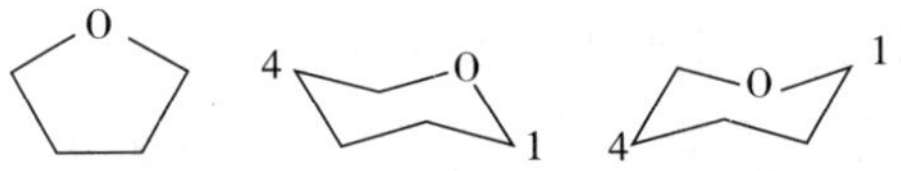

信封式　C1式　1C式

（一）单糖

目前已发现的天然单糖有 200 多种，从三碳糖到八碳糖，其中以五碳糖、六碳糖最多。中药中常见的单糖及其衍生物主要包括：

五碳醛糖：D－木糖（D－xylose，xyl）、L－阿拉伯糖（L－arabinose，ara）和 D－核糖（D－ribose，rib）。

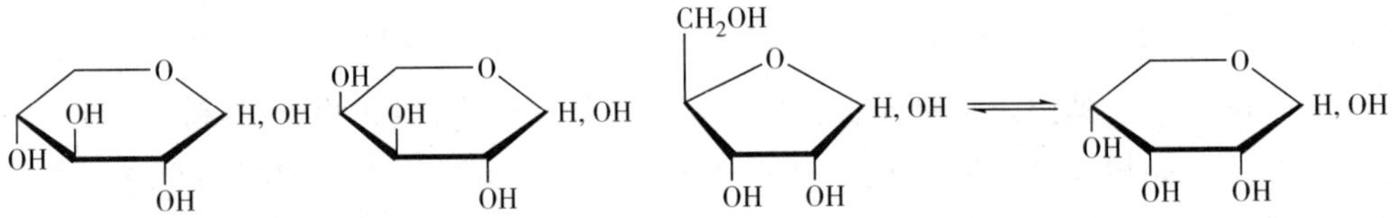

D-木糖　L-阿拉伯糖　D-核糖

甲基五碳糖：L－夫糖（L－fucose，fuc）、D－鸡纳糖（D－quinovose）和 L－鼠李糖（L－rhamnose，rha）。

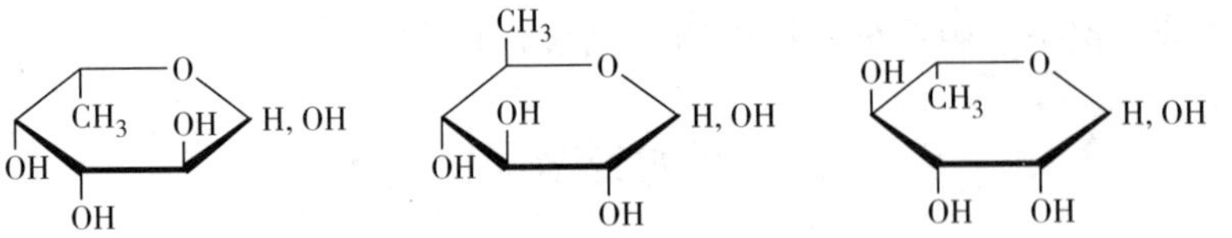

L-夫糖　D-鸡纳糖　L-鼠李糖

六碳醛糖：D－葡萄糖（D－glucose，glc）、D－甘露糖（D－mannose，man）和 D－半乳糖（D－galactose，gal）。

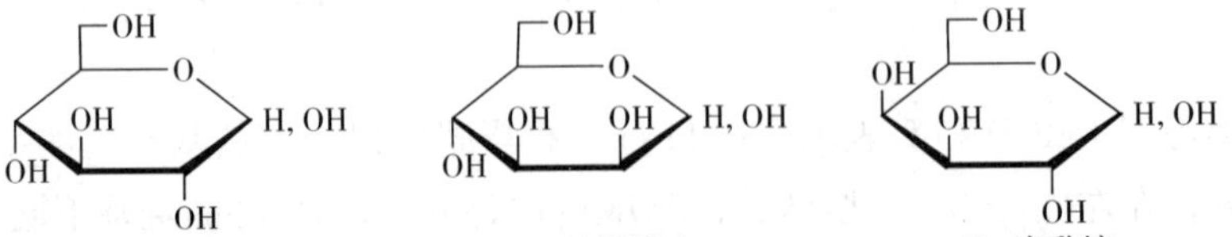

D-葡萄糖　D-甘露糖　D-半乳糖

六碳酮糖：D－果糖（D－fructose，fru）。5 位无取代的吡喃糖，α，β 构型判断方法：离端基碳原子最远端手性碳与端基碳原子绝对构型相同，为β型，不同为α－型。

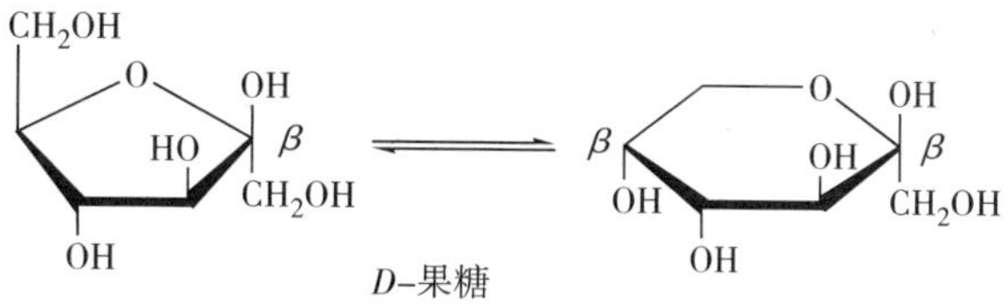

D－果糖

糖醛酸：D－葡糖醛酸（D－glucuronic acid）和D－半乳糖醛酸（D－galacturonic acid）。

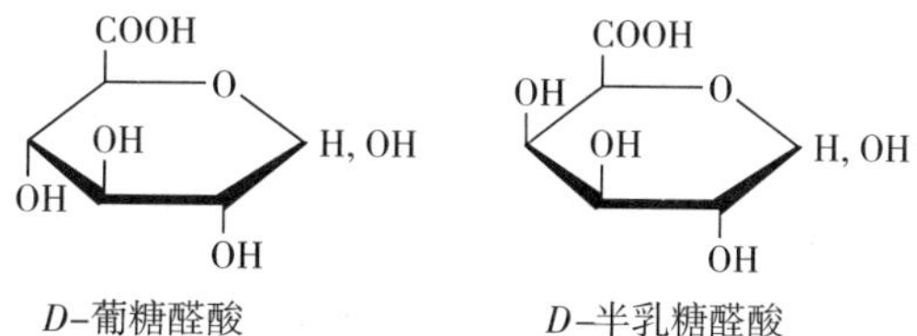

D－葡糖醛酸　　D－半乳糖醛酸

糖醇：单糖的醛基或酮基还原成羟基后所得到的多元醇称为糖醇。糖醇在天然界分布很广，多有甜味。如D－卫矛醇（D－dulcitol）、D－甘露醇（D－mannitol）和D－山梨醇（D－sorbitol）。

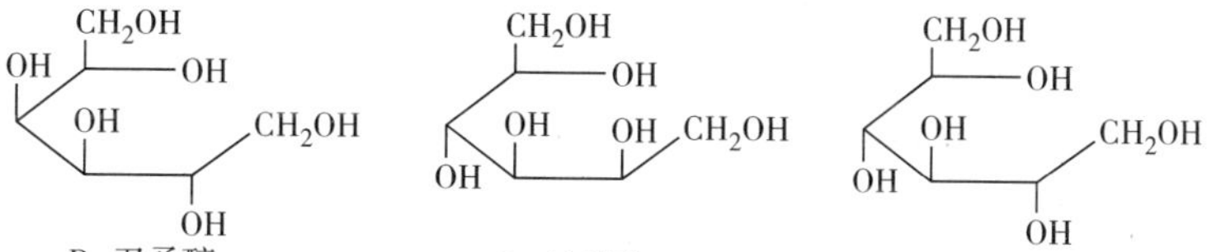

D－卫矛醇　　D－甘露醇　　D－山梨醇

另外，自然界还存在一些较为特殊的单糖及其衍生物，如存在于强心苷中的去氧糖；主要存在于动物和微生物中的氨基糖；还有分支碳链的单糖如D－芹糖（D－apiose，api）等。

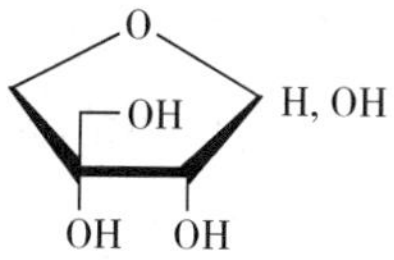

D－芹糖

（二）低聚糖

由2～9个单糖通过苷键聚合而成的糖称为低聚糖。天然存在的低聚糖多由2～4个单糖组成，按单糖基数目多少，低聚糖可分为二糖、三糖和四糖等。低聚糖根据游离醛基或酮基的有无又可分为还原糖和非还原糖。具有游离醛基或酮基的糖称为还原糖，如果低聚糖结构中的组成单糖都以半缩醛羟基或半缩酮羟基脱水缩合，形成的低聚糖就没有还原性，称为非还原糖，如蔗糖（sucrose）等。

自然界常见的双糖：芸香糖（rutinose）、槐糖（sophorose）、新橙皮糖（neohesperidose）、龙胆二糖（gentiobiose）和蚕豆糖（vicianose）等。

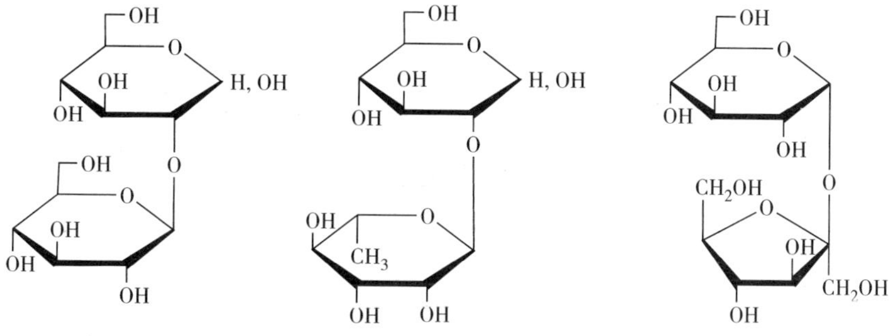

槐糖　　新橙皮糖　　蔗糖

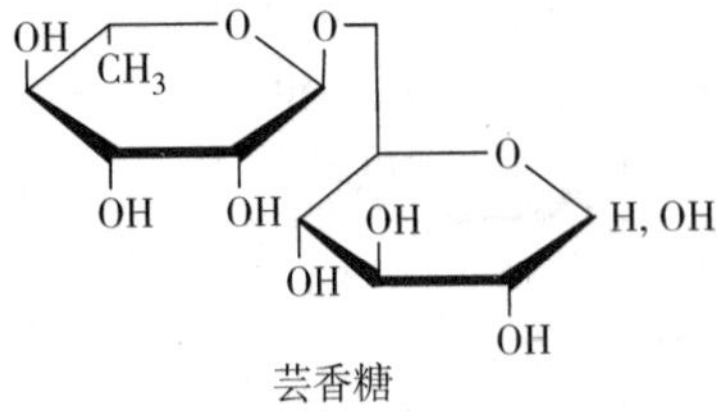

芸香糖

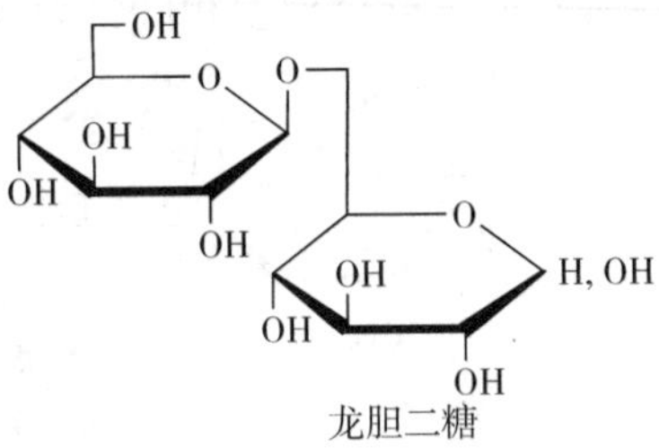

龙胆二糖

天然存在的三糖多是在蔗糖的基础上再连接1个单糖而成，无还原性，如棉子糖（raffinose）。四糖又多是在棉子糖结构上的延长，如水苏糖（stachyose）。

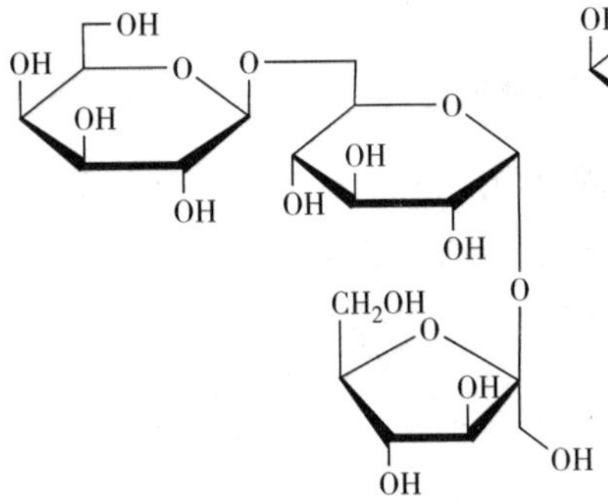

棉子糖

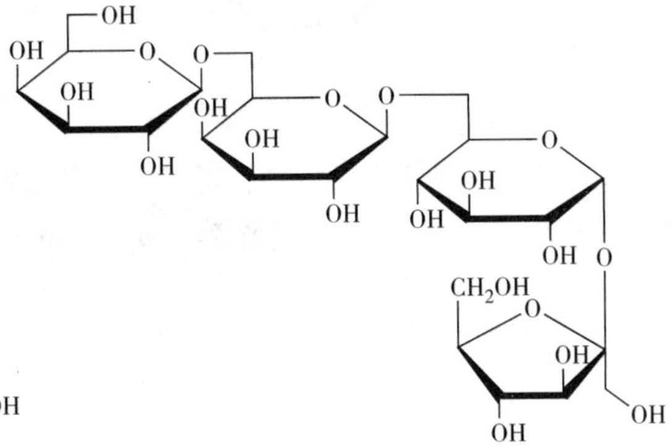

水苏糖

（三）多糖

由10个以上单糖通过苷键聚合而成的糖称为多聚糖（polysaccharides），简称多糖。组成多糖的单糖通常都在一百个以上，多的可达数千个，因分子量较大，已失去单糖的性质，一般无甜味，也无还原性。多糖按其在生物体内的功能可分为两类，一类是动植物的支持组织，如植物中的纤维素、动物甲壳中的甲壳素等，该类成分不溶于水，分子呈直链型；另一类是动植物组织中贮存的营养物质，如淀粉、肝糖原等，这类成分可溶于热水成胶体溶液，分子多数呈支链型。多糖按其组成又可分为均多糖（homopolysaccharides）和杂多糖（heteropolysaccharides）。由同种单糖组成的多糖称为均多糖，由两种以上单糖组成的多糖称为杂多糖。按来源可分为植物多糖、动物多糖和菌类多糖等。

1. 植物多糖

（1）纤维素（cellulose）　由D－葡萄糖通过1β→4苷键聚合而成的直链葡聚糖，聚合度3000～5000，分子量500000～800000。分子呈直线状，不溶于水，不易被稀酸或碱水解，是植物细胞壁主要组成成分。人类及食肉动物体内能水解β－苷键的酶很少，故不能消化纤维素，但膳食纤维可增强胃肠蠕动，促进食物消化与排泄。

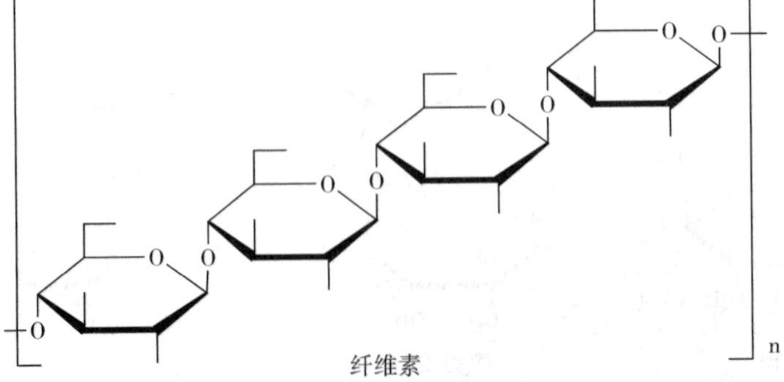

纤维素

（2）淀粉（starch）　淀粉是植物的贮藏养料，通常由直链的糖淀粉（amylose）和支链的胶淀粉（amlopectin）组成。糖淀粉占27%以下，是由1α→4连接的D-葡聚糖，聚合度一般为300~350，能溶于70℃热水成澄明胶体溶液；胶淀粉中的葡聚糖，除1α→4连接之外，还有1α→6支链，支链平均为25个葡萄糖单位，胶淀粉聚合度为3000左右，在热水中呈黏胶状。淀粉分子呈螺旋状结构，碘分子或离子可以进入螺旋通道中形成有色的包结化合物，故遇碘显色。所显颜色与螺旋通道长短有关，聚合度4~6不显色，12~18呈红色，聚合度渐高呈紫色、紫蓝色，至50以上呈蓝色，故糖淀粉遇碘显蓝色，胶淀粉聚合度虽高，但糖链分支处易中断，支链的平均聚合度20~25，遇碘显紫红色，据此可知淀粉的水解程度。

淀粉广泛存在于植物体，尤以果实、根、茎及种子中含量较高。在制剂中常用作赋形剂，在工业上常用作生产葡萄糖的原料。

（3）黏液质（mucilage）　黏液质是植物种子、果实、根、茎和海藻中存在的一类多糖，在植物中主要起着保持水分的作用。在医药上黏液质常做润滑剂、混悬剂及辅助乳化剂。从化学结构上看黏液质属于杂多糖类，如从海洋药物昆布或海藻中提取的褐藻酸，是由L-古洛糖醛酸与D-甘露糖醛酸聚合而成的杂多糖。黏液质可溶于热水，冷后呈胶冻状。

（4）树胶（gum）　树胶是植物在受伤害或毒菌类侵袭后分泌的物质，干后呈半透明块状物，从化学结构上看属于杂多糖类，如中药没药中含64%树胶，是由D-半乳糖、L-阿拉伯糖和4-甲基-D-葡萄糖醛酸组成的酸性杂多糖。

2. 动物多糖

（1）甲壳素（chitin）　甲壳素是组成甲壳类昆虫外壳的多糖，结构与纤维素类似。甲壳素不溶于水，对稀酸和碱溶液稳定。经浓碱溶液处理，可得脱乙酰甲壳素（chitosan）。甲壳素及脱乙酰甲壳素应用非常广泛，可制成透析膜和超滤膜，用作药物的载体则有缓释、持效的优点，还可用于人造皮肤、人造血管和手术缝合线等。

（2）肝素（heparin）　肝素首先从肝脏发现而得名。是一种由葡萄糖胺、L-艾杜糖醛苷、*N*-乙酰葡萄糖胺和D-葡萄糖醛酸交替组成的黏多糖硫酸酯，平均分子量为15kD，呈强酸性。

肝素是一种酸性黏多糖，心、肝、肌肉等组织中含量丰富，生理情况下血浆中含量甚微。无论在体内还是体外，肝素的抗凝作用都很强，是动物体内一种天然抗凝血物质，临床把它作为抗凝剂广泛使用。

（3）硫酸软骨素（chondroitin sulfate）　大量存在于动物软骨组织中的酸性黏多糖，有A、B、C、D、E、F和H等多种，是动物组织的基础物质，用以保持动物体内组织的水分和弹性。硫酸软骨素具有降低血脂、改善动脉粥样硬化的作用。

（4）透明质酸（hyaluronic acid）　透明质酸是一种酸性黏多糖，存在于眼球玻璃体、关节液、皮肤等组织中，主要功能是润滑和缓冲撞击并能阻滞入侵的微生物及毒性物质的扩散。作为皮肤中的天然成分，近年来广泛用于化妆品中。

3. 菌类多糖　菌类多糖主要以1β→3连接的D-葡萄糖为主，少数含有1β→6、1β→4葡萄糖和其他杂糖。近年来的研究发现菌类多糖具有抗肿瘤、免疫调节、抗衰老、抗感染等多种生理功能。如灵芝多糖（ganoderma lucidum polysaccharide）和茯苓多糖（pachymaran）等。

三、糖的理化性质

（一）糖的一般性质

1. 糖的性状　单糖和分子量较小的低聚糖一般为无色或白色结晶，有甜味，糖醇等多数也为无色或白色结晶，并有甜味。多糖常为无定形粉末，无甜味。

2. 糖的溶解性 单糖和低聚糖易溶于水，尤其易溶于热水，可溶于稀醇，不溶于亲脂性有机溶剂，多糖多数难溶于水，不溶于有机溶剂，少数在水中可形成胶体溶液。

3. 糖的旋光性 糖均具有旋光性，天然存在的单糖多为右旋，因多数单糖水溶液是环状及开链式结构共存的平衡体系，故单糖多具有变旋现象，如$\beta-D-$葡萄糖的比旋光度是+113°，$\alpha-D$葡萄糖的比旋光度是+19°，在水溶液中两种构型通过开链式结构互相转变，达到平衡时葡萄糖水溶液的比旋光度是+52.5°。

（二）糖的化学性质

1. 氧化反应 单糖分子的醛（酮）、伯醇、仲醇和邻二醇等结构，可以发生氧化反应。以参与化学反应的活泼性而论，端基碳原子最活泼，其次是仲碳原子。在控制反应条件下，一般氧化剂也可具有一定的选择性。如溴水可使糖的醛基氧化成羧基；硝酸使糖氧化成糖二酸；过碘酸和四乙酸铅的选择性高，一般作用于邻二羟基上，常用于糖类和多元醇的结构研究以及在化学合成上，制备手性化合物。以过碘酸反应为例，说明这一反应的应用。

$$-\underset{\underset{H}{|}}{\overset{\overset{OH}{|}}{C}}-\underset{\underset{H}{|}}{\overset{\overset{HO}{|}}{C}}-\underset{\underset{H}{|}}{\overset{\overset{OH}{|}}{C}}- \xrightarrow{2IO_4^-} -CHO + HCOOH + CHO-$$

2. 羟基反应 糖的羟基反应包括醚化、酯化和缩醛（酮）化。

（1）醚化反应 糖类的醚化反应，主要有甲醚化，三甲硅醚化和三苯甲醚化反应。

甲醚化反应过去多用 Haworth 法，即$(CH_3)_2SO_4$和浓 NaOH 溶液，要达到全甲基化往往要反复多次，直到红外上看不到羟基吸收为止。用CH_3I和Ag_2O（Purdic 法）亦可使羟基甲基化，但不宜用于还原糖，只能用于苷，因Ag_2O有氧化作用。目前糖类甲基化最常采用的 Kuhn 改良法和箱守法（Hakomori）法。Kuhn 法是在二甲基甲酰胺（DMF）溶液中用CH_3I和Ag_2O，或$(CH_3)_2SO_4$和$BaO/Ba(OH)_2$进行反应。而箱守法是在二甲基亚砜（DMSO）中用 NaH 和CH_3I进行反应，亦是在甲基亚磺酰阴离子的接触下进行全甲基化反应。

（2）酰化反应 糖的酰化反应最常用的是乙酰化和对甲苯磺酰化。与醚化反应相似空间要求较高，例如甲苯磺酰化与苯甲醚一样，作用在伯醇上。比较起来C_6-OH最难酰化，可能是C_2位取代后引起的空间障碍。

乙酰化反应在分离、鉴定和合成糖类时常用。反应溶剂多为醋酐，催化剂多为吡啶、氯化锌、乙酸钠，通常在室温下可得全乙酰化的糖，必要时可加热。

（3）缩酮和缩醛化反应 酮或醛在脱水剂如矿酸、无水$ZnCl_2$、无水$CuSO_4$等存在下和多元醇的两个有适当空间位置的羟基易形成环状缩酮（ketal）和缩醛（acetal）。一般酮类易与顺邻羟基生成五元环状化合物，而醛类易与1,3-双羟基生成六元环状物。糖与丙酮生成五元环缩酮称异丙叉衍生物，又称丙酮加成物。六碳醛糖常生成双异丙叉衍生物。如果吡喃环上没有两对顺邻羟基的，易转变为呋喃糖结构。所以单糖制成缩醛或缩酮之后，氧环大小不一定和原来游离糖相同。例如，半乳糖在酸性条件下以α-吡喃糖存在，有两对顺式羟基，与丙酮作用得1,2,3,4-二-O-异丙叉-α-半乳吡喃糖（1,2,3,4-di-O-isopropylidene-α-D-alactopyranoside），而葡萄糖却以呋喃环形式反应。缩醛或缩酮可以保护游离的一对或两对羟基。因为缩醛对酸敏感，对碱比较稳定，反应后可用温和的酸水解除去。

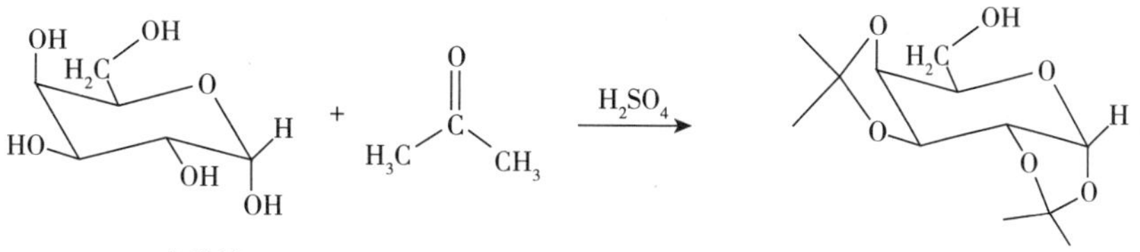

$\xrightarrow{H_2SO_4}$

a-D-半乳糖　　　　1,2;3,4-二-O-异丙叉-a-D-半乳吡喃糖

$\xrightarrow[H_2SO_4]{H_3C-CO-CH_3}$

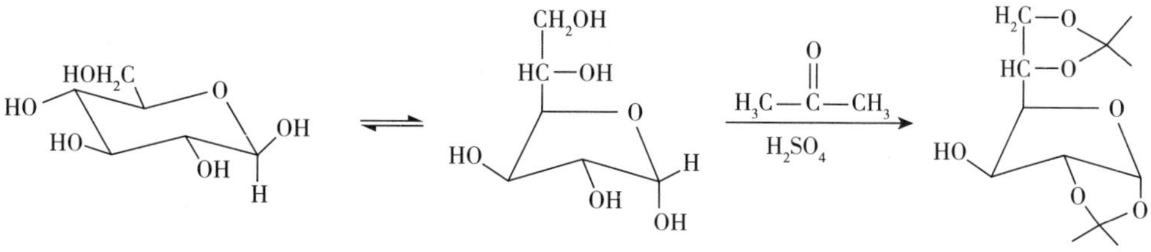

D-葡萄糖　　　　1,2;5,6-二-O-异丙叉-D-葡萄呋喃糖

3. 羰基反应　还原糖和一分子苯肼缩合生成糖苯腙，多数糖苯腙是水溶性的，苯环上有取代基的苯肼水溶性低。选择适合的肼可以制得糖苯腙以鉴定糖类，亦可用于分离和纯化糖。糖腙以苯甲醛或浓盐酸处理可以恢复原糖。

糖和过量（三分子）苯肼在100℃时作用，在 C_1 和 C_2 上导入二分子苯肼，生成糖脎。糖脎较苯腙难溶于水，易得良好的结晶状物。糖脎形成后，C_1 和 C_2 的不对称消失。葡萄糖、甘露糖和果糖三种仅区别在 C_1、C_2 上结构的糖得到同一糖脎，一些酮糖的构型往往利用与已知构型醛糖的糖脎相应证而得以决定。α-去氧糖 C_2 位没有羟基不能成糖脎。

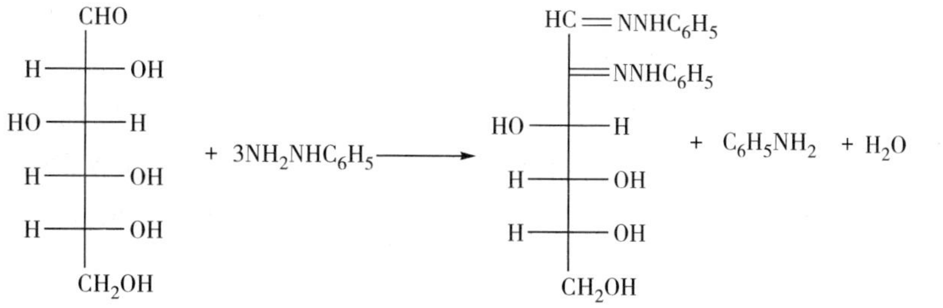

$$+ 3NH_2NHC_6H_5 \longrightarrow \; + C_6H_5NH_2 + H_2O$$

4. 硼酸络合反应　具有邻二醇羟基与硼酸等试剂反应，使其理化性质发生较大改变，据此，可用于糖的分离、鉴定和构型推定。

硼酸是可以接收电子对的 Lewis 酸，在水溶液中与 OH^- 络合，使溶液呈酸性。接受 OH^- 后硼原子的结构由平面三叉形转换成四面体，但后者并不稳定，因而是一种弱酸。当硼酸和两个具有适当空间位置的羟基（1,2 或 1,3）形成五元或六元环状络合物之后，迫使硼酸原子具有四面体结构，使酸度增加，电导度也增加。络合有两种情况：如果两个羟基位置不适宜，结果生成一分子的络合物，易放出一分子水成中性酯（Ⅰ）；若位置适宜，可形成二分子对一分子的螺环状络合物，具有四面体的结构（Ⅲ）。这个结构比较稳定，呈强酸性，在溶液中完全解离。

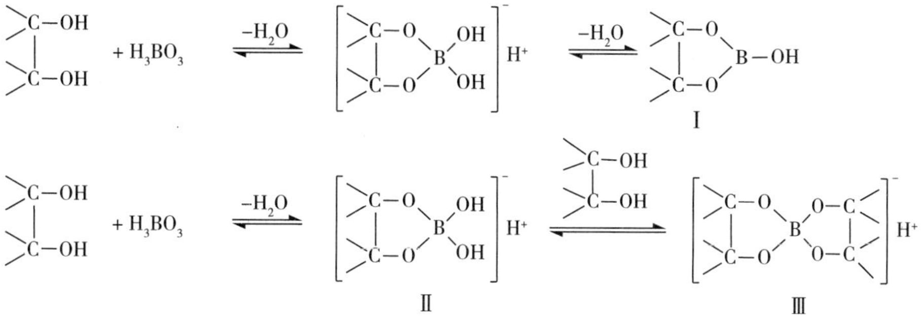

$$+ H_3BO_3 \xrightleftharpoons{-H_2O} \quad H^+ \xrightleftharpoons{-H_2O} \quad$$

Ⅰ

$$+ H_3BO_3 \xrightleftharpoons{-H_2O} \quad H^+ \rightleftharpoons \quad H^+$$

Ⅱ　　　　Ⅲ

通常情况下，Ⅰ、Ⅱ、Ⅲ三种状态在硼酸溶液中同时存在，彼此间处于平衡状态。其多少受 pH、糖和硼酸比例，糖的结构等影响，通常硼酸量大而糖少时，以（Ⅱ）占优势。

与硼酸的络合反应对羟基的要求比较严格，只有处于同一平面上的羟基才能形成稳定的络合物。碳链上醇羟基越多，越容易造成有利位置，越有利于硼酸络合。

（三）糖的显色反应及沉淀反应

1. Molish 反应 单糖在浓硫酸的作用下，脱去三分子水生成具有呋喃环结构的糠醛及其衍生物，糠醛衍生物可以和许多芳胺、酚类缩合生成有色化合物。Molish 试剂由浓硫酸和萘 - 1 - 酚组成，反应式如下。

COOH　O　OH　H,OH　OH　OH　浓硫酸　H_3C　O　CHO　$+3H_2O$　α - 萘酚　OH　O　C　O　HOH_2C

Molish 反应一般是取少量样品溶于水中，加 5% 萘 - 1 - 酚乙醇液 2 ~ 3 滴，摇匀后沿试管壁慢慢加入浓硫酸 1ml，两液面间产生紫色环为阳性。

低聚糖、多糖及苷类化合物在浓酸作用下可以水解产生单糖，Molish 反应也呈现阳性结果。

2. 菲林反应（Fehling reaction） 还原糖具有游离的醛（酮）基，可以被菲林试剂氧化成羧基，同时菲林试剂中的铜离子由二价还原成一价，生成 Cu_2O 砖红色沉淀，称为菲林反应。

CHO　OH　HO　OH　OH　CH_2OH　菲林试剂　COO^-　OH　HO　OH　OH　CH_2OH　+　Cu_2O ↓　砖红色沉淀

3. 多伦反应（Tollen reaction） 类似菲林反应，还原糖中的醛（酮）基被多伦试剂氧化成羧基，同时多伦试剂中的银离子被还原成金属银，生成银镜或黑褐色银沉淀，称为多伦反应或银镜反应。

CHO　H—OH　HO—H　H—OH　H—OH　CH_2OH　多伦试剂　COO^-　H—OH　HO—H　H—OH　H—OH　CH_2OH　+ Ag ↓

四、糖的提取分离

（一）糖的提取

单糖和低聚糖能溶于水，不溶于亲脂性有机溶剂，一般采用水或稀醇提取。多糖随着聚合度的增加，水溶性降低，可溶于热水，一般采用水煎煮法提取，提取液浓缩，再利用多糖不溶于乙醇的性质，加入乙醇使其沉淀的方法即可得到粗多糖。

（二）糖的分离

糖中含有大量的非糖物质，需要初步纯化以后方能进行下一步的分离。尤其对于多糖类化合物，分子量大，结构复杂，分离难度很大。常用的糖类分离方法介绍如下。

1. 活性炭柱色谱法　活性炭吸附量大，分离效率高，是分离水溶性成分的常用吸附剂。含糖的水溶液通过色谱柱后，先用水洗脱无机盐、单糖等，然后在水中增加乙醇的浓度，依次洗出二糖、三糖以及更大的低聚糖。柱色谱时活性炭中常加入硅藻土作稀释剂，以增加溶液的流速。

2. 凝胶过滤法（gelfiltration）　凝胶过滤法可用于分离分子大小不同的化合物。葡聚糖凝胶、琼脂糖凝胶和聚丙烯酰胺凝胶都广泛用于糖类及其衍生物的分离纯化。低聚糖一般用孔隙小的凝胶（如 Sephadex G－25，G－50）分离，而多糖纯化时可以先用孔隙小的凝胶（如 Sephadex G－15，G－25）除去无机盐和小分子化合物，然后再用大孔隙的凝胶（如 Sephadex G－200）进行分离，如植物淀粉中直链和支链多糖的分离。

3. 分级沉淀法　分级沉淀法是在混合多糖的高浓度水溶液中，逐步加入乙醇或者丙酮，收集不同浓度下析出的沉淀，得到不同的多糖组分。

4. 蛋白质除去法　用分级沉淀法得到的多糖，常伴有较多的蛋白质，必须予以除去。一般选择使蛋白质沉淀而多糖不沉淀的试剂来处理，如三氟三氯乙烷法和 sevage 法（用三氯甲烷－正丁醇按 4∶1 混合）。一般需要反复处理多次方能达到除尽游离蛋白质的目的。若能配合加入蛋白质水解酶（胰蛋白酶、胃蛋白酶、链霉蛋白酶等），使蛋白质大分子降解，再用 sevage 法处理，效果会更好。

五、糖的检识

糖的检识方法包括化学检识和色谱检识。化学检识主要利用糖的显色反应及沉淀反应，色谱检识主要以纸色谱和薄层色谱为主。

（一）化学检识

化学检识常用 Molish 反应、菲林反应、多伦反应等。鉴别试剂及特点见表 3－1。

表 3－1　糖的显色反应

反应名称	试剂	结果	注意点
Molish 反应	5% 萘－1－酚乙醇液及浓硫酸	紫色环	Molish 反应阳性仅能说明样品中含有游离或结合的糖却不能判定是苷类还是游离糖或其他形式的糖。菲林反应或多伦反应呈阳性说明存在还原性糖。非还原糖和苷类则呈阴性反应
菲林反应	新制 $Cu(OH)_2$ 溶液	砖红色沉淀	
多伦反应	新制银氨溶液	银镜	

（二）色谱检识

1. 纸色谱　固定相为水，展开剂一般选择含水的溶剂系统。如正丁醇－乙酸－水（4∶1∶5，上层）、乙酸乙酯－吡啶－水（2∶1∶2）及水饱和苯酚等。

2. 薄层色谱　可用纤维素薄层色谱或硅胶薄层色谱。纤维素薄层色谱原理与纸色谱相同，但所需时间明显缩短。硅胶薄层色谱常用展开剂如正丁醇－乙酸－水（4∶1∶5，上层）、三氯甲烷－甲醇－水（65∶35∶10，下层）等。反相硅胶薄层色谱常用不同比例的水－甲醇、水－甲醇－三氯甲烷等为展开剂。

3. 显色剂 主要利用糖的还原性或形成糠醛后引起的显色反应。常用的有苯胺－邻苯二甲酸试剂、三苯四氮盐试剂（TTC试剂）、间苯二酚－盐酸试剂、蒽酮试剂和双甲酮－磷酸试剂等，这些试剂往往对不同的糖显示不同的颜色。因此，不仅可以确定糖斑点的位置，还可用于糖种类的鉴别。

对于含有硫酸的显色剂，只能用于薄层色谱，不适用于纸色谱。如茴香醛－硫酸试剂、间苯二酚－硫酸试剂、萘－1－酚－浓硫酸试剂等，喷后一般需要在100℃加热数分钟才能显现斑点。以羧甲基纤维素钠为黏合剂的硅胶薄层，在使用含硫酸的显色剂时也应注意加热的温度与时间，避免薄层板发黑，影响对斑点的观察。

第二节　苷类化合物

一、概述

苷类（glycosides）是糖或糖的衍生物与另一非糖物质通过糖的端基碳原子连接而成的一类化合物。苷类又称为配糖体，苷中非糖部分称为苷元（genin）或配糖基（aglycone）。

在自然界中，各种类型的天然成分只要结构中有羟基，均可以与糖脱水缩合成苷，因此，苷类化合物种类很多，结构差异也很大。

苷类化合物作为中药一大类重要的化学成分，其生理活性多种多样，如在心血管系统、呼吸系统、消化系统、神经系统以及抗菌消炎、增强机体免疫功能、抗肿瘤等方面表现出重要的药理活性，已成为中药化学研究中不可忽视的一类成分，也是许多中药的有效成分。如天麻中的天麻苷、黄芩中的黄芩苷、葛根中的葛根素、槐米中的芦丁和人参中的人参皂苷等均为苷类化合物。

二、苷的结构与分类

（一）苷的结构

多数苷类化合物是糖的半缩醛羟基与苷元上的羟基脱水缩合而成，所以苷类多具有缩醛结构。苷中苷元与糖之间的化学键称为苷键，苷元上与糖连接的原子称为苷键原子。由于单糖有 α 及 β 两种差向异构体，因此，形成的苷也有 α－苷及 β－苷之分。在天然苷类中，由D－型糖衍生的苷，多为 β－苷，如 β－D－葡萄糖苷，由L－型糖衍生的苷，多为 α－苷，如 α－L－鼠李糖苷。值得注意的是 β－D－糖苷与 α－L－糖苷的端基碳原子的绝对构型是相同的。

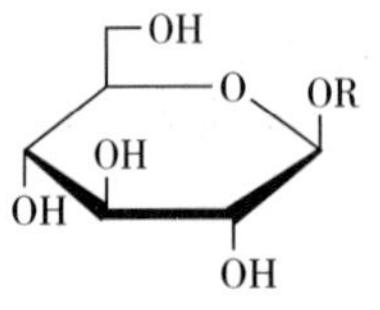

β-D-葡萄糖苷　　α-L-鼠李糖苷　　R=苷元基

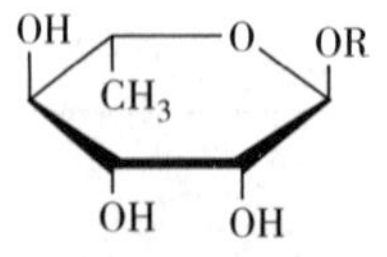

苷类化合物中常见的单糖是D－葡萄糖，也有L－阿拉伯糖、D－木糖、L－鼠李糖、D－甘露糖、D－半乳糖、D－果糖、D－葡萄糖醛酸和D－半乳糖醛酸等，此外，还有低聚糖及去氧糖等。

（二）苷的分类

苷类化合物根据苷元结构和糖种类及连接方式等不同，苷的种类很多，因此有多种分类方法。如按苷类在植物体内的存在状态可分为原生苷和次生苷（从原生苷中脱掉1个以上单糖的苷称次生苷或次级苷）；按苷元的结构类型可分为黄酮苷、蒽醌苷和香豆素苷等；按组成苷的糖的种类可分为葡萄糖苷和鼠李糖苷等；按苷中单糖基的数目可分为单糖苷和双糖苷等；按苷元连接糖链的数目可分为单链糖苷和双链糖苷等；按苷的理化性质可分为皂苷等；按苷的生理活性可分为强心苷等；按苷的植物来源分为人参皂苷、柴胡皂苷等。

最常见的是根据苷键原子的不同进行的分类，可分为氧苷、氮苷、硫苷和碳苷等，其中以氧苷数量最多。

1. 氧苷　苷元通过氧原子和糖相连接而成的苷称为氧苷。根据形成苷键的苷元羟基类型不同，可分为醇苷、酚苷、酯苷和氰苷等。其中以酚苷居多，酯苷较少见。

（1）醇苷　苷元的醇羟基与糖的半缩醛羟基脱水缩合而成的苷。如毛茛苷（ranunculin）、红景天苷（rhodioloside）等。

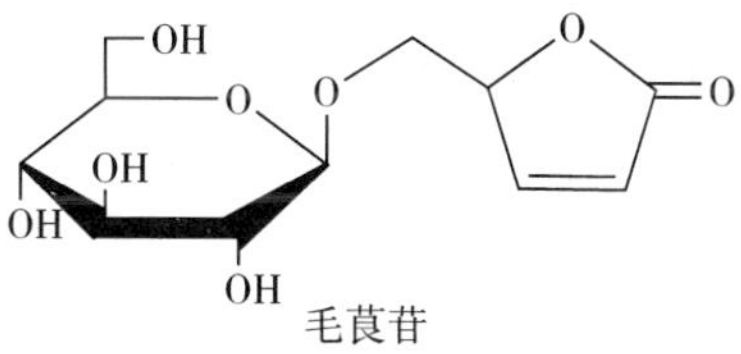

毛茛苷 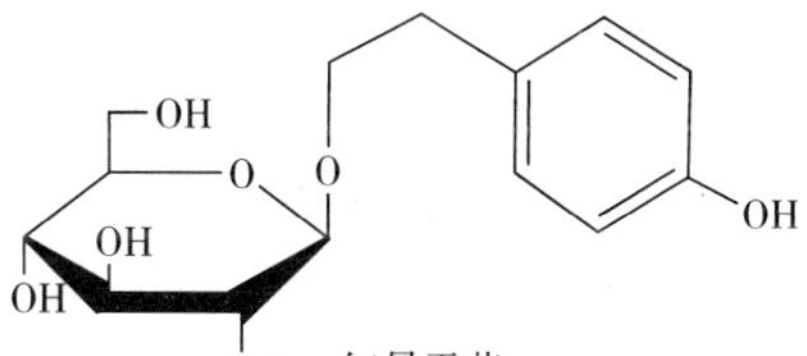　　红景天苷

（2）酚苷　苷元的酚羟基与糖的半缩醛羟基脱水缩合而成的苷。如天麻苷（gastrodin）、丹皮苷（paeonoside）、熊果苷（arbutin）等。蒽醌苷、香豆素苷、黄酮苷等多属酚苷。

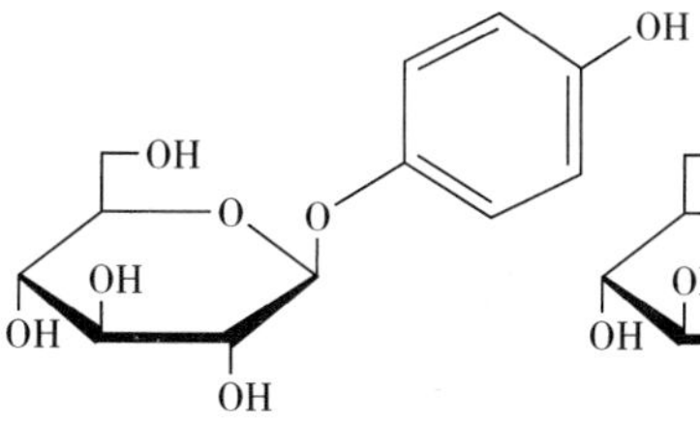

熊果苷 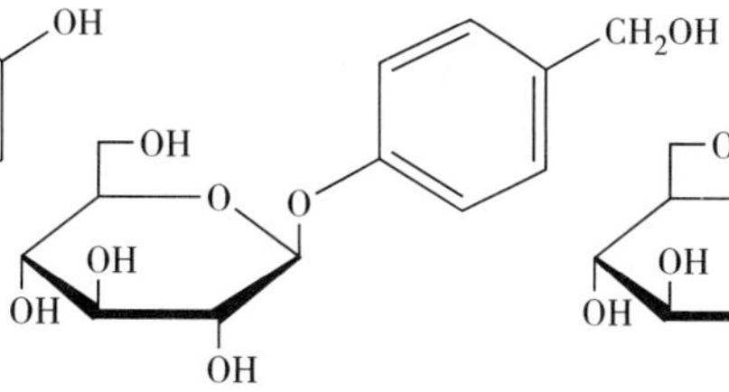　　天麻苷 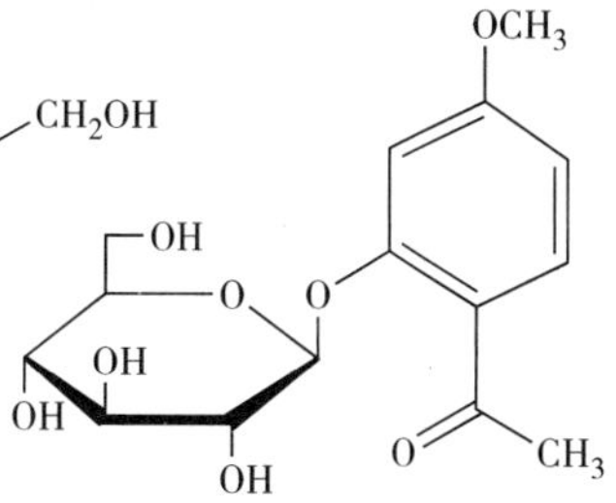　　丹皮苷

（3）酯苷　苷元中的羧基与糖的半缩醛羟基脱水缩合而成的苷，其苷键既有缩醛性质又有酯的性质，易为稀酸和稀碱所水解。如山慈菇苷A和山慈菇苷B（tuliposideA，tuliposideB），被水解后，苷元立即环合生成山慈菇内酯A和山慈菇内酯B（tulipalinA，tulipalinB）。酯苷在三萜皂苷中较为多见。

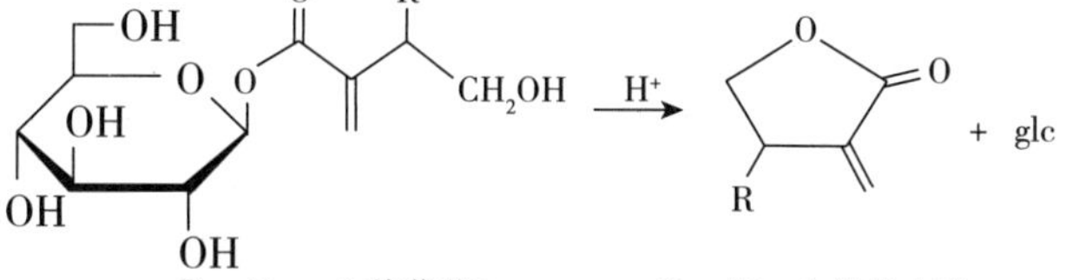

R=H　山慈菇苷A　　R=H　山慈菇内酯A

R=OH　山慈菇苷B　　R=OH　山慈菇内酯B

（4）氰苷　主要是指一类具有α-羟基腈结构的苷。数目不多，但分布十分广泛。氰苷易水解，尤其是在稀酸和酶催化时水解更快，生成的苷元α-羟基腈很不稳定，立即分解为醛或酮和氢氰酸；在浓酸作用下，苷元中的氰基（—CN）易氧化成羧基（—COOH），并产生NH_4^+；在碱性条件下虽不易水

解，但可异构化为羧酸类化合物。

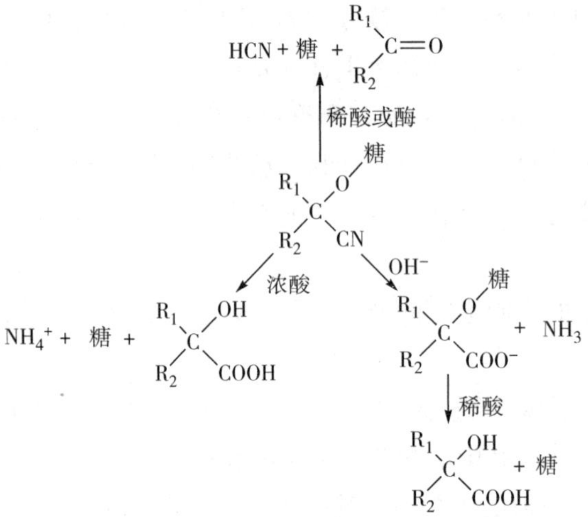

苦杏仁苷（amygdalin）存在于杏的种仁中，具有 α-羟基腈结构，属于氰苷类（cyanogenic glycosides）。在苦杏仁酶的作用下水解失去一分子葡萄糖而生成野樱苷，即为次生苷。小剂量口服时，在体内酶的作用下，苦杏仁苷缓慢分解，释放少量氢氰酸，对呼吸中枢呈镇静作用，使呼吸运动趋于安静而达到镇咳的作用；但大量氢氰酸释放可使延髓生命中枢先兴奋后麻痹，并能抑制酶的活性，阻碍新陈代谢，引起组织窒息而产生中毒症状，严重者可导致死亡。

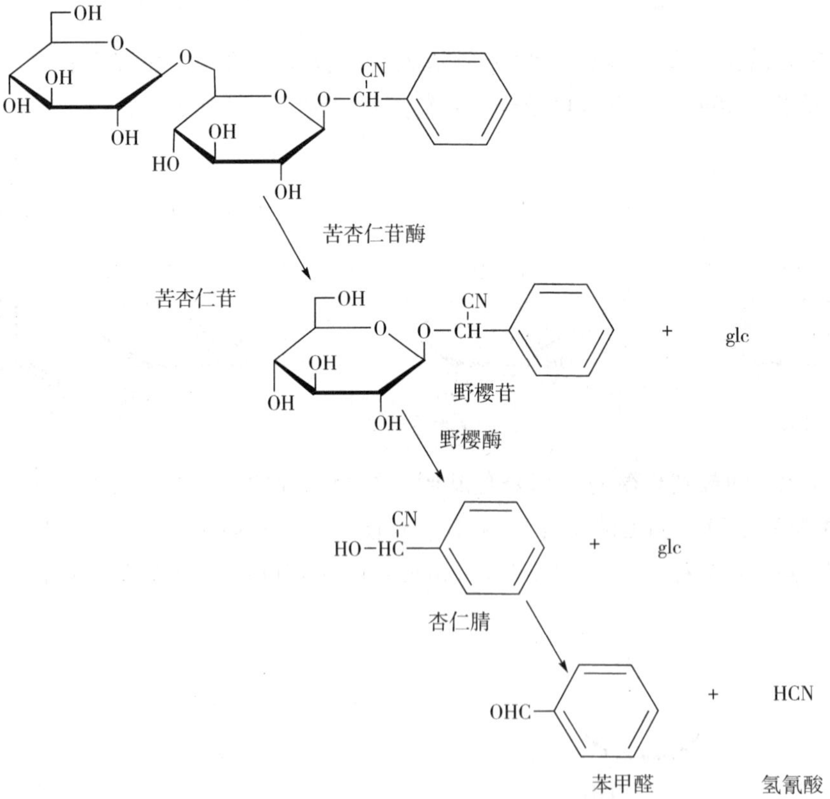

苦杏仁苷 —苦杏仁苷酶→ 野樱苷 + glc —野樱酶→ 杏仁腈 + glc → 苯甲醛 + HCN（氢氰酸）

知识链接

金线莲苷是 3(*R*)-β-D-吡喃葡萄糖氧基-γ-丁内酯，属于氧苷中的醇苷，系兰科开唇兰属（*Anoectochilus*）植物特征性成分，在金线兰（*Anoectochilu sroxburghii*（Wall.）Lindl.）、恒春银线兰（*Anoectochilus koshunensis* Hayata）中含量较高。易溶于水、甲醇等极性大的溶剂，难溶于三氯甲烷、丙酮等。

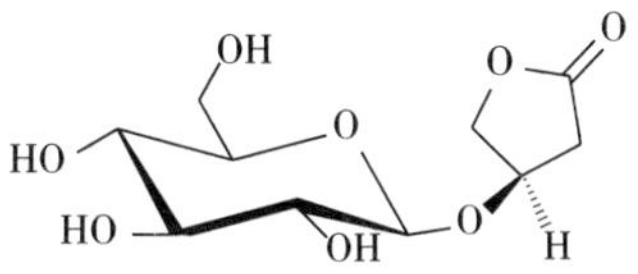

金线莲苷

金线莲（金线兰）是我国传统的珍贵药材，有清凉解毒、滋阴降火、消炎止痛之功效。对无名肿痛、发烧、止泻、蛇伤均有显著疗效，且无毒副作用，使用安全。现代研究表明，金线莲苷具有保肝、降血脂、提高免疫力、抗氧化等药理活性。

2023 年 2 月底，金线莲苷一类新药研发团队研究了 20 余年，拥有金线莲苷 10 项专利的研究成果，进行了成果转化，将其开发成为保护肝脏的一类新药。

2. 硫苷　苷元以巯基与糖的半缩醛羟基脱水缩合而成的苷称为硫苷。这类苷数目不多，主要分布在十字花科植物中。如萝卜中的萝卜苷（glucoraphenin）、黑芥子中的黑芥子苷（sinigrin）等。这类苷的苷元均不稳定，水解后易进一步分解，所以一般水解后得到的苷元并不含巯基，而多为异硫氰酸酯类。

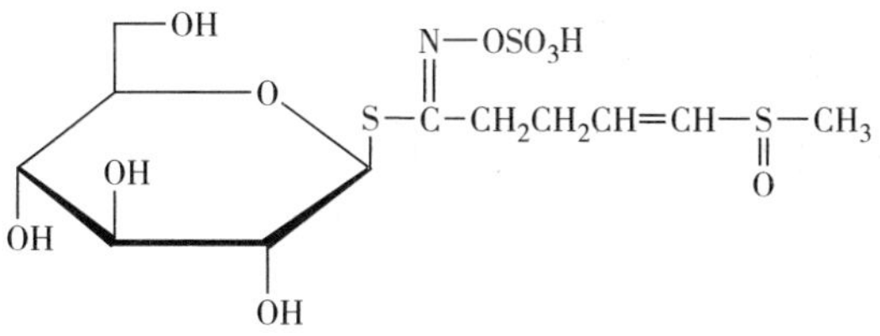

萝卜苷 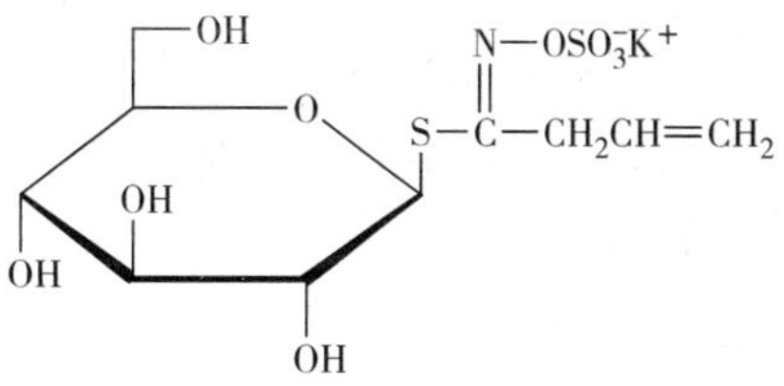　　黑芥子苷

3. 氮苷　可以看成是苷元上的氨基与糖的半缩醛羟基脱水缩合而成的苷。它是生物化学领域中十分重要的物质。如核苷类是核酸的重要组成部分，由核糖和 2 - 去氧核糖与嘧啶或嘌呤脱水而成，如腺苷（adenosine）、鸟苷（guanosine）、胞苷（cytidine）、尿苷（uridine）等。核苷中糖的一个羟基被磷酸酯化后即为核苷酸，是核酸的基本结构单位。另外，中药巴豆中的巴豆苷（crotonoside）也为氮苷，其结构与腺苷相似。

4. 碳苷　可以看成苷元碳上的氢与糖的半缩醛羟基脱水缩合而成的苷。即糖基的端基碳原子与苷元碳原子直接相连。碳苷分子的糖多数连接在具有间二或间三酚羟基的芳环上，是由酚羟基邻位或对位的活泼氢与糖的半缩醛羟基脱水缩合而成。

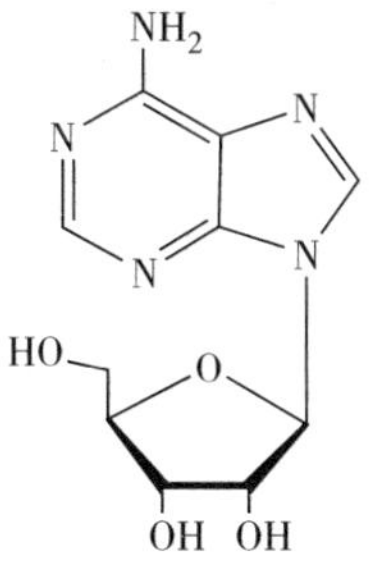

腺苷 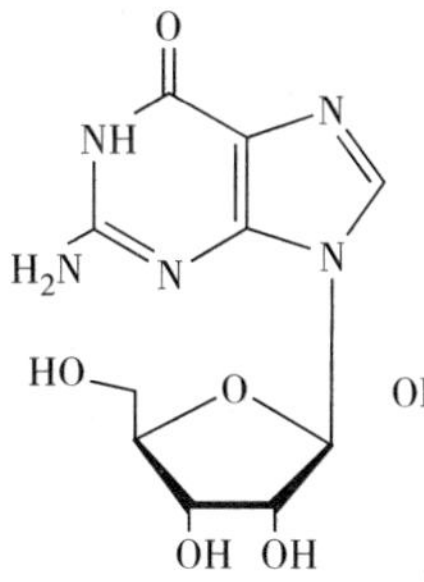　　鸟苷 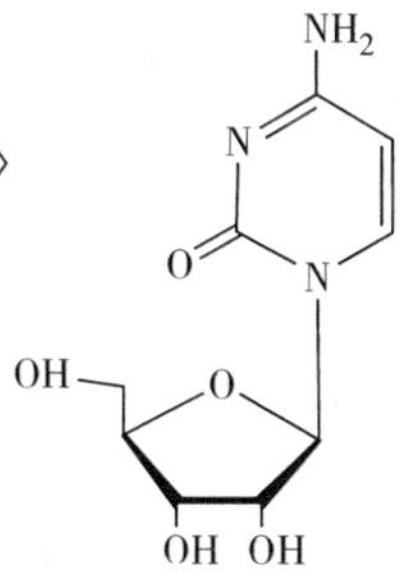　　胞苷 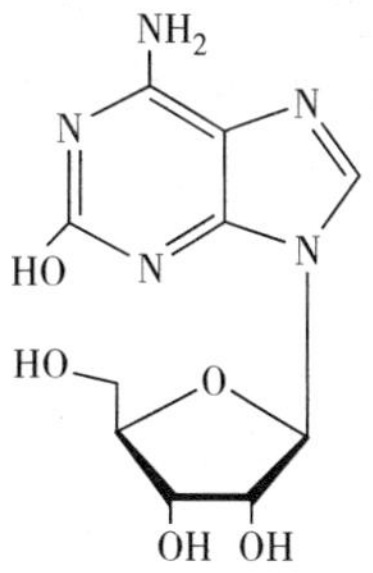　　巴豆苷

自然界中，组成碳苷的苷元多为黄酮、蒽酮、蒽醌类化合物等，其中以黄酮碳苷最为多见，通常与相应的氧苷共存。如牡荆素（vitexin），是存在于马鞭草科和桑科植物中的黄酮碳苷，也是山楂的主要

成分之一。

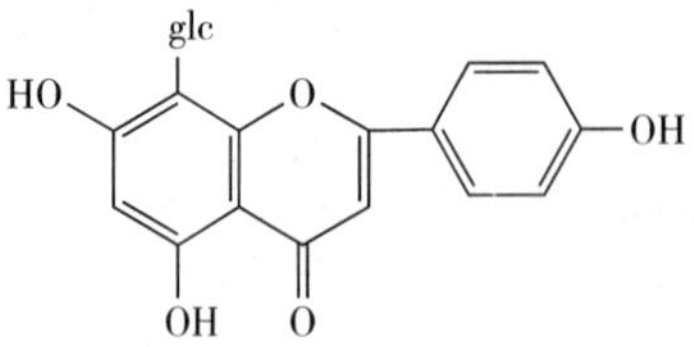

牡荆素 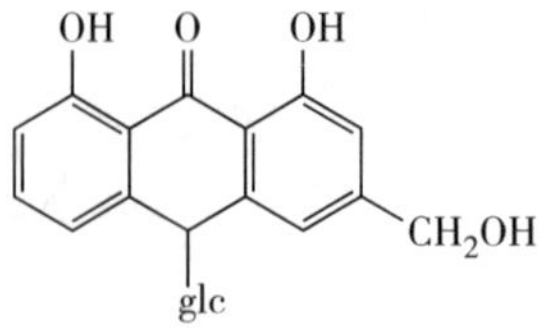　　　芦荟苷

芦荟苷（aloin）是芦荟（*Aloe vera*（L.）Burm. f.）中的致泻成分之一，也是最早发现的结晶性蒽酮碳苷。

三、苷的理化性质

（一）性状

苷类化合物一般为固体，其中含糖基少的苷可形成结晶，糖基多的苷则为无定形粉末。苷类化合物多为无色，少数苷类有一定颜色，如黄酮苷、蒽醌苷等。苷类一般无味，但也有很苦或很甜的。个别苷有吸湿性和黏膜刺激性，如皂苷、强心苷等。

（二）旋光性

苷类化合物均具有旋光性，多数为左旋，而水解产生的糖多数为右旋，因此，苷类水解后的混合物常呈右旋，比较水解前后旋光性的变化，可作为提示苷类化合物存在的线索，但要确认苷的存在还必须在水解产物中找到苷元。

（三）溶解性

苷类分子中含有糖基，大多数具有水溶性，可溶于甲醇、乙醇、含水正丁醇等亲水性有机溶剂，难溶于石油醚、苯、三氯甲烷等亲脂性有机溶剂；而苷元一般都呈亲脂性，易溶于有机溶剂，难溶于水。苷类分子中糖基数目越多，苷元所占比例越少，则水溶性大，反之亦然。

碳苷的溶解度较特殊，在水中和有机溶剂中的溶解度均较小。

（四）苷键的裂解

苷键的裂解是研究苷类和多糖结构的重要方法。通过苷键的裂解反应可以了解苷元及糖的种类、苷元与糖及糖与糖的连接方式、苷键的构型等诸多信息。苷键裂解的方法主要有酸水解、酶解、碱水解、乙酰解和氧化开裂法等。

1. 酸催化水解　苷键属缩醛（缩酮）结构，在酸性条件下，易被催化水解生成糖和苷元。反应一般在水或稀醇中进行，常用的酸有稀盐酸、稀硫酸、乙酸、甲酸等。反应机制首先是苷键原子的质子化，然后苷键断裂形成苷元和糖的阳碳离子中间体，在水中阳碳离子经溶剂化，再脱去质子而形成糖分子。下面以葡萄糖氧苷为例，说明其反应历程。

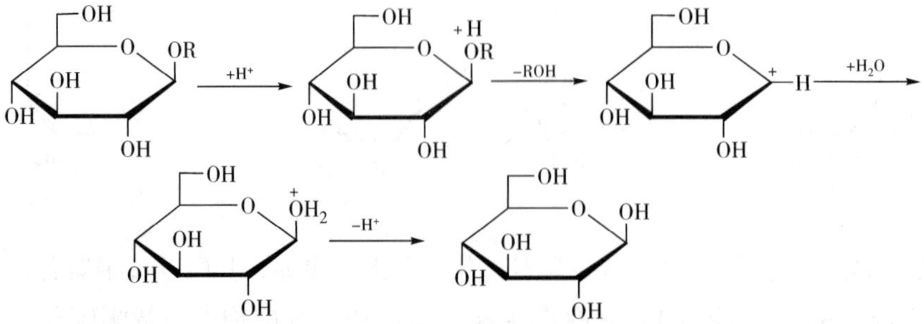

从上述反应机制可以看出，凡有利于苷键原子质子化及阳碳离子中间体形成的因素都利于苷键的酸水解。因此，苷键原子的碱性、苷键原子周围的电子云密度及空间环境对苷键的水解都可能产生一定影响。苷类化合物酸水解的规律如下。

（1）按苷键原子不同，酸催化水解的速率为：N－苷＞O－苷＞S－苷＞C－苷。N原子碱性强，易接受质子，水解速度最快；C原子几乎无碱性，最难质子化，所以C－苷很难酸水解。另外应注意，当N原子存在于酰胺或嘧啶环上时，因p－π共轭及吸电子诱导效应的影响，N原子电子云密度降低，难于质子化，故这类N－苷也很难酸水解。

（2）呋喃糖苷较吡喃糖苷易于水解。因为五元呋喃环是平面结构，各取代基处于重叠位置，张力较大，水解形成的中间体可使环张力减小，所以呋喃糖苷水解速率比吡喃糖苷大。

（3）酮糖苷较醛糖苷易于酸水解。因为酮糖常以呋喃糖形式存在。

（4）吡喃糖苷中，C－5上取代基越大，对苷键原子质子化的空间位阻越大，越难水解。水解速率是：五碳糖苷＞甲基五碳糖苷＞六碳糖苷＞七碳糖苷＞糖醛酸苷。

（5）氨基糖苷较羟基糖苷难水解，羟基糖苷较去氧糖苷难水解，尤其是2－氨基糖苷、2－羟基糖苷。这主要是C－2位上的吸电子取代基对质子的竞争性吸引作用和诱导效应，使苷键原子周围电子云密度降低，难于质子化，因此，氨基糖苷最难水解，羟基糖苷次之，去氧糖苷最易水解。具体水解速率是：2,3－二去氧糖苷＞2－去氧糖苷＞3－去氧糖苷＞2－羟基糖苷＞2－氨基糖苷。

（6）芳香苷类较脂肪族苷易于水解。主要是由于芳环对苷键原子有一定的供电作用，使苷键原子的质子化容易。如某些酚苷如蒽醌苷、香豆素苷等，在加热情况下就有可能水解。

对于难水解的苷类，有时需要采用较剧烈的条件进行水解，如增加酸的浓度或加热等，这种情况下苷元常发生脱水而导致苷元结构破坏，不能获得真正的苷元，对此可用两相酸水解法，即在反应混合物中加入与水不相混溶的有机溶剂，如苯和三氯甲烷等，苷键水解生成的苷元很快进入有机相，避免与酸长时间接触，保证了苷元结构的完整。

2. 碱催化水解　苷键的缩醛结构对碱性试剂比较稳定，所以苷类一般不易被碱催化水解，但酯苷、酚苷、烯醇苷或具有β－吸电子取代基的苷，遇碱可发生水解。例如藏红花苦苷（picrocrocin）苷键的邻位碳原子上有受吸电子基活化的质子，水解后还能引起消除反应，而生成双烯醛。其反应过程如下。

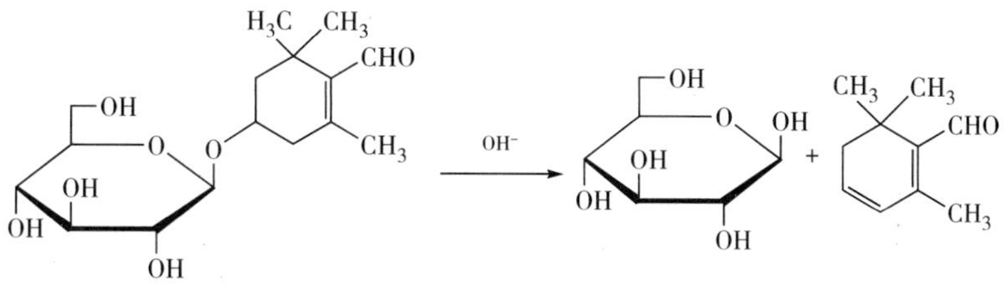

藏红花苦苷　$\xrightarrow{OH^-}$　葡萄糖 ＋ 双烯醛

3. 酶催化水解　苷键受酶的作用而发生的水解反应。酶催化苷键水解时，所用条件比较温和（30～40℃），可以保护糖和苷元的结构不变，也可以保留部分苷键得到次级苷，因而可获知苷元和糖、糖与糖的连接方式。

酶的专属性主要表现在特定的酶只能水解糖的特定构型苷键。如α－苷酶只水解α－苷键，β－苷酶只水解β－苷键。麦芽糖酶是一种α－苷酶，只能水解α－葡萄糖苷键；苦杏仁苷酶是β－苷酶，主要水解β－葡萄糖苷键，但专属性较差，也能水解其他六碳糖的β－苷键。故酶水解也常用来判断苷键的构型。

4. 乙酰解反应　乙酰解所用试剂为乙酸酐和酸，常用的酸有硫酸、高氯酸或Lewis酸（如氯化锌、三氟化硼等）。反应机制与酸催化水解类似，只是进攻基团是CH_3CO^+，而不是质子。

乙酰解反应的速度与糖苷键的位置有关。如果在苷键的邻位有可被乙酰化的羟基或氧环时，由于诱导效应可使乙酰解的速度减慢。从双糖的乙酰解速率可以看出，苷键的乙酰解一般以 1→6 苷键最易，其次为 1→ 4 苷键和 1→3 苷键，而以 1→2 苷键最难开裂。

在多糖苷的结构研究中，为了确定糖与糖之间的连接位置，过去常用乙酰解反应开裂部分苷键，保留另一部分苷键，然后用薄层色谱或气相色谱鉴定得到的乙酰化糖，进而推测苷中糖和糖的连接位置。

5. 氧化开裂反应 又称 Smith 降解法。其反应原理首先是用过碘酸氧化糖的邻二醇羟基结构，生成二元醛和甲酸，然后用四氢硼钠将二元醛还原成相应的二元醇，这种醇具有简单缩醛结构，在酸性条件下很不稳定，用稀酸在室温就可以将其水解成苷元、多元醇和羟基乙醛等产物。该反应条件温和，易得到原生苷元，特别适用于苷元结构不稳定的 *O* - 苷以及难水解的碳苷。

$$\xrightarrow{IO_4^-} \quad \xrightarrow{BH_4^-} \quad \xrightarrow{H^+} CH_2OH-CHOH-CH_2OH + CHO-CH_2OH + ROH$$

碳苷用 Smith 降解法得到的是多连一个醛基的苷元。

$$\xrightarrow{(1)\ IO_4^-\ (2)\ BH_4^-\ (3)\ H^+} CH_2OH-CHOH-CH_2OH + R-CHOH-CH_2OH \xrightarrow{IO_4^-} RCHO + HCOOH$$

（五）苷类的显色反应和沉淀反应

苷为糖的衍生物，因此，苷类在水解出游离糖后，可发生与糖相同的显色反应和沉淀反应。苷元部分则因种类和结构不同，表现出各自不同的显色反应，可参见相关章节内容。

四、苷的提取分离

（一）苷的提取

从药材中提取苷类化合物，一般都是采用水或醇进行提取。在提取时首先必须明确提取目的，即提取的是原生苷、次生苷，还是苷元；然后，根据苷类成分的溶解性，选择相应的溶剂和提取方法进行提取。由于植物体内有水解酶共存，在提取过程中易使苷类化合物分解，因此，当以苷为提取目的时，必须注意破坏和抑制酶的活性，一般对采集的药材应迅速干燥，在提取过程中，原料中加入一定量的碳酸钙，或采用甲醇、乙醇或沸水提取，同时尽量在中性条件下进行提取，避免与酸和碱接触，防止苷类水解。

在苷类的提取分离中，由于苷元结构的不同，所连接糖的数目和种类也不一样，很难有统一的提取方法，常用的苷类化合物系统提取方法如图（图 3 - 1）。

当以次生苷或苷元为提取目的时，先用适当的水解方法将苷上的糖基部分或全部水解，再利用次级苷或苷元的溶解性选择相应的溶剂进行提取。水解时应尽量使其水解完全，但同时又要注意不破坏苷元的结构，以达到最高的提取效率。苷元脂溶性较强，一般选择亲脂性有机溶剂如乙醚、三氯甲烷等进行提取。

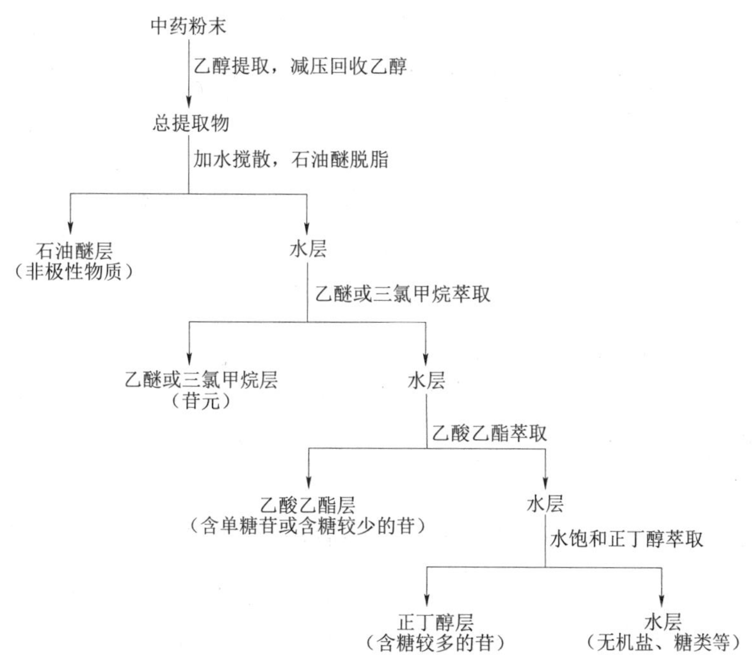

图 3-1 苷类化合物提取工艺流程

（二）苷的分离

苷类一般极性较大，分离较为困难。通常需要先除去杂质成分，再进行混合苷的分离。分离纯化的方法如下。

1. 溶剂法 提取液经浓缩所得的浓缩液浸膏，用合适的溶剂溶出苷类成分，不溶或少溶出杂质。如对于一些难溶于冷水的苷类，可以先用乙醇提取，浓缩提取液，然后加沸水搅拌或加水煮沸，趁热过滤，除去不溶性杂质，滤液放冷后，比较纯的苷就可能沉淀或结晶出来。

某些酸性苷类虽可溶于水，却难溶于酸水而能溶于碱水，可先用碱水提取，再于提取液中加入酸，苷类成分即可析出沉淀。如蒽醌苷、黄酮苷等均可采用此法精制。有些苷类也可利用其在乙醚、丙酮中不溶的特点，采用乙醚、丙酮或乙醚-丙酮组成的混合溶剂沉淀的方法进行纯化，如皂苷类成分的纯化。

2. 大孔吸附树脂法 该法广泛应用于天然产物的分离和纯化，在中药提取分离过程中，主要用于从水溶液中富集苷类成分或除去糖类等极性大的杂质，通常将中药的水提取液通过预先处理好的大孔吸附树脂使达到饱和，先用水洗脱除去糖类等极性大的杂质成分，再用不同浓度的乙醇（乙醇浓度由低到高）洗脱，苷类成分则被洗脱下来，达到纯化的目的。

3. 柱色谱分离法 对于苷类成分的单体分离，柱色谱法是比较有效的方法。常用的色谱方法有吸附柱色谱、分配柱色谱、凝胶柱色谱、聚酰胺色谱法等。一般亲脂性较强的苷类或苷元，常以硅胶吸附柱色谱法为主，而极性较大的苷类采用以硅胶或纤维素为支持剂的分配柱色谱法分离，水饱和的有机溶剂系统为流动相。

近年来，反相色谱法得到了广泛的应用，对于采用正相色谱难以分离的成分（如皂苷或某些亲水性苷类）往往能达到理想的分离效果。反相柱色谱常用的固定相为 RP-18、RP-8 或 RP-2 等，以水-甲醇或水-乙腈作为流动相，其中以 RP-18（ODS）应用最为普遍。

根据分子量大小不同而进行分离的方法主要是凝胶色谱分离法，色谱填料多以 Sephadex LH-20 为主，适合于某些苷类成分的分离。如黄酮苷的分离中，采用 Sephadex LH-20 作吸附剂，以甲醇洗脱时，黄酮的三糖苷先被洗脱下来，双糖苷其次，单糖苷最后被洗脱下来。

以氢键原理进行化合物分离的聚酰胺色谱法也可用于苷类成分的分离。苷元分子与聚酰胺形成氢键缔合而产生吸附作用，其吸附能力取决于苷元酚羟基的数目、位置及芳香化程度等。常用的洗脱剂为醇－水组成的不同比例的溶剂系统。

对于组成复杂的苷类混合物的分离，一种色谱方法往往不能获得理想的分离效果，常需要多种色谱方法相互配合反复使用，方能达到理想的分离效果。

五、苷的检识

因苷类化合物都连有糖基，所以，一般通过检识苷分子中的糖来进行苷类化合物的检识，苷元的检识则在相应章节中介绍。

（一）理化检识

在苷检识方法中，以检识糖为目的的检识反应常用的有 Molish 反应、菲林试剂或多伦试剂反应，检识过程应注意排除糖类的干扰。

水解反应也可用于苷类的鉴别，利用苷水解后产生的苷元水溶性较差的性质，将样品酸水解，反应液冷却，若出现沉淀，提示可能有苷类化合物存在。

上述为苷类一般的理化检识，不同的苷类由于苷元结构不同，还有一些特殊的检识方法，如皂苷的发泡性和溶血特性，黄酮类化合物的盐酸－镁粉反应、强心苷的 α－去氧糖检识等，详见各相关章节。

（二）色谱检识

苷类的色谱检识主要有薄层色谱和纸色谱，薄层色谱常用的吸附剂是硅胶、反相硅胶，也可用纤维素。

1. 薄层色谱 多数苷类化合物极性较大，硅胶薄层色谱以分配原理为主，展开剂常以含水溶剂系统为主，如正丁醇－乙酸－水（4∶1∶5，上层）、三氯甲烷－甲醇－水（65∶35∶10，下层）及乙酸乙酯－正丁醇－水（4∶5∶1，上层）等；对极性较小的苷类，也常用一定比例的三氯甲烷－甲醇、丙酮－甲醇等溶剂系统；反相硅胶色谱常用乙腈－水和甲醇－水不同比例作为展开剂。

2. 纸色谱 一般以水饱和的有机溶剂为展开剂，如正丁醇－乙酸－水（4∶1∶5，上层）、正丁醇－乙醇－水（4∶2∶1）及水饱和苯酚等。

3. 显色剂 针对苷中糖部分，所用显色剂与糖相似，常用的显色剂如苯胺－邻苯二甲酸试剂、间苯二酚－盐酸试剂、蒽酮试剂等，针对苷元部分的显色剂见相关章节。

六、苷的结构研究

苷的结构研究，首先了解糖的种类和数目等组成情况，其次研究糖与糖以及糖与苷元连接的位置和顺序，苷键的构型，以及苷元结构的确定等。

苷类化合物的分子中均含有糖基，经典的结构研究有甲基化、水解、Klyne 经验公式计算等方法。近年来，直接通过解析苷的一维或二维 NMR 谱进行结构解析，并结合 PC、TLC 或 GLC 等方法对苷水解液中的单糖种类进行确定，即可达到结构鉴定的目的。苷的结构研究程序如下。

（一）苷的纯度测定

可通过测定熔点，比旋度、TLC 和 HPLC 检测等判断纯度。

（二）苷的分子量测定

苷的分子量测定，目前大多采用快速、灵敏的质谱法。但由于苷的极性大、难挥发、加热温度过高又会分解，故电子轰击法（EI）常不能得到其分子离子峰，而需要采用化学电离（CI）、场解析（FD）、快原子轰击（FAB）和电喷雾质谱（ESI）等方法获得分子离子峰。

（三）苷中组成糖的种类和糖的数目的测定

通常将苷键全部水解，然后采用 PC、TLC 或 GLC 等方法对苷水解液中的单糖种类进行鉴定，还可以进一步采用光密度扫描法测定各单糖斑点的含量，算出各糖的分子比，以推测组成苷中糖基的数目。也可以直接通过解析苷的一维或二维 NMR 谱进行糖的鉴定。

糖类的 PC 常用的展开剂为正丁醇 - 乙酸 - 水（4∶1∶5，上层），与对照品纸色谱比较达到鉴别的目的。TLC 常用硅胶薄层，同样以对照品进行对照鉴别。GLC 用于糖的鉴定时，可先将化合物进行甲醇解，使半缩醛羟基甲基化，再将甲醇解溶液用 Ag_2CO_3 中和，滤去无机物后减压蒸去溶剂，残渣溶于少量吡啶，加入硅化烷试剂以制成各单糖甲苷的 TMS 衍生物，然后通过 GLC 进行鉴定。通常以甘露醇或肌醇作内标，以已知的各种单糖作对照品。

目前多采用 NMR 技术直接对苷中的糖进行鉴定。在 ^{1}H - NMR 中，根据苷中组成糖上的不同质子的化学位移及与相邻质子间的偶合常数，可以鉴定糖的种类。在 ^{13}C - NMR 中，根据苷中不同糖的碳信号也可以对糖的种类进行鉴定。此外，^{1}H - ^{1}H COSY、^{1}H - ^{13}C COSY 谱等对鉴定苷中组成糖的种类大有帮助。

测定苷中糖的数目可利用各种波谱法，如利用质谱测定苷和苷元的分子量，计算其差值，可求出糖的数目；利用 ^{1}H - NMR 谱中糖端基质子的信号数目，可确定苷中糖分子的数目，或将苷制成全乙酰化或全甲基化衍生物，根据 ^{1}H - NMR 谱中出现的乙酰氧基或甲氧基信号的数目，推测出所含糖的数目；利用 ^{13}C - NMR 谱中出现的糖端基碳信号的数目，或者根据苷分子总的碳信号数目与苷元碳信号数目的差值，推断出糖的数目。此外，^{1}H - ^{1}H COSY 和 ^{1}H - ^{13}C COSY 也是确定苷中糖数目的有效方法。

部分单糖及其甲苷 ^{13}C - NMR 的化学位移数据见表 3 - 2。

表 3 - 2 部分单糖及单糖甲苷的 ^{13}C - NMR 谱数据（δ）

糖（苷）	C - 1	C - 2	C - 3	C - 4	C - 5	C - 6
β - D - 葡萄糖	96.80	75.20	76.70	70.70	76.70	61.80
α - D - 葡萄糖	93.00	72.40	73.70	70.70	72.30	61.80
β - D - 半乳糖	97.40	72.90	73.80	69.70	75.90	61.80
α - D - 半乳糖	93.20	69.30	70.10	70.30	71.30	62.00
β - D - 甘露糖	94.50	72.10	74.00	67.70	77.00	62.00
α - D - 甘露糖	94.70	71.70	71.20	67.90	73.30	62.00
β - L - 鼠李糖	94.40	72.20	73.80	72.80	72.80	17.60
α - L - 鼠李糖	94.80	71.80	71.00	73.20	69.10	17.70
β - L - 夫糖	97.20	72.70	73.90	72.40	71.60	16.30
α - L - 夫糖	93.10	69.10	70.30	72.80	67.10	16.30
β - D - 阿拉伯糖	93.40	69.50	69.50	69.50	63.40	—
α - D - 阿拉伯糖	97.60	72.90	73.50	69.60	67.20	—
β - D - 木糖	97.50	75.10	76.80	70.20	66.10	—
α - D - 木糖	93.10	72.50	73.90	70.40	61.90	—
甲基 β - D - 葡萄糖苷	104.00	74.10	76.80	70.60	76.80	61.80
甲基 α - D - 葡萄糖苷	100.00	72.20	74.10	70.60	72.50	61.60
甲基 β - D - 半乳糖苷	104.50	71.70	73.80	69.70	76.00	62.00
甲基 α - D - 半乳糖苷	100.10	69.20	70.50	70.20	71.60	62.20

续表

糖（苷）	C-1	C-2	C-3	C-4	C-5	C-6
甲基β-D-甘露糖苷	102.30	71.70	74.50	68.40	77.60	62.60
甲基α-D-甘露糖苷	102.20	71.40	72.10	68.30	73.90	62.50
甲基β-L-鼠李糖苷	102.40	71.80	74.40	73.40	73.40	17.90
甲基α-L-鼠李糖苷	102.10	71.20	71.50	74.30	69.50	17.90
甲基β-L-夫糖苷	97.20	72.70	73.90	72.40	71.60	16.30
甲基α-L-夫糖苷	93.10	69.10	70.30	72.80	67.10	16.30

（四）苷分子中苷元和糖、糖和糖之间连接位置的确定

1. 苷元和糖之间连接位置的确定 以前常通过分析由化学降解或酶解得到的产物来确定糖和苷元之间的连接位置，而现在多利用NMR谱的解析来确定。

^{13}C-NMR谱是确定苷元和糖之间连接位置的有效方法。在^{13}C-NMR谱中，苷元羟基的成苷碳原子（称为α-碳原子）和与其相邻的碳原子（称为β-碳原子）的信号发生位移，而其他距苷键较远的碳原子的信号几乎不变；同时，苷分子中的糖部分其端基碳原子的信号与游离单糖端基碳信号比较，也发生了位移。这种信号的位移称为苷化位移（glycosylation shift）。对于苷元而言，羟基的苷化可因羟基的性质不同苷化位移的方向有所改变。一般情况下，醇类羟基的苷化，可引起苷元的α-碳向低场移动4~10，β-碳向高场移动0.9~4.6；而酚羟基的苷化，可引起苷元α-碳向高场移动，β-碳向低场移动。利用苷化位移规律，将苷和苷元的^{13}C-NMR谱相比较，即可确定苷元中与糖相连接的碳原子。

近年来，随着二维NMR技术在天然产物结构鉴定中的广泛应用，HMBC谱也已成为确定苷元连接位置的主要方法而被广泛应用。在HMBC中，可以观察到糖的端基质子与苷元的α-碳信号以及苷元α-碳原子上质子与糖的端基碳信号之间的相关关系，据此可以确定糖和苷元之间的连接位置。

2. 糖与糖之间连接位置的确定 目前除了采用经典化学方法外，还可以采用波谱（NMR）法进行糖与糖之间连接位置的确定。

化学方法一般是先将糖链全甲基化后进行甲醇解，鉴定所有获得的甲基化单糖，其中游离羟基的部位就是连接糖的位置，而处于最末端的糖一定是全甲基化的单糖。

^{13}C-NMR方法是用来确定糖与糖之间的连接位置的常用方法。在归属各碳信号的基础上，以游离苷元和各单糖甲苷为参照物，确定产生苷化位移的碳原子，然后利用苷化位移规律，即可简便地获知各单糖的连接位置。同样如前所述，HMBC谱对于确定糖与糖之间的连接位置，也是十分有效且常用的方法。

（五）糖和糖之间连接顺序的确定

早期决定糖连接顺序的方法主要是部分水解法。该方法是先将苷用稀酸（包括有机酸）水解、酶解、乙酰解和碱水解等方法进行水解，可使苷中的部分糖水解脱去，然后通过分析水解产物，推测糖与糖之间的连接顺序。

MS法也可用于确定糖与糖之间的连接位置。通常利用质谱中糖基的碎片离子峰或各种分子离子脱糖基的碎片离子峰对糖的连接顺序作出判断。

2D-NMR技术是目前常用的有效方法。在归属各碳信号的基础上，利用HMBC和NOESY等波谱技术，通过观察相连单糖的碳-氢或氢-氢远程偶合，推断糖的连接顺序和连接位置。

（六）苷键构型的确定

苷键构型的判定早期主要采用Klyne经验公式对苷和苷元的分子旋光差与组成该苷的糖的一对甲苷

的分子旋光度进行比较，或利用酶的专属性进行酶催化水解以确定苷键的构型。目前多用核磁共振技术。

1. ^1H-NMR 谱 利用^1H-NMR谱中组成苷的糖的端基质子的偶合常数判断苷键的构型，是目前常用而且较为准确的方法。在苷的^1H-NMR谱中，糖的端基质子信号在δ5.0附近呈特征性的双峰（d），而糖上其他质子信号在δ3.5～4.5之间。在糖的优势构象中，凡是H－2′为a键的糖，如木糖、葡萄糖和半乳糖等，当与苷元形成β－苷键时，其H－1′为a键，故H－1′与H－2′为aa键偶合系统，Jaa＝6～9Hz，呈现的二重峰偶合常数较大；当形成α－苷键时，H－1′为e键，故H－1′与H－2′为ae键偶合系统，Jae＝2～3.5Hz，呈现的二重峰偶合常数较小。因此，对于H－2′为a键的糖，根据偶合常数J值可以判定苷键的构型。

2. $^{13}C-NMR$ 谱 利用$^{13}C-NMR$谱中糖的端基碳信号的化学位移和糖的端基碳与端基氢之间的偶合常数，可以推测苷键的构型。糖的端基碳信号多数在δ95～110之间，端基碳原子上带有直立键羟基（a－OH）较带有平伏键羟基（e－OH）的信号在较高场，除D－甘露糖甲苷和L－鼠李糖甲苷外，绝大多数的单糖甲苷的α－和β－构型的端基碳原子的化学位移值相差约4ppm，据此可鉴别α－构型和β－构型苷键。如D－葡萄吡喃糖苷的端基碳信号，α－构型为97～101，β－构型为103～106。

另一端基构型信息的来源是$J_{C_1-H_1}$，即端基碳和端基质子间的偶合常数。如吡喃糖苷各非端基碳的J_{C-H}值一般为142～148Hz，而端基碳上的质子是平伏键（α－苷）时，$J_{C_1-H_1}$为170Hz；若为直立键质子（β－苷）时，则$J_{C_1-H_1}$为160Hz。

答案解析

目标测试

一、单项选择题

1. 下列属于多糖的是
   A. 半乳糖　B. 半乳糖　C. 芸香糖　D. 果胶　E. 槐糖
2. 从新鲜的植物中提取原生苷时应注意考虑的是
   A. 苷的溶解性　B. 苷的极性　C. 苷元的稳定性　D. 苷的酸水解特性　E. 植物中存在的酶对苷的水解特性
3. 按苷键原子不同，苷被酸水解的易难顺序是
   A. C－苷＞S－苷＞O－苷＞N－苷　B. S－苷＞O－苷＞C－苷＞N－苷　C. N－苷＞O－苷＞S－苷＞C－苷　D. O－苷＞S－苷＞C－苷＞N－苷　E. C－苷＞O－苷＞S－苷＞N－苷
4. Molish反应的阳性特征是
   A. 上层显红色，下层有绿色荧光　B. 上层绿色荧光，下层显红色　C. 两液层交界面呈紫色环　D. 两液层交界面呈蓝色环　E. 有橙－红色沉淀产生

二、多项选择题

5. 氧苷按苷元不同可分为
   A. 醇苷　B. 酚苷　C. 酯苷　D. 吲哚苷　E. 氰苷

6. 为确定苷键的构型，可采用的方法是

A. Klyne 经验公式法　　B. 酶水解法　　C. ^{1}H - NMR 法

D. 乙酰解法　　E. 全甲基化 - 甲醇解法

三、配伍选择题

[7 ~8]

A. 红景天苷　　B. 水杨苷　　C. 芥子苷

D. 腺苷　　E. 牡荆素

7. 属于氮苷类化合物的是

8. 属于碳苷类化合物的是

四、简答题

9. 根据苷键原子的不同，可将苷类化物分为几类？各类的含义是什么？

10. 简述苷类化合物酸水解的机理。

书网融合……

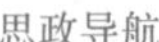

思政导航

本章小结

微课

题库

PPT

第四章　醌类化合物

学习目标

知识目标

1. 掌握　醌类化合物，特别是蒽醌类化合物的结构分类、理化性质、提取分离和检识方法。

2. 熟悉　醌类化合物的波谱性质。

3. 了解　醌类化合物的分布和生物活性。

能力目标

通过学习醌类化合物的提取分离方法，学生能够根据醌类化合物的不同结构特点选择合适的提取分离方法，设计合理的提取分离工艺流程，具有从代表性中药提取分离醌类化合物的实际操作能力。通过学习醌类化合物的检识方法，学生具备检识醌类化合物的实际操作能力。通过学习醌类化合物的波谱学特征，学生具有鉴定醌类化合物化学结构的一般能力。

第一节　概　述

醌类化合物（quinones）是中药中一类具有不饱和环二酮结构（醌式结构）的天然有机化合物，它是中药中广泛存在的一类化学成分，主要分为苯醌（benzoquinone）、萘醌（naphthoquinone）、蒽醌（anthraquinone）和菲醌（phenanthraquinone）四种类型。其生物活性是目前中药有效成分研究的热点之一，其中蒽醌及其衍生物最为重要。

醌类在植物中的分布非常广泛。如蓼科的大黄（*Rheum palmatum* L.；*Rheum tanguticum* Maxim. Ex Balf.；*Rheum officinale* Baill.）、何首乌（*Polygonum multiflorum* Thunb.）、虎杖（*Polygonum cuspidatum* Sieb. et Zucc.）、茜草科的茜草（*Rubia cordifolia* L.），豆科的决明子（*Cassia obtusifolia* L.；*Cassiatora* L.）、番泻叶（*Cassia angustifolia* Vahl；*Cassia acutifolia* Delile）、百合科的芦荟（*Aloe barbadensis* Miller；*Aloe ferox* Miller）、唇形科的丹参（*Salvia miltiorrhiza* Bge），紫草科的紫草［*Arnebia euchroma*（Royle）Johnst；*Arnebia guttata* Bunge.］、鼠李科的鼠李（*Rhamnus davurica* Pall.）等，均含有醌类化合物。醌类化合物主要存在于植物的根、茎、皮、叶及心材中，也存在于种子和果实中，在一些低等植物藻类、菌类、地衣类以及动物中也有醌类化合物存在。

醌类化合物的生物活性是多方面的。天然的蒽醌类化合物多具有泻下、抗肿瘤、抗炎、抗菌、抗病毒、抗氧化、抗突变等活性。如番泻叶中的番泻苷类化合物及各种鼠李属植物中的蒽醌类衍生物均具有较强的泻下作用；苯醌类的熊果苷、萘醌类的胡桃醌及蒽醌类的大黄素具有显著的抗肿瘤作用。大黄中游离的羟基蒽醌类化合物具有显著的抗菌作用，尤其是对金黄色葡萄球菌具有较强的抑制作用；茜草中的茜草素具有体外抗结核杆菌和止血作用。此外，某些醌类化合物还具有扩张冠状动脉、抗氧化、驱绦虫、解痉、利尿、利胆、镇咳、平喘等作用。

第二节 醌类化合物的结构与分类

一、苯醌类

苯醌类（benzoquinones）化合物分为邻苯醌和对苯醌两大类。邻苯醌结构中由于两个羰基之间的排斥作用而不稳定。故天然苯醌类化合物大多为对苯醌的衍生物。

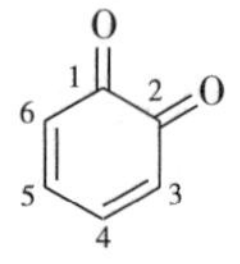

邻苯醌 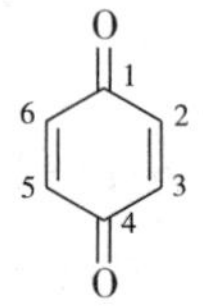　　对苯醌

天然苯醌类化合物大多为黄色或橙色结晶，如中药凤眼草（*Ailanthus altissima* Swingle）果实中的2,6－二甲氧基对苯醌，白花酸藤果（*Embelia ribes* Burm.）和木桂花（*Embelia oblongifolia* Hemsl.）果实中的信筒子醌（embelin）等。

具有苯醌类结构的泛醌类（ubiquinones）能参与生物体内氧化还原过程，是生物氧化反应的一类辅酶，故称为辅酶Q类（coenzymes Q），其中辅酶 Q_{10}（$n=10$）已用于治疗高血压、心脏病及肿瘤。

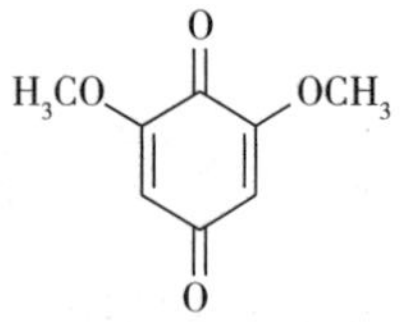

2,6-二甲氧基对苯醌 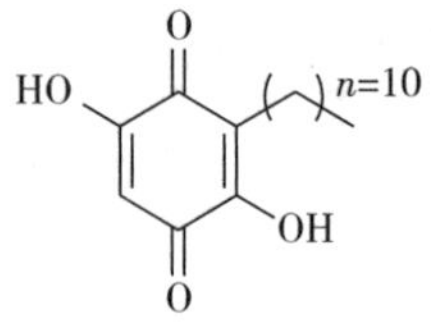　　信筒子醌

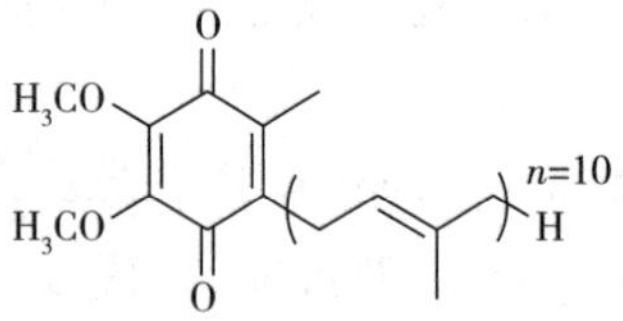

辅酶 Q_{10} 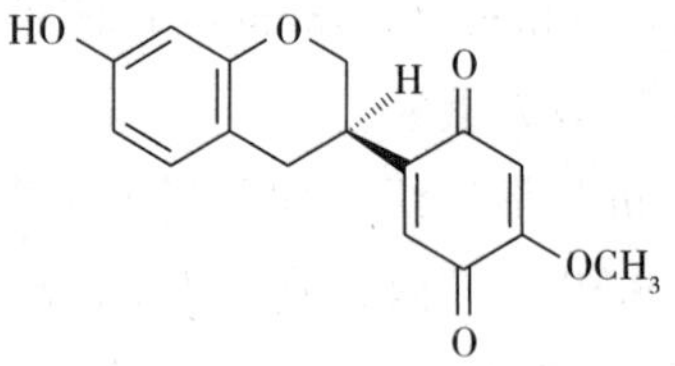　　环裂豆醌

近年来又先后分离得到一些结构复杂的苯醌类化合物，如从中药降香（*Dalbergia odorifera* T. Chen）的树干或根部心材中分离得到的环裂豆醌（claussequinone）等一系列对苯醌和黄酮类聚合而成的化合物。Arnebinone 和 isoarnebifuranone 是从中药软紫草（*Arnebia euchroma*）根中分得的二异戊烯基对苯醌类化合物，它们是对前列腺素 PGE_2 的生物合成具有抑制作用的微量活性成分。

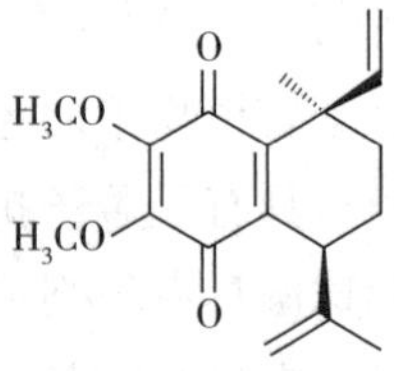

arnebinone 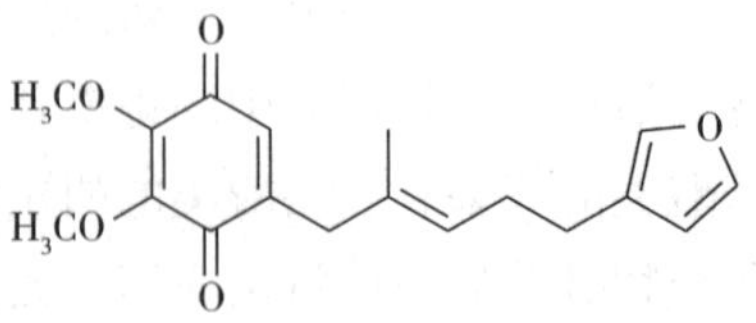　　isoarnebifuranone

二、萘醌类

萘醌类（naphthoquinones）化合物分为 α -（1,4）、β -（1,2）和 *amphi* -（2,6）三种结构类型，至今发现的200多种天然萘醌类化合物，绝大多为 α -萘醌类衍生物，它们多为橙色或橙红色结晶，少数呈紫色。

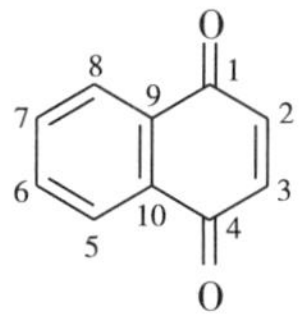

α-(1,4)萘醌　　β-(1,2)萘醌 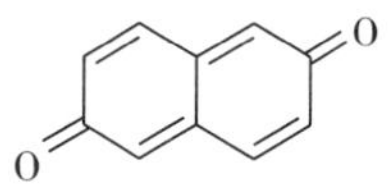　　*amphi*-(2,6)萘醌

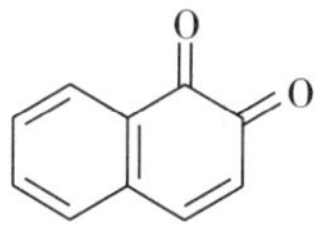

萘醌类化合物具有广泛的生物活性，如胡桃醌具有抗菌、抗癌及中枢神经镇静作用；蓝雪醌具有抗菌、止咳及祛痰作用；凤仙花科药用植物凤仙花（*Impatiens balsamina*）中分离得到的balsaminolate具有抑制环氧化酶COX-2活性的作用。另外，鼠李科植物翼核果（*Ventilago leiocarpa* Benth.）根中分离得到的翼核果素（ventilagolin）也是一种萘醌类化合物，紫草科破布木属植物 *Coradia corymbosa* 的根中分离出的cordiaquinone A对革兰阳性菌及分枝杆菌有抑制作用。紫草素（shikonin）、异紫草素及其衍生物5,8-二羟基-1,4-萘醌具有显著的抗肿瘤作用。

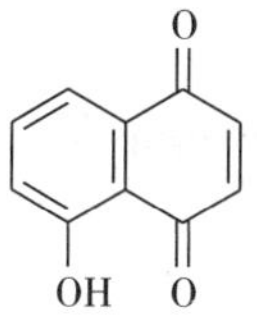

胡桃醌 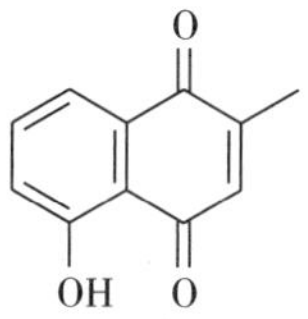　　蓝雪醌 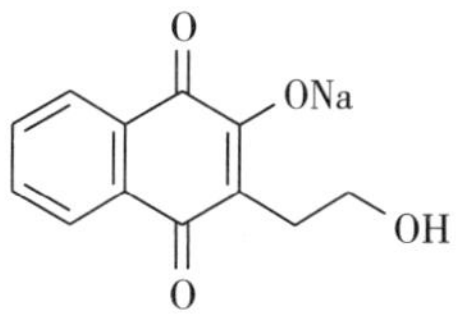　　balsaminolate

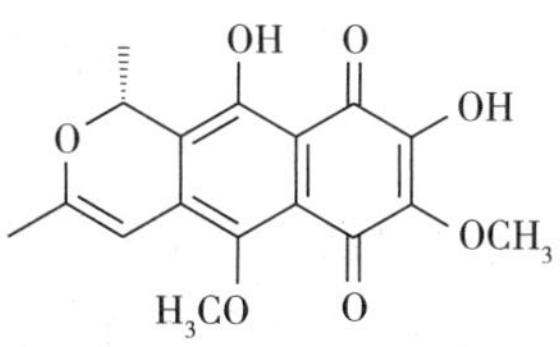

翼核果素 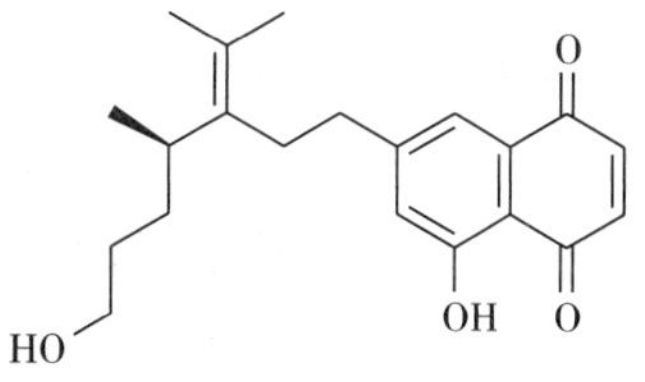　　cordiaquinone A

三、菲醌类

菲醌衍生物（phenanthraquinones）分为邻菲醌及对菲醌两种结构类型，主要分布在兰科、番荔枝科、唇形科、豆科、使君子科、蓼科等高等植物中，如从丹参（*Salvia miltiorrhiza* Bge.）根中分离得到多种菲醌类衍生物，其同属植物鼠尾草（*Salvia japonica* Thunb.）根中也分离得到一系列邻菲醌类化合物。

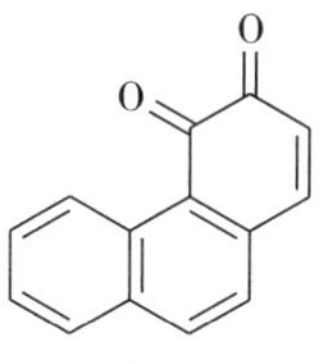

邻菲醌 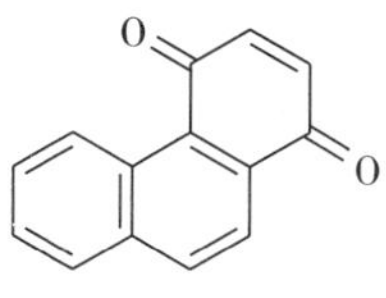　　对菲醌

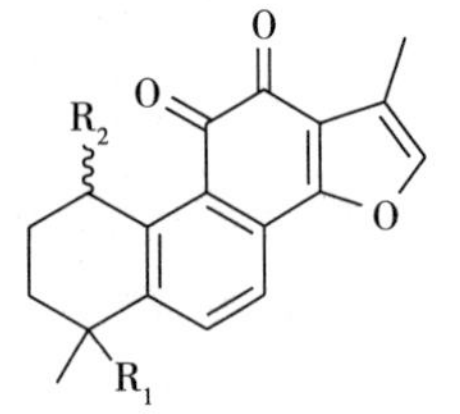

丹参醌ⅡA	$R_1 = CH_3$	$R_2 = H$
丹参醌ⅡB	$R_1 = \beta\text{-}CH_2OH$	$R_2 = H$
羟基丹参醌ⅡA	$R_1 = CH_3$	$R_2 = \alpha\text{-}OH$
丹参酸甲酯	$R_1 = \beta\text{-}COOCH_3$	$R_2 = H$

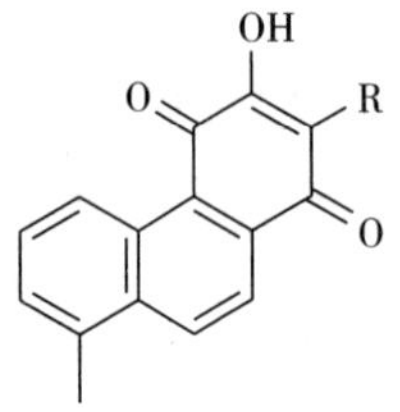

丹参新醌甲	$R = CH(CH_3)CH_2OH$
丹参新醌乙	$R = CH(CH_3)_2$
丹参新醌丙	$R = CH_3$

天然药物落羽松中分离得到的落羽松酮及落羽松二酮也具有菲醌样结构，二者均具有抗肿瘤作用。从西藏杓兰（*Cypripedium tibeticum*）中也分离得到了菲醌类衍生物西藏杓兰醌 B。

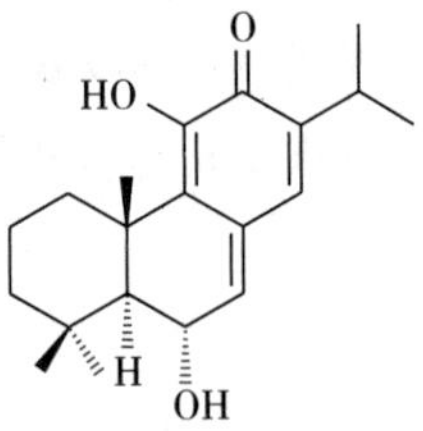

落羽松酮 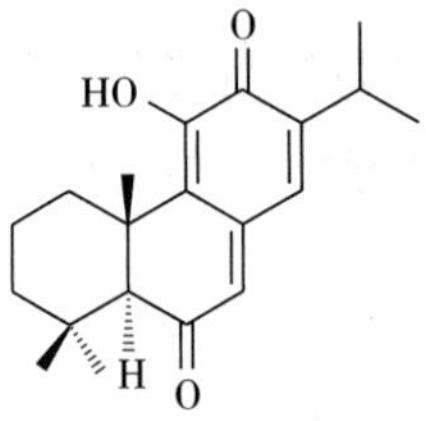　　落羽松二酮 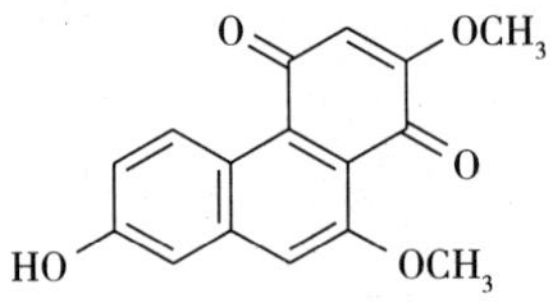　　西藏杓兰醌B

四、蒽醌类

蒽醌类化合物是蒽醌（anthraquinones）的衍生物，还包括其不同程度的还原产物，如氧化蒽酚、蒽酚、蒽酮及蒽酮的二聚物。

绝大多数蒽醌类化合物存在于高等植物、霉菌和地衣中，高等植物中茜草科植物中蒽醌类化合物最多，芸香科、鼠李科、豆科山扁豆属、蓼科大黄属和酸模属、紫葳科、马鞭草科、玄参科毛地黄属及百合科植物中蒽醌类化合物也较多。霉菌中曲霉属及青霉属中蒽醌类化合物较多，在动物及细菌中仅发现少数。

蒽醌按母核分为单蒽核及双蒽核两大类。

（一）单蒽核类

1. 蒽醌及其苷类　天然蒽醌以 9,10－蒽醌最为常见，由于整个分子形成一共轭体系 C_9 与 C_{10} 位碳又处于最高氧化水平，故结构比较稳定。蒽醌母核中 1、4、5、8 位为 α 位，2、3、6、7 位为 β 位，9、10 位为 *meso* 位，也称中位。

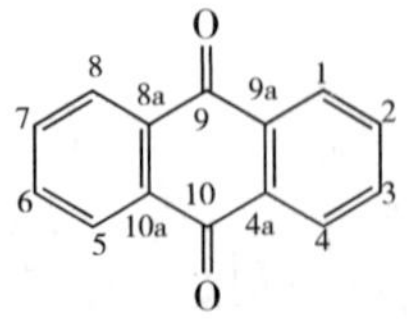

蒽醌母核

天然存在的蒽醌类化合物其蒽醌母核上的取代基有羟基、羟甲基、甲基、甲氧基以及羧基等基团，以游离或糖苷的形式存在于植物体内。蒽醌苷中的糖多为葡萄糖，部分为鼠李糖、木糖、阿拉伯糖等，一般有单糖苷和双糖苷两类。根据羟基在蒽醌母核上的分布情况，可将羟基蒽醌衍生物分为两种类型。

（1）大黄素型　此类蒽醌的羟基取代分布在两侧的苯环上，多数化合物呈黄色至棕色。例如中药大黄中的主要蒽醌类衍生物属于这一类型。

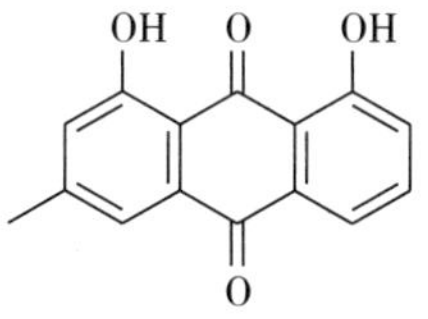

大黄酚 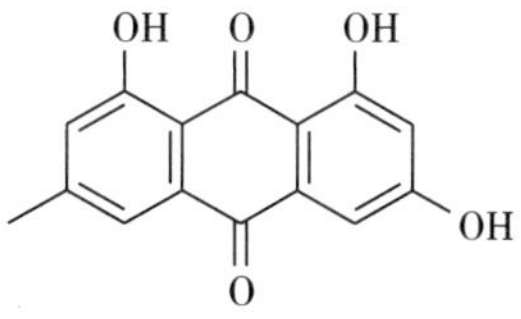　大黄素 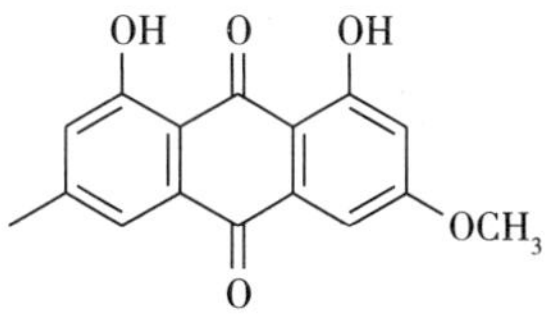　大黄素甲醚

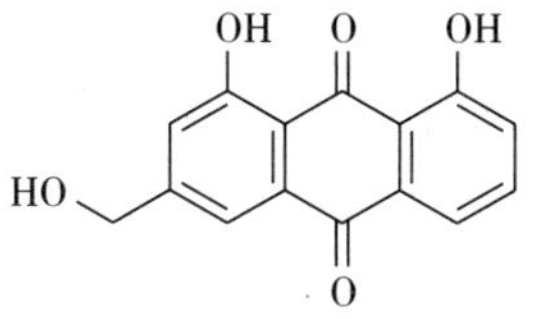

芦荟大黄素 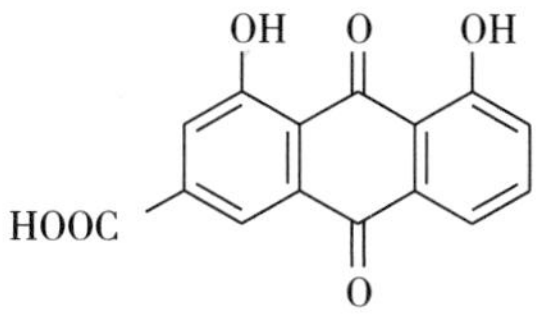　大黄酸 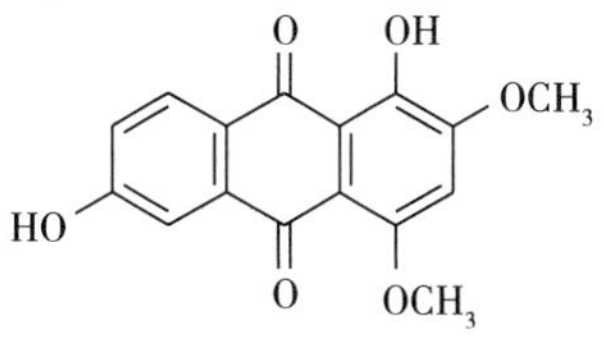　1,6–二羟基–2,4–二氧基蒽醌

中药巴戟天（*Morinda officinalis* How.）中分离得到的 1,6 – 二羟基 – 2,4 – 二甲氧基蒽醌也属于大黄素型。

（2）茜草素型　此类蒽醌的羟基取代分布在一侧的苯环上，颜色较深，多为橙黄色至橙红色。中药茜草中的蒽醌衍生物多属于这一类型，其中茜草素体外抗结核杆菌活性显著。从茜草科三角瓣花属的黄根（*Prismatomeris tetrandra*）中亦分得多种这一类型的蒽醌类衍生物。

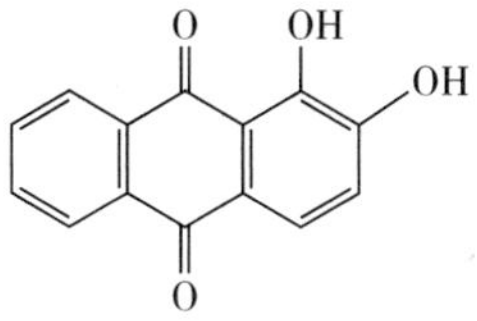

茜草素 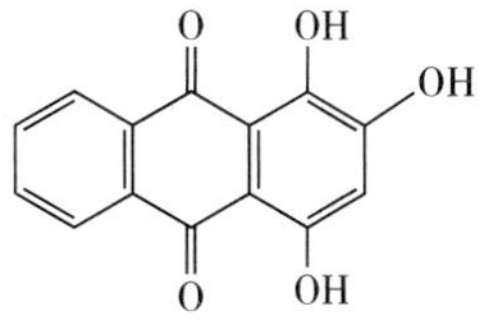　羟基茜草素 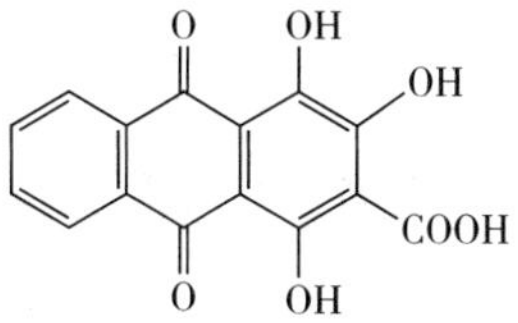　伪羟基茜草素

根据取代基数目的多少，将蒽醌类化合物分为一取代、二取代直至七取代蒽醌。其中三取代、四取代及五取代化合物较多，六、七取代的则相对较少。七取代蒽醌 2,5,7 – 三羟基大黄素可能是自然界中含羟基最多的蒽醌。它存在于地衣（*Mycoblastus sanguinarius*）中，极性很强。

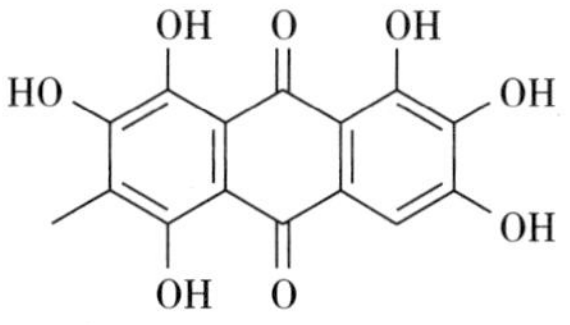

2,5,7–三羟基大黄素

2. 蒽酚或蒽酮衍生物　蒽醌在酸性环境中被还原，可生成蒽酚及其互变异构体——蒽酮。

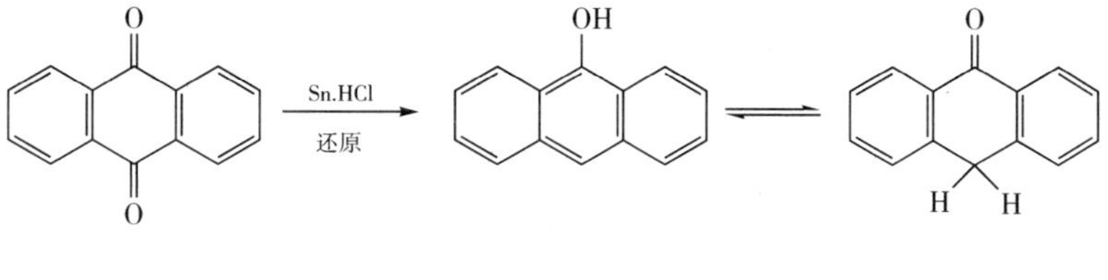

Sn.HCl
还原

蒽酚或蒽酮的羟基衍生物一般仅存在于新鲜植物中，该类成分可以慢慢被氧化成蒽醌类化合物，如新鲜大黄经两年以上贮存则基本检识不到蒽酚或蒽酮的存在。蒽酚衍生物以游离苷元和结合成苷两种形式存在。蒽酚衍生物的 *meso* 位羟基与糖缩合成的苷性质比较稳定，只有经过水解除去糖基后才易于被氧化转变成蒽醌衍生物。

羟基蒽酚类化合物对霉菌有较强的杀灭作用，是治疗皮肤病的有效药物，如柯桠素（chrysarobin）治疗疥癣效果良好。

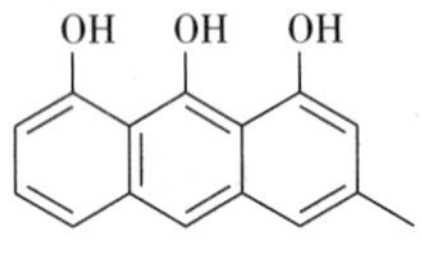

柯桠素

3. *C* - 糖基蒽衍生物 这类蒽衍生物苷元与糖通过碳 - 碳键直接相结合，如芦荟致泻的主要有效成分芦荟苷。

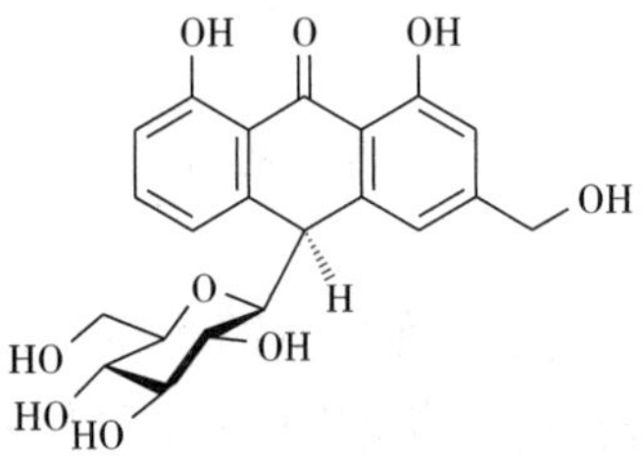

芦荟苷

（二）双蒽核类

1. 二蒽酮类 二蒽酮类成分可以看成是两分子蒽酮脱去一分子氢，通过碳碳键结合而成的化合物，其结合方式多为中位连接（C_{10}—$C_{10'}$），也有其他位置连接。中药大黄及番泻叶中致泻的主要有效成分番泻苷 A、B、C、D 等皆为二蒽酮衍生物。

番泻苷 A（sennoside A）是黄色片状结晶，是两分子的大黄酸蒽酮通过 C_{10}—$C_{10'}$ 相互结合而成的二蒽酮类衍生物，C_{10}—$C_{10'}$ 为反式连接；酸水解后生成两分子葡萄糖和番泻苷元 A（sennidin A）。

番泻苷 B（sennoside B）是番泻苷 A 的异构体，C_{10}—$C_{10'}$ 为顺式连接，水解后生成两分子葡萄糖和番泻苷元 B（sennidin B）。

番泻苷 C（sennoside C）是一分子大黄酸蒽酮与一分子芦荟大黄素蒽酮通过 C_{10}—$C_{10'}$ 反式连接而形成的二蒽酮二葡萄糖苷。

番泻苷 D（sennoside D）是番泻苷 C 的异构体，C_{10}—$C_{10'}$ 为顺式连接。

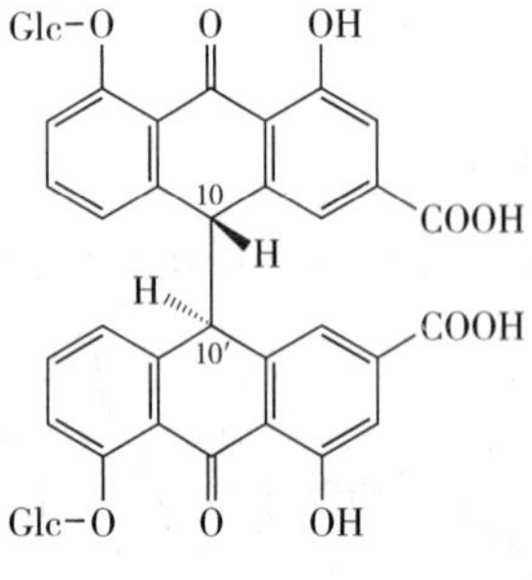

番泻苷A

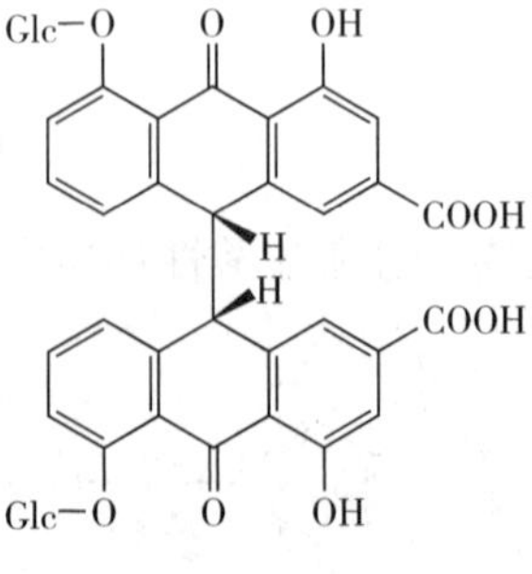

番泻苷B

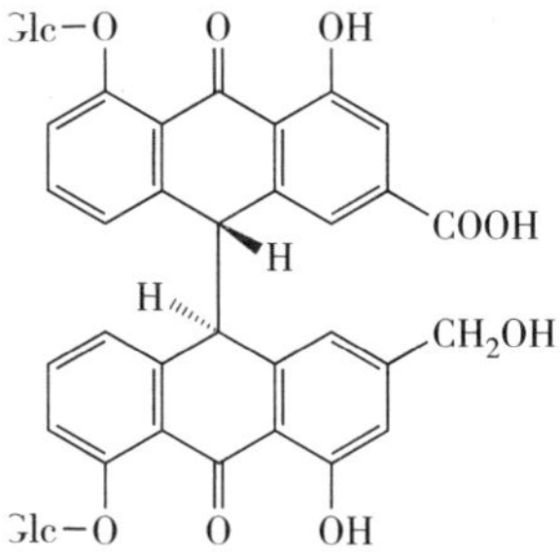

番泻苷C 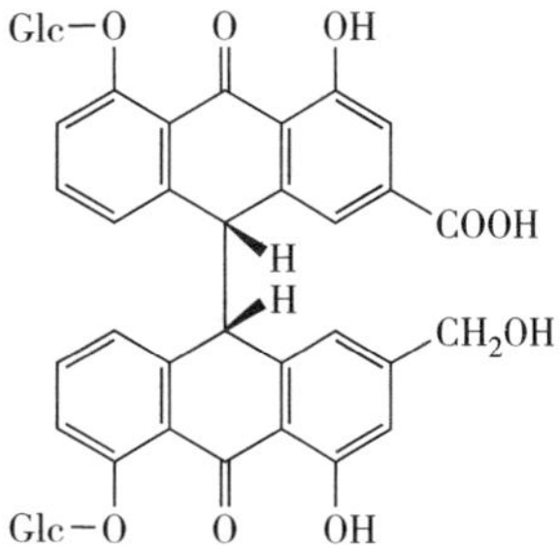　　番泻苷D

二蒽酮类化合物的 C_{10}—$C_{10'}$ 键与通常 C—C 键不同，易于断裂，转变成稳定的蒽酮类化合物。如大黄及番泻叶致泻作用是因其含有的番泻苷 A 在肠内变为大黄酸蒽酮所致。

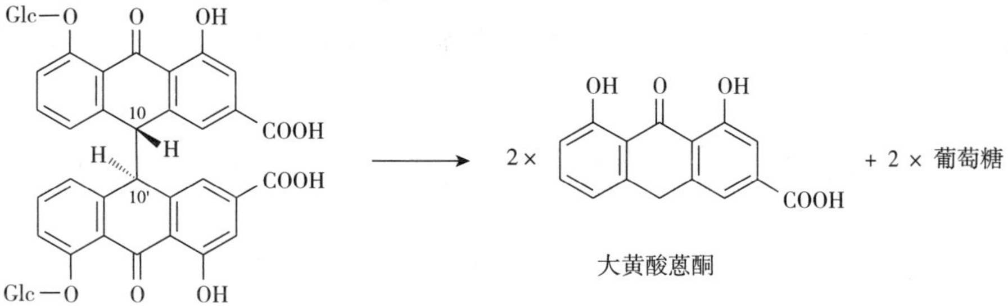

番泻苷A　→　2× 大黄酸蒽酮 + 2 × 葡萄糖

2. 二蒽醌类　蒽醌类脱氢缩合或二蒽酮类氧化均可形成二蒽醌类。多数天然二蒽醌类化合物中的两个蒽醌环都是相同而对称的，由于空间位阻的相互排斥，故两个蒽环呈反向排列，如天精（skyrin）和山扁豆双醌（cassiamine）。

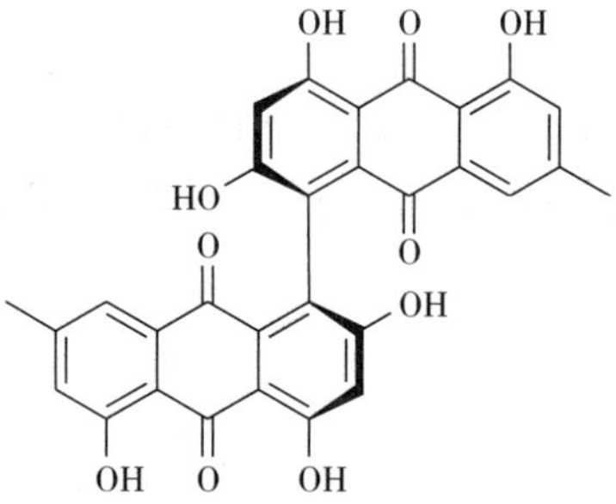

天精 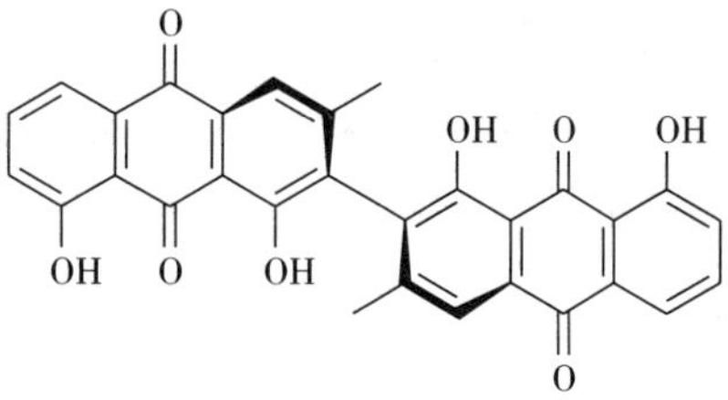　　山扁豆双醌

3. 去氢二蒽酮类　中位二蒽酮进一步氧化脱去一分子氢，两环之间以双键相连者称为去氢二蒽酮。此类化合物颜色多呈暗紫红色。其羟基衍生物存在于自然界中，如金丝桃属植物。

4. 日照蒽酮类　去氢二蒽酮进一步氧化 α 与 α' 位相连组成一新六元环，称为日照蒽酮类。

5. 中位萘骈二蒽酮类　这一类化合物是天然蒽衍生物中具有最高氧化水平的结构形式，也是天然产物中高度稠合的多元环系统之一，如具有抗病毒、抑制中枢神经作用的金丝桃素（hypericin）等。

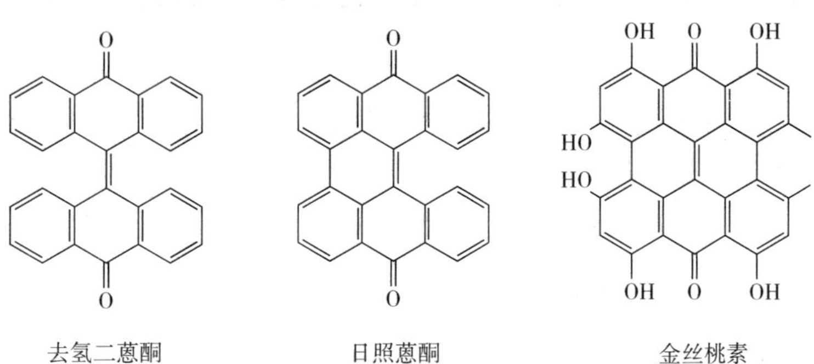

去氢二蒽酮　　日照蒽酮　　金丝桃素

近年来，在海洋生物中也分离得到多种醌类化合物，其中许多种衍生物被证实具有显著的生物活性。

第三节 醌类化合物的理化性质

一、物理性质

（一）颜色

醌类化合物母核具有不饱和环己二酮结构，随着酚羟基等助色团的引入而呈现黄、橙、棕红色以至紫红色等颜色。取代的助色团越多，颜色也就越深。蒽醌及其苷类在不同 pH 下可产生不同的荧光。

（二）性状

天然苯醌和萘醌多以游离形式存在，多为结晶。天然蒽醌一般结合成苷存在于植物体中，因极性较大难以得到结晶。

（三）溶解性

游离醌类化合物极性较小，一般溶于甲醇、乙醇、丙酮、乙酸乙酯、三氯甲烷、乙醚、苯等有机溶剂中，不溶或难溶于水。成苷后极性显著增大，易溶于甲醇、乙醇中，在冷水中溶解度较小，在热水中可溶解，几乎不溶于乙醚、三氯甲烷等亲脂性有机溶剂。蒽醌的碳苷难溶于水及常见的亲脂性有机溶剂，易溶于吡啶。

（四）升华性及挥发性

游离的醌类化合物一般具有升华性，升华温度一般随化合物极性的增加而升高。小分子的苯醌类及萘醌类具有挥发性，能随水蒸气蒸馏。可以利用此性质进行提取分离纯化。有些醌类成分对光不太稳定，处理时应注意避光。

二、化学性质

（一）酸性

许多醌类化合物多具有酚羟基和（或）羧基，故具有一定的酸性，酸性的强弱与分子内是否存在羧基及酚羟基的数目和位置有关。一般来说，带有羧基的醌类化合物的酸性强于不带羧基者，随着酚羟基数目增多酸性增强。当酚羟基数目相同时，酚羟基的取代位置对酸性产生较大影响，由于受羰基吸电子作用的影响，β－羟基上氧原子的电子云密度降低，质子解离度增高，α－位上的羟基因与相邻羰基形成分子内氢键，降低了质子的解离程度，故β－羟基醌类化合物的酸性强于α－羟基醌类化合物。

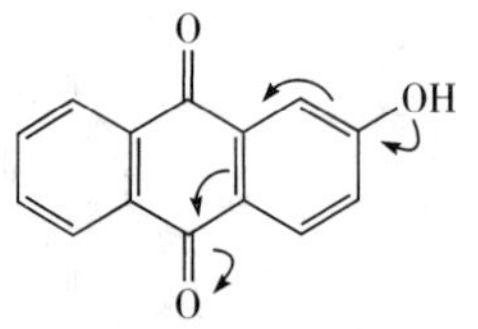

β-羟基蒽醌 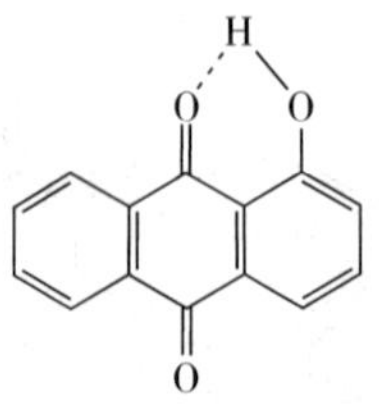　　　　α-羟基蒽醌

根据醌类酸性强弱的差异，可用 pH 梯度萃取法对醌类化合物进行分离。以游离蒽醌类衍生物为例，

酸性强弱按下列顺序排列：含 - COOH ＜含 2 个或 2 个以上 β - OH ＞含 1 个 β - OH ＞含 2 个或 2 个以上 α - OH ＞含 1 个 α - OH。故可依次用 5% $NaHCO_3$溶液、5% Na_2CO_3溶液、1% NaOH 溶液及 5% NaOH 溶液提取，将各提取物水溶液加酸酸化后，分别用适当的有机溶剂萃取，从而达到分离的目的。

（二）碱性

由于蒽醌羰基上的氧原子具有微弱的碱性，所以在浓硫酸中蒽醌的羰基能与酸形成锌盐再转成阳碳离子，同时伴有颜色的显著改变。如大黄酚为暗黄色，溶于浓硫酸中转为红色，大黄素由橙红色变为红色，其他羟基蒽醌在浓硫酸中一般呈红色至红紫色。

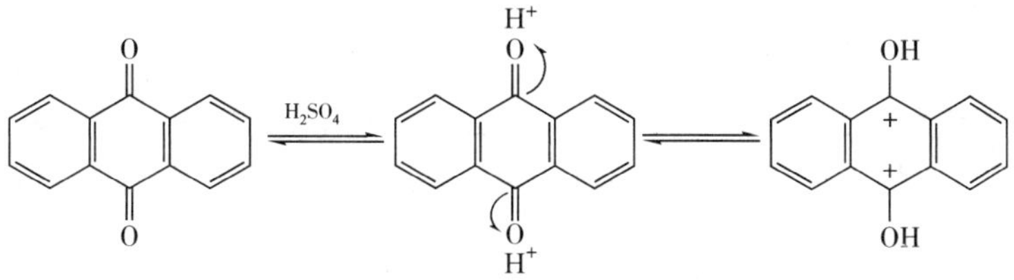

H_2SO_4 H+ O O H+ OH + + OH

（三）呈色反应

醌类的颜色反应主要与其氧化还原性质和分子中的酚羟基、羧基等取代基有关。

1. Feigl 反应 醌类化合物在碱性条件下经加热能迅速与醛类及邻二硝基苯反应生成紫色化合物。实验时取醌类化合物的水或苯溶液 1 滴加入 25% Na_2CO_3水溶液、4% HCHO 及 5% 邻二硝基苯的苯溶液各 1 滴，混合后置水浴上加热，在 1 ~4 分钟内产生显著的紫色。

在此反应中，醌类化合物仅起到传递电子的媒介作用。醌类成分含量越高，反应速度也就越快。

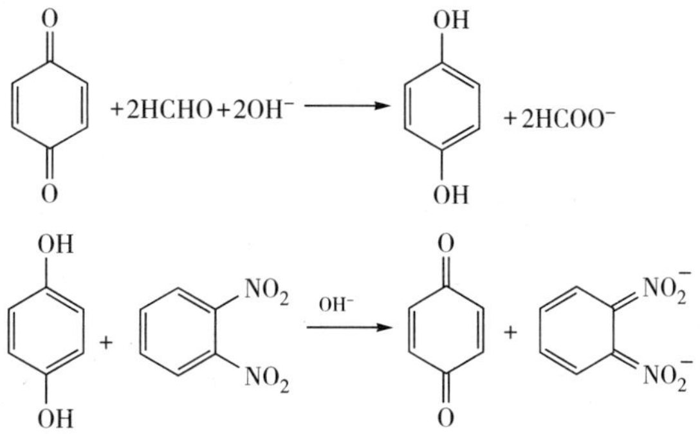

$+2HCHO+2OH^-$ → $+2HCOO^-$

OH OH + NO_2 NO_2 OH^- → O O + NO_2^- NO_2^-

2. 无色亚甲蓝反应 无色亚甲蓝（leucomethylene blue）溶液为苯醌类及萘醌类的专用显色剂。此反应可在 PC 或 TLC 上进行，样品呈蓝色斑点，可与蒽醌类化合物相区别。无色亚甲蓝溶液的配制方法：取 100 mg 亚甲蓝溶于 100ml 乙醇中，加入 1ml 冰乙酸及 1g 锌粉，缓缓振摇直至蓝色消失，备用。

3. Borntrӓger 反应 在碱性溶液中羟基醌类的颜色会加深，多呈橙、红、紫红及蓝色，但蒽酚、蒽酮、二蒽酮类化合物则需氧化形成羟基蒽醌类化合物后才能呈色。

该显色反应与形成共轭体系的酚羟基和羰基有关，单羟基者呈色较浅，多为红 - 橙色，非相邻双羟基者多呈红色（但 1,4 - 羟基蒽醌呈紫色），相邻双羟基者多为蓝色。多羟基取代在一个环上者在碱液中容易氧化，会逐渐变色。

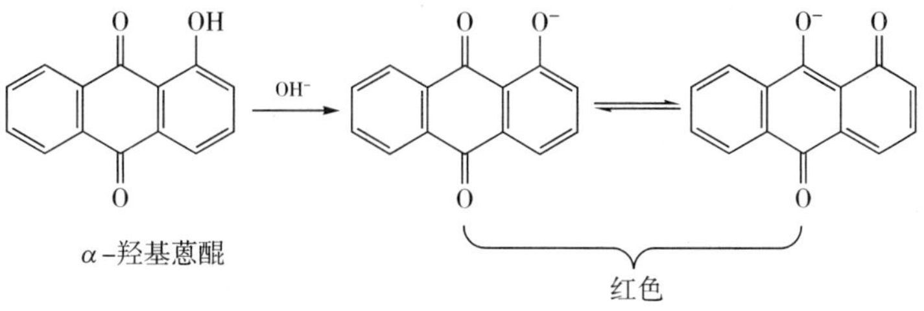

O OH OH^- → O O^- ⇌ O^- O

α -羟基蒽醌

红色

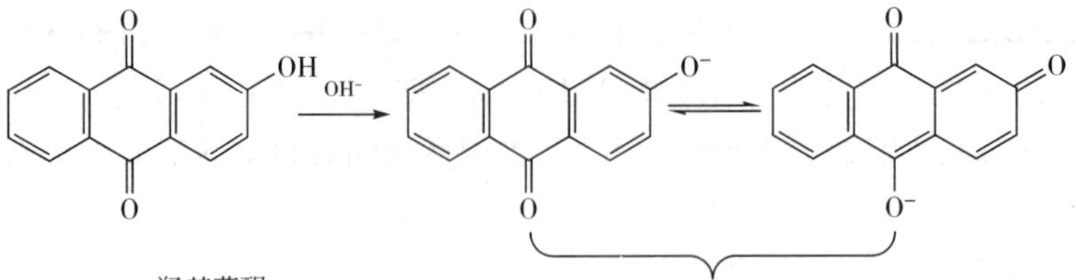

β-羟基蒽醌

红色

此反应是检识中药中羟基蒽醌成分存在的最常用的方法之一。可取样品粉末约 0.1g 加入 10% 硫酸水溶液 5ml。置水浴上加热 2 ~ 10 分钟趁热滤过，滤液冷却后加乙醚 2ml 振摇，静置后取乙醚层溶液，加入 5% 氢氧化钠水溶液 1ml，振摇。如有羟基蒽醌存在，乙醚层则由黄色褪为无色，而水层显红色。

4. 与活性亚甲基试剂的反应（Kesting - Craven 法） 苯醌及萘醌类化合物醌环上有未被取代的位置时，可在碱性条件下与一些含有活性亚甲基试剂（如乙酰乙酸酯、丙二酸酯和丙二腈等）的醇溶液发生反应，生成蓝绿色或蓝紫色物质。

这个显色反应的机制：在碱性条件下苯醌和萘醌类化合物醌环的 α - 碳和活性亚甲基试剂反应，反应产物再失去一个 α - 活泼氢，形成 sp^2 杂化的负碳离子，由于负碳离子旁还有碳氧双键和碳碳双键，负电荷可以通过 p - π 共轭发生离域的作用，使有色的负碳离子及其异构物质稳定。以萘醌与丙二酸酯的反应为例，反应时丙二酸酯先与醌核生成产物①，再进一步经电子转位生成产物②而显色。

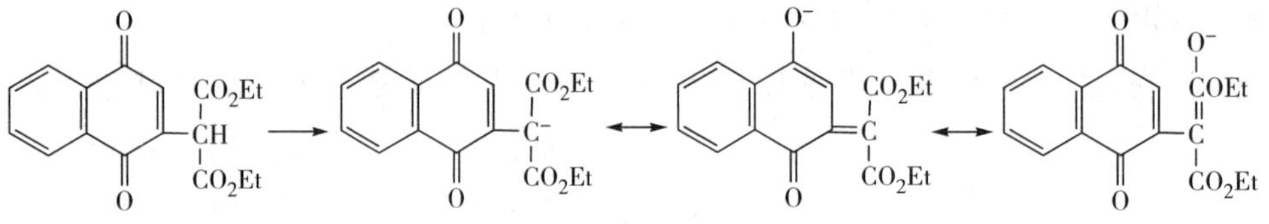

①　②

萘醌的苯环上如有羟基取代，羟基将影响此反应的灵敏度，同时反应速率减慢。蒽醌类化合物因醌环完全被取代，故不能发生该反应。可利用此性质加以区别。

5. 与金属离子的反应 含有 α - 酚羟基或邻二酚羟基的蒽醌类化合物可与 Pb^{2+}、Mg^{2+} 等金属离子形成络合物。当蒽醌化合物具有不同的结构时，与乙酸镁形成的络合物也具有不同的颜色，如橙黄、橙红、紫红、紫、蓝色等。

以乙酸镁为例，生成物可能具有下列结构。

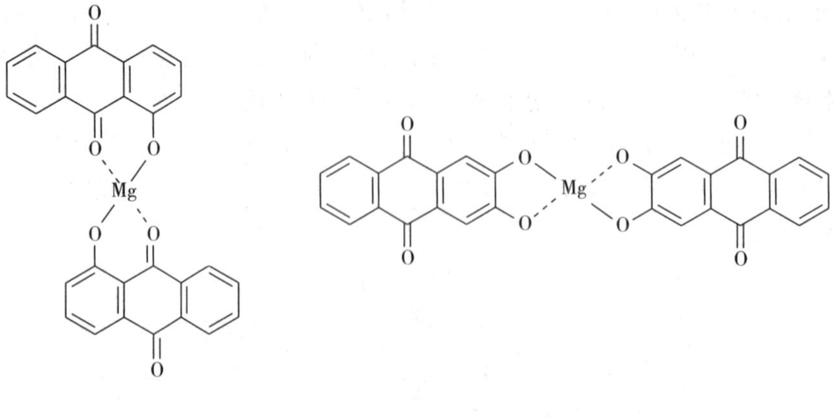

6. 对亚硝基二甲苯胺反应 蒽酮羰基对位亚甲基上的氢很活泼，可与 0.1% 对亚硝基 - 二甲苯胺吡啶溶液反应缩合，随分子结构而不同而呈现紫色、绿色、蓝色及灰色等颜色，1,8 - 二羟基者一般均呈

绿色。此反应是蒽酮类化合物尤其是1,8-二羟基蒽酮衍生物的专属反应，不受蒽醌类、黄酮类、香豆素类、糖类及酚类化合物的干扰。

第四节 醌类化合物的提取分离

一、醌类化合物的提取

醌类化合物在植物体内存在形式的多样性、复杂性，以及各种类型之间在极性和溶解度上的差异，其提取方法也是多种多样的。一般先用甲醇、乙醇作为提取溶剂，把不同类型的醌类化合物提取出来，所得的总醌类提取物再依次进行分离。

（一）有机溶剂提取法

游离醌类的极性较小，可用三氯甲烷、二氯甲烷、乙酸乙酯等有机溶剂提取；苷类化合物极性较苷元大，故可用甲醇、乙醇和水提取，有时在提取液浓缩过程中即可析出结晶，对于含脂质较多的药材如种子类，可以先用石油醚脱脂，再进行提取。由于蒽醌类化合物大多含有羟基和羧基，在植物体内它们常以钠、钾、钙、镁等金属盐的形式存在，所以提取前先用酸处理使之完全游离后再用有机溶剂提取。

（二）碱提酸沉法

醌类化合物游离羟基的位置和数目的不同，其酸性强弱不同，故可用不同浓度的碱水溶液选择性地提取，酚羟基与碱成盐而溶于碱水溶液中，酸化后酚羟基游离而沉淀析出。

（三）水蒸气蒸馏法

该法适用于分子量小、有挥发性的苯醌及萘醌类化合物提取。

目前，越来越多的新技术被应用于醌类化合物的提取，如超临界流体萃取法、加压液体萃取法、固相萃取法。

二、醌类化合物的分离

醌类化合物的分离主要依据其酸性的强弱、极性的差异和分子量的大小等因素进行分离。

（一）蒽醌苷类与游离蒽醌的分离

游离蒽醌衍生物与蒽醌苷类的极性差别较大，游离蒽醌溶于三氯甲烷，而苷类在三氯甲烷中不溶，故可据此进行分离。在用三氯甲烷等极性较小的有机溶剂从水溶液中萃取游离蒽醌衍生物时也必须使之处于游离状态，才能达到分离苷或游离蒽醌的目的。

（二）游离蒽醌的分离

1. pH 梯度萃取法 pH 梯度萃取法是分离游离蒽醌的常用方法。其流程图如下。

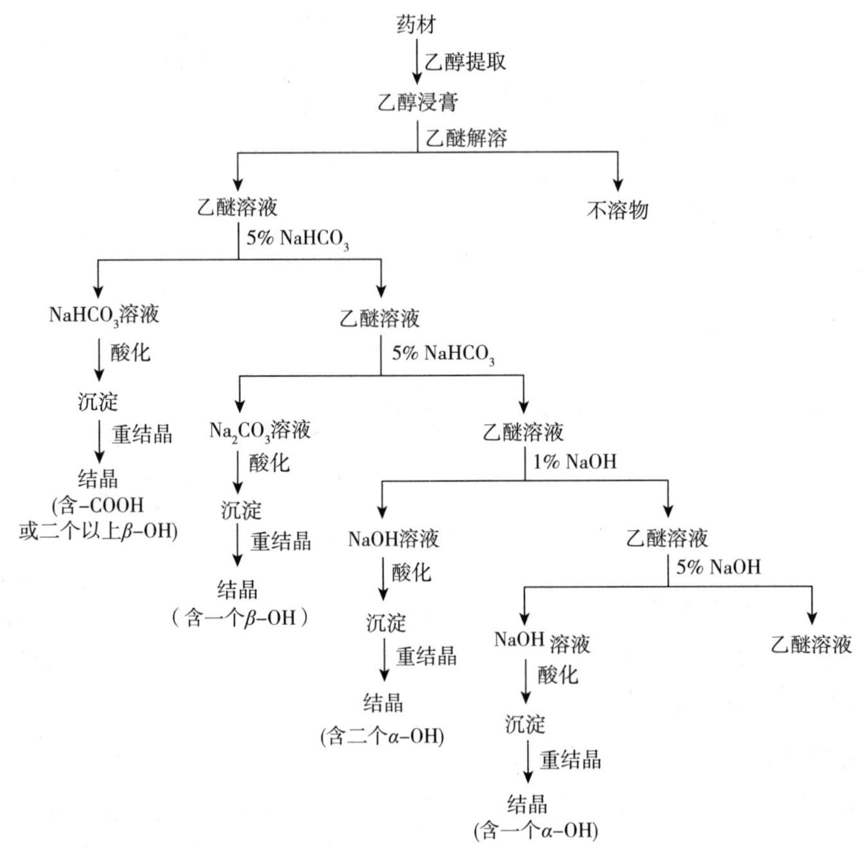

2. 色谱法 色谱法是系统分离游离蒽醌类化合物的有效手段，常用的吸附剂主要是硅胶，一般不用氧化铝，尤其不用碱性氧化铝，以避免与酸性的蒽醌类成分发生化学吸附而难以洗脱。色谱法分离结构相近的游离羟基蒽醌衍生物时需改变吸附剂或溶剂，进行反复多次层析才能收到较好的结果。

另外，游离羟基蒽醌衍生物含有酚羟基，故有时也可采用聚酰胺色谱法。

（三）蒽醌苷类的分离

蒽醌苷类分子中含有糖，故极性较大，水溶性较强，分离比较困难，主要应用色谱法进行分离。但在色谱分离之前，往往采用溶剂法处理粗提物，除去大部分杂质，制得较纯的总苷后再进行色谱分离。一般常用乙酸乙酯、正丁醇等极性较大的有机溶剂，将蒽醌苷类从水溶液中提取出来，使其与水溶性杂质相互分离。

近年来葡聚糖凝胶柱色谱和反相硅胶柱色谱得到普遍应用，使极性较大的蒽醌苷类化合物得到有效分离。

葡聚糖凝胶柱色谱分离蒽醌苷类成分主要依据分子大小的不同而进行分离，效果较好。例如用 Sephadex LH－20 凝胶柱分离大黄蒽醌苷类：将大黄的 70% 甲醇提取液加到凝胶柱上，用 70% 甲醇洗脱，分段收集，依次先后得到二蒽酮苷（番泻苷 B、A、D、C）、蒽醌二葡萄糖苷（大黄酚、芦荟大黄素、大黄酸的二葡萄糖苷）、蒽醌单糖苷（大黄素、大黄素甲醚、大黄酚、芦荟大黄素的葡萄糖苷）、游离苷元（大黄酸、大黄素、大黄酚、大黄素甲醚、芦荟大黄素）。

随着色谱技术的发展，越来越多的色谱技术应用到醌类化合物的分离当中，如高效液相色谱、高速逆流色谱、液滴逆流色谱、大孔吸附树脂、闪柱色谱法。

第五节　醌类化合物的检识

一、理化检识

一般地，首先可以从性状、颜色等方面初步判断是否有醌类衍生物的存在。还可以利用颜色反应，如 Feigl 反应、无色亚甲蓝显色反应和 Keisting - Craven 反应等呈色反应来鉴定苯醌、萘醌类衍生物，利用 Bornträger 反应初步确定羟基蒽醌化合物，利用对亚硝基二甲苯胺反应鉴定蒽酮类化合物，检识反应可在试管中、纸色谱或薄层色谱上进行。

二、色谱检识

（一）薄层色谱

吸附剂多采用硅胶、聚酰胺，展开剂多采用如苯、苯 - 甲醇（9∶1）、庚烷 - 苯 - 三氯甲烷（1∶1∶1）等混合溶剂，对蒽醌苷则采用极性较大的溶剂系统。

蒽醌类及其苷在可见光下多显黄色，在紫外光下则显黄棕、红、橙色等荧光，一般不需显色。如果需用显色剂，常以 10% 氢氧化钾甲醇溶液、3% 氢氧化钠或碳酸钠溶液喷之，颜色加深或变色，斑点多呈现红色或更深。还可用氨熏显色。

（二）纸色谱

对于羟基蒽醌类化合物，纸色谱一般在中性溶剂系统中进行，常用以甲醇饱和石油醚、浓氨水饱和的正丁醇等作为展开剂，显色剂与薄层色谱相同。

蒽苷类具有较强亲水性，宜采用极性较大的溶剂系统展开，如苯 - 丙酮 - 水（4∶1∶2）、苯 - 吡啶 - 水（5∶1∶10）、三氯甲烷 - 甲醇 - 水（2∶1∶1）等。

第六节　醌类化合物的波谱特征

醌类化合物由于具有不饱和的环二酮结构和较长的共轭体系，故其 UV、IR、NMR 和 MS 谱均具有明显特征。

一、UV 谱

（一）苯醌和萘醌类的紫外光谱特征

醌类化合物由于存在较长的共轭体系在紫外区域均出现较强的紫外吸收。苯醌类主要有三个吸收峰：①～240nm，强峰；②～285nm，中强峰；③～400nm，弱峰。萘醌主要有四个吸收峰，其来源于苯样结构和醌样结构，①～245nm，强峰；②～251nm，强峰；③～257nm，中强峰，往往作为肩峰出现；④～335nm，弱峰。

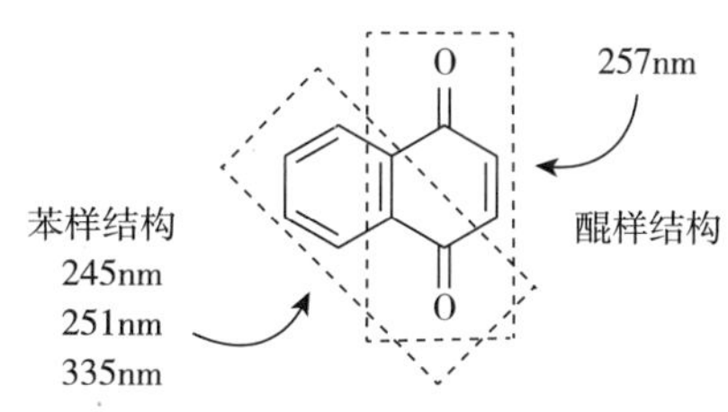

当分子中具有羟基、甲氧基等助色团时，可引起分子中相应的吸收峰红移。例如1,4－萘醌，当醌环上引入＋I（给电子诱导效应）或＋M（将共轭体系中给出电子的原子或原子团所显示的共轭效应称为＋M效应）取代基时，只影响257nm峰红移，而不影响来源于苯环的三个吸收带。但当苯环上引入上述取代基时，如α－羟基时将使335nm的吸收峰红移至427nm。

（二）蒽醌类的紫外光谱特征

蒽醌母核有4个吸收峰，由苯样结构和醌样结构引起，如下所示。

{252nm 325nm

苯样结构

{272nm 405nm

醌样结构

天然蒽醌多数有羟基取代，羟基蒽醌衍生物的紫外光谱主要有以下5个吸收带。

第Ⅰ峰：230nm左右。

第Ⅱ峰：240～260nm（由苯样结构引起）。

第Ⅲ峰：265～295nm（由醌样结构引起）。

第Ⅳ峰：305～389nm（由苯样结构引起）。

第Ⅴ峰：＞400nm（由醌样结构中的C═O引起）。

以上各吸收带的具体峰位和吸收强度与蒽醌母核上取代基的性质、数目及取代位置有关，峰带Ⅰ的最大吸收波长（λ_{max}）随分子中酚羟基数目的增多而向红移，但该红移与酚羟基的位置无关。峰带Ⅰ的具体位置与分子中的酚羟基数目之间的关系如表4－1所示。

表4－1　羟基蒽醌类紫外吸收光谱（第Ⅰ峰）

OH数	OH位置	λ_{max}，nm
1	1－；2－	222.5
2	1,2－；1,4－；1,5－	225
3	1,2,8－；1,4,8－ 1,2,6－；1,2,7－	230±2.5
4	1,4,5,8－；1,2,5,8－	236

峰带Ⅲ（262～295nm）受β－酚羟基的影响，β－酚羟基的存在可使该带红移，且吸收强度增加。蒽醌母核上具有β－酚羟基则第三峰吸收强度log ε值均在4.1以上，若低于4.1，表示无β－酚羟基。

峰带Ⅳ（305～289nm）受供电基影响，一般规律是α位有—CH_3，—OH，—OCH_3时，峰位红移。强度降低；而当取代基处于β位时，则吸收峰强度增大。

峰带Ⅴ主要受α－羟基的影响，α－羟基数目越多，峰带Ⅴ红移值也越大，如表4－2所示。

表4－2　羟基蒽醌类峰带Ⅴ的紫外吸收

α－OH数	—OH位置	λ_{max}，nm（logε）
无		356～362.5（3.30～3.88）
1		400～420
2	1,5－二羟基	418～440（二个峰）

续表

α-OH 数	—OH 位置	λ_{max}，nm（logε）
	1,8-二羟基	430~450
	1,4-二羟基	470~500（靠 500nm 处有一肩峰）
3		485~530（二至多个吸收）
4		540~560（多个重峰）

二、IR 光谱

醌类化合物红外光谱的主要特征是羰基吸收峰以及双键和苯环的吸收峰。羟基蒽醌类化合物在红外区域有 $v_{C=O}$（1675~1652cm^{-1}）、v_{OH}（3600~3130cm^{-1}）及 $v_{芳环}$（1600~1480cm^{-1}）的吸收。其中 $v_{C=O}$吸收峰位与分子中 α-酚羟基的数目及位置有较强的相关性，对推测结构中 α-酚羟基的取代情况有重要的参考价值。

当蒽醌母核上无取代基时，因两个 C═O 的化学环境相同，只出现一个 C═O 吸收峰，测定的峰位为 1675cm^{-1}（石蜡糊）。当芳环引入一个 α-羟基时，因与一个 C═O 缔合，使其吸收显著降低，另一个游离 C═O 的吸收则变化较小。当芳环引入的 α-羟基数目增多及位置不同时，两个 C═O 的缔合情况发生变化，其吸收峰位也会随之改变。α-羟基的数目及位置对 $v_{C=O}$吸收的影响如表 4-3 所示。

表 4-3　α-羟基的数目及位置对 $v_{C=O}$ 吸收的影响

α 羟基数	蒽醌类型	游离 C═O 频率（cm^{-1}）	缔合 C═O 频率（cm^{-1}）	C═O 频率差（cm^{-1}）$\Delta v_{C=O}$
0	无 α-OH	1678~1653	—	—
1	1-OH	1675~1647	1637~1621	24~38
2	1,4-二羟基或 1,5-二羟基	—	1645~1608	—
2	1,8-二羟基	1678~1661	1626~1616	40~57
3	1,4,5-三羟基	—	1616~1592	—
4	1,4,5,8-四羟基	—	1592~1572	—

羟基蒽醌的羟基伸缩振动的谱带，随取代位置不同而有很大变化。α-羟基因与相邻的羰基缔合，其吸收频率均移至 3150cm^{-1}以下，多与不饱和 C-H 伸缩振动频率相重叠。β-羟基振动频率较 α-羟基高得多，在 3600~3150cm^{-1}区间，若只有一个 β-羟基（包括一个—CH_2OH），则大多数在 3300~3390cm^{-1}之间有一个吸收峰；若在 3600~3150cm^{-1}之间有几个峰，表明蒽醌母核上可能有两个或多个 β-羟基。

三、^{1}H-NMR 谱

（一）醌环上的质子

在醌类化合物中，只有苯醌及萘醌在醌环有质子，在无取代时化学位移分别为 δ_H6.72（s）（*p*-苯醌）及 6.95（s）（1,4-萘醌）。

（二）芳环质子

在醌类化合物中，具有芳氢的只有萘醌（最多 4 个）及蒽醌（最多 8 个），可分为 α-H 及 β-H 两类。其中 α-H 因处于羰基的负屏蔽区，受影响较大，芳氢信号出现在低场，化学位移值较大；β-H

受羰基的影响较小，化学位移值较小。1,4－萘醌的芳氢信号分别在 δ_H 8.06（α－H）及7.73（β－H），蒽醌的芳氢信号出现在 δ_H 8.07（α－H）及7.76（β－H）。相邻的两个出现相互邻偶的两重峰，偶合常数 $J_{邻}$ =6.0～9.4 Hz。间位芳氢（中间碳上取代基为－OR、－OH、－COOH）也出现两个二重峰，偶合常数 $J_{间}$ =0.8～3.1 Hz。

（三）取代基质子的化学位移及对芳环质子的影响

蒽醌衍生物中取代基的性质、数目和位置不同，对芳氢的化学位移、峰的微细结构均产生一定的影响，处于供电子基团（—CH_3、—OH、—OR 等）邻对位的芳氢，其化学位移向高场移动；处于吸电子基团（—COOH）邻对位的芳氢，其化学位移向低场移动。值得注意的是，酚羟基信号只在溶液中无活泼 H（D）时可检测到，故观察酚羟基信号常用 DMSO－d_6或丙酮－d_6作溶剂。取代基的化学位移及对芳氢的影响见表4－4。

表4－4 取代基的化学位移及对芳氢的影响

取代基	化学位移及峰形	对芳氢化学位移的影响
无取代		α－H（8.07）β－H（8.07）
—CH_3	2.1～2.9（s 或 brs）	－0.15
—CH_2OH	4.6（—CH_2，S）、5.6（—OH，S）	
—OCH_3	4.0～4.5（s）	－0.45
α—OH	11～12（s）	－0.45
β—OH	＜11（s）	－0.45
—COOH	11～12（s）	＋0.8

四、^{13}C－NMR 谱

^{13}C－NMR 谱在醌类化合物结构研究中具有重要的。这里主要介绍1,4－萘醌类化合物及蒽醌类化合物的^{13}C－NMR 谱基本特征。

（一）1,4－萘醌类化合物

1,4－萘醌母核的^{13}C－NMR 化学位移值（δ）如下所示。

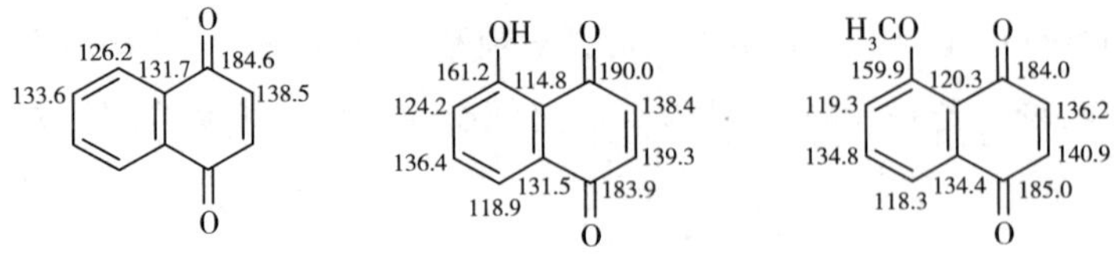

取代基对醌环和苯环碳信号化学位移的影响与简单苯环上的情况相似。一般取代基使直接相连的碳移向低场，供电子取代基使邻位对位碳向高场位移，吸电子取代基使邻位碳移向低场。例如，C－3 位有—OH 或—OR 基取代时，C－3 的化学位移向低场位移约 20，并使相邻 C－2 的化学位移向高场位移约 30。

当 C－2 位取代基为烃基（R）取代时，可使 C－2 向低场位移约 10，C－3 则向高场位移约 8，并且 C－2 向低场位移的幅度随烃基 R 的增大而增加，C－3 的化学位移受影响小。但当取代基增多时，对^{13}C－NMR 谱信号的归属比较困难，一般须借助 DEPT 技术以及 2D－NMR 技术，特别是 HMBC 谱才能得出可靠结论，见表4－5。

表 4-5　1,4 萘醌^{13}C-NMR 谱的取代基位移值（CDCl，Δδ）

取代基	C-1	C-2	C-3	C-4	C-5	C-6	C-7	C-8	C-9	C-10
8-OH	+5.4	-0.1	+0.8	-0.7	-7.3	+2.8	-9.4	+35.0	-16.9	-0.2
8-OCH_3	-0.6	-2,3	+2.4	+0.4	-7.9	+1.2	-14.3	+33.7	-11.4	+2.7
8-OAc	-0.6	-1,3	+1.2	-1.1	-1.3	+1.1	-4.0	+23.0	-8.4	+1.7

注："+"示向低场移动；"-"示向高场移动。

（二）蒽醌类化合物

无取代蒽醌母核的碳原子可以分为四类，其化学位移值如下：α-碳 126.6；β-碳 134.3；羰基碳 182.5；季碳 132.9；蒽醌母核及 α-位有一个 OH 或 OCH_3时，其碳原子化学位移如下所示。

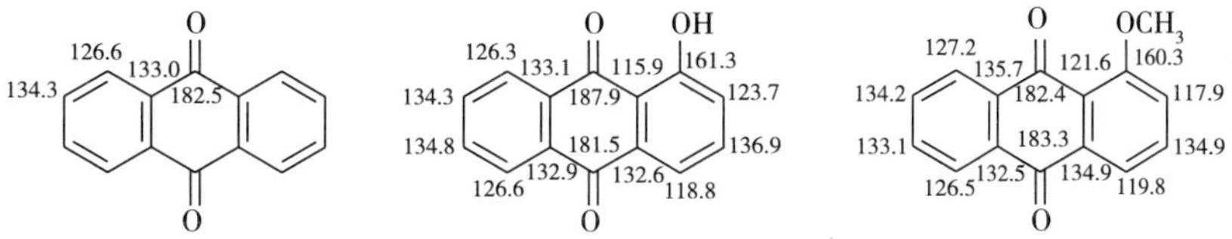

目前当蒽醌母核每一个苯环上只有一个取代基时，母核各碳信号化学位移规律已有很好的总结，见表 4-6。

表 4-6　蒽醌^{13}C-NMR 谱的取代基位移值（$\Delta\delta$）

C	1-OH	2-OH	1-OCH_3	2-OCH_3	1-CH_3	2-CH_3	1-$OCOCH_3$	2-$OCOCH_3$
C-1	+34.73	-14.37	+33.15	-17.13	+14.0	-0.1	+23.59	-6.53
C-2	-10.63	+28.76	-16.12	+30.34	+4.1	+10.1	-4.84	+20.55
C-3	+2.53	-12.84	+0.84	-12.94	-1.0	-1.5	+0.26	-6.92
C-4	-7.80	+3.18	-7.44	+2.47	-0.6	-0.1	-1.11	+1.82
C-5	-0.01	-0.07	-0.71	-0.13	+0.5	-0.3	+0.26	+0.46
C-6	+0.46	+0.02	-0.91	-0.59	-0.3	-1.2	+0.68	-0.32
C-7	-0.06	-0.49	+0.01	-1.10	+0.2	-0.3	-0.25	-0.48
C-8	-0.26	-0.07	0.00	-0.13	0.0	-0.1	+0.42	+0.61
C-9	+5.36	+0.00	-0.68	+0.04	+2.0	-0.7	-0.86	-0.77
C-10	-1.04	-1.50	+0.26	-1.30	0.0	-0.3	-0.37	-1.13
C-10a	-0.03	+0.02	-1.07	+0.30	0.0	-0.1	-0.27	-0.25
C-8a	+0.09	+0.16	+2.21	+0.19	0.0	-0.1	+2.03	+0.50
C-9a	-17.09	+2.17	-11.96	+2.14	+2.0	-0.2	-7.89	+5.37
C-4a	-0.33	-7.84	+1.36	-6.24	-2.0	-2.3	+1.63	-1.58

当蒽醌母核上仅有一个苯环有取代基，另一苯环无取代基时，无取代基苯环上各碳原子的信号化学位移变化很小，即取代基的跨环影响不大，在预测蒽醌结构类型时，可不考虑另一环上取代基对所研究环的影响。

五、MS

在游离醌类化合物的 MS 中，其共同特征是分子离子峰多为基峰，且可见出现丢失 1~2 分子 CO 的碎片离子峰。苯醌及萘醌易从醌环上脱去 1 个 CH≡CH 碎片，如果在醌环上有羟基，则断裂同时将伴随有特征的 H 重排。

（一）对－苯醌类化合物

苯醌母核的主要开裂过程如下所示。

C, m/z 80

A, m/z 82　B, m/z 54

无取代的苯醌通过 A、B、C 3 种开裂方式，分别得到 m/z 82、54 及 80 碎片离子。无取代的苯醌也能连续脱去 2 分子的 CO 出现重要的 m/z 52 碎片离子（环丁烯离子）。

—CO　—CO

m/z 52

（二）1,4－萘醌类化合物

苯环上无取代时，将出现 m/z 104 的特征碎片离子及其分解产物 m/z 76 及 m/z 50 的离子。当苯环上有取代时，上述各峰将相应移至较高质荷比处。例如 2,3－二甲基萘醌的开裂方式如下所示。

－CO　－HC≡CH　m/z 50

m/z 186　m/z 104　m/z 76

（三）蒽醌类化合物

游离蒽醌依次脱去 2 分子 CO，在 m/z 180（M－CO）及 152（M－2 CO）处得到丰度很高的离子峰，并在 m/z 90 及 m/z 76 处出现它们的双电荷离子峰。蒽醌衍生物也会经过同样的开裂方式，得到与之相应的碎片离子峰。

—CO　—CO

m/z 208　m/z 180　m/z 152

蒽醌苷类化合物用电子轰击质谱不易得到分子离子峰，其基峰常为苷元离子，需用场解吸质谱（FD－MS）或快原子轰击质谱（FAB－MS）才能出现苷的准分子离子峰，以获得分子量的信息。

第七节　含醌类化合物的中药实例

一、大黄

大黄为常用中药之一，系蓼科多年生草本植物掌叶大黄（*Rheum palmatun* L.）、唐古特大黄

（*Rheum tanguticum* Maxim. ex Balf.）或药用大黄（*Rheum officinale* Baill.）的干燥根及根茎。大黄味苦，性寒，具有化积、致泻、泻火凉血、活血化瘀、利胆退黄等功效。现代药理研究证明，大黄具有泻下作用，产生泻下的有效成分为番泻苷类，游离蒽醌类的泻下作用较弱；具有抗菌作用，其中以芦荟大黄素、大黄素及大黄酸作用较强，它们对多数革兰阳性细菌均有抑制作用；此外，还具有抗肿瘤、利胆保肝、利尿、止血作用等。

（一）化学成分

大黄的化学成分从19世纪初开始研究，已被阐明化学结构的至少已有136种，但其主要成分为蒽醌类化合物，总含量约2%～5%，其中游离的羟基蒽醌类化合物仅占1/10～1/5。而大多数羟基蒽醌类化合物是以苷的形式存在。大黄中的主要有效成分见表4－7。

表4－7　生大黄主要化学成分

蒽类衍生物 anthracene derivatives	游离型蒽醌衍生物 free anthraquinone derivatives	如芦荟大黄素（aloe emodin）、土大黄素（chrysaron）、大黄酚（chrysophanol）、大黄素（emodin）、异大黄素（isoernodin）、虫漆酸D（laccaic acid D）、大黄素甲醚（physcion）、大黄酸（rhein）
	结合型蒽醌化合物 combined anthraquinone compounds	有大黄酸、芦荟大黄素、大黄酚的单和双葡萄糖苷、大黄素、大黄素甲醚的单糖苷
		蒽酚和蒽酮化合物：大黄二蒽酮（rheidin）、掌叶二蒽酮（palmidin）以及与糖结合的苷如番泻苷（sennosidesA～F）等
苷类 glycosides	土大黄苷（rhaponticin）、3,5,4′－三羟基芪烯－4′－*O*－*β*－D－（6′－*O*－没食子酰）葡萄糖苷、3,5,4′－三羟基芪烯－4′－*O*－*β*－D－吡喃葡萄糖苷、3,4,3′,5′－四羟基芪－3－葡萄糖苷等	
鞣质类 tannins	没食子酰葡萄糖、*d*－儿茶素、没食子酸、大黄四聚素（tetrann）等	
有机酸类 organic acids	苹果酸、琥珀酸、草酸、乳酸、桂皮酸、异丁烯二酸、枸橼酸、延胡索酸等	
其他成分	挥发油、脂肪酸及植物甾醇等	

大黄酚	$R_1=CH_3$	$R_2=H$
大黄素	$R_1=CH_3$	$R_2=OH$
大黄素甲醚	$R_1=CH_3$	$R_2=OCH_3$
芦荟大黄素	$R_1=CH_2OH$	$R_2=H$
大黄酸	$R_1=COOH$	$R_2=H$

土大黄苷及其苷元在结构上为二苯乙烯的衍生物，属于芪苷，也存在于其他大黄属植物的根茎中。一般认为在大黄中土大黄苷的含量越高则质量越差，在不少国家的药典中规定大黄中不得检出这一成分。检出的方法有多种，如纸色谱法，薄层色谱法等［《中国药典》（2020年版）中土大黄苷的检查：取本品粉末0.1g，加甲醇10ml，超声处理20分钟，滤过，取滤液1ml，加甲醇至10ml，作为供试品溶液。另取土大黄苷对照品，加甲醇制成每1ml含10μg的溶液，作为对照品溶液（临用新制）。照薄层色谱法（通则0502）试验，吸取上述两种溶液各5μl，分别点于同一聚酰胺薄膜上，以甲苯－甲酸乙酯－丙酮－甲醇－甲酸（30：5：5：20：0.1）为展开剂，展开，取出，晾干，置紫外光灯（365nm）下检视。供试品色谱中，在与对照品色谱相应的位置上，不得显相同的亮蓝色荧光斑点］。

土大黄苷元	R＝H
土大黄苷	R＝Glc

（二）理化性质

大黄酚为长方形或单斜形结晶（乙醚或苯），能升华。几乎不溶于水，难溶于石油醚，略溶于冷乙醇，溶于苯、三氯甲烷、乙醚、冰乙酸及丙酮中，易溶于沸乙醇、氢氧化钠水溶液。大黄素为橙色针状结晶（乙醇），几乎不溶于水，溶于碳酸钠水溶液、氨水、氢氧化钠水溶液、乙醇、甲醇、丙酮，乙醚中溶解度为0.14%，三氯甲烷中为0.078%。大黄素甲醚为金黄色针晶，几乎不溶于水、碳酸钠水溶液，微溶于乙酸乙酯、甲醇、乙醚，溶于苯、吡啶、三氯甲烷、氢氧化钠水溶液。芦荟大黄素为橙色针状结晶（甲苯），略溶于乙醇、苯、三氯甲烷、乙醚和石油醚，溶于碱水溶液和吡啶，易溶于热乙醇、丙酮、甲醇、稀氢氧化钠水溶液。

（三）《中国药典》（2020 年版）薄层色谱鉴别

取大黄药材粉末0.1g，加甲醇20ml，浸泡1小时，滤过，取滤液5ml，蒸干，残渣加水10ml使溶解，再加盐酸1ml，加热回流30分钟，立即冷却，用乙醚分2次振摇提取，每次20ml，合并乙醚液，蒸干，残渣加三氯甲烷1ml使溶解，作为供试品溶液。另取大黄对照药材0.1g，同法制成对照药材溶液。再取大黄酸对照品，加甲醇制成每1ml含1mg的溶液，作为对照品溶液。照薄层色谱法试验，吸取上述三种溶液各4μl，分别点于同一以羧甲基纤维素钠为黏合剂的硅胶H薄层板上，以石油醚（30～60℃）－甲酸乙酯－甲酸（15∶5∶1）的上层溶液为展开剂，展开，取出，晾干，置紫外光灯（365nm）下检视。供试品色谱中，在与对照药材色谱相应的位置上，显相同的五个橙黄色荧光主斑点；在与对照品色谱相应的位置上，显相同的橙黄色荧光斑点，置氨蒸气中熏后，斑点变为红色。

（四）提取分离

从大黄中提取分离游离羟基蒽醌时，可先用20%硫酸和三氯甲烷的混合液，水浴回流水解并使游离蒽醌转入有机溶剂中，然后采用不同pH的碱液进行分离，流程如下。

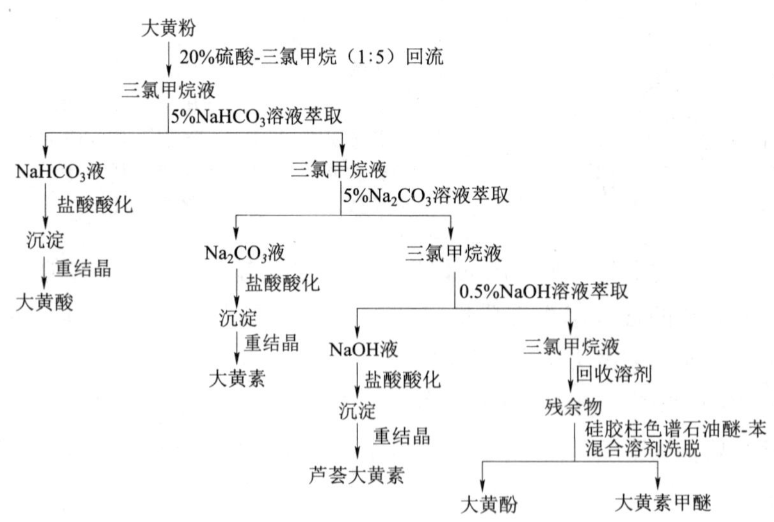

在上述流程中除可使用三氯甲烷－硫酸外，还可使用苯－硫酸或直接用乙醇、三氯甲烷或苯提取，然后再用pH梯度法进一步分离。

另外，用硅胶柱色谱分离大黄酚与大黄素甲醚时，也可用石油醚－乙酸乙酯作洗脱剂进行分离。

（五）大黄素甲醚的结构鉴定

结构鉴定过程：该化合物为金黄色针状结晶，熔点203～207℃。乙酸镁试剂反应显橙红色或粉红色，该化合物的^{1}H－NMR（$CDCl_3$，600 MHz）、^{13}C－NMR（$CDCl_3$，150 MHz）谱图（图4－1、图4－2）。

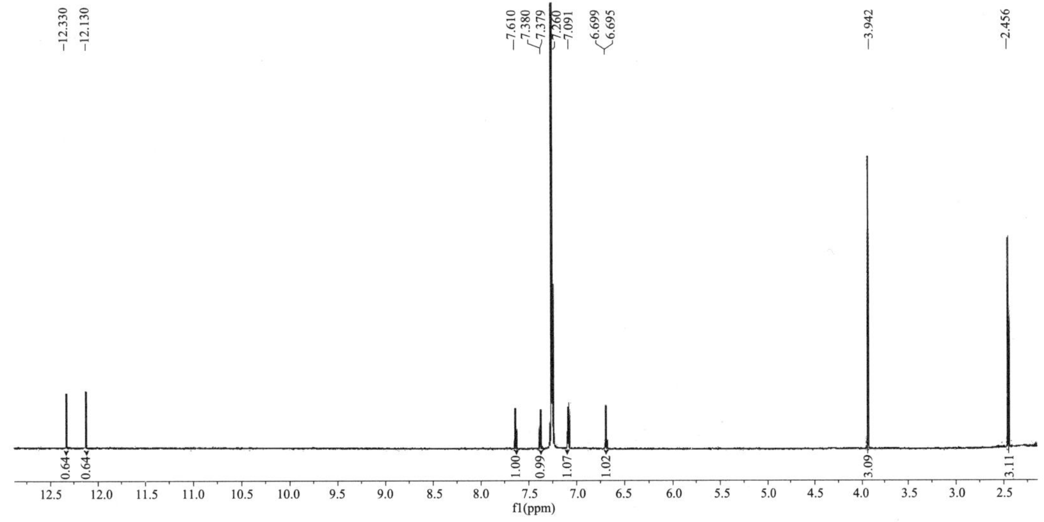

图 4-1　大黄素甲醚的^{1}H-NMR（$CDCl_3$，600MHz）

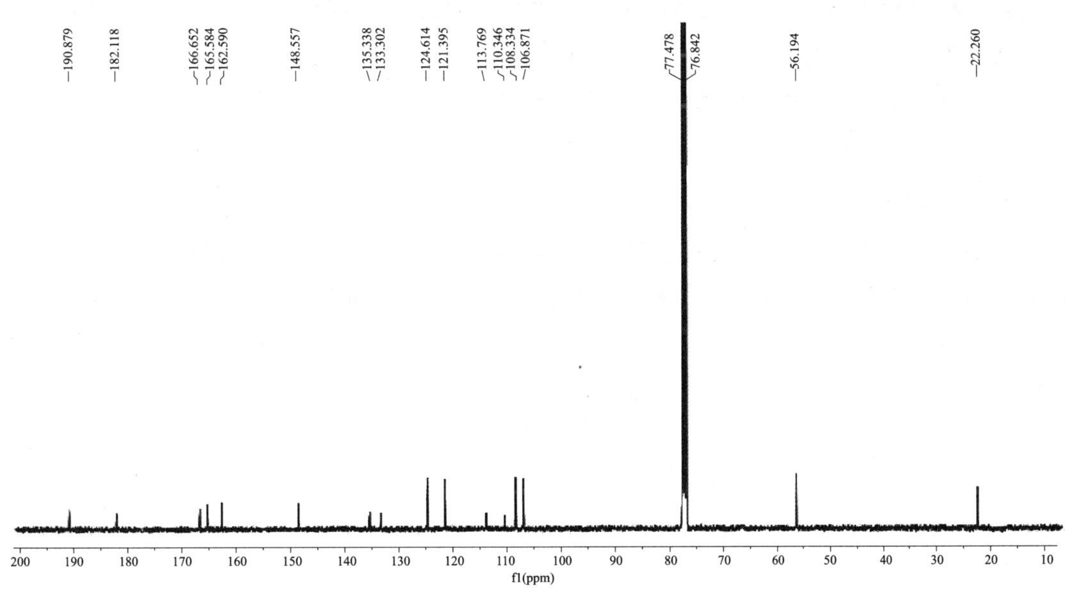

图 4-2　大黄素甲醚的^{13}C-NMR（$CDCl_3$，150MHz）

根据氢谱、碳谱及理化性质推测该化合物为蒽醌类化合物。^{1}H-NMR（$CDCl_3$，600 MHz）中 δ_H 12.33（1H，s）和 12.13（1H，s）为 2 个活泼酚羟基质子信号，根据化学位移说明有两个 Ar-OH 与羰基形成分子内氢键。δ_H 7.61（1H，s）、7.09（1H，s）、7.38（1H，d，J=2.4 Hz）和 6.70（1H，d，J=2.4 Hz）为蒽醌母核的 4 个芳香质子信号，由偶合常数可以看出为间位或者对位偶合，δ_H 3.94（3H，s）为甲氧基质子信号，δ_H 2.46（3H，s）为甲基质子信号。^{13}C-NMR（$CDCl_3$，150 MHz）中 δ_C 190.9 和 182.1 为两个羰基信号，根据化学位移值可知一个为氢键缔合羰基，δ_C 56.2 为甲氧基碳信号，δ_C 22.3 为甲基碳信号，其余为芳香碳信号。综合碳谱、氢谱数据，确定化合物为大黄素甲醚，见表 4-8。结构式如下。

OH　O　OH
8　8a　9　9a　1　2
7　10　3
H_3C　6　5　10a　4a　4　OCH_3
O

表4-8 大黄素甲醚的^{13}C-NMR数据（$CDCl_3$）

C	化学位移	C	化学位移
1	166.6	9	190.9
2	106.9	10	182.1
3	162.6	4a	133.3
4	108.3	8a	113.8
5	121.4	9a	110.4
6	148.6	10a	135.3
7	124.6	3-OCH_3	56.2
8	165.3	CH_3	22.3

二、紫草

紫草为紫草科植物新疆紫草 *Arnebia euchroma*（Royle）Johnst. 或内蒙紫草 *Arnebia guttata* Bunge 的干燥根。春、秋二季采挖，除去泥沙，干燥。具有凉血、活血、解毒透疹的功效。临床上用于治疗血热毒盛，斑疹紫黑，麻疹不透，疮疡，湿疹，水火烫伤等病。

（一）化学成分

紫草根主要含紫草素（shikonin）、乙酰紫草素（acetylshikonin）、异丁酰紫草素（isobutyrylshikonin）、β,β-二甲基丙烯紫草素（β,β-dimethylacrylshikonin）、β-羟基异戊酰紫草素（β-hydroxyisovalerylshikonin）、3,4-二甲基戊-3-烯酰紫草素（teracrylshikonin）等。例如由软紫草根中曾分离得到6种色素，其结构和主成分见表4-9。

OH O OR

OH O

表4-9 软紫草中的六种萘醌色素

名称	R	熔点（℃）
紫草素	—H	147~149
乙酰紫草素	—$COCH_3$	85~86
异丁酰紫草素	—$COCH(CH_3)_2$	89~90
β，β-二甲丙烯酰紫草素	—$COCH{=}C(CH_3)_2$	113~114
3,4-二甲基戊-3-烯酰紫草素	—$COCH_2$—$C(CH_3){=}C(CH_3)_2$	—
β-羟基异戊酰基紫草素	—$COCH_2$—$C(OH)(CH_3)_2$	90~92

（二）提取分离

从紫草根中提取紫草素工艺流程如下。

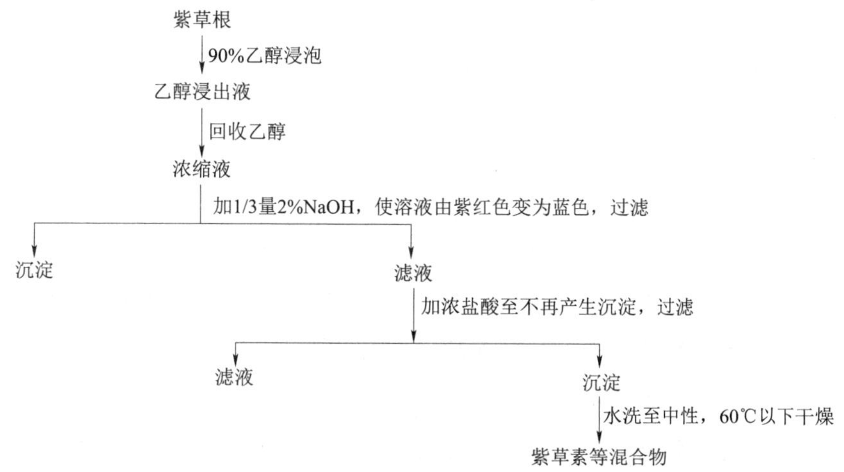

（三）《中国药典》（2020 年版）薄层色谱鉴别

取紫草药材粉末 0.5g，加石油醚（60～90℃）20ml，超声处理 20 分钟，滤过，滤液浓缩至 1ml，作为供试品溶液。另取紫草对照药材 0.5g，同法制成对照药材溶液。照薄层色谱法（通则 0502）试验，吸取两种溶液 4μl，分别点于同一硅胶 G 薄层板上，以环己烷－甲苯－乙酸乙酯－甲酸（5∶5∶0.5∶0.1）为展开剂，展开，取出，晾干。供试品色谱中，在与对照药材色谱相应的位置上，显相同的紫红色斑点；再喷以 10% 氢氧化钾甲醇溶液，斑点变为蓝色。

三、丹参

中药丹参为唇形科丹参（*Salvia miltiorrhiza* Bgr.）的干燥根及根茎，其味苦，性微寒，具有活血化瘀、养血安神、调经止痛、凉血消痈等功效。现代药理研究也表明丹参具有改善外周循环、提高机体的耐缺氧能力，具有扩张冠状动脉与外周血管，增加冠脉血流量，改善心肌收缩力等作用，临床上用以治疗冠心病。另外还具有抗菌、抗肿瘤、镇静、镇痛和保肝等作用。

（一）化学成分

目前，从丹参中分离鉴定出来的化学成分有 100 多种，主要化学成分主要为脂溶性成分和水溶性成分两大类，脂溶性成分为非醌衍生物，有丹参醌Ⅰ、丹参醌$Ⅱ_A$、丹参醌$Ⅱ_B$、羟基丹参醌、丹参酸甲酯、隐丹参醌、次甲基丹参醌、二氢丹参醌、丹参新醌甲、乙、丙等。水溶性成分主要为酚酸类成分，有丹参素[D－（＋）－β－(3,4－dihydroxyphenyl)－lacticacid]、原儿茶醛（protocatechuicaldehyde）和原儿茶酸（protocatechuic acid）等。丹参中还含有其他成分，如黄芩苷、β－谷甾醇、胡萝卜苷、氨基酸、无机元素等。

（二）理化性质

丹参醌$Ⅱ_A$为红色小片状结晶，丹参醌$Ⅱ_B$为紫色针状结晶，隐丹参醌为橙色针状结晶，丹参新醌甲为橙黄色粉末，丹参新醌乙为橙红色针状结晶，丹参新醌丙为红色针状结晶。丹参醌类化合物不溶于水，溶于有机溶剂。此类化合物多数呈中性，但丹参新醌甲、乙、丙因其醌环上含有羟基，显示较强的酸性，可溶于碳酸氢钠水溶液。

丹参醌 Ⅰ　　隐丹参醌　　二氢丹参醌 Ⅰ　　次甲基丹参醌

（三）《中国药典》（2020年版）薄层色谱鉴别

取丹参粉末1g，加乙醇5ml，超声处理15分钟，离心，取上清液作为供试品溶液。另取丹参对照药材1g，同法制成对照药材溶液。再取丹参酮Ⅱ$_A$对照品、丹酚酸B对照品，加乙醇制成每1ml分别含0.5mg和1.5mg的混合溶液，作为对照品溶液。照薄层色谱法（通则0502）试验，吸取上述三种溶液各5μl，分别点于同一硅胶G薄层板上，使成条状，以三氯甲烷－甲苯－乙酸乙酯－甲醇－甲酸（6∶4∶8∶1∶4）为展开剂，展开，展至约4cm，取出，晾干，再以石油醚（60～90℃）－乙酸乙酯（4∶1）为展开剂，展开，展至约8cm，取出，晾干，分别置日光及紫外光灯（365nm）下检视。供试品色谱中，在与对照药材色谱和对照品色谱相应的位置上，显相同颜色的斑点或荧光斑点。

（四）丹参有效成分提取分离技术

近年来，对于丹参有效成分提取分离方面的研究很多，主要涉及总有效成分的提取、脂溶性成分菲醌类的提取分离和水溶性成分酚酸类的提取分离。目前，丹参脂溶性成分以丹参酮为有效成分参考指标；水溶性成分以丹参素、丹酚酸B、原儿茶醛为有效成分参考指标。

1. 总有效成分的提取 总有效成分的提取率较低，主要的提取方法有梯度渗漉法、超声法和超临界CO_2萃取法。梯度渗漉法的特点是浓度梯度大，浸出效果好，溶剂用量少，适合于有效成分含量低的中药材的提取。

2. 菲醌类的提取分离 菲醌类，即丹参酮，主要包括丹参酮Ⅱ$_A$，多用乙醇提取，包括乙醇渗滤法和回流法。使用高浓度（90%）的醇溶剂、加温（80～87℃）、浸泡时间延长（6小时）可相应缩短提取时间（2h），可获得较高收率的丹参酮Ⅱ$_A$。

3. 酚酸类的提取分离 酚酸类在丹参的有效成分中是水溶解度最大的部分，对于水溶性成分有多种提取方法，如传统水煎法、乙醇回流法、动态湿浸法和渗漉法等。对于酚酸类成分的提取主要以水提取为主。由于微波辅助萃取法（MAE）具有时间短、效率高和溶剂用量少等优势，近年来，微波不断被用于丹参水溶性有效成分的提取。

高速逆流色谱（HSCCC）具有高回收率、高效和易于放大等优势，是用于分离丹酚酸B的常用方法。另外，液质联用技术（LC－MS^n）可以根据化合物单体的质谱裂解行为，既可实现目标性的分离纯化，也可以实现微量成分的在线分析与结构鉴定。丹参中酚酸类成分的结构特点显著，其质谱裂解行为有规律可循，可以用来实现水溶性成分的分离。

从丹参中提取分离丹参醌类化合物的流程如下。

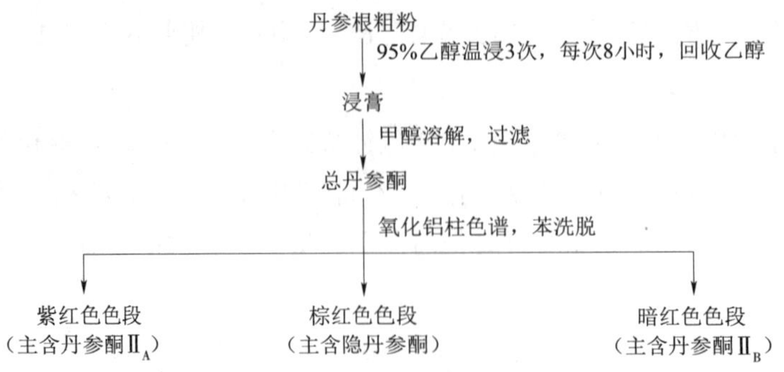

在上述流程中除了可用乙醚冷浸外，还可直接用95%的乙醇回流提取，然后回收乙醇，浓缩物用乙醚、三氯甲烷或苯溶解，再用碳酸钠水溶液萃取纯化后，进一步用柱色谱分离。另外，为了提高丹参醌Ⅱ$_A$的收得率，可采用下列方法：加原料5倍量的95%乙醇浸泡1小时，同时通气强化提取10分钟，然后回流30分钟，此法既能提高收得率又可缩短提取时间。

含醌类化合物的常用中药见表4－10。

表4－10　含醌类化合物的常用中药

<table>
<tr><th>中药</th><th colspan="2">典型化合物及类型</th><th>生物活性</th><th>质控（指标）成分</th></tr>
<tr><td>大黄</td><td rowspan="3">大黄酸
大黄素
芦荟大黄素
大黄素甲醚
大黄酚</td><td rowspan="3">大黄素型蒽醌</td><td>泻下、抗菌、抗肿瘤、利胆保肝、利尿</td><td>总蒽醌（以大黄酸、大黄素、芦荟大黄素、大黄素甲醚、大黄酚计）</td></tr>
<tr><td>何首乌</td><td>降血脂、抗动脉粥样硬化、抗菌、润肠通便</td><td>大黄素
大黄素甲醚</td></tr>
<tr><td>芦荟</td><td>抗菌、抗病毒、抗肿瘤、健胃、通便</td><td>芦荟苷</td></tr>
<tr><td>虎杖</td><td>同上、虎杖苷</td><td></td><td></td><td>大黄素
虎杖苷</td></tr>
<tr><td>决明子</td><td>大黄酚、橙黄决明素、大黄素甲醚</td><td>蒽醌</td><td>良好视神经保护作用
防治血管硬化与高血压</td><td>大黄酚
橙黄决明素</td></tr>
<tr><td rowspan="2">丹参</td><td>脂溶性：丹参酮Ⅰ、丹参酮Ⅱ$_A$、丹参酮Ⅱ$_B$、隐丹参酮</td><td rowspan="2">菲醌类</td><td rowspan="2">减轻心肌、脑缺血再灌注损伤，抑制血小板凝集和血栓形成、促进纤维蛋白降解</td><td rowspan="2">丹参酮Ⅰ
丹参酮Ⅱ$_A$
隐丹参酮
丹酚酸</td></tr>
<tr><td>水溶性：丹酚酸</td></tr>
<tr><td>紫草</td><td>紫草素
乙酰紫草素</td><td>萘醌类</td><td>抗肿瘤、抗炎、抗菌、抗肝脏氧化损伤</td><td>羟基萘醌总色素
（以左旋紫草素计）
β,β'－二甲基丙烯酰阿卡宁</td></tr>
</table>

知识链接

含醌类化合物的常见中药

1. 大黄

（1）主要蒽醌类成分　①游离型蒽醌：大黄酸、大黄素、土大黄素、芦荟大黄素、大黄素甲醚、异大黄素、大黄酚、虫漆酸D等。②结合型蒽醌：包括蒽醌苷和双蒽酮苷。双蒽酮苷中有番泻苷A～F。《中国药典》采用高效液相色谱法测定药材中芦荟大黄素、大黄素、大黄酚、大黄酸和大黄素甲醚等总蒽醌的含量，要求总量不得少于干燥药材的1.5%。

（2）大黄中主要蒽醌类成分的生物活性　现代药理研究证明，大黄产生泻下作用的有效成分为番泻苷类，游离蒽醌类的泻下作用较弱；大黄具有抗菌作用，其中以芦荟大黄素、大黄素及大黄酸作用较强，它们对多数革兰阳性细菌均有抑制作用；此外，还具有抗肿瘤、利胆保肝、利尿、止血作用等。

2. 虎杖

（1）虎杖主要含有蒽醌类化合物，此外还含有二苯乙烯类、黄酮类、水溶性多糖和鞣质等成分。蒽醌类成分包括大黄素、大黄酚、大黄酸、大黄素甲醚－1－β－D－葡萄糖苷、大黄素－1－β－D－葡萄糖苷、大黄素－8－单甲醚、6－羟基芦荟大黄素、6－羟基芦荟大黄素－8－单甲醚等。

（2）非蒽醌类的化合物如虎杖苷等。

（3）《中国药典》采用高效液相色谱法测定药材中大黄素和虎杖苷含量，大黄素不得少于0.60%，虎杖苷不得少于0.15%。

3. 何首乌

（1）蒽醌类成分　以大黄素、大黄酚、大黄素甲醚、大黄酸、芦荟大黄素等为主，《中国药典》以大黄素和大黄素甲醚为指标成分进行含量测定。

（2）何首乌主要蒽醌类成分的生物活性　何首乌具有补肝肾、益精血、乌须发、强筋骨之功效。

何首乌中的蒽醌类成分具有降血脂、抗动脉粥样硬化、抗菌、润肠通便等药理作用。此外，具有抗肿瘤及提高免疫功能；抗衰老及促进学习记忆能力的作用。

4. 芦荟

（1）主要蒽醌类成分及其化学结构　芦荟中主要活性成分是羟基蒽醌类衍生物，包括芦荟大黄素、大黄酸、大黄素、大黄酚、大黄素甲醚等。《中国药典》以芦荟苷为指标成分进行含量测定。

（2）芦荟主要蒽醌类成分的生物活性　①大黄酸有抑菌、抗病毒作用。②大黄素、芦荟大黄素有抗肿瘤的作用。③芦荟酸和芦荟泻素有健胃和通便的作用。④芦荟霉素具有抗癌、抗病毒、抗菌的作用。

5. 决明子

（1）主要蒽醌类成分及其化学结构　大决明和小决明的种子均含蒽醌类、萘并吡咯酮类、脂肪酸类化学成分等。其中，蒽醌类化合物为其主要成分，含量约1%，主要为大黄酚、大黄素甲醚、决明素、橙黄决明素、黄决明素、美决明素、葡萄糖美决明素、葡萄糖橙黄决明素。《中国药典》以大黄酚、橙黄决明素为指标成分进行鉴别和含量测定。

（2）决明子主要蒽醌类成分的生物活性　决明子含决明素、决明内酯、大黄酚、大黄素、大黄酸、大黄素蒽酮等，对视神经有良好的保护作用，常用于治疗白内障、视网膜炎、视神经萎缩、青光眼、眼结膜炎等疾病。决明子还有抑制葡萄球菌生长及收缩子宫、降压、降血清胆固醇的功效，对防治血管硬化与高血压有显著效果。

6. 丹参

（1）主要菲醌类成分及其化学结构　丹参的化学成分主要包括脂溶性成分和水溶性成分两大部分。

①脂溶性成分大多为共轭醌、酮类化合物，如丹参酮Ⅰ、丹参酮$Ⅱ_A$、丹参酮$Ⅱ_B$、隐丹参酮等。《中国药典》采用高效液相色谱法测定丹参中丹参酮类和丹酚酸B的含量，要求丹参酮$Ⅱ_A$、隐丹参酮和丹参酮Ⅰ的总量不得少于0.25%，丹酚酸B不得少于3.0%。

②水溶性成分则包括丹参素，丹参酸甲、乙、丙，原儿茶酸，原儿茶醛等。

（2）丹参主要菲醌类成分的生物活性　丹参的药理作用有减轻心肌、脑缺血再灌注损伤，抑制血小板凝聚和血栓形成，抑制胶原纤维的产生和促进纤维蛋白降解，清除自由基等。主要用于治疗心脑血管疾病，如冠心病、高血压、脑卒中、动脉粥样硬化等，还用于治疗肝纤维化、消化性溃疡、癌症、白内障、记忆缺失、艾滋病等疾病。

丹参注射液是以丹参中水溶性成分为主的制剂，而丹参滴丸是以脂溶性丹参酮为主的制剂。由丹参醌$Ⅱ_A$制得的丹参醌$Ⅱ_A$磺酸钠注射液已用于治疗冠心病、心肌梗死等疾病。

7. 紫草

（1）主要萘醌类成分及其化学结构　紫草的主要化学成分为萘醌类化合物，包括乙酰紫草素、欧紫草素、紫草素、去氧紫根素、β,β-二甲基丙烯酰欧紫草素、β,β-二甲基丙烯酰紫草素等。《中国药典》采用高效液相色谱法测定紫草中β,β-二甲基丙烯酰阿卡宁的含量，要求不得少于0.30%；采用紫外分光光度法测定药材中羟基萘醌总含量，以左旋紫草素计，不得少于0.80%。

（2）紫草主要萘醌类成分的生物活性　紫草常用于麻疹、外阴部湿疹、阴道炎、子宫颈炎及婴儿皮炎等疾病的治疗。临床应用的紫草素为羟基萘醌的混合物，各类成分均是存在于紫草根中的萘醌分子侧链上的羟基与不同酸形成的酯。该类成分具有抗肿瘤、抗炎和抗菌活性，还有抗肝脏氧化损伤和抗受孕作用。

答案解析

目标测试

一、单项选择题

1. 按有机化学的分类，醌类化合物是

A. 不饱和酮类化合物　B. 不饱和酸类化合物　C. 不饱和醛类化合物
D. 多元醇类化合物　E. 多元酸类化合物

2. 羟基蒽醌中，酸性最强的是

A. 1-羟基蒽醌　B. 2-羟基蒽醌　C. 1,2-二羟基蒽醌
D. 1,8-二羟基蒽醌　E. 3,6-二羟基蒽醌

3. Feigl 反应用于检识

A. 苯醌　B. 萘醌　C. 蒽醌
D. 所有醌类化合物　E. 羟基蒽醌

4. 下列反应中用于鉴别蒽酮类化合物的是

A. 无色亚甲蓝反应　B. Bornträger 反应　C. Kesting-Craven 反应
D. Molish 反应　E. 对亚硝基二甲苯胺反应

二、多项选择题

5. 具有挥发性的醌类化合物有

A. 游离的醌类　B. 小分子的苯醌类　C. 小分子的萘醌类
D. 小分子的蒽醌类　E. 二蒽酮类

6. 能被5%的碳酸氢钠提取出来的醌类化合物有

A. 含 COOH 的醌类　B. 含两个以上 α-OH 的醌类　C. 含两个以上 β-OH 的醌类
D. 含一个 α-OH 的醌类　E. 含一个 β-OH 的醌类

三、配伍选择题

[7~8]

A. 大黄酚　B. 大黄素　C. 大黄素甲醚
D. 芦荟大黄素　E. 大黄酸

7. 用 pH 梯度萃取法分离，2% $NaHCO_3$萃取层可分离得到的是
8. 酸性最弱的是

四、简答题

9. 醌类化合物可分为哪几种类型？各举一例。
10. 简述蒽醌类化合物酸性强弱的规律。

书网融合……

思政导航

本章小结

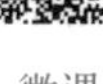
微课

题库

第五章　苯丙素类化合物

PPT

学习目标

知识目标

1. **掌握**　香豆素和木脂素的理化性质和检识方法；香豆素和木脂素的提取、分离方法。
2. **熟悉**　香豆素和木脂素的结构和分类。
3. **了解**　苯丙素类、香豆素和木脂素的分布、生源途径和生理活性。

能力目标　通过本章学习，能够掌握香豆素和木脂素的理化性质，根据其理化性质推导提取、分离方法，具备提取、分离和检识香豆素的实验技能，学会应用中药化学成分研究的方法和基本原理解决实际问题。

第一节　概　述

苯丙素类化合物（phenylpropanoids）是指由苯基与三碳链连接在一起，以 C_6-C_3 为基本单元构成的一类化合物。这类成分广泛存在于中药及天然药物中，既可以独立形成化合物，也可以两个、三个甚至多个单元聚合存在，且可形成多种氧化程度不同的衍生物。苯丙素类化合物包括苯丙烯、苯丙醇、苯丙醛、苯丙酸等简单苯丙素类（simple phenylpropanoids），以及香豆素类（coumarins）、木脂素类（lignans）和黄酮类（flavonoids）。

苯丙素类化合物在植物体内多数是通过莽草酸（shikimic acid）途径形成的，即碳水化合物经莽草酸途径合成苯丙氨酸（L-phenylalanine）和酪氨酸（L-tyrosine），再经脱氨反应生成桂皮酸（cinnamic acid）衍生物，从而形成 C_6-C_3 基本单元。桂皮酸衍生物再经羟化、氧化、还原等反应生成简单苯丙素类。在此基础上，经异构、环合反应生成了香豆素类化合物，经缩合反应生成木脂素类化合物。

苯丙素类化合物的生物合成途径

第二节　简单苯丙素类

一、简单苯丙素的结构与分类

简单苯丙素类是指结构中具有一个 C_6-C_3 单元，且 C_3 为链状结构的一类化合物，是中药中常见的芳香族化合物。根据三碳链 C_3 的官能团不同，可分为苯丙烯、苯丙醇、苯丙醛、苯丙酸等类型。

（一）苯丙烯类

丁香挥发油的主要成分丁香酚（eugenol），八角茴香挥发油的主要成分茴香脑（anethole），细辛、菖蒲挥发油中的主要成分 α - 细辛醚（α - asarone）、β - 细辛醚（β - asarone），均是苯丙烯类化合物。

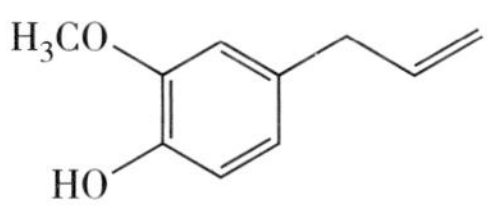

丁香酚 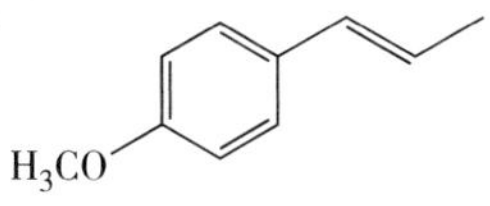　茴香脑 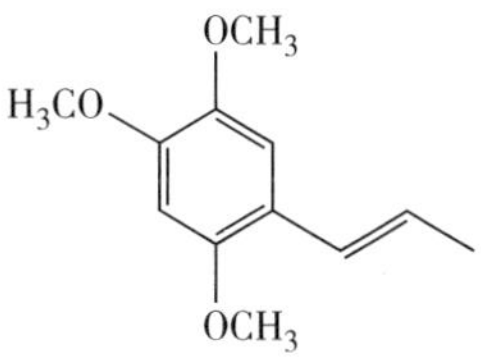　α-细辛醚 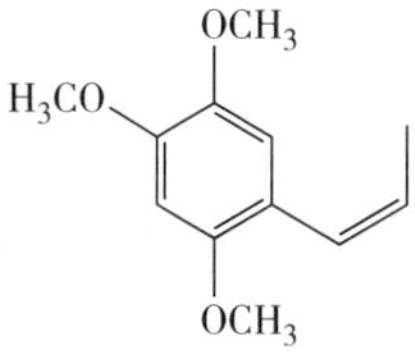　β-细辛醚

（二）苯丙醇类

从日本蛇菰（*Balanophora japonica*）中分得的松柏醇（coniferol）及松柏苷（coniferin），从刺五加［*Eleutherococcus senticosus*（Rupr. et Maxim.） Harms］中分得的紫丁香苷（syringin）均是苯丙醇类化合物。

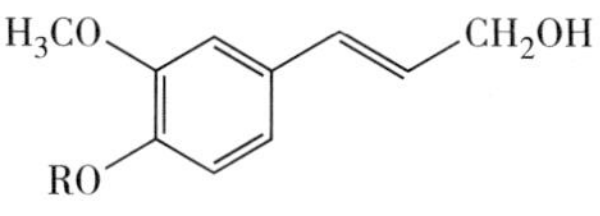

松柏醇　R=H
松柏苷　R=glc

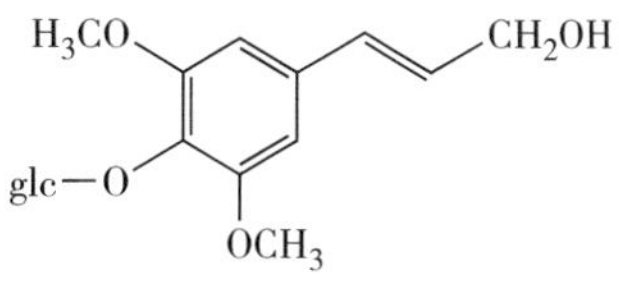

紫丁香苷

（三）苯丙醛类

桂皮醛（cinnamaldehyde）是桂枝（*Cinnamomum cassia* Presl）挥发油的主要成分，属于苯丙醛类化合物。

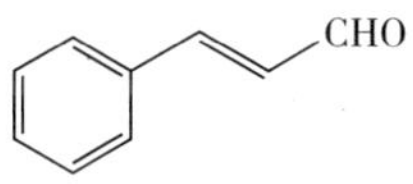

桂皮醛

（四）苯丙酸类

常见的苯丙酸类成分主要是桂皮酸的衍生物，桂皮酸（cinnamic acid）存在于桂皮中，咖啡酸（caffeic acid）存在于蒲公英中，阿魏酸（ferulic acid）、异阿魏酸（*iso* - ferulic acid）是兴安升麻中的主要成分。

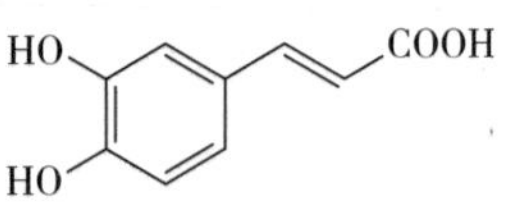

咖啡酸 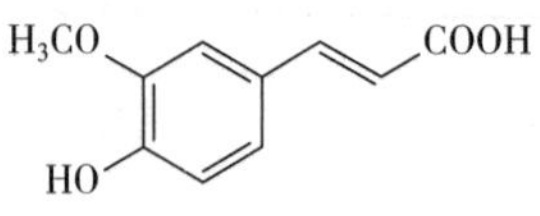　　阿魏酸 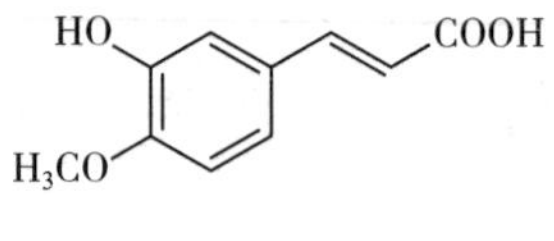　　异阿魏酸

苯丙酸类在植物中常与糖或多元醇结合，以酯或苷的形式存在。如绿原酸（chlorogenic acid）是3－咖啡酰奎宁酸，是许多药材和中成药中抗菌解毒、消炎利胆的主要成分。从紫锥菊（*Echinacea purpurea*）中分得的菊苣酸（cichoric acid）具有抗病毒活性，它是由咖啡酸和酒石酸形成的酯。

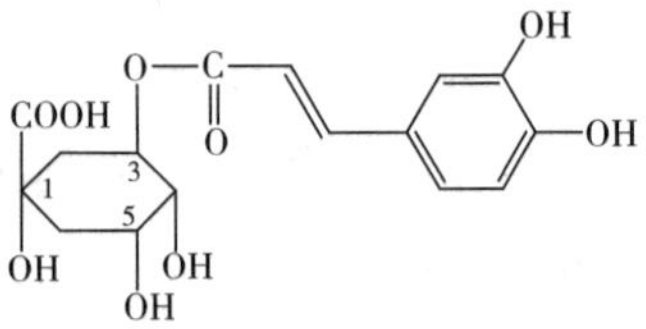

绿原酸 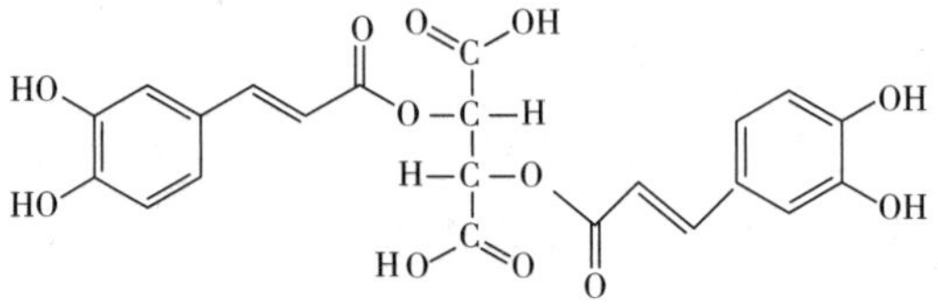　　菊苣酸

此外，从日本蛇菰（*Balanophora japonica*）中分得的咖啡酸葡萄糖苷（caffeic acid glucoside）具有抗组胺释放作用。从粗糠树（*Ehretia macrophylla*）中分得的迷迭香酸（rosmarinic acid）是苯丙酸的二聚体，具有止血作用。

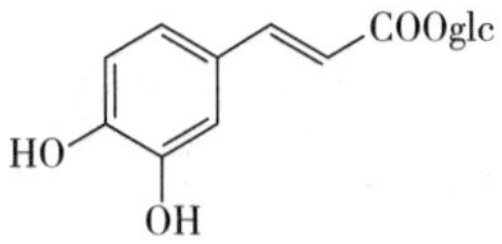

咖啡酸葡萄糖苷 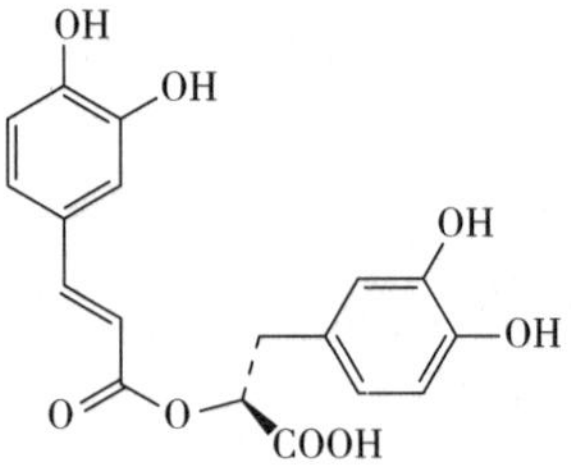　　迷迭香酸

中药丹参（*Salvia mitiorrhiza* Bge.）中的水溶性成分丹参素（danshensu）、丹酚酸A（salvianolic acid A）、丹酚酸B（salvianolic acid B）等，是丹参治疗心脑血管疾病的有效成分，其中丹参素属于苯丙酸类，而丹酚酸则多为丹参素与咖啡酸类的聚合物。

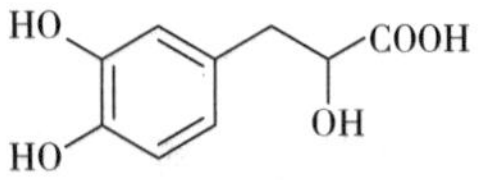

丹参素 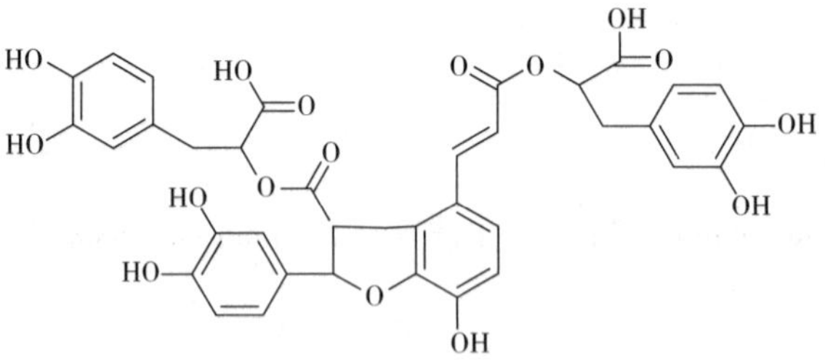　　丹酚酸B

知识链接

1898年，英国科学家Osbome和Cambell，发现了一种能使葵花籽蛋白变黑的活性物质。12年以后Corter等人将这种活性物质命名为绿原酸。38年以后，也就是1947年，距离发现绿原酸半个世纪，Rudkin和Nelson确定了绿原酸的分子结构（分子量为354.31）。绿原酸在常用中药杜仲、杜仲叶、金银花等中分布较广，是这些药品的重要活性物质基础，而注射用绿原酸制剂的原料就来源于中药杜仲叶。

二、简单苯丙素的提取分离

简单苯丙素类成分根据其性质和极性的不同进行提取。其中苯丙烯、苯丙醛及苯丙酸的简单酯类衍生物多具有挥发性，是挥发油芳香族化合物的主要组成部分，可以采用水蒸气蒸馏的方法提取；苯丙酸是植物的酸性成分，可用有机酸的常规提取方法进行提取，一般可先酸化使有机酸游离，再选用合适的有机溶剂提取；苯丙醇和苯丙酸也具有一定水溶性，故也可用水或大极性有机溶剂进行提取，但常常与其他一些酚酸、鞣质、黄酮苷等混在一起，分离难度较大，一般需要经过大孔吸附树脂、聚酰胺、硅胶、葡聚糖凝胶以及反相色谱多次分离才能纯化。

中药升麻具有发表透疹、清热解毒、升举阳气的功效，常用于风热头痛、口疮、麻疹、子宫脱垂等症。兴安升麻（*Cimicifuga dahurica*）是北升麻的主要来源，含有咖啡酸、阿魏酸、异阿魏酸等简单苯丙素类成分，其提取分离方法如下。

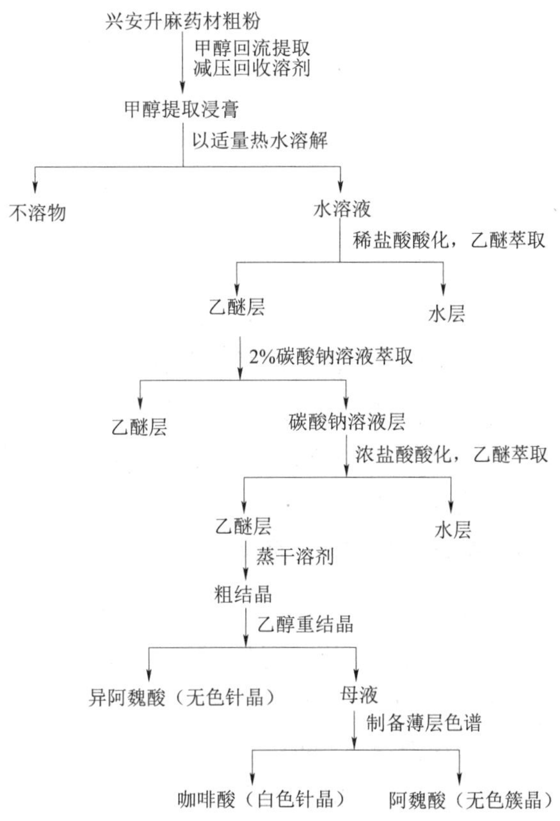

第三节　香豆素类

香豆素类化合物是具有苯骈 α－吡喃酮母核的一类成分的总称。在结构上可看成是顺式邻羟基桂皮酸经分子内脱水环合而成，具有内酯的结构。因这类成分最早由豆科植物香豆中得到，并具有芳香气味而得名香豆素。

香豆素类成分广泛分布于植物界，尤其是伞形科、豆科、芸香科、茄科、菊科等植物，只有少数来自动物和微生物。许多中药如独活（*Angelica pubescens* Maxim. f. *biserrata* Shen et Yuan）、秦皮（*Fraxinus rhynchophylla* Hance；*Fraxinus chinensis* Roxb.；*Fraxinus szaboana* Lingelsh.；*Fraxinus stylosa* Lingelsh.）、

白芷［*Angelica dahurica*（Fisch. ex Hoffm.）Benth. et Hook. f.；*Angelica dahurica*（Fisch. ex Hoffm.）Benth. et Hook. f. var. *formosana*（Boiss.）Shan et Yuan］、前胡（*Peucedanum praeruptorum* Dunn）、茵陈（*Artemisia scoparia* Waldst. et Kit；*Artemisia capillaris* Thunb.）、补骨脂（*Psoralea corylifolia* L.）、蛇床子［*Cnidium monnieri*（L.）Cuss.］等中都含有这类成分，并具有多方面的生理活性。如秦皮中的七叶内酯（esculetin）和七叶苷（esculin）具有治疗细菌性痢疾的作用；蛇床子中的蛇床子素（osthol）可以治疗脚癣、湿疹和阴道滴虫；补骨脂中的香豆素具光敏作用，能吸收紫外线抗辐射，可用于白斑病的治疗；紫苜蓿（*Medicago sativa*）中的双香豆素类成分紫苜蓿酚（dicoumarol）具有抗凝血作用。但某些香豆素类成分具有毒性，如粮食霉变后产生的代谢物黄曲霉素 B_1 为 7,8－呋喃香豆素类，具有较强的致癌作用，尤其易引起肝癌的发生。

香豆素类化合物在生物合成上起源于对羟基桂皮酸，因此目前得到的天然香豆素成分中，除了香豆素等 40 余个化合物外，均在 7 位连有含氧官能团。7－羟基香豆素（umbelliferon，伞形花内酯）无论是从生源途径，还是从化学结构分类上看，可以认为是香豆素类化合物的基本母核。

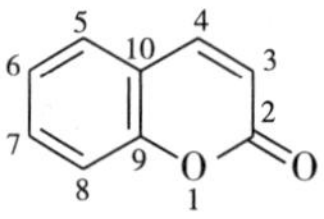

香豆素 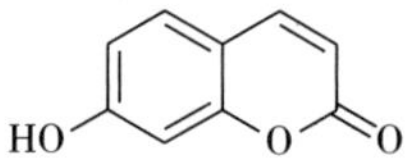　　7-羟基香豆素

一、香豆素的结构与分类

香豆素类化合物的母核为苯骈 α－吡喃酮，大多数香豆素类成分只在苯环一侧有取代，也有部分化合物在 α－吡喃酮环上有取代。在苯环各个位置上均可有含氧官能团取代，常见的包括羟基、甲氧基、糖基、异戊烯基及其衍生物。6、8 位因其碳原子的电负性较高，易于烷基化，也常见异戊烯基及其衍生物取代，并可进一步与 7 位氧原子环合形成呋喃环或吡喃环。α－吡喃酮环的 3、4 位常见的取代基团是小分子烷基、苯基、羟基、甲氧基等。

根据香豆素母核上取代基及连接方式的不同，通常分为以下几类。

（一）简单香豆素

简单香豆素类（simple coumarins）指只在苯环上有取代，且 7 羟基未与 6（或 8）位的异戊烯基形成呋喃环或吡喃环的香豆素类化合物。秦皮中的七叶苷与七叶内酯（即秦皮甲素和秦皮乙素）、蛇床子中的蛇床子素、东莨菪根中的东莨菪内酯（scopoletin）、白芷和香独活中的当归酮（angelicone）、小叶白蜡树皮中的秦皮素（fraxetin）、滨蒿（*Artemisia scoparia* Waldst. et Kit.）和茵陈蒿（*Artemisia capillaris* Thunb.）中的滨蒿内酯（scoparone）均属简单香豆素。

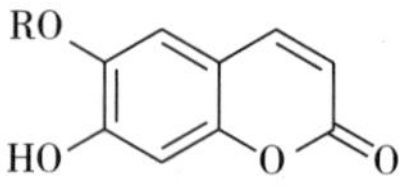

秦皮甲素　R=glc
秦皮乙素　R=H

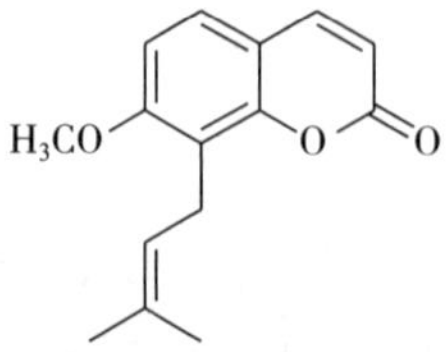

蛇床子素

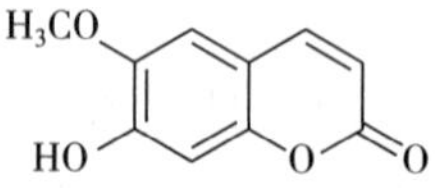

东莨菪内酯

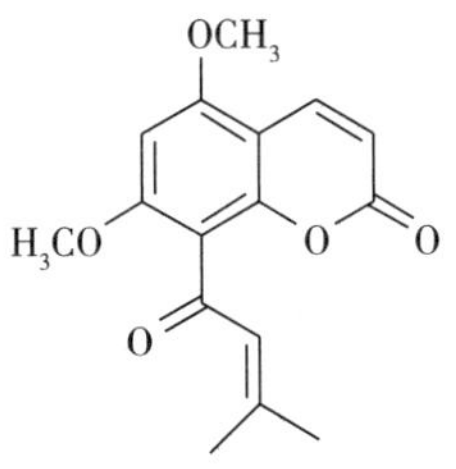

当归酮 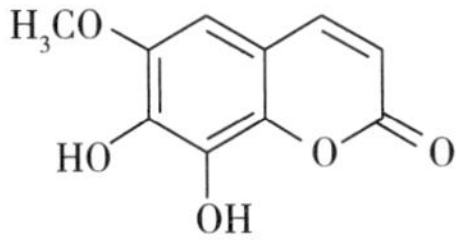　　秦皮素 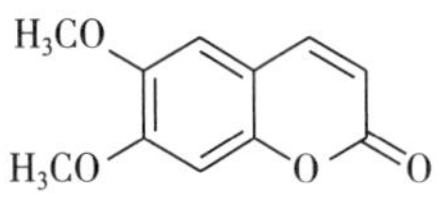　　滨蒿内酯

（二）呋喃香豆素

呋喃香豆素（furanocoumarins）结构中的呋喃环往往是由香豆素苯环上 7 位羟基和邻位异戊烯基环合而成的，成环后常因降解而失去 3 个碳原子。根据呋喃环的位置，此类香豆素可分为由 6 位异戊烯基和 7 位羟基形成的 6,7－呋喃香豆素，由 8 位异戊烯基和 7 位羟基形成的 7,8－呋喃香豆素，前者由于呋喃环与苯环、α－吡喃酮环处于一条直线上而称为线型（linear）呋喃香豆素，后者由于三个环处在一条折线上而称为角型（angular）呋喃香豆素。部分呋喃香豆素呋喃环外侧被氢化，称为二氢呋喃香豆素。

存在于补骨脂中的补骨脂素（psoralen）、牛尾独活（*Heracleum hemsleyanum*）中的花椒毒内酯（xanthotoxin）、白芷和珊瑚菜中的珊瑚菜素（phellopterin）属于线型呋喃香豆素。存在于紫花前胡［*Peucedanum decursivum*（Miq.）Maxim.］中的紫花前胡苷元（nodakenetin）及其苷（nodakenin）、云前胡（*Peucedanum rubuicaule*）中的石防风素（deltoin）均属线型二氢呋喃香豆素。

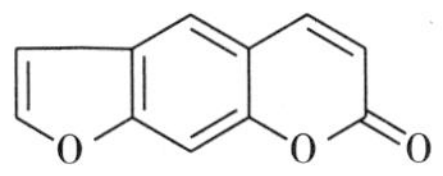

补骨脂素 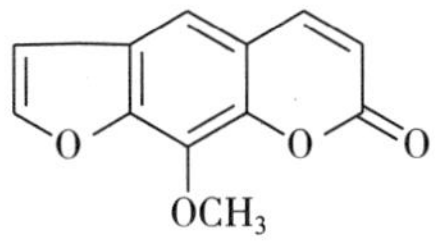　　花椒毒内酯 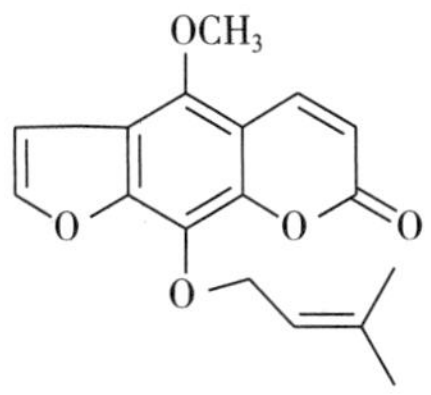　　珊瑚菜素

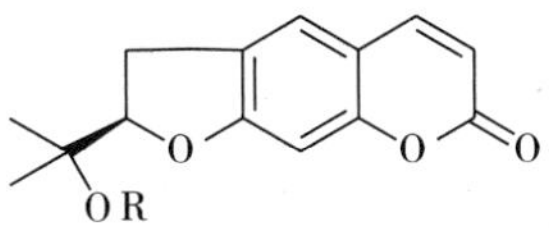

紫花前胡苷元　R=H
紫花前胡苷　R=glc
石防风素 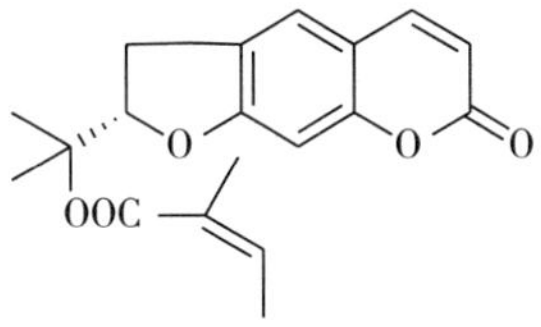

存在于补骨脂中的异补骨脂素（*iso*psoralen，又称当归素，白芷内酯）、存在于白芷［*Angelica dahurica*（Fisch. ex Hoffm.）Benth. et Hook. f.；*Angelica dahurica*（Fisch. ex Hoffm.）Benth. et Hook. f. var. *Formosana*（Boiss.）Shan et Yuan］中的 6－羟基白芷内酯（6－hydroxy angelicone）、存在于虎耳草茴芹中的茴芹内酯（pimpinellin）均属角型呋喃香豆素。存在于独活中的二氢欧山芹醇（columbianetin）、二氢欧山芹醇乙酸酯（columbianetin acetate）以及二氢欧山芹素（columbianadin，又称哥伦比亚内酯）属于角型二氢呋喃香豆素。

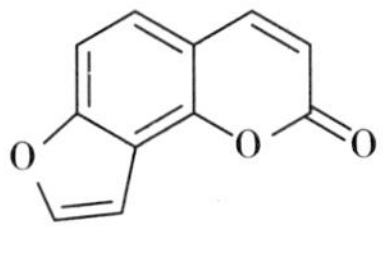

异补骨脂素 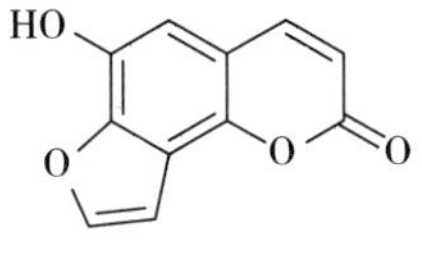　　6-羟基白芷内酯 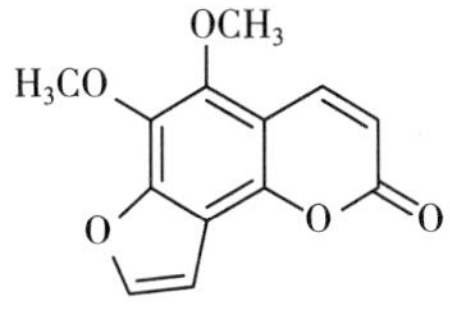　　茴芹内酯

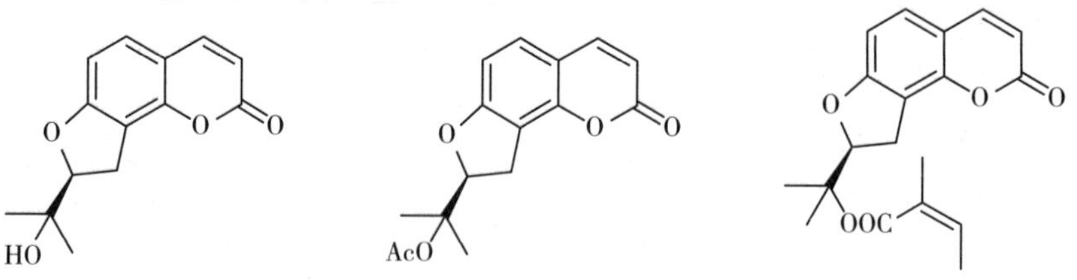

二氢欧山芹醇　　二氢欧山芹醇乙酸酯　　二氢欧山芹素

（三）吡喃香豆素

7位羟基和邻位异戊烯基缩合形成吡喃环的香豆素称为吡喃香豆素（pyranocoumarins）。6位异戊烯基与7位羟基形成吡喃环者，称为6,7-吡喃香豆素，即线型吡喃香豆素。8位异戊烯基与7位羟基形成吡喃环者，称为7,8-吡喃香豆素，即角型吡喃香豆素。吡喃环被氢化，称为二氢吡喃香豆素。

从芸香科柑橘属植物根皮中分离得到的花椒内酯（xanthyetin）、美花椒内酯（xanthoxyletin）、鲁望橘内酯（luvangetin）均属于线型吡喃香豆素。从白花前胡中分离得到的白花前胡丙素［(+) praeruptorin A］、白花前胡苷Ⅱ（praerosideⅡ）和从芸香科植物枸橘的根中分离得到的邪蒿内酯（seselin）为角型吡喃香豆素。

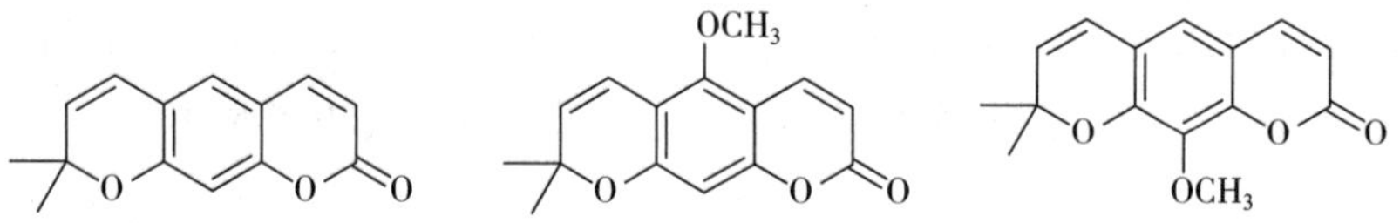

花椒内酯　　美花椒内酯　　鲁望橘内酯

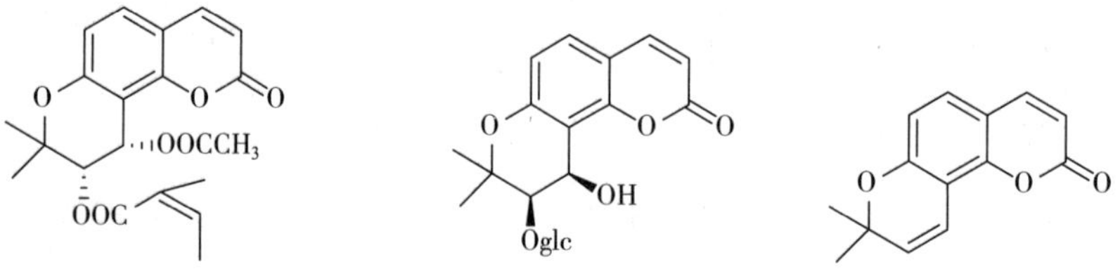

白花前胡丙素　　白花前胡苷Ⅱ　　邪蒿内酯

（四）其他香豆素

主要包括三类：一是在α-吡喃酮环上有取代的香豆素类，如从菊科植物墨旱莲（*Eclipta prostrata* L.）的地上部分中提取出来的蟛蜞菊内酯（wedelolactone）；二是通过碳碳键或醚键相连生成的香豆素二聚体、三聚体类，如紫苜蓿酚；三是异香豆素类，如从茵陈中得到的茵陈内酯（capillarin）。

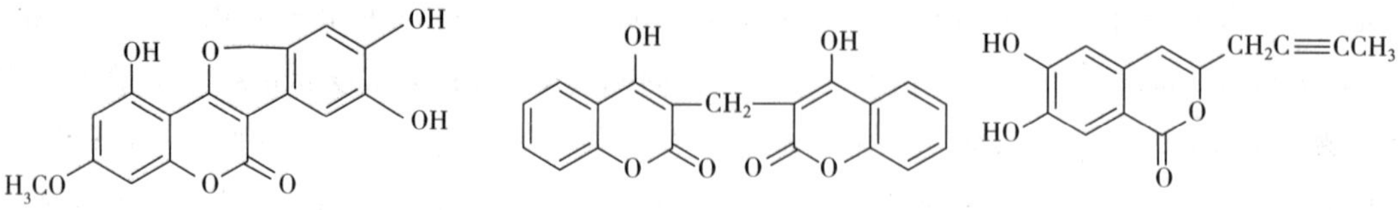

蟛蜞菊内酯　　紫苜蓿酚　　茵陈内酯

二、香豆素的理化性质

（一）性状

游离的香豆素类成分大多为结晶状的化合物，也有一些香豆素类成分呈玻璃态或液态，有一定的熔点，常常是淡黄色或者无色，并且具有香味。小分子的游离香豆素具有挥发性，可以随水蒸气蒸馏，还能升华。香豆素苷类，一般呈粉末状，多数无香味，也不具有挥发性和升华性。香豆素类化合物在紫外光照射下多呈现蓝色或紫色荧光。

（二）溶解性

游离香豆素一般不溶或难溶于冷水，部分溶于沸水，易溶于甲醇、乙醇、丙酮、三氯甲烷、乙醚等有机溶剂。香豆素苷类可溶于水，易溶于甲醇、乙醇，难溶于乙醚、三氯甲烷等亲脂性有机溶剂。含有酚羟基的香豆素类易溶于氢氧化钠等强碱性水溶液。

（三）内酯的碱水解

香豆素类化合物的分子中具有内酯结构，因此具有内酯环的性质，在碱性条件下可以水解开环，形成溶于水的顺式邻羟基桂皮酸盐，酸化后，又闭环，恢复为原来的内酯结构，具有一定的亲脂性，使其自酸水中沉淀析出。这一性质常用于香豆素等内酯类化合物的提取、分离和鉴别。但如果与碱液长时间接触并加热，或紫外线照射，顺式邻羟基桂皮酸盐可转变成稳定的反式邻羟基桂皮酸盐，此时，再酸化也不能环合成内酯。

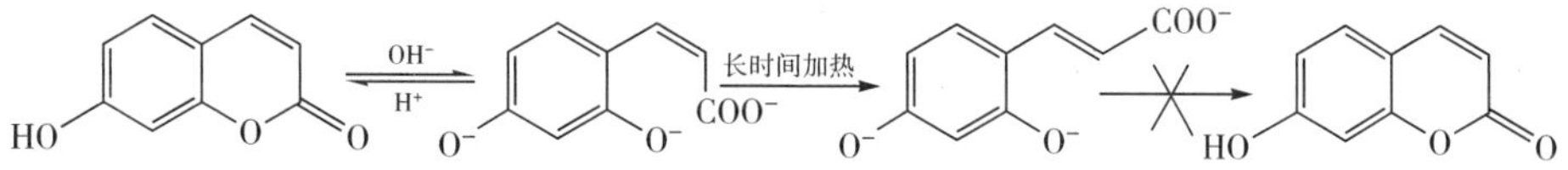

香豆素类化合物的碱水解反应

由于香豆素类化合物的结构中往往还含有其他的酯基，在内酯环发生碱水解的同时，其他酯基也会水解。

（四）显色反应

1. 异羟肟酸铁反应　在碱性的条件下，香豆素的内酯环打开，与盐酸羟胺缩合生成异羟肟酸，在酸性条件下再与三价铁离子络合呈现红色，这个反应称为异羟肟酸铁反应。

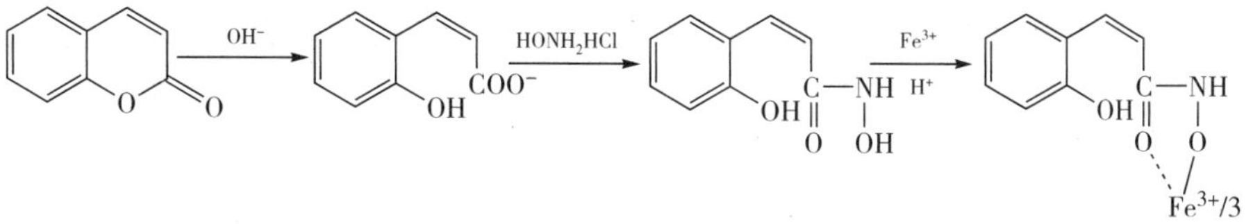

异羟肟酸铁反应

2. 酚羟基反应　具有酚羟基取代的香豆素可与三氯化铁溶液反应产生绿色至墨绿色沉淀。若酚羟基的邻对位无取代，可与重氮化试剂反应，而显红色至紫红色。

3. 酚羟基对位活泼氢反应　香豆素类成分在碱性条件下（pH 9～10）内酯环水解生成酚羟基，如果其对位（6 位）无取代，即可与 Gibb's 试剂（2,6－二溴苯醌氯亚胺）发生反应而显蓝色，该反应称为 Gibb's 反应。也可与 Emerson 试剂（4－氨基安替比林和铁氰化钾）反应而显红色，该反应称为 Emerson 反应。利用这两个反应可以判断香豆素分子中的 C_6 位是否有取代基存在。Gibb's 试剂和 Emerson 试剂也能与香豆素及其他化合物酚羟基对位的活泼氢反应生成缩合物，而用来判断酚羟基对位是否被取代。

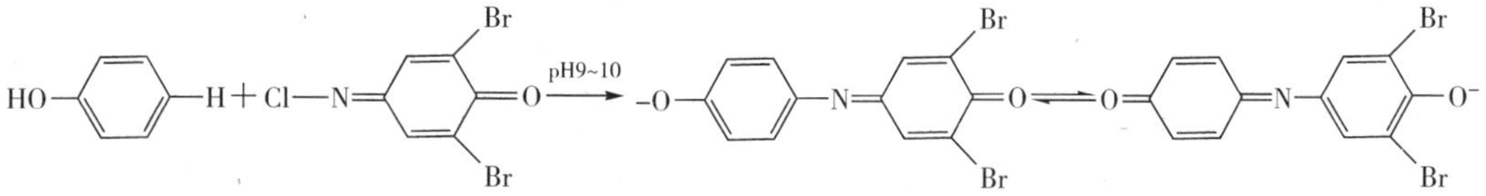

Gibb's 反应

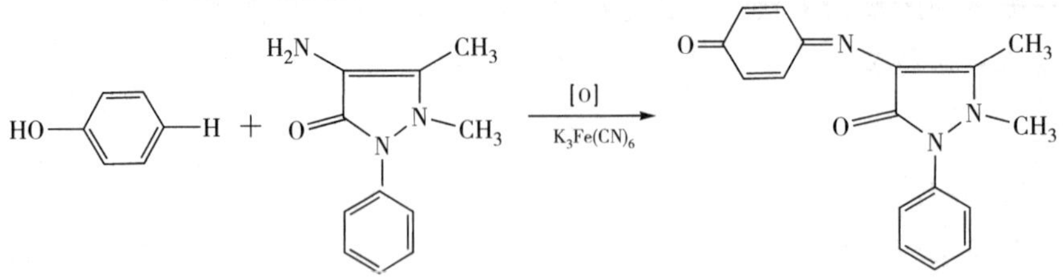

Emerson反应

（五）与酸的反应

香豆素类化合物分子中若在酚羟基的邻位有异戊烯基等不饱和侧链，在酸性条件下能环合形成呋喃环或吡喃环。如果分子中存在醚键，在酸性条件下能水解，尤其是烯醇醚和烯丙醚。

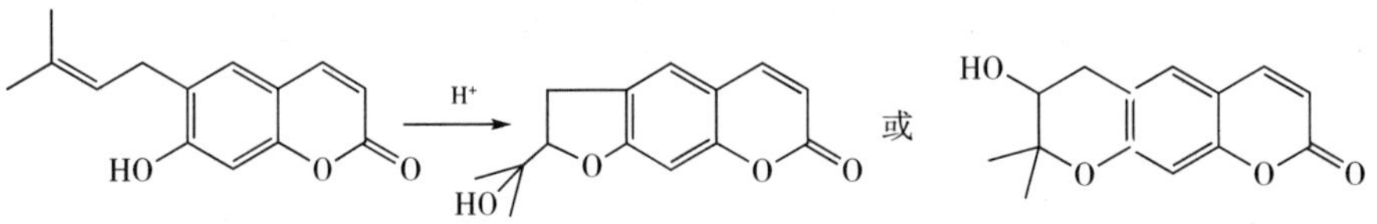

香豆素类化合物与酸的反应

（六）双键的加成反应

香豆素分子中的双键可以分为 C_3-C_4间双键、呋喃或吡喃环中双键及侧链双键等不同情况，其中 C_3-C_4间的双键与羰基和苯环形成共轭体系，双键性较弱，很难发生加成反应。在控制条件下，一般侧链上的双键，尤其是非共轭的侧链双键先行氢化，然后是呋喃环和吡喃环上的双键，最后才是 C_3-C_4 双键氢化。

（七）氧化反应

用于香豆素的氧化剂常见的有高锰酸钾、铬酸、臭氧、过碘酸等，由于这些氧化剂的氧化能力不同，香豆素被氧化后的产物也不同，历史上氧化反应曾被用于香豆素结构的确定。

三、香豆素的提取分离

香豆素类成分多以游离态存在于植物中，一般可用有机溶剂提取，而香豆素苷类因极性增大而具亲水性，可选亲水性溶剂或水提取。此外，香豆素类成分具有内酯结构，亦可用“碱溶酸沉”法提取，部分小分子香豆素类成分具有挥发性，可用水蒸气蒸馏法提取。香豆素类化合物的分离主要用色谱法。常用的提取和分离方法如下。

1. 溶剂提取法 香豆素类成分的极性不同，可选择不同极性的溶剂用于提取，如甲醇、乙醇、丙酮、乙醚、石油醚等。其提取可采用乙醚等溶剂先提取脂溶性成分，再用甲醇（乙醇）或水提取大极性部分。也可先用甲醇（乙醇）或水提取，再用溶剂或吸附树脂法划分为脂溶性部位和水溶性部位。溶剂提取法是香豆素类成分提取的主要方法。

从前胡中提取香豆素类成分，可先用乙醇回流提取，回收乙醇得醇浸膏。醇浸膏分散在水中，先以乙酸乙酯萃取得到脂溶性部分，再以正丁醇萃取得到香豆素苷类。

2. 碱溶酸沉法 香豆素多呈中性或弱酸性，在提取过程中常有大量中性杂质存在，分离这些杂质可以利用香豆素具有内酯结构，即香豆素可被热的稀碱液皂化溶解，加酸酸化后香豆素内酯化而降低在水中的溶解度，可游离沉淀析出或用乙醚等有机溶剂萃取得到。而杂质不溶于稀碱液或者在酸碱液中都能溶解，从而与香豆素类成分分离。

由于香豆素类成分的开环产物顺式邻羟基桂皮酸在碱液中长时间加热会异构化为反式邻羟基桂皮酸，故碱溶酸沉法必须严格控制在比较温和的条件下进行。此外，一些对酸碱敏感的香豆素类成分不能用碱溶酸沉法提取，如8位具有酰基则开环后不能酸化闭环；具有侧链酯基的会碱水解；具有烯丙醚或邻二醇结构的会在酸作用下水解或结构重排。

3. 水蒸气蒸馏法　小分子的香豆素类成分因具有挥发性，可采用水蒸气蒸馏法提取，但本法分离效果差，适应面较窄，且受热温度高而时间长，有可能引起结构的变化，现已少用。

香豆素的提取方法见表5－1。

表5－1　香豆素的提取方法

方法	原理	不足之处
溶剂提取法	极性不同，溶解性不同	有大量中性杂质存在
碱溶酸沉法	利用内酯的性质	必须严格控制在温和条件下
水蒸气蒸馏法	小分子苷元具有挥发性	适用范围比较狭窄

4. 色谱分离法　植物中的香豆素类成分往往是一种或几种混合物共存，结构类似、极性相近，用常规的溶剂法、结晶法难以分离，一般用色谱分离的方法进行分离纯化。常用的色谱分离方法有柱色谱、制备薄层色谱、高效液相色谱。

柱色谱分离一般采用硅胶为吸附剂，洗脱剂可先用薄层色谱试验筛选，常用的洗脱系统可用环己烷（石油醚）－乙酸乙酯、环己烷（石油醚）－丙酮、三氯甲烷－丙酮等。氧化铝一般不用于香豆素类成分的柱色谱分离。香豆素苷类的分离可用反相硅胶（RP－18、RP－8）柱色谱，常用的洗脱系统可用水－甲醇、甲醇－三氯甲烷。此外，葡聚糖凝胶 Sephadex LH－20 柱色谱等也可用于香豆素类成分的分离。

近年来，高效液相色谱用于分离香豆素类成分已经较为普遍，尤其是对极性很小的多酯基香豆素类、极性较强的香豆素苷类分离效果好。对小极性香豆素类，一般用正相色谱（Si－60等），对香豆素苷类，一般用反相色谱（RP－18、RP－8等）。因为在色谱上很容易以荧光定位斑点，制备薄层色谱常用于香豆素类成分的分离。

四、香豆素的检识

（一）理化检识

1. 荧光　香豆素类化合物在紫外光（365nm）照射下一般显蓝色或蓝紫色荧光，这一性质在色谱检识中可用以显示香豆素类化合物的存在，具有容易辨认、灵敏度高等特点。香豆素的荧光与分子中取代基的位置有一定关系，如7－羟基香豆素具有强烈的蓝色荧光，但在 C_8 位再引入一羟基则荧光减至极弱。

2. 显色反应　香豆素类化合物均具有内酯结构，部分化合物还具有酚羟基，可利用这些基团的显色反应对香豆素类化合物进行检识。一般常利用异羟肟酸铁反应检识香豆素的内酯结构，利用三氯化铁反应判断酚羟基的有无，利用 Gibb's 反应和 Emerson 反应判断酚羟基对位是否被取代（如香豆素 C_6 位是否被取代）。

（二）色谱检识

香豆素类成分常用薄层色谱进行检识，多以硅胶作为吸附剂，对于具有酚羟基结构的香豆素，可将硅胶用弱酸性的缓冲溶液（如3mol/L的乙酸钠）处理再用。常用的展开剂如石油醚－三氯甲烷（1∶1）、石油醚（环己烷）－乙酸乙酯（5∶1～1∶1）等。香豆素苷类可采用极性大一些的三氯甲烷－

甲醇系统作为展开剂。展开后的斑点可在紫外灯（365nm）下观察荧光，还可喷异羟肟酸铁试剂显色。除此之外，也可采用纸色谱进行香豆素类成分的检识。

五、香豆素类化合物的波谱特征

（一）UV 谱

未取代的香豆素在 274nm（lgε 4.03）和 311nm（lgε 3.72）处有两个吸收峰，分别由苯环和 α－吡喃酮结构所引起。取代基的导入常引起吸收峰位置的变化。通常烷基取代影响很小，但含氧官能团取代会使吸收峰红移。如 7 位引入含氧取代基（7－羟基、7－甲氧基或 7－*O*－糖基等），则在 217nm 及 315～325nm 处出现强吸收峰（约 lgε 4），同时在 240nm，255nm 处有两个弱吸收峰。在碱性溶液中含有酚羟基的香豆素类成分的吸收峰有显著的红移现象，且吸收有所增强。

（二）IR 光谱

香豆素类成分属于苯骈 α－吡喃酮，因此在 IR 光谱中应有 α－吡喃酮的吸收峰 1745～1715cm^{-1} 和苯环共轭双键的吸收峰 1645～1625cm^{-1} 特征。当有羟基取代时，还会出现 3600～3200cm^{-1} 的羟基特征峰。

香豆素分子中的羰基吸收在 1700～1750cm^{-1}，但具体峰位除与结构有关外还与测定溶剂有关。例如，分子在羰基附近有羟基，因能形成分子内氢键，吸收峰可移至 1660～1680cm^{-1}；如在四氯化碳中测定羰基的吸收峰在 1742～1748cm^{-1}，在三氯甲烷中测定的羰基吸收峰为 1735～1737cm^{-1}，而用石蜡糊或压片法测定则为 1720cm^{-1}。

简单香豆素的芳环双键一般在 1660～1600cm^{-1} 之间出现三个较强的吸收。呋喃香豆素类除了芳环的 1500cm^{-1} 和 1600cm^{-1} 两峰外，另有 1613～1639cm^{-1} 的强而尖的吸收峰，是由于呋喃环中双键所引起。其呋喃环 C－H 在 3175～3025cm^{-1} 有弱小但非常尖锐的双吸收峰。

（三）^{1}H－NMR 谱

在 ^{1}H－NMR 谱中，香豆素类成分的 H－3、H－4 相互偶合，构成一组 d 峰，具有较大的偶合常数（J＝9.0～10.0Hz）。由于受内酯环羰基的吸电子共轭效应影响，H－4 处于低场，出现在 δ7.5～8.2ppm；H－3 处于高场，出现在 δ6.1～6.5ppm。天然香豆素类化合物绝大多数在 3、4 位无取代，因此，这一组 d 峰是香豆素类化合物氢谱上最具鉴别特征的典型信号。香豆素骨架中其他芳氢的化学位移值往往位于 H－3 和 H－4 的化学位移值之间。

1. 简单香豆素 绝大部分简单香豆素类化合物的 C－7 具有含氧取代基，可使 H－3 向高场位移约 0.2ppm。C－5 含氧取代基时也有类似的效应，但因电子释放形成的邻醌型电荷分布不及 C－7 氧代形成的对醌型稳定，故作用较弱。C－5 无含氧取代基时，H－4 一般在 δ7.5～7.9ppm 范围，如有取代，一般向低场位移约 0.3ppm。

2. 7－氧代香豆素 H－5、H－6 为邻位偶合，J＝6.0～9.0Hz，H－6 和 H－8 为间位偶合，J＝1.0～3.0Hz。故而 H－5 为 d 峰，一般出现在 δ7.38ppm（J＝6.0～9.0Hz），H－8 为 d 峰（J＝1.0～3.0Hz），H－6 为 dd 峰（J＝7.0～9.0Hz，1.0～3.0Hz），H－6 与 H－8 往往化学位移相近，信号重叠，常常表现为多重峰，出现在 δ6.87ppm 左右。当 C－5 有取代基时，只有 H－6 与 H－8 发生间位偶合；当 C－8 有取代基时，只有 H－5 与 H－6 发生邻位偶合；当 C－6 有取代基时，H－5 与 H－8 发生对位偶合。故而可以根据偶合常数值和峰形来判断芳环上的取代方式。

3. 呋喃香豆素和吡喃香豆素 呋喃香豆素的呋喃环上两个质子信号（H－2′和 H－3′）较为特征，相互偶合以一组 d 峰出现，H－3′的双峰可能因为远程偶合而加宽，易同 H－2′区别。H－2′一般 δ7.5～

7.7ppm，H－3′一般在δ6.7～7.2ppm，二者偶合常数较小，在2.0～3.0Hz。线型呋喃香豆素的H－3′往往接近δ6.7ppm，角型呋喃香豆素的H－3′往往接近δ7.2ppm。但如果呋喃环转化为二氢呋喃环后，上述规律消失。

4. 环上取代基　香豆素类化合物中环上取代侧链最常见的有甲基、乙基和异戊烯基，此外可能有乙酰氧基、当归酰氧基、千里光酰氧基。可在归属母核的质子后，进行判断。

（四）^{13}C－NMR谱

^{13}C－NMR谱在香豆素类成分的结构鉴定上有重要作用，对香豆素苷类结构研究中糖的连接位置可提供重要的信息。香豆素母核有9个碳原子，均为sp^2杂化态，化学位移在δ100～165ppm范围内。其中C－2是羰基碳，受环上取代基影响较小，常在δ160ppm附近。C－3、C－4因常无取代，且受苯环影响较小，其化学位移的范围亦较有规律。如一般C－3出现在δ110～115ppm，C－4出现在δ140～145ppm的区域内。C－7由于常连接羟基或其他含氧基团，加上羰基共轭的影响，信号均低场移动，一般在δ160ppm左右。C－8受C_7－OH和内酯环上氧的供电子效应的双重影响，往往在高场，δ103ppm左右。C－8a因连有氧原子，处于低场，在δ149～155ppm，C－4a向高场位移，在δ110～115ppm。

（五）MS

1. 简单香豆素　香豆素母核有强的分子离子峰，基峰是［M—CO］$^+$的苯骈呋喃离子。由于环中还含有氧，故可以再失去1分子CO，形成［M—2CO］$^+$峰，然后失去氢而形成m/z 89峰。

M^+, m/z 146(76) —(－CO)→ m/z 118(100) —(－CO)→ $C_7H_6^{+\cdot}$ m/z 90(43) —(－H^+)→ $C_7H_5^+$ m/z 89(35)

7－羟基香豆素的质谱与香豆素母体相似，［M—CO］$^+$和［M—2CO］$^+$都是它的主要碎片峰，但它还可进一步失去1分子CO，形成［M—3CO］$^+$峰。

M^+, m/z 162(80) —(－CO)→ m/z 134(100) —(－CO)→ $C_7H_6O^{+\cdot}$ m/z 106 —(－CO)→ $C_6H_6^{+\cdot}$ m/z 78(82)；$C_7H_6O^{+\cdot}$ —(－H^+)→ $C_7H_5O^+$ m/z 105

7－甲氧基香豆素的分子离子峰是基峰，除了可失去1分子和2分子CO形成［M—CO］$^+$和［M—2CO］$^+$峰外，由于它具有甲氧基，因此在失去1分子CO后，还可失去甲基，形成［M—CO—CH_3］$^+$峰，并进一步失去2分子CO，形成m/z105和77峰。

M^+, m/z 176(100) —(－CO)→ m/z 148(82) —(－CO)→ $C_8H_8O^{+\cdot}$ m/z 120(3)

m/z 148(82) —(－CH_3)→ m/z 133(83) —(－CO)→ m/z 105(12) —(－CO)→ $C_6H_5^+$ m/z 77(27)

6,7－二甲氧基香豆素的质谱较为复杂，其分子离子峰为基峰，可先失去 CO，再失去甲基，也可先失去甲基，再失去 CO，其开裂方式如下。

M^+, m/z 206(100) —(－CO)→ m/z 178 —(－CH_3)→ m/z 163

M^+, m/z 206(100) —(－CH_3)→ m/z 191 —(－CO)→ m/z 163 —(－CO)→ m/z 135 —(－CH_3)→ m/z 120

m/z 135 —(－CO)→ $C_7H_7O^+$ m/z 107 —(－CO)→ $C_6H_7^+$ m/z 79

具有异戊烯基取代的香豆素，如蛇床子素 M＝244，易失去侧链上的甲基，得共轭不饱和碎片 m/z 229，而不是先失去 CO，故 m/z 216 峰的丰度很低。同时还可能发生异戊烯基的 β－开裂，失去 C_4H_7，生成离子 m/z 189。碎片 m/z 229 继续失去 CO、CH_3，而生成 m/z 186 碎片。

m/z 244(100) —(－$\cdot CH_3$)→ m/z 229(92) —(－CO)→ m/z 201(64) —(－$\cdot CH_3$)→ $C_{12}H_{10}O_2$ m/z 186(19)

具有异戊烯醚基的香豆素，由于其醚基与 C_1 原子间的化学键容易断裂，故其分子离子峰强度较低，甚至不可辨认。Capensin 的质谱中有两个强度很高的碎片峰。

m/z 69(90) ← m/z 276(1.4) —(－C_5H_8)→ m/z 208(100)

2. 呋喃香豆素 与简单香豆素的质谱特征相类似，呋喃香豆素也是先失去 CO，形成苯骈呋喃离子，再进一步失去 CO。7,8－呋喃香豆素的裂解方式如下。

M^+, m/z 186(73) —(－CO)→ m/z 158(100) —(－CO)→ C_9H_6O m/z 130(25) —(－CO)→ C_8H_6 m/z 102(41)

花椒毒内酯由于具有 1 个甲氧基，因此可以先失去 1 个 CO，再失去甲基，也可先失去甲基，再失去 1 个 CO，形成 m/z 173 离子，然后再连续失去 CO，直至环中不含氧为止。

OCH_3 $\xrightarrow{-\dot{C}H_3}$

M^+, m/z 216(100)　　m/z 201(22)

–CO

$\xrightarrow{-\dot{C}H_3}$ $\xrightarrow{-CO}$ $\xrightarrow{-CO}$ $C_8H_5\overset{+}{O}$ $\xrightarrow{-CO}$ $C_7H_5^+$

m/z 188(11)　　m/z 173(25)　　m/z 145(20)　　m/z 117(4)　　m/z 89(25)

3. 吡喃香豆素 这类香豆素由于分子中有偕二甲基结构，可先失去甲基，再失去 CO。如邪蒿内酯（seselin）的质谱如下。

$\xrightarrow{-\dot{C}H_3}$ $\xrightarrow{-CO}$

m/z 228(15)　　m/z 213(100)　　m/z 185(19)

线型二氢吡喃香豆素类化合物，其吡喃环上的 $C_{3'}$、$C_{4'}$ 上常有酰基取代，可以利用质谱所提供的碎片峰确定酰基的位置，这是根据这类香豆素的酯类衍生物在质谱裂解时，其 $C_{3'}$ 酯基开裂优于 $C_{4'}$ 酯基开裂，这样可以根据所获得的离子碎片 *m/z* 数值，判断 $C_{4'}$ 所连酯基的结构。例如紫花前胡香豆素Ⅰ（Pd－C－Ⅰ）和紫花前胡香豆素Ⅱ（Pd－C－Ⅱ）是一对 $C_{3'}$、$C_{4'}$ 异构体。当测定其质谱时，Pd－C－Ⅰ给出 *m/z* 271 的碎片峰，而 Pd－C－Ⅱ给出 *m/z* 311 的碎片峰，说明前者 $C_{4'}$ 连有乙酰基，而后者 $C_{4'}$ 连有异戊烯酰基。它们的质谱裂解如下。

OCOR'　ROCO　4'　3'　途径Ⅰ –RCOOH　OCOR'　A　–R'=C–O　OH　C m/z 244

Pd-C-Ⅰ　乙酸酯　R:CH=C(CH_3)$_2$　R':CH_3

Pd-C-Ⅱ　乙酸酯　R:CH_3　R':CH=C(CH_3)$_2$

途径Ⅱ –R'COOH　–CH3

ROCO　G　OCOR'　B　R':CH_3 m/z271　R':CH=C(CH_3)$_2$ m/z 311

–RCOOH　–R'=C=O

H m/z 228　D m/z 229

–CH_3　–C_2H_4　–C=O

+O≡C　HO　OH

I m/z 213　E m/z 189　F m/z 201

（六）结构鉴定实例

以2′－（1″，2″，3″－三羟基）异戊基白芷内酯醇的结构鉴定举例如下。

从中药独活（*Angelica pubescens* Maxim. f. *biserrate* Shan et Yuan.）根的水溶性部分中分离出两个极性较强的香豆素化合物，经鉴定分别为二氢欧山芹醇－β－D－葡萄糖苷和2′－（1″，2″，3″－三羟基）异戊基白芷内酯醇。后者为新化合物，现将其结构鉴定分析如下。

独活根以50%甲醇水提取，减压回收甲醇后，水溶液用乙酸乙酯萃取，水溶液部分再通过阳离子交换树脂和大孔吸附树脂（DA－201），用不同浓度乙醇洗脱并收集蓝紫色荧光部分，经硅胶及Sephadex LH－20柱色谱分离并配合制备型TLC分离，获得单体结晶Ⅱ。

结晶Ⅱ为白色针状结晶（甲醇），溶于水和甲醇，紫外灯下呈灰蓝色荧光。熔点129.6～130.2℃。盐酸－镁粉反应、$FeCl_3$反应及Molish反应均为阴性，表明该化合物可能为香豆素，分子中无酚羟基取代。元素分析实验值（%）：C：59.63，H：5.59。FAB－MS测得分子量为322，由此得出其分子式为$C_{16}H_{18}O_7$。

UV及IR光谱均显示结晶Ⅱ具有芳环和内酯环，^1H－NMR中δ7.6ppm及7.05ppm（均为d峰，J＝9.2Hz）为芳环两个邻位质子信号，提示此香豆素的芳环有邻二取代，由^{13}C－NMR数据可知，C_7为有氧取代，因此可能为7,8－呋喃或7,8－吡喃香豆素（^1H－NMR谱及^{13}C－NMR谱数据分析及不饱和度计算均支持$C_{7、8}$间形成氧环）。^{13}C－NMR谱中δ38.67ppm系偕二甲基信号，δ76.93ppm，77.06ppm，73.04ppm表明sp^3杂化碳原子上连接有氧原子，而δ99.86ppm及δ103.06ppm两个信号系呋喃环中$C_{2'}$和$C_{3'}$由于连接氧原子及芳环而引起向低场位移，故结晶Ⅱ应为7,8－呋喃骈香豆素（白芷内酯）衍生物，其呋喃环上有异戊基取代，IR光谱和^1H－NMR谱均提示结晶Ⅱ有4个醇羟基，应分别连在异戊基的3个碳原子和呋喃环的$C_{3'}$上。

结晶Ⅱ的波谱数据如下。

UV λ_{max}^{MeoH}nm：209（芳环）；295、321（香豆素内酯）。

IR $\upsilon_{max}^{KBr}cm^{-1}$：3600～3150(OH)；1721、1696(C═O)；1623(C═C)；1558、1504(芳环)；1242、1072(C—O)。

^1H－NMR（DMSO－d_6）δ(ppm)：6.17、8.02(d，J＝9.5Hz，$C_{3,4}$—H)；7.60、7.05(d，J＝9.2Hz，$C_{5,6}$—H)；2.49(s，2×CH_3)；5.01、5.08、5.15(s，3×OH)；5.40(s，$C_{3'}$－OH)、3.66(d，J＝5.0Hz，$C_{3'}$—H)；3.40(m，J＝5.6Hz，$C_{2'}$—H)；3.20(m，J＝5.8Hz，$C_{1''}$—H)；3.43(d，$C_{2''}$—H)。

^{13}C－NMR（DMSO－d_6）δ(ppm)：160.02(C_2)，113 353(C_3)、144.06(C_4)，113.14(C_{4a})，129.27(C_5)，117.02(C_6)，157.30(C_7)，113.02(C_8)，154.83(C_{8a})，103.06($C_{3'}$)，99.86($C_{2'}$)，77.06($C_{3''}$)，76.13($C_{1''}$)，73.04($C_{2''}$)，38.67(2×CH_3—C)。

FAB－MS　m/z：322(M^+)，325(M＋3)，294(M—CO)，304(M—H_2O)。

由以上结果可推定结晶Ⅱ的结构如图所示，经文献检索为一新化合物，命名为2′－(1″，2″，3″－三羟基)异戊基白芷内酯醇。

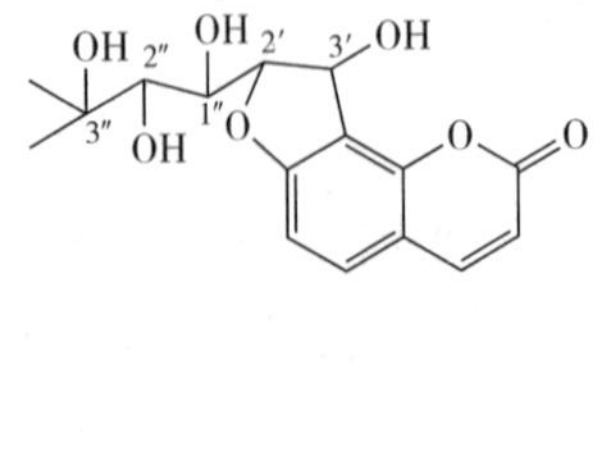

六、含香豆素的中药实例

（一）秦皮

秦皮为常用中药，首载于《神农本草经》，列为上品，具有清热燥湿、清肝明目、止痢等功效，用于痢疾、泄泻、赤白带下、目赤肿痛等症。药理研究表明秦皮具有利尿、解热、止痛及抑制痢疾杆菌的作用。《中国药典》（2020 年版）收载的秦皮为木犀科植物苦枥白蜡树（*Fraxinus rhynchophylla* Hance）、白蜡树（*Fraxinus chinensis* Roxb.）、尖叶白蜡树（*Fraxinus szaboana* Lingelsh.）或宿柱白蜡树（*Fraxinus stylosa* Lingelsh.）的干燥枝皮或干皮。主产于吉林、辽宁及河南等地。

秦皮的主要化学成分为香豆素类，其中苦枥白蜡树主要含有秦皮甲素（aesculin，七叶苷）、秦皮乙素（aesculetin，七叶内酯）是抗疟疾杆菌的有效成分；白蜡树树皮主要含有秦皮乙素、秦皮素（fraxetin，白蜡素）；宿柱白蜡树含有秦皮乙素、秦皮甲素、秦皮素等。

秦皮甲素：分子式 $C_{15}H_{16}O_9$，浅黄色针状结晶（热水），为倍半水合物，熔点 204～206℃。易溶于甲醇、乙醇和乙酸，可溶于沸水。也溶于稀碱液，并显蓝色荧光。

秦皮乙素：分子式 $C_9H_6O_4$，黄色针状结晶（稀醇）或黄色叶状结晶（真空升华），熔点 268～270℃。易溶于甲醇、乙醇和冰乙酸，可溶于丙酮，不溶于乙醚和水。也易溶于稀碱液，并显蓝色荧光。

从苦枥白蜡树中提取分离秦皮甲素和秦皮乙素的方法如下。

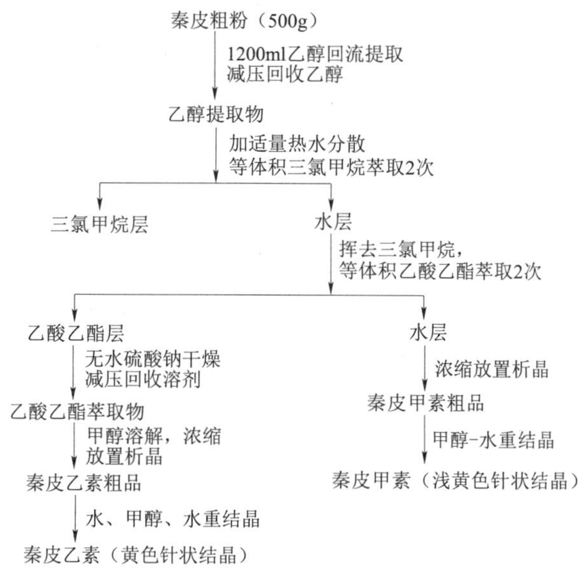

（二）前胡

前胡首载于《名医别录》，列为中品。具有散风、清热、降气化痰的功效，用于风热咳嗽痰多、痰热喘满及咳痰黄稠等症。药理研究表明前胡有祛痰、解痉、抗过敏、抗血小板聚集等作用。《中国药典》（2020 年版）中收载有前胡和紫花前胡，前胡来源于伞形科植物白花前胡（*Peucedanum praeruptorum* Dunn）的干燥根；紫花前胡为伞形科植物紫花前胡［*Peucedanum decursivum*（Miq.）Maxim.］的干燥根。白花前胡主要含有角型二氢吡喃香豆素类，紫花前胡主要含有线型二氢呋喃香豆素和线型二氢吡喃香豆素类成分。

白花前胡中部分香豆素成分及结构如下。

白花前胡甲素	R_1=angeloyl	R_2=acetyl
白花前胡乙素	R_1=angeloyl	R_2=angeloyl
白花前胡丙素	R_1=┈┈angeloyl	R_2=┈┈acetyl
白花前胡丁素	R_1=┈┈angeloyl	R_2=┈┈angeloyl
praeroside Ⅲ	R_1=┈┈glc	R_2=━H

紫花前胡中部分香豆素成分及结构如下。

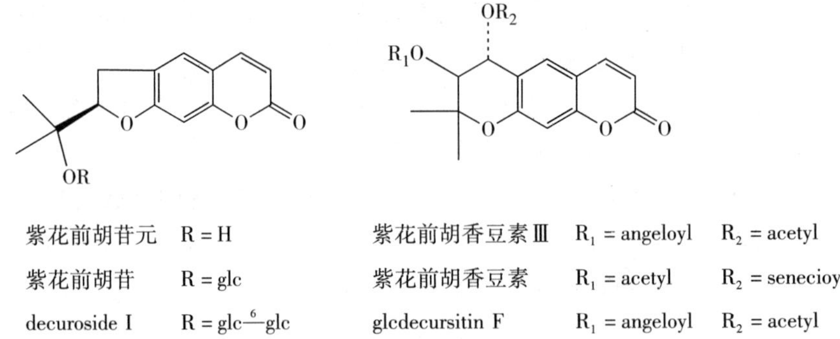

从白花前胡中提取分离白花前胡甲素、乙素、丙素、丁素的工艺如下。

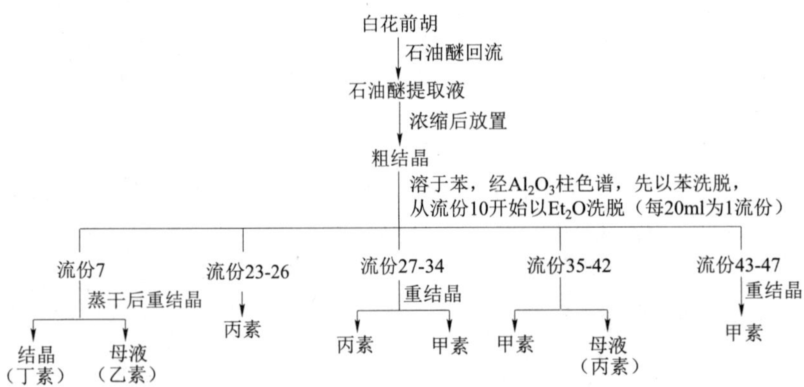

第四节 木脂素

木脂素（lignans）是一类由两分子苯丙素衍生物（C_6-C_3单元）聚合而成的天然化合物，多呈游离状态，少数与糖结合成苷，主要存在于植物的木部和树脂中，故称为木脂素。20 世纪三四十年代哈沃斯（Haworth）首先将木脂素作为单独一类天然产物进行描述。早在 19 世纪木脂素类化合物就已经分离得到。例如，橄榄树脂中的橄榄脂素（olivil）含量高达 50%。最早得到平面结构的木脂素化合物是愈创木脂酸（guaiaretic acid），它的类似物去甲二氢愈创木脂酸（nordihydroguaiaretic acid，NDGA），从 1940 年起在商业上就广泛用作食品抗氧化剂，用于防止油脂变质。存在与北美洲灌木 *Larrea divaricate* 的叶中的天然 NDGA 含量高达 10%，20 世纪 30～40 年代有大量的愈创木脂酸衍生物被合成出来。

木脂素类化合物在自然界中分布较广，并具有多方面生理活性。五味子［*Schisandra chinensis* (Turcz.) Baill.］中的木脂素类成分五味子酯甲、乙、丙和丁（schisantherin A、B、C、D）能降低血清谷丙转氨酶的水平，具有保护肝脏的作用，根据这类木脂素的构效关系，我国药学工作者合成了抗肝炎药物——联苯双酯。小檗科鬼臼属八角莲（*Dysosma versipellis*）所含的鬼臼毒素（podophyllotoxin）具有明显的抗肿瘤作用，此外还有抗病毒逆转录酶作用、抗血小板聚集作用、抗真菌和免疫抑制活性等作用。

一、木脂素的结构与分类

木脂素的组成基本单元为 C_6-C_3，主要有四种单体：桂皮醇（cinnamyl alcohol）、桂皮酸（cinnamic acid）、丙烯苯（propenyl benzene）和烯丙苯（ally benzene）。植物中最常见的是其二聚体，近年来三聚物和四聚物也有发现，分别称为倍半木脂素和二倍木脂素。

组成木脂素的 C_6-C_3 单元之间缩合的位置不同，可形成多种不同的结构骨架。又由于侧链末端原子上的含氧基团（如羟基、羰基、羧基等）相互脱水缩合等反应，形成四氢呋喃、内酯等环状结构，使得木脂素类型多样。一般将两个 C_6-C_3 单元通过 β-碳（$C_8-C_{8'}$）连接而成的化合物称为木脂素类，将由其他位置连接而成的化合物称为新木脂素类。此外，木脂素类化合物还有杂木脂素类和降木脂素类等类型。本书重点介绍木脂素类和新木脂素类两大类。

（一）木脂素类

1. 简单木脂素（simple lignans）　又称二苄基丁烷类（dibenzylbutanes），是由两个 C_6-C_3 单元仅通过 β-碳连接而成，它是其他类型木脂素的生源前体。苯环常见羟基、甲氧基、亚甲二氧基或氧糖基取代。愈创木树脂中的去甲二氢愈创木脂酸（nordihydroguaiaretic acid）和珠子草（*Phyllanthus niruri*）中的叶下珠脂素（phyllanthin）均属于此类木脂素。

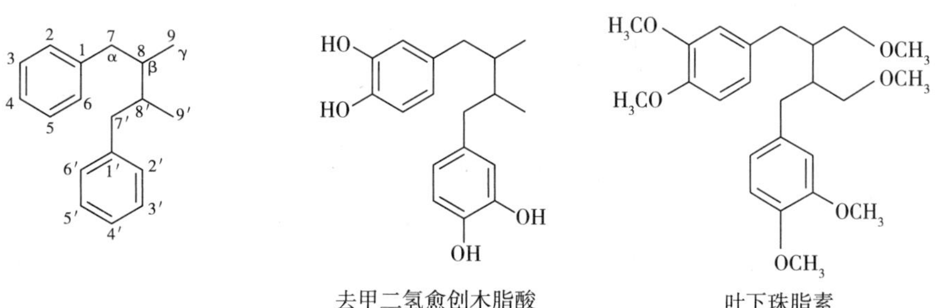

去甲二氢愈创木脂酸　　叶下珠脂素

2. 单环氧木脂素（monoepoxyligans）　又称四氢呋喃类（tetrahydrofurans），指两个 C_6-C_3 单元除 $C_8-C_{8'}$ 相连外，还有 $C_7-O-C_{7'}$、$C_9-O-C_{9'}$ 和 $C_7-O-C_{9'}$ 等形成的具有呋喃或四氢呋喃环的一类木脂素。

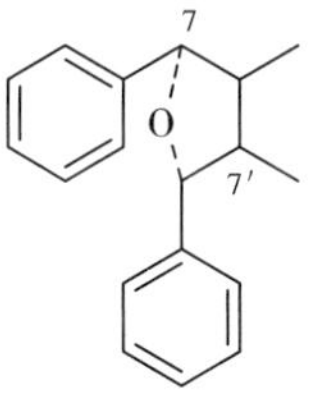

$C_7-O-C_{7'}$ 环合 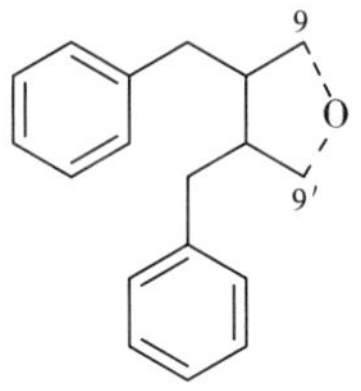　　$C_9-O-C_{9'}$ 环合 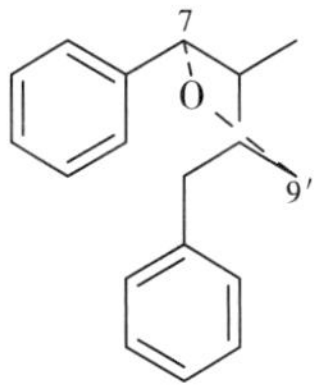　　$C_7-O-C_{9'}$ 环合

从翼梗五味子 litsea cubeba（*Schisandra henryi*）中分离得到的恩施脂素（enshizhisu），从荜澄茄（*Litsea cubeba*）中分得的荜澄茄素（cubebin），以及从油橄榄树脂中分离得到的橄榄脂素（olivil）均为此类木脂素。

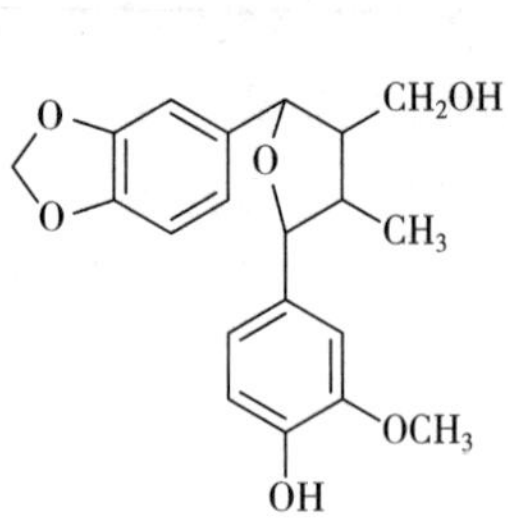

恩施脂素 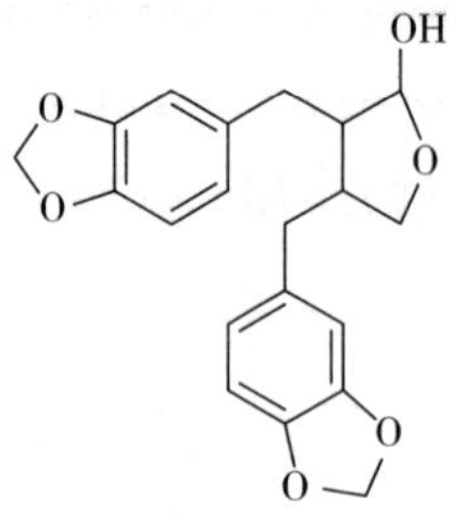　　荜澄茄素 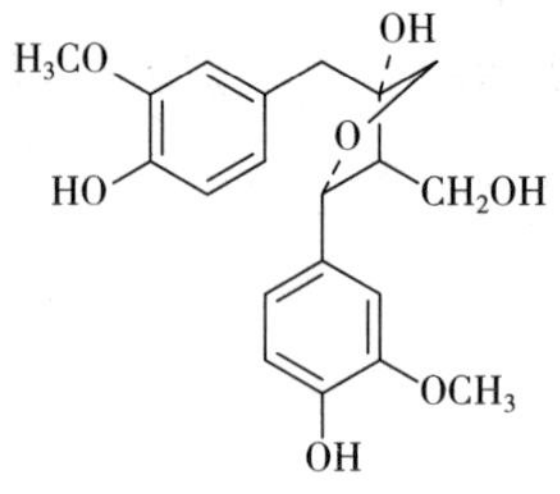　　橄榄脂素

3. 木脂内酯（lignanolides） 又称二芳基丁内酯类（dibenzyltyrolactones），是由四氢呋喃香豆素中的四氢呋喃环氧化成内酯环，它常与其去氢产物共存于同一植物中。

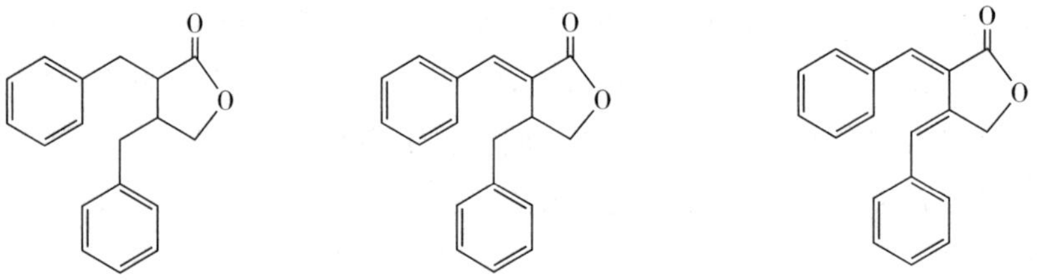

中药牛蒡子（*Arctium lappa* L.）中分离得到的牛蒡子苷（arctiin）和牛蒡子苷元（arctigenin），以及牛蒡根中的拉帕酚 A（lappaol A）、拉帕酚 B（lappaol B）都属于此类化合物。拉帕酚 A 和拉帕酚 B 都是由 3 分子 C_6-C_3缩合而成，现在通常将这种三聚物称为倍半木脂素。

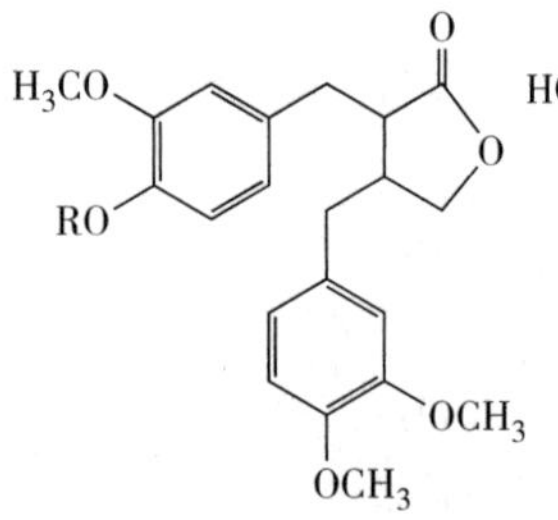

牛蒡子苷元 R=H
牛蒡子苷 R=glc　　拉帕酚A 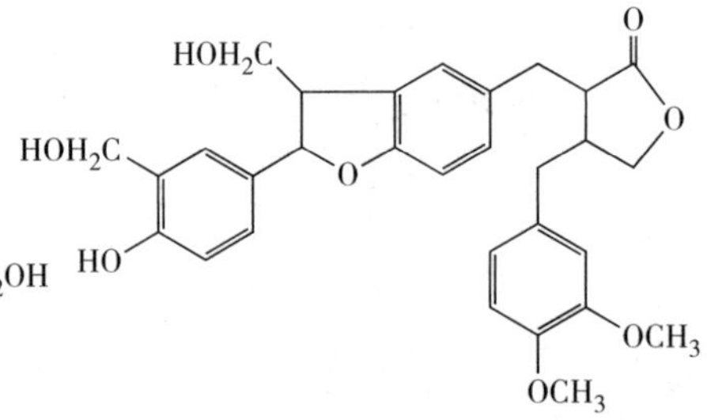　　拉帕酚B

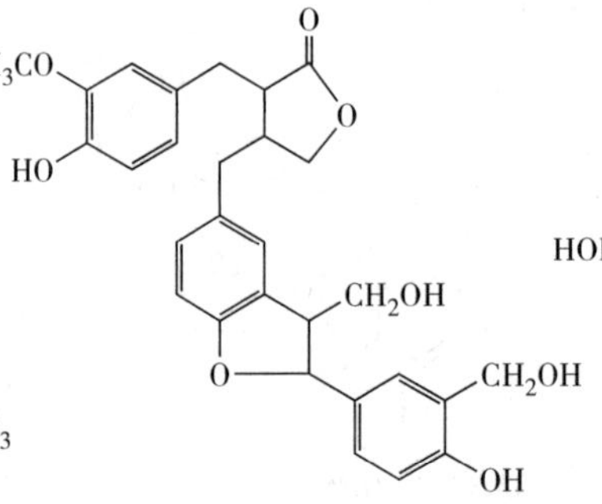

从桧柏心材中得到的台湾脂素 B（桧脂素 salvinin）和台湾脂素 A（taiwanin A）则是侧链去氢的木脂内酯。

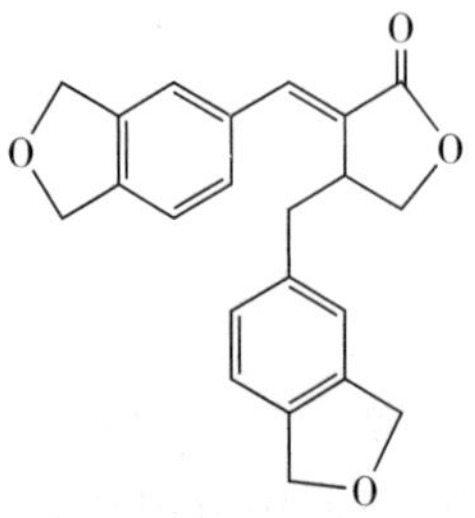

台湾脂素B 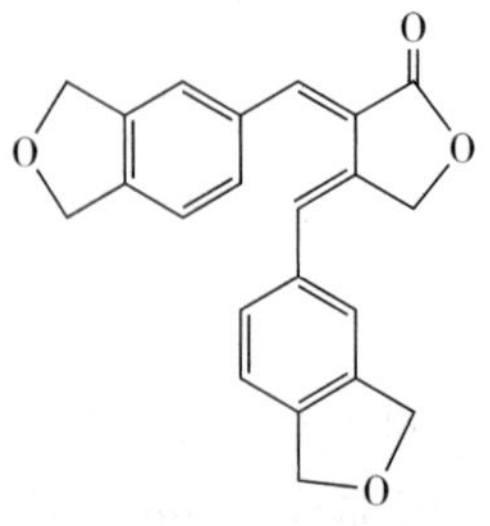　　台湾脂素A

4. 环木脂素（cyclolignans） 又称芳基萘类（arylnaphthalenes），由二芳基丁烷类结构中一个 C_6-C_3

单元的6位与另一个 C_6-C_3 单元的7位相连而环合成的一类木脂素。可进一步分成苯代四氢萘、苯代二氢萘及苯代奈等结构类型，自然界中第一种类型的化合物居多。

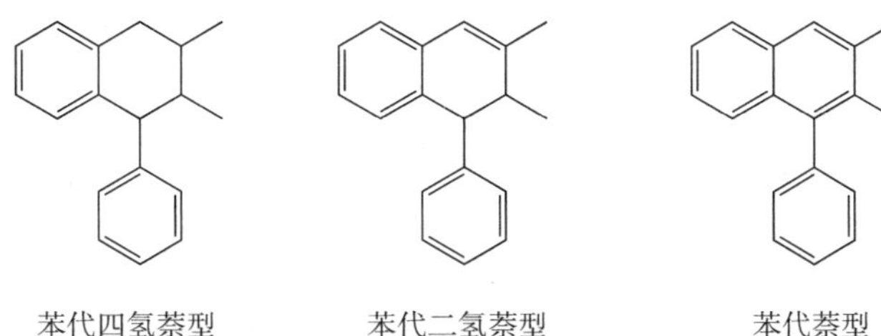

苯代四氢萘型　　苯代二氢萘型　　苯代萘型

从中国紫杉（*Taxus cuspidata*）中的异紫杉脂素（*iso* - taxiresinol）和去氧鬼臼毒脂素葡萄糖苷都具有苯代四氢萘的结构。

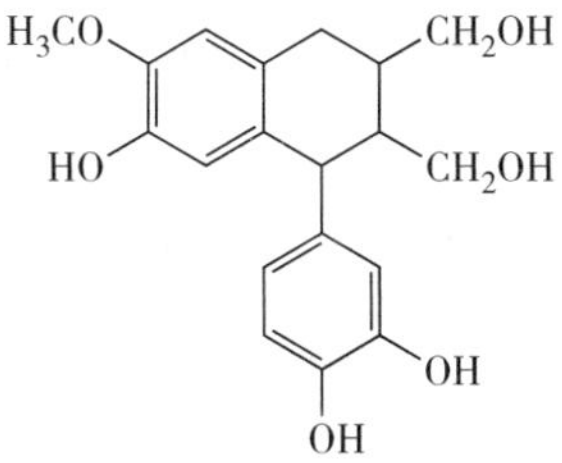

异紫衫脂素 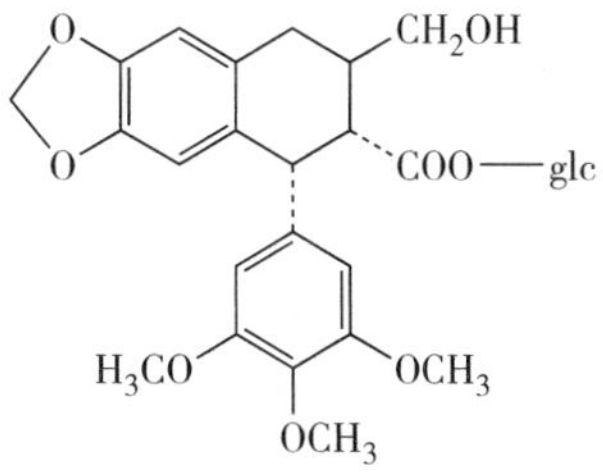　　去氧鬼臼毒脂素葡萄糖苷

从奥托肉豆蔻（*Myristica otoba*）果实中分得的奥托肉豆蔻脂素（otobaine）和奥托肉豆蔻烯脂素（otoboene）分别为芳基萘类中的苯代四氢萘型和苯代二氢萘型。

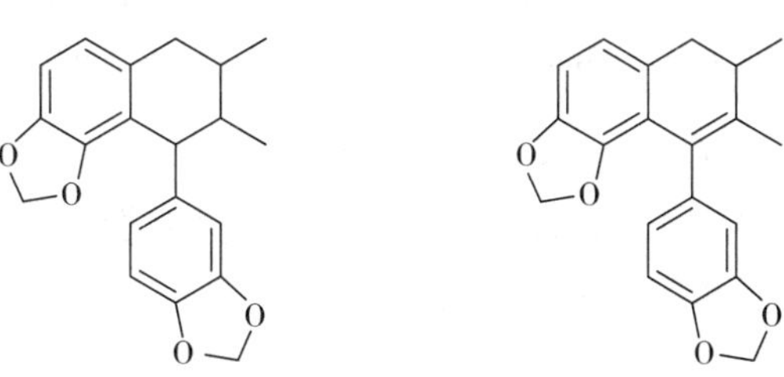

奥托肉豆蔻脂素　　奥托肉豆蔻烯脂素

5. 环木脂内酯（cyclolignolides）　又称芳基萘内酯（arylnaphthalenelactones），当芳基萘类木脂素的侧链 γ 碳原子被氧化成醇、醛或酸时，有些可进一步缩合为五元内酯的结构，成为芳基萘内酯，按其内酯环羰基的取向可分为上向型和下向型两种类型。对于芳基萘内酯型的木脂素，上向型又称为4-苯代-2,3-萘内酯，如赛菊芋脂素（helioxanthin），下向型又称为1-苯代-2,3-萘内酯，如中国远志脂素（chinensin）。

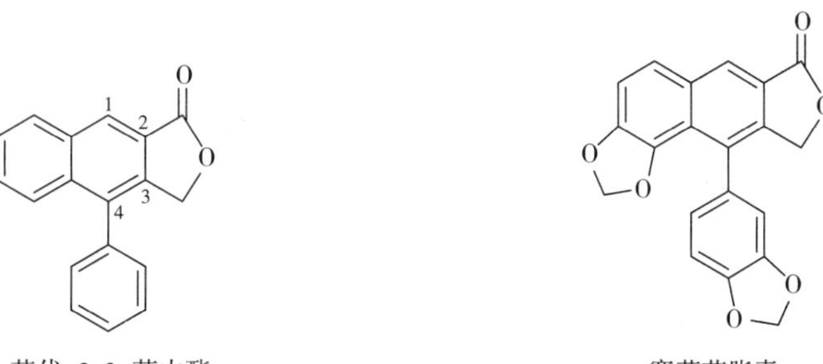

4-苯代-2, 3-萘内酯　　赛菊芋脂素

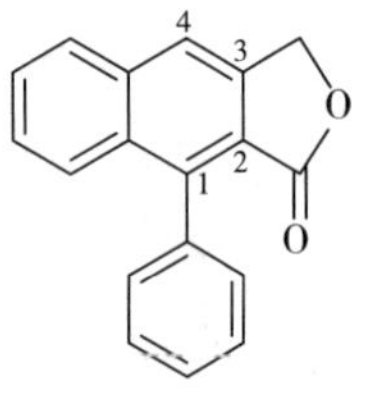

1-苯代-2,3-萘内酯 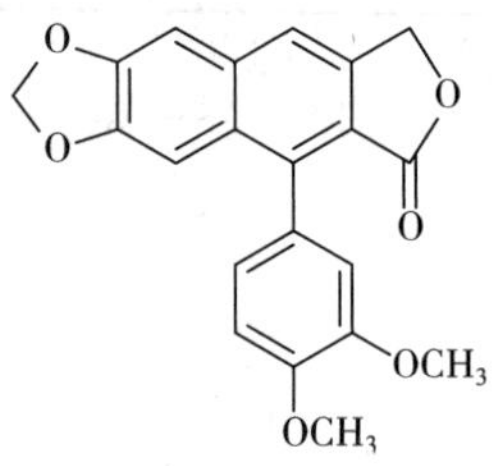　　中国远志脂素

以鬼臼毒素（podophyllotoxin）为代表芳基四氢萘内酯类木脂素是很重要的类天然产物，主要存在于鬼臼属（*Podophyllum*）及其近缘植物中，表现出较强的抗肿瘤活性。其内酯环为反式，遇碱易异构化为顺式结构。鬼臼毒素最早是从盾叶鬼臼（*P. peltatum*）中得到，从八角莲（*P. pleianthum*）、桃儿七（*P. hexandrum*，*P. emodi*）和山荷叶（*Dihpylleia grayi*）等近缘植物中也得到过，*l*－鬼臼毒素－β－D－葡萄糖苷曾在植物桃儿七中分离得到。α－盾叶鬼臼毒素（α－peltatin）、β－盾叶鬼臼毒素（β－peltatin）均得自盾叶鬼臼。

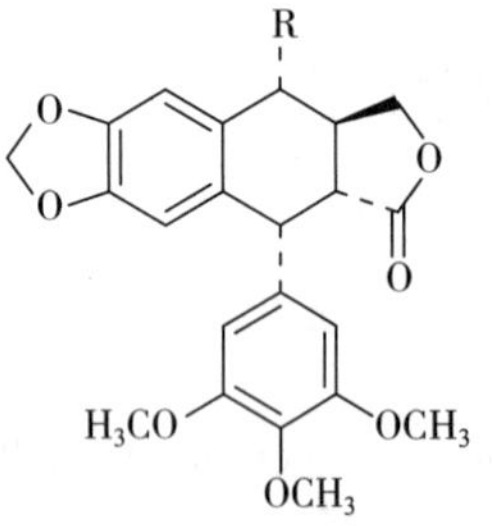

l-鬼臼毒素　R=OH
l-鬼臼毒素-β-D-葡萄糖苷　R=Oglc

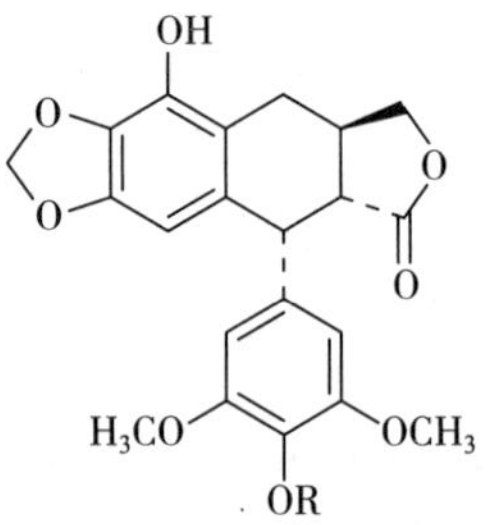

α-盾叶鬼臼毒素　R=H
β-盾叶鬼臼毒素　R=CH_3

6. 双环氧木脂素（bisepoxylignans）　又称双四氢呋喃类（furofurans），这是由两分子 C_6－C_3单元相互连接形成两个环氧结构（即四氢呋喃骈四氢呋喃）的一类木脂素。天然存在的双环氧木脂素的两个四氢呋喃环都为顺式骈合，常见以下四种光学异构体。

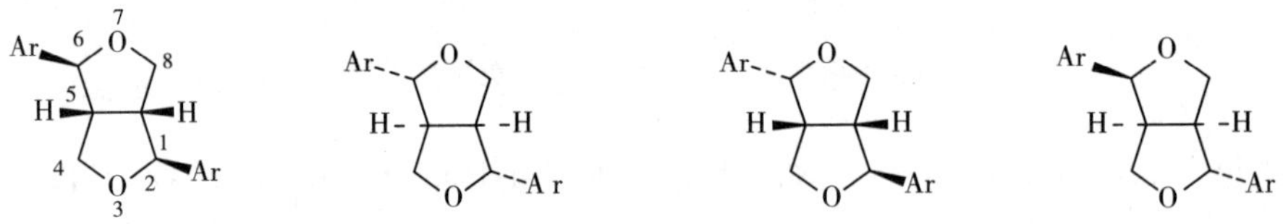

对映体　　对映体

从连翘［*Forsythia suspense*（Thunb.）Vahl］中分得的连翘脂素（phillygenol）及连翘苷（phillyrin）、银蒿（*Artemisia austriaca*）中分得的阿斯堪素（aschantin）、从麻油的非皂化物中得到的芝麻脂素（sesamin）都属于双四氢呋喃类。

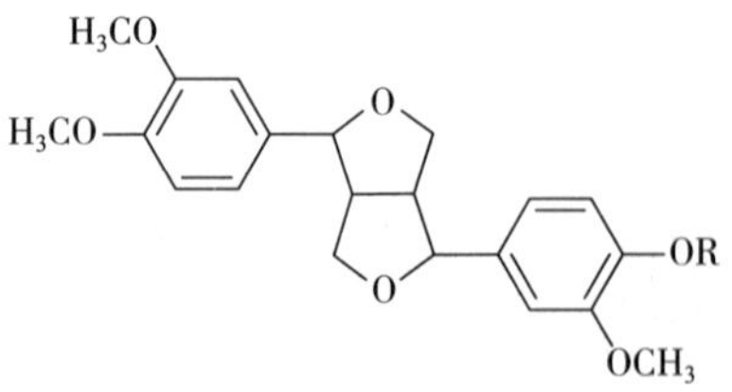

连翘脂素　R=H
连翘苷　R=glc

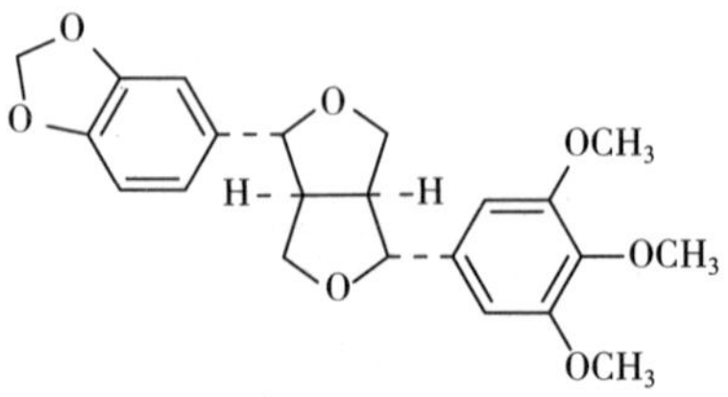

阿斯堪素

芝麻脂素

7. 联苯环辛烯类（dibenzocyclooctenes lignans） 这类木脂素的结构特点是两个 C_6-C_3 单元除了 $C_8-C_{8'}$ 相连外，$C_2-C_{2'}$ 之间也有连接，从而形成了八元环状结构。这类木脂素普遍存在于木兰科五味子属和南五味子属植物中，如从五味子果实中分离得到的五味子素（schisandrin）、五味子甲素（schisandrin A），具有降低转氨酶的作用。

联苯环辛烯型　五味子素　五味子甲素

（二）新木脂素类

1. 联苯类（biphenylen lignans） 该类木脂素的特点是两分子 C_6-C_3 单元的两个苯环通过 $C_3-C_{3'}$ 直接相连。从厚朴（*Magnolia officinalis* Rehd. et Wils.；*Magnolia officinalis* Rehd. et Wils. var. *biloba* Rehd. et Wils.）中分得的厚朴酚（magnolol）及其异构体、从日本厚朴中分得的和厚朴酚（honokiol）是典型的联苯类木脂素。

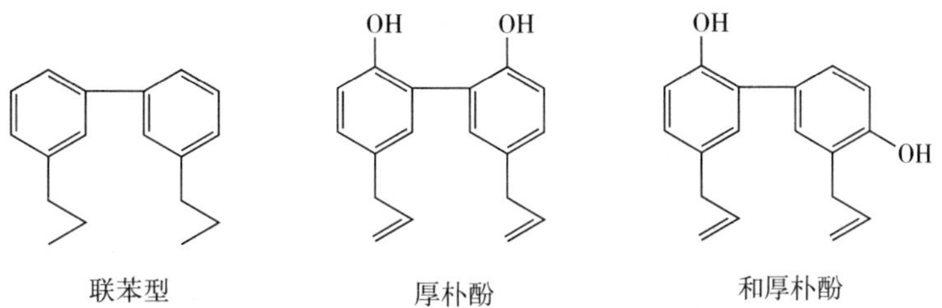

联苯型　厚朴酚　和厚朴酚

2. 苯骈呋喃类（benzofurans） 该类木脂素是由一个 C_6-C_3 单元的 C_8 及 C_7（通过氧）同时与另一个 C_6-C_3 单元苯环上两个相邻碳相连，形成一个呋喃环。从植物 *Eupomatia Laurina* 树皮中分得的尤普麦特烯（eupomatene）、从樟科植物中分得的伯徂林（burchellin）均属此类化合物。

尤普麦特烯　伯徂林

3. 双环辛烷类（bicyclooctanes） 该类木脂素是由一个 C_6-C_3 单元的 C_8 与另一个 C_6-C_3 单元的 $C_{3'}$ 相连，同时 C_7 与 $C_{1'}$ 相连，形成一个与环己烃相并的苯取代五元环结构骨架，双环［3.2.1］辛烷。从植物 *Ocotea bullata* 中分得的异奥克布烯酮（*iso* - ocubellenone）属于该类型。

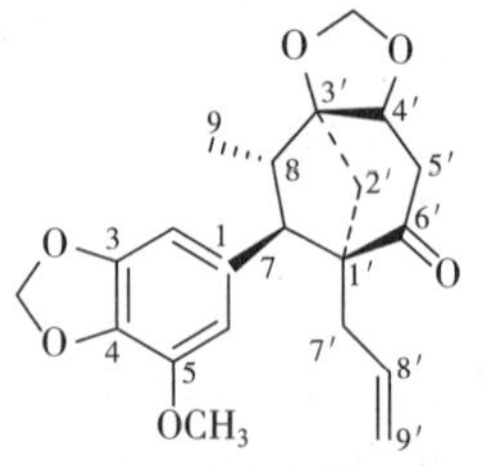

异奥克布烯酮

4. 苯骈二氧六环类（benzodioxan） 该类木脂素结构中两个 C_6-C_3 单元通过氧桥连接，形成二氧六环结构，如从美洲商陆中分得的美洲商陆醇 A（americaol）。

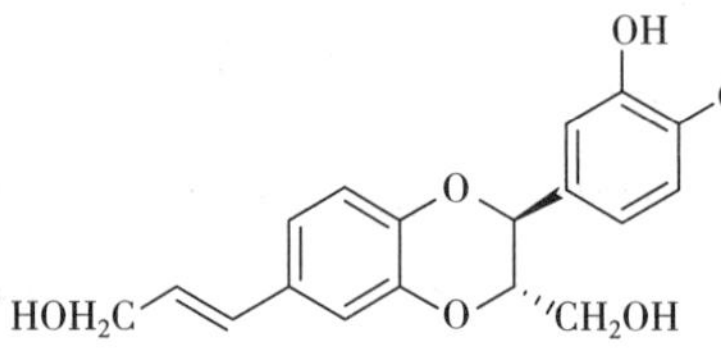

美洲商陆醇A

（三）降木脂素类

构成上述类型的木脂素或新木脂素的其中一个苯丙素单元的烃基失去一个或两个碳而形成的一类木脂素结构骨架称为降木脂素（norlignans）。这种类型的木脂素有从金丝桃属植物金丝桃［*Hypericum monogynum* L.（Gattiferae）］中分离得到的四氢呋喃型降木脂素金丝桃酮甲和乙（hyperiones A and B），从胡椒属植物 *Piper decurrens* 中分离的苯骈呋喃型降新木脂素（decurrenal），从植物蒙蒿子（*Anaxagorea Luzonensis*（Anhonaceaa））中分得的蒙蒿素。含炔键的降木脂素尼亚斯柯苷（nyasicoside）从仙茅科（Hypoxidaceae）小金梅草属（*Hypoxis*）非洲药用植物 *Hypoxisnyasica* 中分离得到，后来从仙茅科仙茅属植物大叶仙茅（*Curculigo capitulata*）中分离到尼亚斯柯苷和 *l* - *O* - 甲基尼亚斯柯苷（*l* - *O* - methylnyasicoside）这种类型的降木脂素类化合物。

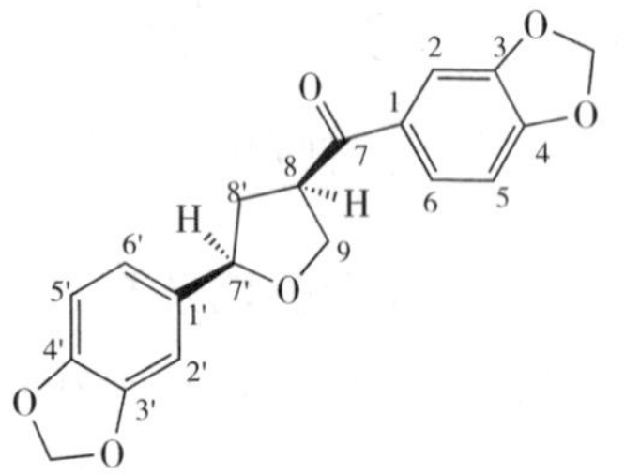

金丝桃酮甲

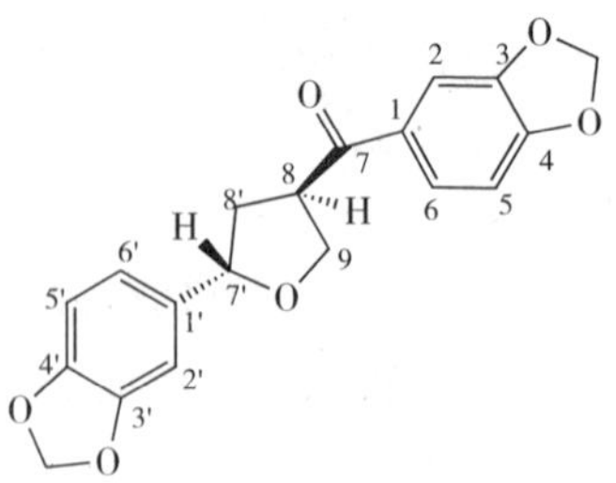

金丝桃酮乙

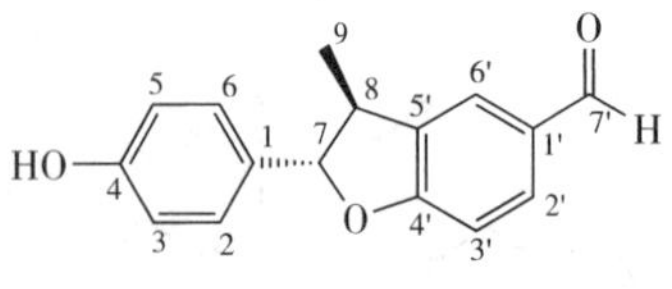

deccurrenal

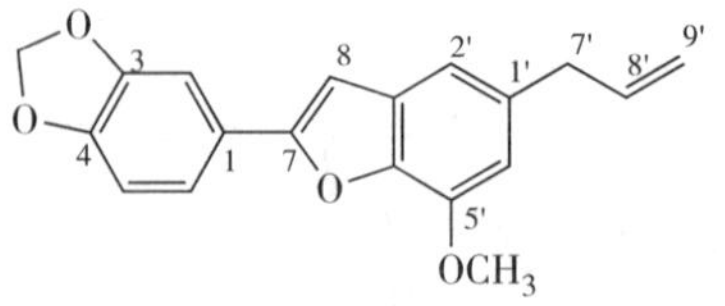

蒙蒿素

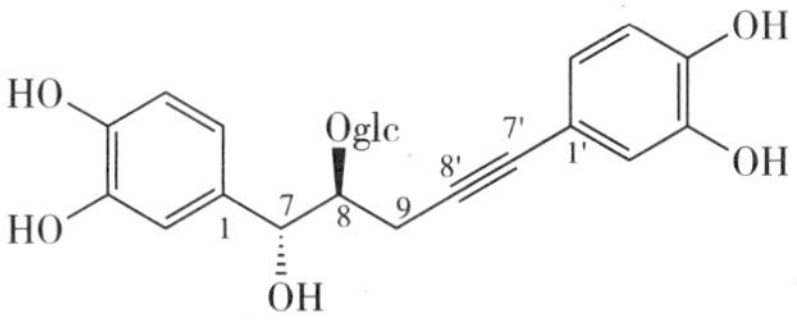

尼亚斯柯苷 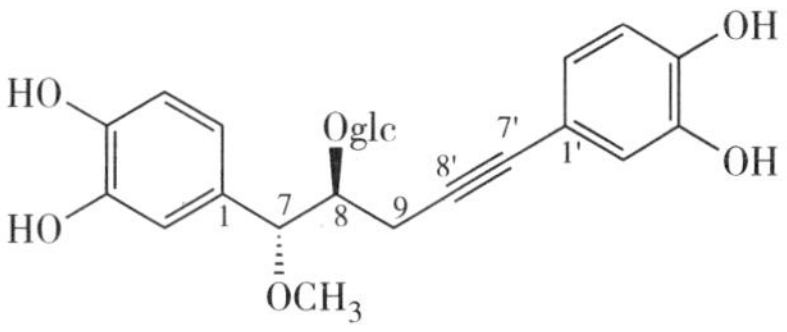　　　　*l*-*O*-甲基尼亚斯柯苷

（四）杂木脂素类

木脂素与萜类、黄酮等其他类型的化合物形成复合体构成杂木脂素。如水飞蓟中的水飞蓟素（silybin）就是二氢黄酮与苯丙素连接在一起，具有较强的保肝作用，临床上用于治疗急慢性肝炎、肝硬化及代谢中毒性肝损伤等。

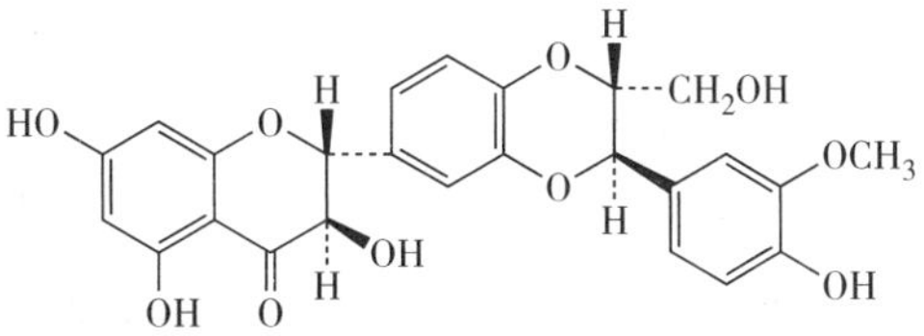

二、木脂素的理化性质

（一）性状和溶解度

大多数木脂素为无色结晶（但新木脂素不易结晶），无挥发性，少数具有升华性，如去甲二氢愈创木脂酸。游离木脂素多为亲脂性化合物，易溶于三氯甲烷、乙醚及乙醇等有机溶剂，难溶于水。木脂素苷水溶性增大，难溶于三氯甲烷、乙醚等亲脂性有机溶剂。具有酚羟基的木脂素类可溶于碱性水溶液中。

（二）光学活性与异构化作用

木脂素分子中常有多个手性碳原子或手性中心，故大部分具有光学活性，但遇酸或遇碱易异构化，使构型发生改变。天然鬼臼毒素具有苯代四氢萘环和 2α，3β 的反式构型的内酯结构，在光学活性上为左旋性 $[\alpha]_D-133°$，这种反式构型是其具有抗癌活性的必需结构要求。但该成分遇碱易异构化，2α，3β 的反式结构变为 2β，3β 的顺式结构，所得为异构体苦鬼臼脂素（picropodophyllin），其旋光性为右旋性 $[\alpha]_D+9°$，失去抗癌活性。

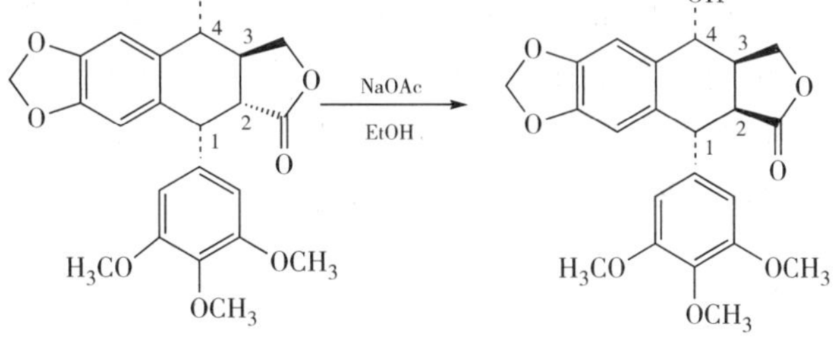

此外，常具有对称结构的双环氧木脂素，在酸性条件下也会发生构型转化。例如，芝麻脂素的一个立体异构体 *d*-芝麻脂素（*d*-sesamin）是从芝麻油的非皂化物中获得，为右旋体，将其在盐酸乙醇中加热时，部分转变为 *d*-表芝麻脂素（*d*-episesamin），即细辛脂素（asarinin）。又如，从细辛［*Asarum heterotropoides* Fr. Schmidt var. *mandshuricum* (Maxim.) Kitag.；*Asarum sieboldii* Miq. var. *seoulense* Nakai；*Asarum sieboldii* Miq.］根中得到的 *l*-表芝麻脂素为左旋体，在盐酸乙醇中加热，即部分转变为 *l*-芝麻

脂素。发生以上反应的原因是呋喃环上的氧原子与苄基相连，容易开环，重新闭环时发生构型转化。

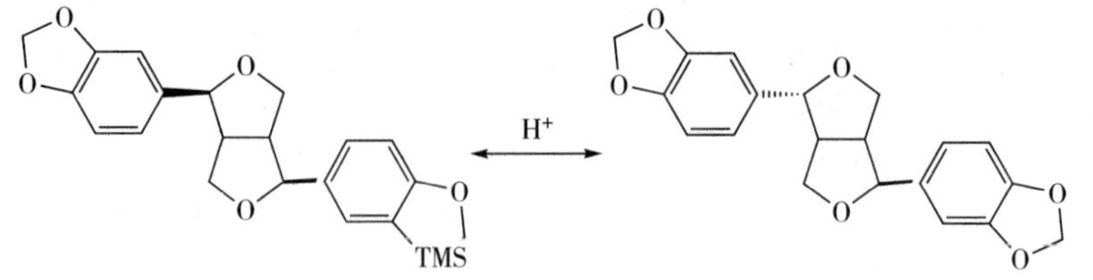

d-芝麻脂素　　*d*-细辛脂素

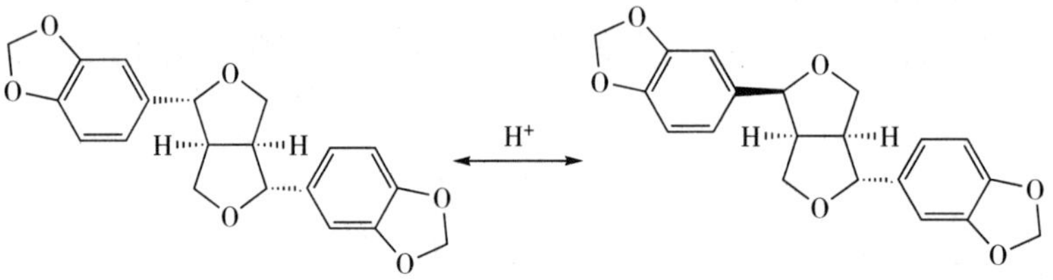

l-芝麻脂素　　*l*-细辛脂素

矿酸不仅能使木脂素构型发生变化，引起旋光性质变化，从而改变其生理活性，而且能引起某些木脂素的碳架发生重排。例如橄榄脂素（olivil）易转变为环橄榄脂素（cycloolivil），落叶松脂素（larciresinol）易转变为异落叶松脂素（isolarciresinol）。

由于木脂素类化合物在酸、碱条件下会发生构型的转换，并导致生理活性的改变，因此在提取分离时应避免与酸、碱接触。

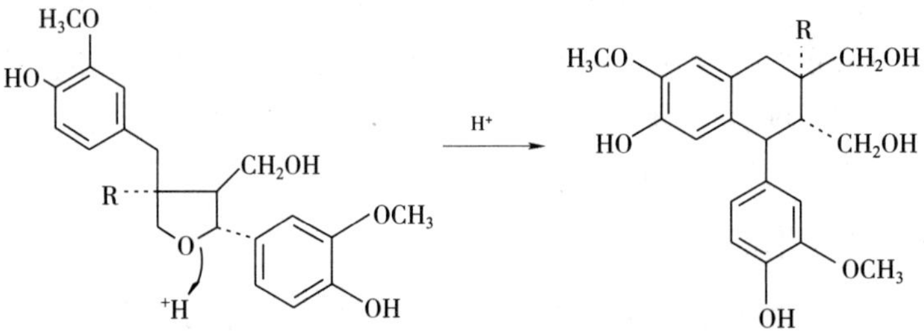

R=H　落叶松脂素　　R=H　异落叶松脂素
R=OH　橄榄脂素　　R=OH　环橄榄脂素

（三）官能团反应

木脂素类化合物没有特征性的显色反应，但其分子中常有醇羟基、酚羟基、甲氧基、亚甲二氧基、羧基及内酯等基团，因而也具有这些官能团的性质和反应，如三氯化铁试剂或重氮化试剂可用于酚羟基的检查，Labat 试剂或 Ecgrine 试剂（变色酸 - 浓硫酸试剂）可用于亚甲二氧基的检出等。Labat 反应中，具有亚甲二氧基的木脂素加浓硫酸后，再加没食子酸，可产生蓝绿色。Ecgrine 反应中，以变色酸代替没食子酸，并保持温度在 70～80℃ 20 分钟，可产生蓝紫色。

三、木脂素的提取分离

游离的木脂素亲脂性较强，能溶于乙醚等低极性溶剂，在石油醚和苯中溶解度比较小。木脂素在植物体内常与大量的树脂状物共存，在用溶剂处理过程中容易树脂化，这是在提取分离过程中需要注意解决的问题。所以若选用石油醚为溶剂，直接从原料中进行少量多次提取，往往容易获得纯度较高的产品。若采用溶解度更好的乙醇、丙酮等极性溶剂进行提取时，由于这些溶剂易穿透植物细胞壁而能提高得率，也是经常采用的提取溶剂。一般的提取方法是：将植物药材先用乙醇或丙酮提取，提取液浓缩成浸膏后，用石油醚、乙醚萃取，再经过多次柱层析得到纯品。

木脂素苷类一般较苷元的亲水性强，也可以按照苷类的提取方法进行提取，由于苷元分子相对较大，应采用中低极性的溶剂。此外，具有内酯结构的木脂素，也可利用其溶于碱液的性质，而与其他非皂化的亲脂性成分分离，但在应用碱液时要注意木脂素的异构化，尤其不适用于有旋光活性的木脂素，以免因异构化而失去生理活性。

木脂素的分离可因被提取木脂素的性质不同而采用溶剂萃取法、分级沉淀法、重结晶等方法，进一步的分离还需要依靠色谱分离法。吸附柱色谱及分配柱色谱在木脂素的分离中都有广泛的应用。色谱分离方法除通常使用的硅胶或氧化铝柱色谱外，还有羟丙基葡聚糖凝胶色谱（Sephadex LH－20），高速逆流色谱（HSCCC），半制备高压液相色谱及制备薄层色谱等。如鬼臼属植物中的一些木脂素是采用中性氧化铝、硅胶等吸附剂或用甲酰胺作固定相的分配色谱而获得分离。

随着新技术的发展，采用新的工艺能解决以上问题，最近有学者用超临界 CO_2 萃取法提取分离五味子中的木脂素成分，并测定提取物中的五味子甲素、乙素及五味子醇甲、酯甲。超临界 CO_2 萃取法与传统的有机溶剂萃取法相比，无有机溶剂残留，而且较大程度地简化了工艺。

四、木脂素的检识

（一）理化检识

根据木脂素结构中含有的官能团，如内酯、酚羟基和亚甲二氧基的性质，可用化学反应对木脂素进行检识。如用异羟肟酸铁反应检查内酯结构，用三氯化铁反应检查酚羟基，用 Labat 反应或 Ecgrine 反应检查亚甲二氧基。

（二）色谱检识

木脂素类成分一般亲脂性较强，多采用吸附色谱法进行检识。常用以硅胶做吸附剂的薄层色谱，一般以亲脂性的溶剂如三氯甲烷、三氯甲烷－二氯甲烷（1∶1）、三氯甲烷－乙酸乙酯（9∶1）、三氯甲烷－甲醇（9∶1）等做展开剂。

因大多数木脂素无色，又无荧光，故展开后需用显色剂进行显色。常用的显色剂：①1%茴香醛浓硫酸试剂（110℃加热 5 分钟）；②5%磷钼酸乙醇溶液（120℃加热至斑点清晰）；③10%硫酸乙醇溶液（110℃加热 5 分钟）；④三氯化锑试剂（100℃加热 10 分钟，紫外灯下观察荧光）；⑤碘蒸气（熏后观察应呈黄棕色或置紫外灯下观察荧光）。

五、木脂素的结构测定

（一）化学方法

利用氧化反应对木脂素进行化学降解，可以获得保持原取代模式的降解产物，然后通过波谱测定分析这些降解产物的结构，有助于木脂素结构的确定。氧化反应分为剧烈氧化反应和缓和氧化反应。剧烈氧化以碱性 $KMnO_4$ 或次溴酸钠在水溶液中进行，缓和氧化则以中性 $KMnO_4$ 在丙酮中进行。

得自小檗科植物的山荷叶素（diphyllin）为一苯代萘型木脂素，分子式 $C_{21}H_{16}O_7$（M^+380），结构中具有两个甲氧基、1 个亚甲二氧基和 1 个酚羟基，以剧烈氧化进行降解得到胡椒酸（piperonylic acid），原来将其结构定为 A 式，后来经采用缓和氧化降解，得到酮酸，表明亚甲二氧基应处于 C 环，而两个甲氧基处于 A 环，由此改为 B 式。

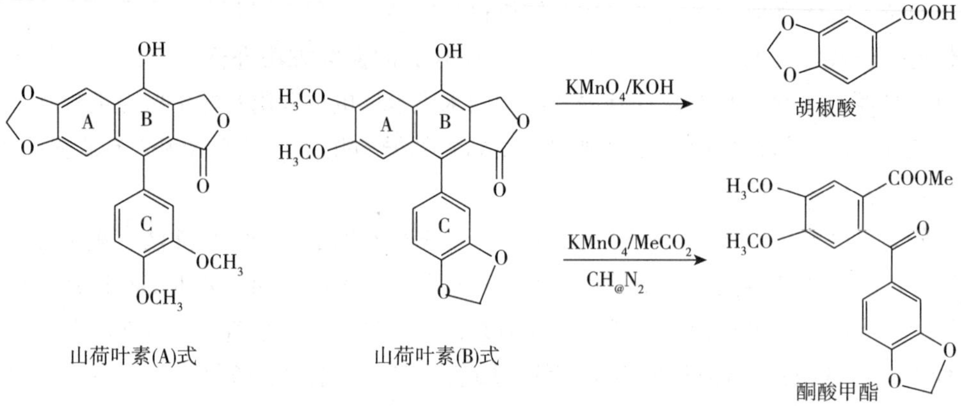

山荷叶素(A)式　山荷叶素(B)式

$KMnO_4/KOH$ → 胡椒酸

$KMnO_4/MeCO_2$, CH_2N_2 → 酮酸甲酯

（二）波谱分析

1. UV 光谱　多数木脂素的两个取代芳环是两个孤立的发色团，其紫外吸收峰位置相似，吸收强度也具有加和性。一般在 220～240nm（lgε >4. 0）和 280～290nm（lgε 3. 5～4. 0）出现两个吸收峰。4－苯基萘类化合物在 260nm 显示最强峰（lgε >4. 5），并在 225nm、290nm、310nm 和 355nm 显示强吸收峰，成为此类化合物的显著特征。

例如用 UV 光谱可以确定苯代二氢萘型木脂素的 B 环双键的位置。失水苦鬼臼脂素的 3 种异构体（α、β、γ 异构体）和去氢鬼臼毒素，由于 3 种异构体的双键位置不同，因而其 UV 光谱特征也不相同。其中 β－失水苦鬼臼脂素的 B 环双键因与两个苯环均不共轭，其 UV 光谱 λ_{max}290nm（lgε 3. 66）与鬼臼毒脂素相似，唯 α，β－不饱和内酯结构的短波处吸收强度增加。α－失水物与 β－失水物相比，吸收峰红移至 311nm（lgε 3. 88），而 γ－失水苦鬼臼脂素的红移更明显，其相应吸收峰出现在 350nm（lgε 4. 10）处，均符合共轭系统增长引起红移的效应。对于 B 环芳香化的去氢鬼臼脂素（苯代萘型），其 UV 吸收则与萘甲酸相似。

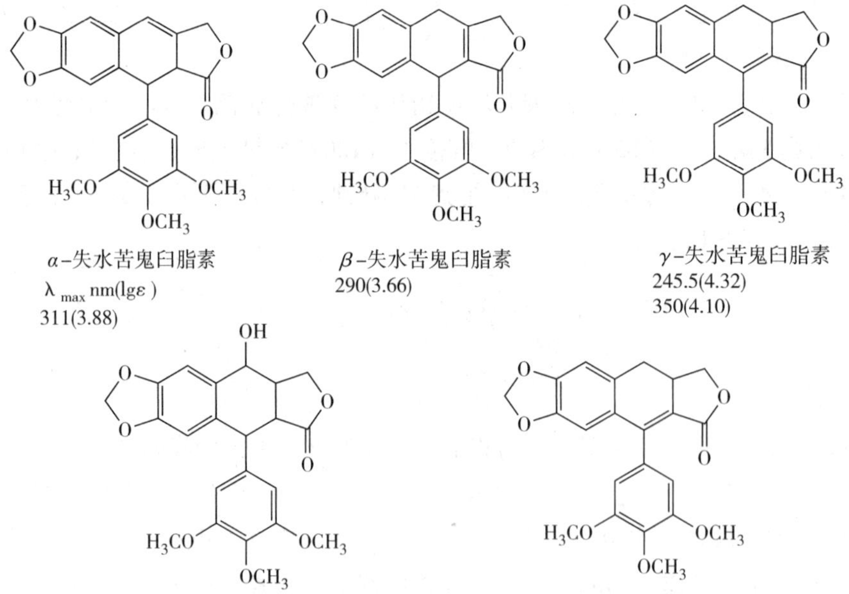

α-失水苦鬼臼脂素
λ_{max} nm(lgε)
311(3.88)

β-失水苦鬼臼脂素
290(3.66)

γ-失水苦鬼臼脂素
245.5(4.32)
350(4.10)

鬼臼毒脂素
292(3.65)

去氢鬼臼毒素
226(4.49)、263(4.62)
323(4.02)、356(3.72)

上述规律也可以区别苯代四氢萘、苯代二氢萘、苯代萘型木脂素，同时对 B 环有羟基取代的苯代四氢萘型木脂素，还可通过比较其脱水前后 UV 光谱变化来确定羟基的取代位置。另外，苯代萘型化合物在 260nm 显示最强峰（logε >4. 5），并在 225nm、290nm、310nm 和 355nm 显示强吸收峰，成为此类化

合物的显著特征。根据这一特点，可将苯代四氢萘类化合物经化学脱氢后变成苯代萘类，再根据后者的紫外吸收确定其骨架类型。

2. IR 光谱　木脂素结构中常有羟基、甲氧基、亚甲二氧基、芳环及内酯环等基团，在 IR 光谱中均可呈现其特征吸收峰。例如扁柏脂素（hinokinin）除具有苯环的特征吸收（$1600cm^{-1}$，$1585cm^{-1}$ 和 $1500cm^{-1}$）外，还含有亚甲二氧基的特征吸收峰 $936cm^{-1}$ 及饱和五元内酯环的吸收峰 $1760 \sim 1780cm^{-1}$。苯代萘型木脂素中，多数有不饱和内酯环结构，在 $1760cm^{-1}$ 显示特征吸收。

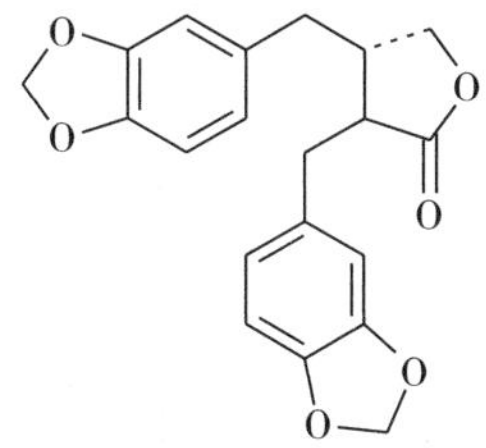

扁柏脂素

3. NMR 谱　木脂素的结构类型较多，其 NMR 光谱特征常因结构而异。可根据 NMR 谱的一般规律进行分析。

（1）^1H-NMR 谱　下面仅就木脂素中几个类型化合物的 ^1H-NMR 谱规律作简单介绍。

①单环氧木脂素：例如加尔巴新（galbacin）是一种单环氧木脂素，其结构和 ^1H-NMR 谱数据如下。

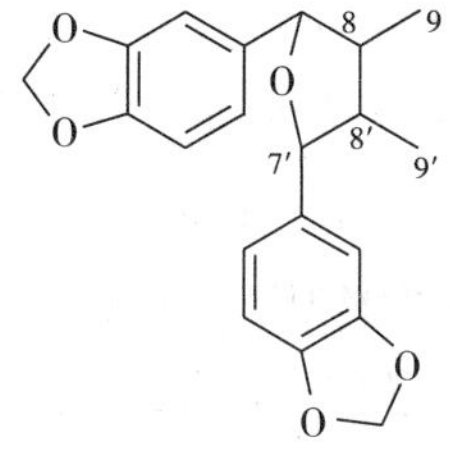

加尔巴新（galbacin）

^1H-NMR（100MHz，$CDCl_3$）δ：1.05ppm（6H，d），1.78（2H，m），4.61ppm（2H，d），5.96ppm（4H，s），6.82～6.93ppm（6H，m）。

从以上 ^1H-NMR 谱可以看出 δ1.05ppm 是 H－9 和 H－9′的信号，δ1.78ppm 是 H－8 和 H－8′的信号，δ4.61ppm 信号是属于 H－7 和 H－7′的，δ5.96ppm 是亚甲二氧基质子的信号，δ6.82～6.93ppm 是芳环质子的信号。

②环木脂内酯：用 ^1H-NMR 谱可以区别上向和下向两种类型的环木脂内酯。内酯环上向者，其 H－1 的 δ 值约为 8.25；而下向者，其 H－4 的 δ 值为 7.6～7.7。此外，内酯环中亚甲基质子的 δ 值与环的方向也有关，下向者 δ 值为 5.32～5.52，而上向者其 δ 值为 5.08～5.23。

这是因为 C（苯）环平面与 A、B（萘）环平面是垂直的，内酯环上向时，环中亚甲基处在 C 环面上，受苯环各向异性屏蔽效应的影响，故位于较高磁场。

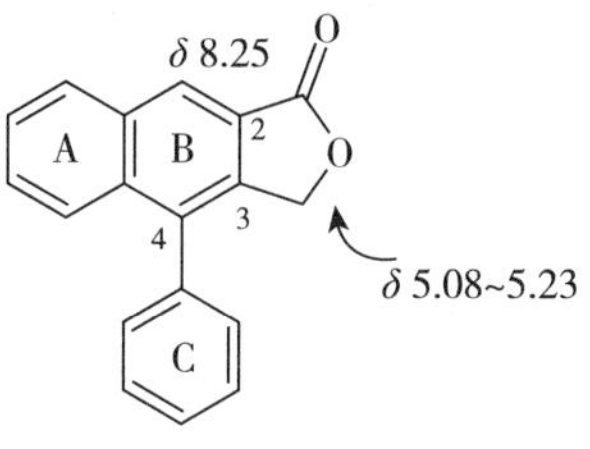

δ 8.25　δ 5.08~5.23

4-苯代萘酚型

δ 7.6~7.7　δ 5.32 ~ 5.52

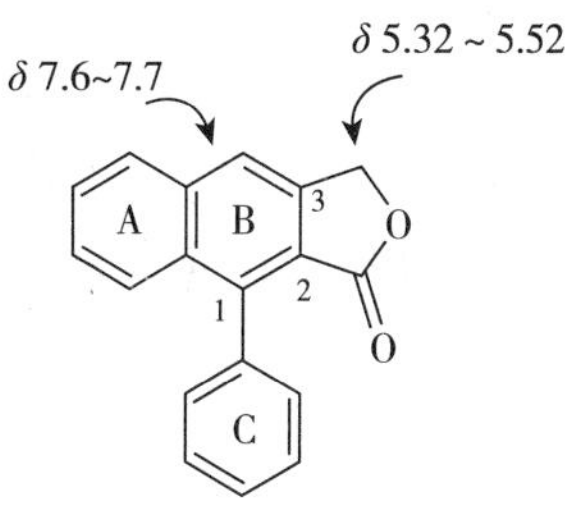

1-苯代萘酚型

中国远志脂酚是存在于中国远志中的一种木脂素，其结构式及其波谱数据如下。

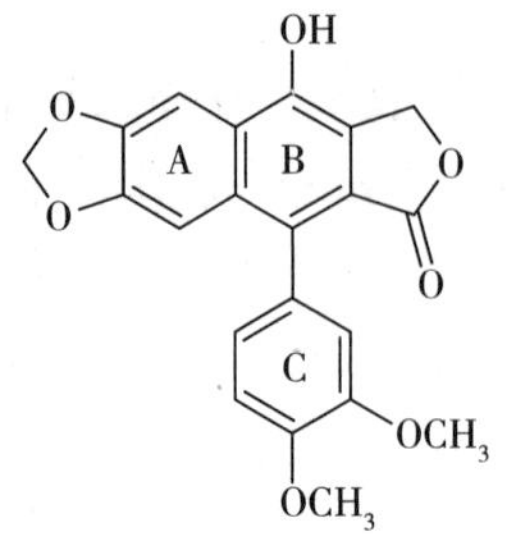

中国远志脂酚

IR(υ, cm^{-1})：3520(-OH)，1745(γ-内酯)，942(亚甲二氧基)，800(1,2,4-取代芳环)。

^{1}H-NMR($(CD_3)_2CO$)δ：3.78ppm(3H, s)，3.89ppm(3H, s)，5.34ppm(2H, s)，6.05ppm(2H, s)，6.80ppm(1H, s)，6.90ppm(3H, m)，7.42ppm(1H, s)。

从上述氢谱数据推测可知，δ3.78ppm 和 δ3.89ppm 为两个甲氧基质子的信号，δ5.34ppm 为内酯环中亚甲基质子的信号，δ6.05ppm 为亚甲二氧基质子信号，δ6.80ppm 为 H-8 的信号，δ6.90ppm 为苯环 C 上的 3 个质子信号，δ7.42ppm 为 H-5 的信号。

如果两个甲氧基处于 A 环的 6,7 位，则这两个甲氧基质子信号的差值（Δδ）应大于 0.2，现在两个甲氧基质子 δ 值之差为 Δδ = 3.89ppm - 3.78ppm = 0.11ppm，小于 0.2ppm，说明这两个甲氧基一定不在 A 环上，而是处于 C 环。此外，内酯环亚甲基质子的信号为 δ5.34ppm，它在 δ5.32 ~ 5.52ppm 范围之内，说明内酯环是下向的，H-8 由于受苯环各向异性屏蔽效应，应较 H-5 位于较高磁场，因此 δ6.80ppm 应为 H-8 信号，而 δ7.42ppm 则为 H-5 的信号。

③双环氧木脂素：在双环氧木脂素的异构体中，根据^{1}H-NMR 谱中 H-7 和 H-7′的 J 值，可以判断两个芳香基是位于同侧还是位于异侧。如果位于同侧，则 H-7 与 H-8 及 H-7′与 H-8′均为反式构型，其 J 值相同，约为 4 ~ 5Hz；如两个芳香基位于异侧，则 H-7′与 H-8′为反式构型，J 值为 4 ~ 5Hz，而 H-7 与 H-8 则为顺式构型，J 值约为 7Hz，这是由于邻位二氢的二面角不同所引起。

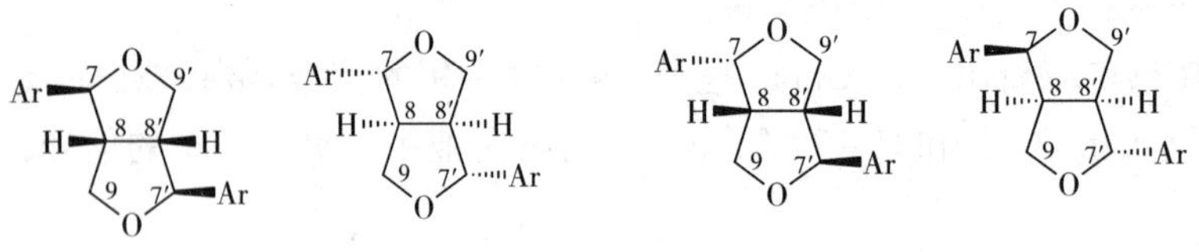

同侧　　异侧

双环氧木脂素

例如，芝麻脂素是中药细辛的主要成分之一。柄果花椒树皮民间用于治疗风湿筋骨疼痛、跌打损伤、牙痛、毒蛇咬伤，其中也含有芝麻脂素，其结构属于双环氧木脂素。在结构上，2 位和 6 位上的两个芳香基是在同侧，其结构式和氢谱数据如下。

^{1}H-NMR（$CDCl_3$）δ：2.85 ~ 3.15ppm（2H, m），3.86（2H, dd, J = 3.5, 9.0Hz），4.61ppm（2H, d），5.96ppm（4H, s），6.82 ~ 6.93ppm（6H, m）。

（2）^{13}C-NMR 谱　化合物Ⅰ、Ⅱ、Ⅲ分别属简单木脂素、木脂内酯和环木脂素，其^{13}C-NMR 信号见表 5-2。

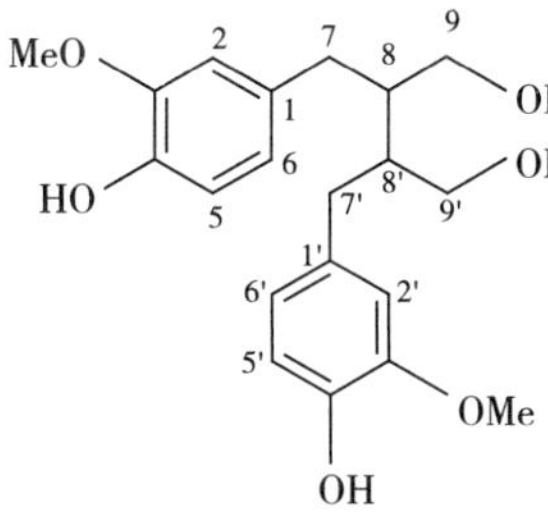

(Ⅰ) 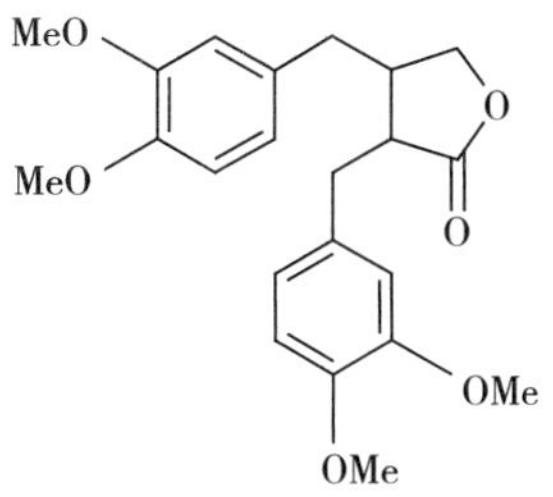 (Ⅱ) 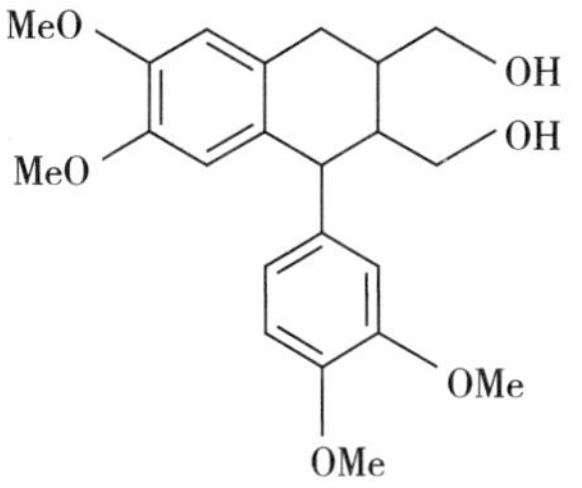 (Ⅲ)

表5-2 三种木脂素的[13]C-NMR信号δ_C值(ppm)

化合物	Ⅰ	Ⅱ	Ⅲ
C-1	132.4	129.4	131.7
C-2	111.7	110.8	112.8
C-3	146.6	146.4	148.9
C-4	143.7	144.2	146.9
C-5	114.3	113.9	110.8
C-6	121.5	121.2	121.7
C-7	35.8	38.3	48.0
C-8	43.7	40.9	48.2
C-9	60.5	71.3	62.6
C-1′	132.4	129.5	128.1
C-2′	111.7	111.3	110.7
C-3′	146.6	146.5	147.3
C-4′	143.7	144.3	147.0
C-5′	114.3	114.3	111.9
C-6′	121.5	121.9	137.6
C-7′	35.8	34.5	33.2
C-8′	43.7	46.5	39.9
C-9′	60.5	178.6	66.2
OMe	55.7	55.7	55.7

从表5-2可以看出以下的规律：①化合物Ⅰ由于它所连接的两个芳香基是对称的，因此其芳香碳的化学位移完全相同，即1-9位碳的δ值与1′-9′位碳的δ值相同，而化合物Ⅰ和Ⅱ就不完全相同。②化合物Ⅰ、Ⅱ和Ⅲ的3,4位和3′，4′位上都联有含氧基团（羟基或甲氧基），因此其δ值均高于芳香环上其他位置上碳的δ值。③化合物Ⅱ的9′位具有内酯环羰基，因此其δ值位于最低场，为178.6ppm（一般酯中羰基碳的δ值范围为165~180ppm）。④化合物Ⅰ和Ⅲ的9、9′位碳上联有醇羟基，而化合物Ⅱ的9位碳上联有氧，因此其δ值均高于7、8、7′和8′位碳的δ值。

从民间草药矮陀陀中曾分离获得左旋松脂素和消旋丁香脂素，今将其[13]C核磁共振谱数据及其他文献中的右旋松脂素的[13]C核磁共振谱数据同列入表5-3以供比较，见表5-3。矮陀陀产自云南山区，民间取其根和茎作为堕胎、镇痛和消炎药。

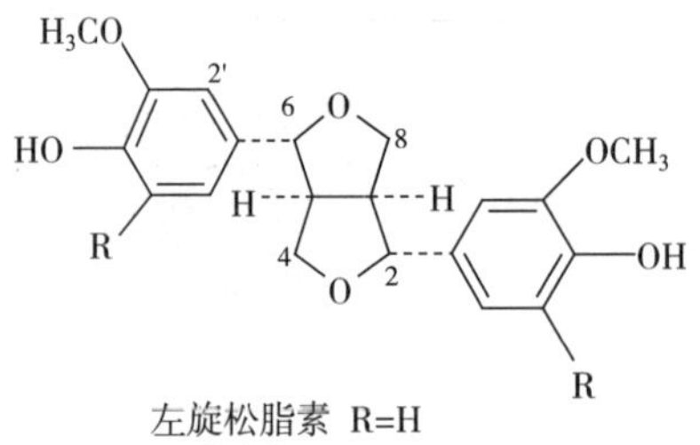

左旋松脂素 R=H
丁香脂素 R=OMe

表 5-3 松脂素和丁香脂素的^{13}C-NMR 数据 δ 值（ppm）

碳原子	左旋松脂素	右旋松脂素	丁香脂素	碳原子	左旋松脂素	右旋松脂素	丁香脂素
1，5	54.2	53.7	54.4	3′，3″	146.7	146.8	147.2
2,6	85.9	85.7	86.1	4′，4″	145.3	145.2	134.4
4,8	71.7	71.3	71.8	5′，5″	114.3	114.4	147.2
1′，1″	133.0	132.0	132.1	6′，6″	118.9	118.5	102.8
2′，2″	108.8	108.8	102.8	OMe	56.0	55.6	56.4

从表 5-3 可知：①左旋松脂素和右旋松脂素是对映体，化学结构没有什么差别，仅旋光相反，因此两者各碳原子的化学位移非常一致。②左旋松脂素含有 20 个碳原子，其分子上下两部分各相应的碳原子处于磁全同环境，其^{13}C 核磁共振谱仅显示 10 条谱线，即每两个相应碳原子（1′和 1″、4′和 4″、4 和 8 等）重叠为一个共振峰。③丁香脂素含有 22 个碳原子，其分子上下两部分各相应的碳原子也处于磁全同环境，4 个甲氧基碳原子的共振信号均为 56.4ppm。其 2′、2″及 6′、6″碳原子的信号相同，3′、3″及 5′、5″碳原子的信号也相同，故^{13}C-NMR 谱仅显示 8 条谱线。与松脂素的共振数据相比，两者非芳香部分各碳原子的化学位移基本一致，说明该部分的结构相似。丁香脂素的苯环上由于在 5′和 5″位比松脂素多连两个甲氧基，因此其 5′和 5″位碳原子的化学位移值较大，其苯环上各碳原子的化学位移，常可通过计算或与模型化合物 2,6-二甲氧基苯酚的^{13}C-NMR 谱共振数据对照来确定。2,6-二甲氧基苯酚的^{13}C-NMR 谱数据如下。

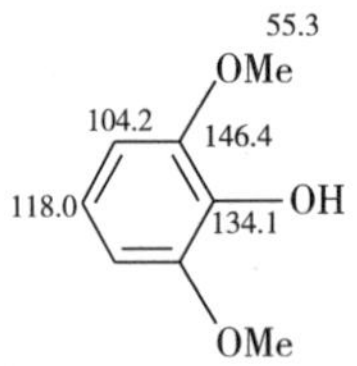

4. MS 游离木脂素可用 EI-MS 测定，多数木脂素可得到分子离子峰。木脂素因有苄基基团，从而可发生苄基裂解。

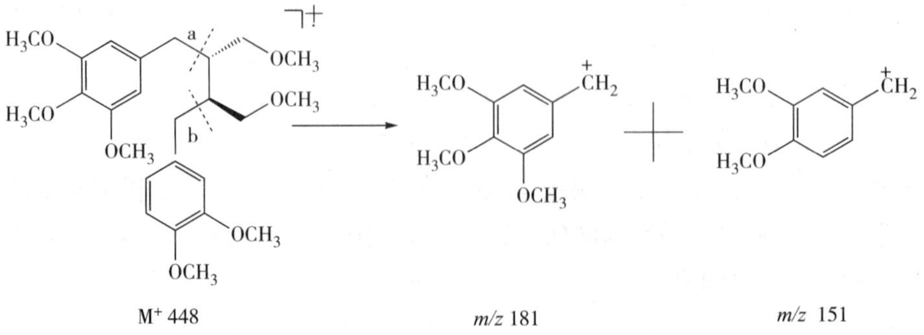

M^+ 448　　*m/z* 181　　*m/z* 151

通常用 FAB 法测定木脂素苷类的质谱，如 phyllanthostatin A 用 FAB－MS 法在给出分子离子峰同时，并进一步失去糖基，产生 M^+162 离子峰。

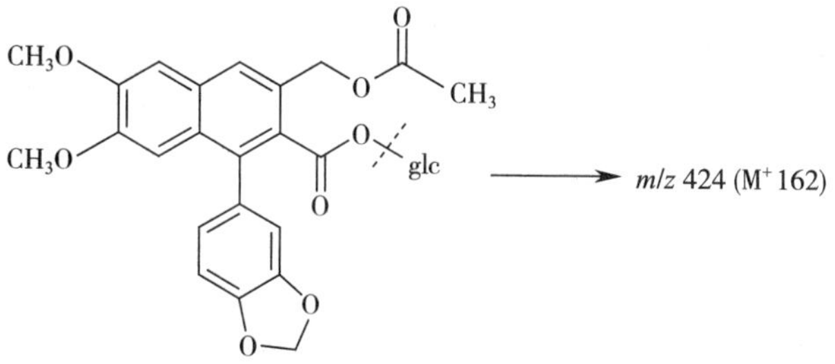

CH_3O CH_3O O CH_3 O glc O O O m/z 424 (M^+162)

M^+586
phyllanthostatin A

（三）结构测定实例

从常用中药牛蒡子（系菊科 *Arctium Lappa* L. 的成熟种子）中分离出的木脂素苷类化合物。下面仅就牛蒡子苷的结构测定进行讨论。

牛蒡子的乙醇提取物用少量水混悬，再用三氯甲烷萃取，所得三氯甲烷提取物上硅胶柱，三氯甲烷－甲醇梯度洗脱，获得 15 个木脂素类化合物，主要为牛蒡子苷（Ⅰ）及其苷元（Ⅱ）。

牛蒡子苷，细针状结晶（乙酸乙酯），熔点 114～116℃，$[\alpha]_D^{20}-48.6°$（MeOH，C＝0.1）。FAB－MS，m/z（相对丰度）：557 $[M+Na]^+$(5)，372(90)，151(95)，137(100)，结合元素分析确定分子式 $C_{27}H_{34}O_{11}$（分子量 534）。

将苷（Ⅰ）用 1mol/L HCl 溶液水浴回流水解 30 分钟，得到苷元Ⅱ和葡萄糖。

光谱测定数据如下。

UV　λ_{max}^{MeoH}nm（lgε）：279（3.3），229（3.7）。

IR　$\upsilon_{max}^{KBr}cm^{-1}$：3400（OH），1760（γ－lactone），1600（arom C＝C）。

红外光谱 $1760cm^{-1}$ 为 γ－内酯部分结构。^1H－NMR 和 ^{13}C－NMR 见表 5－4、表 5－5。

^{13}C－NMR δ_C 179.2（s）为内酯的酰基碳化学位移值，^{13}C－NMR 显示在 δ_C 111.2～149.2 区间有 12 个碳，其中连氧碳有 4 个即 145.2（s），147.1（s），149.1（s）和 149.2（s）。在 ^1H－NMR 中 δ6.52～6.93 处有 6 个芳香质子。有 3 个芳香碳连甲氧基［δ3.85（3H，s），3.82（3H，s），3.7（3H，s），］。故剩下一个芳香连氧碳为与葡萄糖相连的碳（δ_C 149.2）。另外有 2 个 CH_2 碳位于［δ_C 38.1（t），34.6（t）］，有一个 CH_2O－碳位于［δ71.5（t）］，CH_2O－为 γ－内酯中的 CH_2 信号。根据芳香质子的偶合情况两个苯环中各有 3 个 ABD 芳香质子即相邻 2 个氢，其中 1 个与间位氢偶合。再根据芳香取代经验公式计算，连同质谱碎片分析，根据质谱和木脂素生物合成一般规律排出其结构为如下。

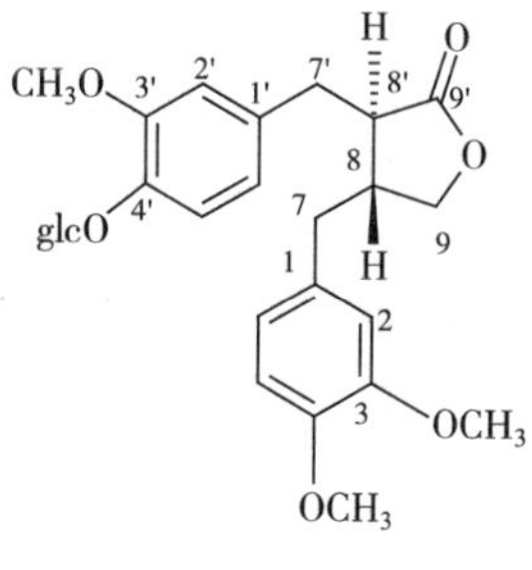

CH_3O 3' 2' 1' 7' H 8' O 9' O glcO 4' 8 7 H 9 1 2 3 OCH_3 OCH_3

表 5－4 牛蒡子苷及其苷元的[1]H－NMR 光谱数据（$CDCl_3$，δ，400MHz，Mult，J）

1	牛蒡子苷	牛蒡子苷元
2	6.52（1H，d，1.8）	6.43（1H，d，1.8）
2′	6.65（1H，d，1.6）	6.63（1H，d，1.6）
5	6.78（1H，d，8.4）	6.71（1H，d，8.1）
5′	6.93（1H，d，9.0）	6.79（1H，d，8.8）
6	6.58（1H，dd，8.4，1.8）	6.51（1H，dd，8.1，1.8）
6′	6.61（1H，dd，9.0，1.6）	6.56（1H，dd，8.8，1.6）
7	Ca（2.68，2H，m）	Ca（2.50，2H，m）
7′	2.89（2H，2×dd）	2.89（2H，2×dd）
8	Ca（2.68，1H，m）	Ca（2.50，1H，m）
8′	Ca（2.68，1H，m）	Ca（2.50，1H，m）
9	3.89（1H，m）	3.85－3.87（1H，dd，7.1，1.5）
9′	4.13（1H，m）	4.09－4.11（1H，dd，7.1，1.5）
OH	5.49	5.59
OMe	3.71（3H，s）	3.74（3H，s）
	3.82（3H，s）	3.78（3H，s）
	3.85（3H，s）	3.82（3H，s）
Glc－1	4.84（1H，d，6.0）	

表 5－5 牛蒡子苷及其苷元的[13]C－NMR 光谱数据（$CDCl_3$，Mult）

C	牛蒡子苷	牛蒡子苷元
C－1	132.9s	129.3s
C－1′	130.7s	130.3s
C－2	113.4d	111.4d
C－2′	112.1d	111.6d
C－3	149.2s	149.1s
C－3′	149.1s	147.9s
C－4	147.9s	146.8s
C－4′	145.2s	144.6s
C－5	111.2s	111.0s
C－5′	116.5s	114.0s
C－6	120.9d	120.4d
C－6′	122.1d	121.9d
C－7	38.1t	37.9t
C－7′	34.6t	34.3t
C－8	41.4d	40.8d
C－8′	46.5d	46.4d
C－9	71.5t	71.2t
C－9′	179.2s	178.7s
OMe	56.1q（OMe×3）	55.6q（OMe×3）
Glc－1	101.6d	
Glc－2	73.2d	
Glc－3	76.2d	
Glc－4	69.3d	
Glc－5	76.0d	
Glc－6	61.1t	

六、含木脂素的中药实例

（一）连翘

常用中药连翘系木犀科植物连翘［*Forsythia suspensa*（Thunb.）Vahl.］的干燥果实，商品有青翘和老翘之分。连翘具有清热解毒、消毒散结之功效，用于痈肿疮毒、风热感冒、温病初起、高热烦渴等。药理作用具有明显的抑菌作用，煎剂有镇吐作用和抗肝损伤作用。

连翘及其同属植物的化学研究较多，抑菌有效成分主要为苯乙醇苷类，其中连翘酯苷类（forsythosides）有：forsythiaside、β－hydroxyfosythiaside（或 suspensaside）、acteoside 及 β－hydroxyacteoside 等均系咖啡酰基苯乙醇苷，都具有较强的抑菌活性。

R=H　forsythiaside
R=OH　β-hydroxyfosythiaside

R=H　acteoisde
R=OH　β-hydroxyacteoside

连翘中的木脂素也是一类主要成分，多含于茎叶。早期发现的连翘脂素（phillygenol 或 forsythigenol）及其苷、连翘苷（phillyrin 或 forsythin）、牛蒡子苷（arctiin）、（－）－罗汉松脂素－4′－β－D－葡萄糖苷（matairesinol－4′－O－β－D－glucoside）及（+）－表松脂酚－β－D－葡萄糖苷等都为已知的木脂素类，其中连翘苷的含量对不同基源植物都有所不同。

由连翘叶中提取分离连翘苷的工艺如下。

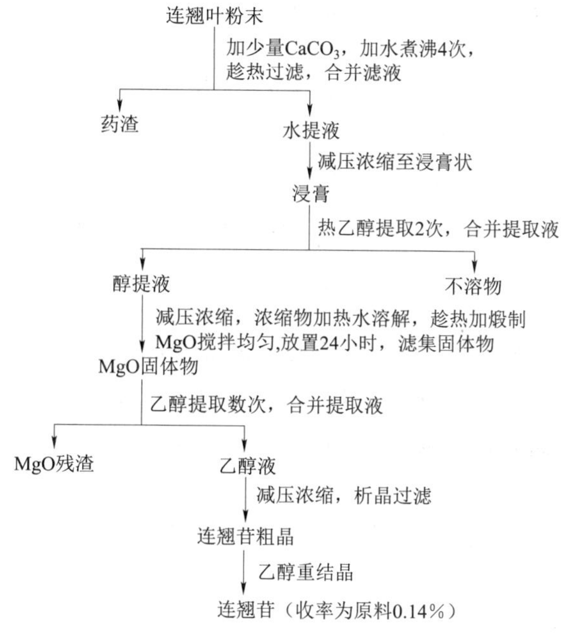

（二）牛蒡子

中药牛蒡子系菊科植物牛蒡子（*Arctium lappa* L.）的干燥果实，具有疏散风热、宣肺透疹、解毒利咽之功效，用于风热感冒、咳嗽痰多、咽喉肿痛、斑疹不适等，药理作用有解热、利尿、抗菌等作用。

牛蒡子中的主要成分为木脂素类牛蒡子苷及其苷元牛蒡子素，牛蒡子酚 A ~ H，新牛蒡子素 2，罗汉松脂素等约 18 种，此外尚含有挥发油类、聚炔类、聚糖类化合物、脂肪酸、甾醇、维生素 A 和 B_1 等。

牛蒡子苷的提取工艺如下。

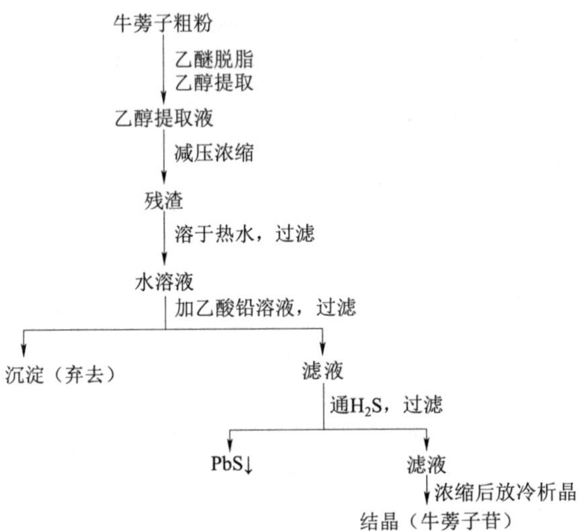

牛蒡子苷元的提取分离如下。

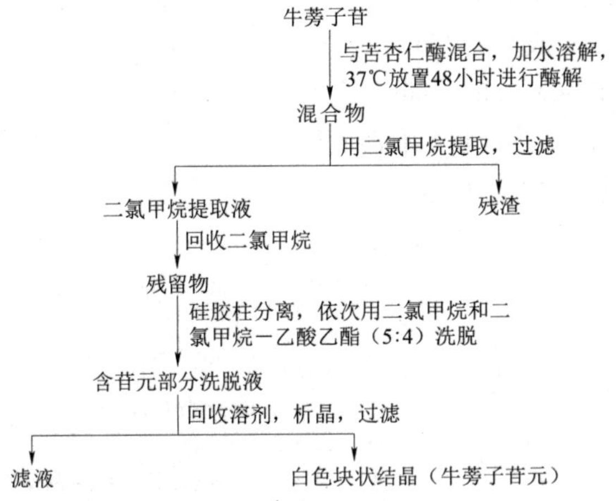

（三）细辛

常用中药细辛系马兜铃科植物北细辛［*Asarum heterotropoides* Fr. Schmidt var. *mandshuricum*（Maxim.）Kitag.］及汉城细辛（*A. sieboldii* Miq. var. *seoulense* Nakai）或华细辛（*A. sieboldii* Miq.）的干燥全草，具有祛风散寒、通窍止痛、温肺化饮的功效。用于风寒感冒、头痛鼻塞、痰饮咳嗽等。药理作有解热镇痛、抗菌等作用。

细辛中的主要成分为挥发油，此外还含有木脂素类，其中 *l* – 细辛脂素和 *l* – 芝麻脂素均属于双环氧木脂素类。

细辛中细辛脂素、芝麻脂素的提取分离工艺如下。

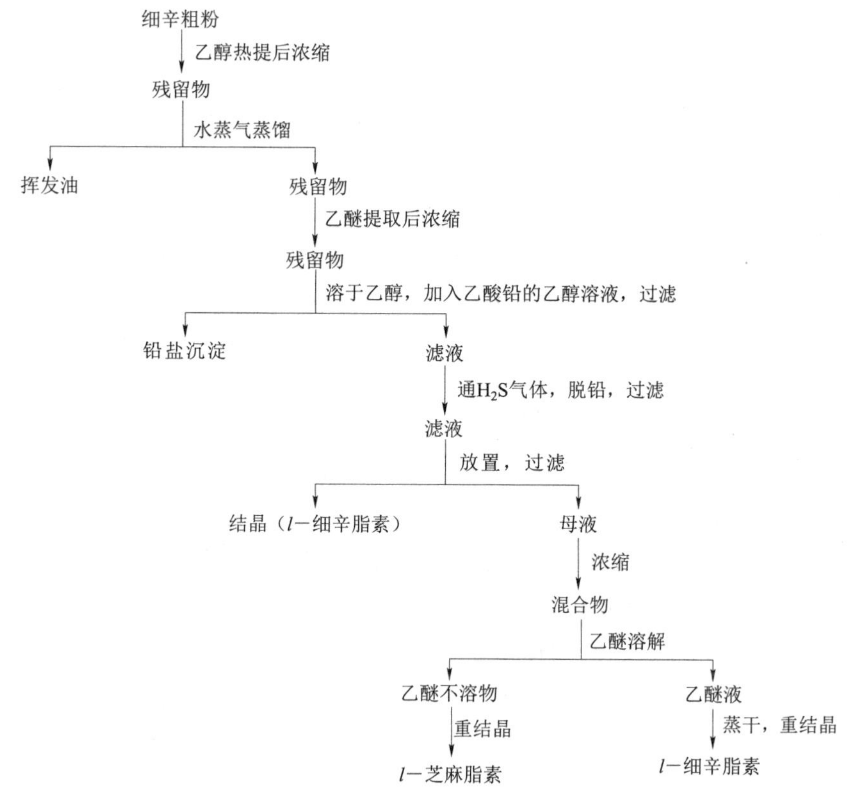

（四）五味子

常用中药五味子系木兰科植物五味子［*Schizandra chinensis*（Turcz.）Baill.］或华中五味子（*S. Sphenanthera* Rahd. et Wils.）的干燥成熟果实。商品上习惯将五味子称为北五味子，将华中五味子称为南五味子。五味子具有收敛固涩、益气生津、补肾宁心之功效。用于久咳虚喘，梦遗滑精，遗尿尿频，久泻不止，自汗盗汗，津伤口渴，内热消渴，心悸失眠等。五味子能明显降低肝炎患者血清谷丙转氨酶（SGPT）水平，其所含的联苯环辛烯类木脂素对肝功能的保护作用是其作为抗氧剂、抗癌剂、滋补强壮剂和抗衰老剂的药理学基础，并由此开发出治疗肝炎药物联苯双酯。五味子不仅在治疗与氧游离基损害和与代谢紊乱相关的疾病，如放射伤害、炎症、缺血再灌注损伤、应激损伤和运动医学等方面有重要作用，而且其所含的木脂素还是很多合成药物的潜在资源。尤其最近，发现五味子醇 J 的衍生物能通过抑制逆转录酶而呈现抗 HIV 活性，对被 HIV－1 感染的 H9 细胞有保护作用。

R=H　五味子酚
R=CH_3 去氧五味子素

γ-五味子素

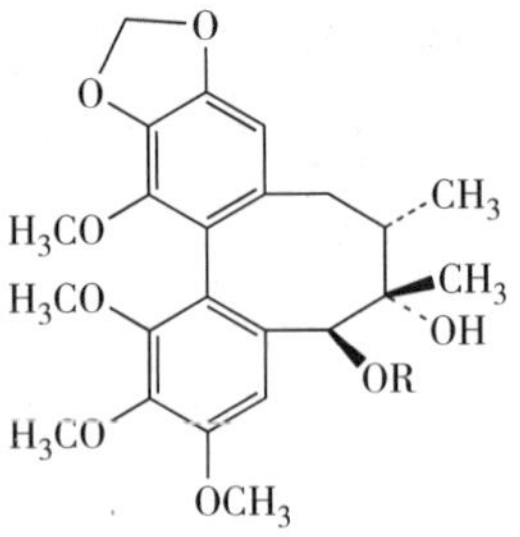

$R=COC_6H_5$ 五味子酯甲

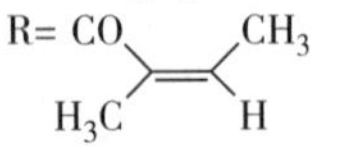

$R=CO-C(CH_3)=CH-CH_3$ 五味子酯乙

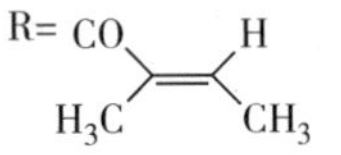

$R=CO-C(CH_3)=CH-CH_3$ 五味子酯丙

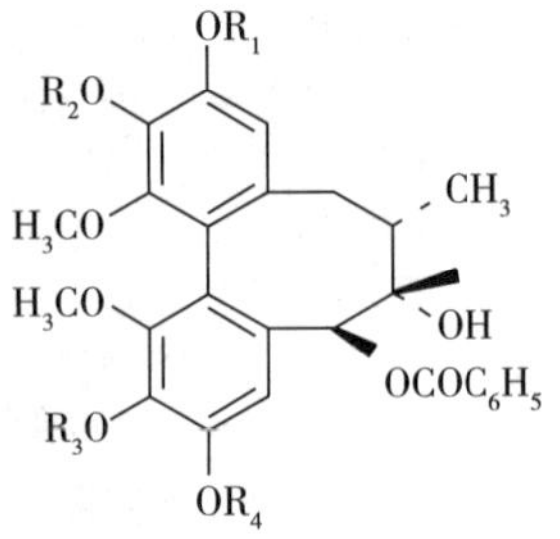

$R_1=R_2=R_3=R_4=-CH_2-$ 五味子酯丁

$R_1=OH\ R_2=R_3=R_4=CH_3$ 五味子酯戊

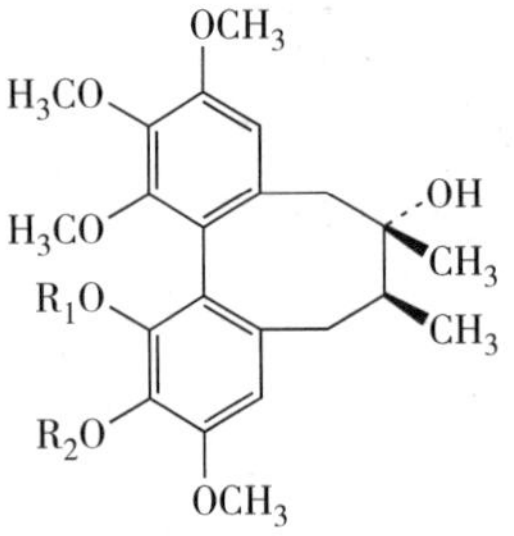

$R_1=R_2=CH_3$ 五味子醇甲

$R_1=R_2=CH_2$ 五味子醇乙

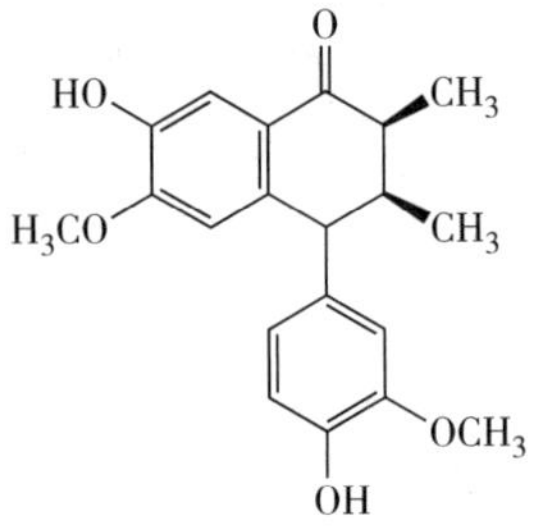

五脂素A_1（wulignan A_1）

五味子果实中主要含有各种有机酸和木脂素类，其中木脂素成分占18.1%，茎木中占10.25%。五味子中木脂素的研究自60年代初期开始，从中分离出五味子素、去氧五味子素（deoxyschizandrin）、γ-五味子素、五味子醇、伪γ-五味子素等联苯环辛烯型木脂素成分，70年代我国药学工作者又从五味子果实中分离出一系列木脂素成分，其中五味子丙素、五味子醇甲（即五味子素）、五味子醇乙及五味子酯甲～戊等新木脂素成分，多具有中枢神经抑制作用和降低SGPT的作用。80年代末从五味子果实中分离出近40种木脂素成分，包括五味子素、五味子醇及五味子酯类。我国学者刘嘉森等又从南五味子的根中分离到4个五味子酯类新成分，并从翼梗五味子（*S. Henryi Clarke.*）的果实中分得4个四氢萘酮木脂素类新化合物五脂素A_1、A_2、表五脂素A_1及表五味子酮，经过体外抗癌筛选，均有不同程度的抑制白血病P-388活性。

华中五味子中五味子酯甲是其中的主要有效成分，其提取分离方法如下。取干燥果实加水煎煮2次，每次2小时，除去其中水溶性物质，残渣于70～80℃烘干后粉碎，用3倍量80%乙醇热提2次，合并醇提取液，减压浓缩除去乙醇，残留液加3倍水搅拌，0℃静置过夜。次日倾去上清液，将胶状物沉淀按1∶5（*W/V*）量加汽油混溶，再用80%乙醇振摇提取2次，合并乙醇提取液，减压浓缩至适当体积，放置后即析出五味子酯甲粗结晶。然后用100倍量的氧化铝进行干柱色谱，以苯-乙酸乙酯（6∶1）展层至柱底，再切成小区段，各用乙酸乙酯洗脱，高效液相色谱检查，将纯五味子酯甲部分合并浓缩，并以甲醇或乙醇重结晶，即得熔点为122～124℃的方形结晶。

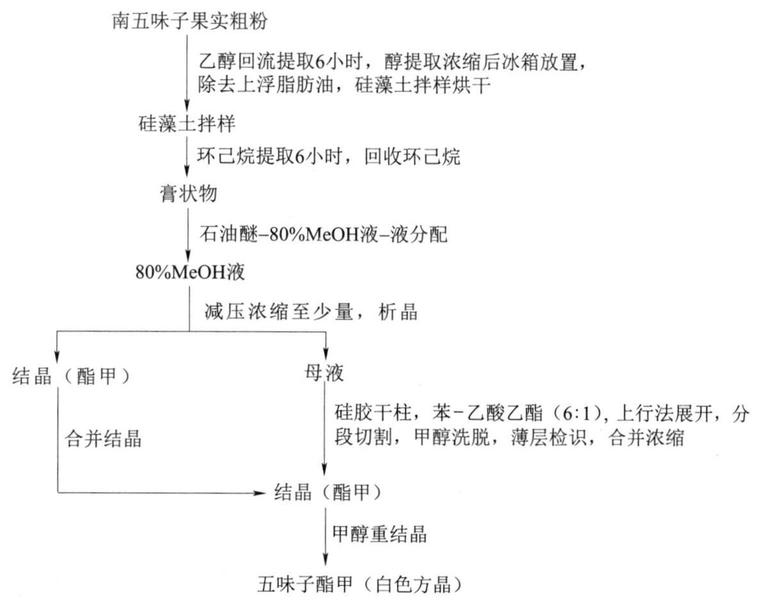

目标测试

答案解析

一、单项选择题

1. 香豆素类化合物基本骨架的碳数是

A. C_9-C_4　　B. C_3-C_3　　C. $C_6-C_3-C_6$

D. C_6-C_3　　E. C_6-C_6

2. 具有挥发性的香豆素成分是

A. 游离小分子简单香豆素　　B. 香豆素苷　　C. 呋喃香豆素

D. 吡喃香豆素　　E. 双香豆素

3. 香豆素类化合物在碱中长时间放置

A. 不发生变化　　B. 生成顺式邻羟基桂皮酸盐　　C. 生成顺式邻羟基桂皮酸

D. 生成反式邻羟基桂皮酸盐　　E. 生成反式邻羟基桂皮酸

4. Gibb's 或 Emerson 反应可用于区别香豆素母核上

A. 游离的酚羟基　　B. 酚羟基的对位有无氢原子　　C. 内酯环是否开裂

D. 酚羟基的对位有无甲氧基取代　　E. 酚羟基对位的羟基是否成苷

二、多项选择题

5. 苯丙素类可包括

A. 苯丙烯　　B. α-苯基色原酮　　C. 香豆素

D. 木脂素　　E. 蒽醌

6. 含酚羟基的香豆素类化合物具有的性质或反应有

A. 荧光性质　　B. 异羟肟酸铁反应　　C. Gibb's 反应

D. Kedde 反应　　E. Emerson 反应

三、配伍选择题

[7 ~8]

A. 香豆素　　B. 生物碱　　C. 蒽醌

D. 简单苯丙素　　E. 黄酮

7. 七叶内酯属于

8. 丹参素属于

四、简答题

9. 香豆素可发生碱水解反应（开闭环反应）的原理是什么？需要注意什么？

10. Gibb′s 反应和 Emerson 反应的异同点有哪些？

书网融合……

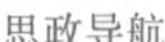
思政导航

本章小结

微课

题库

第六章　黄酮类化合物

PPT

学习目标

知识目标

1. 掌握　黄酮类化合物的含义、基本结构和分类特征；主要理化性质和提取分离方法。

2. 熟悉　黄酮类化合物的检识方法和波谱特征。

3. 了解　黄酮类化合物的分布、生源途径以及生物活性；黄酮类化合物的中药实例。

能力目标　通过本章的学习，能够辨认黄酮类化合物的结构类型；采取适宜的检识方法区分黄酮的种类，判别其存在；设计并采用正确的方法进行黄酮化合物的提取、分离；依据波谱数据完成黄酮类化合物的结构鉴定。

第一节　概　述

黄酮类化合物（flavonoids）为一类广泛分布于自然界且具有广谱生物活性的天然多酚类化合物，因为黄酮类化合物大多呈黄色或淡黄色，且分子中多含有酮基，因此被称为黄酮，曾作为染料应用。黄酮类化合物几乎存在于所有绿色植物中，主要分布于高等植物中，尤以芸香科、唇形科、石楠科、菊科、玄参科、苦苣苔科、杜鹃科、豆科等被子植物分布较多；在裸子植物中也有存在，如松科、银杏科、杉科等；在地衣类、藻类等低等植物中较少。不同类型的黄酮类化合物常相对集中分布在某些植物科属中。在植物体内，黄酮类化合物大部分和糖结合成苷的形式，小部分以游离状态（苷元）存在。黄酮类化合物对植物的生长、发育、开花、结果以及抵御异物的侵袭有重要的作用。

黄酮类化合物不仅分布广泛、种类繁多，而且生物活性多种多样，其主要生物活性：①抗心血管疾病作用，如葛根素（puerarin）和银杏叶总黄酮有扩张冠状动脉作用，临床可用于治疗冠心病；芦丁（rutin）和橙皮苷（hesperidin）有维生素 P 样作用，即抗毛细血管脆性和异常通透性；②抗氧化作用，黄酮类化合物多具有酚羟基，易氧化成醌类，故有显著的抗氧化特点，如山柰酚（kaempferol）、槲皮素（quercetin）和儿茶素（catechin）等；③抗癌抗肿瘤作用，如黄芩苷（baicalin）、大豆异黄酮和儿茶素等；④抗菌抗病毒作用，如黄芩苷、黄芩素（baicalein）、槲皮素和桑色素（morin）等；⑤抗炎和免疫调节作用，如染料木素（金雀异黄素，genistein）和槲皮素等；⑥对呼吸系统的作用，如杜鹃素（farrerol）、川陈皮素（nobiletin）和槲皮素等具有祛痰、镇咳和平喘作用；⑦肝保护作用，如水飞蓟宾（水飞蓟素，silybin）、次水飞蓟素（silymarine）、水飞蓟宁（异水飞蓟素，silydianin）及水飞蓟亭（silychristin）等，临床可治疗急、慢性肝炎，肝硬化及多种中毒性肝损伤等疾病；⑧对内分泌系统的作用，如染料木素和大豆素（daidzein）等异黄酮类具有雌激素样作用，这可能因为它们和己烯雌酚的结构相似有关。

>>> 知识链接

随着国内外市场对安全、高效的天然抗病毒药物需求的增长，黄酮类化合物的抗病毒作用逐渐引起人们的关注。中医发现清肺排毒汤在治疗病毒感染方面疗效确切，有效降低了患者发病率、转重率、病亡率，提高了治愈率。四个黄酮类化合物（黄芩苷、甘草酸、橙皮苷和金丝桃苷）是清肺排毒汤发挥抗病毒作用的药效物质基础。它们与 7 个关键靶点（AKT1、TNF－α、IL 6、PTGS2、HMOX1、IL10 和 TP53）结合，通过抑制 IL6、CCL2、TNF－α、NF－κB、PTGS1/2、CYP1A1、CYP3A4 活性、上调 IL10 表达和抑制血小板聚集，发挥免疫调节、抗感染、抗炎和多器官保护作用。

第二节　黄酮类化合物的结构与分类

一、黄酮类化合物的结构

黄酮类化合物的经典含义指结构中具有 2－苯基色原酮（2－phenylchromone）基本母核的一类化合物，现在指两个苯环（A 与 B 环）通过中间三个碳原子相互连接而成的一类化合物，即具有 $C_6-C_3-C_6$ 的基本骨架。黄酮类化合物大部分是色原酮的衍生物，其基本母核为 2－苯基色原酮（2－phenylchromone），由 A、B 和 C 三个环组成。

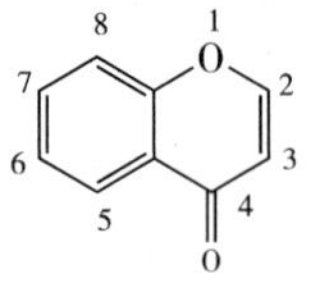

色原酮 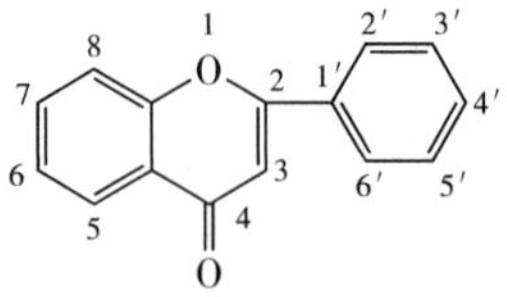　　2-苯基色原酮 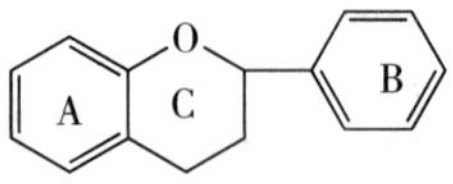　　C_6-C_3-C_6

根据苯环与中间 C_3 部分的连接方式、B 环的连接位置、C_3 部分氧化程度以及聚合度等不同，可将天然黄酮类化合物分为不同类型，其主要类型见表 6－1。

表 6－1　黄酮类化合物的主要结构类型

基本结构	类型名称	基本结构	类型名称
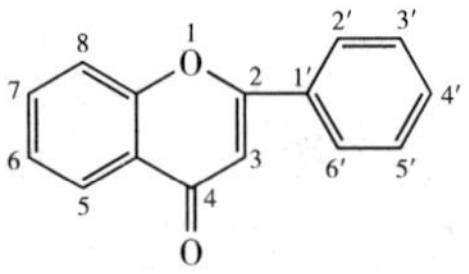	黄酮（flavones）	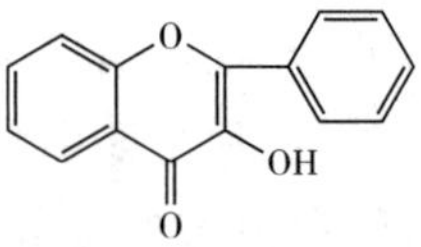	黄酮醇（flavonols）
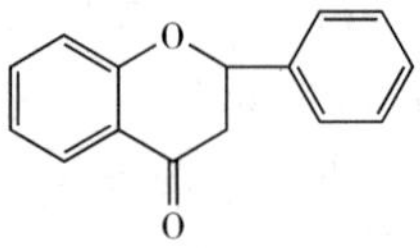	二氢黄酮（flavanones）	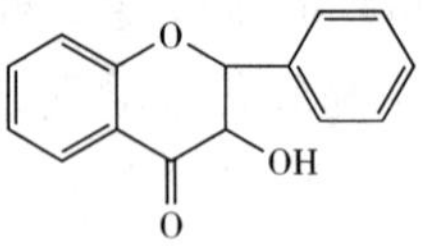	二氢黄酮醇（flavanonols）
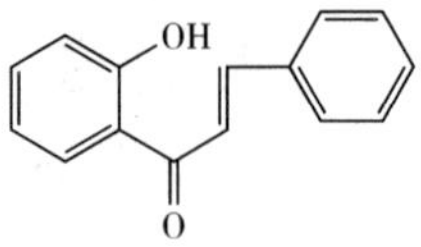	查耳酮（chalcones）	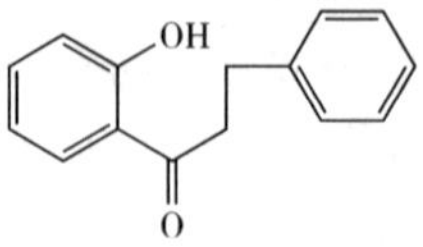	二氢查耳酮（dihydrochalcones）
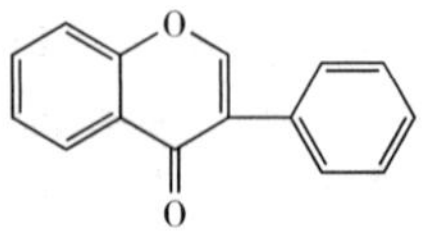	异黄酮（isoflavones）	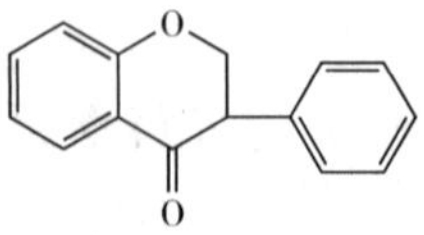	二氢异黄酮（isoflavanones）
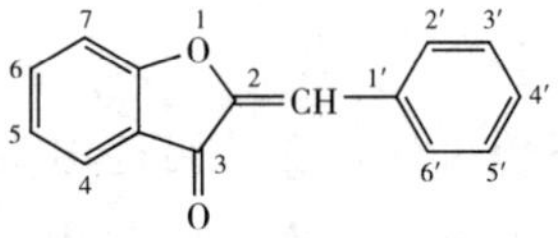	橙酮（噢哢）（aurones）	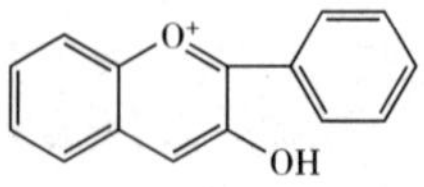	花色素（anthocyanidins）

续表

基本结构	类型名称	基本结构	类型名称
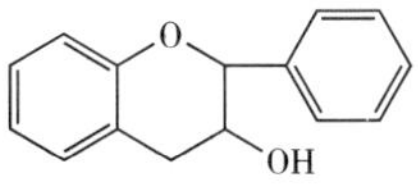	黄烷-3-醇 (flavan-3-ols)	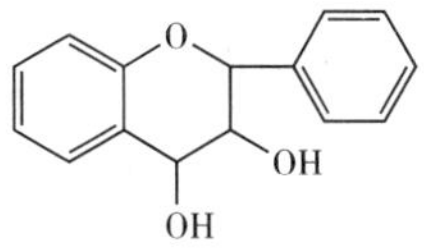	黄烷-3,4-二醇 (flavan-3,4-diols)

黄酮类化合物结构复杂多样，主要表现在以下方面。

（一）母核构成

黄酮类化合物多数为 $C_6-C_3-C_6$ 骨架，如表6-1。此外还有少数为 $C_6-C_1-C_6$ 骨架如双苯吡酮类（xanthones），$C_6-C_4-C_6$ 骨架如高异黄酮类（homoisoflavones）。C_6 部分多数与 C_3 部分形成六元环，也有形成五元环如橙酮，也有构成脂链如查耳酮。C环的双键被氢化为单键则形成二氢衍生物，如二氢黄酮、二氢黄酮醇等。B环连接位置多数在C-2，也有在C-3如异黄酮类，少数在C-4如新黄酮类（neoflavonoids）。两分子黄酮类化合物通过一定方式相互聚合则形成双黄酮（bisflavonoids），此外还有少数三聚体。

（二）取代基

多数黄酮类化合物在A、B环上常含有一个或多个羟基，出现较多的是在A环上的C-5和C-7、B环上的C-3′、C-4′和C-5′；黄酮环上的O-烷基化（如甲氧基、亚甲二氧基、O-异戊烯基等）、C-烷基化（如甲基、异戊烯基、苯基、苄基等）。

（三）糖苷化

由于糖的种类、数量、连接位置、连接方式以及苷键原子（O-糖苷化、C-糖苷化）等不同，形成了数目众多、结构各异的黄酮苷类化合物。

1. 组成黄酮苷常见的糖类 有单糖、双糖、三糖、酰化糖。

单糖类：D-葡萄糖、D-半乳糖、L-鼠李糖、D-木糖、L-阿拉伯糖及D-葡萄糖醛酸等。

双糖类：槐糖（sophorose，β-D-glc1→2β-D-glc）、芸香糖（rutinose，α-L-rha1→6β-D-glc）、龙胆二糖（gentiobiose，β-D-glc1→6β-D-glc）、新橙皮糖（neohesperidose，α-L-rha1→2β-D-glc）、刺槐二糖（robinobiose，α-L-rhaα1→6β-D-gal）、麦芽糖（maltose，α-D-glc1→4β-D-glc）等。

三糖类：槐三糖（sophorotriose，β-glc1→2β-glc1→2glc）、龙胆三糖（gentianose，β-glc1→6β-glc1→2fru）等。

酰化糖类：咖啡酰基葡萄糖（caffeoylglucose）、2-乙酰基葡萄糖（2-acetylglucose）等。

2. 苷键原子和苷化位置 黄酮苷类化合物多数为O-苷，苷元几乎每个位置上的酚羟基都可成苷，黄酮、二氢黄酮和异黄酮多为7-OH形成单糖链苷；黄酮醇和二氢黄酮醇多在3-、7-、3′-、4′-OH上形成单糖链苷或在3,7-、3,4′-及7,4′-二OH上形成双糖链苷；花色苷多在3-OH连接一个糖或在3,5-二OH形成二葡萄糖苷。此外还有少数C-苷，C-苷中糖主要连接在6位和（或）8位，部分C-苷中含有两个糖基。

3. 黄酮与其他化合物形成黄酮复合物 黄酮类化合物可以与苯丙素、香豆素、倍半萜、生物碱等其他成分形成黄酮复合物。

随着现代分离技术和结构测定手段的不断发展和提高，近些年来国内外学者不断从天然界中发现了许多新的黄酮类化合物，使得黄酮类化合物的结构更加丰富多样。

二、黄酮类化合物的分类

（一）黄酮类

黄酮是指以 2 - 苯基色原酮为基本母核，并且 3 位无含氧基团取代的一类化合物。天然黄酮结构中最常见的取代基为羟基，还有 O - 烷基、C - 烷基及黄酮 C - 苷。羟基出现较多的为 A 环的 5,7 - 位，B 环的 3′、4′和 5′ - 位，常见的黄酮及其苷类有芹菜素（apigenin）、木犀草素（luteolin）、黄芩苷和刺槐素（acacetin）等。木犀草素因最初从木犀草科植物木犀草（*Reseda odorata* L.）的叶、茎和枝中分离得到而得名，存在于金银花（*Lonicera japonica* Thunb.）、菊花（*Chrysanthemum morifolium* Ramat.）、紫苏［*Perilla frutescens*（L.）Britt.］等多种植物中，具有消炎、抗过敏、抗肿瘤、抗菌和抗病毒等多种活性。刺槐素存在于马钱科植物密蒙花（*Buddleia officinalis* Maxim.）花穗及玄参科植物剪秋罗毛蕊花（*Verbascum lychnitis* L.）花、叶和豆科植物洋槐（刺槐）（*Robinia pseudoacacia* L.）叶中，具有维生素 P 样作用，能减轻甲醛性炎症，能降低皮肤、小肠血管的通透性及脆性，有解痉及轻度利胆、利尿作用。黄芩苷具有抗菌、抗病毒、抗炎、抗变态反应、解热、保肝和降压等作用，经水解后生成的苷元黄芩素分子中具有邻三酚羟基，易被氧化转为醌类衍生物而显绿色。黄酮 C - 苷如牡荆素（vitexin），主要用于治疗心血管疾病，还具有抗肿瘤、抗炎等作用。

常见黄酮类化合物如下。

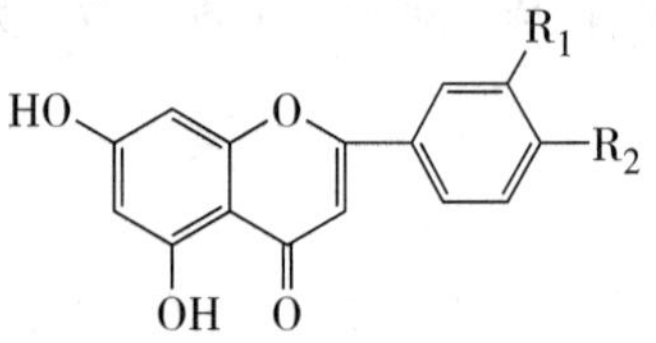

芹菜素 R_1=H R_2=OH
木犀草素 R_1=R_2=OH
刺槐素 R_1=H R_2=OCH_3

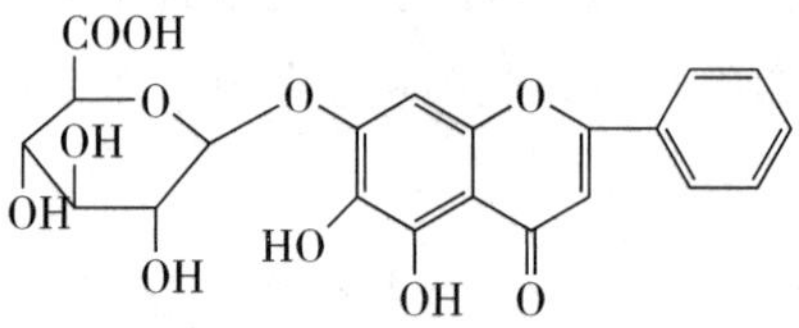

黄芩苷

O - 烷基化、C - 烷基化的黄酮化合物如下。

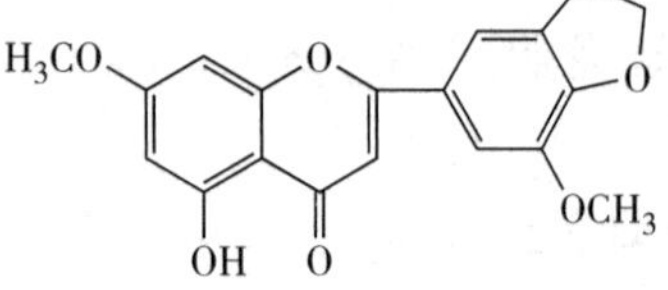

5-羟基-7，5′-二甲氧基-3′，4′-亚甲二氧基黄酮

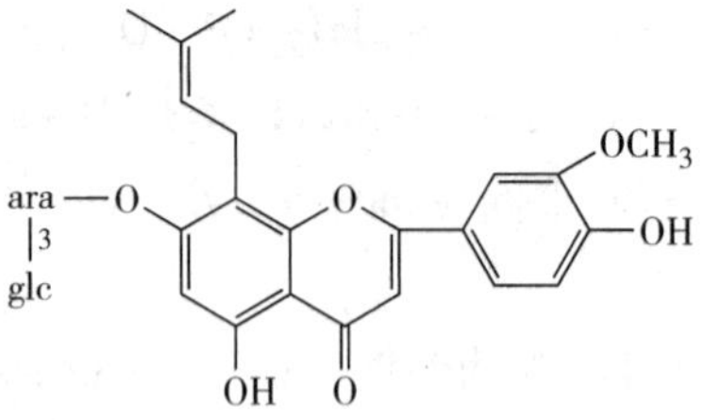

5，4′-二羟基-3′-甲氧基-8-C-异戊烯基黄酮-7-O-β-D-葡萄糖（1-3）-α-L-阿拉伯糖苷

黄酮 C - 苷如下。

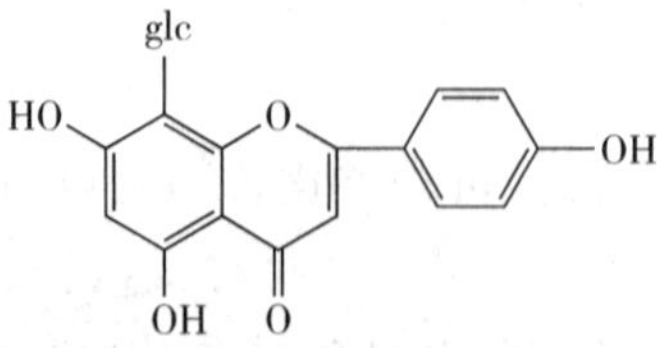

牡荆素

（二）黄酮醇类

黄酮醇类的结构特点是在黄酮基本母核的 C - 3 位连接羟基或其他含氧基团。黄酮醇类分布很广，

如双子叶植物中的蔷薇科、豆科、桦木科等植物。常见的黄酮醇及其苷类有山柰酚、槲皮素、杨梅素(myricetin)、芦丁等，槲皮素是黄酮醇类的典型代表，广泛存在于水果、蔬菜和谷物等植物中，其英文名“quercetin”来源于“quercetum”，意为栎树林，具有抗氧化、抗癌、抗炎、免疫调节等作用。芦丁具有维生素P样作用，能维持血管抵抗力、降低通透性、减少脆性等，并有抗炎、抗病毒等多种作用。

常见黄酮醇类化合物如下。

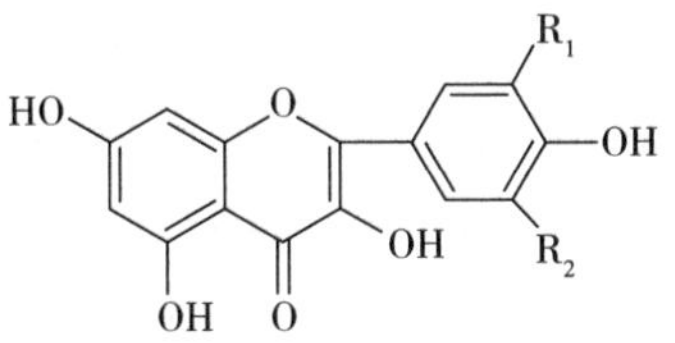

山柰酚 R_1=R_2=H
杨梅素 R_1=R_2=OH

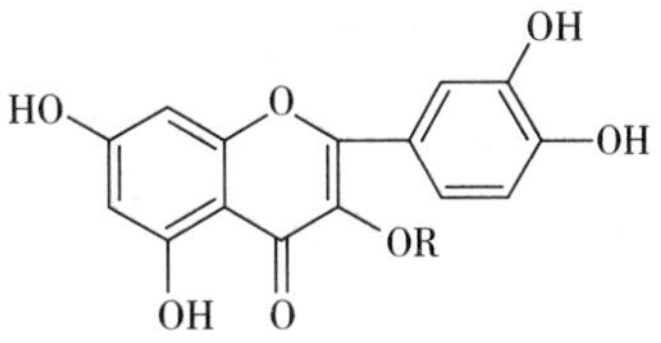

槲皮素 R=H
芦丁 R=芸香糖基

黄酮醇 O－烷基化、C－烷基化的化合物如下。

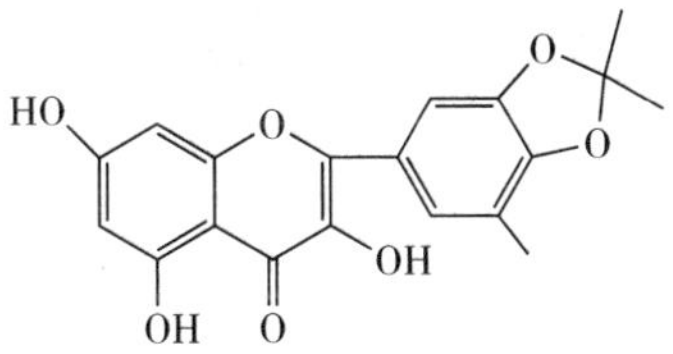

3,5,7-三羟基-3′,4′-异丙基二氧基黄酮

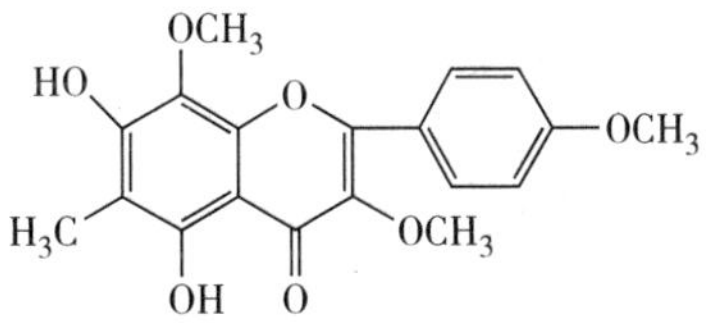

5,7-二羟基-3,8,4′-三甲氧基-6-C-甲基黄酮

（三）二氢黄酮类

二氢黄酮可看作黄酮结构中C环部分 C_2－C_3 双键被氢化还原成单键的一类化合物，分子中C－2为手性碳，天然产物中绝大部分二氢黄酮的B环朝向面内，为 α 构型，即为2*S*；如B环朝向面外，为 β 构型，即为2*R*。二氢黄酮在芸香科、蔷薇科、菊科、杜鹃花科、姜科等植物中分布较多。常见的二氢黄酮及其苷类如橙皮［*Citrus sinensis*（L.）Osb.］中的橙皮素（hesperitin）和橙皮苷，具有维生素P样作用；甘草（*Glycyrrhiza uralensis* Fisch.）中的甘草素（liquiritigenin）和甘草苷（liquiritin）具有抑制消化性溃疡的作用，均为2*S*构型。

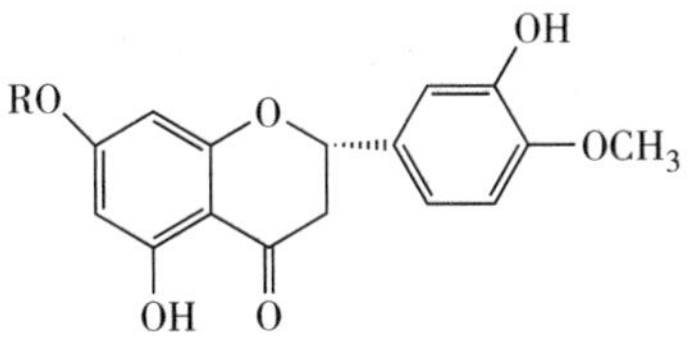

橙皮素 R=H
橙皮苷 R=芸香糖基

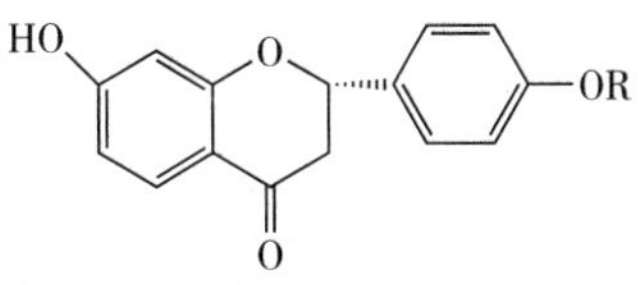

甘草素 R=H
甘草苷 R=glc

较复杂取代形式的二氢黄酮类化合物如下。

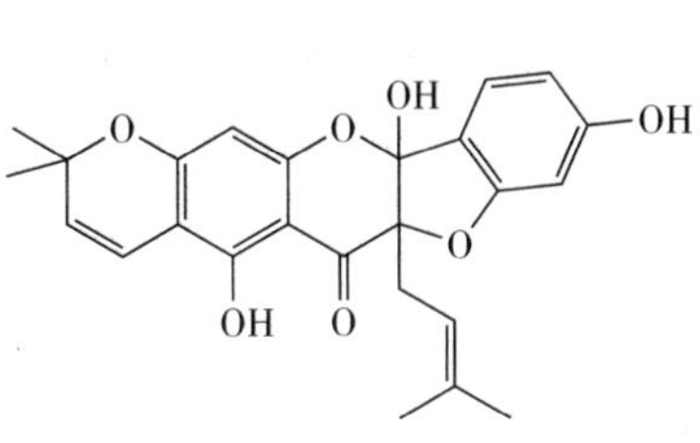

桑根酮A

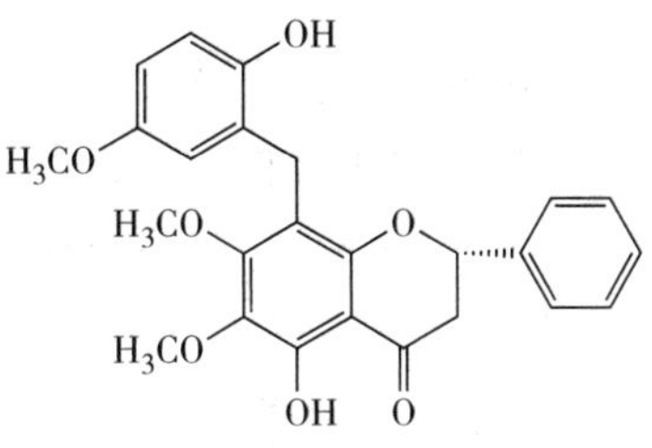

大叶素（marcrophyllin）

（四）二氢黄酮醇类

二氢黄酮醇类是黄酮醇的 C_2-C_3 双键被氢化还原成单键，分子中有两个手性中心，即 C－2 和 C－3，可以转变成 4 种不同取向的两对化合物，多数二氢黄酮醇的立体结构为（2*R*，3*R*），不同构型的立体异构体其理化性质有所不同。二氢黄酮醇在双子叶植物中分布较普遍，如桑科、豆科和蔷薇科等，常与相应的黄酮醇共存于同一植物体中。常见的二氢黄酮醇如海芒果（*Cerbera manghas* L.）叶的二氢山柰酚（dihydrokaempferol）即香橙素（aromadendrin）与山柰酚共存，满山红（*Rhododendron dauricum* L.）叶中的二氢槲皮素（dihydroquercetin）即花旗松素（taxifoliol）和槲皮素共存，桑枝（*Morus alba* L.）中的二氢桑色素（dihydromorin）和桑色素共存。黄杞（*Engelhardtia roxburghiana* Wall.）中的落新妇苷（astilbin）和新落新妇苷（neoastilbin）为一对对映异构体，前者为（2*R*，3*R*）构型，无甜味，而后者为（2*S*，3*S*）构型，有甜味，是黄杞产生甜味的物质基础。

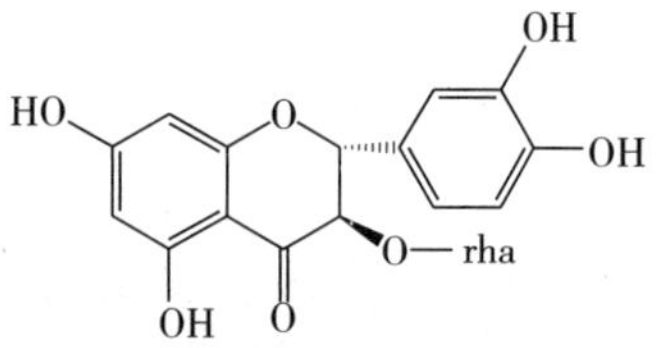

落新妇苷(2*R*,3*R*) 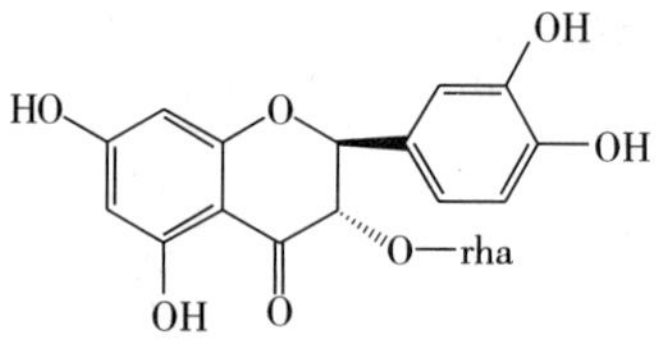　　新落新妇苷(2*S*,3*S*)

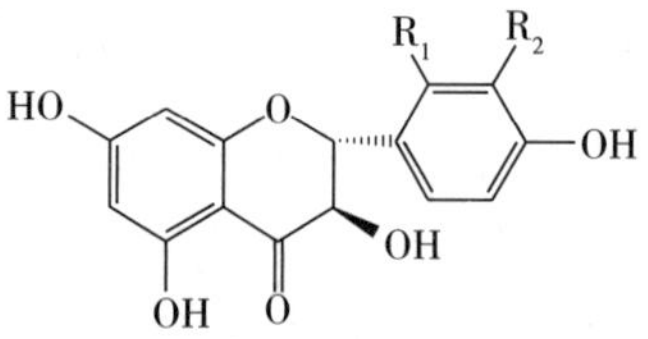

二氢山柰酚　$R_1=R_2=H$

二氢槲皮素　$R_1=H$　$R_2=OH$

二氢桑色素　$R_1=OH$　$R_2=H$

（五）查耳酮类

查耳酮类的结构特点是两个苯环通过含有羰基的 C_3 链连接而成，即 C_3 部分为脂链而不构成环，结构上可看作是由苯甲醛与苯乙酮类缩合而成的一类化合物，其母核碳原子的编号与其他黄酮类化合物不同。查耳酮 2′－羟基衍生物为二氢黄酮的异构体，两者可以相互转化，即在酸的作用下查耳酮可转为无色的二氢黄酮，碱化后又转为深黄色的 2′－羟基查耳酮（图 6－1）。

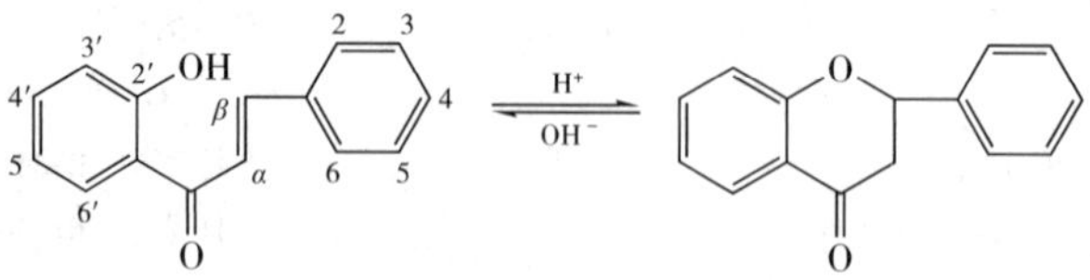

图 6－1　2′－羟基查耳酮与二氢黄酮的转化

查耳酮类为黄酮类化合物生物合成过程的重要底物，当植物中含有查耳酮异构化酶，多数查耳酮在异构化酶作用下转化为黄酮类化合物，因此在植物中含量相对较低，但在多数植物中都存在，尤其是花中，有些是花中色素的主要成分。如红花（*Carthamus tinctorius* L.）的花中含红花苷（carthamin）、新红花苷（neocarthamin）和醌式红花苷（carthamone），在开花初期由于花中主要含无色的新红花苷及微量红花苷，故花冠呈淡黄色；开花中期由于花中主要含的是红花苷，故花冠为深黄色；开花后期氧化变成红色的醌式红花苷，故花冠呈红色（图 6－2）。红花采摘选择在花冠由黄变红的时机进行，正是与主要活性成分的结构转化有关。

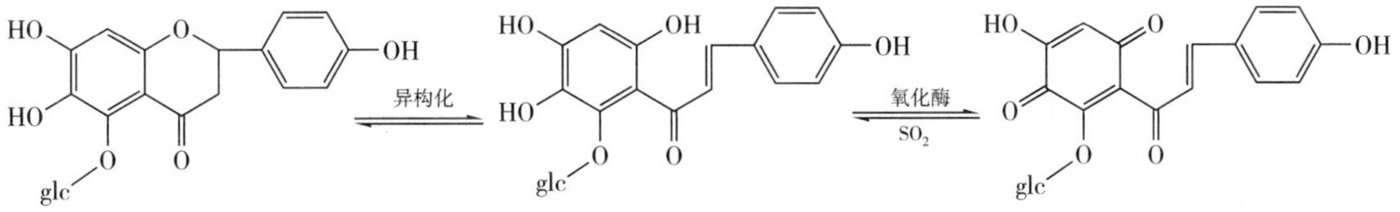

新红花苷（无色）　　红花苷（黄色）　　醌式红花苷（红色）

异构化　　氧化酶 SO_2

图 6-2　红花中查尔酮化合物的变化

（六）二氢查耳酮类

二氢查耳酮类是查耳酮 α、β 位双键氢化成单键，是黄酮类化合物中数量较少的一部分。如蔷薇科梨属植物根皮和苹果（*Malus pumila* Micc.）果皮、枝叶和根皮中含有的梨根苷（phloridzin），从文定果（*Muntingia calabura* L.）中分离得到的 2′,4′-二羟基-3′-甲氧基二氢查耳酮为 B 环去氧化结构。

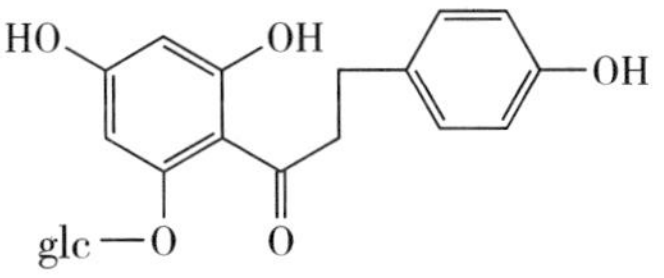

梨根苷 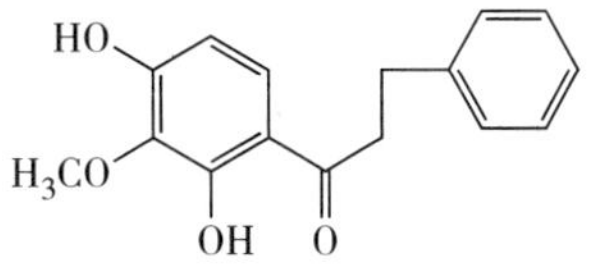　　2′,4′-二羟基-3′-甲氧基二氢查耳酮

（七）异黄酮类

异黄酮类的母核是 3-苯基色原酮，即 B 环连接在 C 环的 3 位上，其取代形式主要有氧取代（如羟基、甲氧基、亚甲二氧基）、烷基化（以异戊烯基产物为主）和糖苷化（苷化位置主要在 C-7、C-4′位）。异黄酮类主要分布于豆科，其余在桑科、蔷薇科、鸢尾科、苋科等非豆科植物中也有分布。常见的异黄酮如豆科植物葛根［*Pueraria lobata*（Willd.）Ohwi］中的大豆素、大豆苷（daidzin）、大豆素-7,4′-二葡萄糖苷（daidzien-7,4′-diglucoside）、葛根素和葛根素木糖苷（puerarin-xyloside）等，葛根素属于碳苷，具有扩张冠状动脉血管、降低心肌耗氧、改善心肌收缩功能、促进血液循环以及降压、降血糖等作用。

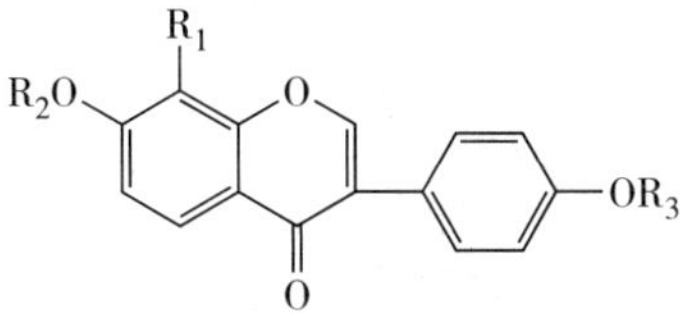

大豆素　$R_1=R_2=R_3=H$
大豆苷　$R_1=R_3=H$　$R_2=glc$
葛根素　$R_2=R_3=H$　$R_1=glc$

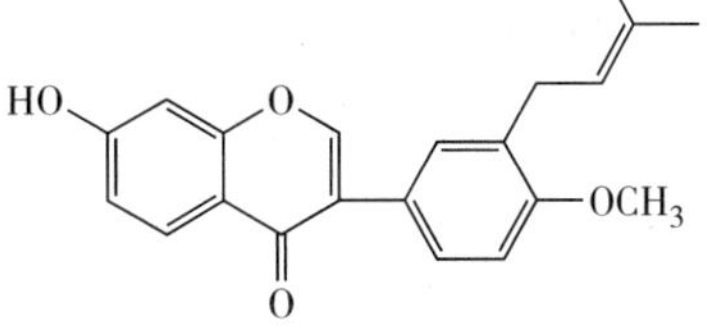

7-羟基-4′-甲氧基-3′-异戊烯基异黄酮

（八）二氢异黄酮类

二氢异黄酮类是异黄酮的 C_2-C_3 双键被氢化还原成单键。如黑黄檀（*Dalbergia louvelii* R. Vig.）心材中的（3*R*）-7,2′-二羟基-4′,5′-二甲氧基二氢异黄酮；地三叶草（*Trifolium subterraneum* L.）叶中的 2,5,7,4′-四羟基二氢异黄酮和 2,5,7-三羟基-4′-甲氧基二氢异黄酮。

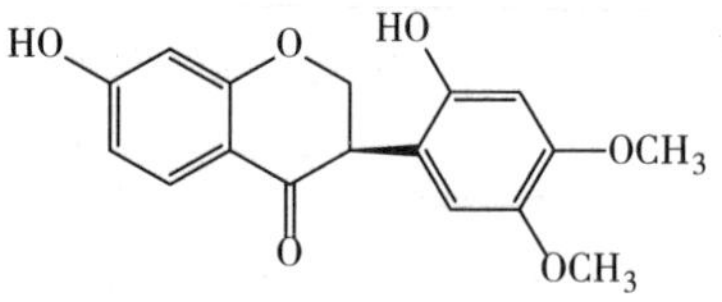

(3*R*)-7,2′-二羟基-4′,5′-二甲氧基二氢异黄酮

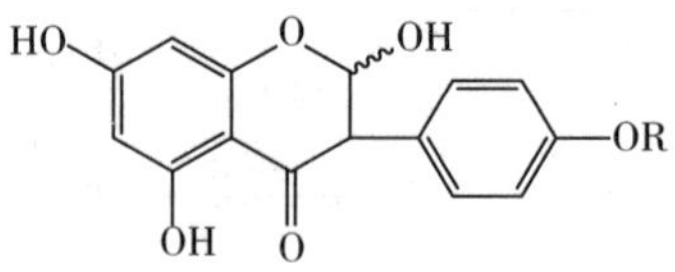

2,5,7,4′-四羟基二氢异黄酮 R=H
2,5,7-三羟基-4′-甲氧基二氢异黄酮 R=CH3

鱼藤酮类（rotenoids）、紫檀素类（pterocarpins）属于二氢异黄酮的衍生物，如毛鱼藤［*Derris elliptica*（Roxb.）Bench.］中的鱼藤酮（rotenone），具有较强的杀虫和毒鱼作用；广豆根（*Sophora subprostrata* Chun et T. Chen）中的紫檀素（pterocarpin）、三叶豆紫檀苷（trifolirhizin）和高丽槐素（maackiain）等，均有抗癌活性，苷的活性比苷元强。

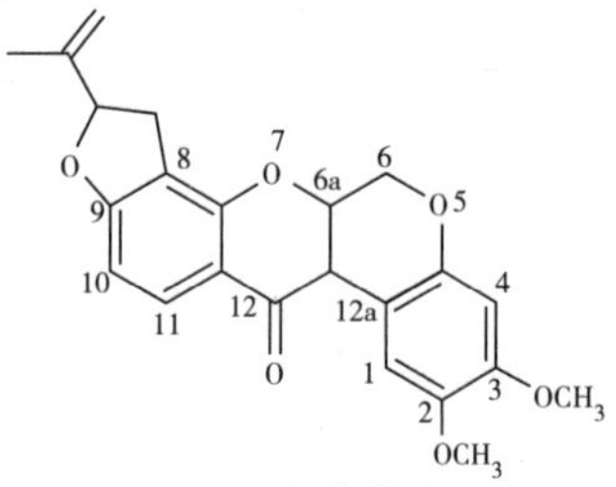

鱼藤酮

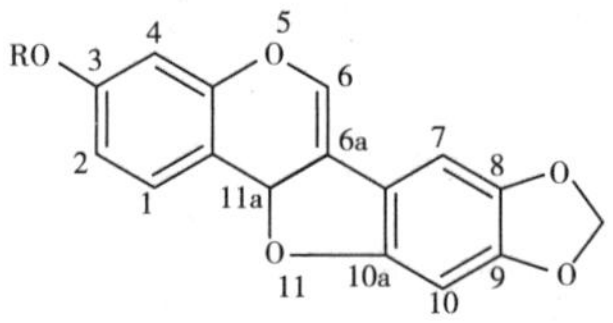

紫檀素 R=CH_3
三叶豆紫檀苷 R=glc
高丽槐素 R=H

（九）橙酮类

橙酮类亦称噢哢类，其结构特点为母核中含苯骈呋喃环，即 C_3 部分是含氧五元环，母核碳原子的编号也与其他黄酮类不同。橙酮类和查耳酮类在植物中往往同时出现，查耳酮在弱碱和空气中氧气的作用下，能慢慢转变成橙酮类化合物，表明这两类化合物在生源上比较接近。此类化合物较少见，主要分布于玄参科、菊科、苦苣苔科以及单子叶植物沙草科等中。橙酮类可分为橙酮和橙酮醇，如黄花波斯菊（*Cosmos sulphureus* Cav.）花中含有的硫磺菊素（sulphuretin）属于橙酮，从美洲茶（*Ceanothus americanum*）中分离得到的 4,6,4′-三羟基橙酮醇及 4,4′-二羟基-6-*O*-葡萄糖苷为橙酮醇，母核双键被氢化成单键，且在 C-2 位连接羟基。

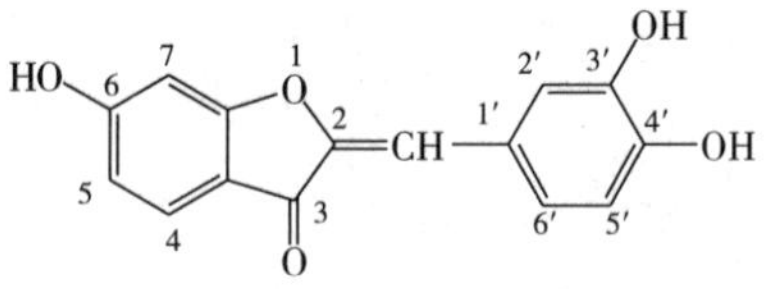

硫磺菊素

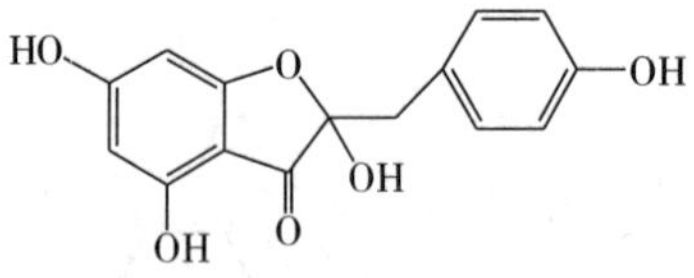

4,6,4′-三羟基橙酮醇 R=H
4,4′-二羟基橙酮醇-6-*O*-葡萄糖苷 R=葡萄糖

（十）黄烷醇类

黄烷醇类是黄烷结构中的 C-3 和（或）C-4 连接羟基，黄烷类含有 3,4-二氢-2-苯基-1-苯骈吡喃环结构骨架，根据 C 环的羟基取代情况主要可分为黄烷-3-醇和黄烷-3,4-二醇等。此类化合物在自然界分布广泛，如龙胆科、杜鹃科、豆科、百合科、肉豆蔻科等，在植物体内可作为鞣质的前体，常以分子聚合的形式而生成鞣质。

1. 黄烷-3-醇类 又称为儿茶素类，在植物中分布广泛，主要存在于含鞣质的木本植物中。此类化合物 C-2 和 C-3 为手性碳，自然界的黄烷-3-醇构型一般为（2*R*，3*S*）和（2*R*，3*R*）两种。常见的如儿茶［*Acacia catechu*（L. f.）Wild.］中的主要成分儿茶素，有 4 个光学异构体，但在植物中主要异构体有 2 个，（2*R*，3*S*）构型的为(+)-儿茶素，（2*R*，3*R*）构型的为(-)-表儿茶素（epicatechin），儿茶素是茶多酚的重要组成成分，茶多酚能极强地清除人体有害自由基，可用于抗癌防癌、防治心血管疾病等。

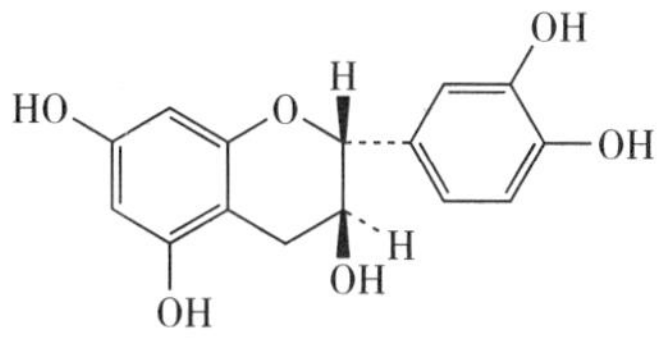

(+)-儿茶素 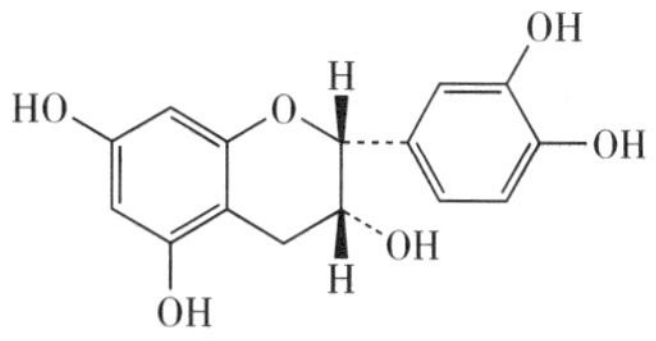　　　　(-)-表儿茶素

2. 黄烷-3,4-二醇类　又称为无色花色素类，在花色素生物合成途径中作为中间体而存在，在无机酸作用下能稳定地转化为花色素，其分子中有 3 个手性碳，6 个异构体。此类成分在植物界分布也很广，尤以含鞣质的木本植物和蕨类植物中多见。如无色天竺葵素（leucopelargonidin）、无色矢车菊素（leucocyanidin）和无色飞燕草素（leucodelphinidin）等。

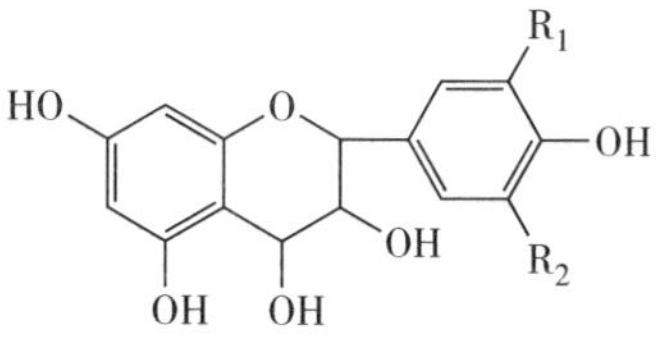

无色天竺葵素　$R_1=R_2=H$
无色矢车菊素　$R_1=OH$　$R_2=H$
无色飞燕草素　$R_1=R_2=OH$

（十一）花色素类

花色素又称为花青素，广泛存在于植物中，是使植物的花、果、叶、茎和果实等呈现不同颜色的水溶性天然色素。花色素具有 2-苯基苯骈吡喃型阳离子的母核，1 位氧原子以镁盐形式存在，且 C 环 4 位无羰基。在植物体中常与一个或多个葡萄糖、鼠李糖、半乳糖、阿拉伯糖等连接形成花色苷（anthocyanin）。多数花色素在 C-3、C-5、C-7 上有羟基取代，由于 B 环上取代基不同，形成了各种各样的花色素，较为常见如天竺葵素（pelargonidin）、矢车菊素（cyanidin）和飞燕草素（delphinidin）及其所组成的苷。花色苷一般用 20% 盐酸煮沸 3 分钟即可水解生成苷元和糖类。

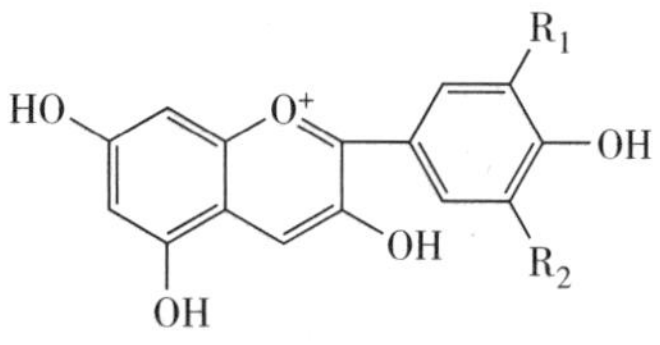

天竺葵素　$R_1=R_2=H$
矢车菊素　$R_1=OH$　$R_2=H$
飞燕草素　$R_1=R_2=OH$

（十二）双黄酮类

双黄酮类是由二分子黄酮或其衍生物聚合而成的二聚物，组成的单元包括不同类型的黄酮类化合物，如黄酮、异黄酮、查耳酮，自然界常见的双黄酮是由两分子黄酮或其甲醚衍生物通过 C—C 或C—O 键连接而成。双黄酮主要存在于裸子植物和蕨类植物，如银杏科、松科、杉科等，是裸子植物的特征性活性成分。双黄酮根据其分子间的结合方式可分为 4 类：①C—C 键连接；②C—O—C 键连接；③C—C—C 键即亚甲基连接；④C—C 或 C—O—C 键在两个位置形成环状连接。

1. 通过C—C键连接的双黄酮 此类化合物是双黄酮中较为常见的一类。

（1）8′,8″－双芹菜素型 如侧柏叶［*Platycladus orientalis*（L.）Franco］中的柏木双黄酮（柏黄酮，cupressuflavone）。

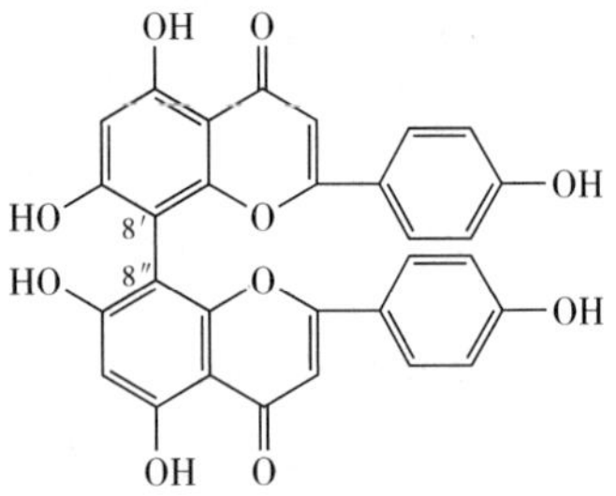

柏木双黄酮

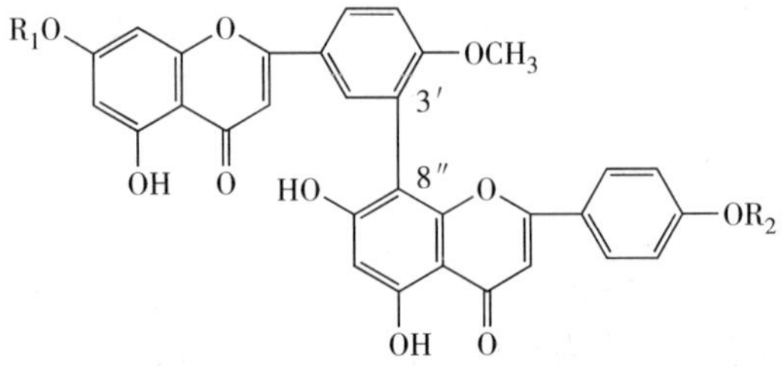

银杏双黄酮 R_1=CH_3 R_2=H
异银杏双黄酮 R_1=H R_2=CH_3
去甲基银杏双黄酮 R_1=H R_2=H

（2）3′,8″－双芹菜素型 如由银杏叶（*Ginkgo biloba* L.）中分离得到的银杏双黄酮（银杏素，ginkgetin）、异银杏双黄酮（异银杏素，isoginkgetin）、去甲基银杏双黄酮（白果素，bilobetin）等双黄酮属于此型。

2. 通过C—O—C键连接的双黄酮 此类化合物也称为双苯醚型，由两分子黄酮通过醚键相互连接而成。例如侧柏叶中的扁柏双黄酮（hinokiflavone），是由两分子芹菜素通过$C_{4'}$—O—$C_{6''}$醚键连接而成。

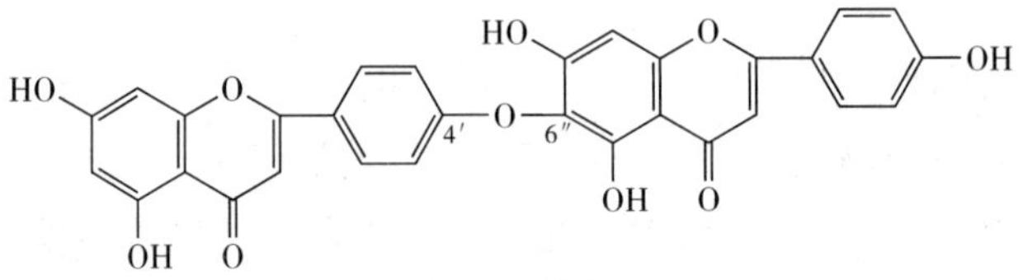

扁柏双黄酮

3. 通过C—C—C键连接的双黄酮 从蓬子菜中分离得到的双黄酮即为两个黄酮母核通过亚甲基连接而成的双黄酮。

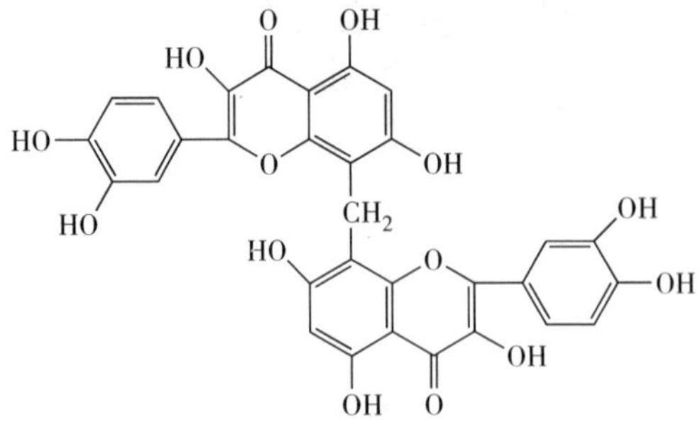

3,5,7,3′,4′,3″,5″,7″,3‴,4‴－十羟基－［8－CH_2－8″］－双黄酮

4. C—C或C—O—C键在两个位置形成环状连接的双黄酮 从芫花根醇提物中分离得到的双黄酮均为此类结构。

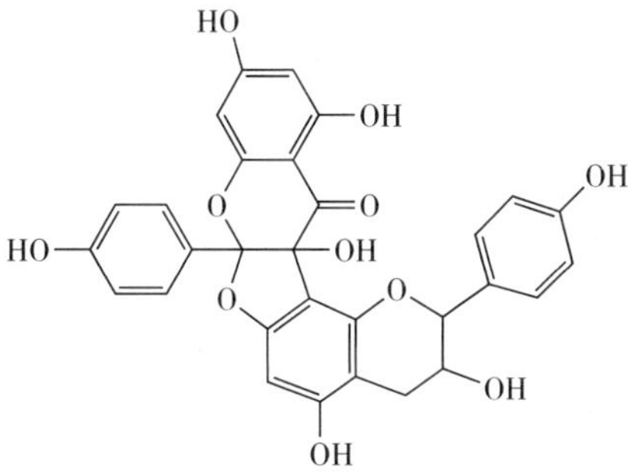

Dapnodorin G

（十三）其他黄酮类

1. 双苯吡酮类 亦称苯骈色原酮类，其母核由苯环与色原酮的2、3位骈合而成，具有 $C_6—C_1—C_6$ 骨架，是一种特殊类型的黄酮类化合物。常存在于龙胆科、藤黄科植物中，在百合科植物中也有分布。如石韦［*Pyrrosia lingua*（Thunb.）Farwell］、芒果（*Mangifera indica* L.）叶和知母（*Anemarrhena asphodeloides* Bge.）叶均含有的止咳祛痰成分芒果苷（mengiferin）和异芒果苷（isomengiferin）。

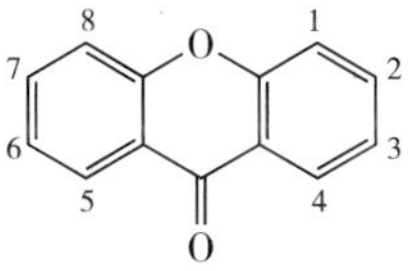

苯骈色原酮 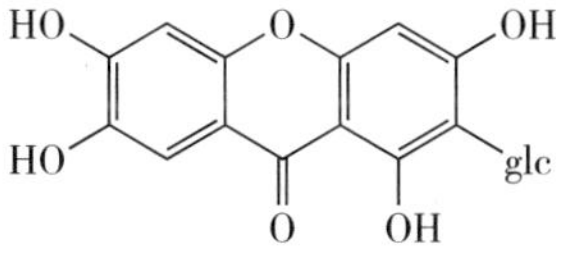　　芒果苷 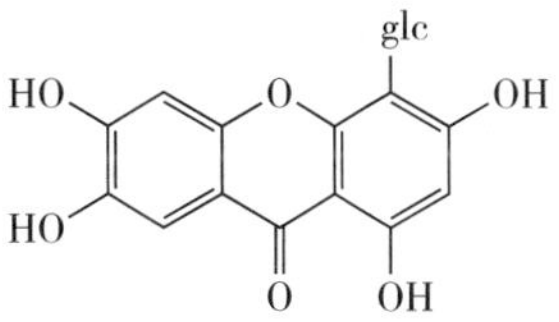　　异芒果苷

2. 高异黄酮类 基本结构是苯甲基色原酮，在C环与B环间多了一个—CH_2—，具 $C_6—C_4—C_6$ 骨架，如麦冬［*Ophiopogon japonicus*（L. f）Ker－Gawl.］中的麦冬二氢高异黄酮A（ophiogonanone A）。

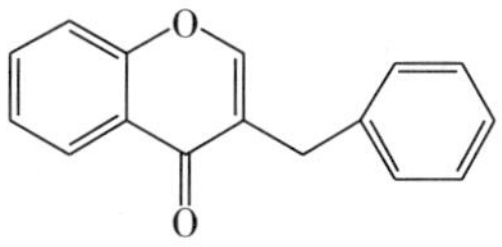

高异黄酮 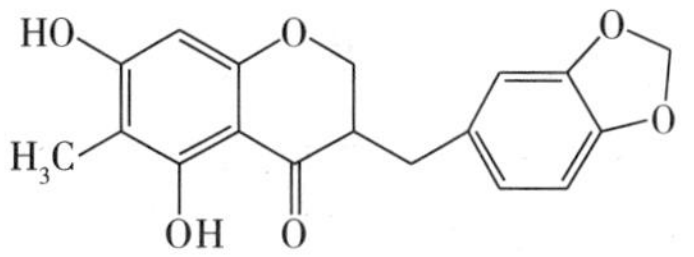　　麦冬二氢高异黄酮A

3. 新黄酮类 结构特点为B环与C环的C—4连接，如印度黄檀（*Dalbergia sissoo* Roxb.）中的黄檀素（dalbergin）。

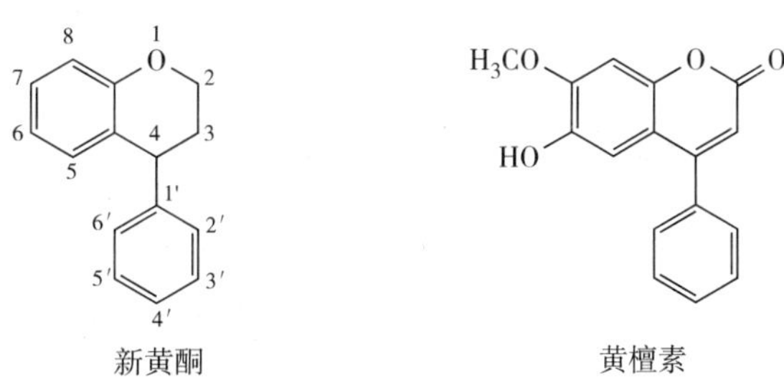

新黄酮　　黄檀素

4. 黄酮复合物 少数黄酮类化合物结构复杂，可与苯丙素、香豆素、倍半萜、生物碱等其他类型成分形成黄酮复合物，如水飞蓟［*Silybum marinaum*（L.）Gaertn.］果实及种子中的水飞蓟宾，是由二氢黄酮醇类和苯丙素衍生物连接而成的黄酮苯丙素；番荔枝科植物排骨灵（*Fissistigma bracteolatum* Chatt.）叶和枝中的fissistigmatins A是由黄酮和倍半萜经C—C键结合而成的倍半萜黄酮；榕碱（ficine）及异榕碱（isoficine）则为生物碱型黄酮。

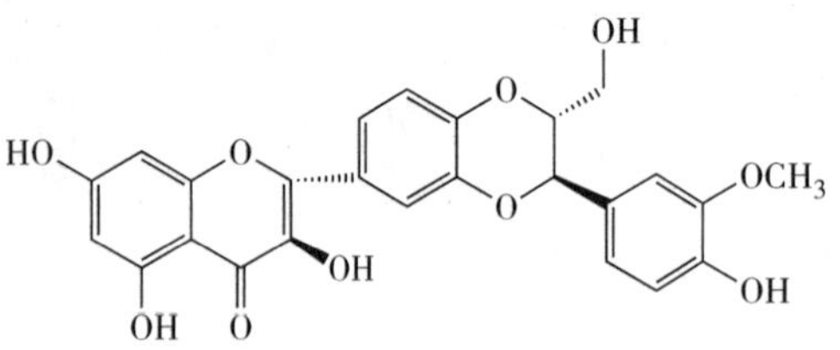

水飞蓟宾

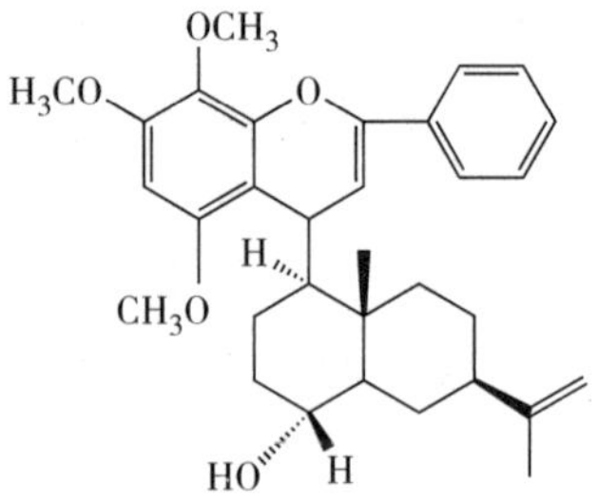

fissistigmatins A

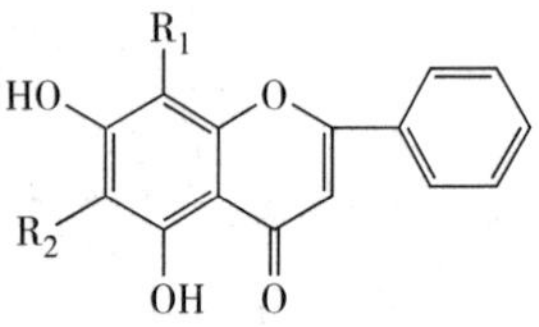

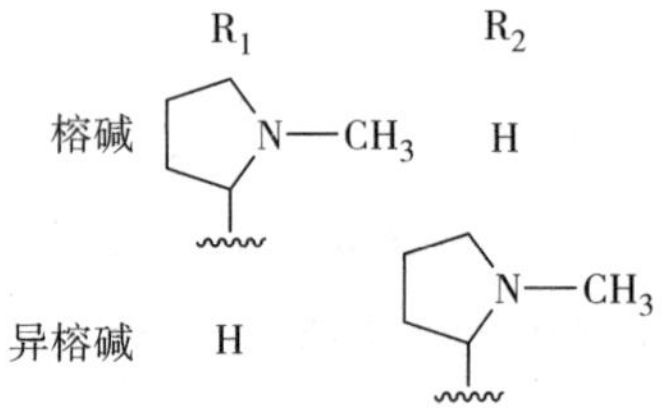

榕碱 R_1 = N-甲基吡咯烷基，R_2 = H

异榕碱 R_1 = H，R_2 = N-甲基吡咯烷基

第三节　黄酮类化合物的理化性质

一、性状

1. 结晶性　黄酮类化合物多数是结晶性固体，少数（如黄酮苷、花色素及花色苷）是无定形粉末，且熔点较高。

2. 颜色　黄酮类化合物大部分呈黄色，其颜色主要与分子中是否存在苯甲酰与桂皮酰交叉共轭体系有关，交叉共轭体系即指两组双键互不共轭但分别与其他双键共轭。其次助色团（—OH、—OCH_3等）的种类、数目以及取代位置对颜色也有一定影响。如黄酮结构中，色原酮部分本身无色，但2-位取代苯环后，即形成交叉共轭体系，通过电子转移、重排，使共轭链延长，因而显示出颜色。当分子中7-或4′-位引入—OH及—OCH_3等供电子基，因形成p-π共轭，促进电子转移、重排，使化合物的颜色加深，上述基团如引入其他位置则影响较小（图6-3）。

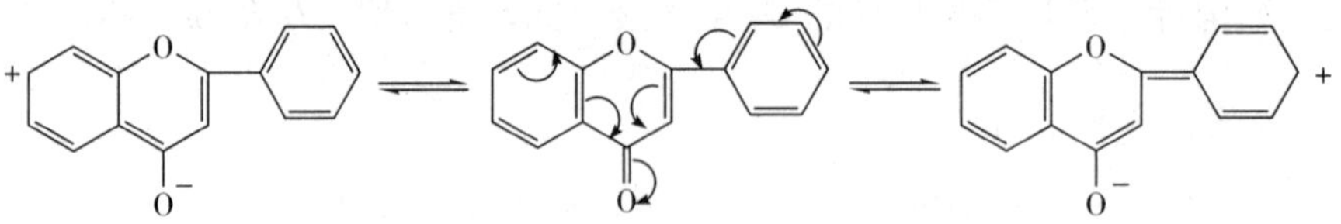

图6-3　黄酮类化合物的交叉共轭体系

可见光下，一般具有交叉共轭体系的黄酮、黄酮醇及其苷多显灰黄至黄色，查耳酮显黄至橙色；而二氢黄酮、二氢黄酮醇及黄烷醇因2,3位双键被氢化，不具有交叉共轭体系，几乎不显色；异黄酮因B环接在3-位，共轭链较短，仅显微黄色。花色素及花色苷的颜色与pH有关，一般pH<7时显红色，pH为8.5时显紫色，pH>8.5时显蓝色，例如矢车菊苷（cyanin）（图6-4）。

紫外光下，黄酮、黄酮醇及其苷的3-位无取代时一般显绿色荧光色；如3-位有—OH取代，显亮黄色或黄绿色荧光；如3-位—OH甲基化或糖苷化，则显暗绿棕色荧光；查耳酮和橙酮显深黄绿色、亮黄色荧光；二氢黄酮、二氢黄酮醇和黄烷醇不显荧光。

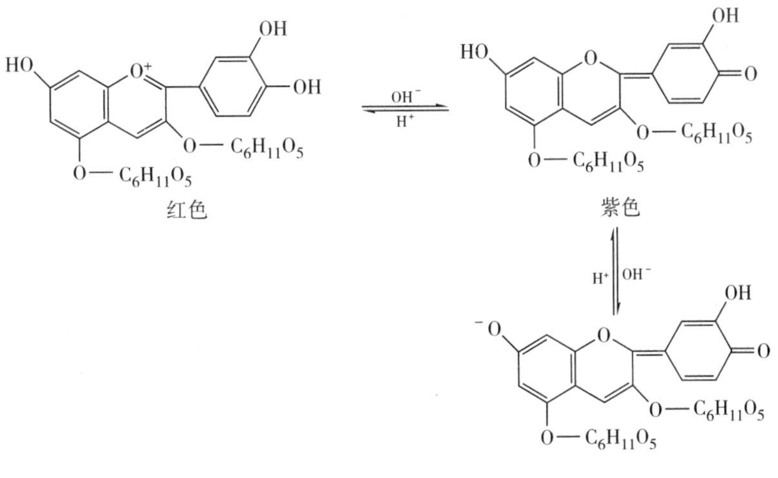

红色　紫色　蓝色

图 6－4　花青素及其苷的颜色反应

二、旋光性

1. 游离黄酮类化合物　二氢黄酮、二氢黄酮醇、二氢异黄酮和黄烷醇类等因分子中含手性碳原子（2－、3－或 4－位），因此具有旋光性。其余类型化合物则无旋光性。

2. 黄酮苷类　由于结构中含有糖基，均具有旋光性，且多为左旋。

三、溶解性

由于黄酮类化合物的结构类型及存在状态（如苷或苷元）不同，溶解性能差异较大。

1. 游离黄酮类化合物　一般难溶或不溶于水，易溶于甲醇、乙醇、乙酸乙酯、三氯甲烷、乙醚等有机溶剂及稀碱水溶液中。其中黄酮、黄酮醇、查耳酮等为平面型分子，分子与分子间排列紧密，分子间引力较大，故难溶于水。而二氢黄酮及二氢黄酮醇等因 C 环呈近似于半椅式结构（如下结构所示），异黄酮则因 B 环受吡喃环羰基的立体阻碍，均为非平面型分子，分子与分子间排列不紧密，分子间引力降低，有利于水分子进入，故在水中溶解度稍大。花色素虽为平面型结构，但因以离子形式存在，具有盐的性质，故水溶度较大。

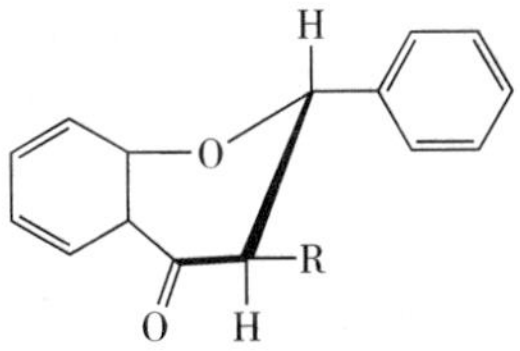

二氢黄酮　R=H
二氢黄酮醇　R=OH

黄酮类化合物分子中如引入的羟基增多，则亲水性增大，亲脂性降低；如羟基被甲基化后，则亲脂性增加。例如川陈皮素（5,6,7,8,3′,4′－六甲氧基黄酮）可溶于石油醚，而多羟基黄酮类化合物一般不溶于石油醚。

2. 黄酮苷类　黄酮类化合物的羟基如被糖苷化后，则水溶性增加。黄酮苷一般难溶或不溶于苯、三氯甲烷、乙醚等亲脂性有机溶剂，易溶于水、甲醇、乙醇等强极性溶剂。黄酮苷类分子中糖基的数目多少和结合位置对溶解度有一定影响，一般多糖苷水溶性大于单糖苷，3－羟基苷水溶性大于相应的

7－羟基苷，如槲皮素－3－O－葡萄糖苷的水溶性大于槲皮素－7－O－葡萄糖苷，主要原因可能是 C_3－O－糖基与 C_4羰基的立体障碍使分子平面性较差。

黄酮类化合物的颜色、旋光性及水中溶解性见表6－2。

表6－2 黄酮类化合物的颜色、旋光性及水中溶解性

物质	颜色	旋光性	水中溶解度
黄酮、黄酮醇	灰黄～黄色	无	难溶
查耳酮	黄～橙黄色	无	难溶
二氢黄酮、二氢黄酮醇、黄烷醇	无色	有	稍大
异黄酮	浅黄色	无	稍大
花色素	随pH不同而改变	无	稍大

四、酸碱性

1. 酸性　黄酮类化合物分子中多具有酚羟基，因此显酸性，可溶于碱性水溶液以及吡啶、甲酰胺、二甲基甲酰胺等碱性有机溶剂。

黄酮类化合物的酸性强弱与酚羟基的数目和位置有关，以黄酮为例，其酚羟基酸性由强至弱的顺序：7,4′－二OH＞7－或4′－OH＞一般酚羟基＞5－OH。

7－和4′－二酚羟基处于羰基的对位，受p－π共轭效应的影响，使酸性增强而溶于5%碳酸氢钠水溶液；7－或4′－酚羟基，只有一个酚羟基，酸性次之，溶于5%碳酸钠水溶液；具有一般酚羟基者酸性较弱，溶于1%氢氧化钠水溶液；仅有5－酚羟基者，因与4－羰基形成分子内氢键，酸性最弱，只能溶于浓度稍高的如5%氢氧化钠水溶液中。此性质可用于黄酮类化合物的提取、分离及鉴定。

不同酸性黄酮类化合物溶于不同碱性水溶液见表6－3。

表6－3 不同酸性黄酮类化合物溶于不同碱性水溶液

类型	酸性	5%$NaHCO_3$	5%Na_2CO_3	1%NaOH	5%NaOH
黄酮母核含7,4′－二羟基	强	溶	溶	溶	溶
黄酮母核含7或4′－羟基	↓	不溶	溶	溶	溶
黄酮母核含一般羟基		不溶	不溶	溶	溶
黄酮母核含5－羟基	弱	不溶	不溶	不溶	溶

2. 碱性　黄酮类化合物分子中γ－吡喃酮环上的1－位氧原子，因具有未共用电子对，故显微弱的碱性，可与强无机酸如浓硫酸、盐酸等生成锌盐，但该锌盐极不稳定，加水后即分解。黄酮类化合物与浓硫酸生成的锌盐常显现出特殊的颜色，可用于初步鉴别（图6－5）。

HCl
H_2O
Cl^-
O^+
OH

图6－5 黄酮分子与强酸成盐

五、显色反应

黄酮类化合物的显色反应主要是利用分子中的酚羟基和γ－吡喃酮环的性质。

（一）还原反应

1. 盐酸－镁粉反应　此反应是鉴定黄酮类化合物最常用的显色反应。将样品溶于甲醇或乙醇中，加入少许镁粉振摇，再滴加几滴浓盐酸，即可显色（必要时微热）。多数黄酮、黄酮醇、二氢黄酮及二氢黄酮醇类显红色～紫红色，少数显蓝色或绿色。异黄酮类一般不显色，少数例外。查耳酮、橙酮、花色素类则不发生该显色反应，但需注意花色素及部分橙酮、查耳酮等仅在浓盐酸中也会显红色而呈假阳性，因此需做空白对照试验，即在供试液中不加镁粉而仅加浓盐酸进行观察，若产生红色，则表明为假阳性。如用植物粗提取液进行预试时，应注意观察加入浓盐酸后升起的泡沫颜色，以避免提取液本身颜色的干扰，如泡沫为红色，则表示阳性。

2. 四氢硼钠还原反应　该反应为二氢黄酮类化合物的专属性反应。将样品溶于甲醇或乙醇中，加四氢硼钠（$NaBH_4$）少许，再滴加1%盐酸；也可在滤纸上进行，即先在滤纸上喷2% $NaBH_4$甲醇溶液，再熏浓盐酸蒸气。二氢黄酮、二氢黄酮醇类被 $NaBH_4$还原产生红色～紫红色；其他黄酮类均为阴性反应，据此可鉴别二氢黄酮、二氢黄酮醇类和其他黄酮类化合物。

3. 钠汞齐还原反应　在样品的乙醇溶液中加入钠汞齐，放置数分钟至数小时或加热，过滤，滤液用盐酸酸化，则黄酮、二氢黄酮、异黄酮、二氢异黄酮类显红色，黄酮醇类显黄色至淡红色，二氢黄酮醇类显棕黄色。

黄酮类化合物的还原反应，见表6－4。

表6－4　黄酮类化合物的还原反应

反应名称	鉴定对象	反应结果	注意点
盐酸镁粉反应	黄酮类化合物	红色	查耳酮，橙酮，儿茶素类无此反应，故可用于鉴别
四氢硼钠反应	二氢黄酮类化合物	紫红色	其他黄酮化合物无此类反应，故可用于鉴别
钠汞齐反应	黄酮及黄酮醇类、二氢黄酮及二氢黄酮醇类、异黄酮及二氢异黄酮	红色，黄色，或棕黄色	黄酮醇显黄－淡红色

（二）与金属盐类试剂的络合反应

黄酮类化合物分子中如果具有3－羟基、4－羰基或5－羟基、4－羰基或邻二酚羟基的结构，可以和金属盐类试剂如铝盐、锆盐、锶盐、镁盐、铁盐等反应，生成有色的络合物或有色沉淀，有的还产生荧光。

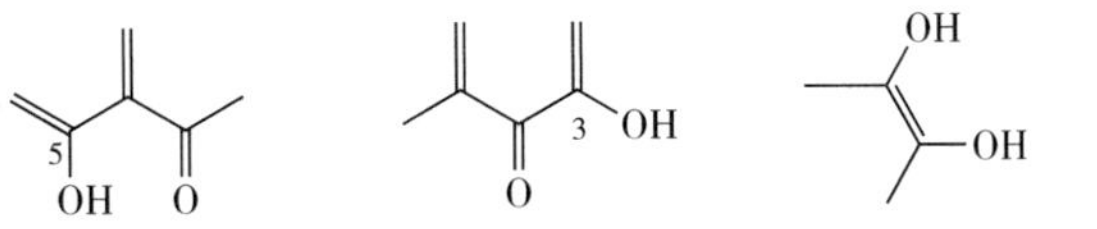

5－羟基黄酮　3－羟基黄酮　邻二酚羟基黄酮

1. 三氯化铝反应　将样品乙醇溶液和1%三氯化铝（$AlCl_3$）乙醇溶液反应，多数生成黄色络合物（$\lambda_{max}=415nm$），并在紫外灯下显鲜黄色或黄绿色荧光，此反应可用于黄酮类化合物的定性和定量分析。此反应可以在滤纸、薄层或试管中进行。

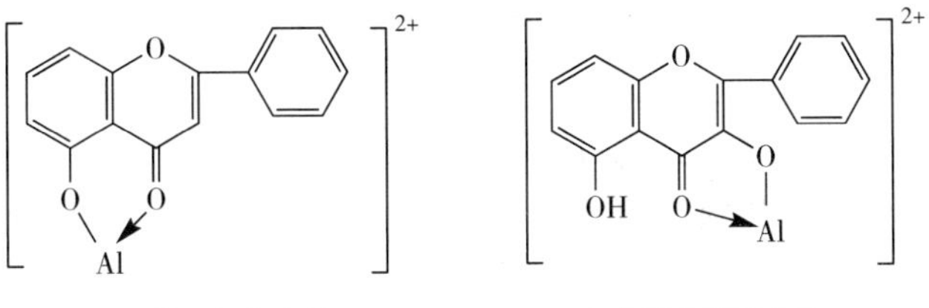

5－羟基黄酮铝络合物　黄酮醇铝络合物

2. 锆盐－枸橼酸反应　利用该反应可鉴别黄酮分子中有无游离的3－OH或5－OH的存在。方法是在样品的甲醇溶液中，加入2%二氯氧锆（$ZrOCl_2$）甲醇溶液，3－羟基黄酮与5－羟基黄酮均能与之生成络合物而显黄色；再加入2%枸橼酸甲醇溶液，如黄色不减退，表示有3－OH或3,5－二OH；如黄色显著减退，加水稀释后变为无色，表示有5－OH而无3－OH。这是由于5－羟基、4－羰基与锆盐生成的络合物稳定性不如3－羟基、4－羰基锆络合物，容易被弱酸分解。

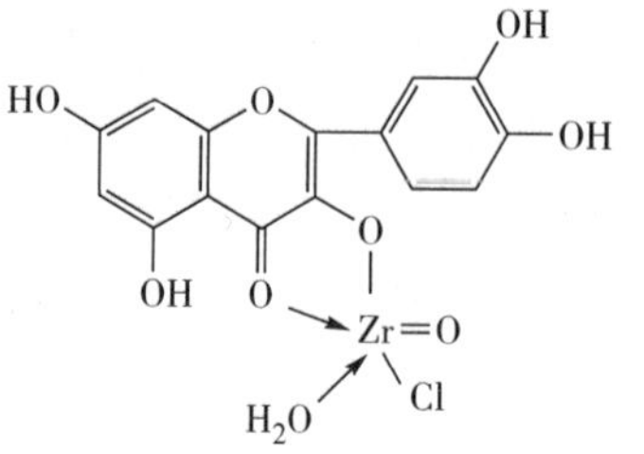

锆络合物

3. 氨性氯化锶反应　黄酮类化合物分子中若有邻二酚羟基，则可与氨性氯化锶试剂反应。取少许样品甲醇液，加0.01mol/L氯化锶（$SrCl_2$）的甲醇溶液和被氨气饱和的甲醇溶液数滴，如产生绿色～棕色至黑色沉淀，表示结构中含有邻二酚羟基（图6－6）。

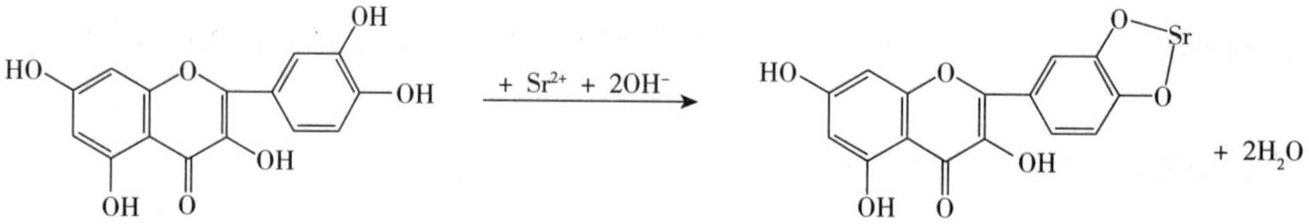

图6－6　邻二酚羟基黄酮与氯化锶生成锶络合物

4. 乙酸镁反应　将样品液滴于滤纸，喷乙酸镁甲醇溶液，加热，在紫外灯下观察，黄酮、黄酮醇、异黄酮类等显黄～橙黄～褐色，二氢黄酮、二氢黄酮醇类显天蓝色荧光。

5. 三氯化铁反应　三氯化铁是酚类常用的显色剂，多数黄酮类化合物分子中含有酚羟基，故可与三氯化铁水溶液或醇溶液发生显色反应，随着分子中所含的酚羟基数目及位置不同，可呈现绿、蓝、紫等不同颜色。

黄酮化合物的金属盐类试剂络合反应，见表6－5。

表6－5　黄酮化合物的金属盐类试剂络合反应

反应名称	鉴定对象	反应结果	注意点
三氯化铝反应	羟基黄酮类化合物	黄色，并显荧光	可用于定性及定量分析
锆盐－枸橼酸反应	3－OH黄酮类化合物 5－OH黄酮类化合物	黄不退 黄色退	表明有3－OH 表明无3－OH，有5－OH
氨性氯化锶反应	有邻二酚羟基黄酮类化合物	棕黑色	可用于鉴别
三氯化铁反应	含酚羟基黄酮类化合物	紫、绿、蓝等色	表明有含酚羟基黄酮类化合物
硼酸显色反应	5－OH黄酮、6′－OH查耳酮	亮黄色	表明有5－OH黄酮、6′－OH查耳酮
五氯化锑反应	查耳酮	红或紫红色沉淀	表明有查耳酮

（三）硼酸显色反应

黄酮类化合物分子中含有下列基本结构时，在无机酸或有机酸存在条件下，可与硼酸反应产生亮黄色，如在草酸条件下一般显黄色并具绿色荧光，在枸橼酸丙酮条件下显黄色而无荧光。5－羟基黄酮和6′－羟基查耳酮符合此结构要求，呈阳性反应，据此可与其他黄酮类相区别。

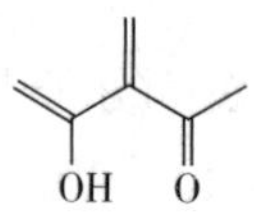

（四）碱性试剂反应

黄酮类化合物与碱性溶液反应可显黄色、橙色或红色等，其显色情况与化合物类型有关，因而对于鉴别黄酮类化合物类型有一定意义，也可以用于鉴别分子中某些结构特征。

1. 黄酮、黄酮醇类　遇碱液可转为亮黄色，紫外光下观察更为明显。用碳酸钠、氢氧化钠处理后呈现的颜色较稳定，不褪色；如用氨熏，放置久后因氨蒸气挥发而褪色，变色是可逆的。

2. 二氢黄酮　遇碱液由无色转变为橙色或黄色，此系二氢黄酮在碱性条件下开环后变成相应异构体查耳酮之故。

3. 具有邻二酚羟基结构的黄酮　在碱液中不稳定，易氧化产生黄色~棕色絮状沉淀。当分子中有3个酚羟基相邻时，在稀氢氧化钠溶液中能产生暗绿色或蓝绿色纤维状沉淀。

（五）与五氯化锑反应

将样品溶于无水四氯化碳中，加2%五氯化锑的四氯化碳溶液，如果是查耳酮类则生成红或紫红色沉淀，而黄酮、二氢黄酮及黄酮醇类显黄色至橙色，利用该反应可以区别查耳酮与其他黄酮类化合物。因为在湿空气及含水溶液中颜色产物不稳定，所以反应时所用溶剂必须无水。

第四节　黄酮类化合物的提取分离

一、黄酮类化合物的提取方法

黄酮苷类以及极性稍大的苷元（如羟基黄酮、双黄酮等），一般可用丙酮、乙酸乙酯、乙醇提取。一些多糖苷类可用沸水提取。大多数黄酮苷元宜用三氯甲烷、乙醚、乙酸乙酯等中极性溶剂提取，而对多甲氧基黄酮类游离苷元，甚至可用苯等低极性溶剂进行提取。在提取花青素类化合物时，可加入少量酸（0.1%盐酸，如果是黄酮苷应当慎用，避免苷键发生水解）。为了避免提取过程中发生水解，可以按照一般提取苷的方法预先破坏酶的活性，见表6-6。

（一）热水提取法

因为黄酮苷类物质易溶于水，所以对黄酮苷类含量较高的原料，可以直接采用热水提取法，热浸提取、煎煮提取。该方法成本低、安全、设备简单，适合工业化生产，可是蛋白质、糖类等水溶性杂质容易被提取出来，后续分离变得困难。

（二）甲醇或乙醇提取法

甲醇或乙醇是常用的提取黄酮类物质的溶剂，可以采用冷浸法、渗漉法、回流等提取方法，醇浓度可以在60%~95%之间调整，高浓度醇（如90%~95%）适合提取游离黄酮，60%左右浓度的醇适合提取黄酮苷类。

（三）碱性水或碱性稀醇提取法

因为黄酮类成分大部分具有酚羟基，所以可以用碱性水（如碳酸氢钠、氢氧化钠、氢氧化钙水溶液）或碱性稀醇（如50%乙醇）提取，提取液经过酸化后黄酮类物质游离析出或者用有机溶剂萃取。常用的碱水为稀氢氧化钠溶液和石灰水，稀氢氧化钠水溶液浸出能力较强，但提取出来的杂质较多，若将浸出液酸化，迅速过滤（如在30分钟内过滤）先析出的沉淀多半是杂质，滤液中再析出的沉淀可能为较纯的黄酮类物质。石灰水的优点是能使含有多羟基的鞣质，或含有羧基的果胶、黏液质等水溶性杂质生成钙盐沉淀，而不被溶出，有利于提取液的纯化。例如从槐米（*Sophora japonica*）中提取芦丁（详见本章第七节)。其缺点是浸出效果不如氢氧化钠，有些黄酮能和钙成盐而不能溶出。5%氢氧化钠稀乙醇溶液浸出效果较好，可是提取液酸化后，析出的黄酮在稀醇中有一定的溶解度，可能会降低收率。

提取过程中若使用碱性溶剂，应注意碱浓度不要过高，避免在强碱下加热而破坏黄酮类化合物结构。加酸酸化时，酸性也不要过强，避免生产锌盐，使析出的黄酮重新溶解，降低收率。可用硼酸保护黄酮结构中的邻二酚羟基。

黄酮类成分提取中除采用常规的煎煮、浸渍、渗漉、回流等提取方法外，还可采用超声提取法、微波提取法等，能提高提取效率，减少提取时间，提高药材的利用率。超临界流体萃取法也用于黄酮类成分的提取，和有机溶剂法相比，具有提取效率高、无溶剂残留、活性成分和热敏性成分不易分解破坏等优点。

黄酮类化合物的提取方法见表 6 -6。

表 6 -6　黄酮类化合物的提取方法

方法	原理
醇提法	黄酮苷及游离黄酮苷元均能溶于甲醇或乙醇
热水提取法	含糖多的黄酮苷在热水中有比较好的溶解度
碱提酸沉法	利用羟基黄酮类化合物的酸性，溶于碱液

二、黄酮类化合物的分离方法

黄酮类成分的分离包括黄酮类物质和非黄酮类物质的分离、黄酮类化合物中单体的分离。分离方法主要根据黄酮类成分之间的极性差异、酸性强弱、分子大小和有无特殊结构等，采用适合的方法分离。单体之间的分离主要还是依靠各种色谱法。

(一) 溶剂萃取法

利用黄酮类化合物与混入的杂质极性不同，选用不同溶剂进行萃取可达到精制纯化目的。例如植物叶子的醇浸液，可用石油醚处理，以便除去叶绿素、胡萝卜素等脂溶性色素。而某些药料水溶液则可加入多倍量浓醇，以沉淀除去蛋白质、多糖类等水溶性杂质。

溶剂萃取过程在除去杂质的同时，往往还可以收到分离苷和苷元或极性苷元与非极性苷元的效果。常用的溶剂系统：水 - 石油醚，水 - 乙醚，水 - 乙酸乙酯，水 - 正丁醇等。萃取得到的组分可以进一步采用其他方法继续分离。

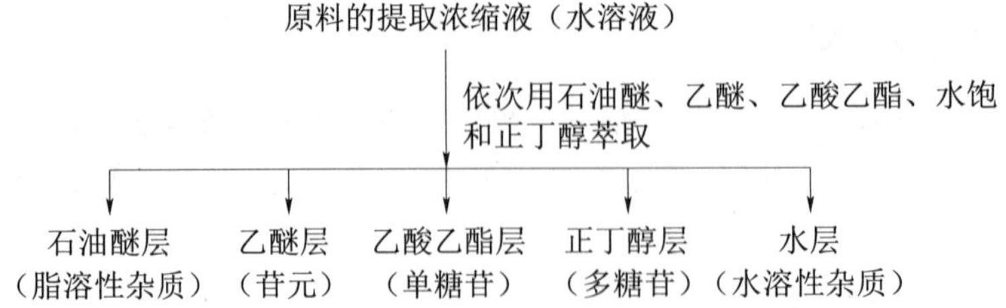

(二) pH 梯度萃取法

此法适用于酸性强弱不同的游离黄酮类化合物之间的分离。依据黄酮类化合物酚羟基数目和位置不同表现的酸性强弱也不同的性质，达到分离效果。

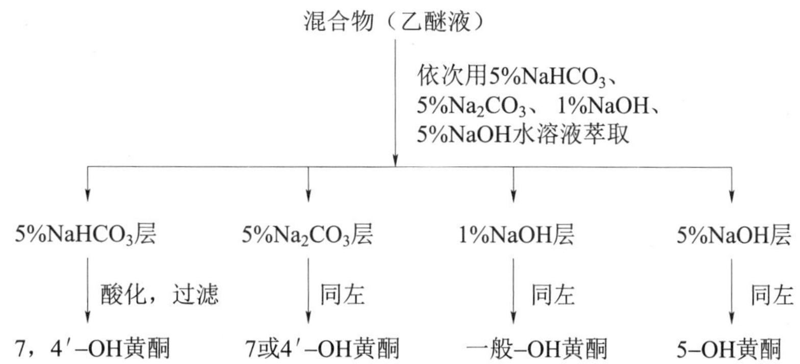

（三）柱色谱法

分离黄酮类化合物的柱色谱所用填充剂主要有硅胶、氧化铝、聚酰胺、大孔吸附树脂、葡聚糖凝胶、纤维素粉等，其中硅胶和聚酰胺最常用。

1. 硅胶柱色谱　此法应用范围最广，是目前分离黄酮类化合物采用较多的一种方法，主要适合于分离异黄酮、二氢黄酮、二氢黄酮醇及高度甲基化（或乙酰化）的黄酮及黄酮醇类。少数情况下，硅胶在加水去活化后也可用于分离极性较大的黄酮类化合物，如多羟基黄酮醇及其苷类等。用硅胶分离游离黄酮时，一般选择有机溶剂作为洗脱剂，如三氯甲烷－甲醇不同比例的混合系统。分离黄酮苷时常采用含水系统作为洗脱剂，如三氯甲烷－甲醇－水（80：20：1 或者 65：20：2），乙酸乙酯－丙酮－水（25：5：1）等。

2. 氧化铝柱色谱　具有 3－OH、4－羰基或 5－OH、4－羰基及邻二酚羟基黄酮类化合物与铝离子络合而被牢固吸附，难于洗脱，因此很少应用。只有当黄酮类化合物结构中不含有上述结构，或含有上述结构但被甲基化或苷化后，也可用氧化铝柱色谱分离。

3. 聚酰胺柱色谱　对分离黄酮类化合物来说，聚酰胺是较为理想的吸附剂，适用于各种黄酮类化合物（包括黄酮苷和游离黄酮）。其吸附强度主要取决于黄酮类化合物分子中羟基的数目与位置及溶剂与黄酮类化合物或与聚酰胺之间形成氢键缔合能力的大小。黄酮类化合物在聚酰胺柱上洗脱的大体规律如下。

（1）酚羟基数目越多，吸附能力越强。

（2）酚羟基数目相同的情况下，酚羟基所处的位置有利于形成分子内氢键，则与聚酰胺的吸附能力减弱，容易被洗脱下来。因此聚酰胺对具有 3－OH 或 5－OH 黄酮的吸附力小于其他位置－OH 黄酮；具有邻二酚羟基的黄酮与聚酰胺的吸附力弱于间位或对位酚羟基的黄酮。

（3）分子内芳香化程度越高，共轭双键越多，与聚酰胺的吸附力越强，如：查耳酮 > 二氢黄酮。

（4）类型不同的黄酮类化合物，被聚酰胺吸附强弱顺序：黄酮醇 > 黄酮 > 二氢黄酮醇 > 异黄酮。

（5）分离游离黄酮和黄酮苷时，聚酰胺具有“双重色谱”性质。

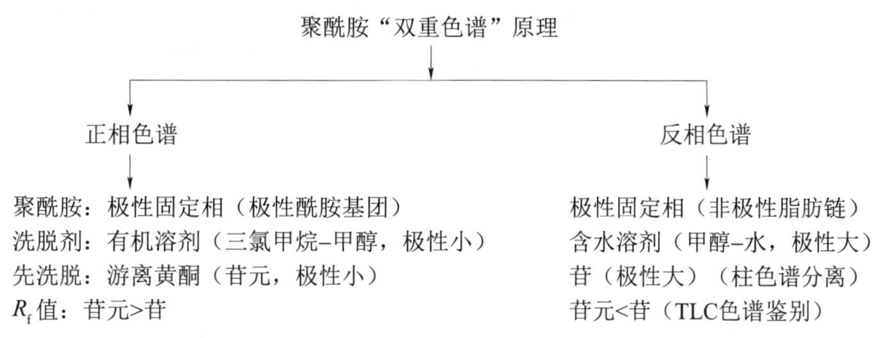

（6）洗脱溶剂的影响：黄酮类化合物在水中与聚酰胺的吸附力最强，在有机溶剂中较弱，在碱性溶剂中吸附最弱。所以，各种溶剂在聚酰胺柱上的洗脱能力由强到弱的顺序：尿素水溶液 > 二甲基甲酰胺（DMF）> 甲酰胺 > 稀碱水溶液 > 丙酮 > 甲醇或乙醇（浓度由高到低）> 水。

上述规律亦适合黄酮类化合物在聚酰胺薄层色谱上的行为。

4. 葡聚糖凝胶柱色谱 对于黄酮类化合物的分离，主要用 Sephadex G 型和 Sephadex LH－20 型这两种型号的凝胶。葡聚糖凝胶分离黄酮类化合物的机制是：分离游离黄酮时，主要靠吸附作用。凝胶对黄酮类化合物的吸附程度取决于游离酚羟基的数目，数目越多，与凝胶的吸附力越强，越难于洗脱。分离黄酮苷时，则分子筛的属性起主导作用，在洗脱时，黄酮苷类大体上是按分子量由大到小的顺序流出柱体。

常用于葡聚糖凝胶柱层析的洗脱剂：碱性水溶液（如 0.1mol/L NH_4OH），含盐水溶液（0.5mol/L NaCl 等）；醇及含水醇，如甲醇、甲醇－水（不同比例）、叔丁醇－甲醇（3∶1）、乙醇等；其他溶剂，如含水丙酮、甲醇－三氯甲烷等。

表中 V_e 为洗脱试样时需要的溶剂总量或洗脱体积；V_0 为柱子的空体积。V_e/V_0 数值越小说明化合物越容易洗脱下来。表 6－7 数据表明，苷元的羟基数越多，V_e/V_0 越大，越难于洗脱，而苷的分子量越大，连接的糖数目越多，则 V_e/V_0 越小，越容易洗脱。因此总的洗脱顺序：糖多的苷→糖少的苷→游离苷元（极性小→大），见表 6－7。

表 6－7 黄酮类化合物在 Sephadex LH－20（甲醇）上的 V_e/V_0

黄酮类化合物	取代基	V_e/V_0
芹菜素	5,7,4′－三羟基	5.3
木犀草素	5,7,3′,4′－四羟基	6.3
槲皮素	3,5,7,3′,4′－五羟基	8.3
杨梅素	3,5,7,3′,4′,5′－六三羟基	9.2
山柰酚－3－半乳糖鼠李糖－7－鼠李糖苷	三糖苷	3.3
槲皮素－3－芸香糖苷	双糖苷	4.0
槲皮素－3－鼠李糖苷	单糖苷	4.9

5. 大孔吸附树脂法 大孔吸附树脂为一类有机高分子聚合物，具有物理化学性质稳定、吸附选择性独特、不受无机物影响、再生处理简便、吸附和解吸附条件温和、使用周期长、节省费用等优点。因为该法分离纯化效率较高、成本较低等特点，所以适合工业化生产，目前在黄酮类成分的分离富集方面应用较多。分离中主要影响因素：大孔树脂的种类、样品液浓度、pH、流速、洗脱剂的种类和用量等。

（四）超临界流体色谱法

超临界流体色谱（supercrifical fluid chromatography，SFC）为一种新型的分离测定方法，它综合了 HPLC 和 GC 二者的优点。以银杏黄酮苷为研究对象，将传统的液－液浸提与先进的超临界流体萃取技术相结合，将 30% 左右的银杏黄酮原料经过一次浸提和一次超临界流体萃取结晶处理后，得到了 80% 的银杏黄酮产品。基本实现了银杏黄酮与鞣质、原花色素等大分子强极性物质以及脂溶性小分子物质的分离，且产品无溶剂残留。采用超临界 CO_2 萃取结晶的方法，可以将纯度 44% 左右的银杏黄酮苷一步提纯达到 80%。所得超临界 CO_2 萃取法的最佳工艺参数：萃取压力 14MPa，萃取温度 50℃，夹带剂选择无水乙醇，萃取时间为 90 分钟，CO_2 流量为 $20L \cdot min^{-1}$。CO_2 超临界流体萃取桑椹籽中总黄酮苷类化合物的结果表明，对萃取率影响主次次序：萃取压力、萃取温度、CO_2 流量、夹带剂用量。生产最优工艺条件：萃取压力 30MPa、萃取温度为 50℃、CO_2 流量 $20kg \cdot h^{-1}$、夹带剂料液比为 1∶4。萃取物色泽金黄、无异味，每 100g 萃取物含总黄酮苷类化合物 67.63mg。

（五）高效液相色谱法

从20世纪70年代开始，应用高效液相色谱法（HPLC）技术已经分离出大量的黄酮类化合物。由于黄酮类化合物大部分具有多个羟基，黄酮苷含有糖，花色素为离子型物质，所以常采用反相高效液相色谱分离，如 C_{18} 或 C_8 柱，并且洗脱剂中一般含有一定比例的甲酸或乙酸的甲醇－水或者乙腈－水溶剂系统。

第五节　黄酮类化合物的检识

一、理化检识

物理检识主要是依据黄酮类化合物的颜色，如黄酮、黄酮醇为黄色，二氢黄酮近无色等，但需结合其他方法进一步检识。

化学检识主要利用各种显色反应，用于检识黄酮母核或取代基团，如盐酸－镁粉反应可用于黄酮、黄酮醇、二氢黄酮和二氢黄酮醇的鉴别，四氢硼钠反应可用于二氢黄酮类化合物的鉴别，锆盐－枸橼酸反应可用于3－OH黄酮与5－OH黄酮的鉴别，氨性氯化锶反应用于邻二酚羟基黄酮的鉴别。

二、色谱检识

黄酮类化合物的色谱检识主要有硅胶薄层色谱、聚酰胺薄层色谱和纸色谱法等。

（一）薄层色谱法

薄层色谱法是分离检识黄酮类化合物的重要方法之一，多数采用吸附薄层，常用的吸附剂有硅胶和聚酰胺；其他还有纤维素薄层色谱。

1. 硅胶薄层色谱　检识黄酮类化合物的常用方法，通过调整展开剂，既可用于分离检识极性较小的游离黄酮，也可用于分离检识极性较大的黄酮苷。

分离检识游离黄酮常用有机溶剂系统展开，如甲苯－乙酸乙酯－甲酸（5：4：1）、苯－甲醇（95：5）、三氯甲烷－甲醇（8.5：1.5）、苯－甲醇－乙酸（35：5：5）、甲苯－三氯甲烷－丙酮（8：5：7）等，实际工作中常根据待检识成分极性的大小，适当调整溶剂的种类及溶剂间的比例，如以甲苯－乙酸乙酯－甲酸（5：2：1，上层）为展开剂鉴别侧柏叶中的槲皮素。

分离检识黄酮苷则采用极性较大的溶剂系统展开，如正丁醇－乙酸－水（3：1：1）、乙酸乙酯－甲酸－水（8：1：1）、三氯甲烷－甲醇－水（65：45：12）、三氯甲烷－乙酸乙酯－丙酮（5：1：4）和乙酸乙酯－丁酮－甲酸－水（10：1：1：1）等。如以乙酸乙酯－甲酸－水（8：1：1）为展开剂鉴别槐花中的芦丁；以三氯甲烷－甲醇－水（13：6：2，下层）为展开剂鉴别枳壳中的柚皮苷。

2. 聚酰胺薄层色谱　分离检识苷与苷元时，如以含水溶剂（如甲醇－水）展开，苷比苷元易展开；如以有机溶剂（如三氯甲烷－甲醇）展开，结果则相反，苷元比苷易展开。

由于聚酰胺对黄酮类化合物有较强的吸附能力，因此需采用展开能力较强的展开剂，展开剂中大多含有醇、酸或水，或兼有两者。分离检识游离黄酮常用有机溶剂为展开剂，如三氯甲烷－甲醇（94：6，96：4）、三氯甲烷－甲醇－丁酮（12：2：1）、苯－甲醇－丁酮（90：6：4，84：8：8，60：20：20）等。分离检识黄酮苷常用含水的有机溶剂为展开剂，如甲醇－乙酸－水（90：5：5）、甲醇－水（1：1）、丙酮－水（1：1）、异丙醇－水（3：2）和水－正丁醇－丙酮－乙酸（16：2：2：1）等。如以甲苯－乙酸乙酯－甲醇－甲酸（10：3：1：2）为展开剂鉴别黄芩中的黄芩苷、黄芩素、汉黄芩素；以乙酸乙酯－丁酮－三氯甲烷－甲醇－水（15：15：6：4：1）为展开剂鉴别野菊花中的蒙花苷。

3. 纤维素薄层色谱 纤维素无吸附性，属分配色谱，适用于分离极性较强的黄酮苷类成分，其色谱行为可参考纸色谱。

（二）纸色谱法

纸色谱属于分配色谱，采用不同的溶剂系统，可用于不同形式黄酮类化合物的分离检识。一般黄酮苷元宜用极性较小的“醇性”展开系统，如正丁醇－乙酸－水（4∶1∶5上层，BAW）或叔丁醇－乙酸－水（3∶1∶1，TBA）或水饱和的正丁醇等，为正相分配色谱，化合物的极性小则 R_f 值较大；黄酮苷宜用极性较大的“水性”展开系统，如含盐酸、乙酸或氯化钠的水溶液等，色谱行为相当于反相分配色谱，化合物的极性大则 R_f 值较大。花色素及花色苷的检识则可用含盐酸或乙酸的水溶液作展开剂。当分离检识黄酮苷和苷元的混合物时，可采用双向纸色谱法，即将样品点在色谱纸的角上，先向一个方向展开，然后转动90°角的位置，再换另一种展开剂展开。通常第一向用“醇性”展开剂，第二向用极性较大的“水性”展开剂。黄酮类化合物在纸色谱展开时，R_f 值与结构之间大致有下列关系。

1. 同一类型化合物 当用醇性展开剂如BAW展开时，如分子中羟基数目越多，极性越大，则 R_f 值越小；相反，羟基数目越少，则 R_f 值越大。

2. 不同类型化合物 当用水性展开剂如3%～5%乙酸展开时，非平面型分子如二氢黄酮、二氢黄酮醇、二氢查耳酮等，因亲水性稍强，故 R_f 值较大（0.10～0.30）；平面型分子如黄酮、黄酮醇、查耳酮等，几乎停留在原点不动（$R_f < 0.02$）。

3. 黄酮苷元和黄酮苷 当用醇性展开剂展开时，因黄酮苷极性大于苷元，对于苷元相同的化合物其 R_f 值大小：苷元 > 单糖苷 > 双糖苷；以在BAW中展开为例，多数类型的黄酮苷元（花色苷元例外）R_f 值在0.70以上，而苷则小于0.70；但用水性展开剂如水或2%～8%乙酸、3%氯化钠或1%盐酸展开时，则上述顺序相反，黄酮苷元几乎停留在原点不动，苷的 R_f 值可在0.50以上，且糖链越长则 R_f 值越大。此外，糖的结合位置对 R_f 值也有影响。

黄酮类化合物色谱检识后常采用以下方法显色：黄酮类化合物大多具有颜色，且在紫外光下显示不同颜色的荧光，可直接用于斑点定位；喷2%三氯化铝甲醇液试剂后，置于紫外灯下观察荧光斑点；氨熏或喷10%碳酸钠水溶液常产生明显的颜色变化，也可作为色谱的显色剂。

第六节 黄酮类化合物的结构研究

一、UV谱

紫外及可见光谱是黄酮类化合物结构研究中的一种重要手段。另外，一些诊断试剂的使用还能提供较多的结构信息。

1. 黄酮类化合物在甲醇溶液中的UV光谱特征 在甲醇溶液中，大多数黄酮类化合物的紫外吸收光谱由两个主要吸收带组成。出现在300～400nm之间的吸收带称为带Ⅰ，出现在240～280nm之间的吸收带称为带Ⅱ。带Ⅰ是由B环桂皮酰基系统的电子跃迁引起的吸收，而带Ⅱ是由A环苯甲酰基系统的电子跃迁引起的吸收，如下式所示。

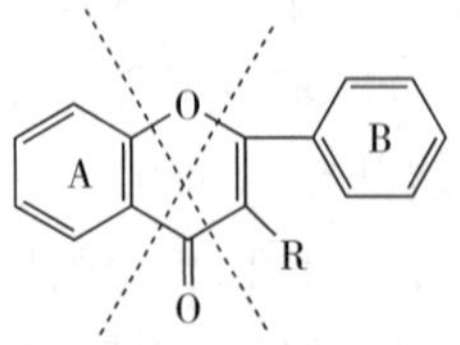

A B O O R

黄酮 R=H

黄酮醇 R=OH

不同类型的黄酮化合物的带Ⅰ或带Ⅱ的峰位、峰形和吸收强度不同（图6－7），见表6－8。因此，根据它们的紫外光谱特征可以大致推测黄酮类化合物的结构类型。

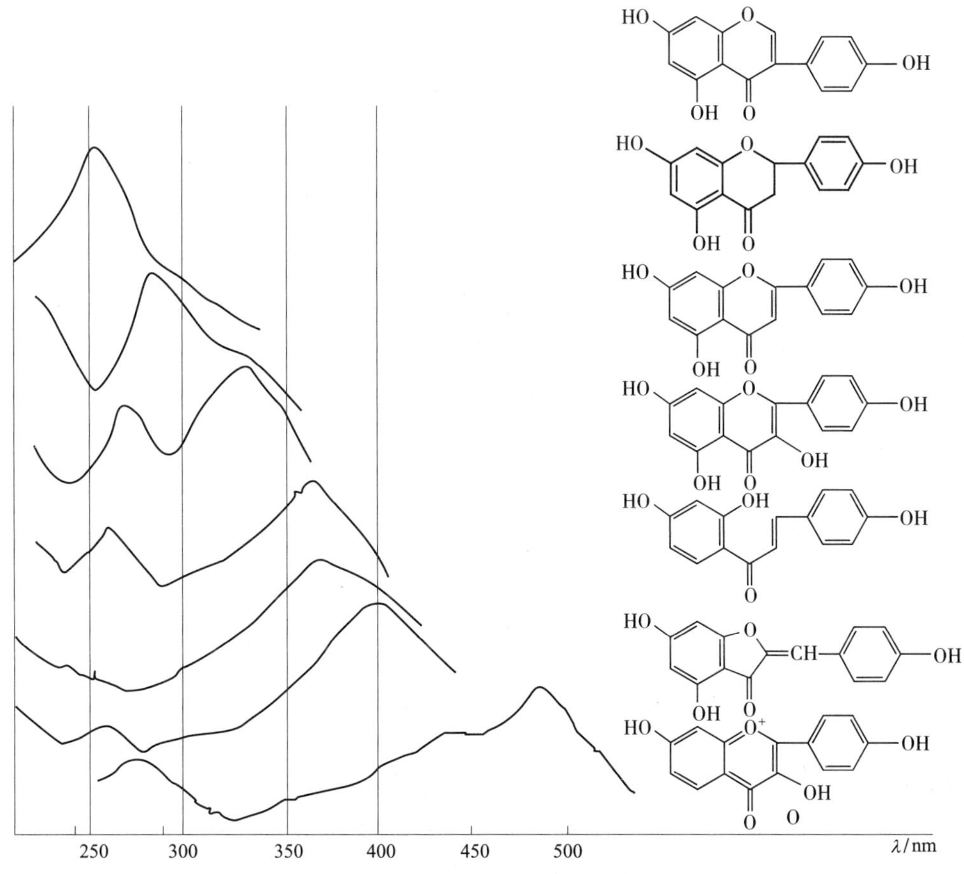

图6－7 不同类型黄酮类化合物的紫外光谱

表6－8 黄酮类化合物UV吸收范围

带Ⅱ（nm）	带Ⅰ（nm）	黄酮类型
250～280	304～350	黄酮
250～280	328～357	黄酮醇（3－OH取代）
250～280	358～385	黄酮醇（3－OH游离）
245～270	310～330（肩峰）	异黄酮
270～295	300～330（肩峰）	二氢黄酮、二氢黄酮醇
220～270（低强度）	340～390	查耳酮
230～270（低强度）	370～430	橙酮
270～280	465～560	花青素及其苷

（1）黄酮及黄酮醇类　从图6－7可见，黄酮和黄酮醇的UV谱图形相似，其共同特征是均出现两个主峰，且两峰图形相似，强度相近。但两者的带Ⅰ位置不同，黄酮带Ⅰ位于304～350nm，黄酮醇带Ⅰ位于358～385nm。据此可以对这两类化合物进行区别。

黄酮、黄酮醇的B环或A环上取代基的性质和位置不同，将影响带Ⅰ或带Ⅱ的峰位和峰形。例如7－和4′－位引入羟基、甲氧基等含氧基团，可引起相应吸收带红移。又如3－或5－位引入羟基，因能与4位的C═O形成氢键缔合，前者使带Ⅰ红移，后者使带Ⅰ和带Ⅱ均红移。B环上的含氧取代基逐渐增加时，带Ⅰ红移值（nm）也逐渐增加，见表6－9，而不能使带Ⅱ产生位移，但有时可改变带Ⅱ的峰形。

表 6－9 B 环上引入羟基对黄酮类化合物 UV 谱中带Ⅰ的影响

化合物	羟基位置		带Ⅰ（nm）	
	A 或 C 环	B 环		
3,5,7－三羟基黄酮（高良姜素）	3,5,7	—	359	红移
3,5,7,4′－四羟基黄酮（山柰酚）	3,5,7	4′	367	
3,5,7,3′,4′－五羟基黄酮（槲皮素）	3,5,7	3′,4′	370	
3,5,7,3′,4′,5′－六羟基黄酮（杨梅素）	3,5,7	3′,4′,5′	374	

带Ⅱ的峰位主要受 A 环氧取代程度的影响，当 A 环上的含氧取代基增加时，使带Ⅱ红移，见表 6－10，而对带Ⅰ无影响，或影响甚微，但 5-羟基黄酮除外。

表 6－10 A 环上引入羟基对黄酮类化合物 UV 谱中带Ⅱ的影响

化合物	A 环上羟基位置	带Ⅱ（nm）
黄酮	—	250
5－羟基黄酮	5	268
7－羟基黄酮	7	252
5,7－二羟基黄酮	5,7	268
5,6,7－三羟基黄酮（黄芩素）	5,6,7	274
5,7,8－三羟基黄酮（去甲汉黄芩素）	5,7,8	281

黄酮或黄酮醇的 3－，5－或 4′－羟基被甲基化或苷化后，可使带Ⅰ紫移。如 3－OH 甲基化或苷化使带Ⅰ（328～357nm）与黄酮的带Ⅰ波长范围重叠（且光谱曲线的形状也相似），5－OH 甲基化使带Ⅰ和带Ⅱ向紫位移 5～15nm，4′－OH 甲基化或苷化，使带Ⅰ紫移 3～10nm。其他位置上的羟基取代对甲醇溶液的 UV 谱几乎没有影响。黄酮或黄酮醇的酚羟基被乙酰化后，原来酚羟基对 UV 谱的影响几乎消失。例如槲皮素五乙酰化物的 UV 谱与无羟基取代的黄酮极为相似。

（2）异黄酮、二氢黄酮及二氢黄酮醇类　此 3 类化合物的结构中都有苯甲酰系统，而无桂皮酰系统，所以它们的 UV 谱特征是带Ⅱ吸收强，而带Ⅰ以肩峰或低强度吸收峰出现（图 6－7）。因此，很容易与黄酮、黄酮醇及查耳酮、橙酮相区别。

异黄酮的带Ⅱ通常出现在 245～270nm，二氢黄酮和二氢黄酮醇的带Ⅱ都出现在 270～295nm，据此可相互区别。这 3 类化合物的带Ⅱ，当 A 环含氧取代基增加时则向红位移，但带Ⅱ一般不受 B、C 环含氧取代基增加的影响。

（3）查耳酮及橙酮类　此 2 类化合物的 UV 谱的特征是带Ⅰ均为主峰且强度很高，而带Ⅱ的吸收弱，为次强峰（图 6－7）。利用这一特征可与上述几类黄酮化合物相区别。如表 6－8 所示，查耳酮的带Ⅰ通常出现在 340～390nm 间，而橙酮的带Ⅰ一般位于 370～430nm 范围内。与黄酮、黄酮醇类相同，当 B 环引入氧取代基时，也会使相应的带Ⅰ产生红移。

2. 加入诊断试剂的 UV 谱在黄酮类化合物结构研究中的应用　在测定了黄酮类化合物在甲醇溶液中的 UV 谱后，可向其甲醇溶液中加入各种诊断试剂，如甲醇钠（$NaOCH_3$）、乙酸钠（NaOAc）、乙酸钠/硼酸（$NaOAc/H_3BO_3$）、三氯化铝（$AlCl_3$）及三氯化铝/盐酸（$AlCl_3/HCl$）等试剂，使黄酮类化合物中的不同酚羟基解离或形成络合物等，导致光谱发生变化。不同类型的黄酮类化合物，都可以利用在其甲醇溶液中加入诊断试剂的方法以获得更多的结构信息，且均有各自的规律性。本书仅以黄酮、黄酮醇类为例，介绍加入诊断试剂后对其 UV 谱的影响，几种诊断试剂引起的位移及其结构特征归属，见表

6－11。

表6－11 黄酮、黄酮醇加入诊断试剂的UV图谱位移及结构特征归属

诊断试剂	带Ⅱ	带Ⅰ	结构特征
NaOMe		红移40～60nm，强度不降	有4′－OH
		红移50～60nm，强度下降	有3－OH，但无4′－OH
	吸收带随测定时间延长而衰退		有对碱敏感的取代模式，如3,4′－；3,3′,4′－；5,6,7－；5,7,8－或5,3′,4′－OH
NaOAc	带Ⅱ红移5～20nm		有7－OH
		在长波一侧有明显肩峰	有4′－OH，但无3－及/或7－OH
	光谱图随时间延长而衰退		具有对NaOAc敏感取代模式，如5,6,7－或5,7,8－或3,3′,4′－三羟基或3,4′－二羟基－3′－甲氧基等
NaOAc/ H_3BO_3		带Ⅰ红移12～30nm	B环有邻二酚OH
	带Ⅱ红移5～10nm		A环有邻二酚OH（不包括5,6－邻二酚OH）
$AlCl_3$	$AlCl_3$ = $AlCl_3$/HCl谱图		无邻二酚OH
	$AlCl_3$ ≠ $AlCl_3$/HCl谱图		有邻二酚OH
	后者带Ⅰ较前者紫移约30～40nm		B环上有邻二酚OH
	后者带Ⅰ较前者仅紫移约20nm		B环上有邻三酚OH
$AlCl_3$/HCl	MeOH = $AlCl_3$/HCl		无3－及5－OH
	MeOH ≠ $AlCl_3$/HCl		可能有3－及（或）5－OH
	加入$AlCl_3$/HCl后	带Ⅰ红移35～55nm	有5－OH而无3－OH
		带Ⅰ红移17～20nm	有6－含氧取代
		带Ⅰ红移50～60nm	有3－或3,5－二OH

根据以上这些规律利用UV谱包括各种加入诊断试剂后测得的UV谱，能够判断出黄酮化合物的基本母核和取代基，特别是羟基的取代模式。但是，在实际研究中，仍需结合其他波谱方法尤其是NMR谱进行综合分析，才能更为准确地确定被测样品的化学结构。

二、^{1}H－NMR谱

对黄酮类化合物的^{1}H－NMR信号规律已有大量研究，较早的文献见于Markham和Mabry所著的《The Systematic Identification of Flavonoids》一书中。黄酮苷元的^{1}H－NMR信号大多集中在低场芳香质子信号区，且A、B和C环质子信号各自形成自旋体系，故较易区分。黄酮苷类^{1}H－NMR信号则包含苷元和糖基两部分。下面依次对苷元上的A、B和C环质子信号在DMSO－d_6溶剂测试中的特征作一简述。

1. A环质子

（1）5,7－二羟基黄酮类化合物　黄酮最常见的为5,7－二羟基黄酮类化合物。该类化合物A环的H－6和H－8分别以间位偶合的双重峰（$J\approx2.0$Hz）出现在δ5.7～6.9之间，且H－6的双重峰总是比H－8的双重峰位于较高场。当7－羟基被苷化后，H－6和H－8信号均向低场位移见表6－12。当6位由羟基取代后，H－8也向低场位移至δ6.8～7.0之间。

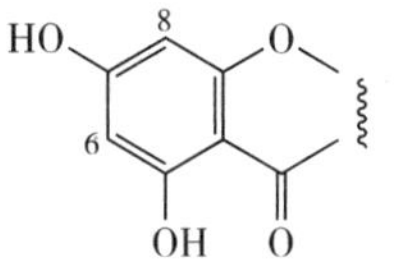

表 6-12 5,7-二羟基黄酮类化合物中 H-6 和 H-8 的化学位移

化合物	H-6	H-8
黄酮、黄酮醇、异黄酮	6.00~6.20, d	6.30~6.50, d
上述化合物的7-O-葡萄糖苷	6.20~6.40, d	6.50~6.90, d
二氢黄酮、二氢黄酮醇	5.75~5.95, d	5.90~6.10, d
上述化合物的7-O-葡萄糖苷	5.90~6.10, d	6.10~6.40, d

（2）7-羟基黄酮类化合物　7-羟基黄酮类化合物 A 环的 H-5 因与 H-6 为邻偶，故表现为一个双峰（$J \approx 8.0$Hz），又因其处于4位羰基的负屏蔽区，故化学位移约为 δ8.0。H-6 因与 H-5 为邻偶并和 H-8 为间位偶合，故表现为双二重峰（dd，$J \approx 8.0$ 和 2.0Hz）。H-8 因与 H-6 的间位偶合，故表现为一个双峰（$J \approx 2.0$Hz）。7-羟基黄酮类化合物中的 H-6 和 H-8 的化学位移值在 δ6.3~7.1 之间，比 5,7-二羟基黄酮类化合物中的相应质子的化学位移值大，并且位置可能相互颠倒，见表 6-13。

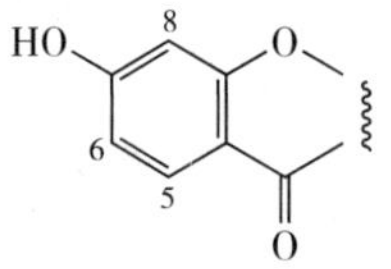

表 6-13 7-羟基黄酮类化合物中 H-5、H-6 和 H-8 的化学位移

化合物	H-5	H-6	H-8
黄酮、黄酮醇、异黄酮	7.90~8.20, d	6.70~7.10, dd	6.70~7.00, d
二氢黄酮、二氢黄酮醇	7.70~7.90, d	6.40~6.50, dd	6.30~6.40, d

（3）5,6,7-三羟基黄酮类化合物　与 5,7-二羟基黄酮类化合物相比，当 6 位由羟基取代后，H-8 向低场位移至 δ6.8~7.0 之间。

2. B 环质子

（1）4′-氧取代黄酮类化合物　4′-氧取代黄酮类化合物 B 环的 4 个质子可以分成 H-2′、H-6′和 H-3′、H-5′两组，每组质子均表现为双重峰（2H，d，$J \approx 8.0$Hz），化学位移位于 δ6.5~7.9，比 A 环质子处于稍低的磁场，且 H-2′、H-6′总是比 H-3′、H-5′位于稍低磁场，二者化学位移相比相差约为 1.0，这是因为 C 环对 H-2′、H-6′的去屏蔽效应及 4′-OR 的去屏蔽作用造成。二氢黄酮与黄酮相比，由于 C 环不与 B 环共轭，H-2′、H-6′与 H-3′、H-5′的化学位移相差减少，约为 0.5，见表 6-14。

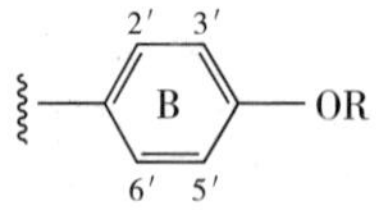

表 6-14 4′-氧取代黄酮类化合物中 H-2′、H-6′和 H-3′、H-5′的化学位移

化合物	H-2′、H-6′	H-3′、H-5′
黄酮类	7.70~7.90, d	6.50~7.10, d
黄酮醇类	7.90~8.10, d	6.50~7.10, d
二氢黄酮类	7.10~7.30, d	6.50~7.10, d
二氢黄酮醇类	7.20~7.40, d	6.50~7.10, d
异黄酮类	7.20~7.50, d	6.50~7.10, d

（2）3′，4′-二氧取代黄酮和黄酮醇　B 环 H-5′因与 H-6′的邻位偶合以双重峰的形式出现在 δ

6.7～7.1（d，J≈8.0Hz）。H－2′因与H－6′的间偶，亦以双重峰的形式出现在约δ7.2（d，J≈2.0Hz）处。H－6′因分别与H－2′和H－5′偶合，则以双二重峰出现在约δ7.9（dd，J≈2.0和8.0Hz）处。有时H－2′和H－6′峰重叠或部分重叠，需认真辨认，见表6－15。

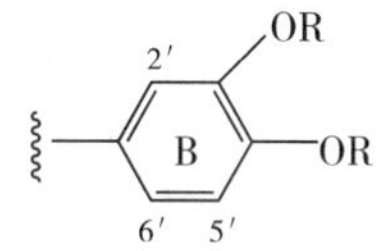

表6－15　3′，4′－二氧取代黄酮类化合物中H－2′和H－6′的化学位移

化合物	H－2′	H－6′
黄酮（3′，4′－OH及3′－OH，4′－OCH_3）	7.20～7.30，d	7.30～7.50，dd
黄酮醇（3′，4′－OH及3′－OH，4′－OCH_3）	7.50～7.70，d	7.60～7.90，dd
黄酮醇（3′－OCH_3，4′－OH）	7.60～7.80，d	7.40～7.60，dd
黄酮醇（3′，4′－OH，3－O－糖）	7.20～7.50，d	7.30～7.70，dd

从H－2′和H－6′的化学位移分析，可以区别黄酮和黄酮醇的3′,4′－位上是3′－OH、4′－OMe，还是3′－OMe、4′－OH。在4′－OMe、3′－OH黄酮和黄酮醇中，H－2′通常比H－6′出现在高磁场区；而在3′－OMe、4′－OH黄酮和黄酮醇中，H－2′和H－6′的位置则相反。

（3）3′,4′－二氧取代异黄酮、二氢黄酮及二氢黄酮醇　H－2′，H－5′及H－6′为一复杂多重峰（常常组成两组峰）出现在δ6.7～7.1区域。此时C环对这些质子的影响极小，每个质子化学位移主要取决于它们相对于含氧取代基的邻位或对位。

（4）3′,4′,5′－三氧取代黄酮类化合物　如果3′,4′,5′－均为羟基，则H－2′和H－6′以一个相当于两个质子的单峰出现在δ6.5～7.5区域。但当3′－或5′－OH被甲基化或苷化，则H－2′和H－6′因相互偶合而分别以一个双重峰（J≈2.0Hz）出现。

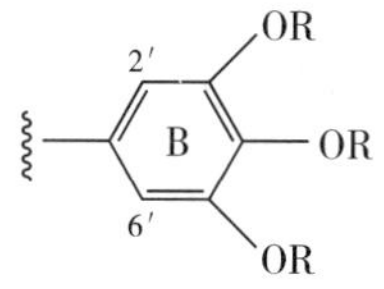

（5）2′,4′,5′－三氧取代黄酮类化合物　H－3′由于处于2个羟基的邻位，位于高场δ6.4～6.7，而H－6′处于δ7.3～7.6。

3. C环质子　各类黄酮化合物结构上的主要区别在于C环的不同，且C环质子在^{1}H－NMR谱中也各有其特征，故可用来确定它们的结构类型和相互鉴别。

（1）黄酮及黄酮醇类　黄酮类H－3常以一个尖锐的单峰出现在δ6.3处。它可能会与某些黄酮中的H－8或H－6信号相混淆，应注意区别。黄酮醇类的3位有含氧取代基，故在^{1}H－NMR谱上无C环质子。

（2）异黄酮类　H－2因受到1－位氧原子和4－位羰基影响，以一个尖锐的单峰出现在δ7.6～7.8，比一般芳香质子位于较低的磁场。

（3）二氢黄酮类　H－2因受两个不等价的H－3偶合，故被分裂成一个双二重峰（J_{trans}≈11.0Hz，J_{cis}≈5.0Hz），中心位于约δ5.2。两个H－3化学不等价，故有不同的化学位移值。形成2组双二重峰（J≈17.0Hz，J_{trans}≈11.0Hz）和（J≈17.0Hz，J_{cis}≈5.0Hz）。中心位于δ2.8处，但往往相互重叠，见表6－16。

表 6－16 二氢黄酮和二氢黄酮醇中 H－2 和 H－3 的化学位移

化合物	H－2	H－3
二氢黄酮	5.00～5.50，dd	接近 2.80，dd
二氢黄酮醇	4.80～5.00，d	4.10～4.30，d
二氢黄酮醇－3－O－糖苷	5.00～5.60，d	4.30～4.60，d

（4）二氢黄酮醇类 H－2 和 H－3 为反式二直立键，故分别以二重峰出现（$J_{aa}\approx$ 11.0Hz），H－2 位于 δ4.8～5.0 处，H－3 位于 δ4.1～4.3 处。当 3－OH 成苷后，则使 H－2 和 H－3 信号均向低磁场方向位移，H－2 位于 δ5.0～5.6，H－3 位于 δ4.3～4.6 间（表 6－16）。

（5）查耳酮类 H－α 和 H－β 分别以二重峰（$J\approx$17.0Hz）形式出现，其化学位移分别为 δ6.7～7.4 和 7.0～7.7 处。

查耳酮　　　　橙酮

（6）橙酮类 C 环的环外质子＝CH 常以单峰出现在 δ6.5～6.7 处，其确切的峰位取决于 A 环和 B 环上羟基取代情况，增大羟基化作用，使该峰向高磁场区位移（与没有取代的橙酮相比），其中以 C_4－位（－0.19）和 C_6－位（－0.16）羟基化作用影响最明显。

4. 糖基上的质子 糖的端基质子（以 H－1″表示）与糖的其他质子相比，位于较低磁场区。其具体的峰位与成苷的位置及糖的种类等有关。如黄酮类化合物葡萄糖苷，连接在 3－OH 上的葡萄糖端基质子与连接在 4′－或 5－或 7－OH 上的葡萄糖端基质子的化学位移不同，前者出现在约 δ5.8，后三者出现在约 δ5.0 处。对于黄酮醇－3－O－葡萄糖苷和黄酮醇－3－O－鼠李糖苷来说，它们的端基质子化学位移值也有较大的区别，但二氢黄酮醇－3－O－葡萄糖苷和 3－O－鼠李糖苷的端基质子化学位移值则区别很小，见表 6－17。当黄酮苷类直接在 DMSO－d_6中测定时，糖的端基质子（H－1″）有时与糖上的羟基质子信号混淆，但当加入 D_2O 后，羟基质子信号则消失，糖的端基质子（H－1″）可以清楚地显示出来。

表 6－17 黄酮类单糖苷中 H－1″的化学位移

化合物	H－1″	化合物	H－1″
黄酮醇－3－O－葡萄糖苷	5.70～6.00	黄酮醇－3－O－鼠李糖苷	5.00～5.10
黄酮类－7－O－葡萄糖苷	4.80～5.20	黄酮醇－7－O－鼠李糖苷	5.10～5.30
黄酮类－4′－O－葡萄糖苷	4.80～5.20	二氢黄酮醇－3－O－葡萄糖苷	4.10～4.30
黄酮类－5－O－葡萄糖苷	4.80～5.20	二氢黄酮醇－3－O－鼠李糖苷	4.00～4.20
黄酮类－6－及 8－C－糖苷	4.80～5.20	黄酮醇－3－O－鼠李糖苷	5.00～5.10

黄酮苷类化合物中的端基质子信号的偶合常数，可用来判断其苷键的构型，详见糖有关部分。

5. 其他质子

（1）酚羟基质子 测定酚羟基质子，须将黄酮类化合物用 DMSO－d_6为溶剂测定。7、3′、4′和 5′位的酚羟基质子信号一般出现在 δ9.0～10.5。而 5 位的酚羟基质子由于与 4 位羰基形成氢键，向低场位移，位于 δ12.0～13.0。向被测定的样品溶液中加入 D_2O，这些信号即消失。

（2）C_6－和 C_8－CH_3质子　其中 C_6－CH_3质子比 C_8－CH_3质子出现在稍高磁场处（约 δ0.2）。如以异黄酮为例，前者出现在 δ2.04～2.27 处，而后者出现在 δ2.14～2.45 处。

（3）甲氧基质子　除少数例外，甲氧基质子一般以单峰出现在 δ3.5～4.1 处。虽然糖基上的一般质子也在此区域出现吸收峰，但它们均不是单峰，故极易区别。甲氧基在母核上的位置，可用 2D－NMR 技术如 HMBC、NOESY 谱等确定。

（4）异戊烯基质子　黄酮的 6－及 8－位常具有异戊烯基取代，异戊烯基的质子信号较容易识别，且在不同氘代溶剂中的位移值差别不大。其中 2 个甲基质子为 2 个单峰信号出现在 δ1.7～1.8，亚甲基常以双峰出现在 δ3.4 处，烯质子常以三重峰出现在 δ5.2 处。

三、^{13}C－NMR 谱

除^1H－NMR 外，黄酮类化合物的^{13}C－NMR 信号也有较强的规律。黄酮苷元的^{13}C－NMR 信号大多集中在低场芳香碳原子信号区。黄酮苷类^{13}C－NMR 信号则包含苷元和糖基两部分。通常，A 环上引入取代基时，位移效应只影响到 A 环，与此相应，B 环上引入取代基时，位移效应只影响到 B 环，若是一个环上同时引入几个取代基时，其位移效应将具有某种程度的加和性。下面依次对苷元上的 A、B 和 C 环碳原子信号在的特征作一简述。

1. A 环碳质子

（1）5，7－二羟基黄酮类化合物　该类化合物 A 环的 C－6 和 C－8 由于位于酚羟基的邻位，出现在较高场 δ90～100，且 C－6 信号总是比 C－8 信号出现在较低场。在黄酮和黄酮醇类化合物中，二者相差约为 δ5。在二氢黄酮和二氢黄酮醇中，C－6 信号移向高场，使二者相差减少，约为 δ1.0。C－5、C－7 和 C－9 信号由于直接同酚羟基相连，位于低场，约为 δ155～165。C－10 位置较为固定，为 δ102～106。当 C－6 或 C－8 有烷基或碳糖苷取代时，C－6 或 C－8 信号将发生较大的低场位移。如 C－6 位有甲基或异戊烯基取代，则 C－6 信号低场位移 δ6.0～9.6，当 C－6 位有碳糖基取代，则 C－6 信号低场位移 δ10。

（2）7－羟基黄酮类化合物　A 环的 C－7 位羟基造成 C－6、C－8 位处于高场，δ 值小于 120，C－5 位受 7 位影响较小，约在 δ120～125。

（3）5，6，7－三羟基黄酮类化合物　与 5，7－二羟基黄酮类化合物相比，当 6 位有羟基取代后，C－6 向低场位移至 δ130～140，C－8 受到的影响较小。反之，8 位有羟基取代后，C－8 向低场位移至 δ130～135，C－6 受到的影响较小。

2. B 环碳质子

（1）4′－羟基取代黄酮类化合物　黄酮、黄酮醇和异黄酮的 C－1′信号一般较为稳定在 δ121～122 的很窄的范围中。在二氢黄酮中，由于 B 环不与 C 环共轭，C－1′信号向低场位移至 δ128～130。同时，受羟基的影响，C－3′、5′（约为 δ115.0）总是比 C－2′、6′处于高场（约为 δ128.0）。

（2）3′，4′－二羟基取代黄酮类化合物　C－3′、C－4′出现在约 δ145。C－2′、C－5′和 C－6′处于高场，小于 δ120。

3. C 环碳质子　各类黄酮化合物的 C 环碳的化学位移也是确定各类黄酮类化合物结构类型的重要手段，表 6－18 中列出了不同类型黄酮化合物 C 环 2、3 和 4 位的化学位移值，通过比较三者之间的差异，可以区分各类黄酮结构，见表 6－18。

表 6-18 ^{13}C-NMR 谱中 C 环 2、3 和 4 位的化学位移特征

C-2	C-3	C-4	归属
160.0~165.0	103.0~112.0	174.0~184.0	黄酮类
150.0~155.0	122.0~126.0	174.0~181.0	异黄酮类
145.0~150.0	136.0~139.0	172.0~177.0	黄酮醇类
75.0~80.2	42.8~44.6	189.5~199.5	二氢黄酮类
75.0~82.7	71.0~79.0	188.0~197.0	二氢黄酮醇类
146.1~147.7	111.6~111.9	182.5~182.7	橙酮类
137.8~140.7	122.1~122.3	168.6~169.8	异橙酮类
136.9~145.4	116.6~128.1	188.0~197.0	查耳酮类

4. 糖苷上糖的连接位置 在二维 HMQC 和 HMBC 谱出现之前，苷化位移是判断糖连接位置的重要手段。黄酮类化合物的酚羟基在形成 O-糖苷后，无论苷元及糖均将产生相应的苷化位移。通常，形成苷后，糖上的端基碳向低场移动，苷化位移为 δ +4.0~+6.0。苷元苷化位碳原子向高场移动，δ -1.0~-3.0。其邻、对位向低场位移。当 5 位羟基形成糖苷键后，将会对 A、B 和 C 环同时造成影响，且苷化位移值较大。

在苷化位移无法判断糖的连接位置时，可考虑使用二维 NMR 谱。通常先分析 HMQC 或 HSQC 谱，归属各个碳和其相连氢的化学位移，然后应用 HMBC 谱分析糖端基氢和相连苷元碳之间的相关信号，来确定糖的连接位置。

黄酮类化合物的 8 位和 6 位较易与糖端基碳直接相连形成碳苷，此时糖端基碳将位于 δ 75~80 区域内。同时应用 HMBC 谱观测糖端基氢与苷元的相关峰可用于确定糖基连在苷元上的位置。

四、MS

游离黄酮类（或称为黄酮苷元）化合物由于有好的共轭系统，在电子轰击质谱（EI-MS）中，即可以得到强的分子离子峰 M^+，且常为基峰。除分子离子峰外，在高质量区常可见 $[M-H]^+$、$[M-CO]^+$ 和 $[M-CH_3]^+$（含有甲氧基者）等碎片离子峰出现。对鉴定黄酮类化合物最有用的离子，是含有完整 A 环和 B 环的碎片离子（图 6-8，图 6-9）。用 A_1^+、A_2^+ 和 B_1^+、B_2^+ 等表示。特别是碎片 A_1^+ 与相应的碎片 B_1^+ 的质荷比之和等于分子离子 $[M^+]$ 的质荷比，因此，这两个碎片离子在结构鉴定中有重要意义。同时，裂解方式 I 还将进一步产生碎片 $[A_1-CO]^+$ 峰。

黄酮类化合物主要有下列两种基本的裂解方式（图 6-8，图 6-9）。

图 6-8 裂解方式 I（RDA 裂解）

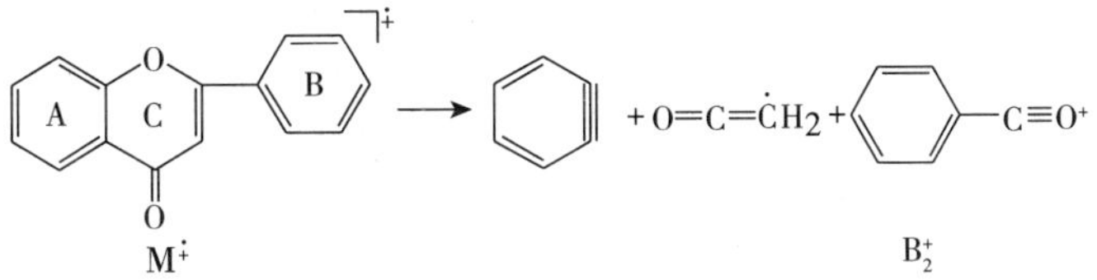

图 6-9　裂解方式 II

这两种裂解方式是相互竞争、相互制约的，B_2^+、$[B_2-CO]^+$离子强度几乎与$A_1^{+\cdot}$、$B_1^{+\cdot}$离子以及由$A_1^{+\cdot}$、$B_1^{+\cdot}$进一步裂解产生的一系列离子（如$[A_1-CO]^+$、$[A_1-CH_3]^+$…）总强度成反比。

1. 黄酮类基本裂解方　黄酮类化合物裂解模式如下（图 6-10）。

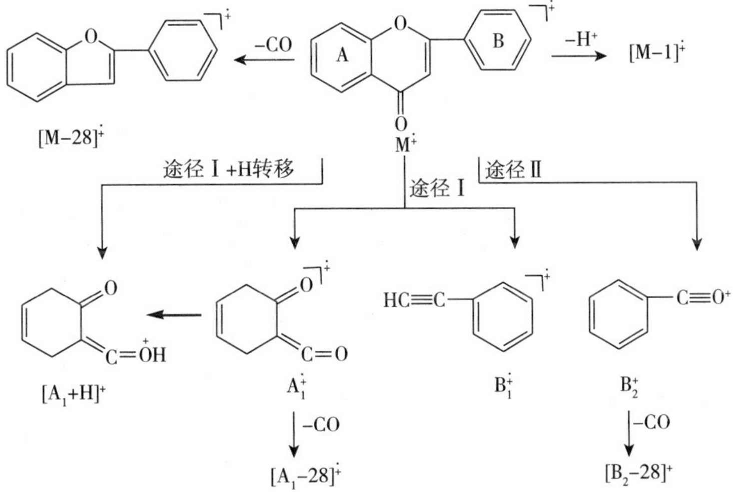

图 6-10　黄酮类化合物裂解模式

A 环上的取代情况，可根据$A_1^{+\cdot}$碎片的质荷比（*m/z*）来确定。例如，5,7-二羟基黄酮的质谱中有与黄酮相同的$B_1^{+\cdot}$碎片（*m/z* 102）。但是，它的$A_1^{+\cdot}$比后者高 32 质量单位，即 *m/z* 152 代替了 *m/z* 120，说明 A 环上应有两个羟基取代。同理，B 环上的取代情况可根据$B_1^{+\cdot}$碎片确定。

黄酮的 6-及 8-位常具有异戊烯基取代，可通过上述方法比较$A_1^{+\cdot}$碎片质量单位来确定。此外，除了具有一般黄酮类裂解方式外，侧链还将产生一些新的离子，可用于结构研究。

在 6-及 8-位含有甲氧基的黄酮类，在裂解当中可失去甲基，产生一个强的$[M-CH_3]^+$离子峰，继之再失去 CO，产生$[M-43]^+$碎片离子（图 6-11）。

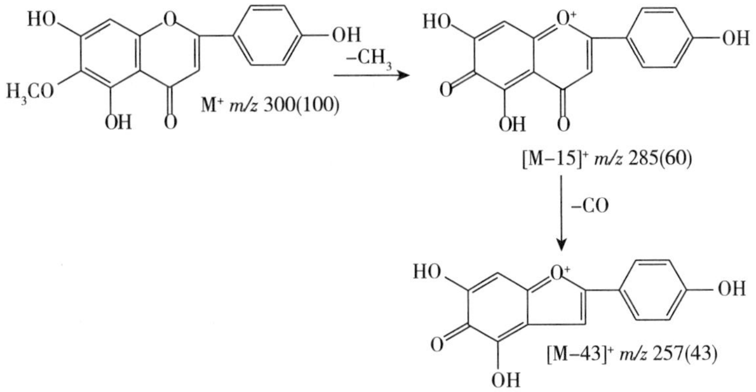

图 6-11　A 环含甲氧基黄酮化合物的质谱裂解模式

2. 黄酮醇类基本裂解方式 黄酮醇化合物的质谱裂解规律如下（图6－12）。

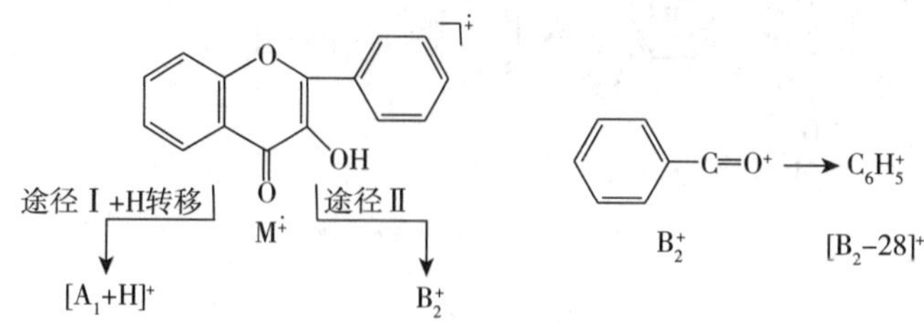

图6－12 黄酮醇化合物的质谱裂解规律

多数游离黄酮醇类的分子离子峰是基峰，裂解时主要按裂解方式Ⅱ进行，得到的 B_2^+ 离子及其失去CO而形成的［B_2－28］$^+$离子是具有重要诊断价值的碎片离子。

由于 B_2^+ 和［B_2－28］$^+$离子总强度几乎与 $A_1^{+\cdot}$、$B_1^{+\cdot}$ 及由 $A_1^{+\cdot}$、$B_1^{+\cdot}$ 衍生的一系列离子的总强度互成反比，因此，如果在一个黄酮或黄酮醇质谱中看不到由裂解方式Ⅰ得到的碎片离子时，则应当检查 B_2^+ 离子。

游离黄酮醇类的质谱上除了 $M^{+\cdot}$、B_2^+、$A_1^{+\cdot}$、［A_1＋H］$^+$离子外，还可看到［M－H］$^+$、［M－15］$^+$（M－CH_3），［M－43］$^+$（M－CH_3－CO）等碎片离子，可以为结构分析提供重要信息。

五、结构研究实例

从黄芪（*Astragali Radix*）中分离得到两个化合物，图谱和结构分析如下。

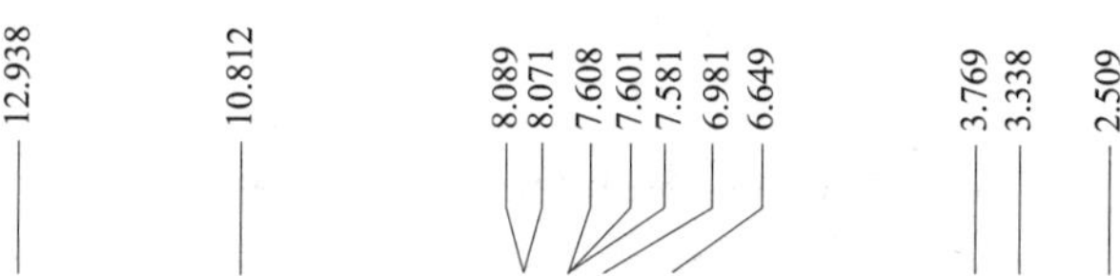

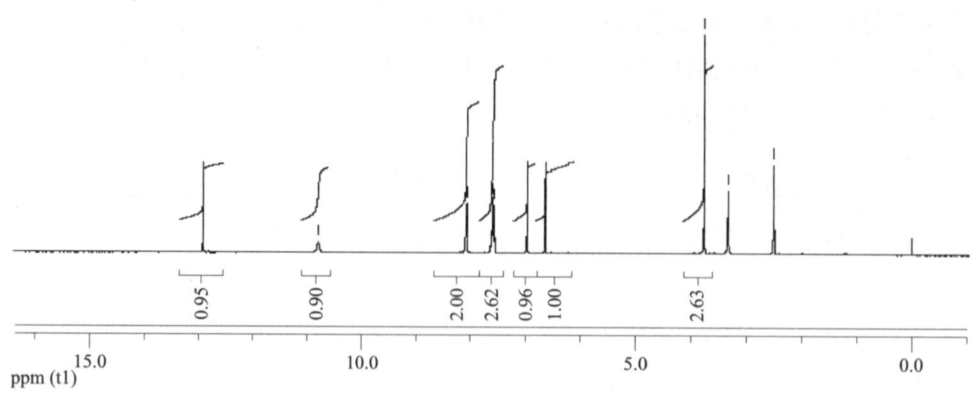

化合物Ⅰ ^{1}H－NMR

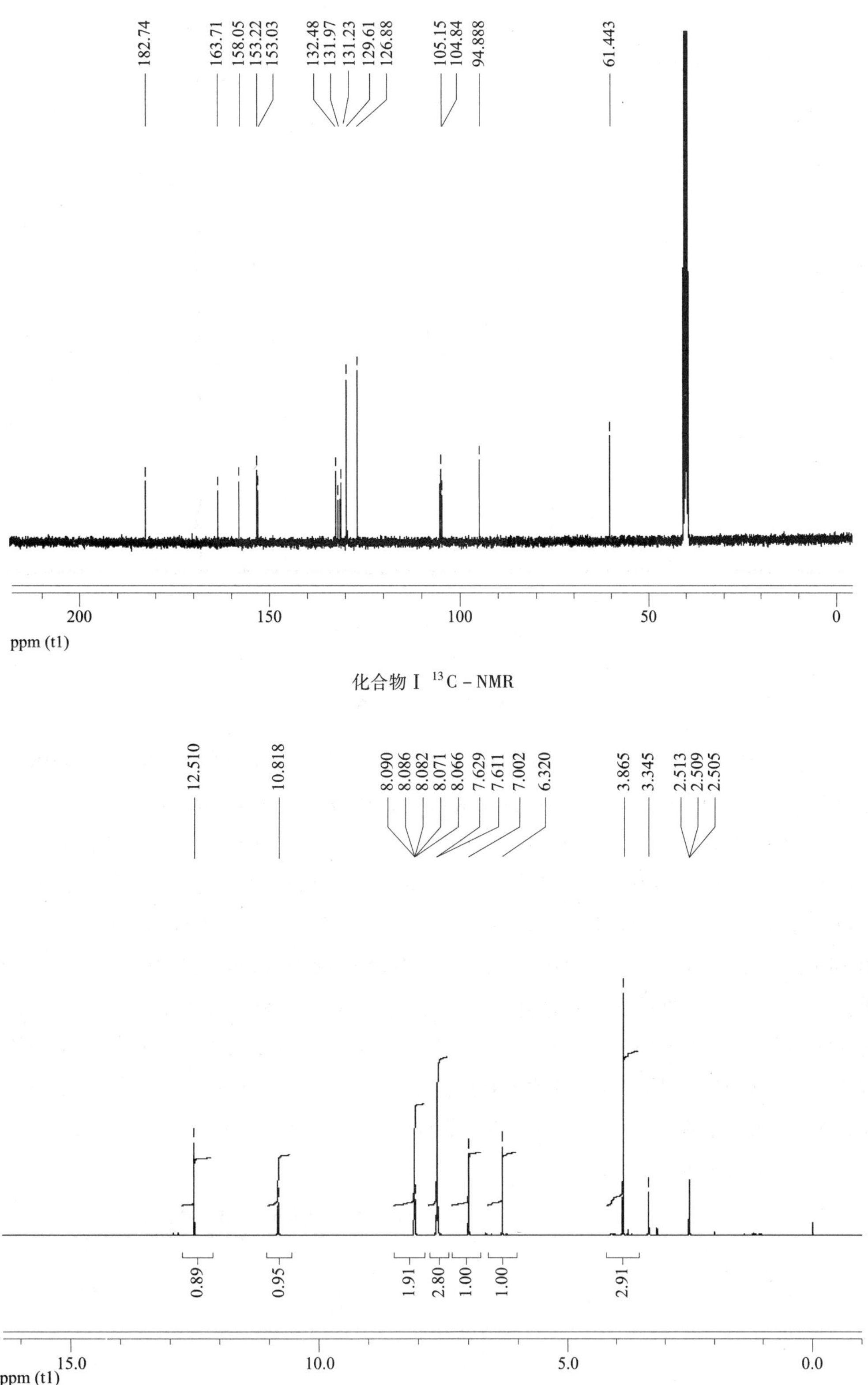

化合物Ⅰ $^{13}C-NMR$

化合物Ⅱ $^{1}H-NMR$

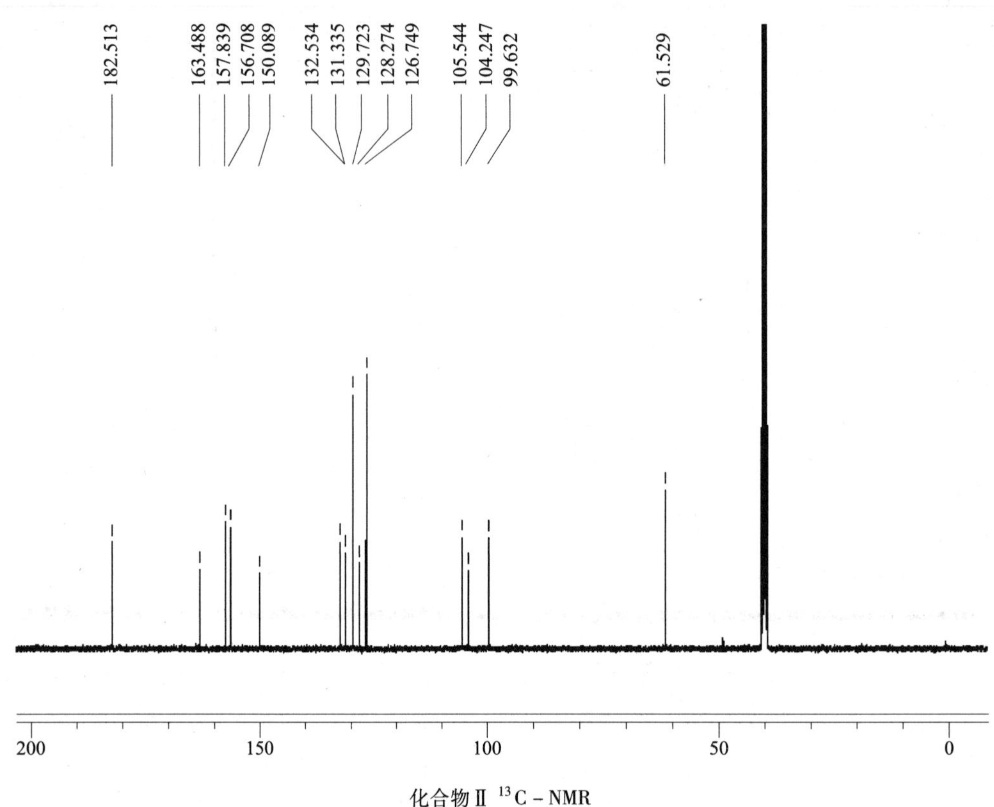

化合物Ⅱ $^{13}C-NMR$

化合物Ⅰ：浅黄色粉末（石油醚/乙酸乙酯），EI－MS 得分子量为 284，由$^{1}H-NMR$，$^{13}C-NMR$，DEPT，MS 推测分子式为 $C_{16}H_{12}O_5$。三氯化铁反应阳性，盐酸－镁粉反应阳性，提示可能为黄酮或黄酮醇类化合物。$^{1}H-NMR$（DMSO－d_6，400MHz）谱中低场区的信号：δ 12.51（s），10.80（s），推断为黄酮上的两个酚羟基，其中 12.51（s）为 5 位碳上的酚羟基，10.80（s）为 7 位碳上的酚羟基，δ 3.88（3H，s）推断是连甲氧基（$-OCH_3$）。δ 8.08（2H，d，$J=7.2$Hz）和 7.06（3H，m）为 B 环 5 个质子，说明 B 环无取代，在$^{13}C-NMR$（DMSO－d_6，100MHz）谱中 δ 129.6，126.8 的信号峰均明显比其他峰高，推测它们是 B 环上两对对称碳的信号，因为它们的化学位移值相差不大，进一步证实黄酮 B 环 4′位无含氧基团的取代。δ 6.98（s），6.46（s）提示该黄酮的 A 环中没有间位取代，推断甲氧基连在 6 位或 8 位碳上，$^{13}C-NMR$（DMSO－d_6，100MHz）谱中 δ 94.8 提示该甲氧基连接在 6 位，根据$^{1}H-NMR$ 和$^{13}C-NMR$ 数据，并与文献对照，见表 6－19，确认化合物Ⅰ的结构为 5,7－二羟基－6－甲氧基黄酮（5,7－dihydroxy－6－methyloxy flavone）。

表 6－19　化合物Ⅰ和文献中化合物的$^{13}C-NMR$ 数据（δppm，100MHz，DMSO－d_6）

位置	化合物Ⅰ	数值
C－2	163.7	163.7
C－3	104.8	105.7
C－4	182.7	182.7
C－5	158.0	158.1
C－6	132.4	131.3
C－7	150.1	150.3
C－8	94.8	94.2
C－9	153.2	153.3

续表

位置	化合物Ⅰ	数值
C-10	105.1	104.4
C-1′	131.2	131.5
C-2′	129.6	128.5
C-3′	126.8	126.5
C-4′	131.9	132.8
C-5′	126.8	126.5
C-6′	129.6	128.5
8-OCH_3	60.4	59.9

化合物Ⅱ：黄色粉末（三氯甲烷/甲醇），EI-MS 得分子量为 284，由^{1}H-NMR，^{13}C-NMR，DEPT，MS 推测分子式为 $C_{16}H_{12}O_5$。三氯化铁反应阳性，盐酸-镁粉反应阳性，提示可能为黄酮或黄酮醇类化合物。^{1}H-NMR（DMSO-d_6，600MHz）谱中低场区的信号：δ 12.51（s），10.80（s），推断为黄酮上的两个酚羟基，其中 12.51（s）为 5 位碳上的酚羟基。黄酮类常在 7，4′位有羟基取代，^{13}C-NMR（DMSO-d_6，100MHz）谱中 δ 129.7，126.8 的信号峰均明显比其他峰Ⅱ高，推断它们是 B 环上两对对称碳的信号，又因它们的化学位移值相差不大，推断黄酮 B 环 4′位无含氧基团的取代，进而推断 10.80（s）可能为 7 位羟基。^{1}H-NMR（DMSO-d_6，400MHz）谱中 δ 3.88（3H，s）推断可能是连甲氧基（-OCH_3）。δ 7.00（s），6.33（s），8.09（2H，dd，J=1.8，7.8Hz），7.64（3H，m）提示该黄酮的 A 环中没有间位取代，推断甲氧基连在 6 位或 8 位碳上。该化合物的理化性质和 NMR 数据与文献报道的基本一致，见表 6-20，故鉴定该化合物为 5,7-二羟基-8-甲氧基黄酮。

表 6-20　化合物Ⅱ和文献中化合物的^{13}C-NMR 数据（δppm，150MHz，DMSO-d_6）

位置	化合物Ⅱ	数值
C-2	163.5	163.7
C-3	105.6	105.7
C-4	182.5	182.7
C-5	157.9	158.1
C-6	99.6	99.8
C-7	150.1	150.3
C-8	128.3	128.5
C-9	156.7	156.9
C-10	104.3	104.4
C-1′	131.4	131.5
C-2′	126.8	127.0
C-3′	129.7	129.9
C-4′	132.6	132.8
C-5′	129.7	129.9
C-6′	126.8	127.0
8-OCH_3	61.5	61.7

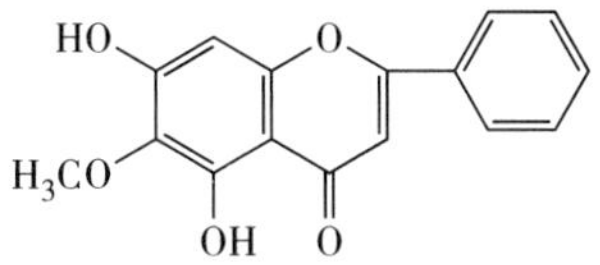

HO　H_3CO　OH　O

化合物Ⅰ
5,7-二羟基-6-甲氧基黄酮

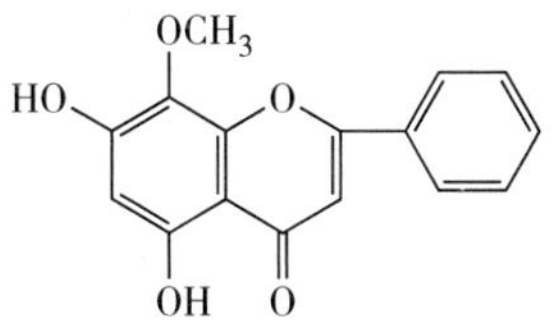

OCH_3　HO　OH　O

化合物Ⅱ
5,7-二羟基-8-甲氧基黄酮

第七节　含黄酮类化合物的中药实例

一、槐米

槐花米系豆科槐属植物 *Sophora japonica* L. 的花蕾。历来用作止血药物，治疗痔疮、子宫出血、吐血、鼻血等，其主要化学成分为芦丁（亦称芸香苷 Rutin），含量可高达 23.5%。药理证明芦丁有调节毛细血管渗透作用，临床上用作毛细血管性止血药，作为高血压的辅助用药。

芦丁广泛存在于植物中。现已发现含有芦丁的植物达 70 种以上。由槐米提取芦丁的方法有水或醇浸取法，热、冷碱浸取酸沉淀法，每法各有优缺点。前者所用时间长，后者有一定水解产物存在。为克服这些缺点，目前已有超声提取的新技术，利用强力超声波发生“空化”现象瞬间所产生的强大冲击力，使药料组织中的分子在不破坏结构的情况下，更快地与组织剥离，继而分散溶解在溶剂中，从而提高溶出的速度和溶出率。

（一）芸香苷的物理性质

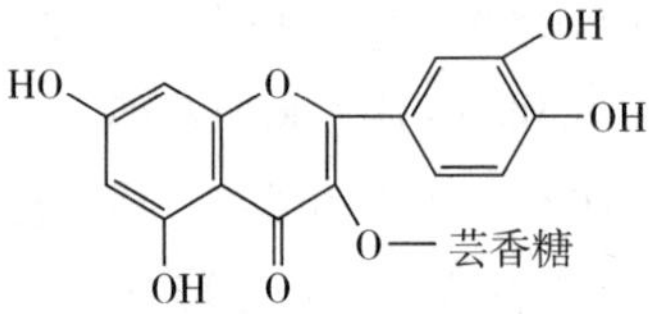

OH
HO　O　OH
O—芸香糖
OH　O

淡黄色针状结晶，熔点：含三分子结晶水物 174～178℃，无水物为 188℃。

难溶于冷水，可溶于热水、甲醇、乙醇、吡啶，不溶于乙醚、三氯甲烷、石油醚、乙酸乙酯、丙酮等溶剂。易溶于碱液中呈黄色，酸化后复析出。可溶于浓硫酸和浓盐酸呈棕黄色，加水稀释后又析出。

槲皮素即芸香苷苷元，为黄色结晶，熔点 313～314℃，槲皮素溶于甲醇、乙醇，可溶于冰乙酸、乙酸乙酯、丙酮等溶剂。不溶于石油醚、苯、乙醚、三氯甲烷和水。

（二）提取方法

槐米粉末

↓ 加6倍量70℃石灰水中，迅速搅拌均匀，调pH 10~11，浸润20分钟，然后超声提取30分钟（保持pH不变），过滤，药渣加4倍量水，再提取1次

合并提取液

↓ 以盐酸酸化至pH 4~5，放置，滤取沉淀，水洗中性，干燥

芦丁粗品

↓ 水或乙醇重结晶

芦丁精品

取芦丁 1g，加 2% H_2SO_4，小火加热微沸回流 30 分钟至 1 小时。开始加热 10 分钟为澄清溶液，逐渐析出黄色小针状结晶，即槲皮素，抽滤取结晶（保留滤液 20ml，以检查其中所含单糖），加 50% 乙醇加热回流使槲皮素粗晶溶解，趁热抽滤，放置析晶，抽滤得精制品，在减压下 110℃ 干燥可得槲皮素无

水物。

芦丁的波谱数据如下。

UV λ（MeOH）：258（4.27），357（4.11）nm；IR（KBr cm^{-1}）：3422（broad，OH），1658（C＝O），1602，1502（Ar）；ESI－MS *m/z*：609［M－H］$^{+}$。

^{1}H－NMR（DMSO－d_6，δ）：6.20（1H，d，*J*＝1.9，6－H），6.39（1H，d，*J*＝1.9，8－H），7.56（1H，d，*J*＝2.0，2′－H），6.85（1H，d，*J*＝9.0，5′－H），7.55（1H，dd，*J*＝9.0，2.0，6′－H），12.60（1H，s，5－OH），10.82（1H，s，7－OH），9.65（1H，s，3′－OH），9.15（1H，s，4′－OH），5.35（1H，d，*J*＝7.3，1″－H），4.40（1H，d，*J*＝1.3，1‴－H），1.00（3H，d，*J*＝6.2，6‴－H），3.06～3.73（m，other sugar protons）。

^{13}C－NMR（DMSO－d_6，δ）：156.80（C－2），133.50（C－3），177.57（C－4），161.42（C－5），98.86（C－6），164.25（C－7），93.78（C－8），156.61（C－9），104.17（C－10），121.79（C－1′），115.42（C－2′），144.94（C－3′），148.60（C－4′），116.46（C－5′），121.37（C－6′），101.37（C－1″），74.26（C－2″），76.63（C－3″），70.19（C－4″），76.10（C－5″），67.19（C－6″），100.94（C－1‴），70.56（C－2‴），70.75（C－3‴），72.03（C－4‴），68.43（C－5‴），17.93（C－6‴）。

槲皮素的波谱数据如下。

IR（KBr cm^{-1}）：3600～2800（broad，OH），1640（C＝O），1500，1600（Ar）。

^{1}H－NMR（DMSO－d_6，δ）：6.19（1H，d，*J*＝2.0，6－H）；6.41（1H，d，*J*＝2.0，8－H）；7.68）（1H，d，*J*＝2.0，2′－H）；6.89（1H，d，*J*＝8.5，5′－H）；7.54（1H，dd，*J*＝8.5，2.0，6′－H）；9.37（1H，s，3－OH）；12.48（1H，s，5－OH）；10.76（1H，s，7－OH）；9.59（1H，s，3′－OH）；9.32（1H，s，4′－OH）。

^{13}C－NMR（DMSO－d_6，δ）：146.9（C－2）；135.8（C－3）；175.9（C－4）；156.2（C－5）；98.3（C－6）；164.0（C－7）；93.5（C－8）；160.8（C－9）；103.1（C－10）；122.1（C－1′）；115.2（C－2′）；145.1（C－3′）；147.7（C－4′）；115.7（C－5′）；120.1（C－6′）。

二、黄芩

黄芩（*Scutellaria baicalensis* Georgi），别名山茶根、土金茶根，是唇形科黄芩属的一种植物，属于半野生半家种品种，多年生草本植物。黄芩的根是一种草药，味苦、性寒，能清热燥湿、泻火解毒、止血安胎。主治温热病、上呼吸道感染、肺热咳嗽、湿热黄疸、肺炎、痢疾、咳血、目赤、胎动不安、高血压、痈肿疖疮等。黄芩中主要含有黄芩苷、黄芩素、汉黄芩苷、汉黄芩素、木蝴蝶素 A、二氢木蝴蝶素 A 等多种黄酮类化合物。其中黄芩苷是主要有效成分，在黄芩中的含量为4.0%～5.2%。

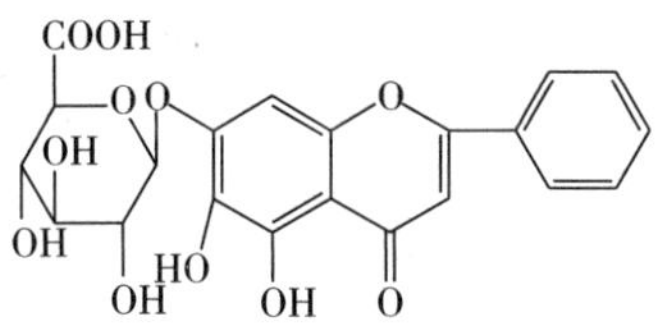

黄芩苷 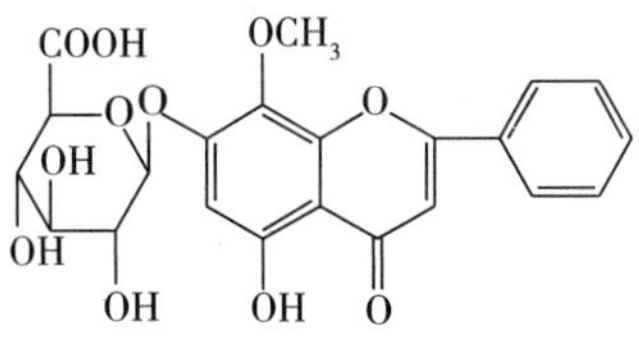　　汉黄芩苷

黄芩苷为淡黄色针晶，熔点223℃，$[\alpha]_{D}^{18}$＋123℃（c＝0.2，吡啶－水）；易溶于 *N*，*N*－二甲基甲酰胺、吡啶中，可溶于碳酸氢钠、碳酸钠、氢氧化钠等碱性溶液中，但在碱液中不稳定，渐变暗棕色，微溶于热冰乙酸，难溶于甲醇、乙醇、丙酮，几乎不溶于水、乙醚、苯、三氯甲烷等。

黄芩苷的提取分离方法如下。

黄芩粗粉

↓ 分别加10倍、8倍量水煎煮2次，每次1小时，过滤

滤液

↓ 加盐酸调pH1～2，80℃保温30分钟，静置，离心分离

沉淀

↓ 加适量水搅匀，加40%NaOH调至pH7，再加入等量乙醇，过滤

滤液

↓ 加盐酸调pH1～2，充分搅拌，加热至80℃，保温 30 分钟，过滤

沉淀

↓ 水洗，50%乙醇洗涤，再用50%乙醇洗涤或重结晶

黄芩苷

三、灯盏花

灯盏花又名灯盏细辛，为菊科植物短亭飞蓬 *Erigeron breviscapus*（Vant.） Hand. －Mazz. 的全草。主要分布于我国西南等省区。民间认为它具有散寒解表、止痛舒络、活血治瘫的功效。灯盏花在临床上主要用于治疗高血压、脑栓塞、多发性神经炎、慢性蛛网膜炎等脑血管意外所致的瘫痪。以灯盏花黄酮类成分制成的片剂和注射液用于治疗脑血栓所致瘫痪，总有效率达 95. 8% 。

其中含有的黄酮类成分主要有以下几种。

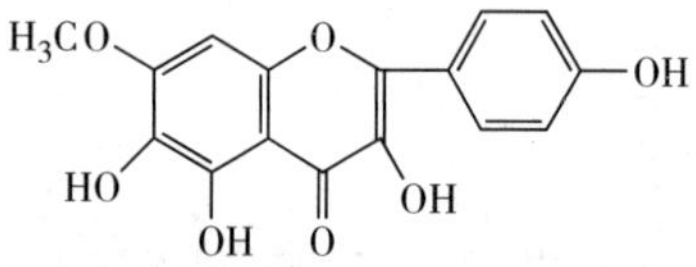

H_3CO HO OH OH O OH

3, 5, 6, 4′–四羟基–7–甲氧基黄酮（Ⅰ）

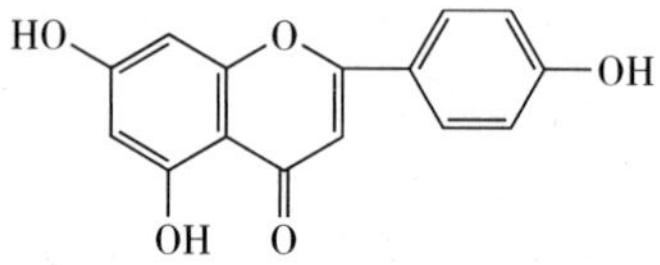

HO OH OH O

5, 7, 4′–三羟基黄酮（Ⅱ）

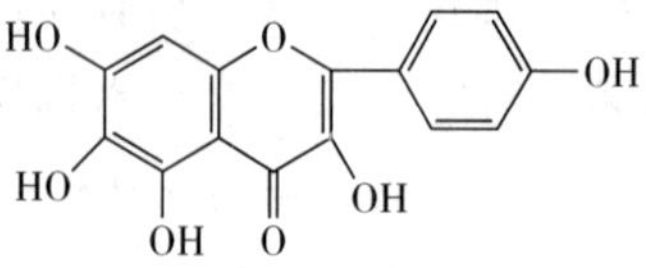

HO HO OH O OH OH

3, 5, 6, 7, 4′–五羟基黄酮（Ⅲ）

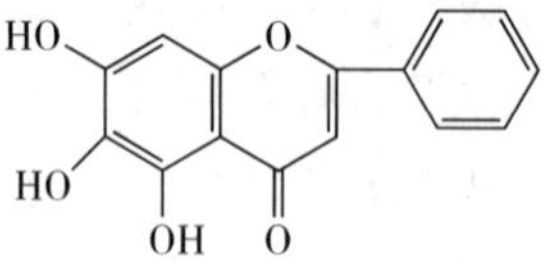

HO HO OH O

5, 6, 7–三羟基黄酮（Ⅳ）

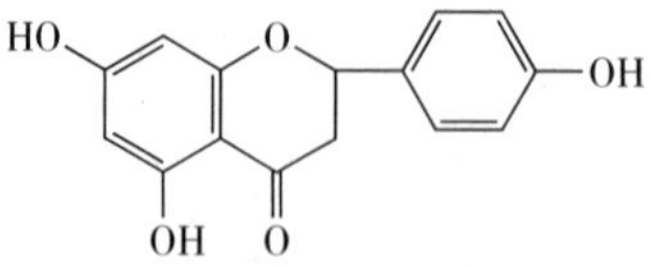

HO OH OH O

5, 7, 4′–三羟基二氢黄酮（Ⅴ）

分离流程如下。

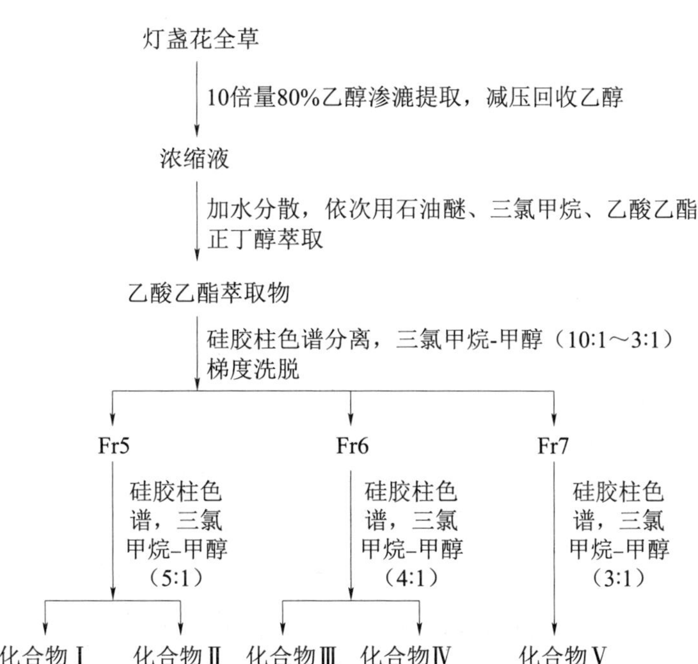

四、车前

车前为传统中药，以种子和全草入药。我国现有 18 种、3 变种，2 变型，共 23 个分类单位。车前草是车前科（Plantaginaceae）车前属（*Plantago*）植物干燥全草，是我国传统的药用植物之一，在《神农本草经》、《本草纲目》、《中药大词典》等著作中均有详细记载，其来源为车前科植物车前（*P. asiatica* L.）、大车前（*P. major* L.）、平车前（*P. depressa* Willd.）的全草，《中国药典》（2020 年版）入药的有车前和平车前 2 种。中医认为车前具有清热利尿、祛痰、凉血、解毒之功效。现代研究表明车前草具有多种药理作用，如：利尿排石、镇咳、祛痰、平喘、抗病原微生物、抗炎、护肝、降压，降低血清胆固醇等。可治疗尿路感染，暑湿泄泻，痰多咳嗽，热毒痈肿等。车前草临床应用广泛，具有价格低廉，药源丰富，毒副作用小等优点，很有开发利用价值。车前生于山坡草地、田埂路边或村旁空旷地，产于全国各地。大车前也产于全国各地。平车前主产于东北、华北及西北等地，有明显的圆柱形直根，须根少，根生叶直立或平展，椭圆状披针形或卵状披针形，花茎略带弧状，花序长 4～25cm，苞片小，毛平车前为平车前的变种，叶通常近全缘，与叶柄、花葶均密被柔毛，主产于内蒙古。

1. 车前中的化学成分　车前中的黄酮类化合物主要有芹菜素（apigenin）、apigenin 7－glucoside、木犀草素－7－*O*－β－D－葡萄糖苷（luteolin－7－glucoside）、木犀草素－7－*O*－β－D－葡萄糖醛酸苷（luteolin 7－glucuronide）、luteolin－7－diglucoside、hispidulin－7－glucuronide、luteolin－6－hydroxy－4－methoxy－7－galactoside、nepetin 7－glucoside、baicalein、hispidulin、高车前苷（homoplantaginin）、车前宁（plantaginin）、scutellarein、车前苷（plantagoside）、6－羟基木犀草素（6－hydroxyluteolin）等，其结构见表 6－21。

R_3　R_2　O　R_4　R_1　OH　O

表 6－21 黄酮类化合物的结构

黄 酮	R_1	R_2	R_3	R_4
Apigenin	H	OH	H	OH
Apigenin－7－glucosid	H	OGlc	H	OH
Baicalein	OH	OH	H	H
Hispidulin	OMe	OH	H	OH
Hispidulin－7－glucuronide	OMe	OGlcA	H	OH
Homoplantaginin	OMe	OGlc	H	OH
Luteolin－7－glucosid	H	OGlc	OH	OH
Luteolin－7－glucuronide	H	OGlcA	OH	OH
Luteolin－7－diglucosid	H	OGlc－Glc	OH	OH
Luteolin－6－hydroxy－4－methoxy－7－galactoside	OH	OGal	OH	OMe
Nepetin－7－glucoside	OMe	OGlc	OH	OH
Plantaginin	OH	OGlc	H	OH
Scutellarein	OH	OH	H	OH

车前中还含有其他成分如：环烯醚萜类、苯丙素苷类、有机酸类和多糖类等。

2. 毛平车前的黄酮类成分的提取分离 毛平车前（*Plantago depressa* Var. *montata* Kitag.）的干燥全草，80%乙醇提取，减压浓缩至无醇味，以适量水混悬，依次用石油醚、三氯甲烷、乙酸乙酯、正丁醇萃取。三氯甲烷部分经硅胶柱层析（石油醚－三氯甲烷，石油醚－乙酸乙酯梯度洗脱）、重结晶等方法分得4个化合物：β－谷甾醇、硬脂酸、熊果酸、齐敦果酸。乙酸乙酯部分经硅胶柱层析（三氯甲烷－甲醇梯度洗脱）、Sephadex LH－20、C_{18}柱层析和重结晶等方法，分得4个化合物：芹菜素、木犀草素、β－胡萝卜苷、高车前素。正丁醇部分经硅胶反复柱层析（三氯甲烷－甲醇梯度洗脱）、Sephadex LH－20，C_{18}柱层析和重结晶等方法，分得4个化合物：梓醇、majoroside、martynoside、高车前苷。

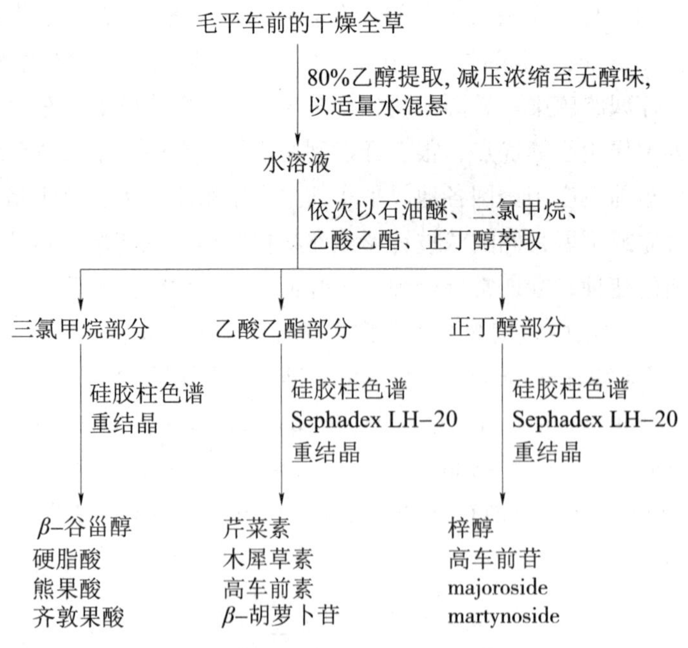

五、葛根

葛根为豆科葛属植物，产于我国南北各地，除新疆、青海及西藏外，全国均有分布；在东南亚及澳大利亚亦有分布。

药典收载的药用葛根为野葛 *Pueraria lobata*（Willd.）Ohwi. 的干燥根，是中医常用的祛风解表药之一，具有解肌退热、生津透疹、升阳止泻等功效。主要应用于外感发热头痛、项强口渴、麻疹不透、热痢泄泻、高血压、颈项强痛等。

葛根含有异黄酮类、葛酚苷类、香豆素类、三萜类等多种类型的成分。葛根中的异黄酮苷类成分包括大豆苷元（daidzein，1），大豆苷（daidzin，2），大豆苷元－4－葡萄糖苷（daidzein－4－glucoside，3），葛根素（puerarin，4），3－甲氧基葛根素（3－methoxy puerarin，5），大豆苷元－8－C－木糖（1→6）葡萄糖苷（puerarin xyloside，6），染料木素（genistein，7），染料木苷（genistin，8），芒柄花异黄酮（formononetin，9），芒柄花苷（ononin，10）。

葛根中还含有其他成分如：葛香豆雌酚（puerarol，11），拟雌内酯（coumestrol，12），(+)－puerol B 2″－O－glucoside（13），尿囊素（allantoin，14），廿六烷酸（cerotic acid，15），羽扇豆醇（lupeol，16），β－谷甾醇（β－sitosterol，17），β－胡萝卜苷（β－daucosterol，18）等。

葛根素是葛根最主要的活性成分，具有广泛的药理活性，有舒张平滑肌的作用，对正常和高血压的动物有一定的降压作用，有明显的扩张冠状动脉作用，可用于辅助治疗冠心病、心绞痛、心肌梗死、视网膜动静脉阻塞、突发性耳聋、缺血性脑血管病及小儿病毒性心肌炎等。

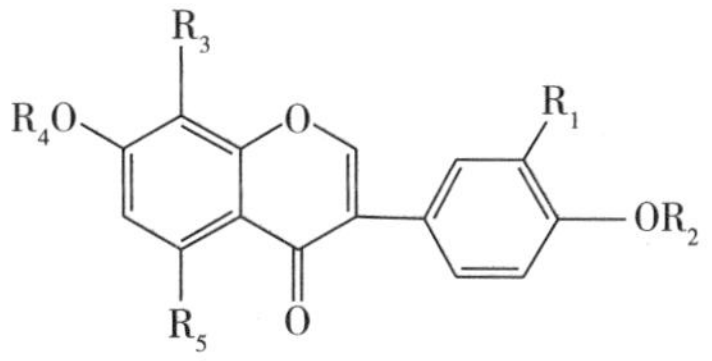

R_3　R_4O　O　R_1　OR_2　R_5　O

1：$R_1=R_2=R_3=R_4=R_5=H$

2：$R_1=R_2=R_3=R_5=H$　　$R_4=$—Glc

3：$R_1=R_3=R_4=R_5=H$　　$R_2=$—Glc

4：$R_1=R_2=R_4=R_5=H$　　$R_3=$—Glc

5：$R_2=R_4=R_5=H$　　$R_3=$Glc　$R_1=$—OCH_3

6：$R_1=R_2=R_4=R_5=H$　　$R_3=$—Glc－xyl

7：$R_1=R_2=R_3=R_4=H$　　$R_5=$—OH

8：$R_1=R_2=R_3=H$　　$R_5=$—OH　$R_4=$—Glc

9：$R_1=R_3=R_4=R_5=H$　　$R_2=$—CH_3

10：$R_1=R_3=R_5=H$　　$R_2=$—CH_3　$R_4=$—Glc

葛根中的异黄酮成分的提取分离：将野葛粉碎为粗粉，80%乙醇回流提取3次，减压浓缩至无醇味，过滤，滤液以适量水混悬，依次用石油醚、乙酸乙酯、正丁醇萃取。滤渣部分经硅胶反复柱层析（三氯甲烷－甲醇梯度洗脱），重结晶等方法，分得化合物11和16；石油醚部分经硅胶反复柱层析（石油醚－乙酸乙酯梯度洗脱），重结晶等方法，分得化合物15、17和18；乙酸乙酯部分经硅胶反复柱层析（三氯甲烷－甲醇梯度洗脱），聚酰胺柱层析（水－乙醇梯度洗脱），Sephadex LH－20柱层析（甲醇）和重结晶等方法，分得化合物1、7、9、12、13和14；正丁醇部分经硅胶反复柱层析（三氯甲烷－甲醇梯度洗脱），聚酰胺柱层析（水－乙醇梯度洗脱），Sephadex LH－20柱层析（甲醇）和重结晶等方法，分得化合物2、3、4、5、8和10；水部分经大孔树脂柱层析（水－乙醇梯度洗脱），在20%乙醇部分，用硅胶反复柱层析，分得化合物6。

答案解析

目标测试

一、单项选择题

1. 组成黄酮类化合物的基本骨架是

A. $C_3-C_6-C_3$　　B. $C_6-C_6-C_6$　　C. C_6-C_3

D. $C_6-C_3-C_6$　　E. $C_6-C_6-C_3$

2. 下列黄酮类酸性最强的是

A. 7-羟基黄酮　　B. 4′-羟基黄酮　　C. 3′,4′-二羟基黄酮

D. 7,4′-二羟基黄酮　　E. 6,8-二羟基黄酮

3. 四氢硼钠试剂反应是用于鉴别

A. 二氢黄酮（醇）　　B. 查耳酮　　C. 黄酮醇

D. 花色素　　E. 异黄酮

4. 黄酮类化合物层析检识常用的显色剂是

A. 盐酸镁粉试剂　　B. 三氯化铁试剂　　C. 异羟肟酸铁试剂

D. 1%氢氧化钠试剂　　E. 1%三氯化铝甲醇溶液

二、多项选择题

5. 可用于鉴别二氢黄酮化合物的是

A. 盐酸-镁粉反应　　B. 四氢硼钠反应　　C. 锆-枸橼酸反应

D. 醋酸铅反应　　E. 醋酸镁反应

6. 影响黄酮类化合物与聚酰胺吸附力强弱的因素有

A. 化合物类型　　B. 酚羟基位置　　C. 酚羟基数目

D. 芳香化程度　　E. 洗脱剂种类

三、配伍选择题

[7~8]

A. 二氢黄酮　　B. 5-羟基黄酮　　C. 黄酮醇

D. 7-羟基黄酮　　E. 异黄酮

7. 加入二氯氧化锆甲醇溶液形成黄色络合物，再加入枸橼酸后黄色消退的是

8. 加入二氯氧化锆甲醇溶液形成黄色络合物，再加入枸橼酸后黄色不消退的是

四、简答题

9. 简述红花花开初期、中期、后期，花冠颜色由淡黄到红的原因。

10. 简述黄酮类化合物的常用提取方法及原理。

书网融合……

思政导航

本章小结

微课

题库

第七章　萜类和挥发油

PPT

学习目标

知识目标

1. 掌握　萜类的定义和主要分类法、理化性质、提取分离和检识方法；挥发油的定义、组成、理化性质、提取分离和检识方法。

2. 熟悉　代表性萜类化合物的结构及其生物活性。

3. 了解　萜类化合物的波谱特征、生物合成途径。

能力目标　通过本章的学习，能够掌握萜类和挥发油的主要类型、理化性质、提取分离和检识方法，理论联系实际，具备从中药中提取、分离和检识萜类和挥发油的基本技能，培养学生的中医药思维和创新能力。

第一节　萜　类

一、概述

萜类化合物（terpenoids）是一类在自然界分布广泛、数量庞大、结构类型多、具有多种生物活性的重要的天然产物，萜类化合物的研究非常活跃，近年来从海洋生物中发现了大量的萜类化合物，据不完全统计，萜类化合物近30 000种。

（一）萜类的定义和分类

从生物合成途径看，萜类化合物是由甲戊二羟酸（mevalonic acid，MVA）衍生而成，且分子式符合$(C_5H_8)_n$通式的衍生物；从化学结构特征看，萜类化合物是异戊二烯（isoperene）的聚合物及其衍生物，其基本碳架一般为具5个碳原子的异戊二烯结构单元，少数除外。

萜类化合物有多种分类方法，最常见的是根据分子结构中异戊二烯单元数目进行分类，见表7－1，如含2个异戊二烯单位的称为单萜（monoterpenoids），含3个异戊二烯单位的称为倍半萜（sesquiterpenoids），含4个异戊二烯单位的称为二萜（ditepenoids），以此类推。根据分子结构中碳环的有无和数目多少，可进一步分为无环萜、单环萜、双环萜、三环萜及四环萜等。也可根据碳架不同加以分类，如单萜中的月桂烷、薄荷烷型、蒎烷型等，倍半萜中的金合欢烷型、没药烷型、吉马烷型、蛇麻烷型等。还可根据官能团不同分为萜醇、萜醛、萜酮、萜酸、萜内酯等，有的萜类化合物分子中含氮原子，称为萜类生物碱，如乌头碱（aconitine）。

表7－1　萜类化合物的分类与分布

类别	碳原子数目	异戊二烯单位数	分布
半萜	5	1	植物叶
单萜	10	2	挥发油

续表

类别	碳原子数目	异戊二烯单位数	分布
倍半萜	15	3	挥发油
二萜	20	4	树脂、叶绿素、植物醇
二倍半萜	25	5	海绵、植物病菌、昆虫代谢物
三萜	30	6	皂苷、树脂
四萜	40	8	胡萝卜素
多聚萜	$7.5\times10^3\sim3\times10^5$	n	橡胶、硬橡胶

本章主要介绍单萜、倍半萜、二萜及二倍半萜，三萜类化合物见本书第八章。

（二）萜类的分布和存在形式

萜类化合物在自然界分布极为广泛，裸子植物、被子植物、藻类、菌类、地衣类、苔藓类、蕨类中均有存在，尤其在裸子植物及被子植物中分布更为普遍，数量和种类更多，如在被子植物的30多个目、数百个科属中发现有萜类化合物。在动物、微生物、昆虫、真菌和海洋生物中也有分布。

单萜在唇形科、伞形科、樟科及松科等植物的腺体、油室及树脂道内有大量的存在。倍半萜种类数量最多，在木兰目、芸香目、山茱萸目及菊目等植物中分布较为集中。二萜分布丰富的科属有五加科、马兜铃科、菊科、橄榄科、杜鹃花科、大戟科、豆科、唇形科和茜草科等。二倍半萜数量不多，在羊齿植物、菌类、地衣类、海洋生物及昆虫的分泌物中存在。

自然界萜类化合物大部分以游离形式存在，部分以糖苷、酯或内酯的形式存在；有的萜类以单体形式存在，有的以二聚、三聚，甚至多聚体的形式存在；有的萜类与其他类型化合物如香豆素、生物碱、黄酮、醌类等形成聚合物或结合物的形式存在。如芍药中的芍药苷（paeoniflorin）是一类蒎烷型单萜苷，银杏制剂中治疗心脑血管疾病的有效成分银杏内酯（ginkgolides）为二萜内酯类。

（三）萜类的生物合成途径

1. 甲戊二羟酸途径（MVA途径）

（1）经验异戊二烯法则（empirical isoprene rule）　在早期研究中发现萜类化合物的碳架均可划分为2个或2个以上异戊二烯单位（isoprene unite），此外实验结果显示：将橡胶（萜类）进行降解反应可得到大量异戊二烯；而将异戊二烯加热至280℃也可合成异戊二烯（萜类）。1887年Wallach提出了“异戊二烯法则”，认为萜类化合物是由异戊二烯经头尾相接缩合而成，异戊二烯法则被作为判断萜类化合物的重要依据。

（2）生源异戊二烯法则（biogenetic isoprene rule）　随着新的萜类化合物不断被发现，其中一些化合物的碳架不符合异戊二烯法则。1938年Ruzicka提出了“生源异戊二烯法则”的假设，指出萜类化合物的前体是“活性的异戊二烯”，之后Lynen证明了焦磷酸异戊烯酯（Δ^3－isopentenyl pyrophosphate，IPP）的存在，Folkers证明3(R)－甲戊二羟酸（3R－mevalonic acid，MVA）是IPP的关键前体，确证了“生源异戊二烯法则”的合理性。目前认为在萜类的生物合成中，首先由最基本的前体物乙酰辅酶A（acetyl CoA）生成关键中间体甲戊二羟酸，再经反应生成焦磷酸异戊烯酯（isopentenyl pyrophosphate，IPP）及其异构体焦磷酸γ,γ'－二甲基烯丙酯（γ,γ'－dimethylally pyrophosphate，DMAPP），IPP和DMAPP是生物体内的“活性异戊二烯”，作为直接前体物，起烷基化延长碳链的作用，在一系列生物酶作用下生物合成单萜、倍半萜、二萜、三萜等化合物（图7－1）。有些萜类化合物基本碳架不符合异戊二烯法则或碳原子数不是5的倍数，是因为在生物合成过程中产生异构化或产生脱羧降解反应所致。

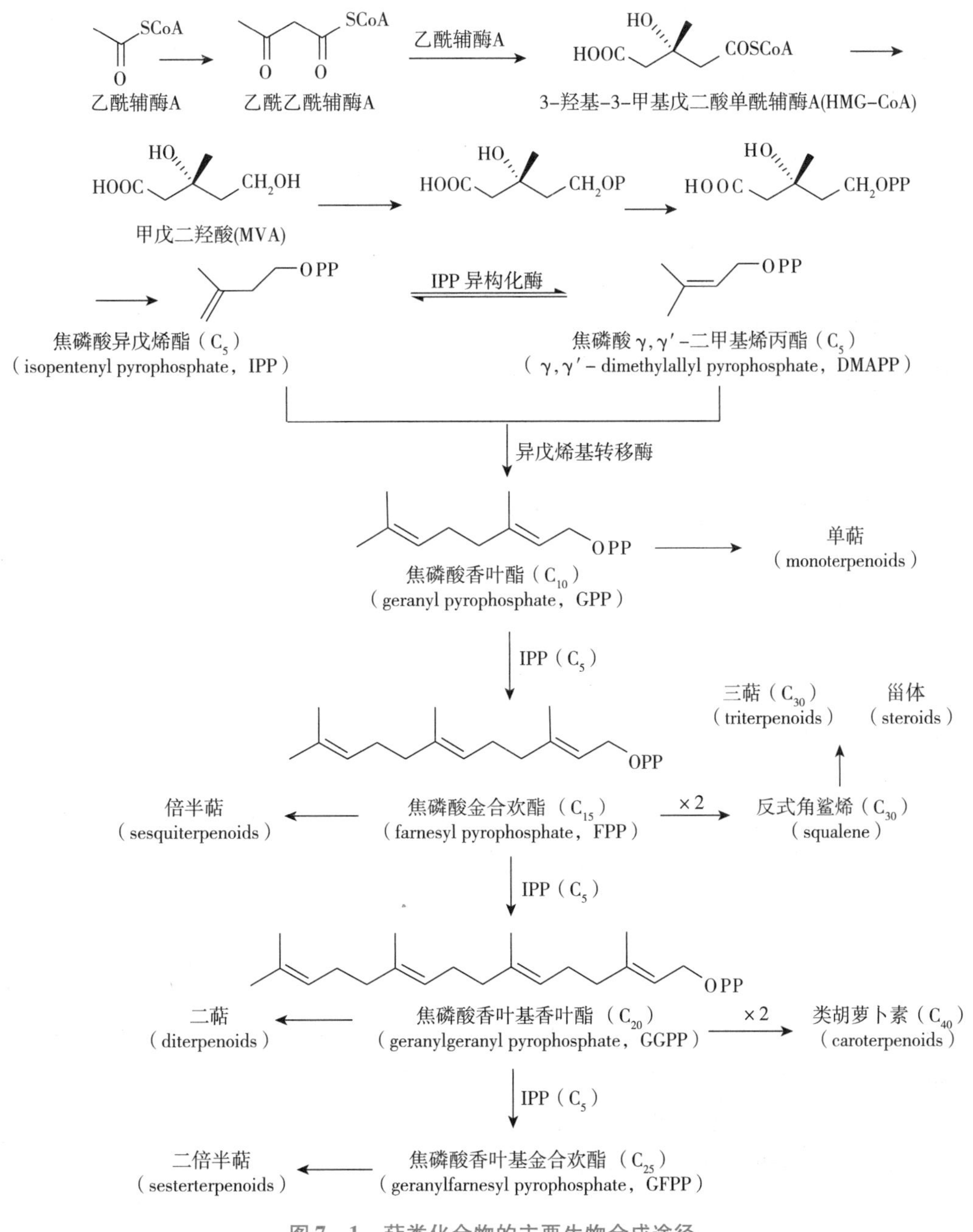

图7－1　萜类化合物的主要生物合成途径

2. 脱氧木酮糖磷酸途径（DXP途径） 1993年Rohmer等研究证明除甲戊二羟酸途径外，萜类的生物合成还存在一条非甲戊二羟酸途径，即脱氧木酮糖磷酸途径，以丙酮酸和磷酸甘油醛为原料，在转酮酶的催化作用下聚合生成1－脱氧－D－木酮糖－5－磷酸（DOXP），经还原和分子内重排形成2－甲基赤藓糖－4－磷酸（MEP），再经磷酸化、环化等步骤生成IPP和DMAPP，目前主要是在植物体内发现利用该途径合成单萜、二萜和四萜。

（四）萜类化合物的生物活性

萜类化合物具有多方面的生物活性，是一类重要的中药有效成分，并据此成功开发了许多新药，如青蒿素（qinghaosu，arteannuin，artemisinin）有很强的抗疟疾活性，是治疗恶性疟原虫所引发的疟疾的特效药；紫杉醇（taxol）对乳腺癌、卵巢癌有良好的治疗疗效；穿心莲内酯（andrographolide）有清热解毒、抗菌消炎作用，用于治疗上呼吸道感染；关附甲素（guan－fu base A）具有抗心律失常作用；齐墩果酸（oleanolic acid）可用于急慢性肝炎的治疗。

萜类化合物中的挥发油因多具有芳香气味，还是香料及化妆品行业的重要原料。

二、单萜

单萜类（monoterpenoids）是由 2 个异戊二烯单元组成的具有 10 个碳原子的化合物及其衍生物，常存在于高等植物的分泌组织、昆虫和微生物的代谢产物以及海洋生物中。单萜是挥发油中沸点较低部分的主要成分，但单萜苷不具有挥发性。单萜含氧衍生物多具有较强的生物活性及香气，是医药、食品、化妆品、香料工业的重要原料。

单萜类化合物可分为无环（开链）、单环、双环及三环等类型，其中单环和双环单萜数目较多，构成的碳环多为六元环。

（一）无环单萜（acyclic monoterpenoids）

常见类型有月桂烷型（myrceane）、艾蒿烷型（artemisane）和薰衣草烷型（lavandulane）等。

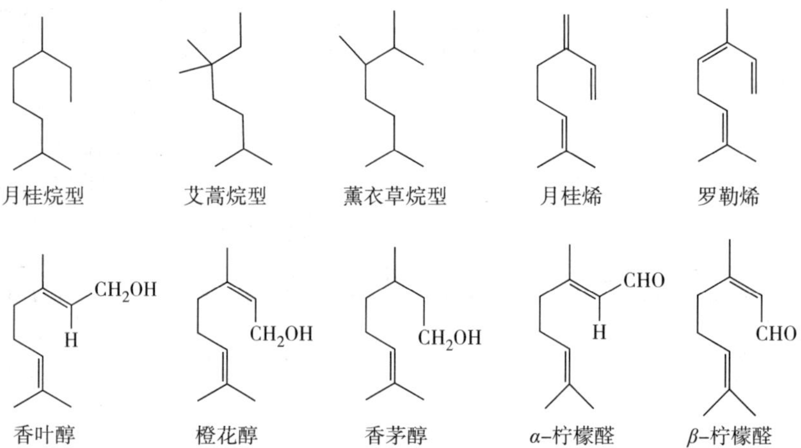

月桂烯（myrcene）和罗勒烯（ocimene）互为同分异构体，是典型的无环单萜烃，月桂烯主要存在于桂叶（*Osmanthus fragrans* Lours）、蛇麻花（*Humulus lupulus* L.，啤酒花）、马鞭草（*Verbena officinalis* L.）等挥发油中，具有一定的祛痰和镇咳作用；罗勒烯主要存在于罗勒［*Ocimum basilicum* L. var. pilosum（wild.）Benth.］叶等植物中，具特殊香味，是香料工业的重要原料。

香叶醇（geraniol，习称牻牛儿醇）和橙花醇（nerol，又称香橙醇）互为顺反异构体，香叶醇是香叶油、玫瑰油、牻牛儿苗油等中的主要成分，橙花醇在橙花油、柠檬草油等中存在，香叶醇或橙花醇部分氢化还原得到香茅醇（citronellol），三者常共存于同一挥发油中，是重要的玫瑰系香料成分，并具有抗菌和驱虫作用。

柠檬醛（citral）有顺反异构体，反式为 α－柠檬醛，又称香叶醛（geranial）；顺式为 β－柠檬醛，又称橙花醛（neral），两者常混合共存，以 α－柠檬醛为主，是重要的柠檬香气香料，并具有抑制真菌和驱虫作用。

（二）单环单萜（monocyclic monoterpenoids）

常见类型有薄荷烷型（*p*－menthane）、环香叶烷型（cyclogeraniane）和革酚酮类（troponoides）等。

1. 薄荷烷型　此类单萜数量很多，如薄荷醇（menthol）是唇形科植物薄荷（*Mentha haplocalyx* Briq.）和欧薄荷［*Mentha longifolia*（Linn.）Huds.］等挥发油的主要成分，左旋体习称“薄荷脑”，对皮肤和黏膜有清凉、止痒和弱的镇痛作用；薄荷酮（menthone）常与薄荷醇共存于薄荷油中，也具有浓郁的薄荷香气。胡椒酮（piperitone）习称辣薄荷酮、洋薄荷酮，主要存在胡椒科植物胡椒（*Piper nigrum L.*）、菊科万寿菊属和蒿属等植物中，有平喘、止咳、抗菌等作用。桉油精（eucalyptol，cineole）是桉叶油的主要成分，有似樟脑的香气，具有解热、消炎、抗菌、防腐、平喘及镇痛作用，常用作香料、防腐剂，临床常制成复方制剂用于治疗头痛。

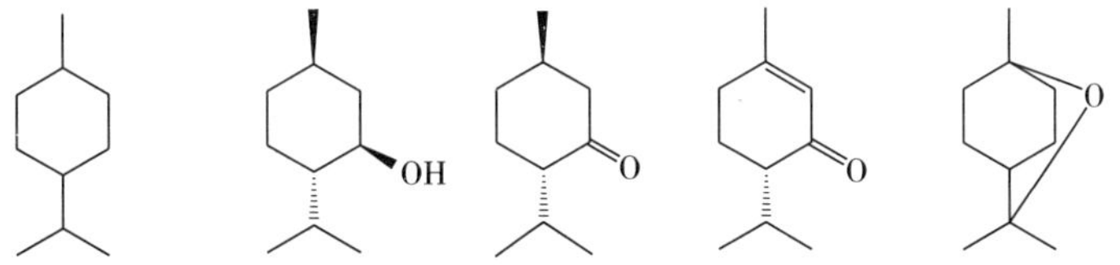

薄荷烷型　(-)薄荷醇　薄荷酮　胡椒酮　桉油精

2. 环香叶烷型　紫罗兰酮（ionone）包括 α 和 β 两种异构体，α－紫罗兰酮存在于千屈菜科指甲花（*Lawsonia inermis* Linn.）挥发油中，工业上由柠檬醛与丙酮缩合制备，缩合产物是 α－紫罗兰酮和 β－紫罗兰酮的混合物，α－紫罗兰酮具有馥郁的香气，用于配制高级香料；β－紫罗兰酮可用作合成维生素 A 的原料。

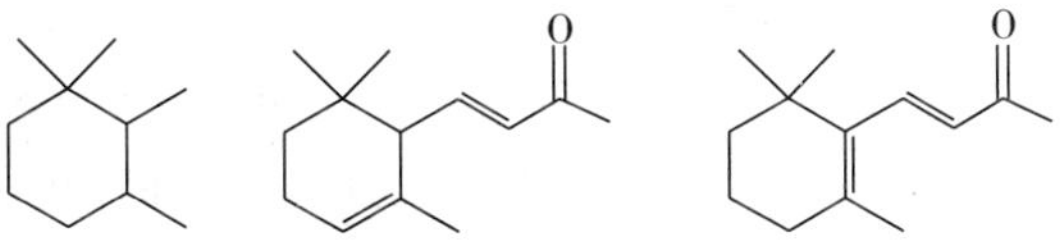

环香叶烷型　α-紫罗兰酮　β-紫罗兰酮

3. 革酚酮类　是一类变形单萜，不符合异戊二烯法则，其基本碳架为七元芳环，具有芳香化合物性质。环上羟基具有酚的通性，其酸性介于酚类和羧酸之间；酚羟基易于甲基化但不易酰化；羰基类似于羧酸中羰基的性质，但不能和一般羰基试剂反应；能和多种金属离子形成络合物结晶体并显示不同颜色，可用于鉴别。红外光谱显示羰基（$1650 \sim 1600cm^{-1}$）和羟基（$3200 \sim 3100cm^{-1}$）的吸收峰，与一般化合物中羰基略有不同。

革酚酮类化合物为一些真菌代谢产物，在柏科植物的心材中也有存在，多具有抗菌活性，亦多有毒性。如北美乔柏（*Thuja plicata* D. Don）、北美香柏（*Thuja occidentalis* L.）和罗汉柏［*Thujopsis dolabrata*（L. f.）Sieb. et Zucc.］心材中含有 α－崖柏素（α－thujaplicin）和 γ－崖柏素（γ－thujaplicin），台湾扁柏（*Chamaecyparis taiwanensis* Masam. Et Suzki）和罗汉柏心材中含有 β－崖柏素，也称扁柏酚（hinokitiol）。

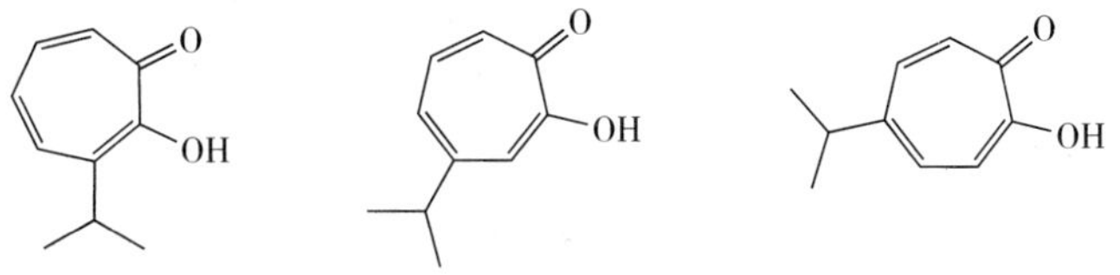

α-崖柏素　扁柏酚　γ-崖柏素

（三）双环单萜（bicyclic monoterpenoids）

双环单萜结构类型较多，常见的有蒎烷型（pinane）、莰烷型（camphane）、蒈烷型（carane）、苧烷型（thujane）、异莰烷型（isocamphane）和葑烷型（fenchane）等，前 4 种可看成由薄荷烷在不同位置环合而成的产物，以蒎烷型和莰烷型较稳定，形成的衍生物也较多。

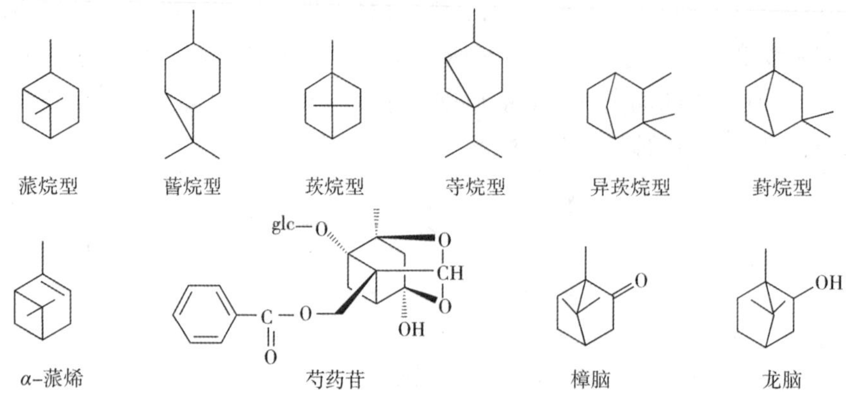

1. 蒎烷型 蒎烯（pinene）主要存在于松节油中，约含 α-蒎烯 60%、β-蒎烯 30%，具有镇咳和祛痰作用，是合成樟脑（camphor）、龙脑（borneol）等的重要原料。芍药苷是芍药（*Paeonia lactiflora* Pall.）根中的蒎烷单萜苷，其类似物有白芍药苷（albiflorin）、氧化芍药苷（oxypaeoniflorin）、苯甲酰芍药苷（benzoylpaeoniflorin）等，多具有镇痛、镇静、解热、抗炎以及防老年痴呆等多种生物活性。

2. 莰烷型 樟脑是樟树［*Cinnamomum camphora*（L.）Presl］挥发油的主要成分，白色结晶性固体，易升华，具有特殊的芳香气味，有局部刺激和防腐作用，可用于神经痛、炎症和跌打损伤。天然樟脑由左旋体和右旋体组成，合成品为消旋体。龙脑可看作樟脑的还原产物，有升华性，冰片是近乎纯粹的右旋龙脑，主要得自于龙脑香树（*Dryobalanops aromatica* Gaerta. f.）挥发油，具有发汗、兴奋、解痉、防蛀作用，还有显著的抗缺氧作用，如苏冰滴丸用于冠心病心绞痛、胸闷、心肌梗死等；冰片还广泛用于香料、清凉剂。

（四）环烯醚萜类（iridoids）

环烯醚萜为臭蚁二醛（iridodidial）的缩醛衍生物，臭蚁二醛原是从臭蚁（*Iridomyrmex detectus*）的防卫分泌物中分离得到，在植物体内也有存在，系由焦磷酸香叶酯（GPP）衍生而成，故属单萜类化合物。GPP 在植物体内先逐步转化成臭蚁二醛，再衍生成环烯醚萜。环烯醚萜 C_4-甲基经氧化、脱羧形成 4-去甲基环烯醚萜（4-demethyliridoids），环戊烷部分的 C_7-C_8 处断键开环则形成裂环环烯醚萜（secoiridoids），并多与糖结合形成苷，其生物合成途径见图 7-2。环烯醚萜类化合物在植物界分布较广，尤其在茜草科、玄参科、唇形科及龙胆科等植物中较为常见。

环烯醚萜是一类由五元碳环骈六元氧杂环的特殊单萜，具有 1 位半缩醛羟基，其性质活泼，在植物体内主要以与糖成苷的形式存在；多具有环戊烷环，根据其是否裂环，可分为环烯醚萜及裂环环烯醚萜两种碳架；常有 Δ^3 双键，C_4、C_8 位各有甲基取代，易被氧化、脱羧形成碳架为 C_9 或 C_8 的降碳环烯醚萜类。

1. 环烯醚萜（苷） C_1-OH 多与葡萄糖形成 β-*D*-葡萄糖苷，根据 C_4、C_8 位有无取代基，又可分为以下类型。

（1）环烯醚萜（苷） 苷元有 10 个碳原子，C_4 多连甲基或羧基、羧酸甲酯、羟甲基，C_8 多连甲基或羟甲基，除 Δ^3 双键外有时还有 Δ^6 或 Δ^7 或 Δ^5。如京尼平苷（geniposide）、京尼平苷酸（geniposidic acid）、栀子苷（gardenoside）是栀子（*Gardenia jasminoides* Ellis）的主要有效成分，有缓泻、镇痛、利胆、抗炎等作用，与栀子清热泻火、治疗湿热黄疸的功效相关；马鞭草苷（verbenalin）是马鞭草的主要有效成分，具有与麦角相似的收缩子宫作用，并有镇咳作用；鸡屎藤苷（paederoside）存在于鸡屎藤［*Paederia scandens*（Lour.）Merr.］中，C_4 位羧基与 C_6 位羟基形成 γ-内酯，由于 C_{10} 位甲硫酸酯在鸡屎藤组织损伤时酶解生成甲硫醇产生鸡屎臭，故而得名，具有抗肿瘤作用（图 7-2）。

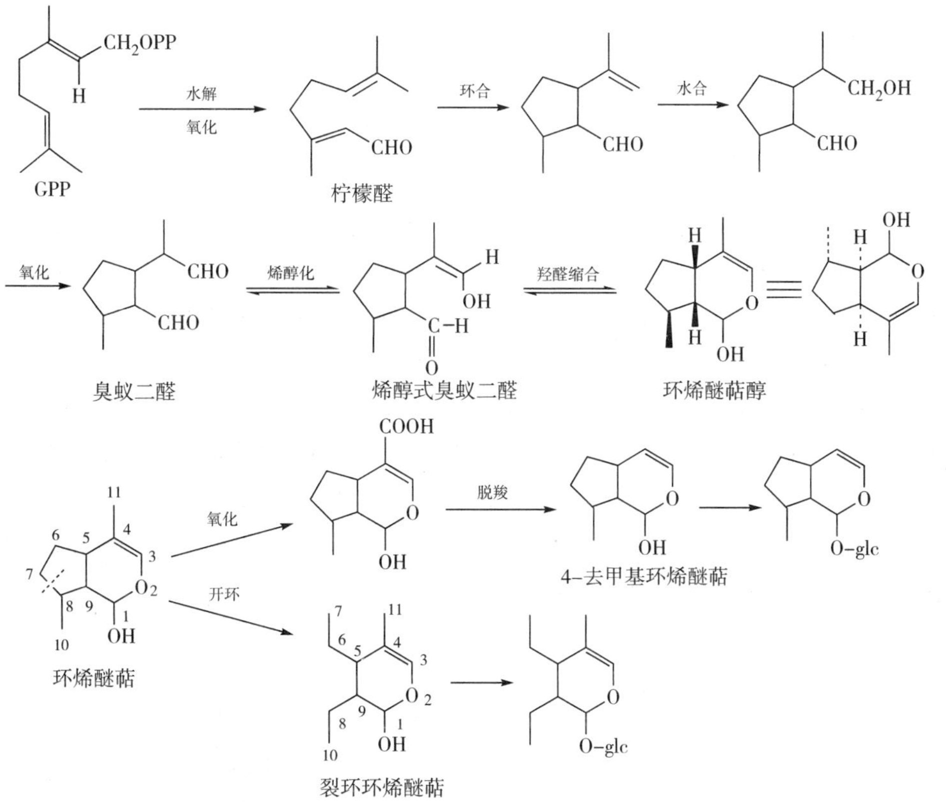

GPP　柠檬醛　臭蚁二醛　烯醇式臭蚁二醛　环烯醚萜醇

环烯醚萜　4-去甲基环烯醚萜　裂环环烯醚萜

图 7-2　环烯醚萜类化合物的生物合成途径

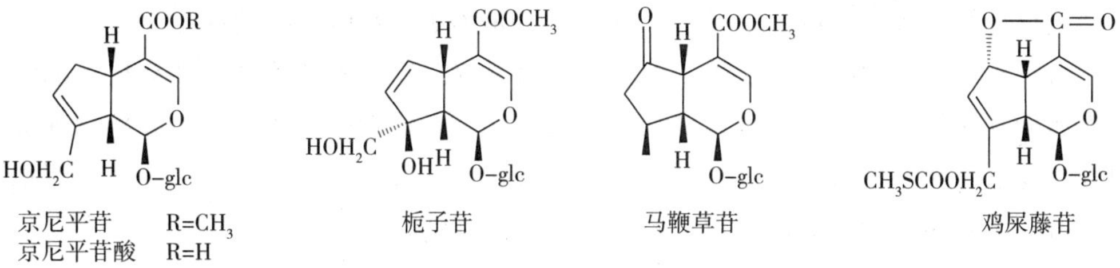

京尼平苷　R=CH_3
京尼平苷酸　R=H
栀子苷　马鞭草苷　鸡屎藤苷

（2）4-去甲基环烯醚萜（苷）　由 C_4 位去甲基降解形成，苷元有 9 个碳原子，其他取代情况与环烯醚萜苷类似。梓醇（catalpol，梓醇苷）是地黄（*Rehmannia glutinosa* Libosch.）降血糖有效成分，并有利尿及缓泻作用；梓苷（cataposide）存在于梓（*Catalpa ovata* G. Don）的果实中（梓实），与梓醇药理作用相似；玄参苷（harpagoside，哈帕俄苷）存在于玄参（*Scrophularia ningpoensis* Hemsl.）根中，有一定的抗炎镇痛活性。

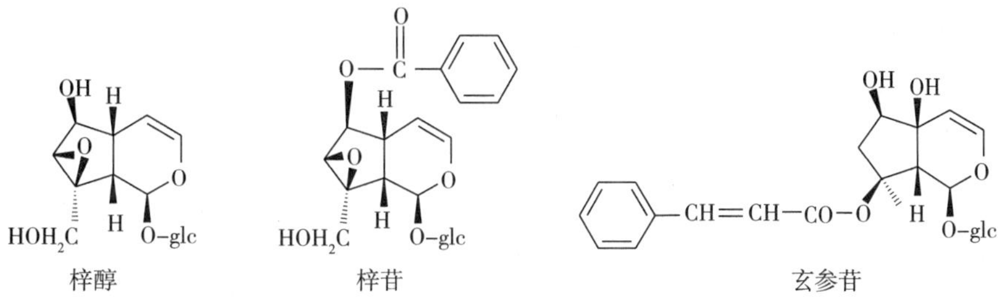

梓醇　梓苷　玄参苷

（3）8-去甲基和 4,8-去甲基环烯醚萜（苷）　由 C_8 位或 C_4、C_8 位去甲基降解所形成，苷元分别有 9 个和 8 个碳原子，为数较少。

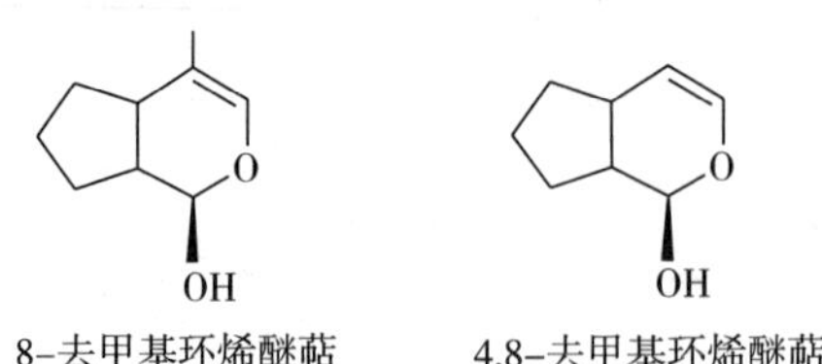

8-去甲基环烯醚萜　　4,8-去甲基环烯醚萜

2. 裂环环烯醚萜（苷） 由环烯醚萜在 C-7、C-8 处断键开环衍生而成，裂环后 C-7 有时可与 C-11 形成六元内酯环。该类化合物多具有苦味，广泛存在于龙胆科、茜草科、木犀科等植物中，在龙胆科龙胆属和獐牙菜属植物中尤其普遍。龙胆苦苷（gentiopicroside）是龙胆科植物龙胆（*Gentiana scabra* Bge.）、当药（*Swertia pseudochinensis* Hara）、獐牙菜［*Swertia bimaculata*（Sieb. et Zucc.）Hook. f. et Thoms. ex C. B. Clarke］等植物中的苦味成分，具有保肝、利胆、健胃、抗炎等作用，龙胆苦苷和氨水反应可生成龙胆碱（gentianine）。《中国药典》（2020 年版）以龙胆苦苷为指标成分对龙胆进行鉴别和含量测定，规定药材含龙胆苦苷（$C_{16}H_{20}O_9$）不得少于 3.0%，饮片含龙胆苦苷不得少于 2.0%。獐牙菜苷（sweroside，又称当药苷）和獐牙菜苦苷（swertiamarin，又称当药苦苷）是当药和獐牙菜中的苦味成分，具有抗菌、抗肝损伤、抗胆碱、解痉止痛等作用。

NH_3

龙胆苦苷　　龙胆碱　　獐牙菜苷 R=H
獐牙菜苦苷 R=OH

环烯醚萜类化合物多数为白色结晶或粉末（极少为液态），多具有旋光性，味苦。偏亲水性，易溶于水和甲醇，可溶于乙醇、丙酮和正丁醇，难溶于三氯甲烷、乙醚和苯等亲脂性有机溶剂。环烯醚萜苷易被水解，生成的苷元为半缩醛结构，容易进一步聚合，难以得到原始的苷元。如中药地黄、玄参、枳实等加工炮制后变黑，就是由这类成分在酶的作用下水解、聚合产生黑色树脂状聚合物所引起。环烯醚萜苷元遇酸、碱、羰基化合物和氨基酸等都能变色，可供鉴别。

三、倍半萜

倍半萜类（sesquiterpenoids）是由 3 个异戊二烯单位组成的具有 15 个碳原子的一类化合物及其衍生物，广泛分布于植物、海洋生物、微生物及昆虫组织中。倍半萜常与单萜类共存于植物挥发油中，是挥发油中高沸点部分（250～280℃）的主要组成成分，倍半萜含氧衍生物多具有较强的生物活性和香气，是医药、食品、化妆品、香料工业的重要原料。

倍半萜是萜类化合物中数量和结构类型最多的一类，可分为无环（开链）、单环、双环、三环及四环倍半萜，其碳环有五元、六元、七元甚至十二元的大环。

（一）无环倍半萜（acyclic sesquiterpenoids）

常见类型为金合欢烷型（麝子油烷型，farnesane），如金合欢烯（farnesene，又称麝子油烯）存在于啤酒花油、甜橙油、玫瑰油等中，有 α、β 两种构型。金合欢醇（farnesol）在金合欢花油、橙花油、香茅油中含量较高，是重要的高级香料原料，并有一定的抗菌作用。橙花叔醇（nerolidol，又称苦橙油醇）是橙花油中的主要成分之一，具有苹果香气。

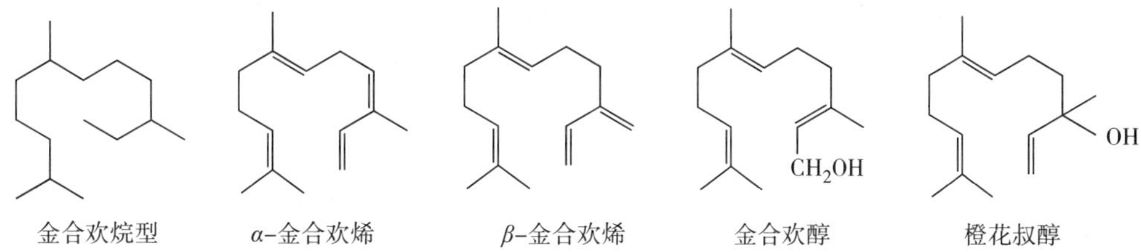

金合欢烷型　　α-金合欢烯　　β-金合欢烯　　金合欢醇　　橙花叔醇

（二）单环倍半萜（monocyclic sesquiterpenoids）

单环倍半萜有从三元环至十二元环等多种类型，其中以六元环居多，如没药烷型（bisabolane）等；还有十元环如吉马烷型（germacrane）、十一元环如蛇麻烷型（葎草烷型，humulane）等大环类型。

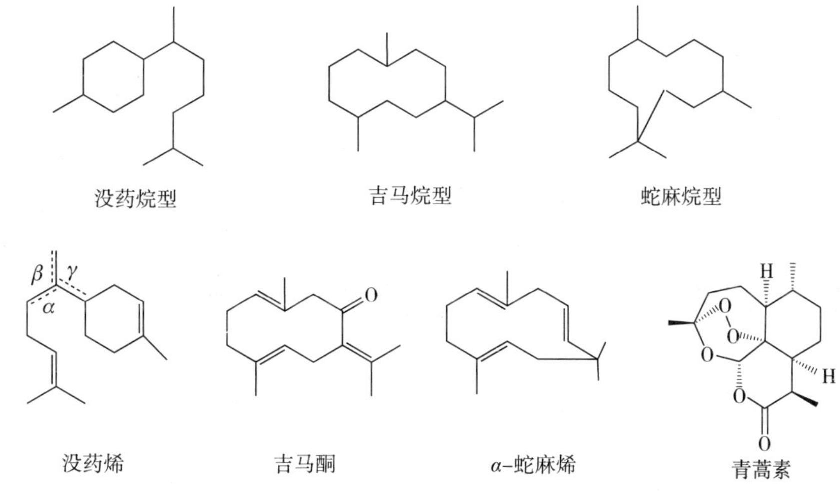

没药烷型　　吉马烷型　　蛇麻烷型

没药烯　　吉马酮　　α-蛇麻烯　　青蒿素

1. 没药烷型　没药烯（bisabolene）存在于没药（*Commiphora myrrha* Engl.）、八角茴香（*Illicium verum* Hook. f.）等挥发油中，有 α、β、γ 三种异构体。

2. 吉马烷型　吉马酮（germacrone，又称牻牛儿酮、杜鹃酮）存在于牻牛儿苗科植物大根老鹳草（*Geranium macrorrhizum* Linn.）、杜鹃花科植物兴安杜鹃（*Rhododendron dauricum* L.）叶的挥发油中，具有平喘、镇咳的作用。

3. 蛇麻烷型　α－蛇麻烯（α－humulene，又称 α－葎草烯）存在于葎草科植物蛇麻挥发油中，使啤酒产生独特的香气，具有抗炎作用。

4. 其他　青蒿素是从中药青蒿（黄花蒿）（*Artemisia annua* L.）中分离得到的一种具有过氧基团的六元环倍半萜内酯，有很好的抗恶性疟疾活性，为了改善青蒿素的生物利用度，进行了结构修饰和改造，蒿甲醚（artemether）、青蒿琥珀酸单酯（artesunate）等多种衍生物制剂已用于临床。

（三）双环倍半萜（bicyclic sesquiterpenoids）

双环倍半萜的结构类型很多，根据两个环的连接方式不同可分为并环、连环、螺环双环倍半萜，以双环并环的类型为多，最常见的是两个六元环骈合而成的萘型，还有五元环骈七元环的薁型（azulenoids）等。

1. 萘型

（1）杜松烷型（cadinane）　棉酚（gossypol）为杜松烷型倍半萜双分子衍生物，在棉籽（cottonseed）中为消旋体，在棉的茎、叶中亦含有，棉酚是有毒的黄色色素，有杀精子作用，还有抗菌、杀虫活性。

（2）桉烷型（eudesmane）　桉叶醇（eudesmol，桉醇）有 α 和 β 两种异构体，在桉油（oleum eucalypti)、厚朴（*Magnolia officinalis* Rehd. et Wils.）、苍术［*Atractylodes lancea*（Thunb.）DC.］中存在。苍术酮（atractylone）是苍术、白术（*Atractylodes macrocephala* Koidz.）挥发油的主要成分，结构中有1个呋喃环，性质不稳定。

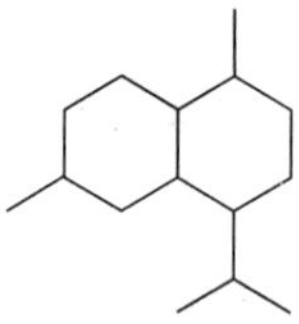

杜松烷型 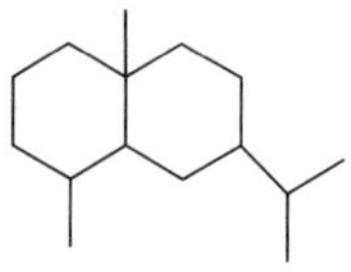　　桉烷型 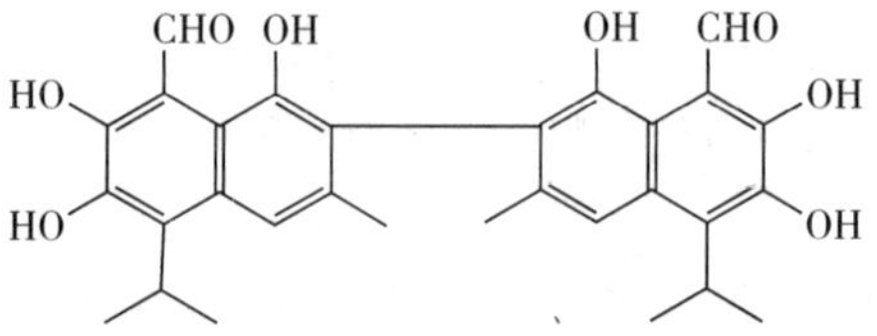　　棉酚

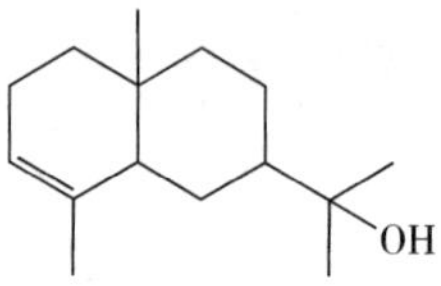

α-桉醇 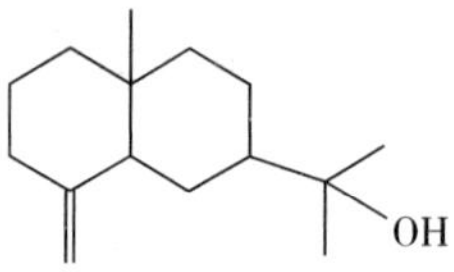　　β-桉醇 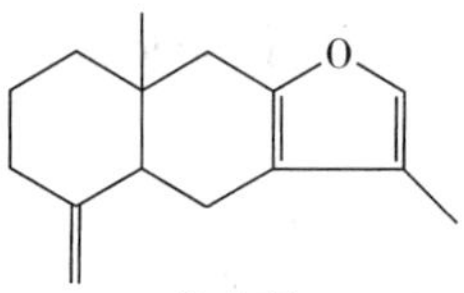　　苍术酮

2. 薁型　是一种特殊倍半萜，为五元环骈七元环的芳烃衍生物，可看成由环戊二烯负离子和环庚三烯正离子骈合而成，具有一定的芳香性，其碳架有愈创木烷型（guaiane）等。自然界存在的薁类衍生物多数为氢化薁，无芳香性，如愈创木醇（guaiol）是愈创木（*Guaiacum officinale* G.）木材挥发油中的氢化薁类衍生物，属于薁的还原产物，当愈创木醇类成分在蒸馏、酸处理时可氧化脱氢而成薁类。

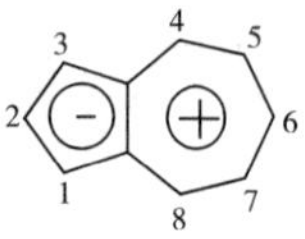

薁 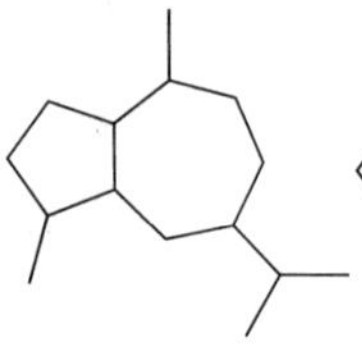　　愈创木烷型 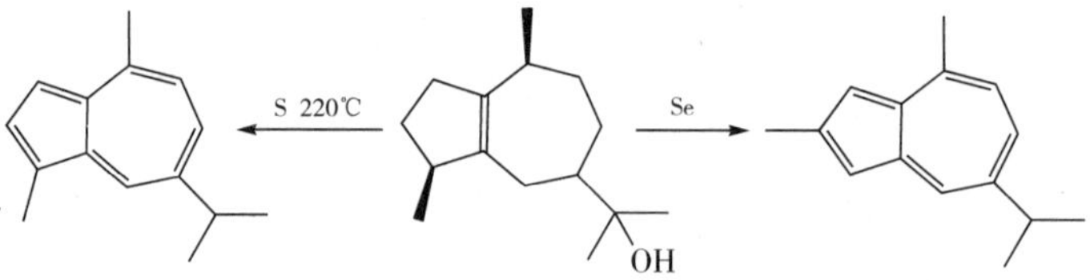　　愈创木薁　　愈创木醇　　2，4-二甲基-7-异丙基薁

薁类衍生物可溶于有机溶剂，不溶于水；溶于强酸，加水稀释又可析出，故可用60%～65%硫酸或磷酸提取。沸点较高，一般在250～300℃，在挥发油分级蒸馏时，高沸点馏分中有时可看见蓝色、绿色或紫色馏分，提示可能有薁类成分存在。其分子结构中具有高度的共轭体系，可与苦味酸（picric acid）或三硝基苯（trinitrobenzene）试剂作用，形成的π络合物结晶有敏锐熔点，可用于鉴别。在可见光（360～700nm）吸收光谱中有强吸收峰。

薁类化合物多具有抑菌、抗肿瘤、杀虫等活性，如莪术醇（curcumol）存在于莪术（*Curcuma phaeocaulis* Val.）根茎的挥发油中，泽兰苦内酯（euparotin）是圆叶泽兰（*Eupatorium rotundifolium* L.）中的薁类倍半萜内酯，它们都具有抗肿瘤活性。

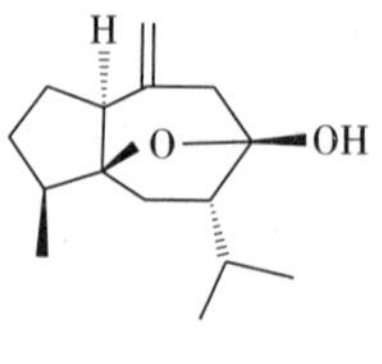

莪术醇 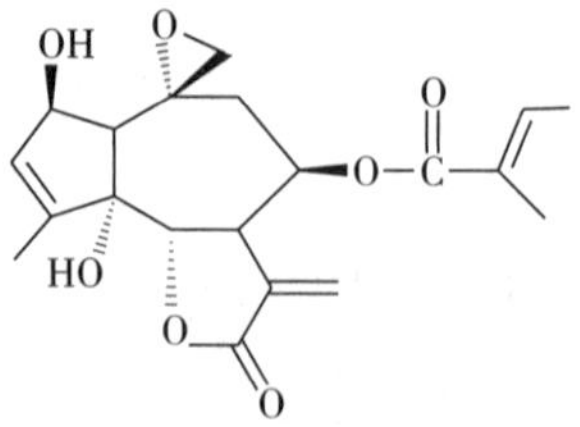　　泽兰苦内酯

3. 其他　如β-白檀醇（β-santalol）属于β-檀香烷型（β-santalane），为白檀木（*Santalun album* L.）挥发油中沸点较高的组分，用作香料的固香剂，并有较强的抗菌作用。

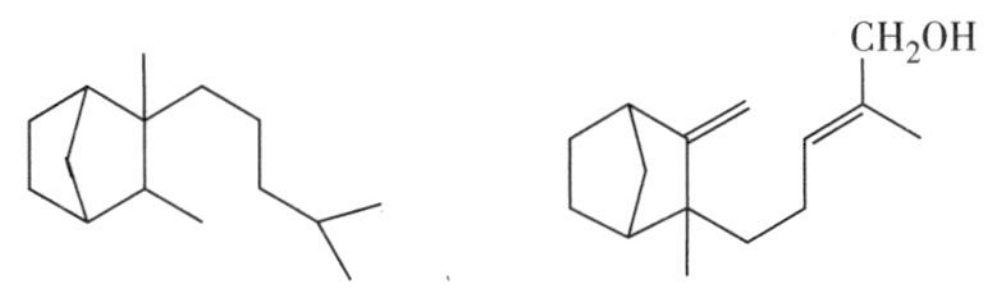

β-檀香烷型　　β-白檀醇

（四）三环倍半萜（tricyclic sesquiterpenoids）

三环倍半萜有乌药烷型（lindenrane）、胡椒烷型（copane）、α - 檀香烷型（α - santalane）等，如 α - 白檀醇（α - santalol）属于 α - 檀香烷型，存在于白檀油中，有较强的抗菌作用。

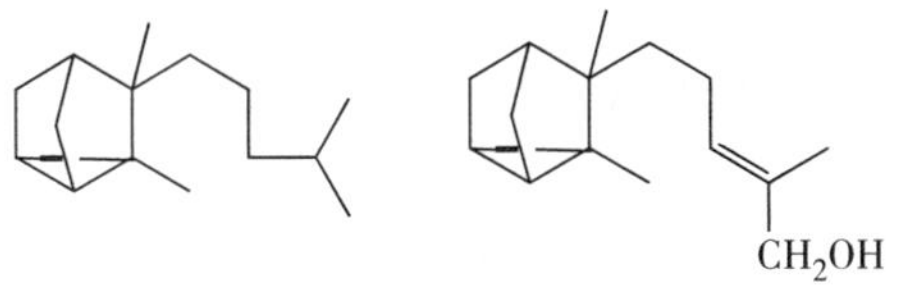

α-檀香烷型　　α-白檀醇

四、二萜

二萜类（diterpenoids）是由 4 个异戊二烯单位组成的含有 20 个碳原子的一类化合物及其衍生物，广泛分布于植物、真菌、海洋生物，如存在于叶绿素中的植物醇，松柏科植物分泌的乳汁、树脂等均以二萜类衍生物为主。许多二萜含氧衍生物具有较强的生物活性，如穿心莲内酯、银杏内酯、雷公藤内酯（triptolidenol）、紫杉醇等，有些是临床常用的药物。

二萜类化合物可分为无环（开链）、单环、双环、三环、四环、五环二萜等，其中以双环及三环二萜数量较多。

（一）无环二萜（acyclic diterpenoids）

植物醇（phytol）与叶绿素分子中的卟啉结合成酯广泛存在于植物中，是维生素 E 和 K_1 的合成原料。

（二）单环二萜（monocyclic diterpenoids）

维生素 A（vitamin A），又称视黄醇或抗干眼病维生素，存在于动物肝脏中，尤其在鱼肝中含量更丰富，可促进眼内感光色素的形成，有助于防止夜盲症和视力减退。

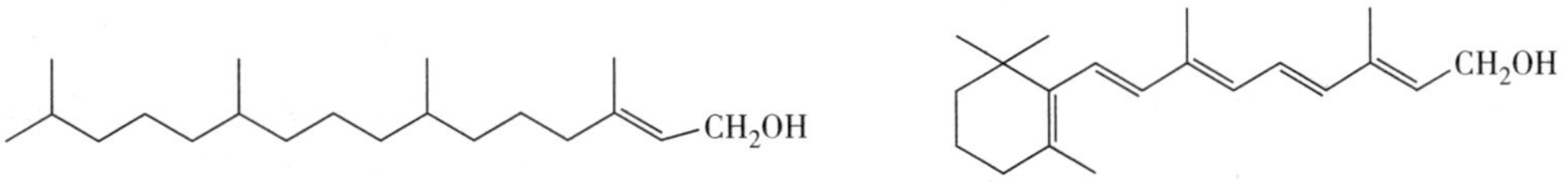

植物醇　　维生素A

（三）双环二萜（bicyclic diterpenoids）

穿心莲内酯、脱水穿心莲内酯（dehydroandrographolide）是穿心莲［*Andrographis paniculata*（Burm. f.）Nees］叶中的二萜内酯类成分，属于半日花烷型（labdane）。穿心莲内酯具有抗菌、消炎作用，临床用于治疗急性菌痢、胃肠炎、咽喉炎、感冒发热等，但水溶性不好。将穿心莲内酯与亚硫酸钠在酸性条件下制备成穿心莲内酯磺酸钠，与丁二酸酐在无水吡啶中作用制备成丁二酸半酯的钾盐，成为水溶性化合物，可用于制备注射剂。《中国药典》（2020 年版）以穿心莲内酯、新穿心莲内酯、14 - 去氧穿心莲内酯和脱水穿心莲内酯为指标成分进行含量测定，规定其总量不得少于 1.5%。

半日花烷型　穿心莲内酯　脱水穿心莲内酯　穿心莲内酯磺酸钠

银杏内酯是银杏（*Ginkgo biloba* L.）根皮及叶的强苦味成分，包括银杏内酯 A、B、C、M、J，结构中有两个碳环和三个内酯环，银杏内酯和银杏总黄酮是银杏叶制剂中治疗心脑血管病的主要有效成分。

	R_1	R_2	R_3
银杏内酯A	OH	H	H
银杏内酯B	OH	OH	H
银杏内酯C	OH	OH	OH
银杏内酯M	H	OH	OH
银杏内酯J	OH	H	OH

（四）三环二萜（tricyclic diterpenoids）

三环二萜有松香烷型（abietane）、海松烷型（右松脂烷型，pimarane）、紫杉烷型（taxane）、瑞香烷型（daphane）等碳架。

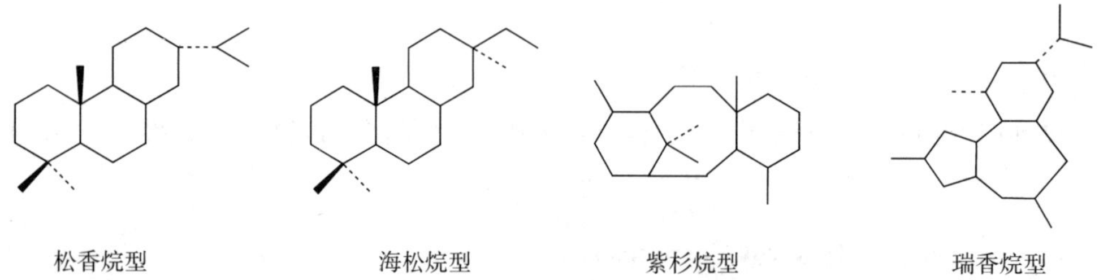

松香烷型　海松烷型　紫杉烷型　瑞香烷型

雷公藤甲素（triptolide）、雷公藤乙素（tripdiolide）、雷公藤内酯和 16-羟基雷公藤内酯醇（16-hydroxytriptolide）是从雷公藤（*Tripterygium wilfordii* Hook. f.）中分离得到的二萜内酯，其母核由松香烷型 A 环 4 位偕二甲基重排而形成，具有良好的抗炎和免疫抑制活性，临床用于治疗类风湿关节炎、肾脏疾病、红斑狼疮等；还具有抗肿瘤、抗异体排斥和抗生育作用，如雷公藤甲素和雷公藤乙素对白血病有一定疗效，16-羟基雷公藤内酯醇具有较强的抗炎、免疫抑制和雄性抗生育作用，但这些成分毒性较大。

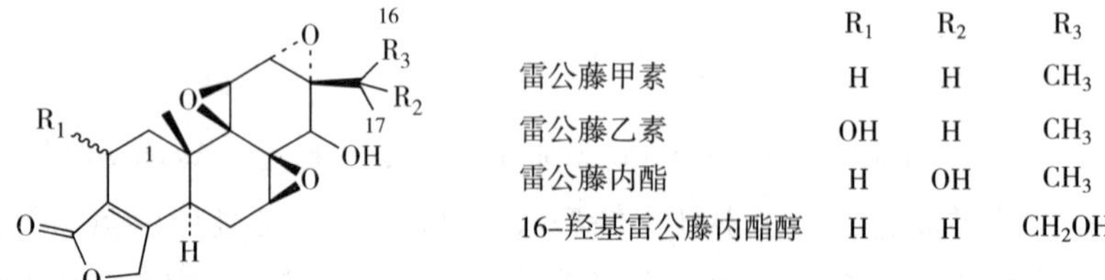

	R_1	R_2	R_3
雷公藤甲素	H	H	CH_3
雷公藤乙素	OH	H	CH_3
雷公藤内酯	H	OH	CH_3
16-羟基雷公藤内酯醇	H	H	CH_2OH

紫杉醇又称红豆杉醇，存在于红豆杉科红豆杉属（*Taxus*）多种植物中，是具有抗癌作用的紫杉烷型二萜生物碱类化合物，临床主要用于治疗卵巢癌、乳腺癌和肺癌等，被认为是 20 世纪 90 年代国际抗肿瘤药三大成就之一。

紫杉醇

（五）四环二萜（tetracyclic diterpenoids）

四环二萜有贝壳杉烷型（kaurane）、大戟烷型（phorbane）、木藜芦毒烷型（grayanotoxane）等碳架。

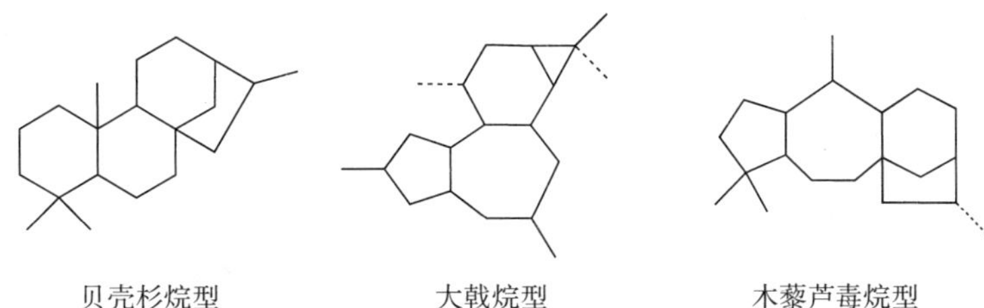

贝壳杉烷型　　大戟烷型　　木藜芦毒烷型

甜菊苷（stevioside）是菊科植物甜叶菊［*Stevia rebaudiana*（Bertoni）Hemsl］叶中所含的贝壳杉烷型四环二萜甜味苷，还含有甜菊苷 A、D、E（rebaudioside A、D、E）等，其甜度均约为蔗糖的 300 倍，被称为“天然甜味剂”，应用于医药、食品等行业。冬凌草甲素（oridonin A）和冬凌草乙素（oridonin B）是从冬凌草［*Rabdosia rubescens*（Hemsl.）Hara］中分离得到的贝壳杉烷型二萜，具有抗肿瘤作用。

大戟醇（phorbol）属大戟二萜醇型成分，存在于大戟科和瑞香科许多植物中，属于辅致癌剂。当大戟二萜醇碳架上 C－14 和 C－15 之间的键断裂开环形成瑞香烷型化合物，虽也有毒性，但无辅致癌活性。

闹羊花毒素Ⅰ～Ⅲ（rhodojaponin Ⅰ～Ⅲ）属木藜芦毒烷型，来自日本闹羊花（*Rhodod endron japonicum* G. Don），具有对重症高血压有紧急降压，对室上性心动过速有减慢心率作用。

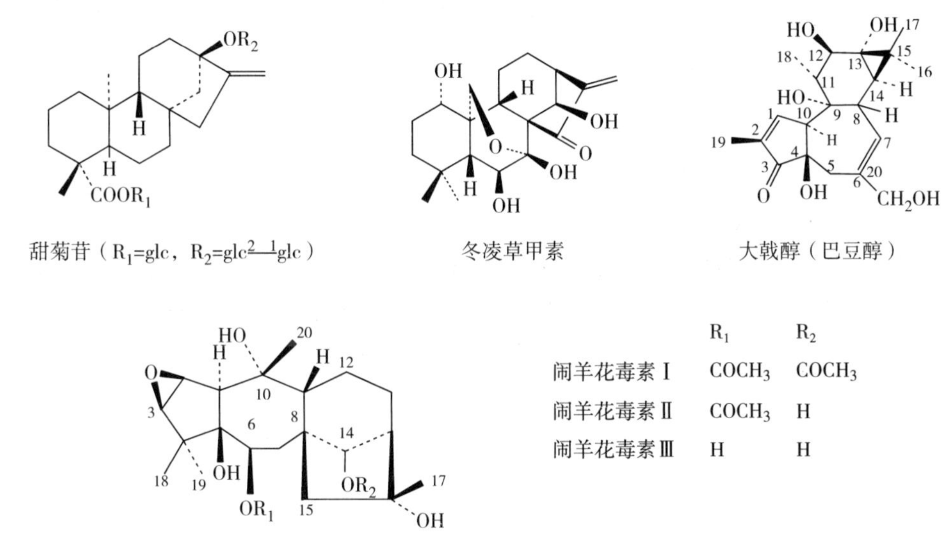

甜菊苷（R_1=glc，R_2=glc$\overset{2-1}{—}$glc）　　冬凌草甲素　　大戟醇（巴豆醇）

	R_1	R_2
闹羊花毒素Ⅰ	$COCH_3$	$COCH_3$
闹羊花毒素Ⅱ	$COCH_3$	H
闹羊花毒素Ⅲ	H	H

五、二倍半萜

二倍半萜（sesterterpenoids）是由 5 个异戊二烯单位组成的含有 25 个碳原子的一类化合物。二倍半萜类化合物数量少，主要分布在羊齿植物、植物病原菌、海洋生物海绵、地衣及昆虫分泌物中，有无环、单环、二环、三环、四环及五环等类型。海绵是二倍半萜的主要来源，如呋喃海绵素-3（furan-spongin-3）是从海绵中分得的含呋喃环的链状二倍半萜化合物。

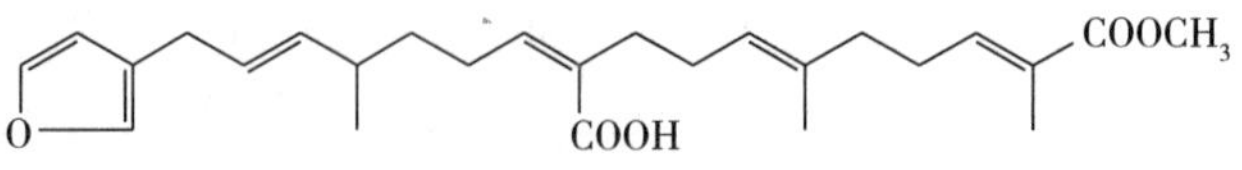

呋喃海绵素-3

六、萜类化合物的理化性质

（一）物理性质

1. 性状 小分子萜如单萜、倍半萜在常温下多为油状液体，少数为低熔点固体，具有挥发性及特殊香气，是挥发油的主要组成成分。大分子萜如二萜、二倍半萜等多为固体结晶，萜苷多为固体结晶或粉末，无挥发性。萜类化合物多具苦味，常被称为苦味素（bitter principles），少数萜具较强甜味，如甜菊苷。萜类化合物大多具有手性碳原子而有光学活性和异构体存在。

2. 溶解性 萜类化合物多具亲脂性，易溶于乙醚、三氯甲烷、乙酸乙酯、丙酮、甲醇、乙醇等有机溶剂，难溶或不溶于水；如分子中官能团极性增大或数量增多，则在水中的溶解度增大。萜类化合物与糖成苷，具有一定的亲水性，可溶于热水，易溶于甲醇、乙醇亲水性有机溶剂，难溶或不溶于亲脂性有机溶剂。

分子中具有羧基、酚羟基及内酯基团的萜可溶于碳酸氢钠或氢氧化钠水液，加酸使之游离或环合自水中析出或转溶于亲脂性有机溶剂，可用于含上述基团的萜类化合物的提取分离。

（二）化学性质

1. 加成反应 萜类化合物中常含有双键或醛、酮基团，可与某些试剂发生加成反应，产物常呈结晶状，可识别分子中不饱和程度，以及用于分离和纯化。

（1）双键加成反应

①溴加成反应：不饱和萜在冰乙酸或乙醚-乙醇混合溶液中滴加溴，于冰冷却的条件下可生成溴加成物结晶。

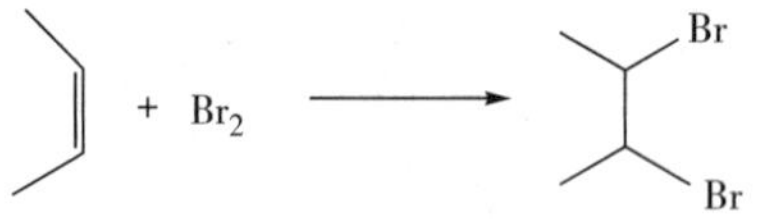

溴加成反应

②卤化氢加成反应：萜类双键可与卤化氢类试剂如氯化氢、溴化氢在冰乙酸中进行加成反应，产物于冰水中析出结晶。如柠檬烯与氯化氢在冰乙酸溶液中反应，加冰水后析出柠檬烯二氢氯化物晶体。

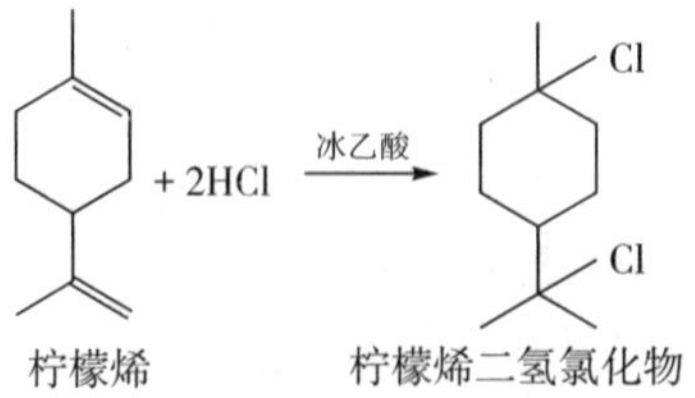

卤化氢加成反应

③亚硝酰氯反应：许多不饱和萜的双键可以和亚硝酰氯（Tilden 试剂）发生加成反应，生成氯化亚硝基衍生物，多呈蓝色或蓝绿色，可用于不饱和萜的分离和鉴定。萜烯的氯化亚硝基衍生物还可与伯胺

或仲胺（常用六氢吡啶）缩合成亚硝基胺类，产物具有较好的结晶及一定的物理常数，可用于鉴定。需注意的是，非四取代萜烯的氯化亚硝基衍生物结晶多为无色二聚体，可加热至熔融或制成溶液解聚而呈蓝或蓝绿色。

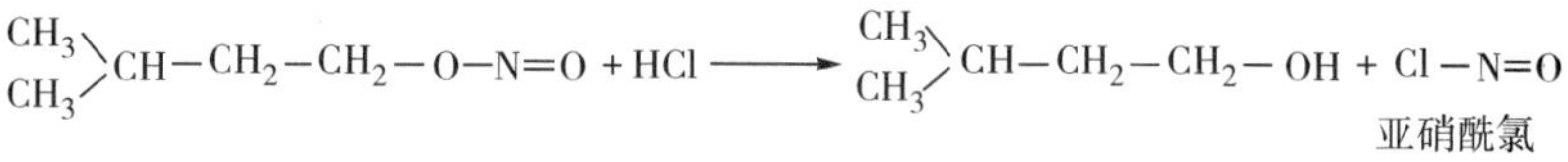

$$(CH_3)_2CH-CH_2-CH_2-O-N{=}O + HCl \longrightarrow (CH_3)_2CH-CH_2-CH_2-OH + Cl-N{=}O$$

亚硝酰氯

亚硝酰氯生成反应

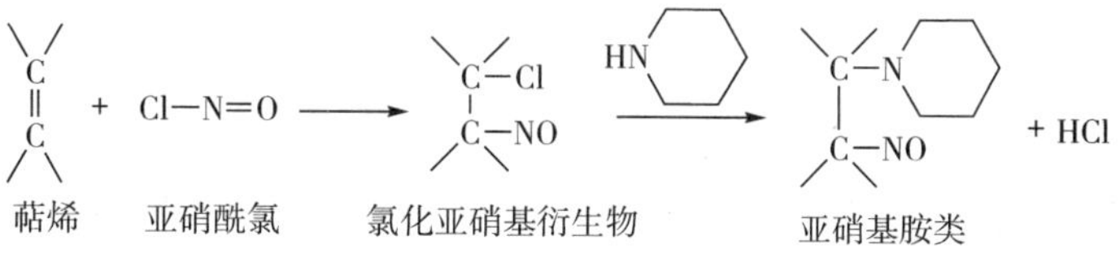

萜烯 + Cl—N=O → 氯化亚硝基衍生物 → (HN 六氢吡啶) 亚硝基胺类 + HCl

萜烯　亚硝酰氯　氯化亚硝基衍生物　亚硝基胺类

亚硝酰氯反应

④Diels－Alder 反应：具有共轭二烯结构的萜类化合物可与顺丁烯二酸酐产生 Diels－Alder 反应，生成结晶性产物，可初步证明共轭双键的存在。但有些具两个非共轭双键的萜类由于双键移位也可与顺丁烯二酸酐生成加成物，应结合紫外光谱等其他数据综合分析。

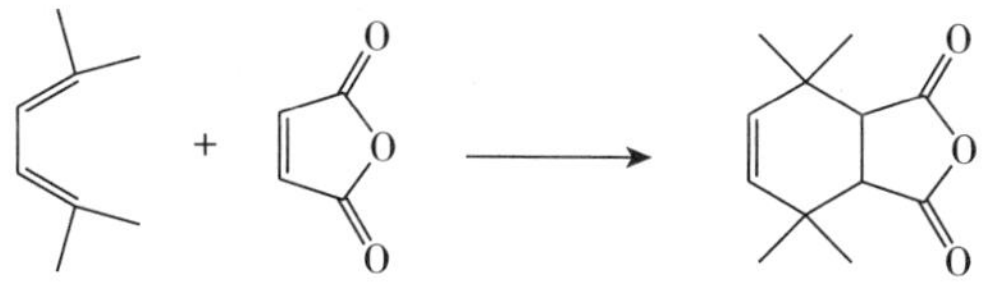

Diels-Alder反应

（2）羰基加成反应

①亚硫酸氢钠加成：具羰基（醛或酮）的萜类化合物可与亚硫酸氢钠反应，生成结晶性加成物，用酸或碱（多用草酸、硫酸或碳酸钠）处理可分解复原成原萜醛或萜酮，可用于和非羰基萜类成分进行分离。反应时要注意控制条件，如果时间过长或温度过高，会使双键发生不可逆的加成。如柠檬醛与亚硫酸氢钠反应，在不同条件下得到不同的加成物。

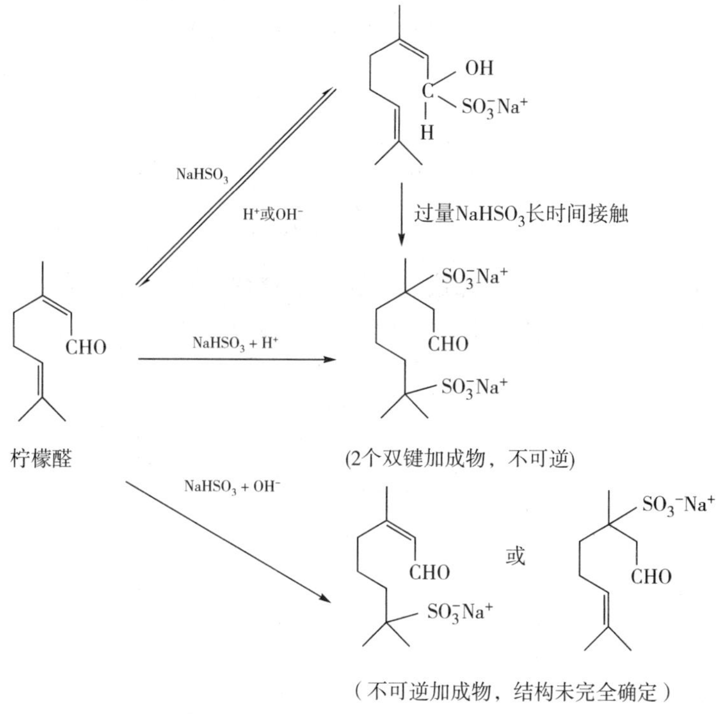

柠檬醛 ⇌ ($NaHSO_3$；H^+或OH^-) 加成物（C(OH)(H)$SO_3^-Na^+$）

过量$NaHSO_3$长时间接触

柠檬醛 → ($NaHSO_3 + H^+$) (2个双键加成物，不可逆)

柠檬醛 → ($NaHSO_3 + OH^-$) 加成物 或 加成物

（不可逆加成物，结构未完全确定）

②吉拉德（Girard）试剂加成：Girard 试剂是一类带季铵基团的酰肼，常用Girard T 和 Girard P 两种，可与具羰基的萜反应，生成水溶性腙而与脂溶性非羰基萜类成分分离。

$(CH_3)_3^+NCH_2CONHNH_2Cl^-$

Girard 试剂T

$\overset{+}{N}—CH_2CONHNH_2Cl^-$

Girard 试剂P

反应时在含羰基萜的乙酸－无水乙醇溶液中加入 Girard 试剂（加乙酸可促进反应），加热回流，反应结束加水稀释，用乙醚萃取非羰基萜类化合物，水层用硫酸或盐酸酸化，再用乙醚萃取，蒸去溶剂后即得原萜醛或萜酮。

$$RR'C=O + H_2N—NH—CO—CH_2—\overset{+}{N}(CH_3)_3\ Cl^- \rightleftharpoons RR'C=N—NH—CO—CH_2—\overset{+}{N}(CH_3)_3\ Cl^-$$

$$RR'C=O + H_2N—NH—CO—CH_2—\overset{+}{N}C_5H_5\ Cl^- \rightleftharpoons RR'C=N—NH—CO—CH_2—\overset{+}{N}C_5H_5\ Cl^-$$

2. 氧化反应 不同氧化剂作用于萜类化合物中的不同基团，生成各种氧化产物，此性质多用于工业生产。常用氧化剂有臭氧、铬酐（三氧化铬）、高锰酸钾，其中以臭氧应用最为广泛。臭氧可将萜类化合物中的烯烃进行氧化，用于测定双键的位置，亦可用于相关的醛酮合成。如月桂烯在臭氧作用下可氧化成醛和酮。

$3O_3$ [H] $H_3C—CO—CH_3$ + CHO…CHO + 2HCHO + $3H_2O$

月桂烯 丙酮 α-羰基戊二醛 甲醛 水

3. 脱氢反应 通常在惰性气体保护下进行，与硫或硒共热（200～300℃），以铂黑或钯作为催化剂，环萜的碳架因脱氢转变为芳香烃类衍生物，可通过合成或者紫外光谱等方法进行鉴定，从而推断萜类化合物母核，在早期鉴定萜类化合物母核骨架时具有重要意义。

OH S

β-桉醇的脱氢反应

4. 分子重排反应 萜类化合物在发生加成、消除或亲核取代反应时，常发生 Wagner－meerwein 重排，使碳架发生改变。目前工业上制备樟脑的方法即由 α－蒎烯经 Wagner－meerwein 重排后，再进行氧化制得。

Al_2O_3 150~160℃ 异构化 HCOOH 重排 $H—\overset{O}{\overset{\|}{C}}—O^-$

α-蒎烯

$O—\underset{O}{\underset{\|}{C}}—H$ 水解 OH Cr_2O_3/强碱性树脂 丙酮 O

樟脑

七、萜类化合物的提取分离

（一）提取

由于萜类化合物结构类型多，且同分异构体多，理化性质差异较大，稳定性较差，故提取分离难度较大。一般根据挥发性、溶解性、特殊官能团的专属反应以及极性差异等进行提取分离，同时要注意减少或避免光、热、酸和碱对结构的影响。单萜和倍半萜的提取分离方法在挥发油中介绍（见本章第二节），本节主要论述环烯醚萜苷、倍半萜内酯及二萜的提取分离。

1. 溶剂提取法　游离萜的提取：一般先用甲醇或乙醇提取，回收溶剂后，将浸膏分散在水中，再用极性由小到大的亲脂性有机溶剂依次萃取，得到不同极性部位的萜类提取物。如药材富含油脂和叶绿素等脂溶性杂质，可将醇提取液浓缩后调整含醇量为70%～80%，用石油醚萃取除去强亲脂性杂质，再用适当极性的有机溶剂萃取出总萜；若药材中含极性较大的萜类（如多羟基萜），可先用石油醚脱脂，再用醇提。也可将醇提液浓缩至一定体积，用活性炭除去叶绿素等强亲脂性杂质，再进行分离。

萜苷的提取：可用甲醇、乙醇、含水乙醇、含水丙酮或乙酸乙酯提取，回收溶剂后，将浸膏分散在水中，过滤，水液先用石油醚或乙醚、三氯甲烷萃取除去脂溶性杂质，再用以下方法除去水溶性杂质。①正丁醇萃取法：含萜苷的水液以正丁醇萃取，减压浓缩，得到粗总萜苷。②大孔树脂法：将含萜苷的水溶液通过大孔树脂色谱柱，用水洗脱除去水溶性杂质，再用适当浓度的醇液洗脱得到萜苷，如用AB－8大孔树脂，以30%乙醇洗脱得到栀子苷及其类似物。提取纯化过程中要防止酶及酸对苷键的裂解，尤其是环烯醚萜苷稳定性差，更应注意。

2. 碱溶酸沉法　利用萜内酯在热碱液中开环成盐溶于水，酸化后环合重新析出原内酯的性质，先用醇提取得到粗总萜，用碱溶酸沉法处理，可与其他不具内酯结构的成分分离而得到较纯的总萜内酯。某些遇酸碱试剂易引起结构发生不可逆变化的萜内酯不适合用此法。

（二）分离

1. 结晶法　某些萜类化合物用溶剂提取或萃取法纯化处理后，由于纯度提高，有时提取液适当浓缩便会析出粗晶，再用适当溶剂重结晶，可得到纯度较高的结晶。如薄荷醇、樟脑、野菊花内酯（yejuhua lactone）等可用结晶法分离。

2. 利用特殊官能团分离　萜类化合物中常含双键、羰基、内酯环、羧基、碱性氮原子（萜类生物碱）及羟基等官能团，可有针对性地利用加成、碱开环加酸环合、酸碱成盐及形成酸性酯等反应，改变具有相应官能团萜的溶解性，以固体析出或液体转溶的形式从总萜中分离。双键是萜类化合物中常见的官能团，其加成物可使液态单萜烯以结晶形式析出，可用于萜烯的分离精制。

3. 柱色谱法　常用硅胶或氧化铝吸附柱色谱法分离，尤其是硅胶应用较多，氧化铝易引起萜类化合物结构变化，一般多选用中性氧化铝。洗脱剂多以石油醚、正己烷、环己烷及苯等溶剂分离萜烯，或混以不同比例的乙酸乙酯或乙醚分离含氧萜，极性大的萜醇或萜酸可选用三氯甲烷－甲醇或三氯甲烷－甲醇－水等洗脱。对于用硅胶或氧化铝色谱难分离的含双键的萜类化合物，也可用硝酸银络合柱色谱分离（见本章第二节）。

除硅胶柱色谱外，反相键合硅胶色谱（RP－18、RP－8 或 RP－2）、凝胶色谱等方法均有应用，分离时常采用多种色谱相组合的方法。

八、萜类化合物的检识

大多数单萜、倍半萜、二萜及二倍半萜缺乏专属性强的检识反应，环烯醚萜、草酚酮和薁类化合物具有基本固定碳架结构及其专属性检识反应。

（一）理化检识

1. 环烯醚萜类的检识 由于分子结构中具有半缩醛羟基，性质活泼，遇酸、碱、羰基化合物和氨基酸等能反应，形成不同颜色的产物，其检识反应见表7-2。

表7-2 环烯醚萜类的检识反应

反应名称	试剂	现象	备注
氨基酸反应	氨基酸（甘氨酸、亮氨酸、谷氨酸）	红色至蓝色，后生成蓝色沉淀	京尼平（genipin）显蓝紫色沉淀，使皮肤染成蓝色
Weiggering 反应	Trim-Hill 试剂（乙酸、0.2%硫酸铜、浓硫酸）	不同颜色	车叶草苷、桃叶珊瑚苷显蓝色，哈帕苷显紫红色
Shear 反应	Shear 试剂（浓盐酸：苯胺体积比为1：15）	使吡喃衍生物产生特殊颜色	车叶草苷产生黄色后变为棕色，最后转为深绿色

需注意的是上述检识反应并不是对每种环烯醚萜类化合物都为阳性反应，故应多做几种反应，并佐以苷的检识反应进行补充。

2. 革酚酮类的检识 革酚酮具有一般酚类的性质，能与铁、铜等金属离子生成有一定颜色的络盐，可用于检识。①三氯化铁反应：与1%三氯化铁溶液生成赤红色结晶。②硫酸铜反应：与稀硫酸铜溶液生成稳定的绿色结晶。由于许多其他酚类也可发生上述反应，因此要结合革酚酮的挥发性及光谱信息综合分析。

3. 薁类化合物的检识 ①Sabety 反应：取挥发油1滴溶于1ml三氯甲烷中，加5%溴的三氯甲烷溶液数滴，若产生蓝、紫或绿色，表示含有薁类衍生物。②Ehrlich 反应：与 Ehrlich 试剂（对二甲氨基苯甲醛-浓硫酸试剂）反应，若产生紫色或红色，表明有薁类衍生物存在。

（二）色谱检识

常采用薄层吸附色谱，吸附剂多为硅胶G、氧化铝G；展开剂多为石油醚（30~60℃）、环己烷、苯，分别加入不同比例的乙酸乙酯或乙醚，极性大的萜醇或萜酸可加入三氯甲烷或甲酸、乙酸展开分离。显色剂包括：①通用显色剂如硫酸（105℃加热）、香草醛-浓硫酸（105℃加热）、茴香醛-浓硫酸（105℃加热）、磷钼酸（120℃加热）、碘蒸气等；②专属显色剂如2,4-二硝基苯肼、邻联茴香胺试剂等用于检识醛和酮类化合物。

例如采用硅胶G薄层色谱鉴定地黄，以梓醇为对照品，以三氯甲烷-甲醇-水（14：6：1）为展开剂，以茴香醛试液作为显色剂，于105℃加热至斑点清晰。

九、萜类化合物的结构研究

萜类化合物因结构种类多，碳架类型变化大，谱学特征共性较少，其中环烯醚萜类结构母核较固定，波谱特征有一定的规律。

（一）UV 谱

UV 光谱可判断环烯醚萜类化合物中的α、β-不饱和羰基及烯醚键，如C_4有—COOH、—COOR 取代，在230~240nm 有较强吸收，当在0.01mol/L 氢氧化钠溶液中测定则吸收峰红移30~40nm，根据该峰是否存在可判断C_4取代状况。例如，马鞭草苷元（verbenalol）在醇中测定λ_{max}为240nm（ε9050），在0.01mol/L NaOH 溶液中测定则为271nm（ε19000）。如戊烷部分有羰基则在270~290nm 处出现$n \rightarrow \pi^*$引起的弱峰（ε<100）。

（二）IR 光谱

IR 光谱可判断环烯醚萜类化合物C_4有无—COOR 取代基，是否为裂环环烯醚萜类，五元环中有无羟基、羰基、双键及环氧结构，主要特征如下。

（1）共同特征是在 $1640cm^{-1}$左右均有强峰，系烯醚双键的伸缩振动引起。

（2）如 C_4有—COOR 取代，在 $1680cm^{-1}$左右（个别可在 $1710cm^{-1}$）有 α、β 不饱和羰基吸收，为强峰，可与 C_4无此取代基的化合物区别。

（3）如戊烷部分有环酮结构存在，在 $1740cm^{-1}$（$1750\sim1710cm^{-1}$）附近有强峰。

（4）如五元环部分有环氧存在，如丁香醚苷，则有 $1250cm^{-1}$、$890\sim830cm^{-1}$两个吸收峰。

（5）裂环环烯醚萜类化合物分子中多有乙烯基（—CH ═CH_2），在 $990cm^{-1}$、$910cm^{-1}$有吸收峰。

（三）$^{1}H-NMR$ 谱

$^{1}H-NMR$ 谱是测定萜类化合物结构的重要方法，在环烯醚萜结构鉴定中可用于判定其结构类型，并对确定许多立体化学（构型、构象）结构有帮助，其中 H－1 与 H－3 的信号最具有鉴别意义。

1. H－1　由于 C_1原子与两个 O 原子相连，H－1 共振发生在较低磁场，δ 值在4.5～6.2 之间。H－1与 H－9 相互偶合，偶合常数 $J_{1,9}$可用于判断二氢吡喃环构型和构象，如 $J_{1,9}$为0～3Hz，表明 H－1 处于平伏键，C_1－OH（或 O－glc）则处于直立键，C－1 折向平面上方；如 $J_{1,9}$为7～10Hz，表明 H－1 处于直立键，C_1－OH（或 O－glc）处于平伏键，二氢吡喃环几乎处于同一平面，但 C_1折向下方。

2. H－3 和 H－4　H－3 信号可用以区别环烯醚萜 C_4有无取代基以及取代基的种类，见表 7－3。

表 7－3　H－3 的 $^{1}H-NMR$ 特征

C_4取代基	H－3δ（ppm）	偶合常数（Hz）
—COOR	7.3～7.7（个别7.1～8.1）	$J_{3,5}=0\sim2$（H－3 与 H－5 远程偶合）
—CH_3	6.0～6.2	多重峰
—CH_2OR	6.3～6.6	多重峰
无取代基	6.5 左右	双二重峰（dd），$J_1=6\sim8$（H－3 与 H－4 邻偶），$J_2=0\sim2$（H－3 与 H－5 远程偶合）

当 C－3 和 C－4 间形成双键，若 C－3 和 C－4 无取代，H－3 和 H－4 均为 dd 峰，H－3 的 δ 值为 6.20～6.53，H－4 的 δ 值为 4.77～5.49，$J_{3,4}=6.0\sim6.5Hz$，$J_{3,5}=1.0\sim2.0Hz$，$J_{4,5}=2.9\sim5.0Hz$。

3. 其他质子　C_8上常连有 10－CH_3，若 C_8为叔 C，则 10－CH_3的 δ 值多在 1.1～1.2，为二重峰，$J=6Hz$；若 C_7－C_8之间有双键，该甲基 δ 值移至 2.0 左右，变成单峰或宽单峰。分子中如有—$COOCH_3$取代基，其 OCH_3一般出现在 δ 3.7～3.9 之间，为单峰。

（四）$^{13}C-NMR$ 谱

萜类化合物多由异戊二烯片段连接而成，故在碳谱中骨架出现 5 的整数倍碳信号峰为萜类化合物最显著的特征，可根据碳信号个数判断化合物类型。在环烯醚萜类化合物 $^{13}C-NMR$ 谱中最特征的信号为 C－1、C－3、C－4、C－10。

1. C－1　环烯醚萜 C_1－OH 常与葡萄糖成苷，C－1 的 δ 值在 95～104。

2. C－3 和 C－4　环烯醚萜绝大多数有 $\Delta^{3,4}$，受到 2 位 O 原子的影响，C－3 比 C－4 处于低场，当 C_4无取代或取代基不同时，C－3 和 C－4 化学位移会有所不同，见表 7－4。

表 7－4　C－3 和 C－4 的 $^{13}C-NMR$ 特征

C－3，C－4 取代情况	C－3δ（ppm）	C－4δ（ppm）
$\Delta^{3(4)}$，C_4－无取代	140.3～145.3	104.6～108.3
$\Delta^{3(4)}$，C_4－COOH 或 $COOCH_3$	148.5～155.9	104.7～116.6
$\Delta^{3(4)}$，C_4－CHO	161.4～166.2	122.2～126.6
无 $\Delta^{3(4)}$，C_{3-}无取代	56 左右	

3. C－10 和 C－11 C－10 一般为甲基，或甲基被羟甲基或羧基化；C－11 通常为羧酸甲酯、羧基或醛基，当 C－10 和 C－11 取代基不同时，其化学位移会相应变化，见表 7－5。

表 7－5 C－10 和 C－11 的 ^{13}C－NMR 特征

C－10	δ（ppm）	C－11	δ（ppm）
$C_{10}-CH_3$	13.9～27.5	$C_{11}-COOCH_3$	167～169
$C_{10}-CH_2OH$	66 左右 （C_7有双键，61 左右）	$C_{11}-COOH$	170～175
$C_{10}-COOH$	175～177	$C_{11}-CHO$	190 左右

4. 其他 C 原子 其他 C 原子位移值情况如下。

C－5：C－5 无取代时，δ 值为 27～44；如 C－5 连有羟基，δ 值为 71～74。

C－6：5,6 位均无取代时，δ 值为 31～42；如 C－6 连有羟基，δ 值为 75～83；如 C－6 为羰基，δ 值为 211～216。

C－7 和 C－8：C－7 无取代时，其 δ 值为 33～48；如 C－7 连有羟基，其 δ 值为 75 左右；如C－8 连有羟基，其 δ 值为 62 左右。如果有 $\Delta^{7(8)}$，且 C－8 有羟甲基取代，则 C_7 比 C_8 处于高场；如果 C－8 有羧基取代，则 C_7 比 C_8 处于低场。8－去甲基环烯醚萜苷由于 8 位无甲基，如有 $\Delta^{7(8)}$，δ 值在134～136；如 C_7 和 C_8 与氧形成含氧三元环，δ 值一般在 56～60。

（五）其他 NMR 谱

多数萜类分子结构复杂，可利用 ^{13}C－NMR 的 DEPT 技术测定伯、仲、叔、季碳碳原子类型，二维 HSQC 或 HMQC 谱可把 ^1H 核和与其直接相连的 ^{13}C 关联起来，HMBC 谱可以把 ^1H 核和与其远程偶合的 ^{13}C 关联起来，NOESY 谱广泛用于提供空间的连接和立体化学的信息。

（六）旋光谱

对确定化合物的立体结构有重要意义。如具有环戊酮结构的环烯醚萜类，一般显示较强的(－)Cotton 效应，有助于判断羰基的存在及某些立体结构。

十、含萜类化合物的中药实例

（一）萝卜秦艽——环烯醚萜类化合物

萝卜秦艽为唇形科糙苏属多年生草本植物萝卜秦艽（*Phlomis medicinalis* Diels）的根，其性凉，味苦，有疏风清热、止咳化痰、生肌敛疮之功效，主治风热感冒、咳嗽痰多、疮疡久溃不敛等，环烯醚萜类化合物是主要有效部位之一。

1. 提取分离 采用乙醇提取，经大孔吸附树脂、硅胶柱色谱、制备高效液相色谱等多种方法，分离得到多个环烯醚萜类化合物，如6－乙酰基山栀苷甲酯（6－*O*－acetyl shanzhiside methyl ester）、8－乙酰基山栀苷甲酯（8－*O*－acetyl shanzhiside methyl ester）、山栀苷甲酯（shanzhiside methyl ester）、sesamoside，phloyoside 和 dehydropentstemoside，提取分离流程（图 7－3）。

2. 山栀苷甲酯的结构鉴定 白色粉末，IR cm^{-1}：3403（—OH），1689（—C═O），1646（—C═C）。ESI－MS m/z：407［M＋H］$^+$，424［M＋NH_4］$^+$，则分子量 406，分子式 $C_{17}H_{26}O_{12}$。^1H－NMR（CD_3OD，500MHz）：7.31（1H，s，3－H，与羰基共轭的烯氢），5.47（1H，d，*J*＝2.0Hz，1－H，与两个氧相连的次甲基质子），4.53（1H，d，*J*＝8.0Hz，1′－H，糖的端基质子），3.94（1H，m，6－H），3.63（3H，s，CH_3O），3.06～3.81（5H，2′～6′－H），2.90（1H，dd，*J*＝10.5，3.0Hz，5－H），2.52（1H，dd，*J*＝10.5，2.0Hz，9－H），1.91（1H，dd，*J*＝13.0，6.5Hz，7β－H），1.72

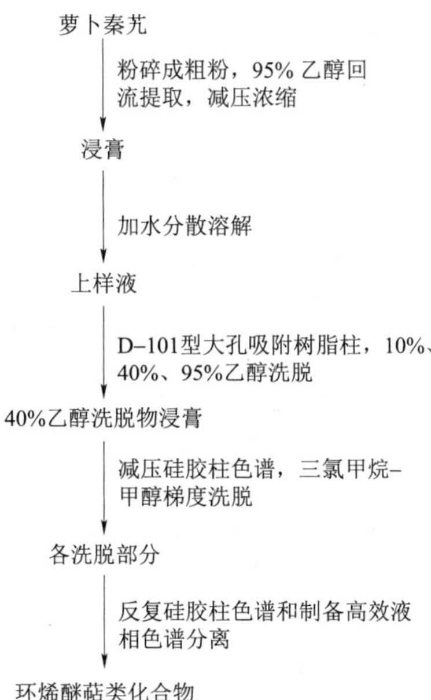

图 7-3　萝卜秦艽中环烯醚萜苷的提取分离

（1H，dd，J=13.0，6.0Hz，7α-H），1.16（3H，s，10-CH_3）。^{13}C-NMR 数据，见表 7-6。显示有一对烯键（δ 152.8 和 111.4），亚甲基（δ 49.8），糖的端基碳（δ 99.8），连氧的次甲基（δ 77.9），连氧的季碳（δ 79.0）。以上数据表明为环烯醚萜苷，C-4 有羧甲基取代（δ_H3.63，3H，s；δ_C169.7/51.9），由糖的端基质子 J=8.0Hz 推测苷元与D-glc 之间以 β-糖苷键连接，由 C-5～C-9 的 δ 值推测两个连氧的碳为 C-6 和C-8，C-3 和 C-4 的化学位移之差（$\Delta\delta_C$41.4）表明C-6 连有 β-OH。

表 7-6　山栀苷甲酯的^{13}C-NMR 数据

No.	δC（ppm）	No.	δC（ppm）
1	94.8	11	169.7
3	152.8	-OCH_3	51.9
4	111.4	glc	
5	41.1	1′	99.8
6	77.9	2′	74.6
7	49.8	3′	78.3
8	79.0	4′	71.6
9	51.7	5′	77.4
10	24.7	6′	62.8

综上确认其结构为山栀苷甲酯，光谱图如下（图 7-4、图 7-5、图 7-6、图 7-7）。

OH　$COOCH_3$
HO　CH_3　O-glc

山栀苷甲酯

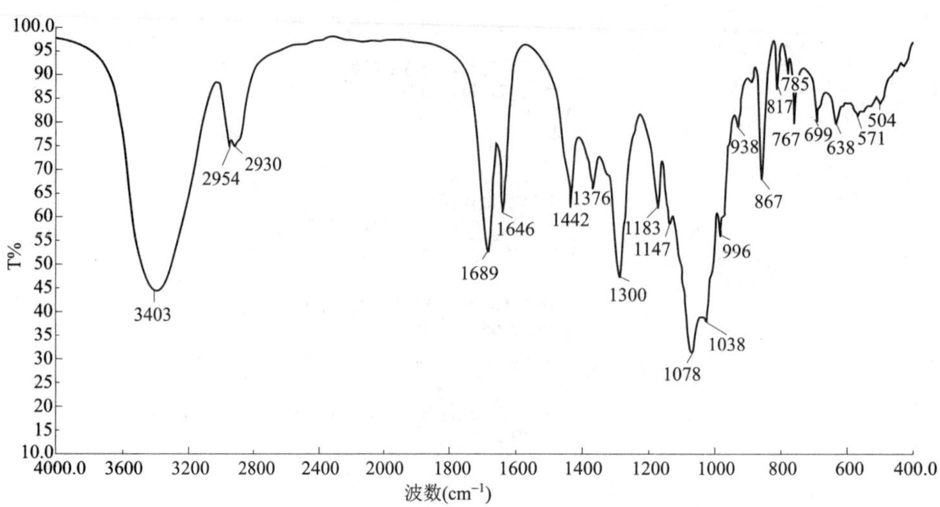

图 7-4 山栀苷甲酯的 IR 谱

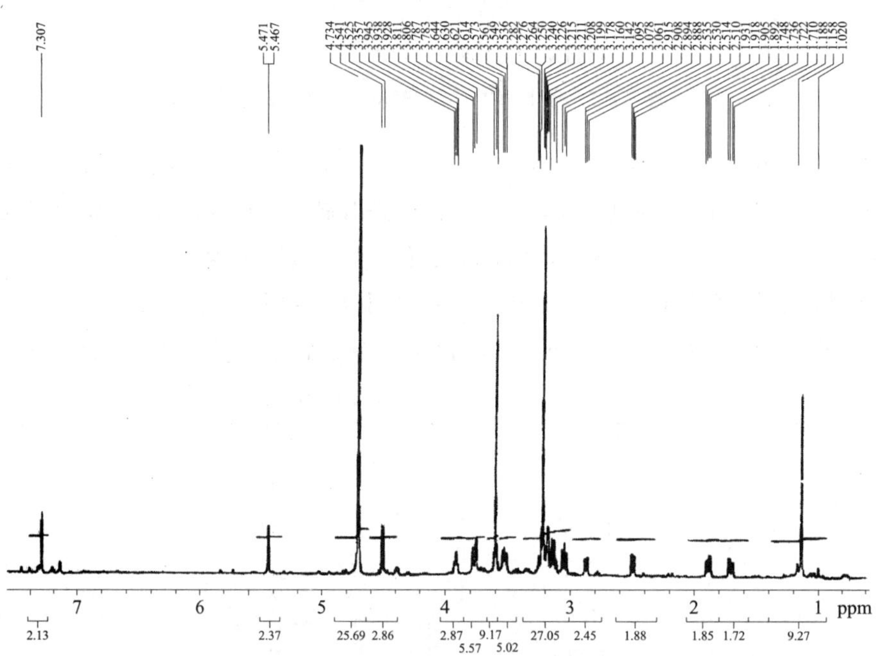

图 7-5 山栀苷甲酯的^{1}H-NMR 谱（CD_3OD，500MHz）

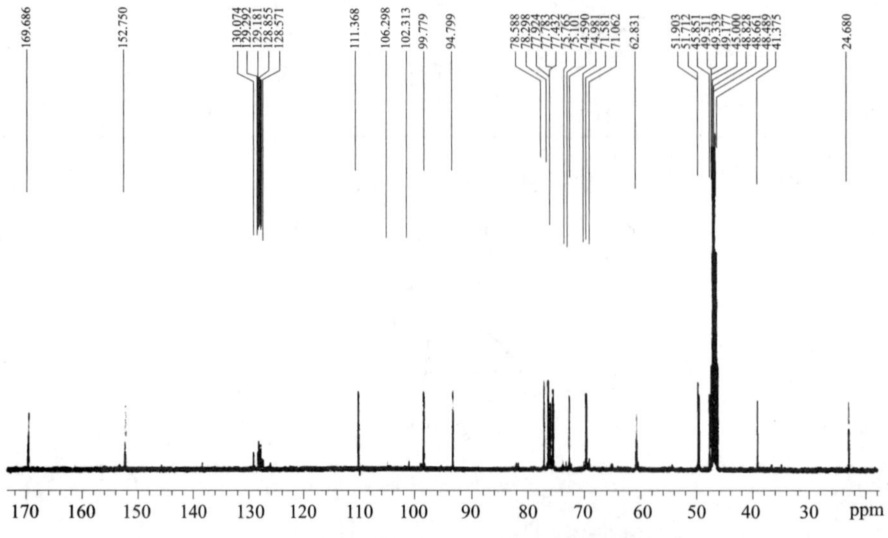

图 7-6 山栀苷甲酯的^{13}C-NMR 谱（CD_3OD，125MHz）

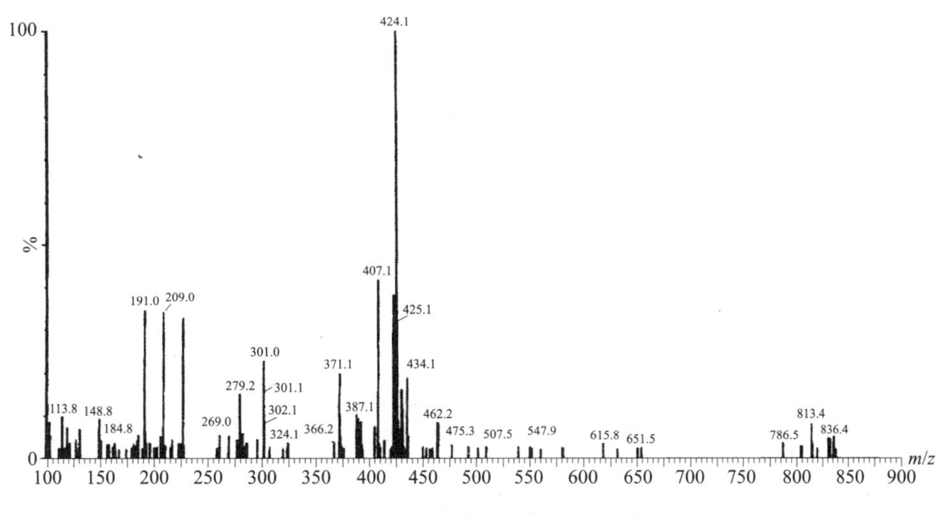

图 7－7　山栀苷甲酯的 ESI－MS

（二）青蒿——倍半萜类化合物

知识链接

青蒿素研究简史——疟疾在热带和亚热带地区是常见病。人患疟疾后会产生周期性高热和寒战的症状，俗称“打摆子”。我国古人把疟疾称为“烟瘴”，认为是飘浮的雾气导致人们中毒。然而，由于疟原虫陆续对氯喹和乙胺嘧啶等药物产生了抗药性，研发其他更有效的药物就成为战胜疟疾的另一种选择。青蒿素正是人类挑选的迄今为止最有效的抗疟疾药物。我国对青蒿的认识由来已久，早在公元前 2 世纪，先秦医方书《五十二病方》已经对植物青蒿有所记载。公元前 340 年，东晋的葛洪在其撰写的《肘后备急方》一书中，首次描述了青蒿的退热功能。李时珍的《本草纲目》则明确说明青蒿能“治疟疾寒热”。青蒿在中国民间又称作臭蒿和苦蒿，属菊科一年生草本植物。《诗经》中的“呦呦鹿鸣，食野之蒿”中所指之物即为青蒿。由于疟原虫对传统的抗疟药奎宁产生了抗药性，1967 年我国开展了一项集中全国科技力量联合研发抗疟新药的“523”项目。正式任命屠呦呦为课题组长，很快在当年 4 月便编辑了以 640 方药为主的《抗疟方药集》。1971 年屠呦呦团队提出用乙醚低温提取青蒿有效成分，提取得到的成分对鼠疟、猴疟疟原虫具有 100% 抑制率。1972 年 3 月，屠呦呦在南京召开的抗疟药内部会议上公开了全部内容。1973 年经临床确证，有效成分为青蒿中的抗疟活性单体青蒿素，抗疟新药由此诞生。

青蒿为菊科植物黄花蒿（*Artemisia annua.* L.）的干燥地上部分，性寒，味苦、辛；归肝、胆经。具有清虚热、除骨蒸、解暑热、截疟、退黄的功效，用于温邪伤阴、夜热早凉、阴虚发热、骨蒸劳热、暑邪发热、疟疾寒热、湿热黄疸。东晋名医葛洪《肘后备急方》中称，有“青蒿一握，以水一升渍，绞取汁。尽服之”可治“久疟”。

1. 化学成分　青蒿所含的萜类化合物：蒿酮（artemisia ketone）、异蒿酮（isoar-temisia ketone）、桉油精、樟脑、α－蒎烯、β－蒎烯等单萜；青蒿素、青蒿甲素（qinghaosu A）、青蒿乙素（qinghaosu B）、青蒿丙素（qinghaosu C）、青蒿酸（artemisinic acid）、青蒿醇（artemisinol）等倍半萜；β－香树脂乙酸酯等三萜；此外还含有黄酮、香豆素和植物甾醇类成分。其中倍半萜内酯化合物研究最为深入。

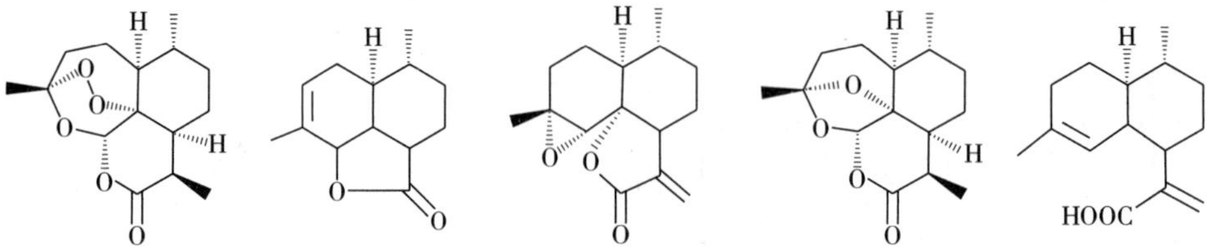

青蒿素 青蒿甲素 青蒿乙素 青蒿丙素 青蒿酸

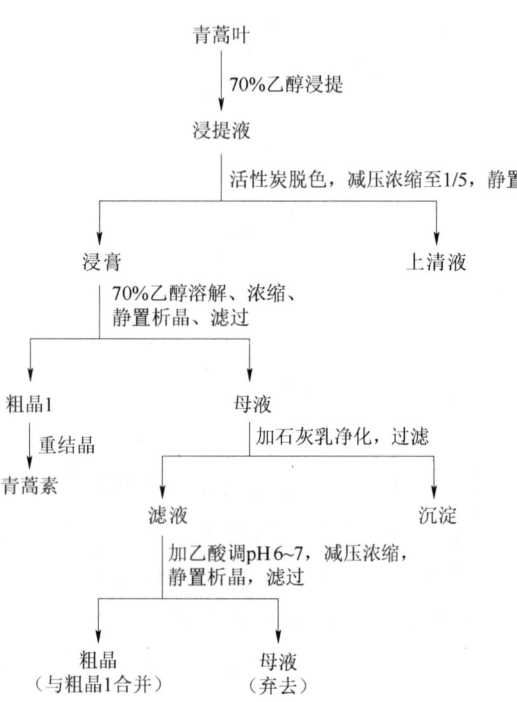

图7－8　青蒿素的提取分离

青蒿素是青蒿抗疟的主要有效成分，《中国药典》（2020年版）以青蒿素为指标成分对青蒿进行薄层鉴别。我国学者于20世纪70年代初首次从青蒿中分离得到具有过氧基的新型倍半萜内酯青蒿素，在其基础上合成了多种衍生物，如双氢青蒿素（dihydroartemisinin）、蒿甲醚、青蒿琥酯等，青蒿素、青蒿素栓、蒿甲醚、蒿甲醚注射液、青蒿琥酯、注射用青蒿琥酯钠先后被批准为一类新药，青蒿琥酯片被批准为四类新药。青蒿素类药物毒性低、抗疟性强，被WTO批准为世界范围内治疗脑型疟疾和恶性疟疾的首选药物。2015年我国科学家屠呦呦因其发现的青蒿素可以有效降低疟疾患者的死亡率获得诺贝尔奖，青蒿素被誉为“一种用于治疗疟疾的药物，挽救了全球特别是发展中国家的数百万人的生命”。

2. 青蒿素的提取分离　青蒿素的提取分离方法有很多，适合中型生产的工艺流程（图7－8）。

3. 青蒿素的构效关系和结构修饰　构效关系研究表明，过氧基是青蒿素分子中的抗疟主要有效基团，如氢化消除此基团，则活性消失；如保留过氧基，将内酯环上的羰基还原成羟基可增强抗疟活性；如继续再转化成烷化还原青蒿素，活性可增强14倍；如转化成烷氧酰化还原青蒿素，活性可提高28倍，如转化成酰化还原青蒿素，抗疟活性最强，比原来提高31倍（图7－9）。

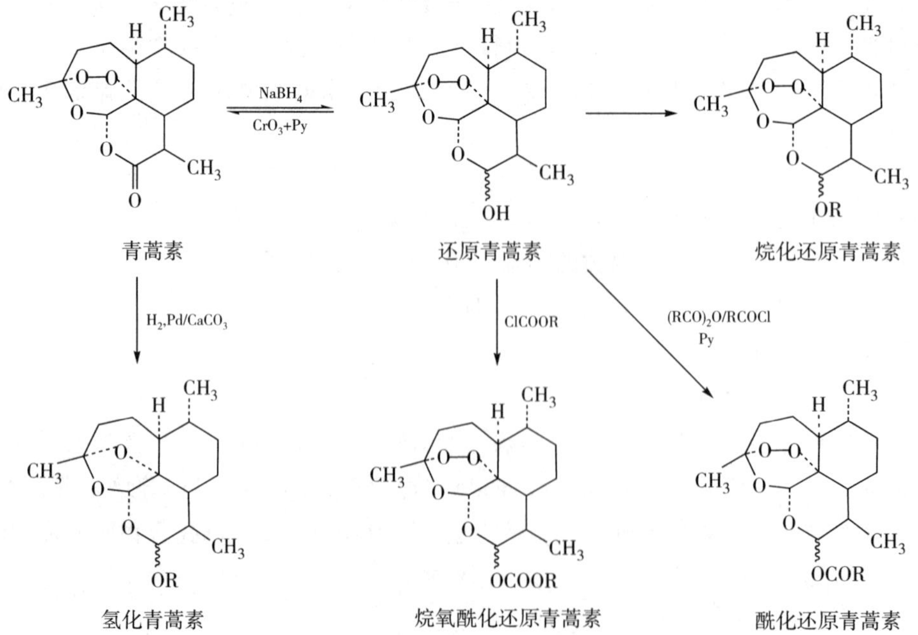

青蒿素 —NaBH$_4$ / CrO$_3$+Py— 还原青蒿素 → 烷化还原青蒿素

青蒿素 —H$_2$,Pd/CaCO$_3$→ 氢化青蒿素

还原青蒿素 —ClCOOR→ 烷氧酰化还原青蒿素

还原青蒿素 —(RCO)$_2$O/RCOCl, Py→ 酰化还原青蒿素

图7－9　青蒿素及其衍生物

虽然青蒿素有很好的抗疟活性，但在胃肠道中不易吸收，生物利用度低，青蒿素在水及油中的溶解度均很小，难以制成适当剂型。由于过氧基团是青蒿素抗疟活性的必需基团，在保留该基团的前提下，发现双氢青蒿素（还原青蒿素）的抗疟活性较好，且分子中还原出一个羟基，所以多以双氢青蒿素为先导化合物进行结构修饰，得到抗疟效价更高的油溶性蒿甲醚和水溶性青蒿琥酯。

（1）醚类衍生物：双氢青蒿素在 BF_3 – 乙醚催化下，与醇反应生成一系列双氢青蒿素醚类衍生物，其中，蒿甲醚和蒿乙醚具有抗疟活性高、作用迅速、毒副作用小等特点，尤以蒿甲醚活性最强，油溶性较大，可制成乳剂注射剂，在临床上广泛应用。

（2）酯类衍生物：双氢青蒿素与酸、酸酐或其他酰基化试剂在无水二氯甲烷溶剂中，用三乙胺或吡啶催化合成出双氢青蒿素的酯类衍生物，如青蒿琥酯，其钠盐水溶性好，适于注射给药，具有抗疟活性高、速效、低毒等特点，作为临床广泛应用的抗疟药物。

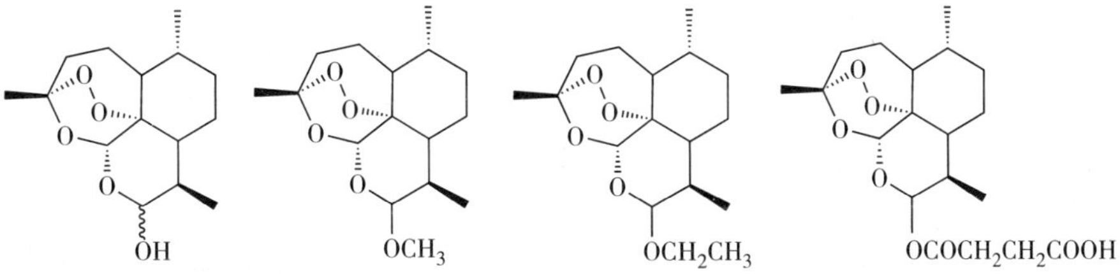

OH　OCH_3　OCH_2CH_3　$OCOCH_2CH_2COOH$

双氢青蒿素　蒿甲醚　蒿乙醚　青蒿琥酯

4. 青蒿素的生物转化　除了通过结构修饰的途径研究并制备疗效更好的青蒿素衍生物，用生物转化也可以制备出多种青蒿素衍生物，如利用灰色链霉菌 *Streptomyces griseus* 可将青蒿素及蒿甲醚转化为具有抗疟作用的 9α – 羟基青蒿素，这在有机合成中较难做到；利用长春花悬浮细胞将青蒿素转化为 3α – 羟基去氧青蒿素，为新药开发提供了一条有效的途径。

（三）紫杉——二萜类化合物

紫杉又称红豆杉，存在于红豆杉科红豆杉属植物中，该植物共约有 12 种，我国主要有 4 种即东北红豆杉（*T. cuspidata*）、西藏红豆杉（*T. wallichiana*）、云南红豆杉（*T. yunnanensis*）、中国红豆杉（*T. chinensis*），另有 1 个变种为南方红豆杉（*T. chinensis Var. mairei*）。20 世纪 70 年代初 Wani 等首先从短叶红豆杉（*Taxus brevifolia*）中分离得到紫杉醇，1984 年以来对我国的红豆杉属植物进行了大量研究，从树皮等各部位中分离出抗癌活性成分紫杉醇，目前已从该属植物中分离得到 300 多个紫杉烷二萜化合物。1992 年底紫杉醇在美国 FDA 批准上市，临床主要用于卵巢癌和乳腺癌，对肺癌、大肠癌、黑色素瘤、头颈部癌、淋巴瘤、脑瘤也都有一定疗效，但有较强毒副作用。

1. 化学成分　研究表明具有 C_4、C_5、C_{20} 位环氧丙烷（oxtane）的紫杉烷多具有抗癌活性，其中以紫杉醇活性最强，因此对紫杉醇的研究和报道最多。紫杉醇分子式为 $C_{47}H_{51}NO_{14}$，分子量为 853. 89，在植物体内可以游离状态存在，也可与糖结合成苷，如 7 – 木糖基紫杉醇和 7 – 木糖基 – 10 – 去乙酰基紫杉醇。在不同植物、不同部位及不同采集期紫杉醇含量差别很大，在 0. 001% ~0. 076% 之间。

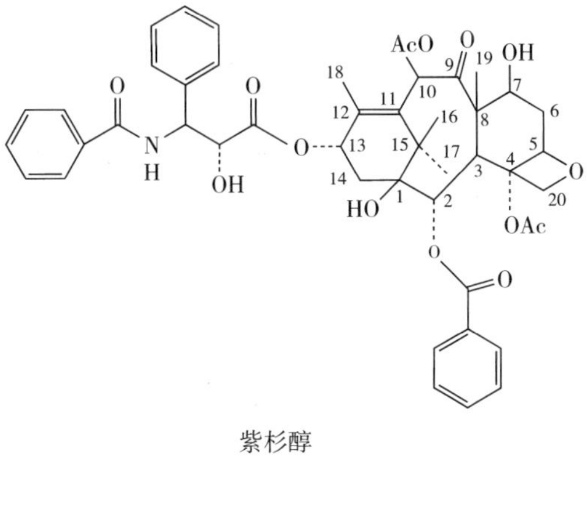

紫杉醇

2. 紫杉醇的理化性质

（1）性状　紫杉醇为白色针状结晶（甲醇－水），熔点为213～216℃（分解），$[\alpha]_D^{20}$ －49°（甲醇）。

（2）溶解性　游离紫杉醇可溶于甲醇、乙醇、丙酮、乙酸乙酯、二氯甲烷、三氯甲烷等有机溶剂，难溶于水（仅为0.006mg/ml），不溶于石油醚；与糖结合成苷后水溶性大大提高，但在亲脂性溶剂中的溶解性降低。

（3）酸碱性　紫杉醇分子结构中虽有含氮取代基，但氮原子处于酰胺状态，且邻近连有苯基、羟基、酯基等吸电子基团，不显碱性，故紫杉醇为中性化合物。

（4）稳定性　紫杉醇在pH 4～8范围内比较稳定，在碱性条件很快分解；可与MnO_2试剂发生氧化反应，且不易还原。

3. 紫杉醇的提取分离

（1）提取　传统溶剂提取大多采用甲醇、乙醇、甲醇－二氯甲烷（1∶1）、乙酸乙酯－丙酮（1∶1）等浸提，蒸去溶剂得到浸膏，以等体积水稀释，先用石油醚萃取除去脂溶性杂质，继用二氯甲烷或三氯甲烷萃取，回收溶剂得稠浸膏状提取物。

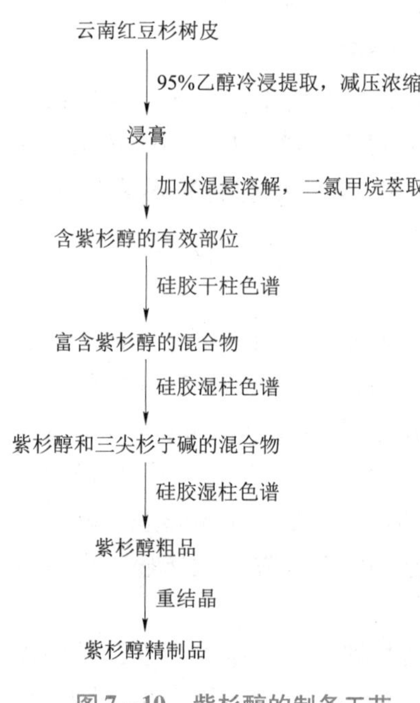

图7－10　紫杉醇的制备工艺

采用CO_2超临界流体萃取法比传统溶剂法具有较高的提取效率，如用CO_2以及CO_2和乙醇的混合物提取红豆杉树皮中紫杉醇，提取温度为318K（45℃），压力为18.07～25.79MPa，紫杉醇大部分能得到有效提取。

（2）分离　一般采用硅胶干柱、常压柱、低压柱等色谱方法分离，以二氯甲烷－甲醇或三氯甲烷－甲醇或己烷－丙酮等溶剂进行梯度洗脱，通常要进行多次柱色谱分离才能得到纯品。也有采用制备性TLC、HPLC以及HPLC与HSCCC（高速逆流色谱）相结合的方法把紫杉醇与三尖杉宁碱（cephalomannine）分开。

紫杉醇的生产制备工艺（图7－10）。

由于紫杉醇在植物红豆杉中的含量极低，其提取分离难度较大；且红豆杉生长缓慢，资源匮乏，因此目前在紫杉醇的半合成和生物转化等方面开展了较深入的研究并取得良好进展，为解决其资源问题提供了新的途径。

第二节　挥发油

一、概述

挥发油（volatile oils）又称精油（essential oils），是存在于植物体中一类具有挥发性、可随水蒸气蒸馏的油状液体的总称。挥发油大多有芳香气味，并有较强的生物活性，在医药、香料、食品工业等方面具有重要作用。

挥发油广泛分布于植物界，主要存在于种子植物，尤其是芳香植物，大约有70余科200属600～800种植物含挥发油，以菊科（菊、白术、苍术、木香等），芸香科（芸香、降香、橙皮、吴茱萸等），伞形科（茴香、川芎、当归、白芷等），唇形科（薄荷、藿香、紫苏、荆芥等），樟科（樟、肉桂、乌药等），木兰科（厚朴、八角茴香、五味子、辛夷等），姜科（姜、姜黄、郁金、莪术等）等科较为丰富。

挥发油通常存在于植物的油管、油室、腺毛、分泌细胞或树脂道等组织和器官中，多呈油滴状，有的与树脂、黏液质共存，如茴香油存在于小茴香果实油管中，桉叶油存在于桉叶油腔中，玫瑰油存在于玫瑰花瓣表皮分泌细胞中，松节油存在于松树树脂道中等。挥发油在植物体中的存在部位各不相同，有的集中在花、果实、根或根茎、叶等某一器官，有的则全株植物中都含有，如丁香、玫瑰的花，吴茱萸、八角茴香的果实，橙、橘的果皮，薄荷、紫苏的叶，当归、独活的根，莪术、姜黄的根茎，肉桂、厚朴的树皮等部位含油量较高。不同品种植物挥发油含量差异较大，一般在1%以下，少数在10%以上，如丁香含油量高达14%以上。同一品种植物因药用部位、生长环境或采收季节不同，挥发油的品质（成分、气味等）和含量均可能有显著差别，采集植物原料时应注意。

挥发油具有多方面的生物活性，大多具有发散解表、芳香开窍、止咳平喘、理气止痛、祛风除湿、活血化瘀、清热解毒、杀虫抗菌等功效，如薄荷油外用具有清凉、消炎、止痛、止痒作用，内服可用于头痛、鼻咽炎症等；芸香油、满山红油有止咳、平喘、祛痰、消炎等作用；柴胡油、细辛油有解热止痛作用；当归、川芎油具有活血镇静作用；鱼腥草油有抑菌作用；土荆芥油具有驱蛔虫、钩虫等作用；樟脑油有强心作用；莪术油有抗肿瘤作用等。临床上广泛应用的挥发油有樟脑、冰片、薄荷油、丁香油等。

挥发油不仅在医药上具有重要作用，在香料工业、日用食品工业及化学工业上也是重要的原料，如香料工业上的芳香“浸膏”“净油”“香膏”“头香”等制品，多为以芳香植物为原料，经适当方法制备而得。

二、挥发油的组成

挥发油是由多种类型成分组成的混合物，一种挥发油常含有数十种乃至数百种成分，但往往其中以某种或某几种成分所占比例较大，所以不同的挥发油具有相对固定的理化性质及生物活性，如桉油中含桉油精达70%，樟脑油中樟脑含量约占50%。按化学结构分类，组成挥发油的成分可分为如下四类。

（一）萜类化合物

萜类是挥发油的主要组成成分，主要是单萜、倍半萜及其含氧衍生物，且含氧衍生物多具有较强的生物活性和芳香气味，如柠檬烯（limonene）主要有镇咳、祛痰、抗菌等作用，薄荷醇有消炎、止痛、清凉、局麻作用。

（二）芳香族化合物

挥发油中的芳香族成分仅次于萜类化合物，其来源大致有两种：一种是苯丙素类衍生物，多具有 C_6-C_3 骨架，如桂皮中具有解热镇痛作用的桂皮醛、丁香中具有抑菌和镇痛作用的丁香酚等；少数化合物具有 C_6-C_2 或 C_6-C_1 骨架，如具有玫瑰香味的苯乙醇（phenethyl alcohol）、有驱虫止蛔功效的花椒油素（xanthoxylin）等；另一种是萜源衍生物，如百里香酚（thymol）。

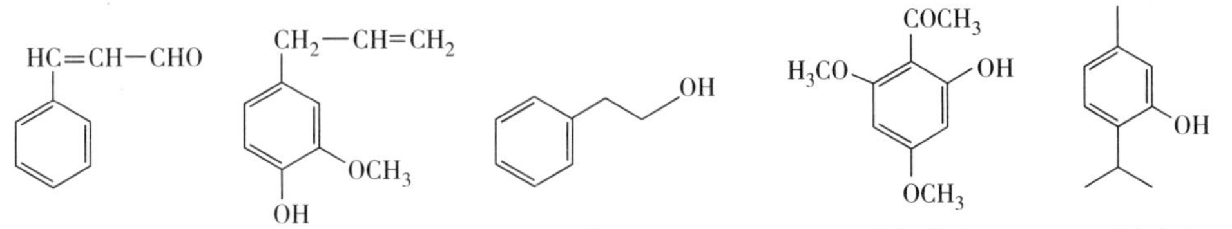

HC=CH—CHO　CH_2—CH=CH_2　OH　$COCH_3$　H_3CO　OH　OCH_3　OH　OCH_3　OH

桂皮醛　丁香酚　苯乙醇　花椒油素　百里香酚

（三）脂肪族化合物

挥发油中也常存在某些小分子脂肪族化合物，包括烃、醇、醛、酮和酯等，较多存在于植物的果实和水果中，如正癸烷（n - decyl hydride）存在于桂花的头香中，正壬醇（n - nonyl alcohol）存在于陈皮（*Citrus reticulate* Blanco）中，鱼腥草油中的癸酰乙醛（decanoylacetaldehyde）即鱼腥草素，具有鱼腥气味，有抗菌作用。

$CH_3(CH_2)_8CH_3$ 正癸烷　　$CH_3-(CH_2)_7-CH_2OH$ 正壬醇　　$CH_3-(CH_2)_8-CO-CH_2-CHO$ 癸酰乙醛

（四）其他类化合物

除以上三类之外，有些成分经植物酶解后的产物具挥发性，随水蒸气一同馏出而成油，也称之为“挥发油”，这些成分在植物体内多数以苷的形式存在。如黑芥子油（mustard oil）是芥子苷经芥子酶水解后产生的异硫氰酸烯丙酯；苦杏仁油是苦杏仁苷水解后产生的苯甲醛；原白头翁素（protoanemonin）是毛茛苷水解后产生的化合物；大蒜油（garlic oil）则是大蒜（*Allium sativum* L.）中大蒜氨酸经酶水解后产生含大蒜辣素（allicin）等的挥发性油状物。

$CH_2=CH-CH_2-N=C=S$ 异硫氰酸烯丙酯　　苯甲醛 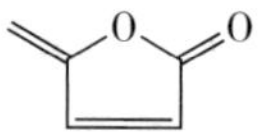　　原白头翁素　　$CH_2=CH-CH_2-\overset{O}{\overset{\|}{S}}-S-CH_2-CH=CH_2$ 大蒜辣素

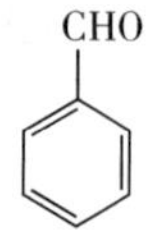

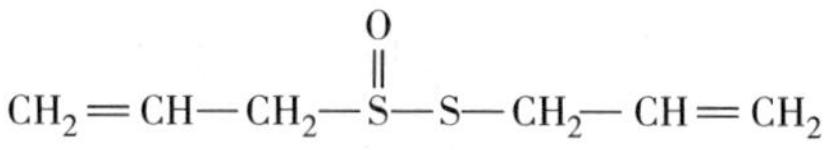

少数挥发油中有含氮或含硫的化合物，如川芎（*Ligusticum chuanxiong* Hort.）、烟草（*Nicotiana tabacum* L.）挥发油中的川芎嗪（tetramethylpyrazine）、烟碱（nicotin）等，但这些成分往往不被作为挥发油类成分，而将其归类于生物碱。大蒜辣素则为含硫的挥发油成分，具有抗菌、抗病毒等作用。

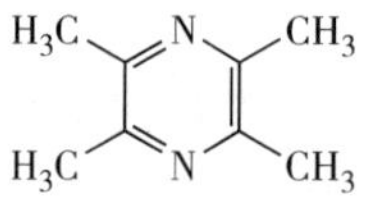

川芎嗪 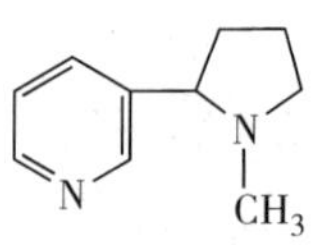　　烟碱

三、挥发油的理化性质

（一）性状

1. 颜色　挥发油在常温下大多为无色或微黄色油状液体，有些含薁类成分或溶有色素的挥发油显特殊颜色。如洋甘菊油显蓝色，桂皮油显棕色或黄棕色，麝香草油显红色，佛手油显绿色。

2. 气味　挥发油具有特殊气味和辛辣味，多数具有香气，少数具有异味，如鱼腥草油有腥味，土荆芥油有臭气。气味往往是挥发油品质优劣的重要标志。

3. 形态　挥发油在常温下为透明油状液体，冷却时有些成分可能结晶析出，称“析脑”，析出物习称为“脑”，如薄荷脑、樟脑、茴香脑（anethole）等。滤去析出物的油称为“脱脑油”，如薄荷油的脱脑油习称“薄荷素油”（peppermint oil），但仍含一定量的薄荷脑。

4. 挥发性　挥发油具有挥发性，可通过油迹试验区别挥发油与脂肪油，即挥发油在常温下可自行挥发而不留油迹，而脂肪油留下油迹。

（二）溶解性

挥发油为亲脂性成分，易溶于石油醚、乙醚、三氯甲烷等有机溶剂，难溶于水。在高浓度乙醇中能全部溶解，而在低浓度乙醇中只能溶解一定量，因此药典规定了挥发油在醇中的溶解度用以检查挥发油纯度。挥发油中的含氧化合物能少量溶解于水中而使水溶液具有该挥发油的香气和生物活性，医药上根

据这一性质制备芳香水与注射液，如薄荷水、柴胡注射液等。

（三）物理常数

1. 相对密度　挥发油相对密度一般在 0.850～1.065 之间，多数比水轻，仅少数比水重，如丁香油、桂皮油等。

2. 旋光性　挥发油几乎均有旋光性，比旋度在 -97°～+117°范围内。

3. 折光率　挥发油具有强折光性，折光率在 1.43～1.61 之间。

4. 沸点　挥发油沸点一般在 70～300℃之间。

挥发油是多种成分组成的混合物，无确定的物理常数，但由于油中各组成成分基本稳定，其物理常数有一定的范围，见表 7-7。

表 7-7 《中国药典》（2020 年版）收载挥发油的物理常数（按相对密度大小排列）

挥发油名称	相对密度	折光率	比旋度	在醇中的溶解度
松节油	0.850～0.870	1.466～1.477		易溶
薄荷素油	0.888～0.908	1.456～1.466	-17°～-24°	任意混溶
牡荆油	0.890～0.910	1.485～1.500		与无水乙醇任意混溶
桉油	0.895～0.920	1.458～1.468		易溶于 70% 乙醇
满山红油	0.935～0.950	1.500～1.520		极易溶
广藿香油	0.950～0.980	1.503～1.513	-66°～-43°	易溶于 90% 乙醇
莪术油	0.970～0.990	1.500～1.510	+20°～+25°	易溶
八角茴香油	0.975～0.988	1.553～1.560	-2°～+1°	易溶于 90% 乙醇
丁香罗勒油	1.030～1.050	1.530～1.540		易溶
肉桂油	1.055～1.070	1.602～1.614		易溶

（四）稳定性

挥发油稳定性较差，与空气及光线接触会逐渐被氧化变质，使之相对密度、黏度增大，颜色变深，原有香味失去，并能形成树脂样物质，不能再随水蒸气蒸馏，因此挥发油应贮存于棕色瓶内，密闭并低温保存。

（五）化学常数

1. 酸值　代表挥发油中游离羧酸和酚类成分含量的指标，以中和 1g 挥发油中游离酸性成分所消耗氢氧化钾的毫克数表示。

2. 酯值　代表挥发油中酯类成分含量的指标，以水解 1g 挥发油中所含酯所需要氢氧化钾的毫克数表示。

3. 皂化值　代表挥发油中所含游离羧酸和酚类成分和结合态酯总量的指标，以中和并皂化 1g 挥发油中含有的游离酸性成分与酯类所需氢氧化钾的毫克数表示，皂化值为酸值和酯值的总和。

四、挥发油的提取分离

（一）提取

1. 蒸馏法　此法为提取挥发油的常用方法。将中药材适当粉碎后加水浸泡，然后用共水蒸馏、隔水蒸馏或水蒸气蒸馏法提取。前两种方法简单，但受热温度较高，易引起药材焦化及某些成分分解；后一种方法温度较低，可避免过热或焦化。馏出液若油水共存不分层，可用盐析法促使挥发油自水中析出，再用低沸点有机溶剂如乙醚或石油醚萃取得到挥发油。

蒸馏法具有设备简单、操作容易、成本低、提油率高等优点，但提取温度较高，易导致某些热不稳定的成分结构发生变化而影响挥发油品质，因此不适合提取对热不稳定的挥发油。

2. 溶剂提取法 采用低沸点亲脂性有机溶剂回流提取或冷浸，常用溶剂有乙醚、石油醚（30～60℃）、二硫化碳、四氯化碳等。此法在较低温度下提取，不易引起成分结构变化；但油中含杂质较多，如树脂、油脂、蜡、叶绿素等脂溶性杂质往往被同时提出，故需进一步精制纯化。可将挥发油粗品加适量浓乙醇浸渍，放置冷冻（一般在 -20℃ 左右），滤除析出物后，再蒸馏除去乙醇；或将挥发油粗品再进行蒸馏，以获得较纯的挥发油。

3. 压榨法 取原料经撕裂粉碎压榨，将挥发油从植物组织中挤压出来，然后静置分层或离心分离，得到挥发油粗品。此法适用于含挥发油较多的新鲜原料如鲜橘、柑、柠檬的果皮等，其提取温度低，可保持挥发油原有的新鲜香味；但产品不纯，可能含有水分、叶绿素、黏液质及细胞组织等杂质而呈混浊状态，且提取不完全，较难将挥发油全部压榨出来，常需将压榨后的残渣可再进行水蒸气蒸馏提取。

4. 吸收法 利用油脂类具有吸收挥发油的性质，可提取一些贵重的挥发油，如玫瑰油、茉莉花油等，得到具有鲜花香气的挥发油（精油）。其有两种方法，一种为冷吸收法，用无臭味的猪油 3 份和牛油 2 份的混合物，均匀涂抹在一定大小的玻璃板两面，将其嵌入木制框架中，在玻璃板上面铺放金属网，网上放一层新鲜花瓣，这样一个个的木框玻璃板重叠起来，花瓣被包围在两层脂肪中间，挥发油逐渐被油脂所吸收，待充分吸收后，刮下脂肪，即为“香脂”；另一种为温浸吸收法，将花瓣等原料浸泡于油脂中，于 50～60℃ 低温加热，使芳香成分溶于油脂中。吸收挥发油的油脂可直接用于香料工业，也可加无水乙醇处理，将挥发油从脂肪中提取，减压回收乙醇即得。

5. 二氧化碳超临界流体提取法 二氧化碳超临界流体用于提取挥发油具有防止氧化热解和提高品质的突出优点，且提取时间短、得油率高。但该法工艺技术要求高，设备费用投资大，目前主要限于中小规模生产和实验室研究，工业化程度还不高。有些香味成分在用水蒸气蒸馏法提取时受热分解而影响其品质，用二氧化碳超临界流体提取可获得与原料相同的芳香挥发油，如在紫苏油、橘皮油、柠檬油、桂花油等提取上得到较好效果。

（二）分离

从植物中提取的挥发油常为混合物，需经进一步分离精制后，方可获得单体化合物或提高纯度，常用方法如下。

1. 冷冻析晶法 利用某些挥发油成分在低温下析出结晶的性质，一般可将挥发油在 0℃ 以下放置析晶，如无晶体析出，可降温至 -20℃ 继续放置至结晶析出，再经重结晶可得到纯度较高的单体结晶。如薄荷油于 -10℃ 放置 12 小时后析出第一批粗脑，滤过，挥发油继续于 -20℃ 冷冻 24 小时，析出第二批粗脑，将两批粗脑合并并加热熔融后，于 0℃ 冷冻可得到较纯的薄荷脑。该法操作简便，但有时分离不够完全，且大部分挥发油冷冻后仍不能析出结晶。

2. 分馏法 利用挥发油成分沸点有差异的性质，可采用分馏法进行分离。挥发油中萜类成分的沸点与双键数目和位置、含氧官能团种类以及分子量大小有关且有一定的规律性，如在单萜中沸点随双键的增加而升高，即三烯 > 二烯 > 一烯；含氧单萜沸点随官能团极性的增大而升高，即酸 > 醇 > 醛 > 酮 > 醚，但酯比相应的醇沸点高；倍半萜比单萜分子量大，其沸点高于单萜。挥发油中萜类成分的沸程见表 7-8。

表 7-8 萜类的沸程

萜类	常压沸程（℃）	萜类	常压沸程（℃）
半萜类	～130	单萜烯烃无环三个双键	180～200
单萜烯烃双环一个双键	150～170	含氧单萜	200～230
单萜烯烃单环两个双键	170～180	倍半萜及其含氧衍生物	230～300

由于挥发油成分多数在高温下不稳定，常采用减压分馏。在1333.22Pa条件下，一般于35～70℃被蒸馏出来的是单萜烯类化合物，70～100℃被蒸馏出来的是单萜含氧化合物，80～110℃被蒸馏出来的是倍半萜及其含氧衍生物，有时倍半萜含氧化合物沸点很高。所得各馏分中的成分常呈交叉情况，所以经分馏后得到的馏分仍可能是混合物，需经进一步精馏或结合冷冻、重结晶、色谱等方法，才可能得到单一成分。

3. 化学分离法　根据挥发油中各组分的结构或官能团不同，采用化学方法处理，使各组分得到分离。

（1）碱性成分的分离　将挥发油溶于乙醚，加1%硫酸或盐酸萃取，分取酸水层，碱化后再用乙醚萃取，回收乙醚得到碱性成分。

（2）酚、酸性成分的分离　挥发油乙醚液先用5%碳酸氢钠溶液萃取，分取碱水层，加稀酸酸化后用乙醚萃取，回收乙醚得到酸性成分；继续用2%氢氧化钠萃取，分取碱水层，酸化后用乙醚萃取，回收乙醚得到酚类或其他弱酸性成分。

（3）醛、酮类成分的分离　利用亲脂性的羰基化合物和亚硫酸氢钠或吉拉德试剂反应后生成亲水性加成物或结晶而分离。①亚硫酸氢钠试剂法：分离上述成分后的挥发油母液用水洗至中性，以无水硫酸钠干燥，加亚硫酸氢钠饱和溶液振摇，分取水层或加成物结晶，再加酸或碱处理使加成物分解，以乙醚萃取，回收乙醚即得，可用于分离醛、甲基酮类。②吉拉德试剂法：将干燥后的挥发油与吉拉德试剂T或P回流1小时，生成水溶性的缩合物，用乙醚除去不具羰基的成分，再用酸处理，也可得到羰基成分，可用于分离各种醛、酮类成分。

（4）醇类成分的分离　除去醛或酮类成分的挥发油与丙二酸单酰氯或邻苯二甲酸酐或丙二酸反应生成酸性单酯，转溶于碳酸氢钠溶液，用乙醚除去未反应的挥发油成分，将碱液酸化，再用乙醚萃取，回收乙醚得到酸性单酯，加入碱液水解后，可得到原醇类成分。一般伯醇易成酯，仲醇反应较慢，叔醇则较难反应。

R—OH + [邻苯二甲酸酐] ⟶ [COOH / COOR 苯环] $\xrightarrow[\text{NaOH}]{\text{皂化}}$ [COONa / COONa 苯环] + R—OH

萜醇　邻苯二甲酸酐　酸性邻苯二甲酸萜醇酯

（5）其他成分的分离　挥发油中的萜烯可利用双键与溴、氯化氢、溴化氢、亚硝酰氯等试剂加成，常得到结晶状产物，据此进行分离和纯化。醚类成分与浓酸形成锌盐有时析出结晶，可从挥发油中分离，如桉叶油中的桉油精属于萜醚成分，可与浓磷酸形成磷酸盐结晶。

挥发油的分离流程见图（图7－11）。

4. 色谱分离法　由于挥发油组成成分复杂，用上述方法分离后多数挥发油难以得到单体化合物，进一步结合色谱法可得到较好的分离效果。

（1）吸附柱色谱　吸附剂多为硅胶和中性氧化铝，洗脱剂多用石油醚或己烷，以及与乙酸乙酯以不同比例混合。经粗分处理后的挥发油溶于石油醚，通过柱色谱，先用石油醚或己烷洗脱，再用石油醚（己烷）－乙酸乙酯梯度洗脱，逐渐增加洗脱溶剂极性，使挥发油各成分分开。如许多挥发油中含有香叶醇和柠檬烯，将此挥发油溶于石油醚，上氧化铝吸附柱，先用石油醚洗脱，得到极性较小的柠檬烯，再在石油醚中加少量甲醇洗脱得到极性较大的香叶醇。

（2）硝酸银络合色谱　挥发油中的萜类成分多具有双键，如用硅胶或氧化铝分离效果不理想，可用硝酸银－硅胶（或氧化铝）柱色谱或薄层色谱分离（硝酸银加入量一般为2%～25%）。其分离机制

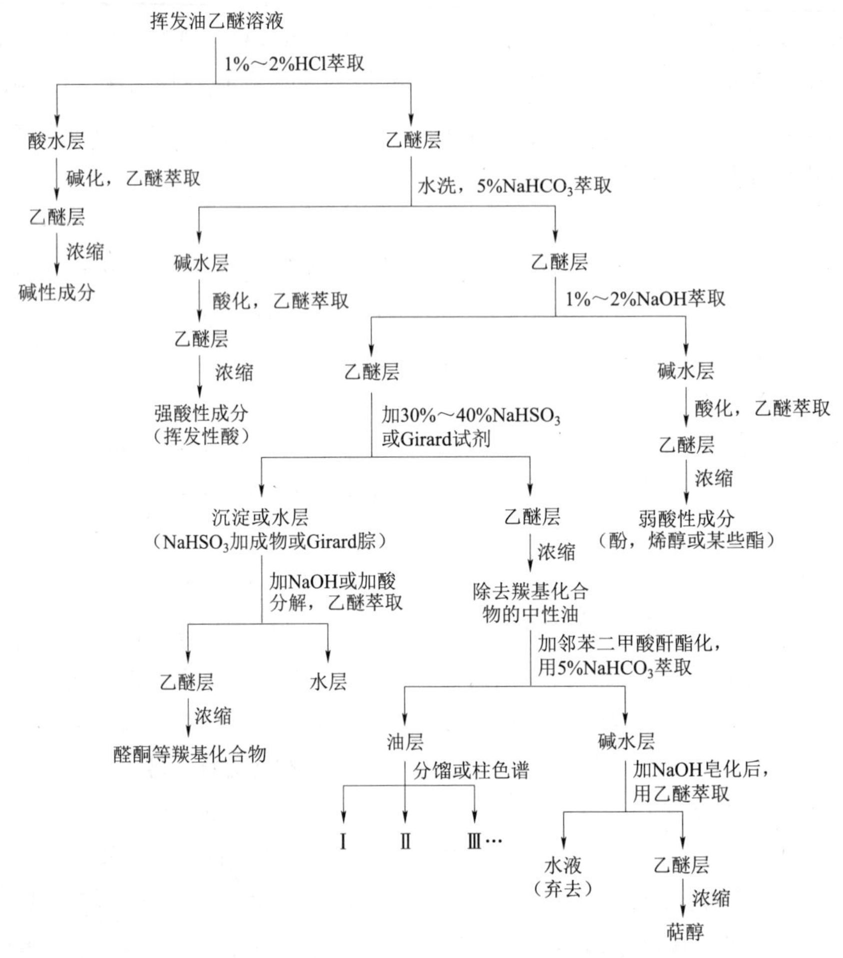

图7-11 挥发油的分离流程

是硝酸银与双键形成 π 络合物进行络合吸附，分子结构中的双键数目、位置及立体构型不同，其络合程度及络合物稳定性不同，利用此差异可将它们分离。一般双键数目多的化合物易形成络合物，末端双键形成的络合物稳定性大于其他双键，顺式双键的络合能力大于反式双键。例如分离 α-细辛醚（α-asarone）、β-细辛醚（β-asarone）和欧细辛醚（euasarone）时，将混合物通过用20%硝酸银处理的硅胶柱，以苯-乙醚（5∶1）洗脱，其洗脱先后顺序：α-细辛醚（苯环外双键为反式）、β-细辛醚（苯环外双键为顺式）、欧细辛醚（苯环外双键为末端双键）。

OCH_3 H_3CO H $C{=}C$ H CH_3 OCH_3 OCH_3 H_3CO CH_3 $C{=}C$ H H OCH_3 OCH_3 OCH_3 H_3CO $CH_2{-}CH{=}CH_2$

α-细辛醚　　β-细辛醚　　欧细辛醚

（3）其他色谱　对于难分离的挥发油成分用制备薄层色谱进行分离，采用连续二次展开及选用不同展开剂单向二次展开等方式，有时可获得较好的分离效果。制备型气相色谱能较好地进行挥发油成分的分离。

5. 分子蒸馏　与传统蒸馏法依据沸点差异进行分离不同，分子蒸馏的分离原理是依据不同物质的分子运动平均自由程差别，当液体混合物沿加热板流动并被加热，轻、重分子会逸出液面而进入气相，由于轻、重分子的自由程不同，从液面逸出后移动距离不同，如能恰当地设置一块冷凝板，则轻分子达到冷凝板被冷凝排出，而重分子达不到冷凝板沿混合液排出，从而达到分离目的。分子蒸馏具有操作温度低、真空度高、受热时间短、分离效率高等优点，特别适宜于高沸点、热敏性、易氧化物质的分离，可有选择地蒸馏出目标产物，常用于挥发油的提纯和重要成分的分离；但设备要求高，价格昂贵。如用分子蒸馏技术对广藿香油中的广藿香醇（patchouli alcohol）进行分离，其质量分数有较大提高。

五、挥发油的检识

（一）一般检查

将挥发油石油醚提取液滴于滤纸上，室温下如滤纸上的油斑在空气中能挥散，可能为挥发油，如油斑不消失则可能含有油脂。

（二）理化常数测定

挥发油的物理常数包括折光率、相对密度、比旋度、沸点，一般先测折光率，若折光率不合格，其余项目不必测定，此挥发油不合格。同时结合化学常数的测定，包括酸值、酯值和皂化值，可用以判断挥发油的质量。

（三）官能团鉴定

1. 酸碱性 测定挥发油的 pH，如呈酸性表示含有游离的酸或酚类化合物，如呈碱性表示含有碱性化合物。

2. 酚类化合物 采用三氯化铁反应鉴别，如产生蓝、蓝紫或绿色，表示含有酚类化合物。

3. 羰基化合物 如挥发油与硝酸银的氨溶液发生银镜反应，表示有醛类还原性成分存在。如挥发油与2,4-二硝基苯肼、氨基脲、羟胺等试剂反应产生结晶性沉淀，表示有醛或酮类化合物存在。

4. 不饱和化合物和薁类衍生物 在挥发油的三氯甲烷溶液中滴加5%溴的三氯甲烷溶液，如红色退去表示含有不饱和化合物；继续滴加如产生蓝色、紫色或绿色，表示含有薁类衍生物。在挥发油的甲醇溶液中滴加浓硫酸，如产生蓝色或紫色反应，表明有薁类衍生物存在。

5. 内酯类化合物 在挥发油的吡啶溶液中滴加亚硝酰铁氰化钠试剂及氢氧化钠溶液，如出现红色并逐渐消失，表示含有 α、β-不饱和内酯类化合物。

（四）色谱检识

1. 薄层色谱 吸附剂常用硅胶G或2~3级中性氧化铝G，如以石油醚或正己烷为展开剂，可使非含氧烃类化合物较好地展开；如以石油醚-乙酸乙酯（85∶15）为展开剂，可使含氧化合物较好地展开。实际工作中常以这两种展开剂对同一薄层作单向二次展开。

常用的显色剂有两类，一类为通用显色剂，即香草醛-浓硫酸，喷后105℃加热，可使萜类成分显不同颜色。另一类为官能团专属显色剂：①2%高锰酸钾水溶液，使不饱和成分在粉红色背景下产生黄色斑点；②2,4-二硝基苯肼试剂，使醛酮类成分产生黄色斑点；③异羟肟酸铁反应，使酯或内酯显淡红色；④三氯化铁反应，使酚性化合物显绿色或蓝色；⑤硝酸铈铵试剂，使醇类成分在黄色背景下显棕色斑点；⑥对-二甲氨基苯甲醛试剂或溴的三氯甲烷溶液，使薁类化合物显蓝色；⑦0.05%溴酚蓝乙醇溶液，使有机酸类成分产生黄色斑点。

例如采用硅胶G薄层色谱鉴别桉油，以桉油精为对照品，以环己烷-乙酸乙酯（9.5∶0.5）为展开剂，喷以1%香草醛硫酸溶液，供试品色谱中在与对照品色谱相应位置上显相同颜色的斑点。

2. 气相色谱 气相色谱技术具有分离效率和灵敏度高、样品用量少、分析速度快等优点，在挥发油的分离、定性和定量分析中广泛应用，有效提高了挥发油的分析鉴定速度和研究水平。在一定条件下，根据色谱图的出峰数目和各峰面积，可初步了解挥发油中所含成分的种类及各成分的比例。对已知成分的鉴定，可利用挥发油成分与相应对照品于相同保留时间出现的色谱峰，确定油中的某一成分。对于未知成分的鉴定，目前多采用气相色谱－质谱（GC－MS），气相色谱对化合物有较好的分离功能，质谱起到较强的结构分析和鉴定的作用，通过与已知化合物质谱数据库比对，并参考有关文献数据，可给出化合物的可能结构。

六、含挥发油的中药实例

（一）薄荷

薄荷为唇形科植物薄荷（*Mentha haplocalyx* Briq.）的干燥地上部分，性凉味辛，归肺、肝经，具有疏散风热、清利头目、利咽、透疹、疏肝行气的功效，用于风热感冒，风温初起，头痛，目赤，喉痹，口疮，风疹，麻疹，胸肋胀闷。《中国药典》（2020 年版）规定薄荷药材含挥发油不得少于 0.80%（ml/g），饮片含挥发油不得少于 0.40%（ml/g）。

薄荷在我国各省区多有分布，主要产于长江以南广大地区，薄荷制品及薄荷脑还出口美国、英国、日本、新加坡、加拿大等国，在国际上享有盛誉。薄荷素油和薄荷脑（*l*－薄荷醇）为芳香药、驱风药及调味品，薄荷素油可用于皮肤或黏膜产生清凉感以减轻不适及疼痛，另有疏肝理气、利胆作用，用于慢性结石性胆囊炎，慢性胆囊炎及胆结石肝胆郁结，湿热胃滞证。薄荷脑作用于皮肤或黏膜，有清凉止痒作用；内服可用于头痛及鼻、咽、喉炎症等，其酯用于香料和药物。

1. 化学成分 薄荷素油是薄荷新鲜茎和叶经水蒸气蒸馏、冷冻、部分脱脑加工提取的挥发油，为无色或淡黄色澄清液体，有特殊清凉香气，味初辛后凉。薄荷素油主要成分是单萜及其含氧衍生物，还有非萜类芳香族、脂肪族化合物等几十种，如薄荷醇、薄荷酮、乙酸薄荷酯（menthyl acetate）、桉油精、柠檬烯等，其质量优劣主要依据其中（－）薄荷醇（薄荷脑）含量高低而定。《中国药典》（2020 年版）采用气相色谱检测，规定薄荷素油中薄荷脑含量应为 28.0%～40.0%，以桉油精、（－）薄荷酮和薄荷脑为对照品，建立气相色谱指纹图谱（图 7－12），规定供试品指纹图谱与对照指纹图谱相似度不得低于 0.90。

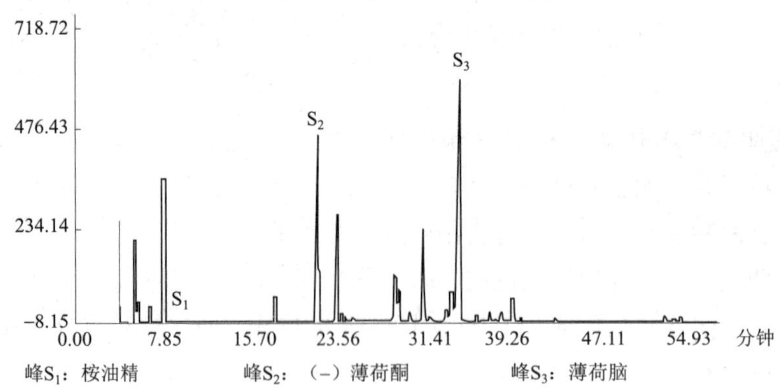

图 7－12 薄荷素油气相色谱对照指纹图谱

薄荷脑系通过薄荷新鲜茎和叶经水蒸气蒸馏、冷冻、重结晶而制得，为无色针状或棱柱状结晶或白色结晶性粉末，有薄荷的特殊香气，味初灼热后清凉，在乙醇、三氯甲烷、乙醚中极易溶解，在水中极微溶解，熔点 42～44℃，$[\alpha]_D^{20}$ －49°～－50°，《中国药典》（2020 年版）规定其含薄荷脑应为 95.0%～105.0%。

薄荷醇　(-)薄荷酮　乙酸薄荷酯　桉油精　柠檬烯

薄荷醇有 3 个手性碳原子，应有 8 种立体异构体，即（-）薄荷醇、（-）异薄荷醇、（+）新薄荷醇、（+）新异薄荷醇及其它们各自的对映体，但只有（-）薄荷醇和（+）新薄荷醇存在薄荷油中，其他为合成品。

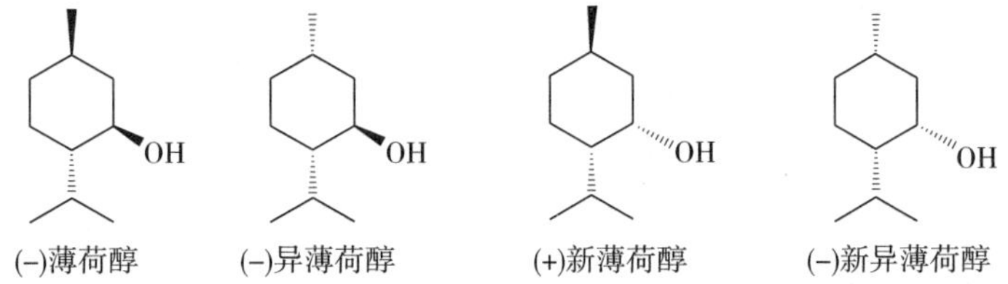

2. 薄荷醇的提取分离精制

（1）冷冻分离法　其工艺流程如下（图 7-13）。

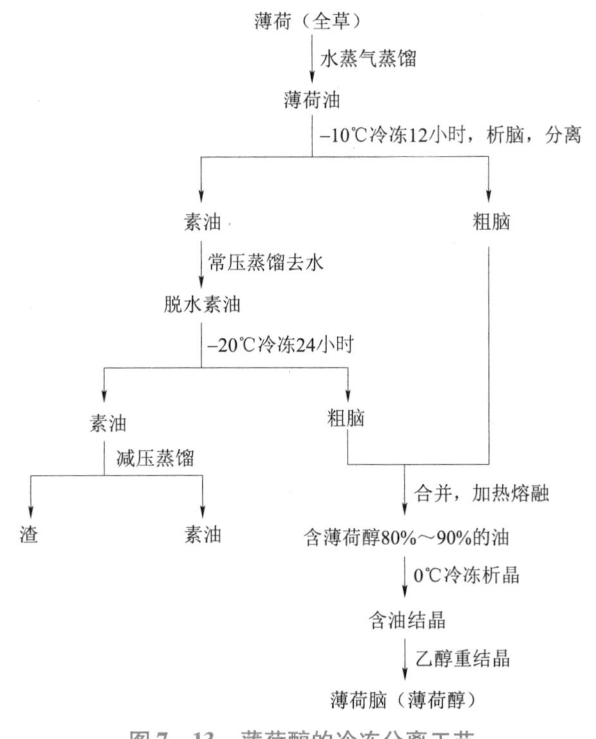

图 7-13　薄荷醇的冷冻分离工艺

（2）分馏法　其工艺流程如下（图 7-14）。

3. 挥发油成分的鉴定　通过水蒸气蒸馏法（SD）和 CO_2 超临界流体萃取法（SFE）分别对薄荷（产自江苏省台东地区）挥发油进行提取，采用气相色谱-质谱联用技术（GC-MS）进行分析，得总离子流色谱图，图中各峰经质谱扫描后得到质谱图，经检索 NIST 质谱数据库结合人工谱图解析，查对有关质谱资料，对薄荷挥发油中的化学成分进行了鉴定，并以峰面积归一化法测得挥发油各组分相对含量，结果见表 7-9。

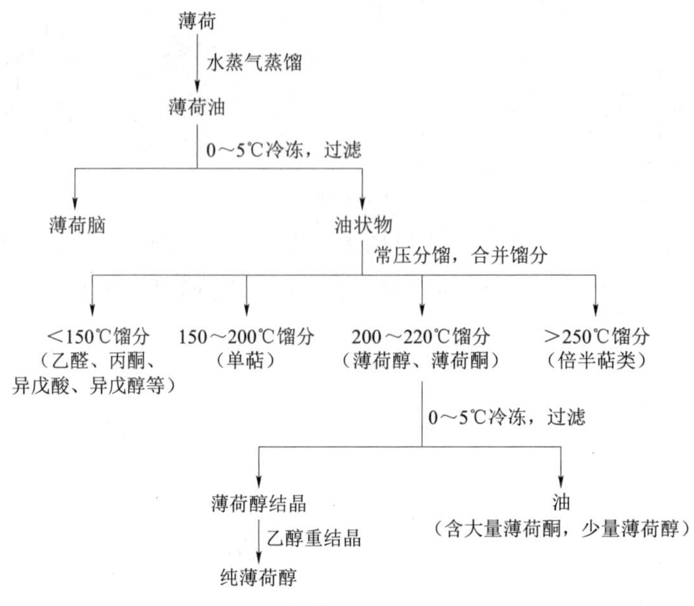

图7－14　薄荷油的分馏工艺

表7－9　薄荷挥发油的GC－MS分析结果

编号	化合物	分子式	相对分子质量	相对含量（%）	
				SD	SFE
1	α－蒎烯	$C_{10}H_{16}$	136	0.034	0.425
2	4－亚甲基－1－（1－甲基乙基）－双环［3.1.0］己烷	$C_{10}H_{16}$	136	0.043	0.215
3	β－蒎烯	$C_{10}H_{16}$	136	0.142	0.510
4	β－月桂烯	$C_{10}H_{16}$	136	0.083	0.305
5	3－辛醇	$C_8H_{18}O$	130	1.415	1.555
6	柠檬烯	$C_{10}H_{16}$	136	0.225	0.670
7	异胡薄荷醇	$C_{10}H_{18}O$	154	—	0.203
8	2*S*－反式－5－甲基－2－（1－甲基乙烯基）－环己酮	$C_{10}H_{18}O$	154	12.740	13.845
9	5－甲基－2－（1－甲基乙烯基）－环己酮	$C_{10}H_{18}O$	154	3.722	4.314
10	薄荷醇	$C_{10}H_{20}O$	156	69.357	61.804
11	对－盖－1－烯－8－醇	$C_{10}H_{18}O$	154	0.612	—
12	α，α，4－三甲基－3－环己烯－1－甲醇	$C_{10}H_{18}O$	154	—	0.537
13	正戊酸－顺－3－己烯酯	$C_{11}H_{20}O$	184	0.185	0.282
14	胡薄荷酮	$C_{10}H_{16}O$	152	0.852	0.759
15	2－异丙基－5－甲基－3－环己烯－1－酮	$C_{10}H_{16}O$	152	3.397	2.228
16	十氢－3*a*－甲基－6－亚甲基－1－（1－甲基乙基）－环丁［1,2：3,4］二环戊烯	$C_{15}H_{24}$	204	0.316	0.556
17	石竹烯	$C_{15}H_{24}$	204	1.045	1.521
18	［*S*－（*E*，*E*）］－1－甲基－5－亚甲基－8－（1－甲基乙基）－1,6－环癸二烯	$C_{15}H_{24}$	204	1.727	3.078
19	双环大香叶烯	$C_{15}H_{24}$	204	0.331	—
20	γ－榄香烯	$C_{15}H_{24}$	204	—	0.469
21	（1*S*－顺）－1,2,3,5,6,8*a*－六氢－4，7－二甲基－1－（1－甲基乙基）－萘	$C_{15}H_{24}$	204	0.204	—
22	十氢－1,1,7－三甲基－4－亚甲基－1*H*－环丙基［*e*］甘菊环－7－醇	$C_{15}H_{24}O$	220	0.209	—
23	*n*－十六酸	$C_{16}H_{32}O_2$	256	0.123	0.285
24	叶绿醇	$C_{20}H_{40}O$	296	0.081	0.329
25	（*Z*，*Z*）－9，12－十八碳二烯酸	$C_{18}H_{32}O$	280	—	0.333
26	三十一烷	$C_{31}H_{64}$	436	—	0.728

薄荷挥发油中含有醇、酮、烯烃、酸、酯等化合物，相对含量较高的有薄荷醇、2*S* - 反式 - 5 - 甲基 - 2 - (1 - 甲基乙烯基) - 环己酮、5 - 甲基 - 2 - (1 - 甲基乙烯基) - 环已酮、2 - 异丙基 - 5 - 甲基 - 3 - 环己烯 - 1 - 酮等成分。两种方法得到的挥发油组分及含量存在一定差异，SFE 法所得薄荷油中沸点高、相对分子质量较大的成分相对较多，因其提取在密闭系统中进行且操作温度低，热不稳定性成分及易氧化组分不易受到破坏，能较真实地反映其天然香味。

（二）莪术

莪术为姜科植物蓬莪术（*Curcuma phaeocaulis* Val.）、广西莪术（*Curcuma kwangsiensis* S. G. Lee et C. F. Liang）或温郁金（*Curcuma wenyujin* Y. H. Chen et C. Ling）的干燥根茎，主产于四川、广西、浙江。其性温味苦辛，归肝、脾经，具有行气破血、消积止痛之功效，用于癥瘕痞块、瘀血经闭、胸痹心痛、食积胀痛。《中国药典》(2020 年版) 规定莪术药材含挥发油不得少于 1.5% (ml/g)，饮片含挥发油不得少于 1.0% (ml/g)。

莪术挥发油具有抗肿瘤、调节免疫、抗病毒、抗菌抗炎等多种作用，莪术油注射液及莪术油葡萄糖注射液在抗病毒、抗肿瘤方面有显著疗效，莪术醇及莪术二酮为莪术挥发油中抗宫颈癌主要有效成分，以 β - 榄香烯为主要成分的榄香烯乳注射液是我国自主研发的二类抗肿瘤新药，抗肿瘤广谱，毒副作用低，临床应用于恶性浆膜腔积液、肺癌、消化道肿瘤、脑瘤以及其他浅表性肿瘤的治疗。

1. 化学成分 莪术油为浅棕色或深棕色的澄清液体，气特异，味微苦而辛。油中主要含多种单萜和倍半萜化合物，如 α - 蒎烯、β - 蒎烯、莰烯 (camphene)、柠檬烯、桉油精、芳樟醇 (linalool)、樟脑、龙脑、异龙脑 (isoborneol)、松油醇 - 4 (terpine - 4 - ol)、α - 松油醇 (α - terpineol)、丁香烯 (caryophyllene)、γ - 榄香烯 (γ - elemene)、δ - 榄香烯 (δ - elemene)、β - 榄香烯 (β - elemene)、蛇麻烯、呋喃二烯 (furanodiene)、莪术烯 (curzerene)、莪术醇、莪术二醇 (curcumadiol)、牻牛儿酮 (吉马酮)、莪术酮 (curzerenone)、莪术二酮 (curdione) 等。《中国药典》(2020 年版) 采用高效液相色谱法检测，规定含牻牛儿酮不得少于 7.5%，含呋喃二烯不得少于 10.0%。以牻牛儿酮、呋喃二烯为对照品建立高效液相指纹图谱 (图 7 - 15)，规定供试品指纹图谱与对照指纹图谱相似度不得低于 0.95。

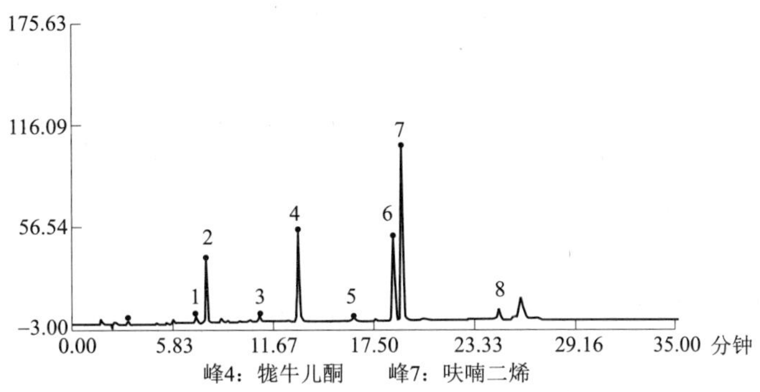

图 7 - 15 莪术油高效液相色谱对照指纹图谱

莪术醇为无色针状结晶，熔点 143 ~ 144℃，$[\alpha]_D^{25}$ - 40.5 (乙醇)，易溶于乙醚、三氯甲烷，微溶于石油醚，不溶于水。莪术二酮为无色棱状结晶，熔点 60 ~ 62℃，$[\alpha]_D^{25}$ + 26° (三氯甲烷)，易溶于三氯甲烷、乙醚，微溶于石油醚。β - 榄香烯为近无色的澄明油状液体，有辛辣的茴香气味，沸点 252.1℃，相对密度 0.862g/ml，折光率 1.501，在石油醚、乙醚、三氯甲烷或乙醇中易溶，在水中几乎不溶。

莪术醇　莪术二酮　β-榄香烯

牻牛儿酮　呋喃二烯

2. 莪术油主要有效成分的提取分离

（1）莪术醇及莪术二酮的提取分离　其工艺流程如下（图7-16）。

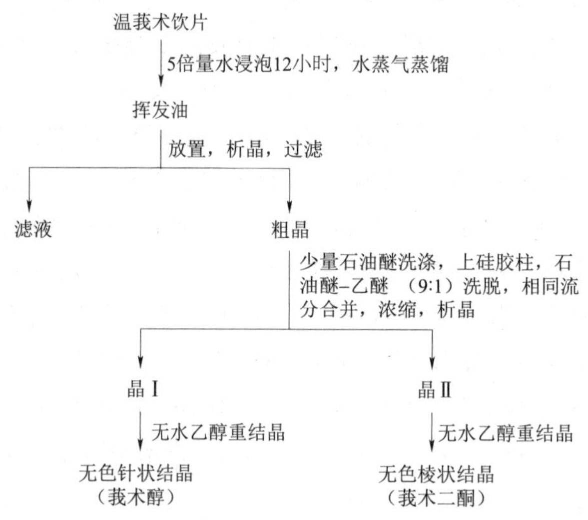

图7-16　莪术中莪术醇和莪术二酮的提取分离

（2）β-榄香烯的提取分离　提取方法主要有水蒸气蒸馏法、CO_2超临界流体萃取法等，CO_2超临界流体萃取法可在低温条件下进行，有利于防止β-榄香烯双键氧化反应。

分离精制方法主要有色谱法、精馏法等。

1）柱色谱法：用硅胶柱色谱法，以石油醚洗脱，分离得到δ-榄香烯以及β-榄香烯和γ-榄香烯两者的混合物。用硝酸银硅胶柱色谱法，以石油醚及其不同比例的乙酸乙酯溶液洗脱，能把β-榄香烯和其他杂质分离，进一步提高β-榄香烯的质量分数。但柱色谱法制备量较小，收率较低。

2）真空精馏分离技术：采用真空间歇精馏方法，通过二次精馏，可提高挥发油中β-榄香烯的质量分数。但减压精馏时，在120℃左右的条件下，β-榄香烯和γ-榄香烯及其他化合物之间可以相互转化。

3）分子蒸馏技术：采用分子蒸馏分离β-榄香烯，分离效率较高，蒸馏温度低，能保护产物不受热破坏，但设备要求较高。

由于β-榄香烯同分异构体众多，采用不同方法的偶合技术可以提高β-榄香烯的质量分数，如采用水蒸气蒸馏、多排同步精馏精密分馏联用技术，CO_2超临界流体萃取结合精馏技术，精密分精馏与柱色谱联用分离技术等。

含萜类化合物和挥发油的常用中药见表7－10。

表7－10　含萜类化合物和挥发油的常用中药

中药		典型化合物及类型		生物活性及不良反应	质控（指标）成分
含萜类化合物的中药	紫杉	紫杉醇	二萜	紫杉醇注射液为抗肿瘤药，不良反应有过敏反应、骨髓抑制、神经和心血管毒性、胃肠道反应等	紫杉醇
	穿心莲	穿心莲内酯、脱水穿心莲内酯、新穿心莲内酯	二萜	穿心莲内酯抗菌抗炎。穿琥宁注射液（脱水穿心莲内酯琥珀酸半酯单钾盐为主）为抗病毒药，不良反应有药疹、血管刺激性疼痛、发热、过敏性休克、血小板减少等	穿心莲内酯、脱水穿心莲内酯、新穿心莲内酯、14－去氧穿心莲内酯
	青蒿	青蒿素、青蒿甲素、青蒿乙素	倍半萜	青蒿素、青蒿素栓、蒿甲醚、蒿甲醚注射液、青蒿琥酯、注射用青蒿琥酯钠和青蒿琥酯片均为抗疟药，不良反应有恶心、呕吐、腹泻等	青蒿素
	龙胆	龙胆苦苷、獐牙菜苷、獐牙菜苦苷	裂环环烯醚萜苷	龙胆为苦味健胃药，有保肝、利胆、健胃、抗炎作用，不良反应有恶心、呕吐、腹泻、腹胀等	龙胆苦苷
含挥发油的中药	薄荷	薄荷醇、薄荷酮	挥发油（单萜）	薄荷油为芳香药、祛风药，过量产生不良反应，如恶心、呕吐、眩晕、眼花、大汗、腹痛、腹泻等	薄荷醇
	莪术	莪术醇、莪术二醇、莪术酮、莪术二酮、榄香烯、牻牛儿酮、呋喃二烯	挥发油（倍半萜）	莪术油注射液为抗病毒药，不良反应有过敏样反应、呼吸困难、过敏性休克等	牻牛儿酮 呋喃二烯
	艾叶	桉油精（桉叶素、桉树脑）、樟脑、龙脑（冰片）	挥发油（单萜）	艾叶油有抑菌、镇咳、祛痰、平喘作用；桉油精用于神经痛和皮肤病；樟脑强心，可急救；冰片抗菌消炎	桉油精、龙脑
	肉桂	桂皮醛	挥发油（芳香族化合物）	肉桂挥发油祛风健胃；桂皮醛有镇痛、解热、抗菌作用	桂皮醛

答案解析

目标测试

一、单项选择题

1. 萜烯的分子式符合下列哪项通式

A. $(C_5H_5)_n$　　B. $(C_5H_8)_n$　　C. $(C_5H_{10})_n$

D. $(C_5H_{12})_n$　　E. $(C_4H_8)_n$

2. 环烯醚萜类属于

A. 单萜　　B. 倍半萜　　C. 二萜

D. 二倍半萜　　E. 三萜

3. 挥发油不具有的性质是

A. 亲脂性　　B. 挥发性　　C. 折光性

D. 稳定性　　E. 旋光性

4. 用于鉴定挥发油组成成分的有效方法是

A. 纸色谱　　B. 气相色谱　　C. 紫外光谱

D. 分馏　　E. 重结晶

二、多项选择题

5. 组成挥发油的成分主要有

A. 单萜　　B. 三萜　　C. 倍半萜

D. 含氧倍半萜　　E. 二倍半萜

6. 环烯醚萜苷具有的性质有

A. 旋光性　　B. 易被酸水解而得到原苷的苷元

C. 味苦　　D. 对酸稳定

E. 易溶于乙醚

三、配伍选择题

[7 ~ 8]

A. 水蒸气蒸馏法　　B. 乙醚提取法　　C. 吸收法

D. 压榨法　　E. CO_2超临界流体提取法

7. 提取挥发油最常用的方法是

8. 提取某些贵重的挥发油，常选用的方法是

四、简答题

9. 简述中药地黄加工后变黑的原因。

10. 比较蒸馏法和 CO_2 超临界流体提取法提取挥发油的优缺点。

书网融合……

思政导航

本章小结

微课

题库

第八章　三萜类化合物

PPT

学习目标

知识目标

1. 掌握　三萜及其苷类的结构类型、分类、理化性质、提取分离、检识方法。

2. 熟悉　代表性中药中三萜皂苷类化合物的结构、理化性质、提取分离方法、检识方法、生理活性。实例：人参、甘草。

3. 了解　三萜类化合物的定义、分布、生物活性及分类，原萜烷型、葫芦烷型、何帕烷型、异何帕烷型和其他类型的结构特征；三萜及其苷类波谱特征。

能力目标　通过本章学习，能够掌握三萜类化合物的理化性质，根据其理化性质明确其提取、分离方法，学会应用中药化学成分研究的方法和基本原理解决实际问题。

第一节　概　述

三萜类（triterpine）化合物是一类基本母核由30个碳原子组成的萜类物质，其结构可视为由6个异戊二烯（C_5H_8）单位聚合而成。大多数与糖结合成苷，因其水溶液振摇后能产生大量持久性肥皂样且不因加热而消失的泡沫，故被称为三萜皂苷。因多数三萜皂苷具有羧基，所以又被称为酸性皂苷。

三萜类化合物在自然界中分布很广，菌类、蕨类、单子叶和双子叶植物、动物及海洋生物中均有分布，尤以双子叶植物分布最多。它们以游离形式存在，或与糖结合成苷或酯。游离三萜主要来源于菊科、五加科、豆科、大戟科、楝科、卫矛科、茜草科、橄榄科和唇形科等植物；三萜皂苷在五加科、豆科、桔梗科、远志科、葫芦科、毛茛科、石竹科、伞形科、鼠李科和报春花科等植物分布较多。许多常用中药如人参、黄芪、柴胡、三七、灵芝、麦冬、知母、甘草、白头翁、夏枯草、桔梗、远志、茯苓、绞股蓝、牛膝等都含有三萜皂苷。

三萜皂苷元主要是四环三萜与五环三萜，其中达玛烷型为四环三萜的主要类型，齐墩果烷型为五环三萜的主要类型。构成三萜皂苷的糖种类比较多样，常见有葡萄糖、半乳糖、阿拉伯糖、鼠李糖、木糖及葡萄糖醛酸和半乳糖醛酸，另外还有核糖、脱氧核糖、夫糖、鸡纳糖、甘露糖、果糖、氨基糖、乙酰氨基糖等。皂苷分子上的糖多以低聚糖形式与苷元连接，多数糖为吡喃型糖，也有呋喃型糖。

三萜皂苷有不同的分类方式。例如，根据糖的数目不同，可分为单糖皂苷、双糖皂苷、三糖皂苷等；根据糖链的多少，可将皂苷分为单糖链皂苷、双糖链皂苷、三糖链皂苷等；根据苷键原子不同，还可将皂苷分为醇苷（皂苷的主要存在形式）和酯苷（也称为酯皂苷），有些皂苷同时具备醇苷和酯苷结构，如人参皂苷Ro。以原生苷形式存在的皂苷被酸、碱或酶水解，若仅是部分糖被水解，而未被水解部分的糖与苷元形成的苷称为次皂苷（次生皂苷）或原皂苷元。

三萜类化合物具有广泛的生理活性，如灵芝三萜类物质、人参皂苷、绞股蓝皂苷、柴胡皂苷、黄芪皂苷的免疫调节作用，山楂酸、桦木酸、委陵菜酸、桔梗皂苷、乌苏酸、葫芦素R的消炎镇痛作用，达玛脂酸、甘草次酸、桦木酸、白桦脂醇的抗病毒活性，酸枣果三萜皂苷、藜蒿三萜类物质、柴胡皂苷

Bp3 的抑菌作用，熊果酸、齐墩果酸、积雪草酸的护肝效应等。近年来，三萜类化合物尤其在抗肿瘤方面的活性与机制越来越受到国内外研究人员的重视。研究表明，多种三萜类化合物具有不同程度的抗肿瘤活性，如齐墩果酸、熊果酸、甘草酸、积雪草酸、合欢皮皂苷、南蛇藤素、川楝素、人参皂苷 Rg_1、Rg_3、Rh_2、原人参二醇、23-羟基桦木酸、白桦素等。这些化合物可通过抑制肿瘤细胞增殖、诱导肿瘤细胞凋亡、阻滞肿瘤细胞增殖周期、抗肿瘤细胞侵袭和转移、抑制肿瘤血管生成、抑制肿瘤细胞端粒酶活性等多种机制抑制肿瘤生长。

三萜类化合物的生物合成途径从生源来看，是由焦磷酸金合欢酯（farnesyl pyrophosphate，FPP）尾尾缩合形成鲨烯（squalene），鲨烯再经过不同的途径环合而成。

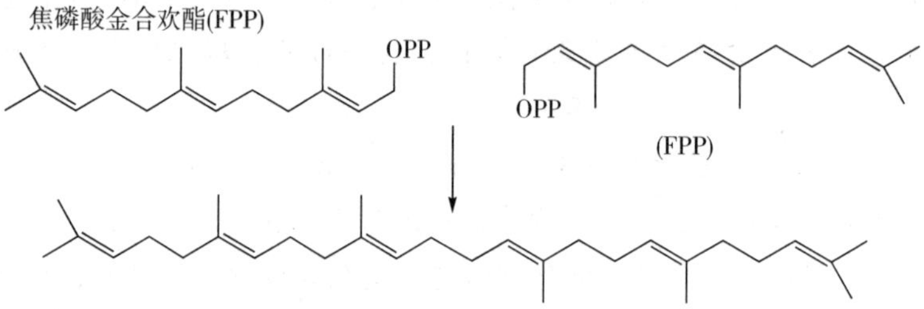

焦磷酸金合欢酯(FPP)

OPP

OPP

(FPP)

根据经验异戊二烯法则，三萜类化合物多数具有 30 个碳原子，但有些三萜类化合物的碳原子数不是 30 个，如楝烷型四环三萜类成分仅由 26 个碳原子构成。只是由于其生源途径符合生源异戊二烯法则，也归属于三萜类化合物范畴。

第二节 三萜类化合物的结构与分类

三萜类化合物一般是根据化合物中碳环的有无和多少进行分类，可分为链状三萜、单环三萜、双环三萜、三环三萜、四环三萜和五环三萜等。目前，自然界中已发现的三萜类化合物，多数为四环三萜和五环三萜，且多以与糖形成皂苷的形式存在。也有根据三萜类化合物在植物体（生物体）内的存在形式、结构和性质进行分类，可分为三萜皂苷及其苷元和其他三萜类（包括树脂、苦味素、三萜生物碱及三萜醇等）两大类。此外，近年来还发现了许多由于氧化、环裂解、甲基转位、重排及降解等而产生的结构复杂的高度氧化的新骨架类型的三萜类化合物。

一、链状三萜

多为鲨烯类化合物，鲨烯（或称角鲨烯、菠菜烯）主要存在于鲨鱼和其他鱼类肝油中的非皂化部分，也存在于某些植物油（如茶籽油、橄榄油等）的非皂化部分，具有降低血脂和软化血管等作用，被誉为血管清道夫。鲨烯在鲨烯环氧酶（由 NADPH 辅酶参与）作用下，生成 2,3-环氧角鲨烯（2,3-oxidosqualene），进而在环化酶作用下，合成三环、四环和五环三萜化合物，因此 2,3-环氧角鲨烯是其他三萜化合物的重要生源中间体。

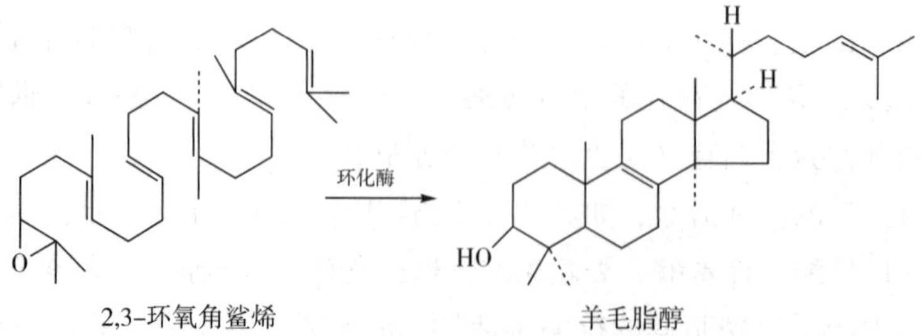

O

环化酶

H

H

HO

2,3-环氧角鲨烯　　羊毛脂醇

从苦木科植物（*Eurycoma Longifolia*）中分离到的化合物 logilene peroxide，是含有三个呋喃环的鲨烯类链状三萜化合物。

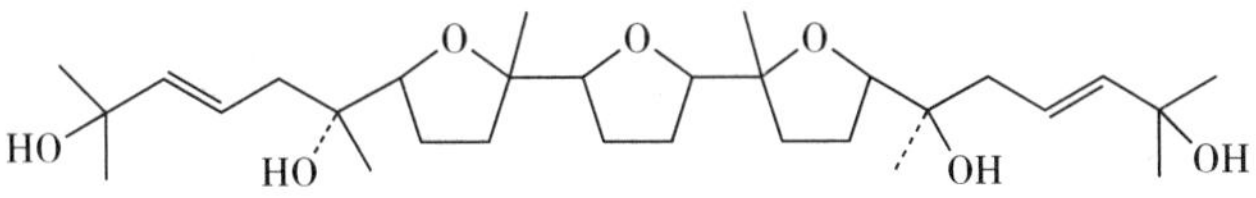

HO HO OH OH

logilene peroxide

Squalene－1,10,24,25,30－pentol 是从漆树科盐肤木属植物（*Rhus taitensis*）中分离得到的一种鲨烯类链状三萜化合物，具有中等强度的抗分枝杆菌活性。

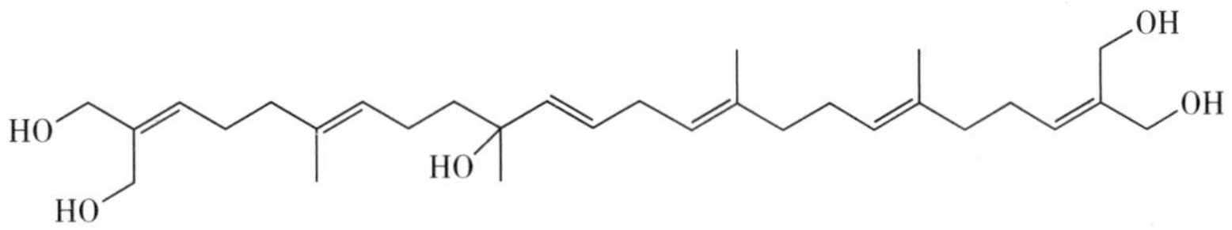

OH OH HO HO HO

squalene-1,10,24,25,30-pentol

二、单环三萜

从菊科蓍属植物 *Achillea odorata* 中分离得到的蓍醇 A（achilleol A）是一个具有新单环骨架的三萜类化合物，这是 2,3－环氧角鲨烯在生物合成时环化反应停留在第一步的首例。从同科橐吾属植物蹄叶橐吾（*Ligularia fischeri*）中分离得到的鲨烯类衍生物 monocylosqualene 也是一种单环三萜类化合物。

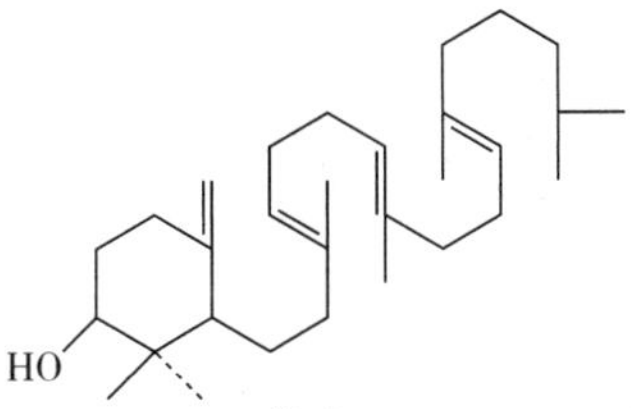

HO

蓍醇A

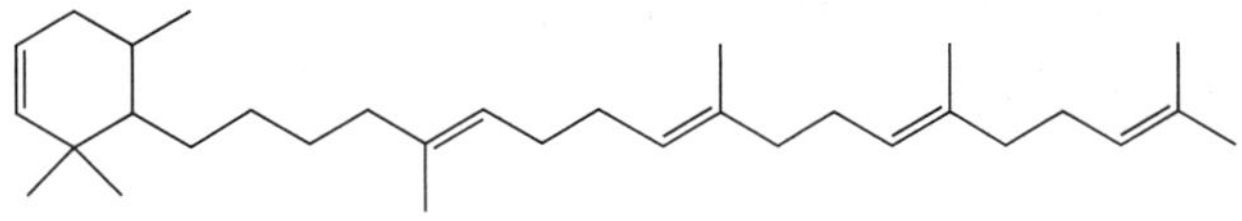

monocylosqualene

O

3 A B OH HO 4

HOH_2C OHC OH

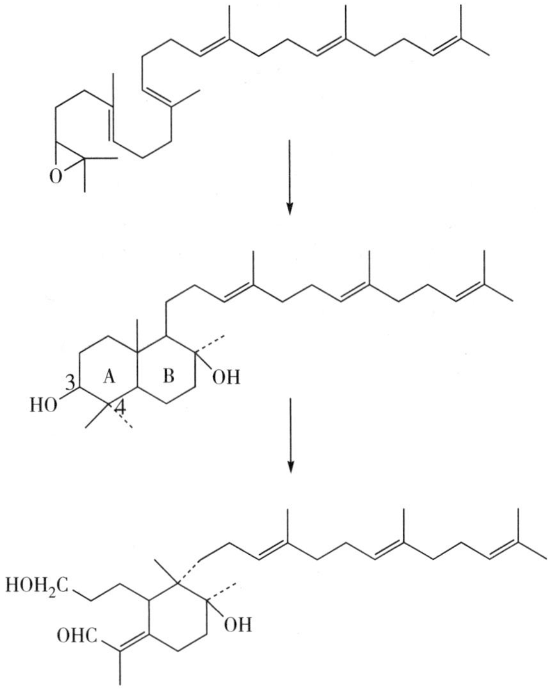

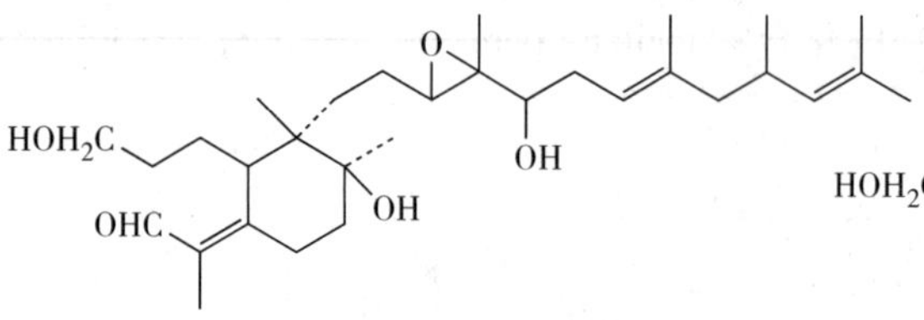

iritectols A

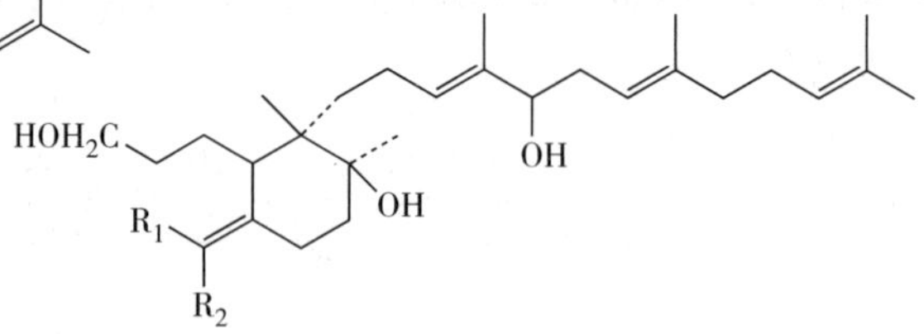

isoiridogermanal R_1=CHO R_2=CH_3
iridobelamal A R_1=CH_3 R_2=CHO

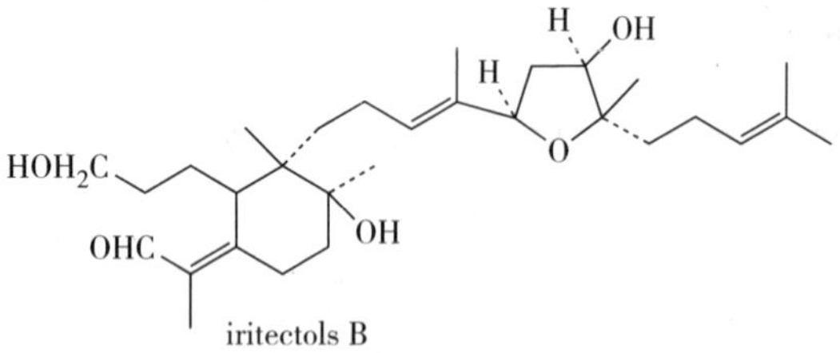

iritectols B

三、双环三萜

从蕨类植物 *Polypodiaceous* 和 *Aspidiaceous* 的新鲜叶子中分离得到的 α－和 γ－polypo datetraenes 是两个具有新的双环碳骨架的油状三萜类碳氢化合物。

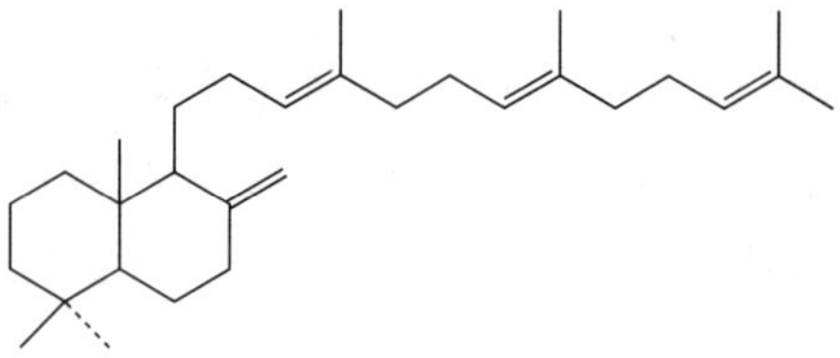

α–polypodatertraenes 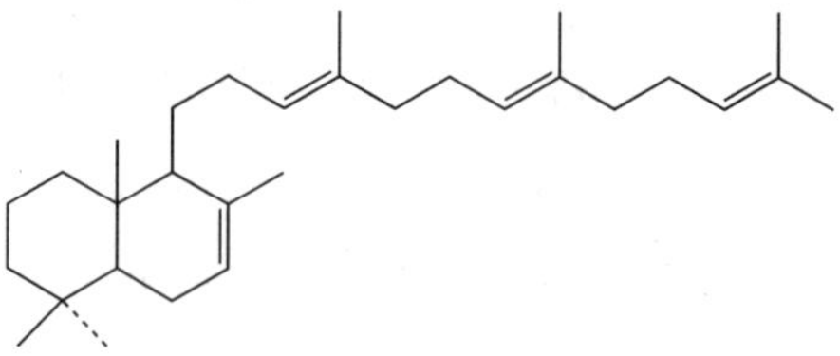 γ–polypodatertraenes

Siphonellinol 则是从一种红色海绵（*Siphonochalina siphonella*）中分离得到的具有七元含氧环的新双环骨架的三萜类化合物。

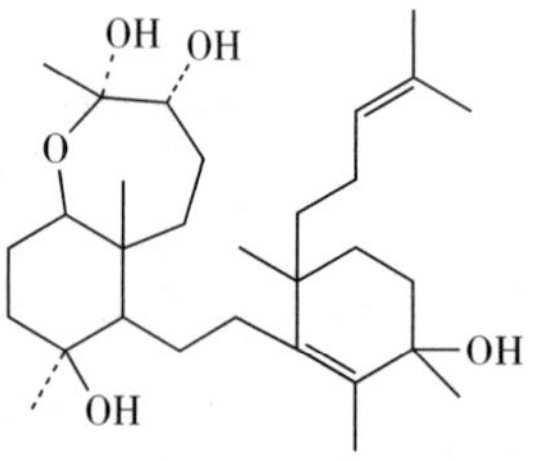

siphonellinol

鸢尾科植物中也含有较多的双环三萜类化合物，包括二环鸢尾醛和含螺环的鸢尾醛。螺环鸢尾醛及其衍生物是鸢尾醛类化合物代谢的终产物，如从鸢尾属植物鸢尾（*Iris tectorum* Maxim.）根茎的甲醇提取物中分离得到的 iridotectoral B 和 28－deacetylbelamcandal 以及从射干属植物射干（*Belamcanda chinensis*（L.）DC.）中分离得到的（6*R*，10*S*，11*S*，14*S*，26*R*）－26－羟基－15－亚甲基鸢尾－16－烯醛。

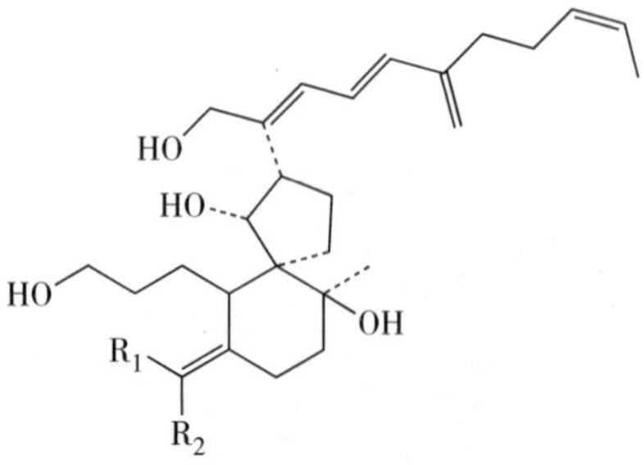

iridotectoral B: R_1=Me, R_2=CHO
28–deacetylbelamcandal: R_1=CHO, R_2=Me

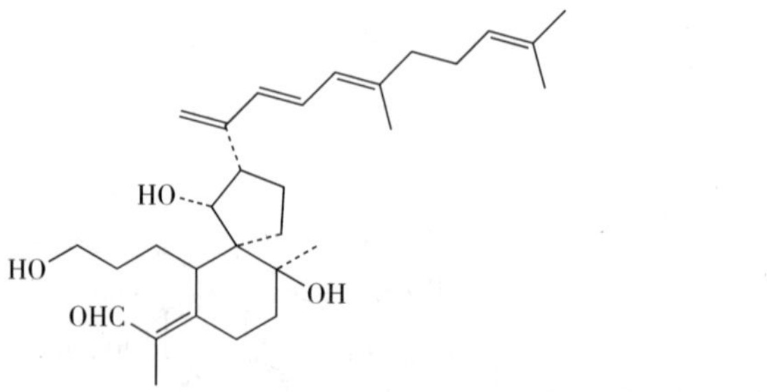

(6R,10S,11S,14S,26R)–26–羟基–15–亚甲基鸢尾–16–烯醛

四、三环三萜

从蕨类植物伏石蕨（*Lemmaphyllum microphyllum* var. *obovatum*）的新鲜全草中分离到两个油状三环三萜类碳氢化合物 13β H－malabaricatriene 和 13α H－malabaricatriene（1 和 2），从生源上可看作是由 α－polypodatetraenes或 γ－polypodatetraenes 环合而成。

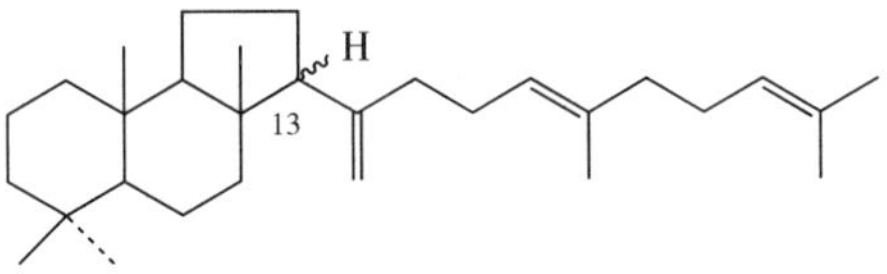

malabaricatriene 1 $C_{13}-\beta H$
malabaricatriene 2 $C_{13}-\alpha H$

从楝科植物 *Lansium domesticum* 果皮中分离得到的 lansioside A、B 和 C，是具有新三环骨架的三萜苷类化合物。lansioside A 是从植物中得到的一种罕见的乙酰氨基葡糖苷，其在百万分之二点四的浓度下就能有效地抑制白三烯 D_4诱导的豚鼠回肠收缩。

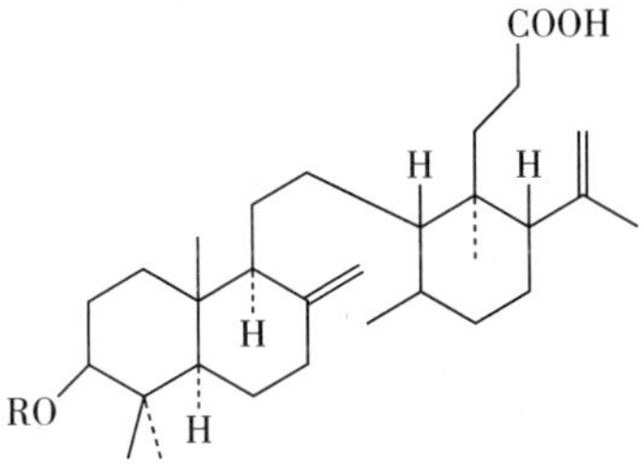

lansioside A　R＝N－acetyl－β－D－glucosamine
lansioside B　R＝β－D－glucose
lansioside B　R＝β－D－Xylcose

蓍醇 B（achilleol B）是从菊科蓍属植物 *Achillea odorata* 中分离得到的具有三环骨架结构的三萜化合物，其结构从生源上可以看成是由 achilleol B 转化而来。其双环系统与某些五环三萜中的 D 环和 E 环有类似的存在形式，但其不同的反式稠合表明两者可能在生源合成的最后步骤上存在差异。

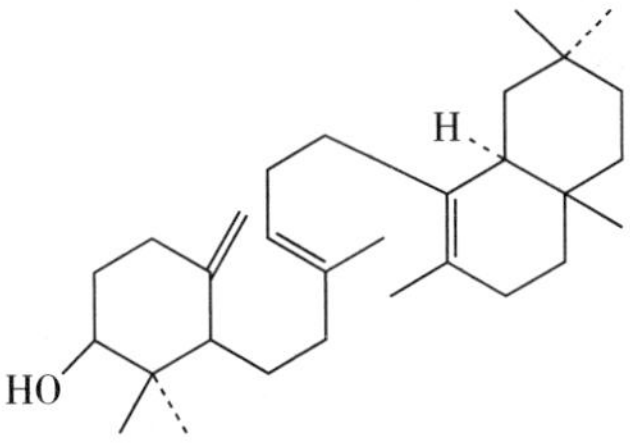

蓍醇B

五、四环三萜

四环三萜类是中药中广泛存在的一类重要化合物，如人参、西洋参、三七、绞股蓝、大枣、罗汉果中，化合物多以苷类形式存在。依据苷元结构不同，分为羊毛脂甾烷型、甘遂烷型、大戟烷型、达玛烷型、葫芦素烷型、原萜烷型、楝烷型和环菠萝蜜烷型等不同类型，研究表明四环三萜皂苷具有显著的抗炎、抗肿瘤、保肝、免疫调节、镇静安神等生物学活性。

（一）羊毛脂甾烷（lanostane）型

羊毛脂甾烷也叫羊毛脂烷，其结构特点是 A/B 环，B/C 环和 C/D 环都是反式，C_{20}为 R 构型，侧链 10β、13β、14α、17β 构型。

羊毛脂醇（lanosterol）是羊毛脂的主要成分，它也存在于大戟属植物 *Euphorbia bal samifera* 的乳液中。

羊毛脂甾烷　　羊毛脂醇　　茯苓酸 R=$COCH_3$　块苓酸 R=H

茯苓酸（pachymic acid）和块苓酸（tumulosic acid）等是具有利尿、渗湿、健脾、安神功效的中药茯苓（*Poris cocos*（Schw.）Wolf.）的主要成分。这类化合物的特征是具有羊毛脂甾烷的碳架，其 C_{20} 为羧基，且在 C_{24} 上连有一个额外的碳原子，即属于含 31 个碳原子的三萜酸。

从海绵（Asteropus sarasinosum）中分离到多个 30－去甲羊毛脂甾烷三萜皂苷，其中化合物 sarasinoside A_1、A_2 和 A_3 均为含有 2 个乙酰氨基糖的五糖苷，其苷元为双键位置不同的异构体，并且 A_1 具有明显的毒鱼活性。

Sarasinoside A_1: Δ^{8}
Sarasinoside A_2: $\Delta^{7,9(11)}$
Sarasinoside A_3: $\Delta^{8,14}$

五味子科植物金山五味子（*Schisandra glaucescens*）的果实熟时可供药用，具有滋肾、止汗、涩精的功效。而由药材根茎部位分离得到两种新型羊毛脂甾烷型化合物 schiglauzic acid 和 schiglaucyclozic acid，其结构经过 X－射线衍射分析确定。此外，中药灵芝中的化合物也以四环三萜为主，其中 methyl ganoderate A acetonide，butyl ganoderate H，epoxyganoderic acid 均为新型羊毛脂甾烷型结构。

schiglauzic acid R=H
schiglaucyclozic acid R=Ac

methyl ganoderate A acetonide

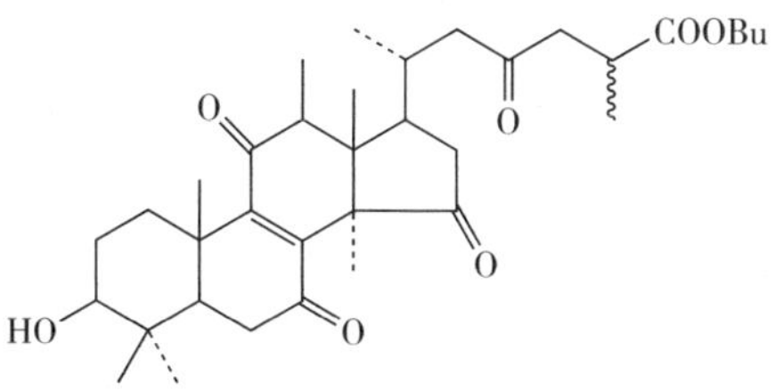

butyl ganoderate H 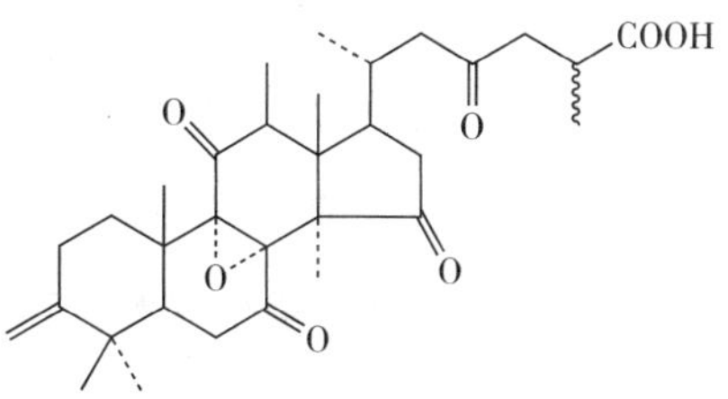　　epoxyganoderic acid

（二）甘遂烷（tirucallane）型和大戟烷（euphane）型

甘遂烷是羊毛脂甾烷的立体异构体，基本碳架相同，只是 C_{13}、C_{14} 和 C_{17} 上的取代基构型不同，即是 13α、14β、17α－羊毛脂甾烷。大戟烷的基本母核结构与甘遂烷相似，只是在 C_{20} 的构型不同，甘遂烷为 S 型，而大戟烷为 R 型。此类化合物四环母核结构固定，属刚性结构，且含氧取代较少，变化较多的在 C_{17} 边链结构，如长链、成环、醛基化或羧基化等。

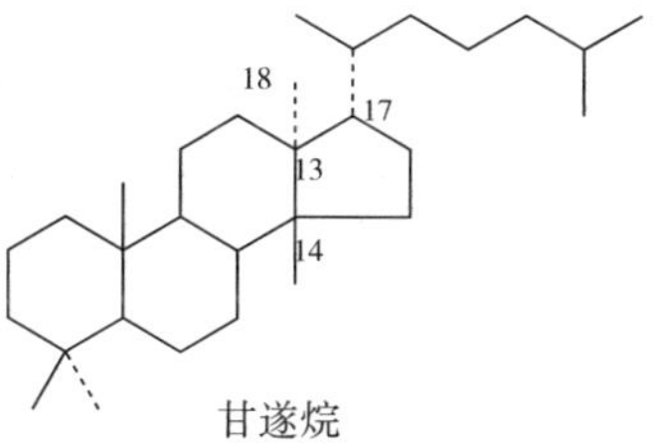

甘遂烷 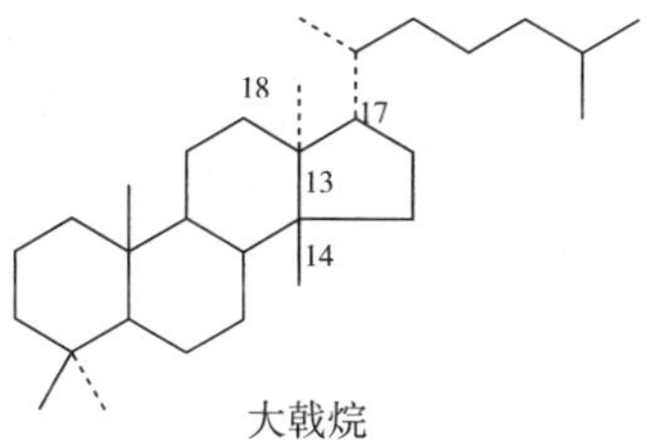　　大戟烷

甘遂烷三萜在楝科、芸香科、苦木科等植物中广泛存在，尤其是楝科中樫木属和鹧鸪花属植物中甘遂烷型三萜化合物最多，在生源合成途径中原柠檬苦素等甘遂烷型三萜是形成四降三萜的前体物质，这对于研究四环三萜生源途径以及植物化学分类学具有重要意义。

甘遂烷型三萜以 C_{17} 支链形成四氢呋喃环的化合物较多，如无患子科植物无患子（*Sapindus mukorossi* Gaertn.）中分离得到 sapinmusaponins F－J 五种甘遂烷型皂苷。sapinmusaponins F－J 不仅对于 12－*O*－十四烷酰巴豆醇－13 乙酸酯（TPA）诱导的 Epstein－Barr 病毒早期抗原（EBV－EV）有抑制作用，而且具有抗血小板聚集活性，对乳酸脱氢酶引起的血小板胀裂无显著细胞毒活性。

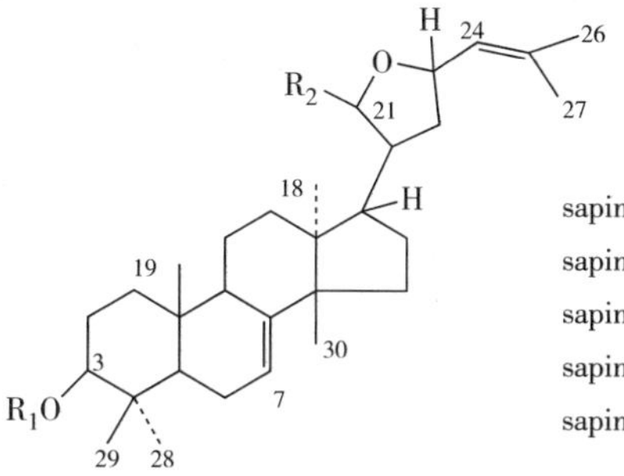

sapinmusaponins F　R_1 = Glc(6→1)－Rha　R_2 = β－OCH_3
sapinmusaponins G　R_1 = Glc(6→1)－Rha　R_2 = α－OCH_3
sapinmusaponins H　R_1 = Glc(2→1)－Rha　R_2 = α－OCH_3
sapinmusaponins I　R_1 = Glc(6→1)[Glc(2→1)]－Rha　R_2 = β－OCH_3
sapinmusaponins J　R_1 = Glc(6→1)[Glc(2→1)]－Rha　R_2 = α－OCH_3

大戟醇（euphol）存在于许多大戟属植物乳液中，如甘遂、狼毒和千金子等植物。乳香二烯酮酸（masticadienonic acid）和异乳香二烯酮酸（isomasticadi enonic acid）为乳香中含有的大戟烷衍生物。

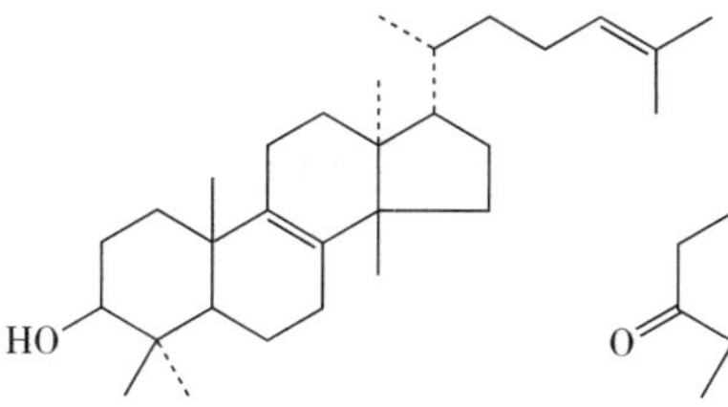

大戟醇 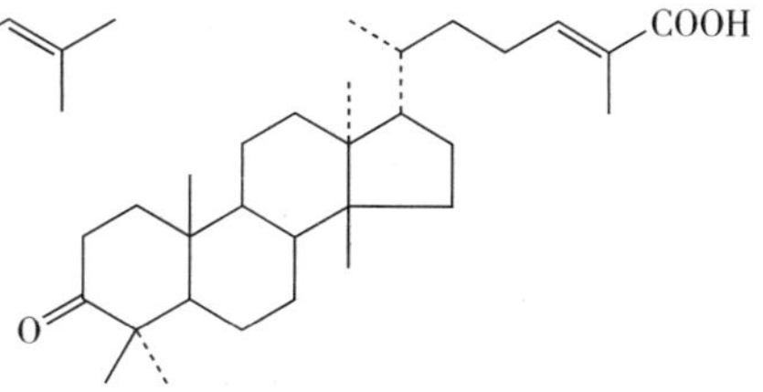　　乳香二烯酮酸　$\Delta^{7(8)}$
异乳香二烯酮酸　$\Delta^{8(9)}$

（三）达玛烷（dammarane）型

达玛烷型的结构特点：C_{20}构型为 R 或 S，C_8位有角甲基，且为β－构型，C_{13}位连有β－H，C_{10}位有β－CH_3，C_{17}位有β－侧链。棒锤三萜 A（neoalsamitin A）是从葫芦科植物棒锤瓜（*Neoalsomitra integrifoliola*（Cogn.）Hutch）茎皮中分到的达玛烷型三萜类成分。

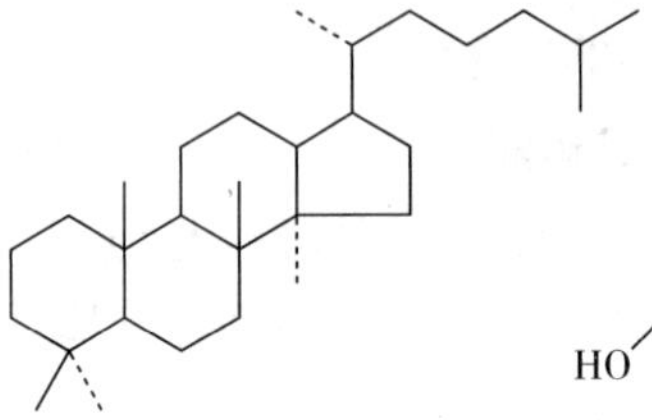

达玛烷 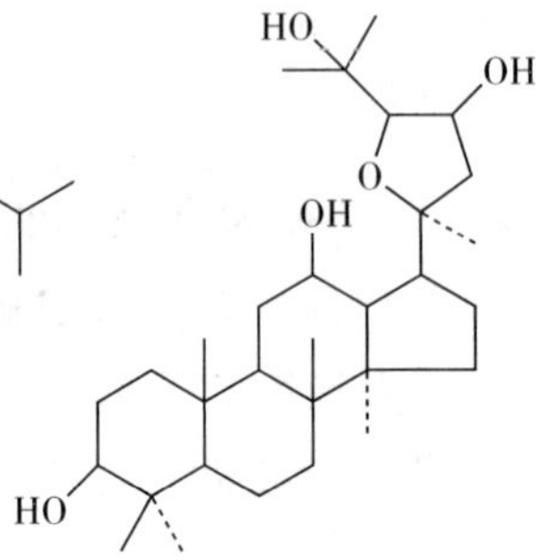　　　　棒锤三萜A

旋花科植物盒果藤（*Operculina turpethum*）在民间用于治疗水肿和止血，现代药理研究表明由其地上部分分离得到的达玛烷型化合物 operculinosides A，B，C，D 具有保肝作用，可以对抗 D－氨基半乳糖诱导的 L－02 人肝脏细胞的毒性。

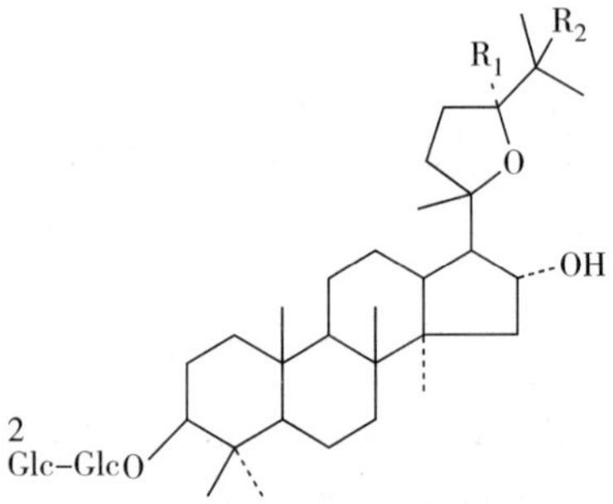

operculinosides A：$R_1 = CH_2OH$；　$R_2 = H$

operculinosides B：$R_1 = CH_2OGlc$；　$R_2 = H$

operculinosides C：$R_1 = H$；　$R_2 = OH$

operculinosides D：$R_1 = H$；　$R_2 = OGlc$

绞股蓝（*Gynostemma pentaphyllum*（Thunb.）Makino），号称“南方人参”，为葫芦科植物，全草入药，具有益气健脾、化痰止咳、清热解毒的功效。Gypensapogenin A 和 Gypensapogenin B 是由此植物中分离得到的含特殊 A 环结构的达玛烷型三萜皂苷，且二者均在一定范围内对胰岛细胞株的胰岛素分泌能力有促进作用。

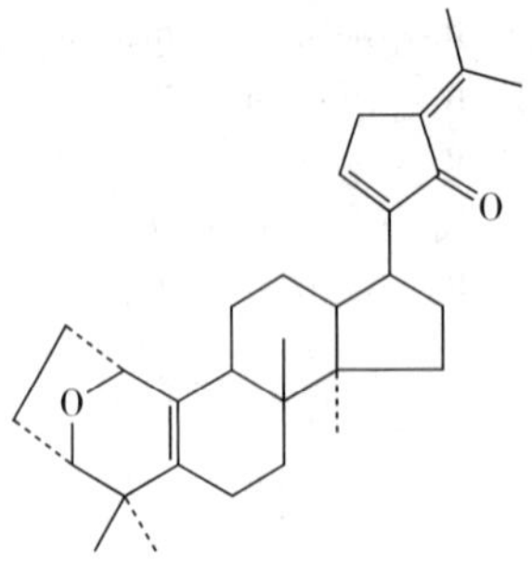

Gypensapogenin A 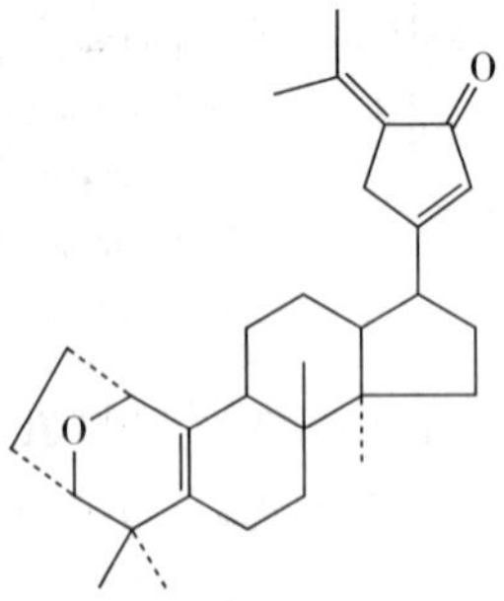　　　　Gypensapogenin B

酸枣仁为鼠李科植物酸枣（*Zizyphus jujuba* Mill. var. spinosa（Bunge）Hu ex H. F. Chou）的成熟种子，始载于《神农本草经》，列为上品，对动物有镇静、安定作用。酸枣仁皂苷 A 和 B（jujuboside A and B）是从中分离得到的达玛烷型三萜皂苷，酸枣仁皂苷 B 可由酸枣仁皂苷 A 酶解失去一分子葡萄糖得到。酸枣仁皂苷 A 和 B 都是由酸枣仁皂苷元（jujubogenin）衍生的达玛烷型三萜皂苷，通过对酸枣仁皂苷元的溴代苯甲酸单酯的结晶进行 X－射线衍射分析，证明它的绝对构型 C_{20}为 S，C_{23}为 R。

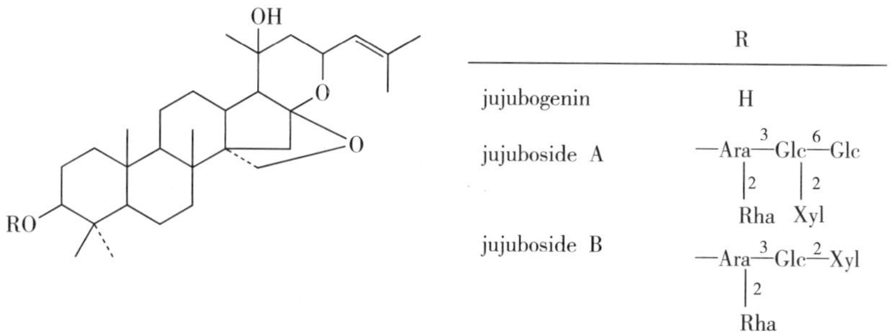

	R
jujubogenin	H
jujuboside A	—Ara $\overset{3}{—}$ Glc $\overset{6}{—}$ Glc (Ara ²— Rha; Glc ²— Xyl)
jujuboside B	—Ara $\overset{3}{—}$ Glc $\overset{2}{—}$ Xyl (Ara ²— Rha)

五加科植物人参、三七和西洋参的根、茎、叶中均含有多种人参皂苷，其苷元绝大多数属于达玛烷型四环三萜（结构见实例）。

（四）葫芦素烷（cucurbitane）型

葫芦素烷型骨架特点是 A/B 环上的取代基有 $5\beta-H$、$8\beta-H$、$10\alpha-H$，9 位连有 $\beta-CH_3$，其他结构则与羊毛甾烷相同。

葫芦素烷（cucurbitacins）型化合物在葫芦科中大量存在，如甜瓜蒂、丝瓜子、苦瓜、喷瓜等。苦味西葫芦，别名大烟瓜，为内蒙古多伦地区民间用药，具有抗炎、镇痛、抗病毒等功效。cucurbitaglycosides A 和 B 为首次分离到含有嘌呤基团的葫芦素烷型皂苷，二者对于人宫颈癌 HeLa 细胞具有细胞毒活性，IC_{50}分别为 17.2 和 28.4 μg/ml。

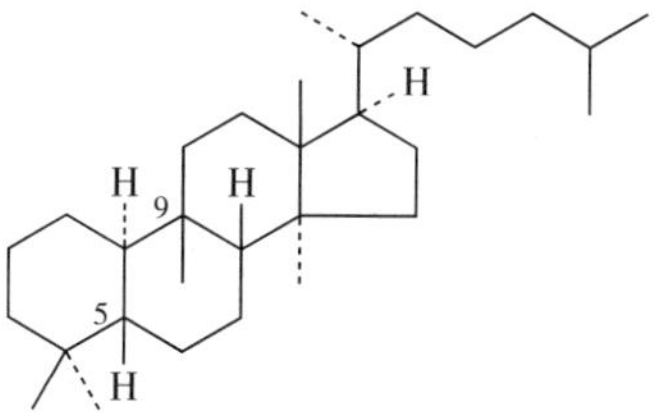

葫芦素烷

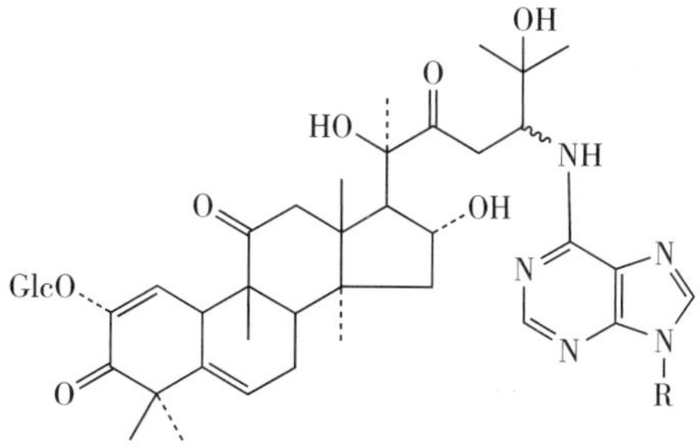

cucurbitaglycoside A R=ribose
cucurbitaglycoside B R=H

苦瓜在中国作为药食同源中药，常用来治疗牙痛、腹泻、糖尿病等疾病，从中分离得到 kuguacins A－E 等多种葫芦素烷型化合物。体外药理研究表明，kuguacins C 和 E 可以抑制 C8166 细胞中 HIV 病毒的复制，EC_{50}值分别为 8.45 和 25.62μg/ml，细胞毒活性 IC_{50} > 200μg/ml，二者的选择性系数依次为 23.68 及 7.81。

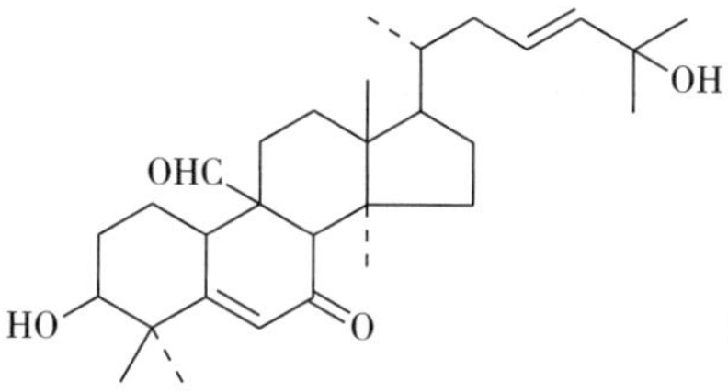

kuguacins A 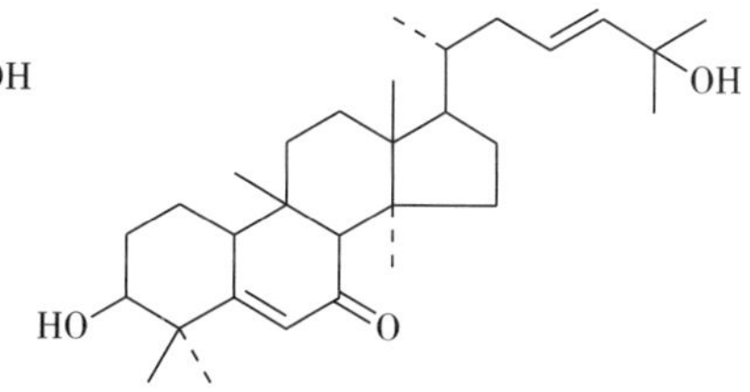　kuguacins B

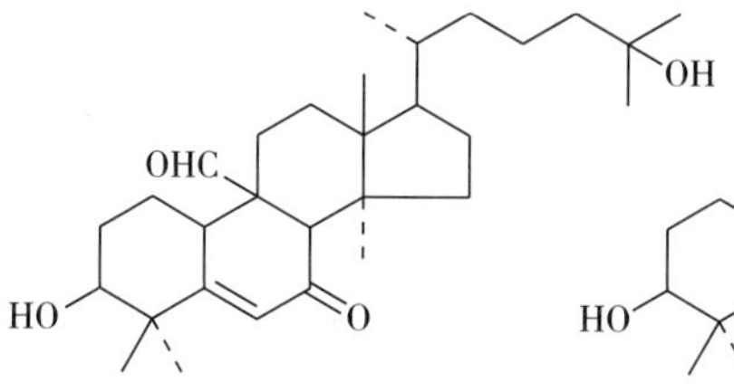

kuguacins C 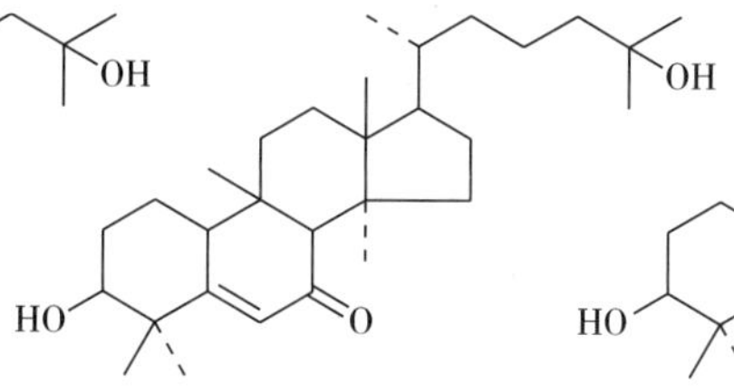　kuguacins D 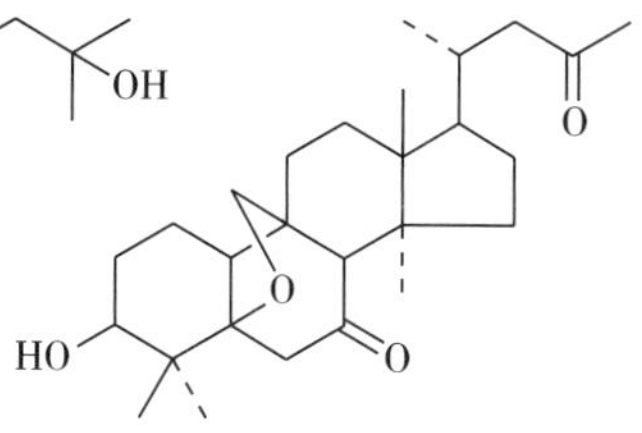　kuguacins E

葫芦素烷类化合物不仅有具有抑制 HIV 病毒和抗肿瘤的活性，还有其他多种生物活性。例如由雪胆属植物小蛇莲（*Hemsleya amabilis*）根中分出雪胆甲素和乙素（cucurbitacin Ⅰa、Ⅱb），临床上用于急性痢疾、肺结核、慢性气管炎的治疗，均取得较好疗效。

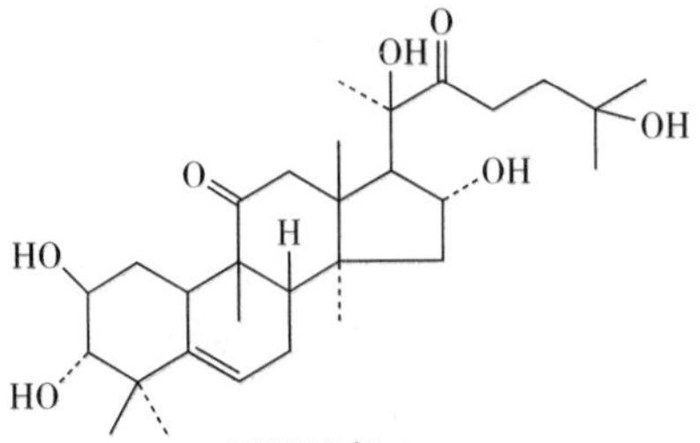

雪胆甲素 R=Ac
雪胆乙素 R=H

（五）原萜烷（protostane）型

其结构特点：C_{10}位和 C_{14}位有 $\beta-CH_3$，C_8有 $\alpha-CH_3$，C_{20}为 S 构型。

泽泻萜醇 A（alisol A）和泽泻萜醇 B（alisol B）等是从利尿渗湿中药泽泻（*Alisma Orientalis*（Sam.）Juzep.）中得到的主要成分，可降低血清总胆固醇，用于治疗高脂血症。

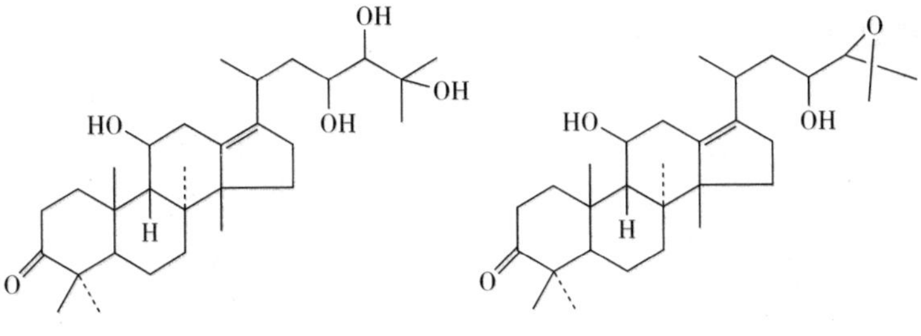

泽泻萜醇A　　泽泻萜醇B

（六）楝烷（meliacane）型

楝科楝属植物果实及树皮中含多种三萜成分，具苦味，总称为楝苦素类成分，其由 26 个碳构成，属于楝烷型。楝烷型化合物通常视为大戟烷或甘遂烷型化合物 Δ^7 双键氧化后，通过 Wagner－Meerwein 重排，甲基转移，侧链缩短等生物合成途径形成了 17－呋喃环，称为降四环三萜或四降三萜。楝烷型三萜皂苷由于高度氧化，所以常用单晶 X－射线衍射确定复杂构型。

川楝（*Melia toosendan*Side. et Zucc.）皮为驱蛔药，其主要有效成分川楝素（chuanliansu）和异川楝素（isochuanliansu）均有驱蛔作用，但异川楝素的毒性远比川楝素大。芸香科植物蜜柑的皮中也分离得到 nomilinic acid 17－O－β－D－glucopyranoside 以及 methyl nomilinate 17－O－β－D－glucopyranoside 两种楝烷型皂苷。

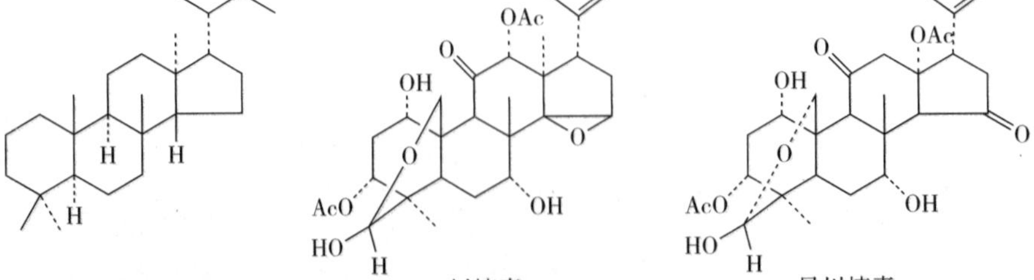

楝烷　　川楝素　　异川楝素

nomilinic acid 17-O-β-D-glucopyranoside

methyl nomilinate 17-O-β-D-glucopyranoside

（七）环菠萝蜜烷（cycloartane）型

又称环阿屯烷型，此类化合物分子中虽然有5个碳环，但由于基本碳架与羊毛脂甾烷很相似，差别仅在于10位甲基与9位脱氢形成三元环，且化学转变的关系也较密切，故在四环三萜中介绍。

膜荚黄芪（*Astragalus membranaceus*（Fisch.）Bge.）具有补气升阳、益卫固表之功效。从中分离鉴定的皂苷有近20个，绝大多数为环菠萝蜜烷型三萜皂苷，其苷元多为环黄芪醇（cycloastragenol），化学名称为（20R，24S）-3β，6α，16β，25-四羟基-20，24-环氧-9，19-环羊毛脂烷，它在黄芪中与糖结合成单糖链皂苷、双糖链皂苷或三糖链皂苷而存在。黄芪苷Ⅰ（astragaloside Ⅰ）具有降压、抗炎、镇静和调节代谢作用，是植物体中原存的双糖链皂苷，其苷元的3和6位羟基分别各与一分子糖相连，糖分子上还有乙酰基取代。黄芪苷Ⅴ，其皂苷元的3和25位羟基分别与糖相连。黄芪苷Ⅶ，则是自然界发现的第一个三糖链三萜苷。当这些皂苷在酸性条件下进行水解时，除获得共同皂苷元环黄芪醇外，同时亦获得黄芪醇（astragenol），这是由于环黄芪醇结构中环丙烷环极易在酸水解时开裂，生成具$\Delta^{9(11)}$，19-CH_3次生结构的黄芪醇。因此后者不是真正的皂苷元，故一般采用两相酸水解或酶水解，避免环的开裂。

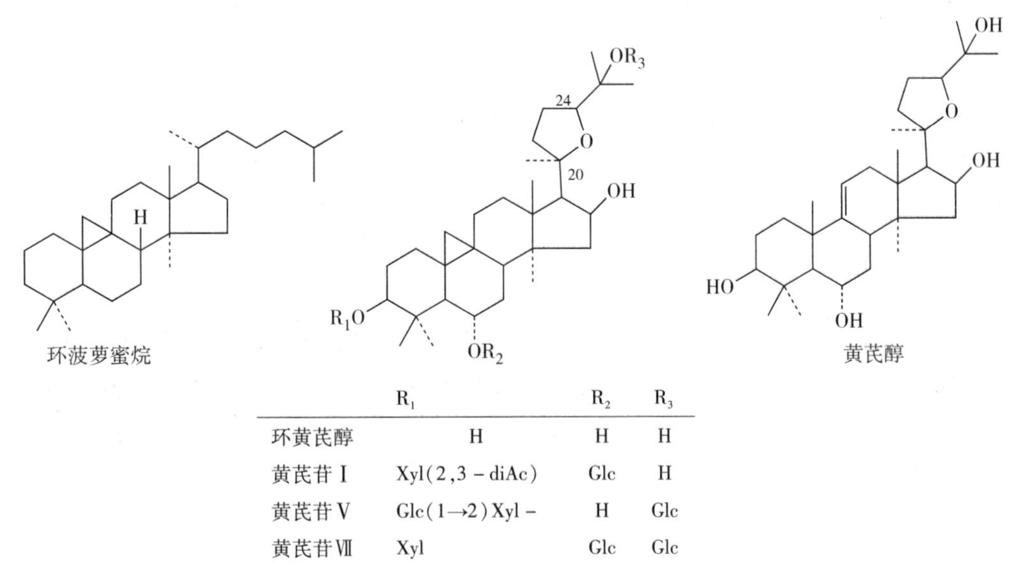

环菠萝蜜烷　　黄芪醇

	R_1	R_2	R_3
环黄芪醇	H	H	H
黄芪苷Ⅰ	Xyl(2,3-diAc)	Glc	H
黄芪苷Ⅴ	Glc(1→2)Xyl-	H	Glc
黄芪苷Ⅶ	Xyl	Glc	Glc

六、五环三萜

五环三萜类成分在中草药中较为常见，主要的结构类型有齐墩果烷型、乌苏烷型、羽扇豆烷型和木栓烷型等。

（一）齐墩果烷（oleanane）型

又称β-香树脂烷（β-amyrane）型。此类化合物在植物界分布极为广泛，有的呈游离状态，有的以酯或苷的结合状态存在，主要分布在豆科、五加科、桔梗科、远志科、桑寄生科、木通科等植物中。

其基本碳架是多氢蒎的五环母核，环的构型为 A/B 环、B/C 环、C/D 环均为反式，而 D/E 环为顺式。母核上有 8 个甲基：C_{10}、C_8、C_{17}的甲基均为β－型，而 C_{14} 甲基为 α－型，C_4位和 C_{20}位各有两个甲基。分子中还可能有其他取代基存在，例如羟基、羧基、羰基和双键等，一般在 C_3 位有羟基，而且多为β－型，也有 α－型，如 α－乳香酸（α－boswellic acid）；若有双键，则多在 C_{12}位或 C_{11} 位；若有羰基，则多在 C_{11}位；若有羧基，则多在 C_{28}、C_{30}或 C_{24}位上。

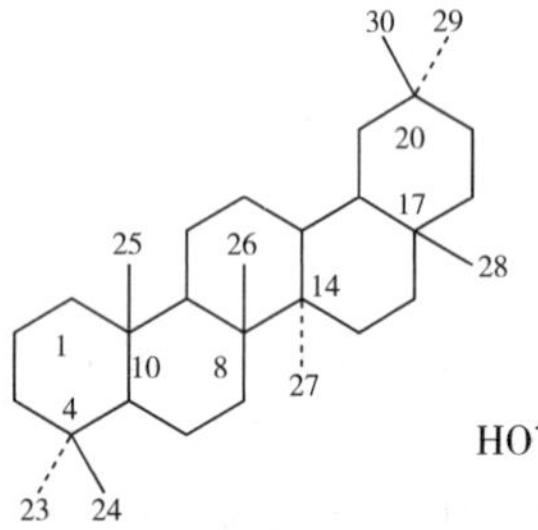

齐墩果烷 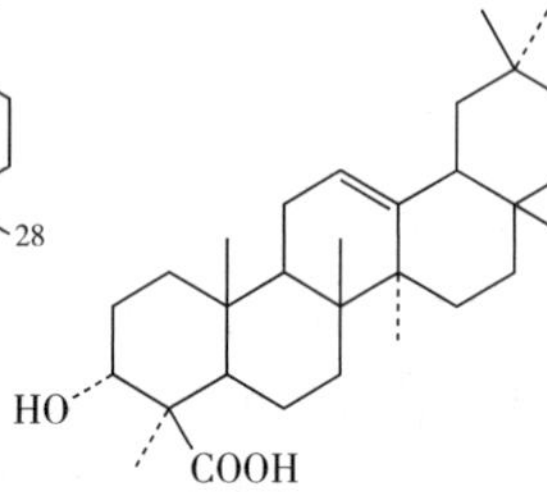　　α-乳香酸 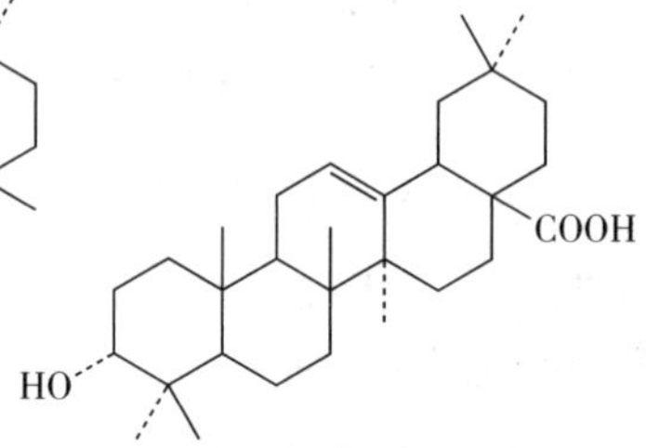　　齐墩果酸

齐墩果酸（oleanolic acid）最初从木犀科植物油橄榄（*Olea europaea*，习称齐墩果）的叶中分得，该化合物广泛分布于植物界。齐墩果酸经动物实验有降转氨酶作用，对四氯化碳引起大鼠急性肝损伤有明显的保护作用，能促进肝细胞再生，防止肝硬化，为治疗急性黄疸型肝炎和迁延性慢性肝炎的有效药物。齐墩果酸在中药中有的以游离形式存在，如青叶胆、女贞子、白花蛇舌草、柿蒂、连翘等，但大多数以与糖结合成苷的形式存在，如人参、三七、紫菀、柴胡、八月札、木通、牛膝、楤木等。

中药商陆（*Phytolacca acinosa* Roxb.）根中含有大量皂苷，其中商陆皂苷甲、乙、丙、丁（esculentoside A，B，C，D）的苷元均为商陆酸（esculcntic acid）。药理实验表明，商陆皂苷能显著促进小鼠白细胞的吞噬功能，能对抗由抗癌药羟基脲引起的 DNA 转化率的下降，并能诱生 γ－干扰素。

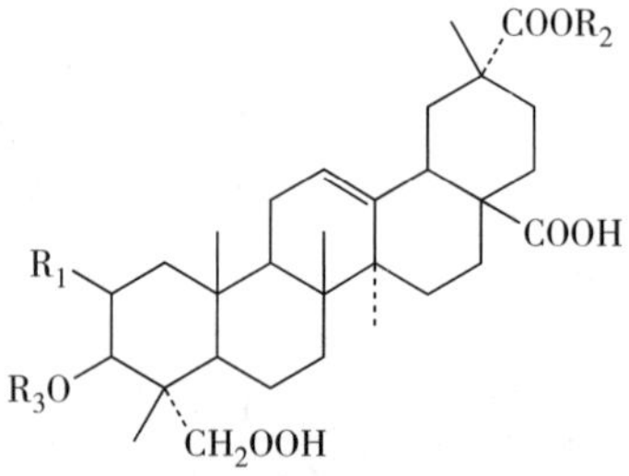

	R_1	R_2	R_3
商陆酸	H	H	H
商陆皂苷甲	OH	Me	－Xyl(4→1)－Glc
商陆皂苷乙	OH	Me	－Xyl
商陆皂苷丙	H	Me	－Xyl(4→1)－Glc
商陆皂苷丁	OH	Me	－Glc

太白银莲花（*Anemone taipaiensis* W. T. Wang）是毛茛科银莲花属植物，以根状茎入药，从中分离得到的多种齐墩果烷型皂苷对人早幼粒白血病 HL－60 细胞和人肝癌 Hep－G2 细胞有较强的细胞毒性，其中化合物 4 活性最强，其 IC_{50}分别为 1.31 和 2.81 μM。菊科植物毛冠菊中分离得到的 3 种新齐墩果型化合物对于 Hep－G2 细胞也有细胞毒活性。

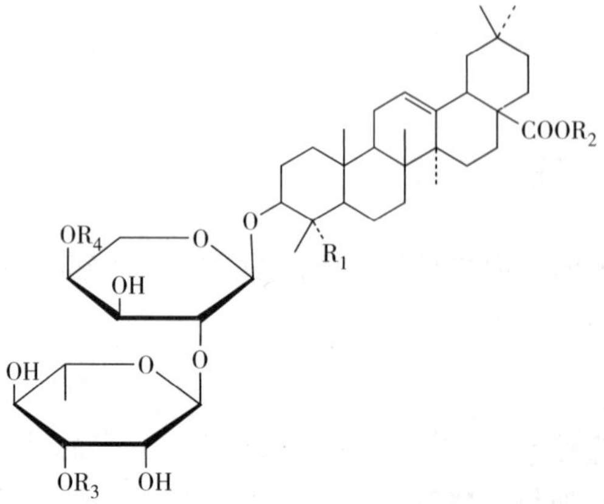

	R_1	R_2	R_3	R_4
1	CH_3	H	Xyl	Glc
2	CH_3	Glc	Xyl	H
3	CH_3	H	Xyl	H
4	CH_3	H	H	Glc
5	CH_2OH	H	Xyl	H
6	CH_2OH	H	Xyl	Glc

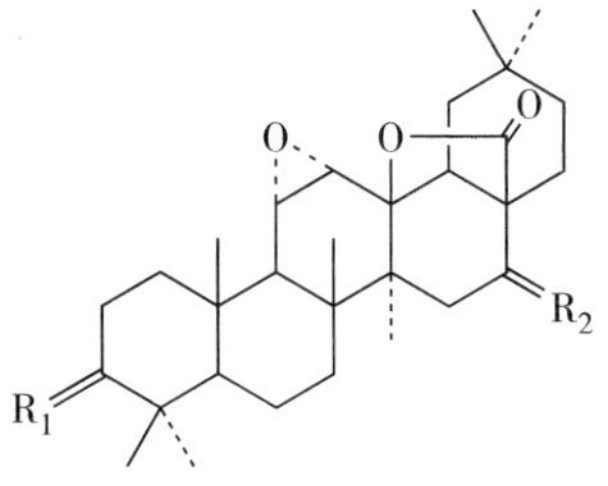

	R_1	R_2
1	H,—OH	H,—OH
2	=O	H,—OH
3	H,—OH	=O

（二）乌苏烷（ursane）型

又称 α - 香树脂烷（α - amyrane）型或熊果烷型，其分子结构与齐墩果烷型不同之处是 E 环上两个甲基位置不同，即在 C_{19} 位和 C_{20} 位上分别各有一个甲基。

乌苏酸（ursolic acid）又称熊果酸，是乌苏烷型的代表性化合物。乌苏酸在体外对革兰阳性菌、阴性菌、酵母菌有抑制活性，并具有抗病毒、抗肿瘤、增强巨噬细胞吞噬功能等作用。它以游离或与糖结合成苷的形式存在于多种中药中，如地榆、山茱萸、车前草、石榴叶和果实等。

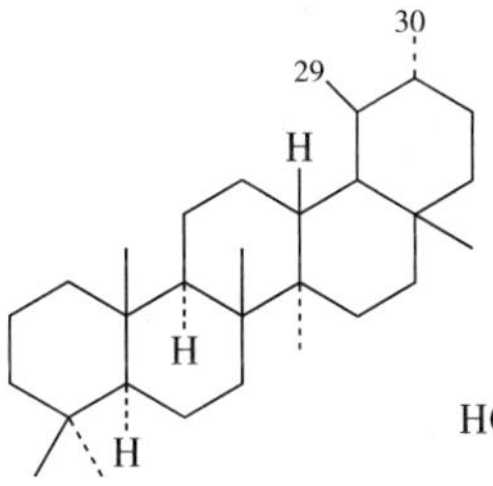

乌苏烷 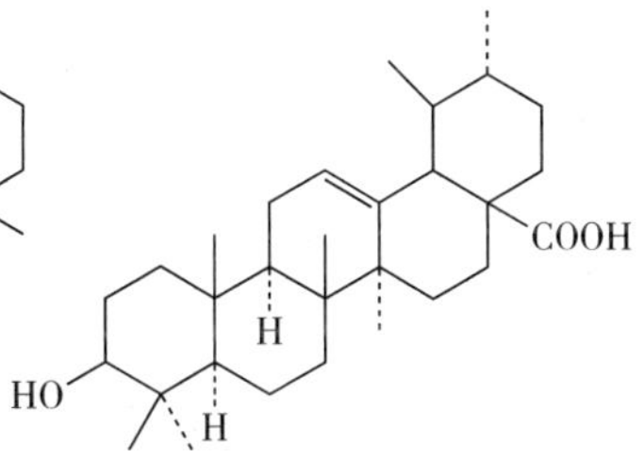　　熊果酸

中药地榆（*Sanguisorba officinalis* L.）的根和根茎，具凉血、止血作用，除含有大量鞣质外，还含有多种皂苷，其中地榆皂苷 B 和 E（sanguisoubin B and E）是乌苏酸的苷，而地榆皂苷Ⅰ和地榆皂苷Ⅱ是坡模醇酸（pomolic acid，即 19α - 羟基乌苏酸）的苷。

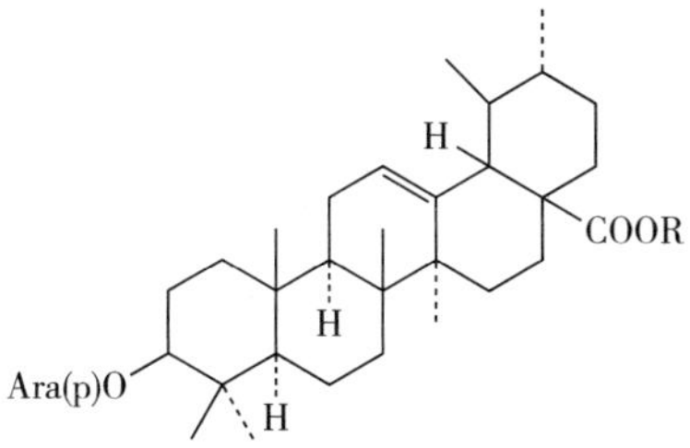

地榆皂苷B R=H
地榆皂苷E R=3-Ac-Glc

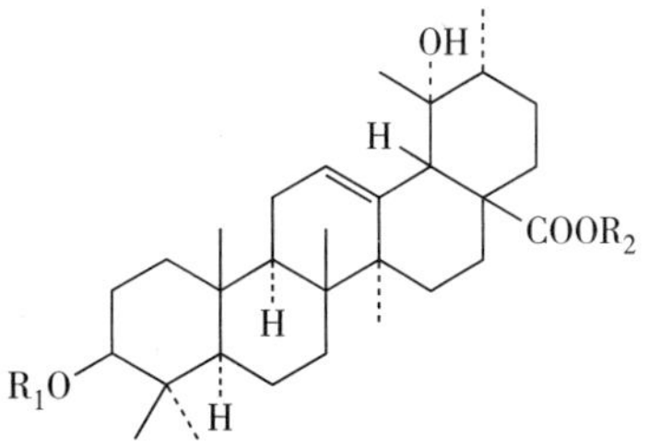

坡模醇酸 R_1=R_2=H
地榆皂苷Ⅰ R_1=Ara(p) R_2=H
地榆皂苷Ⅱ R_1=Ara(p) R_2=Glc

菊科植物蒲公英（*Taraxacum mongolicum* Hand. - Mazz.）和旋覆花（*Inula japonica* Thunb.）中的蒲公英醇（taraxasterol）以及款冬（*Tussilago farfara* L.）花中的款冬二醇（faradiol）、阿里二醇（arnidiol）等是属于乌苏烷型的异构体蒲公英烷型三萜化合物。

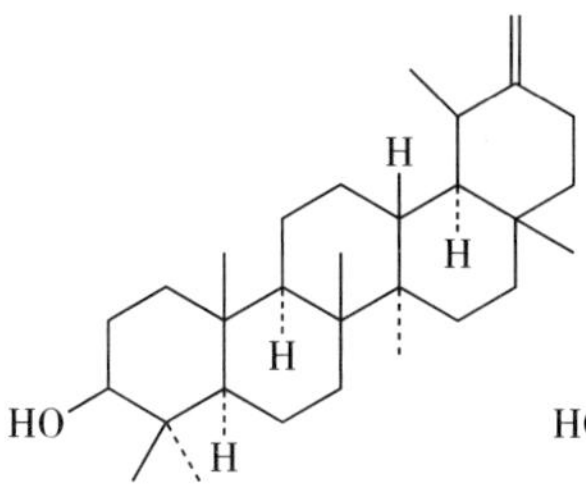

蒲公英醇 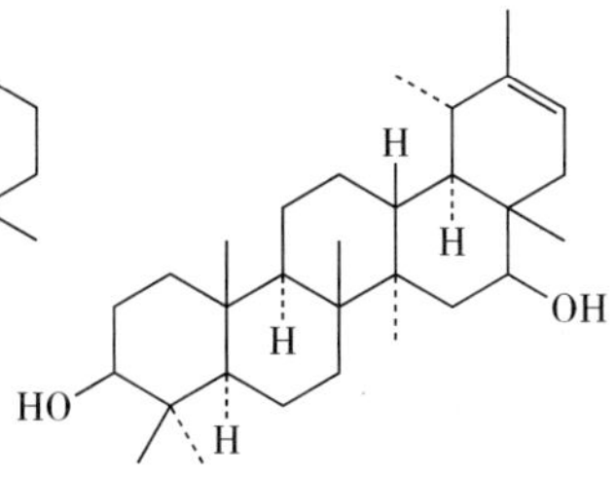　　款冬二醇 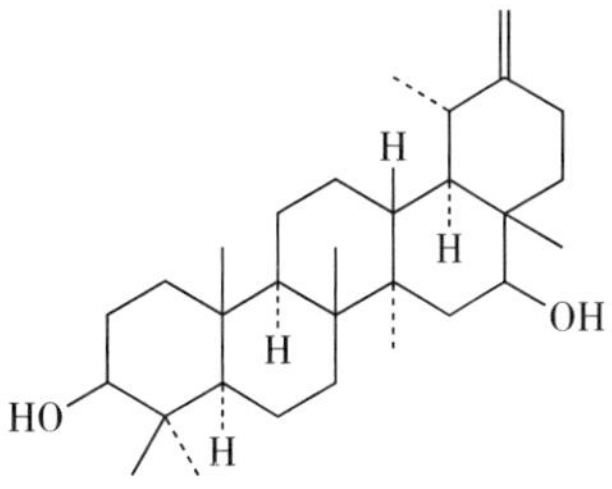　　阿里二醇

玄参科植物地黄（*Rehmannia glutinosa* Libosch.）以根部入药，主要用于清热凉血，近年来研究发现还具有抗糖尿病、抗过敏及抗炎功效。经过系统的化学成分研究发现，在地黄的叶中存在有新型乌苏烷型化合物 glutinosalactone A－C。体外药理研究表明，glutinosalactone A－C 对于人肿瘤细胞（MCF－7、MG63、Hep－G2）具有细胞毒活性，glutinosalactone C 的 IC_{50}值为 8.35－39.25 μM。

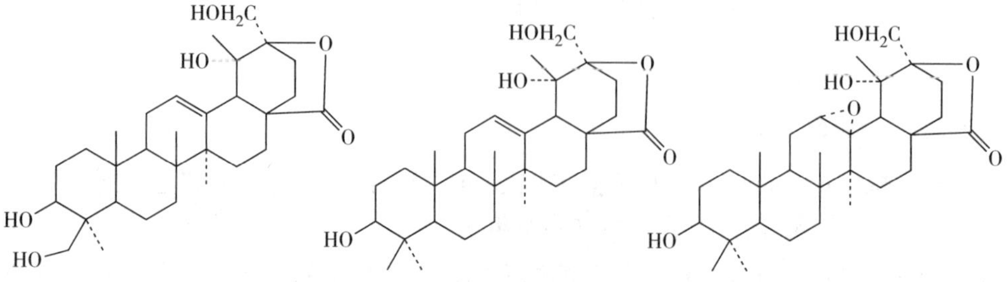

glutinosalactone A　　glutinosalactone B　　glutinosalactone C

冬青科植物苦丁茶冬青（*Ilex kudincha* C. J. Tseng）含有多种三萜化合物，其中 kudinchalactone A，ilekudinchosides A－D 为新型乌苏烷型三萜化合物，并且 ilekudinchosides A 和 B 对于金黄色葡萄球菌和耐甲氧西林金黄色葡萄球菌具有抑菌活性。化合物 20β，28－epoxy－28－hydroxytaraxasteran－3β－ol 与蒲公英甾烷半缩醛具有相似结构，由蔷薇科植物柔毛路边青（*Geum japonicum* Thunb. var. *chinense* F. Bolle）中分离得到。

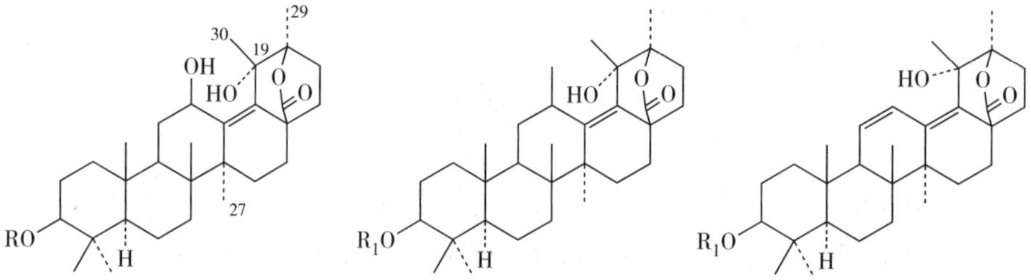

kudinchalactone A
R=H
ilekudinchosides A
R=–Ara[(2→1)–Rha](3→1)–Glc

ilekudinchosides B
R=–Ara[(2→1)–Rha](3→1)–Glc

ilekudinchosides C
R=–Ara(2→1)–Ara(f)
ilekudinchosides D
R=–Ara(2→1)–Rha

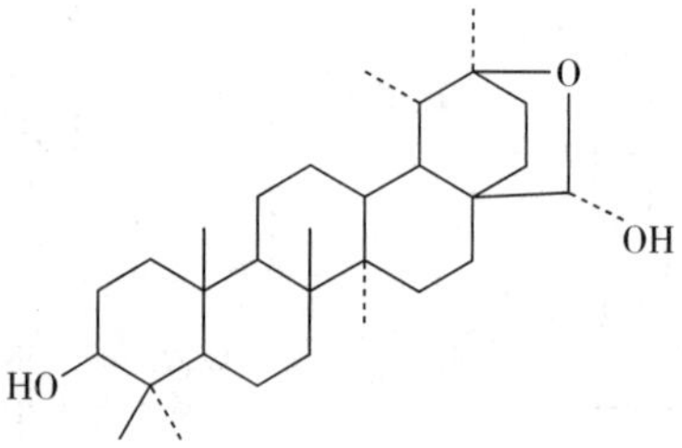

20β,28–epoxy–28–hydroxytaraxasteran–3β–ol

（三）羽扇豆烷（lupane）型

羽扇豆烷型与齐墩果烷型不同点是 C_{21} 与 C_{19} 连成五元环 E 环；在 E 环 19 位有异丙基，且为 α－构型；D 环和 E 环是反式，即 A/B、B/C、C/D 及 D/E 均为反式；或有 $\Delta^{20(29)}$ 双键。

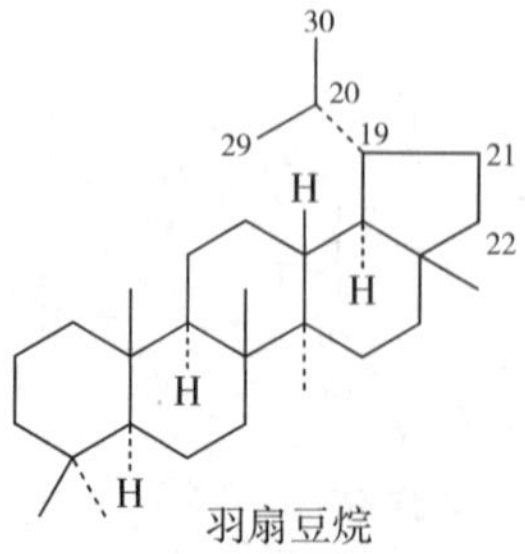

羽扇豆烷

白桦脂醇（betulin）存在于中药酸枣仁、桦树皮、棍栏树皮、槐花等中，白桦脂酸（betulinic acid）存在于桦树皮、酸枣仁、柿蒂、天门冬、石榴树皮及叶、睡菜叶等中。羽扇豆醇（lupeol）存在于羽扇豆种皮中，以上 3 种羽扇豆烷型化合物已在 20 余种柿属植物中检出。从柿属植物 *Diospyros canaliculata* 中还分到白桦脂醛（betulinaldehyde）。毛茛科白头翁属植物钟膜白头翁（*Pulsatilla campanella*）中含有多种羽扇豆烷型三萜皂苷成分，其皂苷元为 23 - 羟基白桦脂酸（23 - hydroxybetulinic acid），如白头翁苷 A、B（pulsatiloside A，B）。

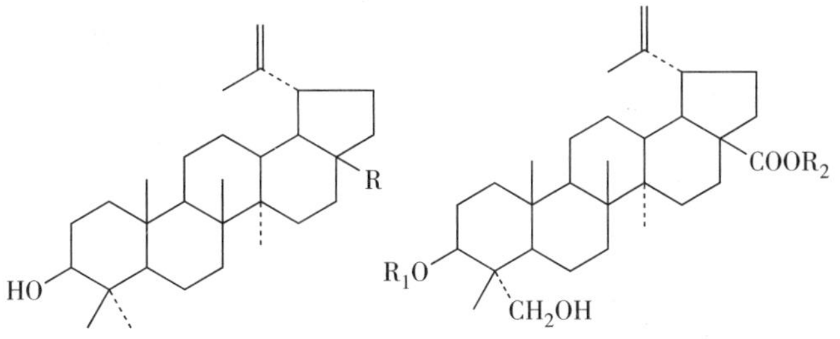

羽扇豆醇 $R = CH_3$　　23 - 羟基白桦酸 $R_1 = R_2 = H$
白桦脂醇 $R = CH_2OH$　　白头翁苷 A_3　$R_1 = -Ara(2 \to 1) - Glc(4 \to 1) - Glc$　$R_2 = H$
白桦脂酸 $R = COOH$　　白头翁苷 B_3　$R_1 = -Ara(2 \to 1) - Glc(4 \to 1) - Glc$
白桦脂醛 $R = CHO$　　$R_2 = -Glc(6 \to 1) - Glc(4 \to 1) - Rha$

五加科植物大蛇药（*Heteropanax fragyans*）的根茎具有凉血解毒、消肿止痛、止血功效；民间用其治疗烧伤、脓疮、骨折、蛇伤、风热感冒、中暑头痛等。从其根茎中得到 3 个羽扇豆烷型三萜化合物：白千层酸［melaleucic acid，化学命名为 3β - 羟基 - 20(29) - 羽扇豆烯 - 27,28 - 二羧酸］、3β,23 - 二羟基 - 20（29）—羽扇豆烯 - 27,28 - 二羧酸和白千层酸 - 28 -［ α - L - 鼠李糖基 -（1→4）- β - D - 吡喃葡萄糖基 -（1→6）- β - D - 吡喃葡萄糖基］酯。

大戟科植物黑面神（*Breynia fruticosa*）为傣药，以根、叶入药治疗慢性支气管炎和炎症，breynceanothanolica cid、zizyberanalic acid、isoceanothic acid 是由其干燥根中分离得到三种新型羽扇豆烷型化合物。研究表明与顺铂相比，breynceanothanolic 酸对于 HL - 60、SMMC - 7721、A - 549、MCF - 7、SW480 肿瘤细胞均表现了良好的抗肿瘤活性，其中对于 HL - 60 细胞的 IC_{50}值为 10. 2 μM。

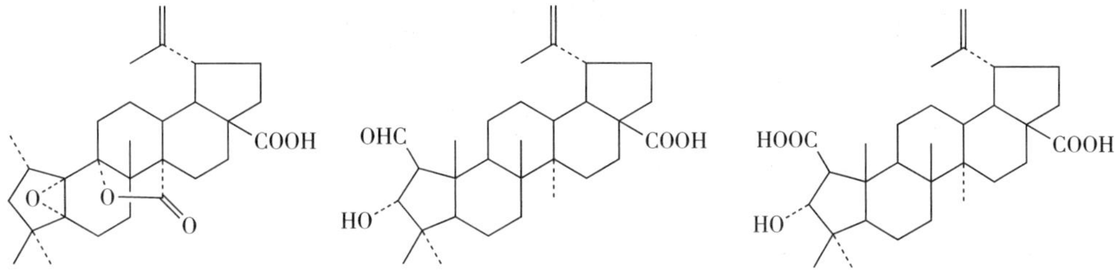

breynceanothanolic acid　　zizyberanalic acid　　isoceanothic acid

（四）木栓烷（friedelane）型

木栓烷型的结构特点是：A/B、B/C、C/D 环均为反式，D/E 环为顺式；C_4位仅有一个甲基取代，且为 β - 型；C_5、C_9、C_{14}为 β - CH_3取代，C_{17}位多 β - CH_3（有时为—CHO、—COOH 或—CH_2OH）取代，C_{13}—CH_3为 α - 型；C_2、C_3位常有羰基取代。

卫矛科植物雷公藤（*Tripterygium wilfordii* Hook. f.）对类风湿关节炎有独特疗效，从中已分离得到多种三萜类化合物，其中一类为木栓烷类，如雷公藤酮（tripterygone）是由雷公藤去皮根中心分离出的三萜化合物，化学名为 3 - 羟基 - 25 - 去甲基 - 木栓 - 3,1(10) - 烯 - 2 - 酮 - 30 - 酸，是失去 25 位甲基的木栓烷型衍生物。

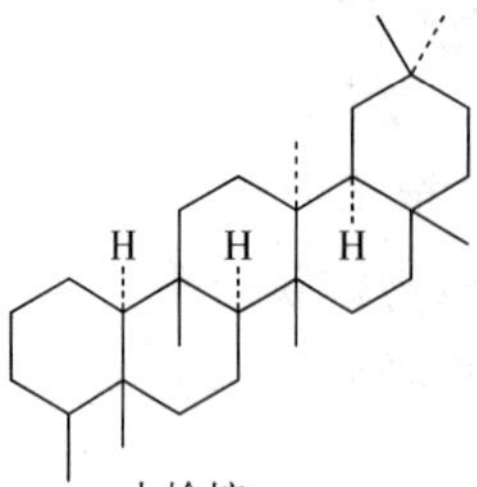

木栓烷 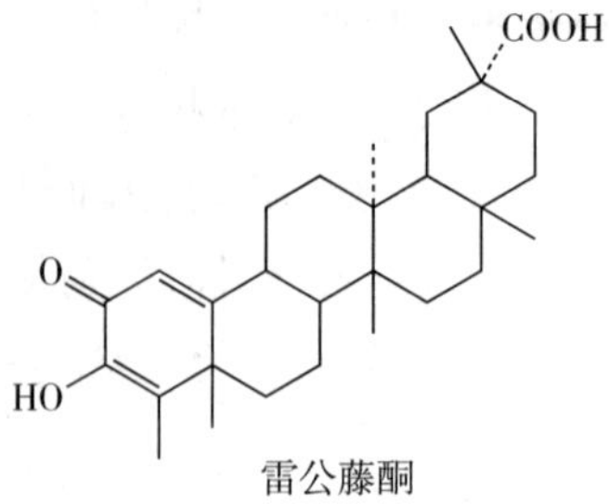　雷公藤酮

从卫矛科植物独子藤（*Monocelastrus monospermus* Roxb.）茎中得的29－羟基木栓酮（29－hy－droxy friedelin，Ⅰ）、12β－羟基木栓烯酮（Ⅱ）、12β－羟基木栓酮（Ⅲ）、海棠果醛（canophyllal，Ⅳ）、木栓酮（friedelin，Ⅴ）和海棠果酸（canophyllic acid，Ⅵ）均为C－3羰基取代的木栓烷型三萜化合物。

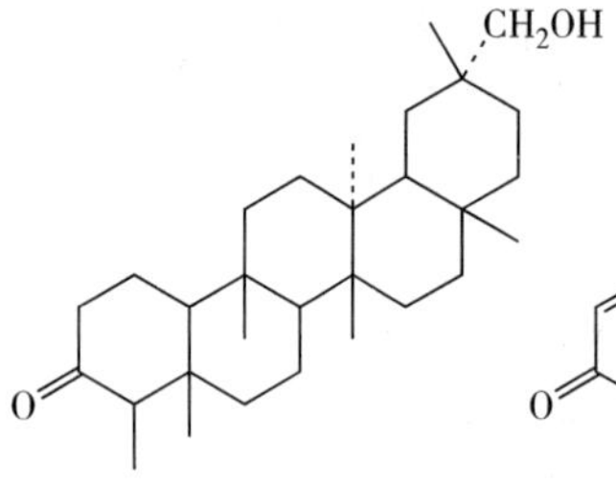

（Ⅰ）29-羟基木栓酮 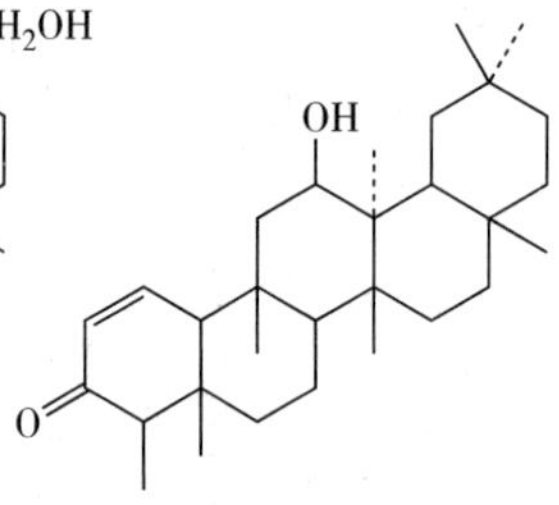　（Ⅱ）12 β-羟基木烯酮 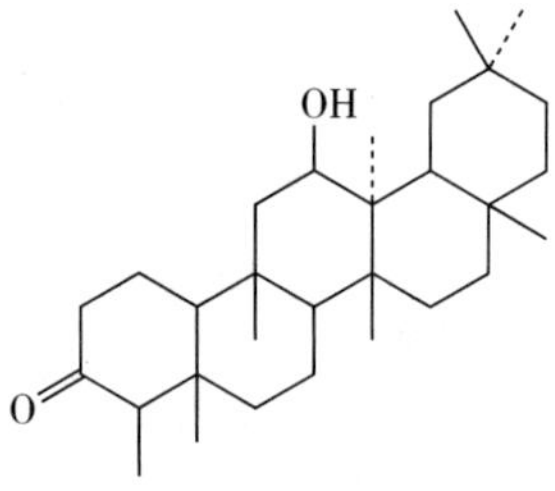　（Ⅲ）12 β-羟基木栓酮

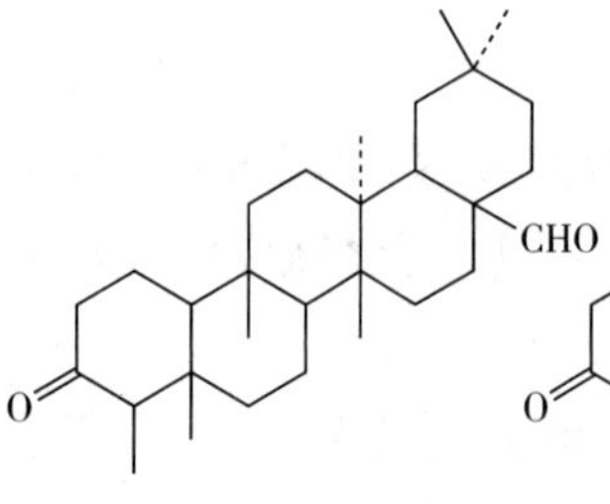

（Ⅳ）海棠果醛 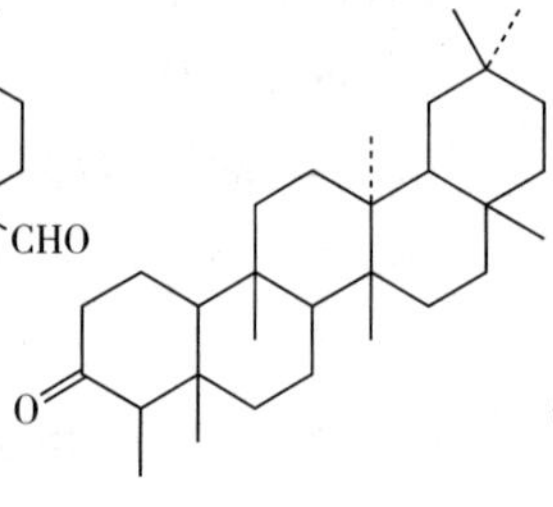　（Ⅴ）木栓酮 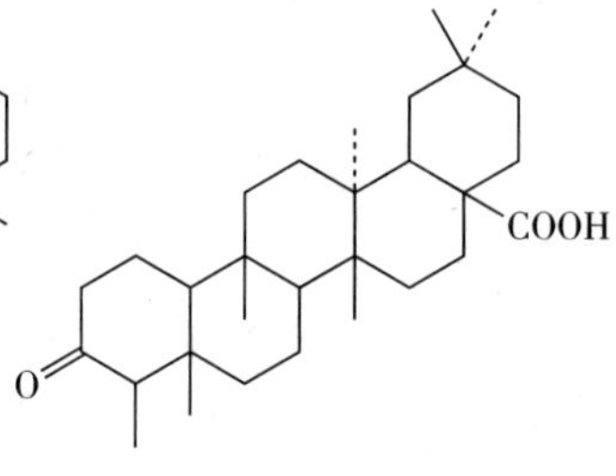　（Ⅵ）海棠果酸

卫矛科长春卫矛（*Euonymus hederaceus*）作为民间用药，多用于治疗慢性腹泻、月经不调等，从中分离到多种木栓烷三萜化合物，如28－羟基－木栓烷－3－酮－29－羧酸、3－木栓酮、木栓烷－2－酮－28－醛、木栓烷－28－羟基－3－酮、木栓烷－29－羟基－3－酮、木栓烷－30－羟基－3－酮。

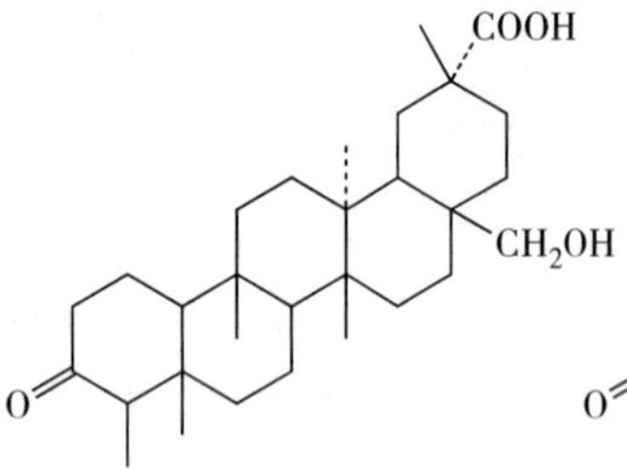

28-羟基-木栓烷-3-酮-29-羧酸 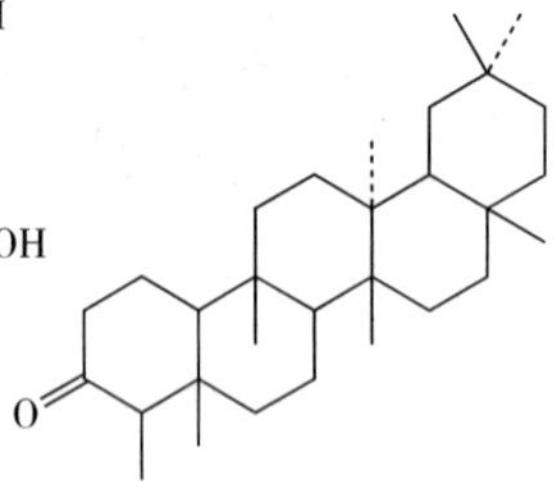　3-木栓酮 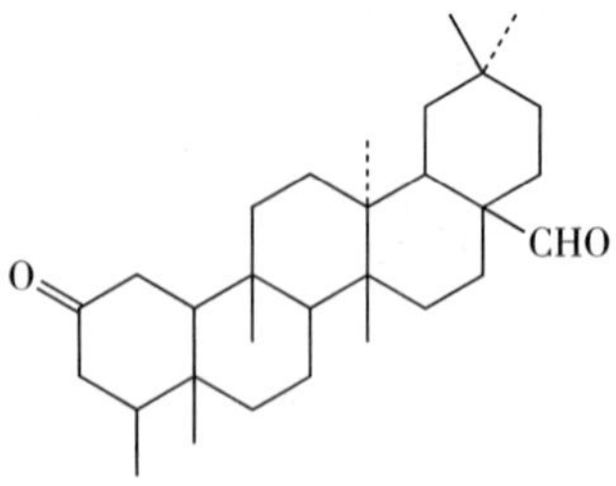　木栓烷-2-酮-28-醛

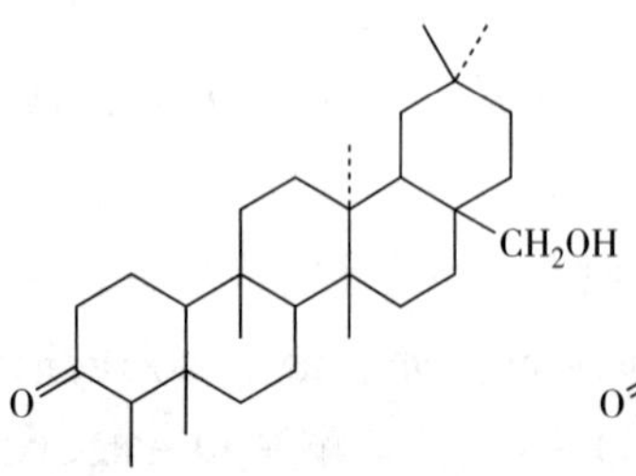

木栓烷-28-羟基-3-酮 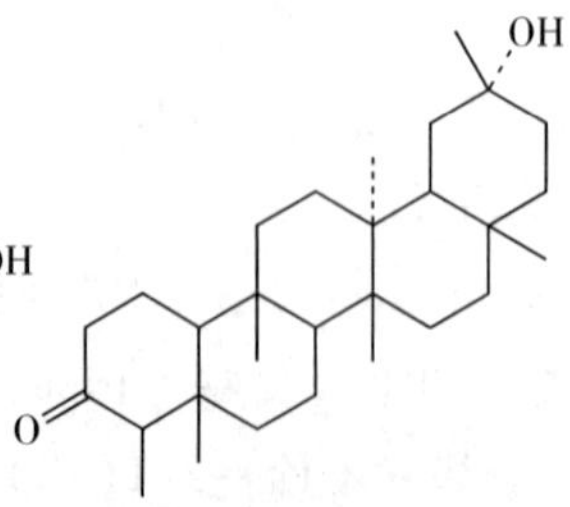　木栓烷-29-羟基-3-酮 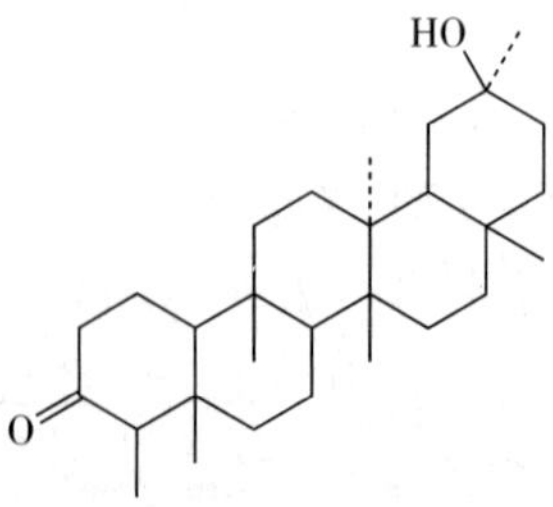　木栓烷-30-羟基-3-酮

（五）羊齿烷（fernane）型和异羊齿烷（isofernane）型

这两种类型的三萜成分，可认为是羽扇豆烷型的异构体，E 环上的异丙基在 C_{22} 位上，而 C_8 上的角甲基转到 C_{13} 位上。

白茅根（*Imperatae Rhizoma*）具有清热凉血、止血和利尿作用。从日本产的白茅根中分得多种羊齿烷型和异羊齿烷型三萜成分，包括白茅素（cylindrin）、芦竹素（arundoin）和羊齿烯醇（fernenol）等。前者为异羊齿烷型，C_{13} 甲基为 β-构型，C_{14} 甲基为 α-构型，C_{22} 上的异丙基为 β-构型；后二者为羊齿烷型，C_{13} 甲基为 α-构型，C_{14} 甲基为 β-构型，C_{22} 上的异丙基为 α-构型。

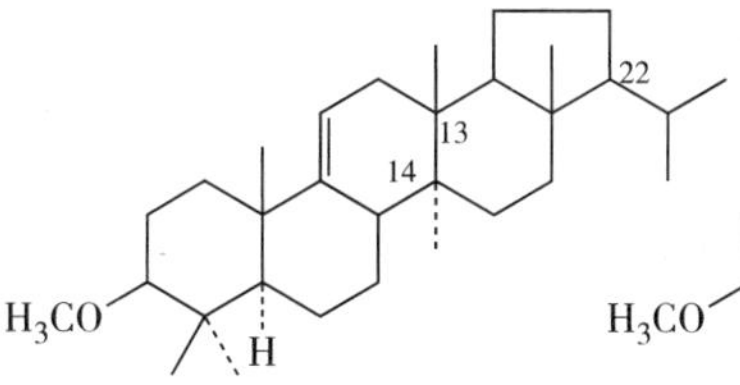

白茅素 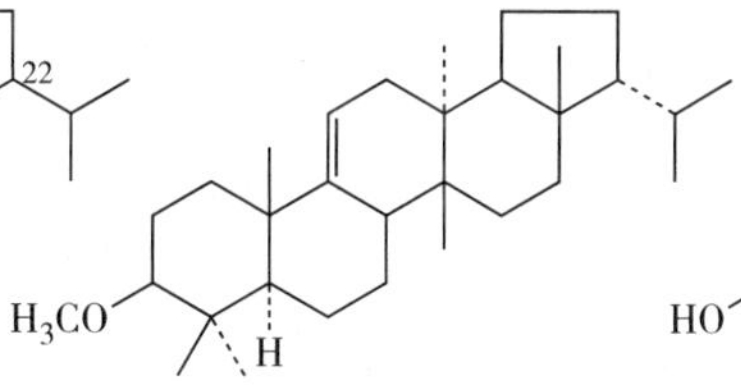　　芦竹素 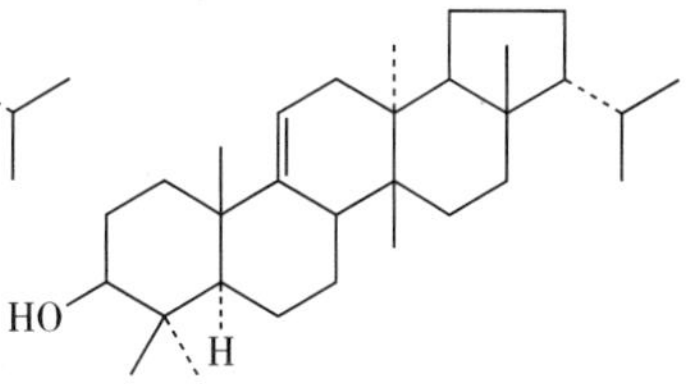　　羊齿烯醇

肺衣属地衣光肺衣（*Lobaria kurokawae* Yoshim）分离得到 3 种新型羊齿烷型三萜化合物 Lobarialides A-C，其中 Lobarialides A 具有半缩醛结构，Lobarialides B 含有双内酯结构，Lobarialides C 的 C_{25} -CH_3 缺失，构效研究表明化合物中 COO 基团的增加可以增强化合物对致病真菌白色念珠菌（CA_2）的抗菌活性。

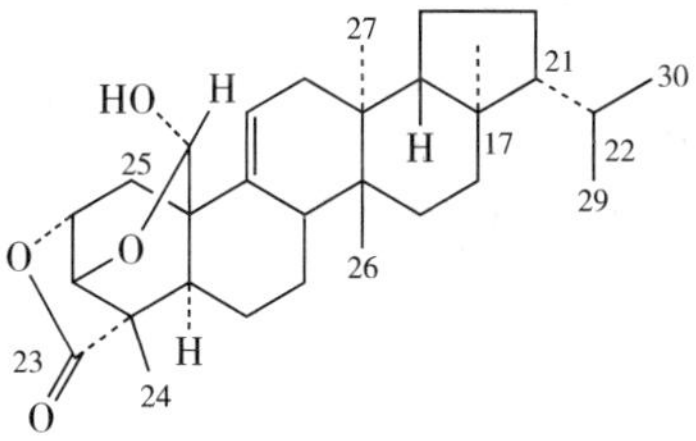

Lobarialides A 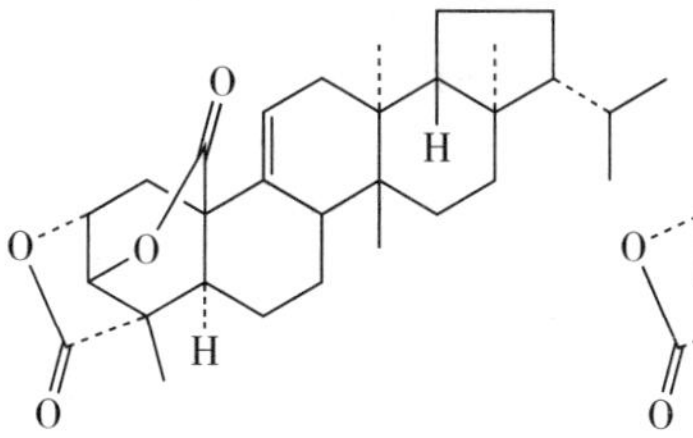　　Lobarialides B 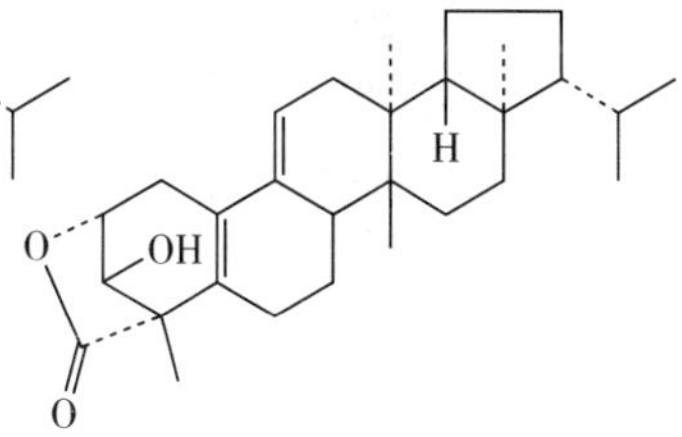　　Lobarialides C

（六）何帕烷（hopane）型和异何帕烷（isohopane）型

互为异构体的何帕烷和异何帕烷均为羊齿烷的异构体，C_{14} 和 C_{18} 位均有角甲基是其结构特点。与何帕烷型相比，异何帕烷型的 C_{21} 位异丙基为 β 型。

东北贯众（*Dryopteris crassirhizoma*，绵马鳞毛蕨）和石韦（*Pyrrosia lingua*）全草中含有的的里白烯（diploptene）、达玛树脂中的羟基何帕酮（hydroxyhopanone）均属何帕烷型三萜类化合物。

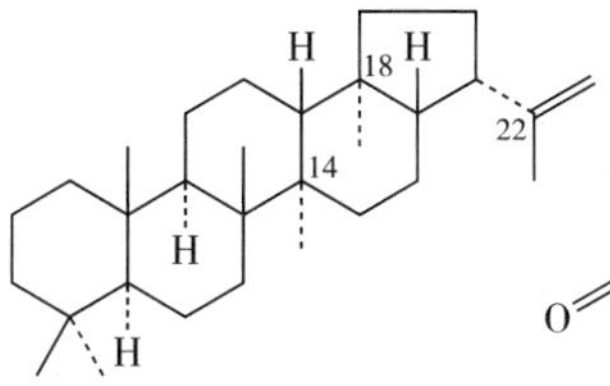

的里白烯 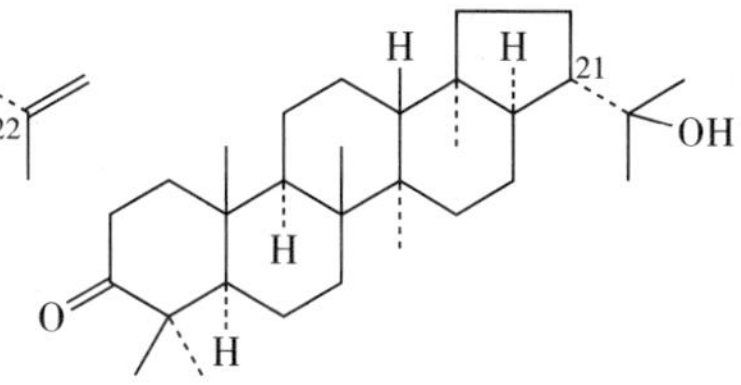　　羟基何帕酮

山矾科植物白檀（*Symplocos paniculata*）中分离得到的 29-乙烷基何帕烷衍生物同属于何帕烷型化合物。

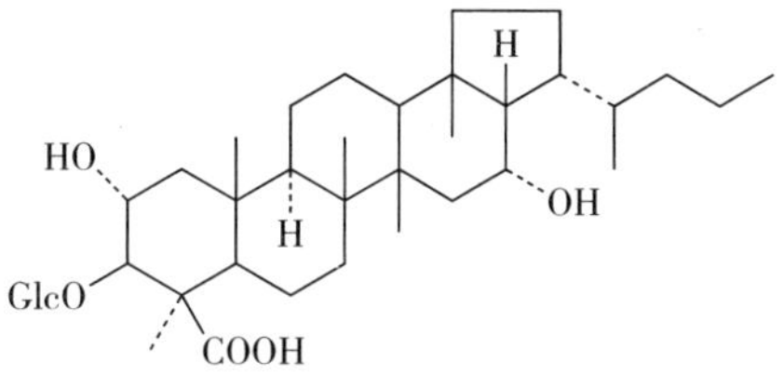

30-ethyl-2α,16β-dihydroxy-3β-O-(β-D-glucopyranosyl)hopan-24-oic acid

（七）其他类型

石松（*Lycopodium clavatum* Thumb.）中的石松素（lycoclavanin）和石松醇（lycoclavanol）是C环为七元环的三萜类化合物。

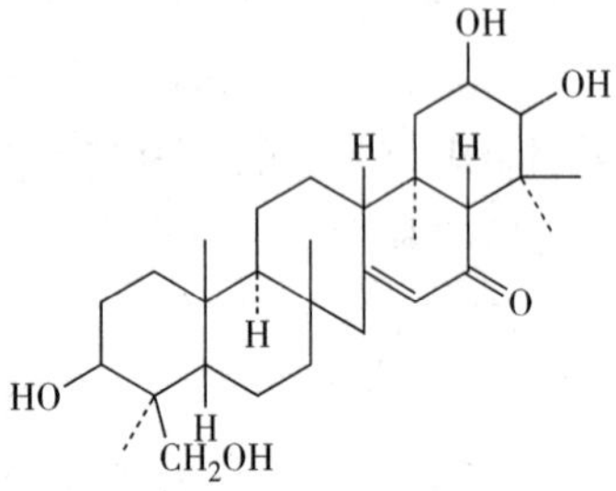

石松素 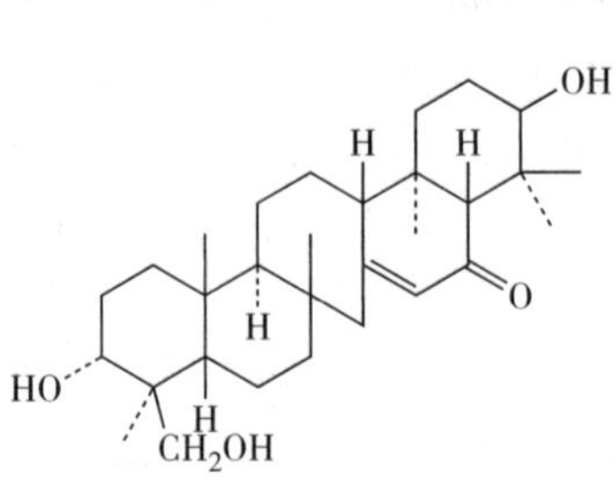　石松醇

石松科扁枝石松（*Diphasiastrum complanatum*）中同样分离得到C环为七元环的化合物 Complanatumols A－D，是首次分离得到的27－羟基锯齿石松烷型三萜化合物。

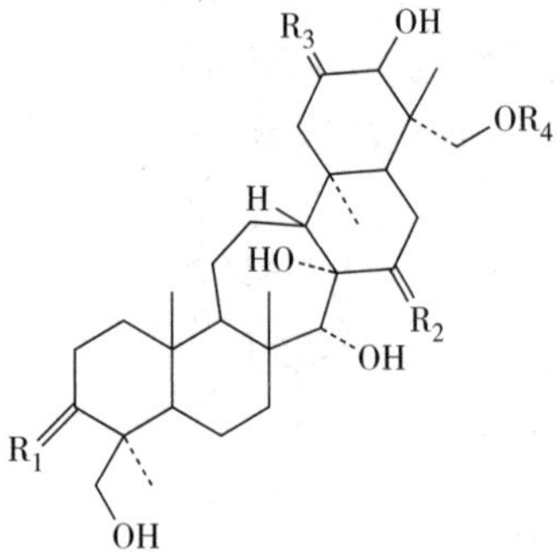

	R_1	R_2	R_3	R_4
Complanatumol A	O	α－OH	β－OH	H
Complanatumol B	β－OH	α－OH	β－OH	H
Complanatumol C	α－OH	H_2,H	β－OH	H
Complanatumol D	β－OH	H_2,H	H_2,H	E-p-coumaroyl

由菊科紫菀（*Aster tataricus* L. f.）根状茎中分离得到欣烷型（Shionane－type）三萜化合物，欣烷－22－甲氧基－20(21)－烯－3－酮(1)，欣烷－22(30)－烯－3,21－二酮(2)和欣烷－22－甲氧基－20(21)－烯－3－醇(3)。化合物1和2对于乙肝病毒表面抗原具有抑制作用，其中化合物1对乙肝e抗原的IC_{50}为0.83μg/ml；与此同时，化合物2对于甲肝病毒抑制作用为IC_{50} 11.18μg/ml

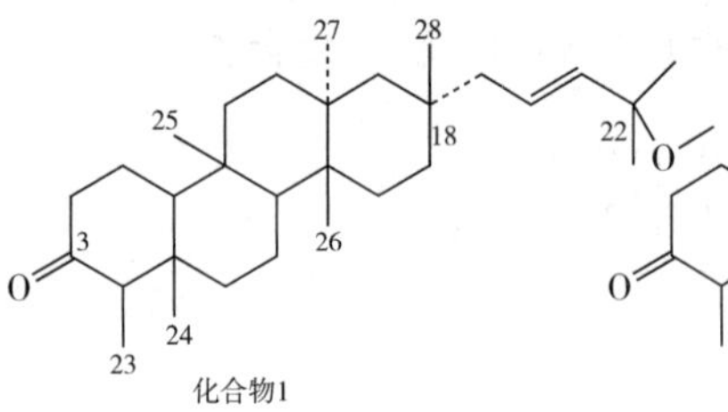

化合物1 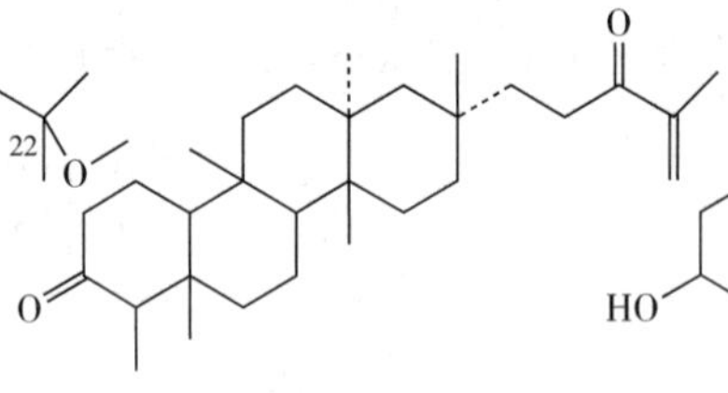　化合物2 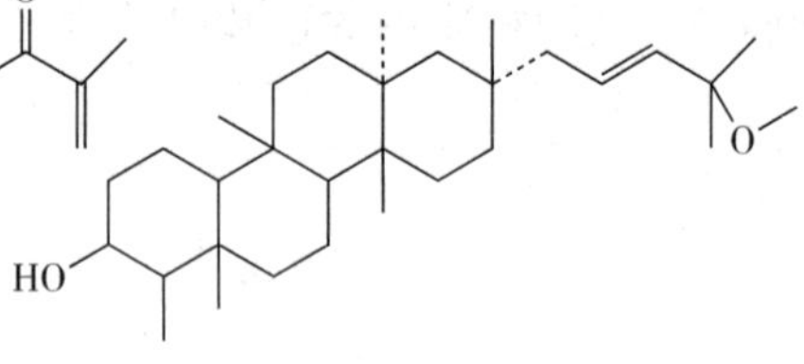　化合物3

第三节　三萜类化合物的理化性质和溶血作用

一、物理性质

（一）性状

游离三萜类化合物大多有完好的结晶，但三萜皂苷由于糖分子的引入，使得极性增大不易结晶，因此大多为无色或白色无定形粉末，仅少数为晶体，如常春藤皂苷为针状结晶。与此同时，皂苷因极性较

大，常具有吸湿性。

皂苷多味苦，且对人体黏膜有强烈刺激性。某些皂苷内服能刺激消化道黏膜，产生反射性黏液腺分泌，而用于祛痰止咳。但有的皂苷无此种性质，例如甘草皂苷有甜味，对黏膜刺激性亦弱。

（二）熔点与旋光性

游离的三萜类化合物有固定的熔点，若有羧基则熔点较高，如齐墩果酸的熔点是308～310℃，熊果酸的熔点是285～291℃。三萜皂苷的熔点都较高，但有的常在熔融前即被分解，因此无明显的熔点，一般测得的大多是分解点，多在200～350℃之间。三萜类化合物及其苷类均有旋光性。

（三）溶解度

游离三萜类化合物能溶于石油醚、乙醚、三氯甲烷、甲醇、乙醇等有机溶剂，而不溶于水。三萜皂苷类含有糖分子，羟基数目增多，极性增大，可溶于水，易溶于热水、稀醇、热甲醇和热乙醇中，几乎不溶或难溶于丙酮、乙醚以及石油醚等极性小的有机溶剂。由于皂苷在含水丁醇或戊醇中溶解度较好，研究中常将正丁醇作为提取分离皂苷的溶剂。皂苷水解成次级苷后，在水中的溶解度降低，而易溶于三氯甲烷、丙酮、乙酸乙酯中。皂苷有助溶性，可促进其他成分在水中的溶解度。

（四）发泡性

皂苷水溶液经强烈振摇能产生持久性的泡沫，且不因加热而消失，这是由于皂苷具有降低水溶液表面张力的缘故，因此皂苷可作为清洁剂、乳化剂应用。皂苷的表面活性与其分子内部亲水性和亲脂性结构的比例相关，只有当二者比例适当，才能较好地发挥出这种表面活性。某些皂苷由于亲水性强于亲脂性或亲脂性强于亲水性，就不呈现这种活性或只有微弱的泡沫反应，如甘草皂苷的发泡性就很弱。

二、化学性质

（一）颜色反应

三萜类化合物在无水条件下，与强酸（硫酸、磷酸、高氯酸）、中等强酸（三氯乙酸）或Lewis酸（氯化锌、三氯化铝、三氯化锑）作用，会产生颜色变化或荧光。目前具体作用原理尚不清楚，但可能主要是使分子中的羧基脱水，增加双键结构，再经双键移位、双分子缩合等反应生成共轭双烯系统，继续在酸作用下形成阳碳离子盐而呈色。化合物中含有共轭双键呈色很快，含有孤立双键呈色较慢。

1. Liebermann－Burchard 反应　将样品溶于乙酸酐中，加浓硫酸－乙酸酐（1∶20）数滴，可产生黄—红—紫—蓝等颜色变化，最后褪色。

2. Kahlenberg 反应　将样品三氯甲烷或醇溶液点于滤纸上，喷以20%五氯化锑的三氯甲烷溶液（也可用三氯化锑饱和的三氯甲烷溶液代替），干燥后60～70℃加热，显蓝色、灰蓝色、灰紫色等多种颜色。

3. Rosen－Heimer 反应　将样品溶液滴在滤纸上，喷25%三氯乙酸乙醇溶液，加热至100℃，生成红色渐变为紫色。

4. Salkowski 反应　将样品溶于三氯甲烷，加入浓硫酸后，在硫酸层呈现红色或蓝色，三氯甲烷层有绿色荧光出现。

5. Tschugaeff 反应　样品溶于冰乙酸中，加乙酰氯数滴及氯化锌结晶数粒，稍加热，则呈现淡红色或紫红色。

（二）沉淀反应

皂苷的水溶液可以和一些金属盐类如铅盐、钡盐、铜盐等产生沉淀。酸性皂苷（通常指三萜皂苷）的水溶液加入硫酸铵、乙酸铅或其他中性盐类生成沉淀。中性皂苷（通常指甾体皂苷）的水溶液则需加入碱式乙酸铅或氢氧化钡等碱性盐类才能生成沉淀。以前曾利用这一性质进行皂苷的提取和初步分离，但此法现已不用。

（三）皂苷的水解

皂苷可采用酸水解、酶水解、乙酰解、Smith降解等方法进行水解，选择合适的水解方法或通过控制水解的条件，可以使皂苷完全水解或部分水解。

1. 酸水解 皂苷酸水解的速度与苷元和糖的结构有关，对于含有两条以上糖链的皂苷，由于各个苷键对酸的稳定性不同，故可以通过改变水解条件得到不同的次级皂苷。有些三萜皂苷在酸水解时，易引起皂苷元发生脱水、环合、双键转位、结构变异等而生成次生结构，得不到原始皂苷元，如欲获得原始皂苷元，则应采用两相酸水解、酶水解或Smith降解等其他方法。

2. 乙酰解 将化合物的全乙酰化物在 BF_3 的催化下用乙酐使苷键裂解，得到全乙酰化寡糖和全乙酰化苷元。

3. Smith降解 Smith降解的条件比较温和，许多在酸水解中不稳定的皂苷元可以用此法获得真正的皂苷元，如人参皂苷的水解。

4. 酶水解 某些皂苷对酸碱均不稳定，用 $NaIO_4$ 降解也易被破坏，可采用酶水解，如黄芪皂苷的水解。目前酶水解法为水解皂苷的最常用方法。

5. 糖醛酸苷键的裂解 对难水解的糖醛酸苷除常规方法外，需采用一些特殊的方法，如光解法、四乙酸铅-乙酸酐法、乙酸酐-吡啶法、微生物转化法等。

光分解法是用500W的高压汞灯为光源，对皂苷照射数小时，皂苷分子中糖醛酸与苷元间的苷键裂解而释放皂苷元。光解是有选择性的，例如竹节人参皂苷Ⅳ（chikusetsu saponins）是一个含有酯苷键的双糖链皂苷，在同样条件下，用光照射，得到的是保持酯苷键的次级皂苷。此外，糖醛酸上的羧基甲酯化后，不影响苷键的裂解。

四乙酸铅-乙酸酐法应用于葡糖醛酸皂苷的裂解，皂苷先进行甲基化将所有的羟基保护起来，然后再在苯中与四乙酸铅作用，失去羧基，继续用甲醇钠碱解，得到原皂苷元的乙酰化物。

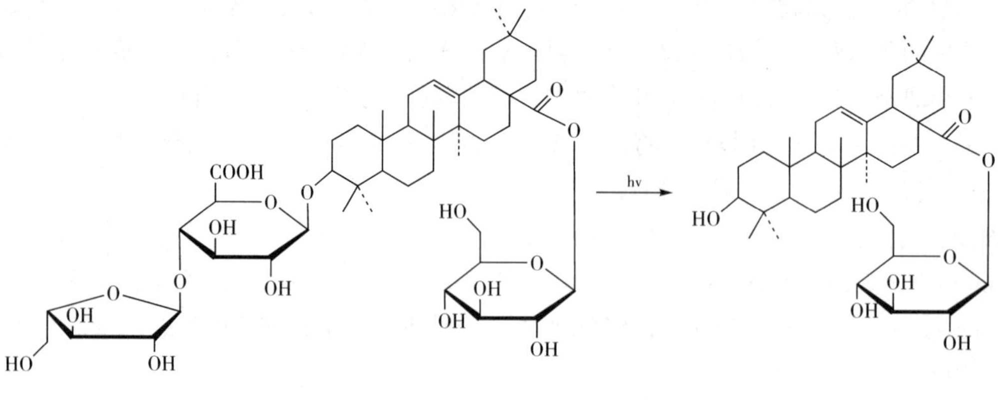

COOH O O OH O OH O OH HO OH O O HO O OH OH OH hν O HO O HO O OH OH OH

6. 酯苷键的水解 含有酯键的皂苷可被碱水解，酯皂苷的酯苷键一般可在 $NaOH/H_2O$ 中回流一段时间使其水解，但在此条件下，水解下的糖常伴有分解反应，因此一些较容易水解的酯苷键可以用5N的氨水水解。酯皂苷的水解还可采用碘化锂水解法，即将皂苷与LiI在2,6-二甲基吡啶/甲醇溶液中一起回流水解的方法。此法的优点是该反应仅使酯苷键水解，皂苷中的其他苷键不受影响。同时，酯皂苷中的以酯苷键形式与皂苷元相连的寡糖链可在保持其寡糖结构不变的情况下被定量地裂解下来，通过色谱法可得到反应生成的相应的次皂苷和被水解下来的寡糖，进而分别测定它们的结构，这对于解析复杂结构的皂苷是很有用的，此法对皂苷结构中的其他酰基亦无影响。

三、溶血作用

皂苷的水溶液大多能破坏红细胞而有溶血作用，若将其水溶液注射到静脉中，毒性极大，低浓度就能产生溶血作用，因此皂苷通常又称为皂毒类（sapotoxins）。皂苷水溶液肌内注射易引起组织坏死，口服则无溶血作用。各类皂苷的溶血作用强弱可用溶血指数表示，溶血指数是指在一定条件（等渗、缓冲及恒温）下，能使血液中红细胞完全溶解的最低浓度。例如甘草皂苷的溶血指数为1∶4000，薯蓣皂苷的溶血指数为1∶400000。

皂苷能溶血，是因为多数皂苷能与胆甾醇结合生成不溶性的分子复合物。当皂苷水溶液与红细胞接触时，红细胞壁上的胆甾醇与皂苷结合，生成不溶于水的复合物沉淀，破坏了血红细胞的正常渗透，使细胞内渗透压增加而发生崩解，从而导致溶血现象，因此胆甾醇能解除皂苷的溶血毒性。但并不是所有皂苷都能破坏红细胞而产生溶血现象，例如人参总皂苷没有溶血现象，但经分离后，B型和C型人参皂苷具有显著的溶血作用，而A型人参皂苷则有抗溶血作用。皂苷溶血活性还与糖链以及化合物结构有关，如多糖链皂苷经水解或酶解转变为单糖链皂苷后，会出现溶血作用；母核A环有极性基团且D或E环有中极性基团会有溶血作用。当苷元C_3-OH为β型$C_{16}-OH$为α型时，溶血指数较高；但当D环或E环含有极性基团或含有酯键的母核在酯键断裂后，溶血作用消失。

值得注意的是，中药提取液中的一些其他成分也有溶血作用，如某些植物的树脂、脂肪酸、挥发油等亦能产生溶血作用，鞣质则能凝集血红细胞而抑制溶血。要判断是否由皂苷引起溶血除进一步提纯再检查外，还可以结合胆甾醇沉淀法。如沉淀后的滤液无溶血现象，而沉淀分解后有溶血活性，则表示确系由皂苷引起的溶血现象。

第四节　三萜类化合物的提取分离

三萜类化合物主要根据“相似相溶”原理，采用不同极性的溶剂进行提取，如多用极性小的溶剂（如三氯甲烷、乙醚等）提取游离三萜类化合物，而三萜皂苷则用极性较大的溶剂如甲醇、乙醇等进行提取。此类化合物的分离手段包括分段沉淀法、胆甾醇沉淀法等，也可根据化合物的酸碱性进行提取分离，如三萜酸类可用碱提酸沉法提取，目前应用最多的是色谱法。

一、三萜类化合物的提取方法

（一）醇类溶剂提取法

本法为目前提取三萜类皂苷的常用方法，提取流程如下。

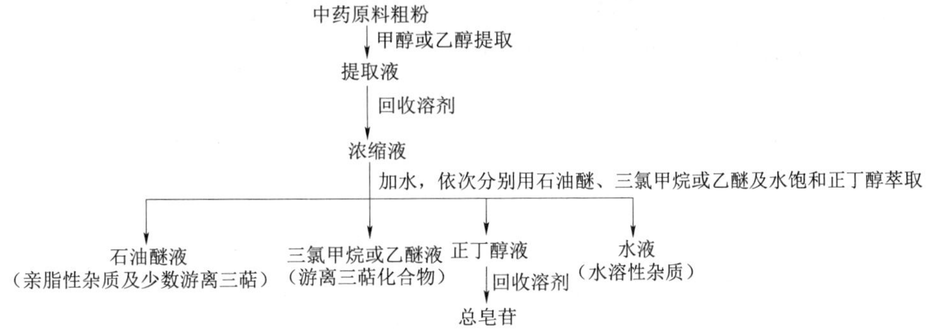

（二）酸水解有机溶剂萃取法

酸水解可使化合物糖苷键断裂，故此方法适用于提取三萜皂苷元类化合物，具体方法为将中药材在酸性溶液中加热水解，滤过，药渣水洗，干燥，然后用有机溶剂提取出皂苷元。另外，可先用醇类溶剂提取出皂苷，然后将得到的皂苷进行酸水解，过滤水解产物，再用有机溶剂提取出皂苷元。

（三）碱提酸沉法

某些皂苷含有羧基，可溶于碱水，因此可用碱提酸沉法提取。

二、三萜类化合物的分离方法

（一）分段沉淀法

皂苷极性较大，难溶于乙醚、丙酮等弱极性溶剂，故可利用此性质分离皂苷化合物。将皂苷粗品先溶于少量甲醇或乙醇中，然后逐滴加入乙醚、丙酮或乙醚－丙酮（1∶1）的混合溶剂（加入量以能使皂苷从醇溶液中析出为限），边加边摇匀，皂苷即可析出。开始时，析出的沉淀往往含杂质较多，过滤后，继续加入乙醚可得到纯度较高的皂苷。同样可采用分段沉淀法，逐渐降低溶剂极性，使极性不同的皂苷分别析出，从而达到分离的目的。分段沉淀法的优点是简便易行，但难以分离完全，不易获得纯品。

（二）胆甾醇沉淀法

皂苷可与胆甾醇生成难溶性的分子复合物，但三萜皂苷与胆甾醇形成的复合物不如甾体皂苷与胆甾醇形成的复合物稳定。此性质曾被用于皂苷的分离，即先将粗皂苷溶于少量乙醇中，再加入胆甾醇的饱和乙醇溶液，至不再析出沉淀为止（混合后需稍加热），滤过，取沉淀用水、醇、乙醚顺次洗涤以除去糖类、色素、油脂和游离的胆甾醇，将此沉淀干燥后，用乙醚回流提取，胆甾醇被乙醚提出，使皂苷解脱下来，残留物即为较纯的皂苷。

（三）色谱分离法

由于三萜苷类化合物亲水性强，且某些化合物结构相似，又常与其他极性相近的杂质共存，因此运用分段沉淀法和胆甾醇沉淀法只适用于分离皂苷粗品，而目前色谱分离法是分离三萜类化合物单体常用的方法。

1. 吸附柱色谱法 此法可用于分离各类型及不同存在形式的三萜化合物。吸附柱色谱依据所用的吸附剂性质的不同，分为正相吸附柱色谱和反相吸附柱色谱。正相吸附柱色谱的吸附剂为硅胶，样品上柱后，可用不同比例的混合溶剂如三氯甲烷－丙酮、三氯甲烷－甲醇或三氯甲烷－甲醇－水进行梯度洗脱。反相吸附柱色谱通常以反相键合相 RP－18、RP－8 或 RP－2 为填充剂，常用甲醇－水或乙腈－水等溶剂为洗脱剂。反相色谱柱需用相应的反相薄层色谱进行检识，可选用 RP－18、RP－8 等反相高效薄层板。制备型薄层色谱用于皂苷的分离，有时也可取得较好效果。

2. 分配柱色谱法 由于三萜类皂苷极性较大，故也可采用分配色谱法进行分离，常用硅胶等为支持剂，固定相为3%草酸水溶液等，流动相为含水的混合有机溶剂，如三氯甲烷－甲醇－水、二氯甲烷－甲醇－水、乙酸乙酯－乙醇－水等，也可用水饱和的正丁醇等作为流动相。

3. 高效液相色谱法 高效液相色谱法以其分离效能高、方便、快速的特点被越来越多地应用到分离三萜皂苷类化合物中，通常选用反相色谱柱，以甲醇－水、乙腈－水等为洗脱剂。

4. 大孔树脂柱色谱 大孔树脂色谱是近年来常用于分离极性大的化合物的一种方法，尤其适用于皂苷的精制和分离。将含有皂苷的水溶液通过大孔树脂柱后，先用水洗涤除去糖和其他水溶性杂质，然后再用不同浓度的甲醇或乙醇依其浓度由低到高的顺序进行梯度洗脱，极性大的皂苷，可被10%～30%

的甲醇或乙醇洗脱下来，极性小的皂苷，则被50%以上的甲醇或乙醇洗脱下来。

5. 凝胶色谱法　凝胶色谱法是利用分子筛的原理来分离分子量大小不同的化合物，常用的填料如Sephadex LH－20，Sephadex G 等，洗脱剂为不同浓度的甲醇、乙醇或水。洗脱时，分子量大的皂苷先被洗脱，分子量小的皂苷后被洗脱。

用色谱法分离三萜类化合物通常采用多种色谱法组合的方法，如先用大孔树脂柱色谱进行精制或初步分离，再通过正相硅胶柱色谱进行分离，结合低压或中压柱色谱、薄层制备色谱、高效液相色谱或凝胶色谱等方法进行进一步的分离。

第五节　三萜类化合物的检识

一、理化检识

（一）泡沫反应

泡沫实验可用与鉴别皂苷，方法为取药材粉末1g，加水10ml，煮沸10分钟，过滤，滤液强烈振摇后能产生持久性泡沫（持续15分钟以上），且加热后泡沫无明显变化。

利用此方法鉴别皂苷时应注意出现的假阳性或假阴性反应。某些化合物如蛋白质水溶液同样具有发泡特性，但加热后泡沫明显减少或消失，可用来区别于皂苷的泡沫反应；某些皂苷类化合物由于结构差异，并不具有发泡特性，容易出现假阴性反应。

（二）显色反应

常见的显色鉴定反应为醋酐－浓硫酸反应（Liebermann－Burchard 反应），三氯醋酸反应（Rosen－Heimer 反应），五氯化锑反应（Kahlenberg 反应）、冰醋酸－乙酰氯反应（Tschugaeff 反应）、三氯甲烷－硫酸反应（Salkowski 反应）、Molish 反应等，此类反应可快速灵敏鉴定三萜或三萜皂苷类化学物，但其专属性较差；其中 Liebermann－Burchard 反应和 Rosen－Heimer 反应还常用于鉴别三萜皂苷和甾体皂苷（详见第八章）。

（三）溶血试验

取供试液1ml，于水浴上加热蒸干，后加0.9%的生理盐水溶解，再加几滴2%的红细胞悬浮液，若溶液由浑浊变为澄清，即产生溶血现象，表示含有皂苷类成分。

此反应可以可用于皂苷的检识以及皂苷的含量推算。如某中药的水提取液测得的溶血指数为1∶1M，所用的对照标准皂苷的溶血指数为1∶100M，则此药材中皂苷含量约为1%。

二、色谱检识

（一）薄层色谱

薄层色谱中常选用硅胶作为吸附剂，而展开剂则根据游离三萜类化合物和三萜皂苷的种类进行选择。游离三萜类化合物亲脂性强，常选用弱极性溶剂为展开剂，如环己烷－乙酸乙酯（1∶1）、三氯甲烷－乙酸乙酯（1∶1）、苯－丙酮（1∶1）、三氯甲烷－丙酮（95∶5）。三萜皂苷由于含有单糖或糖链结构，常选用极性强的溶剂为展开剂，如三氯甲烷－甲醇－水（65∶35∶10，下层）、正丁醇－乙酸－水（4∶1∶5，上层）、乙酸乙酯－吡啶－水（3∶1∶3）、乙酸乙酯－乙酸－水（8∶2∶1）等。

反相薄层色谱也常用于三萜类化合物的检识，固定相为反相 RP－18 或 RP－8 填料，展开剂为甲醇

-水或乙腈-水。在分离酸性皂苷时，样品由于极性较强在展开中易产生拖尾，展开剂中加入几滴甲酸或乙酸可以改善分离效果。

薄层色谱中常用显色剂有10%硫酸乙醇溶液、香草醛-硫酸试剂、三氯乙酸试剂等。若显色不明显，可以适当加热，但要注意温度不宜过高，避免炭化影响显色。

（二）纸色谱

纸色谱适用于检识亲水性强的三萜皂苷，固定相为水，流动相的亲水性也需增大，如正丁醇-乙醇-15%氨水（9∶2∶9）、正丁醇-乙酸-25%氨水（10∶2∶5）、乙酸乙酯-吡啶-水（3∶1∶3），其中前两种适用于酸性皂苷的纸色谱。由于纸色谱以水作为固定相，得到的色谱斑点较分散，不集中。

检识游离三萜化合物或是亲脂性三萜皂苷，多选用甲酰胺作为固定相，流动相为甲酰胺饱和的三氯甲烷溶液。若皂苷的亲脂性稍弱，则应相应地增加流动相的极性，可选用三氯甲烷-四氢呋喃-吡啶（10∶10∶2，下层，预先用甲酰胺饱和）、三氯甲烷-二氧六环-吡啶（10∶10∶3，下层，预先用甲酰胺饱和）等溶剂系统。

纸色谱的显色剂为三氯乙酸、五氯化锑试剂等。

第六节　三萜类化合物的结构研究

三萜类化合物的结构研究除采用常规的物理和化学等方法外，紫外光谱、质谱以及核磁共振谱广泛应用于化合物的结构鉴定中，这也是目前常用的快速、准确、简便的方法。常见的化学方法如颜色反应、苷键裂解等，将苷元结构采用氧化、还原、脱水、甲基化或双键转位、乙酰化、甲酯化等方法转变为已知结构，然后将其IR、mp、R_f值或其他波谱数据与已知结构化合物对照，可推测其结构。与此同时，还可采用半合成或全合成方法制备相应的合成产物确定天然产物的结构，而对于新颖的母核结构可采用单晶X-射线衍射和2D-NMR等方法进行结构确定。

一、UV谱

多数三萜类化合物由于没有共轭体系，无紫外吸收。少数化合物如齐墩果烷型由于C_{11}或C_{12}位常有双键，在205～250nm处有微弱吸收；当分子中有共轭体系时，则在紫外区210～300nm之间有较强吸收。若结构中有α,β-不饱和羰基，最大吸收在242～250nm；存在异环共轭双烯结构时，最大吸收在240～260nm；同环共轭双烯的最大吸收则在285nm。此外还可通过紫外光谱判断18-H的构型，例如11-oxo，Δ^{12}-齐墩果烷型化合物，当18-H为β构型时，最大吸收为248～249nm；18-H为α构型，最大吸收为242～243nm。

二、MS

（一）游离三萜化合物

EI-MS主要用于此类化合物鉴定，即通过对化合物分子离子峰和裂解碎片峰的分析，提供该类化合物的分子量、可能的结构骨架或取代基种类及位置等的信息。

（1）齐墩果-12-烯（乌苏-12-烯）型三萜化合物其EI-MS显示分子离子峰［M^+］及失去CH_3、OH或COOH等碎片峰。由于分子中存在C_{12}双键，具环己烯结构，故C环易发生Diels-Alder（RDA）裂解，出现分别含A、B环和D、E环的碎片离子峰。

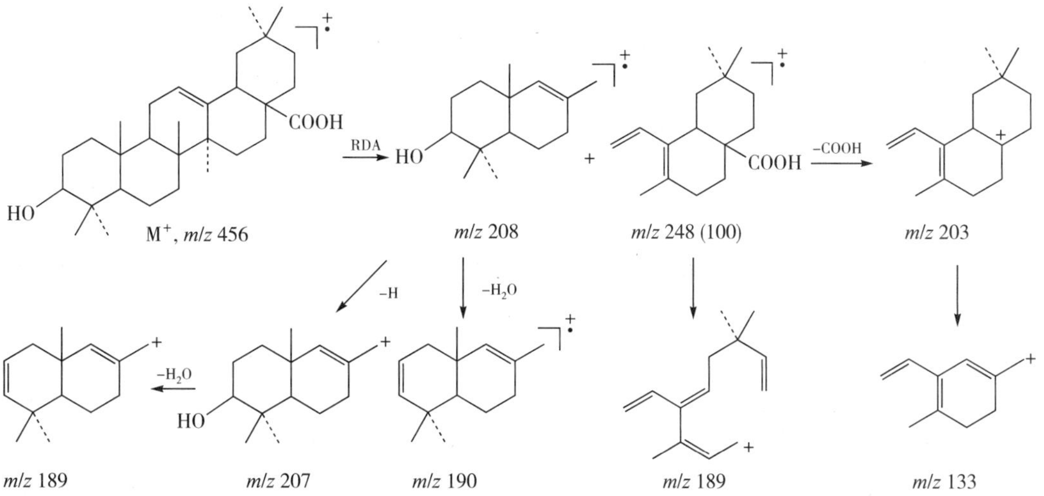
COOH
RDA
HO
M$^+$, m/z 456
m/z 208
COOH
-COOH
m/z 248 (100)
m/z 203
-H
-H$_2$O
-H$_2$O
m/z 189
m/z 207
m/z 190
m/z 189
m/z 133

（2）羽扇豆醇型三萜化合物可出现失去异丙基产生的 M－43 的特征碎片离子峰。

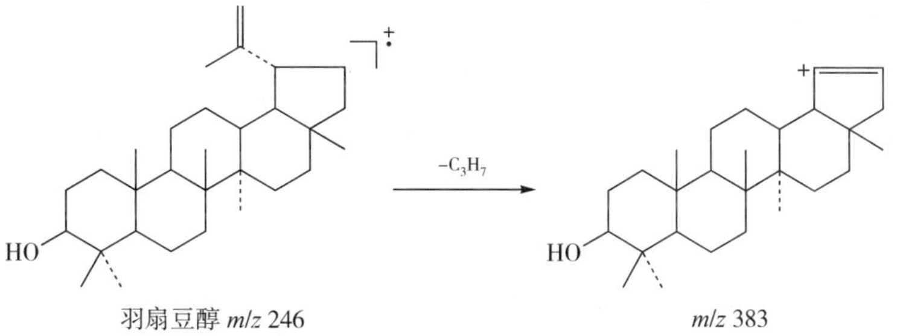
$-C_3H_7$
HO
羽扇豆醇 m/z 246
m/z 383

（二）三萜皂苷

目前常用场解析质谱（FD－MS）和正或负离子快原子轰击质谱（FAB－MS）分析带有糖分子的皂苷类结构，主要由于三萜皂苷难挥发。FD－MS 及 FAB－MS 两种质谱不依赖样品的挥发就可得到皂苷的准分子离子峰［M＋H］$^+$、［M＋Na］$^+$、［M＋K］$^+$、［M－H］$^-$等，还可以给出皂苷失去寡糖基或单糖碎片峰，并同时出现相应的糖单元的碎片峰，电子轰击质谱（EI－MS）和化学电离质谱（CI－MS）技术则不适用于皂苷类结构的研究。以下述皂苷为例，该皂苷结构为齐墩果酸－3－O－β－D－葡萄糖基－(1→4)－O－β－D－葡萄糖基－(1→3)－O－α－L－鼠李糖基－(1→2)－O－α－L－阿拉伯糖苷，FAB－MS 呈现了 1081［M＋Na］$^+$准分子离子峰和 919［(M＋Na)－162］$^+$、757［(M＋Na)－162－162］$^+$、611［(M＋Na)－162－162－146］$^+$以及 479［(M＋Na)－162－162－146－132］$^+$的碎片峰，根据以上数据不仅可知其分子量，还能推测出皂苷元与糖、糖与糖之间的连接顺序。

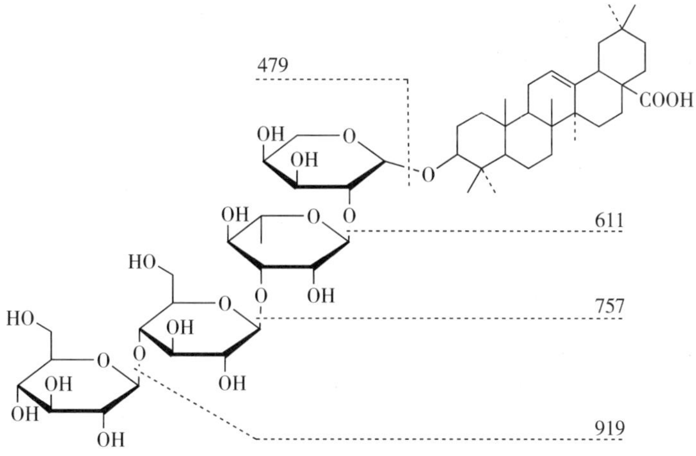
479
COOH
611
757
919
HO
OH
O

FAB-MS[M+Na]$^+$ 1081

此外，二级离子质谱（SI－MS）、飞行时间质谱（TOF－MS），电喷雾质谱（ESI－MS）和激光解析质谱（LD－MS）等也被成功地应用于皂苷的结构研究。

三、NMR 谱

（一）^{1}H－NMR 谱

^{1}H－NMR 谱可很容易地获得三萜及其皂苷中甲基质子、连氧碳上的质子、烯氢质子及糖的端基质子信号等重要信息。

在^{1}H－NMR 谱的高场，出现多个甲基单峰是三萜类化合物的最大特征。一般甲基质子信号在 δ 0.60～1.50；与双键相连的甲基质子信号，δ 值为 1.63～1.80。此外，乙酰基中甲基信号为 δ 1.82～2.07，甲酯部分的甲基信号在 δ 3.6 左右。高场区的甲基信号的数目及峰形有助于推断三萜类化合物的基本骨架，例如，有与双键相连的甲基，则可否定齐墩果烷、乌苏烷型的可能性；如甲基信号以二重峰形式出现，则可能为乌苏烷型或羊毛甾烷型或环菠萝蜜烷型等。需要注意的是，在三萜皂苷类化合物的^{1}H－NMR 谱中，有时分子中的 6－去氧糖 C_5-CH_3 虽然也为二重峰（J=5.5～7.0Hz），但 δ 值为1.4～1.7，而乌苏烷型三萜母核上的 $C_{29}-CH_3$ 和 $C_{30}-CH_3$ 虽均为二重峰，δ 值却多为 0.8～1.0，J 值约为 6.0 Hz。

高场区的其他信号有时也具有特征的鉴别意义，如中药黄芪中具有环丙烷结构的环黄芪醇类衍生物，其环丙烷结构部分中的亚甲基 2 个质子非常特征地各以二重峰（J=3.5～4.5Hz）信号出现在 δ 0.3 和 0.6 左右处，极易辨认。此外，一般在高场区的 δ 0.63～1.50 区域内，常出现堆积成山形的归属于基本母核上的 CH 和 CH_2 峰，这些信号过去较难全部解析，但是，近年随着 NMR 谱仪器性能的提高和各种测定技术的改进和新技术的出现，对这些信号的完全解析也已成为可能。

烯氢信号的化学位移值一般为 δ 4.3～6.0。环内双键质子的占值一般大于 5，环外烯氢的 δ 值一般小于 5。前者例如在齐墩果－12－烯类及乌苏－12－烯类化合物中的 12 位烯氢常以一个宽单峰或三重峰（或分辨度不好的多重峰）出现在 δ 4.93～5.50 处；若 11 位引入羰基与此双键共轭，则烯氢可因去屏蔽而向低场位移，在 δ 5.55 处出现一单峰；具 $\Delta^{9(11),12}$ 同环双烯化合物，在 δ 5.50～5.60 处出现 2 个烯氢信号，均为二重峰；若为 $\Delta^{11,13(18)}$ 异环双烯三萜，其中一个烯氢为双峰，出现在 δ 5.40～5.60，另一个烯氢为 2 个二重峰，出现在 δ 6.40～6.80 处。后者例如羽扇豆烷型的环外双键烯氢（H－29）则常以双二重峰的形式出现在 δ 4.30～5.00 区域内。因此，利用这一规律，可以对具有不同类型烯氢的三萜类化合物进行鉴别。

三萜类化合物常有－OH 取代，连接－OH 的碳上质子信号一般出现在 δ 3.2～4.0，连接乙酰氧基的碳上的质子信号一般为 δ 4.0～5.5。三萜皂苷糖部分的^{1}H－NMR 特征同第三章有关部分所述，糖部分中最主要的是端基质子信号，其偶合常数可用于确定苷键构型。

（二）^{13}C－NMR 谱

^{13}C－NMR 谱是确定三萜及其皂苷结构最有价值的技术，比^{1}H－NMR 谱有更多的优越性。一个三萜或其皂苷的^{13}C－NMR 谱，几乎可给出其每一个碳的信号。在^{13}C－NMR 谱中，三萜母核上的角甲基一般出现在 δ 8.9～33.7，其中 $C_{23}—CH_3$ 和 $C_{29}—CH_3$ 为 e 键甲基出现在低场，δ 值依次约为 28.0 和 33.0 左右。苷元中除与氧连接的碳和烯碳等外，其他碳的 δ 值一般低于 60.0，苷元和糖上与氧相连碳为 δ 60.0～90.0，糖的端基碳为 δ 90.0～112.0，烯碳为 δ 109.0～160.0，羰基碳为 δ 170.0～220.0。

以下举例说明^{13}C－NMR 谱在三萜类化合物结构研究中的一些应用。

1. 结构母核的确定

（1）齐墩果烷型、乌苏烷型与羽扇豆烷型皂苷元的确定　一般齐墩果烷型具有 6 个季碳（C_4、C_8、

C_{10}、C_{14}、C_{17}和C_{20})，占值约为 37.0～42.0；而乌苏烷型和羽扇豆烷型只有 5 个季碳（C_4、C_8、C_{10}、C_{14}和C_{17})。此外，这三种类型的主要代表性化合物如齐墩果酸、乌苏酸和白桦脂酸及其衍生物，还可以根据它们的烯碳信号的 δ 值予以区别。一般来说，在齐墩果酸型的烯碳中，C_{12}信号的 δ 值多位于 122.0～124.0，C_{13}信号的 δ 值多为 144.0～145.0；乌苏酸型的烯碳中，C_{12}的 δ 值一般均大于 124.0（多为 125.0 左右)，而 C_{13}信号的 δ 值多为 140.0 左右；在白桦脂酸型中，因有异丙烯基，双键处于环外，其 C_{20}的 δ 值较大，约为 150.0，而 C_{30}的 δ 值较小，约为 110.0。因此，根据^{13}C－NMR 谱中的季碳信号数和烯碳的化学位移值的不同，可以对上述三种类型进行鉴别。

(2) 人参皂苷 C－20 异构体的确定 人参皂苷的皂苷元大多为 20(S)－原人参二醇[20(S)－protopanaxadiol]或 20(S)－原人参三醇[20(S)－protopanaxatriol]，其 C_{20}构型用其他波谱法难以区别，但是，用^{13}C－NMR 谱却很容易将 20（S）与 20（R）两种构型相互区别。因为 C_{20}构型的不同，可引起相近的其他碳信号，特别是 C_{17}、C_{21}和 C_{22}的 δ 值产生改变。如 20(S)－原人参二醇的 C_{13}、C_{16}、C_{17}、C_{20}、C_{21}和 C_{22}的信号分别出现在 δ 47.7、26.6、53.6、74.0、26.8 和 34.8 处，而 20（R）－原人参二醇的相应碳信号则分别出现在 δ 48.5、26.4、49.9、74.6、21.8 和 42.3 处，前者与后者的差值分别为－0.8、+0.2、+3.7、－0.6、+5.0 和－7.5。可见两者化学位移差明显，相互鉴别较易。

2. 苷化位置的确定 糖与苷元羟基成苷或与另一糖羟基成苷产生的苷化位移使与苷键直接相连的碳原子信号向低场位移。例如，若苷元 3－羟基苷化，一般可使苷元的 C_3向低场位移 +8～+10，而且会影响 C_2和 C_4的 δ 值。糖之间连接位置碳原子的苷化位移为 +3～+8。但是，糖与苷元的－COOH 成酯苷，则羰基碳向高场位移．其苷化位移为－2～－5，而糖的端基碳信号一般出现在 δ 95～96 处。

3. 羟基取代位置的确定

(1) 29，30－COOH 和 CH_2OH 位置的确定 29，30 位羧基或羟甲基取代与 29，30 位甲基取代比较，C_{19}、C_{21}向高场位移 4～6；C_{20}则向低场位移，若为－COOH 取代，向低场位移约 13，若为－CH_2OH 取代则向低场位移约为 5，这时 C_{20}连接的甲基碳向高场位移 4～5。当 29－COOH（或 CH_2OH，e 键）取代时，C_{29}的 δ 值为 181.4（73.9)，30－CH_3 δ 值为 19～20；当 30－COOH（或 CH_2OH，a 键）取代时．C_{30}的 δ 值为 176.9（65.8)，29－CH_3 δ 值为 28～29。

(2) 23，24－OH 位置的确定 23－CH_2OH（e 键）δ 值约为 68，比 24－CH_2OH（约 64）处低场；与 23，24－CH_3比较，具 23－CH_2OH 取代时，使 C_4向低场位移 4 左右，C_3、C_5和 C_{24}（CH_3）向高场位移约 4 和 2.4；具 24－CH_2OH 取代时，也使 C_4向低场位移约 4，C_{23}（CH_3）向高场位移约 4.5，但对 C_3和 C_5影响较小。

(3) 2,3－二羟基位置的确定 当 2,3－位均有羟基取代时，在 δ 66.0～71.0 和 78.2～83.8 的区域内，可分别观察到归属于 C_2和 C_3的信号，并且，C_2的信号总是出现在 C_3的高场。同时，由于 2 位轻基的存在，使 C_1的 δ 值较仅有 3 位羟基取代时向低场位移 5～10。

4. 羟基构型的确定

(1) 3β－OH 构型的确定 3β－OH 取代与相应的 3α－OH 取代的化合物比较，C_5向低场位移 4.2～7.2，C_{24}向高场位移 1.2～6.6。

(2) 16－OH 构型的确定 当 C_{16}－OH 为 β 型时，C_{16}的 δ 值约为 67.5；当 C_{16}－OH 为 α 型时，C_{16}的 δ 值约为 74。但在具有 $\Delta^{11,13(18)}$ 异环双烯结构的三萜中则相反，如当 C_{16}－OH 为 β 型时，C_{16}的 δ 值约 77，若 C_{16}－OH 为 α 型时，则 C_{16}的 δ 值约为 68。

(三) 其他 NMR 技术

DEPT 谱和^{1}H－^{1}H COSY 谱等 2D－NMR 技术亦广泛用于三萜及其皂苷的结构研究。DEPT 谱用于确定碳的类型（CH_3、CH_2、CH 和 C）。$^1H-^1H$ COSY 谱主要通过分析相邻质子的偶合关系，确定皂苷元及糖上质子的归属。$^{13}C-^1H$ COSY 谱和 HMQC 谱（异核多量子相关谱）主要用于碳连接质子的归属分析。近年，HMBC（异核多键相关谱）已被广泛用于糖与皂苷元的连接位置以及糖与糖之间连接位置的确定。因为在 HMBC 谱中，可清楚地观察到糖的端基氢与该糖苷键另一端直接相连的碳原子之间出现的明显的相关峰。另外，同核全相关谱 TOCSY（$^1H-^1H$ HOHAHA 谱）对于皂苷元及糖环上的连续相互偶合氢的归属具有重要的作用，特别是在糖环上氢信号互相重叠时，往往可以通过任何一个分离较好的信号（如端基氢），而对所有该信号偶合体系中的其他质子信号予以全部解析。同样，通过氢检测的异核单量子全相关谱 HSQC－TOCSY（$^{13}C-^1H$ HOHAHA 谱）对于皂苷元及糖环上具有连续相互偶合氢结构系统中的归属也具有特别的作用，例如在含有多个糖基的皂苷的^{13}C－NMR 谱中，糖基上的碳信号大多出现在 δ 60.0～90.0 的区域内，有时甚至互相重叠，难以准确地一一指定，而在 HSQC－TOCSY 谱中，往往可以通过分离较好的氢信号（如端基氢），而对所有该信号偶合体系中的碳原子信号予以全部准确地归属。在实际研究中，综合应用多种 2D－NMR 技术，即使是结构很复杂的三萜类化合物，往往也能够很容易阐明结构。

四、结构研究实例

（一）墨旱莲中化合物Ⅲ的结构研究

中草药墨旱莲（*Edipta prostrate* L.）中含有多种三萜皂苷，其中化合物Ⅲ为白色结晶性粉末，mp 235℃（分解）。Liebermann－Burchard 反应和 Molish 反应均为阳性。将化合物Ⅲ溶于 1 mol/L HCl－50% MeOH 中，80℃加热回流水解 4 小时，反应液加水稀释，用三氯甲烷萃取。水层经 TLC 检查只检出 D－葡萄糖，从三氯甲烷层得苷元Ⅲa。

化合物Ⅲ的 IR 光谱（KBr）cm^{-1}：3450（－OH），1740（－COOR）. 1630（C＝C），1080，1035（C－O）。FAB－MS（Neg.）*m/z*：957［M－H］$^-$，795［M－Glc］$^-$，633［M－2Glc］$^-$，471［M－3Glc］^{7}，453［M－3Glc－H_2O］$^-$等；FAB－MS（Pos.）*m/z*：997［M＋K］$^+$，981［M＋Na］$^+$和 819［M＋ Na－glc］$^+$等。元素分析：试验值（%），C 60.59，H 8.17；理论值（%），C 60.12，H 8.14；分子式为 $C_{48}H_{78}O_{19}$。^1H－NMR（C_5D_5N）δ：0.83，0.97，1.00，1.06，1.09，1.22，1.79（各 3H，s，7 个角甲基），3.25（1H，m，18－H），3.42（1H，dd，J＝4.3，11.0Hz，3－H），4.87（1H，d，J＝7.5Hz，glc 1－H），5.30（1H，br s，16－H），5.33（1H，d，J＝7.5 H，glc 1′－H），5.58（1H，br s，12－H），6.30（1H，d，J＝8.0 Hz，28－O－glc 1－H），^{13}C－NMR 数据见表 8－1。上述结果表明，化合物Ⅲ的分子量为 958，是一个含有 3 个葡萄糖基的三萜皂苷化合物。根据^1H－NMR 谱中端基氢原子的偶合常数，推断其糖苷键均为 β－型。

皂苷元Ⅲa 苷，Liebermann－Burchard 反应阳性，Molish 反应阴性。EI－MS *m/z*：472［M］$^+$，454［M－H_2O］$^+$，439，264，246，208。^1H－NMR（C_5D_5N）δ：0.91，1.01，1.04，1.06，1.15，1.25，1.83（各 3H，s，7 个角甲基），3.37（1H，m，18－H），3.60（1H，dd，J＝4.5，10.8 Hz，3－H），5.22（1H，br s，16－H），5.63（1H，br s，12－H）。^{13}C－NMR 数据见表 8－1 所示。在皂苷元Ⅲ示的^{13}C－NMR 谱中，2 个烯碳信号分别出现在 δ 122.4 和 144.4 处，表明皂苷元Ⅲa，属于齐墩果酸型化合物。根据其^{13}C－NMR 谱数据还可知其 C－3 位有 β－OH 取代（δ 78.8），C－16 位有 α－OH 取代（δ 74.6），C－28 位有游离－COOH 取代（δ 179.9）。EI－MS 也表明皂苷元Ⅲa 表为齐墩果－12－烯类化合物，在电子撞击下，C 环易产生 RDA 裂解，产生分别含 A、B 环（*m/z* 208）和 D、E 环（*m/z* 264）

的主要碎片离子，这两个特征碎片峰提示在 A/B 和 D/E 环上分别有一个羟基，这一结果与皂苷元Ⅲa 的^{13}C－NMR 谱数据相一致。将皂苷元Ⅲa 一的^{13}C－NMR 谱数据与结构已知的化合物 3β,16α－二羟基齐墩果－12－烯－28 酸，即刺囊酸（Echinocystic acid）的^{13}C－NMR 谱数据相比较，两者完全一致。

表 8－1 化合物Ⅲ、次级苷Ⅲb 和苷元Ⅲa 的^{13}C－NMR 的化学位移（C_5N_5D）

C	Ⅲ	Ⅲb	Ⅲa	C	Ⅲ	Ⅲb	Ⅲa
1	38.7	38.7	39.0	3－O－Glc1′	104.9	104.9	
2	26.5	26.5	27.2	2′	83.1	83.2	
3	89.0	88.9	78.8	3′	78.2	78.2	
4	39.3	39.4	39.4	4′	71.5	71.5	
5	55.9	55.8	55.9	5′	77.8	77.9	
6	18.5	18.4	18.9	6′	62.6	62.6	
7	33.4	33.4	33.4	1″	105.8	105.8	
8	40.0	39.8	39.9	2″	76.9	76.9	
9	47.1	47.0	47.3	3″	78.1	78.1	
10	36.8	36.8	37.4	4″	71.4	71.4	
11	23.7	23.7	23.9	5″	77.7	77.8	
12	122.6	122.2	122.4	6″	62.6	62.6	
13	144.4	145.0	145.1	28－O－Glc1′	95.7		
14	42.0	42.0	42.1	2′	74.0		
15	35.9	36.0	36.2	3′	79.2		
16	74.3	74.6	74.6	4′	70.1		
17	49.0	48.7	48.9	5′	78.7		
18	41.2	41.3	41.5	6′	62.1		
19	47.1	47.2	47.3				
20	30.1	30.9	30.0				
21	36.0	36.0	36.1				
22	32.1	32.7	32.8				
23	28.0	28.6	28.8				
24	16.8	16.7	16.6				
25	15.6	15.5	15.6				
26	17.5	17.3	17.5				
27	27.2	27.1	28.2				
28	175.9	179.9	180.0				
29	33.1	33.2	32.6				
30	24.6	24.8	27.4				

将化合物Ⅲ的^{13}C－NMR 谱数据与皂苷元Ⅲa 的^{13}C－NMR 谱数据进行详细比较，发现前者归属于苷元的 C_3信号的 δ 值较后者显著向低场位移 11.2. 表明其皂苷元的 3 位羟基被苷化。此外，还可观察到前者苷元部分的 C_{28}信号的 δ 值却明显向高场位移 4.1，结合在前者糖部分的^{13}C－NMR 谱中有一个葡萄

糖基的端基碳信号的化学位移为δ 95.7，推断其28位羧基不是游离状态，而是与葡萄糖以酯苷键的形式存在。

将化合物Ⅲ置于1 mol/L NaOH浴液中，60℃中加热水解2小时后，以1 mol/L HCl中和至中性，反应产物经硅胶柱色谱，以三氯甲烷－甲醇－水（14：6：1）洗脱，分离得次级苷Ⅲb。次级苷Ⅲb，Liebermann－Burchard反应和Molish反应均为阳性。FAB－MS（Neg.）*m/z*：795［M－H］$^-$，633［M－Glc］$^-$，471［M－2Glc］$^-$，453［M－2Glc－H_2O］$^-$；FAB－MS（Pos.）*m/z*：819［M＋Na］$^+$，455［M＋Na－2Glc－OH］$^+$。^{1}H－NMR（C_5D_5N）δ：0.86，1.03，1.07，1.10，1.19，1.27，1.85（各3H，s，7个角甲基），3.38（1H，m，18－H），3.31（1H，dd，*J*＝4.5，11.7 Hz，3－H），4.92（1H，d，*J*＝7.3 Hz，Glc 1－H），5.25（1H，br s，16－H），5.37（1H，d，*J*＝7.7Hz，Glc 1′－H），5.65（IH，br s，12－H）。^{13}C－NMR谱数据见表8－1。将次级苷Ⅲ将的^{13}C－NMR谱数据与皂苷元Ⅲa的^{13}C－NMR谱数据相比较，证明次级苷Ⅲb苷元上的28－COOH为游离羧基（δ 180.0）。从表8－1还可知次级苷Ⅲb的A环和B环部分的碳信号与化合物Ⅲ的相应碳信号几乎完全一致，表明Ⅲ相分子中含有的二分子葡萄糖是以双糖链的形式连接在皂苷元的3位羟基上。对此双糖链的^{13}C－NMR谱数据进行详细解析，发现内端糖的C_2信号（83.2）较甲基－β－D－葡萄糖苷的C_2信号（δ 75.2）向低场位移8，说明末端糖连接在内端糖的C_2上。

综上分析，化合物Ⅲ的结构被确定如下。

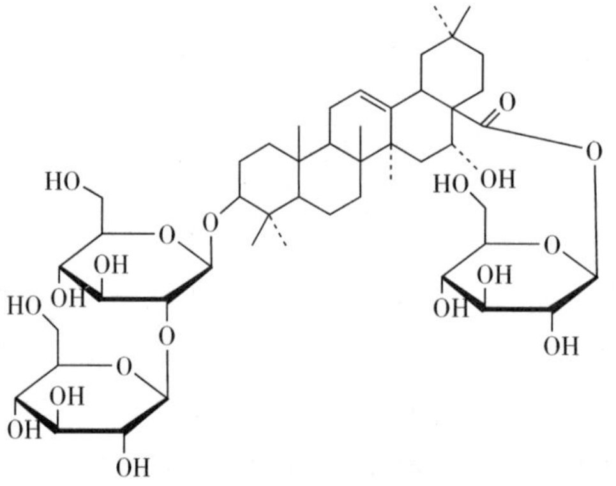

（二）大叶山楝中化合物AGB－1（aphanamgrandin A）的结构研究

化合物AGB－1为无色针晶（丙酮），mp. 143～149℃，$[\alpha]_D^{20}$－49.5°（c 0.17，CH_2Cl_2）。它的分子式通过正离子HR－ESI－MS：*m/z* 471.3478（［M＋H］$^+$，calcd. 471.3469）确定为$C_{30}H_{46}O_4$，不饱和度Ω＝8。红外光谱上显示该化合物具有羰基（1753和1712cm^{-1}）以及烯键基团（1631cm^{-1}）。此外，化合物的^{13}C谱，DEPT谱以及HSQC谱显示有30个碳原子，包括七个甲基碳信号（δ_C 27.5；22.7；22.5；22.2；19.5；18.7；15.4），九个亚甲基碳信号（δ_C 75.5；52.6；50.4；45.1；34.0；33.4；28.3；27.0；18.5），七个次甲基碳信号（δ_C 119.2；98.9；54.4；52.9；50.7；32.7；24.5），以及七个季碳信号（δ_C 211.1；172.7；146.0；51.3；43.6；43.5；34.5）。^{1}H－NMR谱低场区可以观察到两组质子信号［δ_H 5.78（1H，d，*J*＝6.5 Hz，H－2）；δ_H 5.31（1H，m，H－7）］，一组亚甲基质子信号［δ_H 4.00（1H，d，*J*＝10.2 Hz，H－29a）；δ_H 3.85（1H，d，*J*＝10.2 Hz，H－29b）］，高场区可以观察到七组甲基质子信号（δ_H 1.14；1.00；0.94；0.92；0.90；0.89；0.87），由此初步推测该化合物为三萜类化合物，见表8－2。

表 8-2　化合物 aphanamgrandin A 的 ^{1}H（400Hz）和 ^{13}C-NMR（100Hz）的化学位移（$CDCl_3$）

	C	H		C	H
1	45.1 t	2.42 dd (14.8, 3.0); 1.84 d (14.8)	16	28.3 t	1.90 m, 1.27 m
2	98.9 d	5.78 d (6.5)	17	52.9 d	1.49 m
3	172.7 s		18	22.2 q	0.89 s
4	43.6 s		19	15.4 q	0.94 s
5	54.4 d	2.04 m	20	32.7 d	2.02 m
6	27.0 t	2.21 m, 2.03m	21	19.5 q	0.87 d (6.4)
7	119.2 d	5.31 m	22	50.4 t	2.42 d (15.3), 2.14 m
8	146.0 s		23	211.1 s	
9	50.7 d	2.47 m	24	52.6 t	2.25 m
10	34.5 s		25	24.5 d	2.11 m
11	18.5 t	1.61 m, 1.56 m	26	22.7 q	0.92 d (4.5)
12	33.4 t	1.79 m, 1.66 m	27	22.5 q	0.90 d (4.5)
13	43.5 s		28	18.7 q	1.14 s
14	51.3 s		29	75.5 t	4.00 d (10.2) 3.85 d (10.2)
15	34.0 t	1.50 m	30	27.5 q	1.00 s

Ovl: overlapped. δ in ppm; *J* in Hz within parentheses. ^{13}C multiplicities were obtained from DEPT spectrum.

通过 HMQC、$^{1}H-^{1}H$ COSY 以及 HMBC 谱的解析，结合与已知化合物 23，26-dihydroxy-tirucalla-7，24-dien-3-one 的 NMR 数据比对，确定 AGB-1 为甘遂烷型三萜的衍生物，主要的结构变化发生在侧链和 A 环。$^{1}H-^{1}H$ COSY 谱中观察到 H_2-1/H-2 的相关信号，结合 HMBC 谱上 H_2-1 与 C-5、C-10，H-2 与 C-3、C-10 以及 H-5 与 C-3、C-4 和 C-10 之间的相关信号，推测 A 环发生了 2,3 位裂环，之后形成了一个七元内酯环。另外 HMBC 谱上的 H-2 与 C-29 以及 H_2-29 与 C-2、C-3 和 C-4 的相关信号揭示了 C-29 连接在 C-4 上，并且通过氧原子与 C-2 连接。侧链方面，从 $^{1}H-^{1}H$ COSY 谱中观察到 H_3-21/H-20/H-22 以及 H_3-24/H-25/H_3-26（H_3-27）都存在相关信号。结合 HMBC 谱上观察到的 H-22 与 C-23 和 C-24，以及 H-24 与 C-23 的相关信号，确定了 AGB-1 的平面结构（图 2-4）。通过 X-射线单晶衍射研究，该化合物的绝对构型也可以确定。综上所述，化合物 AGB-1 鉴定为 2,3 裂环的甘遂烷型三萜 2,3-secotirucalla-2,3；2，29-diepoxy-7-ene-3，23-dione，命名为 aphanamgrandin A。

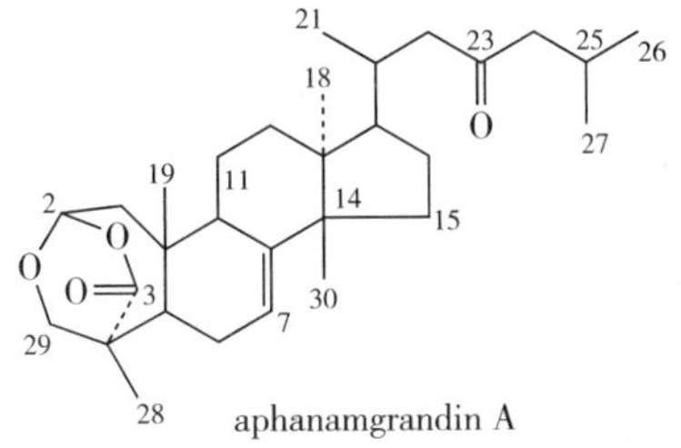

21
23
25
26
18
27
19
11
14
15
2
3
30
7
29
28

aphanamgrandin A

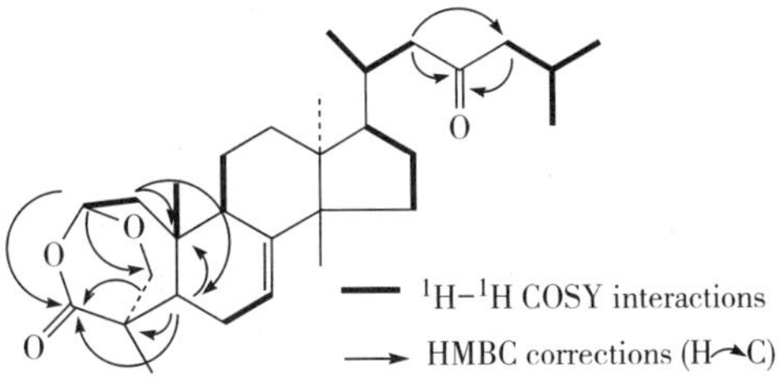

$^{1}H-^{1}H$ COSY interactions
HMBC corrections (H→C)

第七节　含三萜皂苷类化合物的中药实例

>>> 知识链接

中医治病提倡“扶正”与“祛邪”，对疾病的预防、诊断、治疗和预后都有重要的指导意义。人参具有大补元气、增强免疫的作用，起到“扶正”的作用，在“扶正”研究中，多种人参皂苷也可通过抑制心肌细胞凋亡、维持线粒体的功能以及减轻钙超载等方面保护心脏、缓解冠心病；在“驱邪”方面，人参皂苷对包括胃癌、肺癌、肝癌等10种肿瘤具有显著的抑制作用。通过抑制肿瘤细胞增殖、诱导肿瘤细胞凋亡、增强人体对于肿瘤细胞的免疫反应以及抑制肿瘤细胞的侵袭与转移等机制达到抗肿瘤的目的。这些传统的功效与现代研究的结合与印证，可以增强学生对中医药的正向认识。

每一位药学人的心中都有一个研发和追逐新药的梦想，培养具有“新药梦”的一流药学人才是国家推进新药研发的必然要求，也是时代赋予药学院校的重要使命。这是学习中药化学这门课程的最大兴趣所在。人参的提取液配制的参麦注射液、参附注射液由于疗效确切，在临床上大受欢迎。以人参皂苷Rg_3单体为原料的参一胶囊，具有培元固本、补益气血的功效，可配合化疗用药，提高机体免疫功能、改善肿瘤患者的气虚症状，有助于提高原发性肺癌、肝癌的疗效，开启了人参皂苷单体创新药物开发的先河，迎来了人参皂苷创新药物开发的新时代。

一、人参

人参为五加科植物人参（*Panax ginseng* C. A. Mey.）的干燥根，是传统名贵中药，始载于我国第一部本草专著《神农本草经》。主要分布在中国、朝鲜和日本。其栽培品称为“园参”，野生品称为“山参”。根据炮制加工方法的不同，人参分为生晒参（白参）、糖参、红参和冻干参（活性参）等。人参具有大补元气、复脉固脱、补脾益肺、生津、安神之功能，用于体虚欲脱、肢冷脉微、脾虚食少、肺虚喘咳、津伤口渴、内热消渴、久病虚弱、惊悸失眠、阳痿宫冷、心力衰竭、心源性休克等的治疗。对人参的化学成分研究始于上世纪初，但直到60年代才逐步深入。到目前为止，已阐明的人参化学成分有皂苷、多糖、聚炔醇、挥发油、蛋白质、多肽、氨基酸、有机酸、维生素、微量元素等。经现代医学和药理研究证明，人参皂苷为人参的主要有效成分。

（一）结构分类

人参的根、根茎、茎、叶、花及果实中均含有多种人参皂苷（ginsenosides）。人参根中总皂苷的含量约5%，根须中人参皂苷的含量比主根高。目前已经确定化学结构的人参皂苷有人参皂苷R_0、Ra_1、Ra_2、Rb_1、Rb_2、Rb_3、Rc、Rd，Re、Rf、Rg_1、Rg_2、Rg_3、Rh_1及Rh_2、Rh_3等30多种，根据皂苷元的结构，人参皂苷可分为A、B、C三种类型。

1. A型－人参二醇型

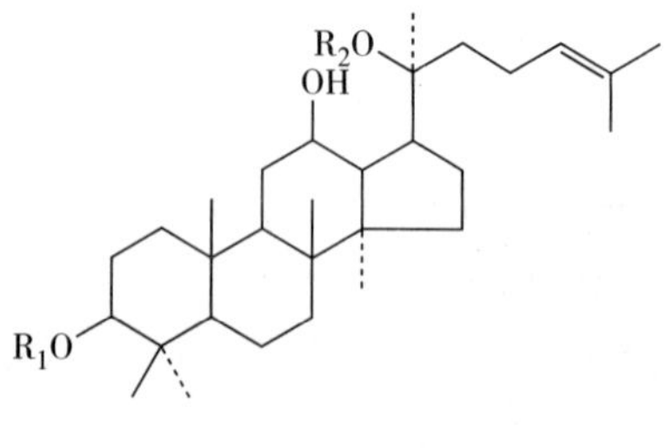

	R_1	R_2
20(S)－原人参二醇	H	H
人参皂苷Ra_1	Glc(2→1)Glc	Glc(6→1)Ara(p)(4→1)Xyl
人参皂苷Ra_2	Glc(2→1)Glc	Glc(6→1)Ara(f)(4→1)Xyl
人参皂苷Rb_1	Glc(2→1)Glc	Glc(6→1)Glc
人参皂苷Rb_2	Glc(2→1)Glc	Glc(6→1)Ara(p)
人参皂苷Rc	Glc(2→1)Glc	Glc(6→1)Ara(f)
人参皂苷Rd	Glc(2→1)Glc	Glc
人参皂苷Rg_3	Glc(2→1)Glc	H
人参皂苷Rh_2	Glc	H

2. B 型 – 人参三醇型

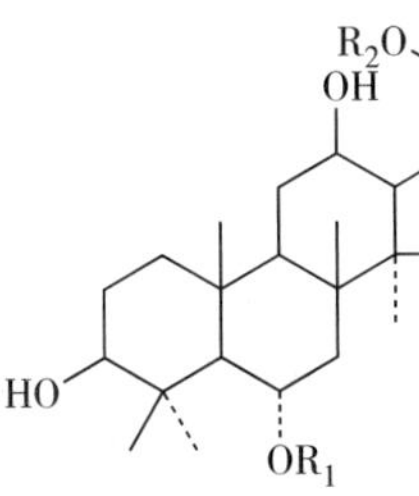

	R_1	R_2
20(S) – 原人参三醇	H	H
人参皂苷 Re	Glc(2→1)Rha	Glc
人参皂苷 Rf	Glc(2→1)Glc	H
人参皂苷 Rg_1	Glc	Glc
人参皂苷 Rg_2	Glc(2→1)Glc	H
人参皂苷 Rh_1	Glc	H

3. C 型 – 齐墩果酸型

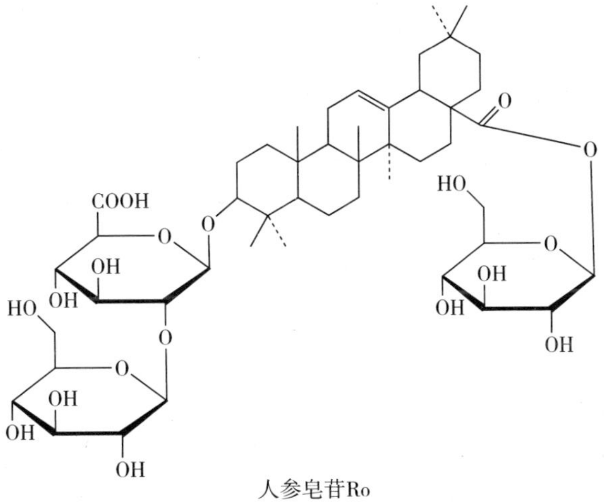

人参皂苷Ro

A 型和 B 型人参皂苷元均属于达玛烷型四环三萜，在达玛烷骨架的 3 位和 12 位均有羟基取代，C_8 上有一角甲基，C_{13} 是 β – H，C – 20 为 S 构型。二者的区别在于 6 位碳上是否有羟基取代，6 位碳无羟基取代者为人参二醇型皂苷，其苷元为 20（*S*）– 原人参二醇；6 位碳有 α 构型的羟基取代者为人参三醇型皂苷，其苷元为 20（*S*）– 原人参三醇。C 型皂苷则是齐墩果烷型五环三萜衍生物，其皂苷元是齐墩果酸。

此外，尚发现有酰基取代的皂苷存在，如人参皂苷 Ra_1、Ra_2、Rc 的分子中，若在它们皂苷元 3 位糖链上的末端糖分子的 6 位连有一个乙酰基，则依次称为乙酰人参皂苷（acetylginsenoside）Ra_1、Ra_2、Rc；若取代一个丙二酰基（形成半酯），则依次称为丙二酰人参皂苷（malonyl ginsenoside）Ra1、Ra2、Rc。而人参皂苷 Rh_3 为 Rh_2 的 C_{20} 位和 C_{22} 位的脱水产物，故极性比 Rh_1、Rh_2 低，其结构类型仍属于人参二醇型，只是侧链发生了变化。25 – 羟基人参皂苷 Rg_2 为 Rg_2 侧链 C_{24}、C_{25} 位双键的水合物，其母体结构仍是人参三醇型。

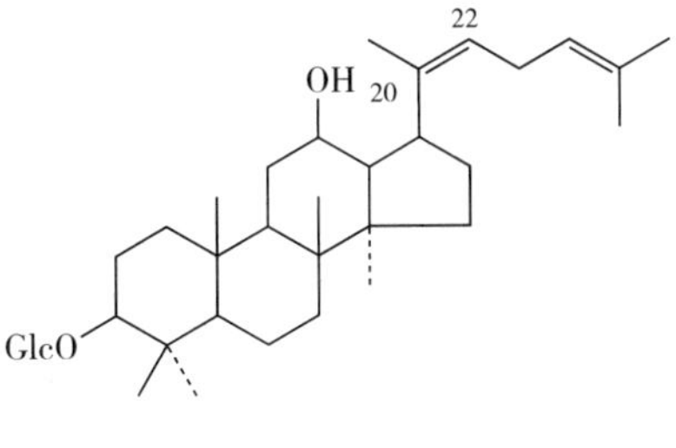

人参皂苷Rh_3

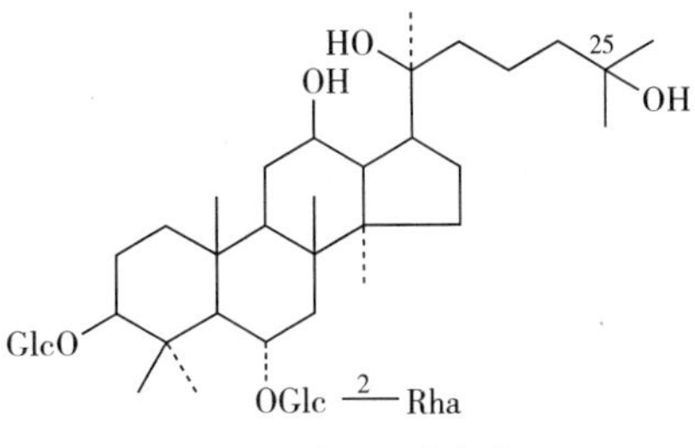

25-羟基人参皂苷Rg_2

在为数众多的人参皂苷中，Rh_2具有逆转癌细胞的作用，可以作为抗癌药进行开发。但人参皂苷Rh_2，在人参中含量甚微，在红参中仅含十万分之一。因此寻找高含量的资源或将含量较高的人参皂苷Rb组分转化为Rh_2是十分有意义的课题。

不同类型的人参皂苷在生物活性上有显著的差异。例如B型皂苷有溶血性，而A型皂苷则具有抗溶血作用，因此人参总皂苷无溶血作用，可能与其含有作用相反的两类皂苷有关。人参皂苷Rg_1有轻度中枢神经兴奋及抗疲劳作用，人参皂苷Rb_1则有中枢神经抑制作用和安定作用，还有增强核糖核酸聚合酶的活性，而人参皂苷Rc则有抑制核糖核酸聚合酶的活性。

（二）水解反应

A型和B型人参皂苷当用酸加热水解时，从水解产物中得不到真正的皂苷元。这是由于这些皂苷元的性质都不太稳定，当人参皂苷用酸水解时，真正皂苷元20(*S*)-原人参二醇或20(*S*)-原人参三醇侧链20位上的甲基和羟基发生差向异构化，转变为20(*R*)-原人参二醇或20(*R*)-原人参三醇，继之发生侧链环合，C_{20}-羟基上的氢加到侧链双键含氢较多的碳上，而氧加到侧链双键含氢较少的碳上，生成具有三甲基四氢吡喃环侧链的异构化产物人参二醇（panaxadiol）或人参三醇（panaxatriol）。反应过程如下。

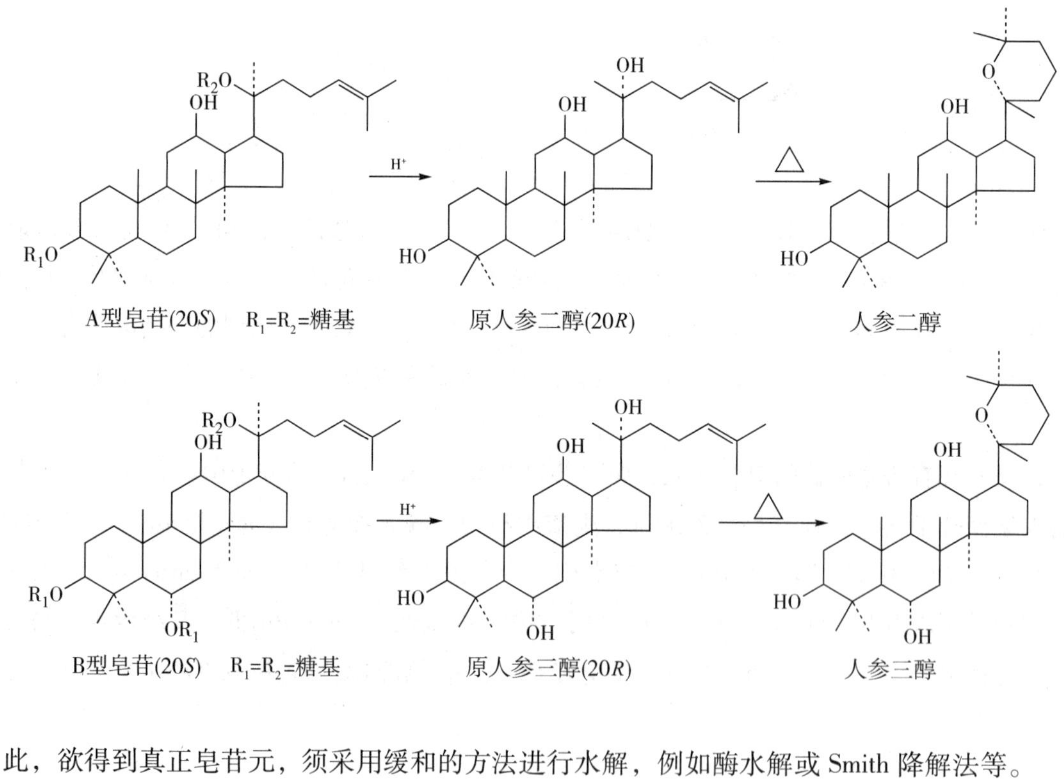

A型皂苷(20*S*) $R_1=R_2=$糖基　　原人参二醇(20*R*)　　人参二醇

B型皂苷(20*S*) $R_1=R_2=$糖基　　原人参三醇(20*R*)　　人参三醇

因此，欲得到真正皂苷元，须采用缓和的方法进行水解，例如酶水解或Smith降解法等。

（三）人参皂苷的提取分离

人参皂苷的提取分离，一般采用溶剂提取法与色谱法结合，即将人参的甲醇或乙醇总提取物以正丁醇萃取，得到人参总皂苷，继之进行硅胶柱色谱分离，其流程如下。

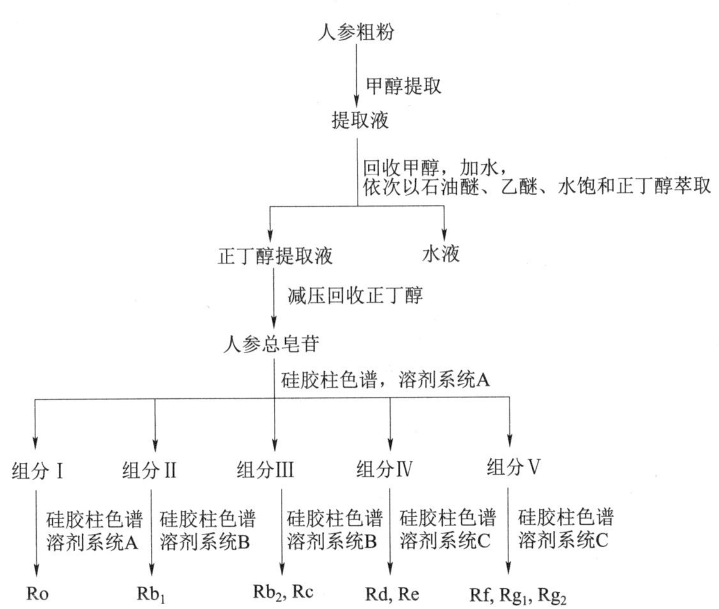

溶液系统 A：三氯甲烷—甲醇—水（65∶35∶10 下层）。溶液系统 B：正丁醇—乙酸乙酯—水（4∶1∶2 上层）。溶液系统 C：三氯甲烷—甲醇—乙酸乙酯—水（2∶2∶4∶1 下层）。

近年，人参皂苷的分离常采用先以硅胶柱色谱分离后，对得到的各组分再结合低、中压柱色谱或 HPLC（一般使用反相色谱柱）进行反复分离。

如前所述，A 型和 B 型人参皂苷用酸加热水解时，其水解产物中得不到真正的皂苷元。因此，人参总皂苷在 7% 盐酸的稀乙醇溶液中加热水解，得到人参二醇、人参三醇和齐墩果酸。对于这三种化合物，常采用下述流程进行分离。

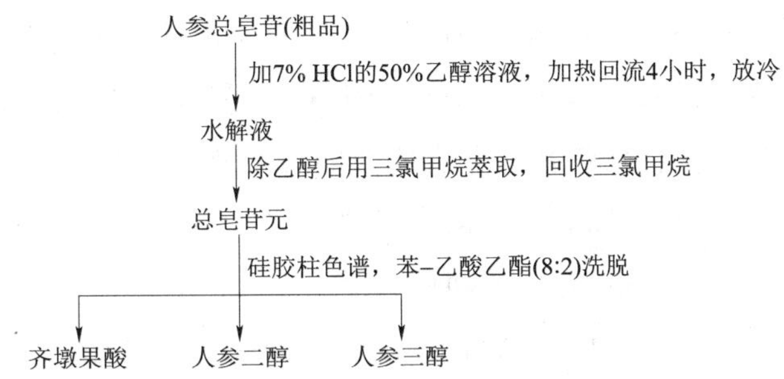

在这三种化合物中，齐墩果酸的极性最小，而人参三醇的极性最大。故用 TLC 检查时，三者的 R_f 值齐墩果酸最大，人参二醇次之，人参三醇最小。

（四）人参皂苷的结构分析

1. MS

（1）人参二醇和人参三醇的 EI－MS　人参二醇和人参三醇的 EI－MS 均可见其分子离子峰［M^+］。并且，人参二醇还出现 m/z 341、189、175 等碎片峰，人参三醇也能出现与此相对应的 m/z 339、187 和 173 等碎片峰。两者可据此相互区别。

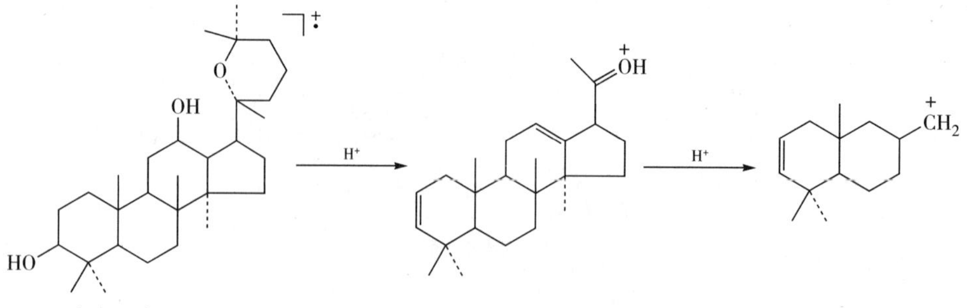

人参二醇 m/z 460　　m/z 341　　m/z 189

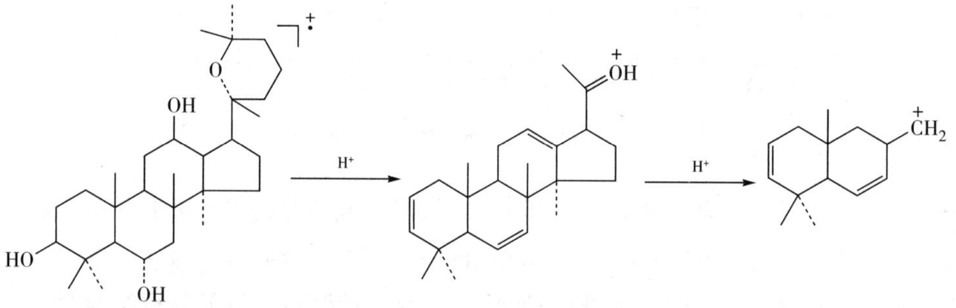

人参三醇 m/z 476　　m/z 339　　m/z 187

（2）人参皂苷的 FD－MS　人参皂苷用常规的电子轰击质谱不能测出其分子量，国外从上世纪 70 年代末开始应用 FD－MS 进行测定。在人参皂苷的 FD－MS 中，能观察到［M＋K］$^+$、［M＋Na］$^+$等准分子离子峰，同时还分别可见准分子离子不同程度地失去糖基的碎片离子峰。

例如，人参二醇型皂苷 Rb_1的 FD－MS，在 m/z 1131 处出现［M＋Na］$^+$准分子离子峰，m/z 1113 是准分子离子的失水峰（强度较弱）；Rb_1分子中 C_3位和 C_{20}位各连接双糖链，且外端糖基均为葡萄糖，较易失去，因此还能见到失去一个葡萄糖的碎片离子 m/z 969［M＋Na－162］$^+$和失去双糖的碎片离子 m/z 807［M＋Na－324］$^+$。除此之外，在 m/z 1147 处还可见丰度较高的［M＋K］$^-$准分子离子峰，同时出现与其相应的系列碎片离子，如 m/z 1129 处的［M＋K－H_2O］$^+$峰，以及失去一个葡萄糖的碎片离子 m/z 985［M＋K－162］$^+$和失去双糖的碎片离子 m/z 823［M＋K－324］$^+$等。

在人参三醇型皂苷 Rg_1的 FD－MS 中，因 Rg_1苷元上 C_6位和 C_{20}位各有一个葡萄糖，所以在图谱上除可见［M＋K］$^+$、［M＋Na］$^+$等准分子离子峰外，还出现 m/z 821［M＋K－H_2O］$^+$，805［M＋Na－H_2O］$^+$；677［M＋K－162］$^+$及 659［M＋K－162－H_2O］$^+$等碎片离子峰。

2. ^{13}C－NMR　以人参皂苷 Rb_1和 Rg_1为例，其^{13}C－NMR 谱见表 8－3。根据^{13}C－NMR 谱可以容易地确定分子中羟基和双键的数目及位置，糖链位置，糖的种类和数目以及皂苷元的 C_{20}位构型等。

表 8-3　人参皂苷 Rb_1 和 Rg_1 的 ^{13}C-NMR 化学位移（C_5D_5N）

C	Rb_1	Rg_1	C	Rb_1	Rg_1
1	39.1	39.5	3-O-Glc1′	105.0	
2	26.6	27.6	2′	82.9	
3	89.3	78.6	3′	77.2	
4	39.6	40.1	4′	71.5	
5	56.3	61.3	5′	78.0	
6	18.6	77.8	6′	62.6	
7	35.1	44.9	1″	105.6	
8	39.9	41.0	2″	76.7	
9	50.1	49.9	3″	78.8	
10	36.8	39.5	4″	71.5	
11	30.8	30.8	5″	78.0	
12	70.1	70.3	6″	62.6	
13	49.3	48.9	6-O-Glc1′		103.7
14	51.3	51.3	2′		75.3
15	30.8	30.6	3′		80.0
16	26.6	26.4	4′		71.6
17	51.6	51.6	5′		79.3
18	16.2	17.4	6′		62.9
19	15.9	17.4	20-O-Glc1′	97.9	98.1
20	83.5	83.3	2′	74.9	74.9
21	22.6	22.3	3′	78.6	78.8
22	36.1	35.9	4′	71.5	71.3
23	23.1	23.2	5′	76.7	77.8
24	125.8	125.8	6′	71.5	62.9
25	131.0	130.9	1″	105.6	
26	25.8	25.7	2″	74.9	
27	17.9	17.7	3″	78.0	
28	28.0	31.3	4″	71.5	
29	16.5	16.2	5″	78.0	
30	17.3	17.0	6″	62.6	

二、甘草

甘草为豆科植物甘草（*Glycyrrhiza uralensis* Fisch）、胀果甘草（*Glycyrrhiza. inflata* Bat.）或光果甘草（*Glycyrrhiza glabra* L.）的干燥根及根茎。甘草具有补脾益气、清热解毒、祛痰止咳、缓急止痛、调和诸药之功效，用于脾胃虚弱、倦怠乏力、心悸气短、咳嗽痰多、痈肿疮毒等。近年研究表明，甘草具有较强的抗溃疡、抗炎、抗变态反应作用，临床上也用于治疗和预防肝炎。此外，甘草尚有抗肿瘤和抑制艾滋病病毒等作用。

甘草的主要成分是甘草皂苷（glycyrrhizin），甘草皂苷又称甘草酸（glycyrrhizic acid），由于有甜味，又称为甘草甜素。甘草皂苷是由皂苷元 18β-甘草次酸（glycyrrhetinic acid）及 2 分子葡萄糖醛酸所组成。甘草皂苷，由冰乙酸中结晶得出为无色柱状结晶，mp 约 220℃（分解），$[\alpha]_D^{27}+46.2°$，易溶于热稀乙醇，几乎不溶于无水乙醇或乙醚。其水溶液有微弱的起泡性及溶血性。甘草皂苷常以钾盐或钙盐形式存在于甘草中，其盐易溶于水，在水溶液中加稀酸即可析出游离的甘草酸。这种沉淀又极易溶于稀氨水中，故可作为甘草皂苷的提取精制方法。甘草中除含有甘草酸和甘草次酸外，还含有乌拉尔甘草皂苷 A、B（uralsaponin A、B）和甘草皂苷 A_3、B_2、C_2、D_3、E_2、F_3、G_2、H_2、J_2、K_2 及多种游离的三萜类化合物。此外，还含有较多的黄酮类化合物，目前分离出的黄酮类化合物已有 70 余种，其中游离者 50 多种，黄酮苷类 20 余种。

$\xrightarrow{H^+}$ + 2GluA

甘草皂苷　　　　甘草次酸

甘草皂苷与 5% 稀 H_2SO_4 在加压下，110～120℃进行水解，生成 2 分子葡萄糖醛酸及 1 分子的甘草次酸。甘草次酸有两种类型：一种 D/E 环为顺式，即 18β－H 甘草次酸，为针状结晶，mp 256℃，$[\alpha]_D^{20}+86°$（乙醇）；另一种为其异构体 D/E 环反式，即 18α－H 甘草次酸，又称乌拉尔甘草次酸（uralenic acid），呈小片状结晶，mp 283℃，$[\alpha]_D^{20}+140°$（乙醇），这两种结晶均易溶于乙醇或三氯甲烷。

甘草酸和甘草次酸都有促肾上腺皮质激素（ACTH）样的生物活性，临床作为抗炎药，并用于胃溃疡病的治疗，但只有 18β－H 型的甘草次酸才具有 ACTH 样作用，18α－H 型没有此种生物活性。此外，作为临床用药的还有甘草酸铵盐及甘草酸半胱胺酸酯、甘草酸半琥珀酸酯等。通过药理研究发现甘草酸除有抗变态反应外，还具有增强非特异性免疫的作用，同时能对抗 CCl_4 对肝脏的急性损伤作用。

甘草皂苷的含量随品种和产地而不同，在 5%～11% 之间。

（一）甘草酸铵盐的制备

具体流程如下。

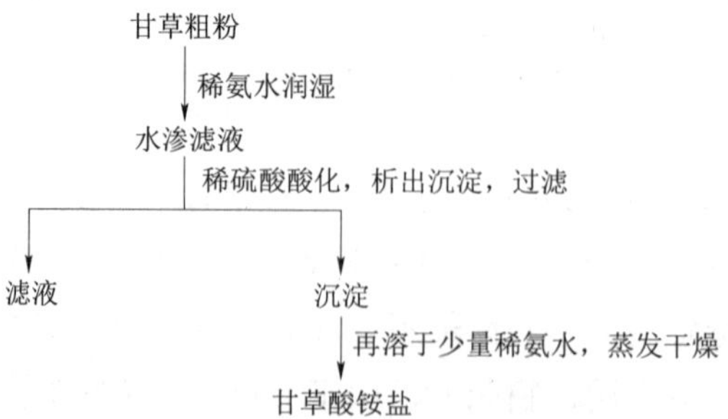

（二）甘草酸单钾盐的提取与精制

甘草酸不易精制，需先制成钾盐才能进一步精制，方法如下。

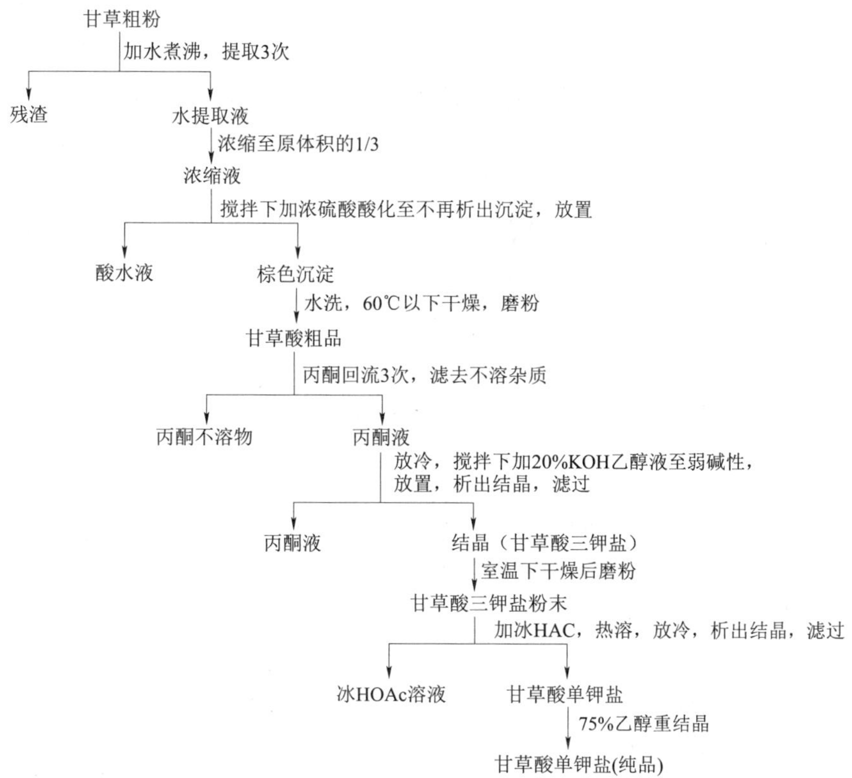

（三）甘草次酸的提取

具体流程如下。

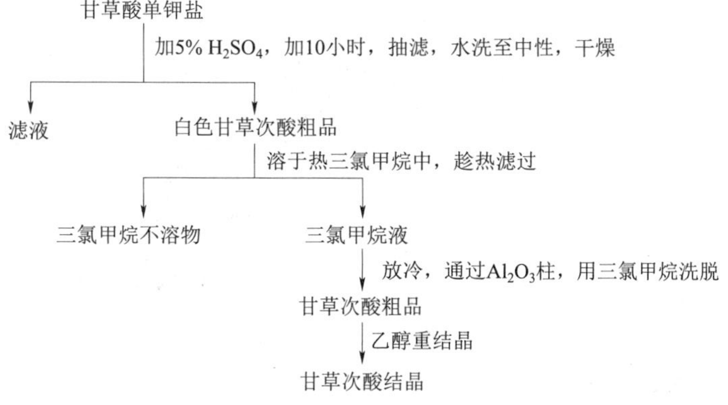

三、柴胡

我国使用的柴胡主要为伞形科植物柴胡（*Bupleurum chinensis* DC.）或狭叶柴胡（*Bupleurum scorzonerifolium* Willd.）的干燥根，具有和解表里、疏肝、升阳之功效，临床用于感冒、寒热往来、胸胁胀痛、月经不调、子宫脱垂、脱肛等。现代研究证明，柴胡含有三萜皂苷、木脂素、黄酮、挥发油及多糖类化合物等，其中主要有效成分柴胡总皂苷（含量1.6%～3.8%）已被证明具有镇静、止痛、解热、镇咳和抗炎等作用。迄今已从柴胡属植物中分离出近100个三萜皂苷，均为齐墩果烷型。这些皂苷根据双键的位置可分为5种：Δ^{12}－齐墩果烯型；13－OCH_3，Δ^{12}－齐墩果烯型；$\Delta^{9(11),12}$－齐墩果二烯型（同环双烯）；$\Delta^{11,13(18)}$－齐墩果二烯型（异环双烯）；$\Delta^{11-13,28}$－环氧齐墩果烯型。其中柴胡皂苷（saikosaponin）a和d等是柴胡的主要成分。柴胡皂苷a、c、d最早是由日本京都栽培柴胡的根中分离出的三种皂苷，后又由其中分离出柴胡皂苷 e 及柴胡皂苷 a、d 的单乙酰衍生物等。柴胡皂苷 a、d、c 的苷元分别为柴胡皂苷元 F、G、E（saikogenin F，G，E），而柴胡皂苷 e 的苷元和柴胡皂苷 c 的苷元相同。柴胡皂苷 a 和 d 具有明显抗炎作用、降低血清胆固醇和甘油三酯作用，柴胡皂苷 c 则无此种活性；柴胡皂苷 a 及柴胡皂苷元 A 对实验动物有镇静、解热等作用，与中药柴胡临床疗效相一致。柴胡对实验性肝损伤有明显疗效，并有利胆作用，这与中医认为柴胡具有疏肝解郁的功效也是一致的。

近年，又从柴胡和狭叶柴胡中分离得到双糖链皂苷，除 3 位羟基与糖成苷外，30 位羧基还形成酯苷，而且糖链部分有直链多元醇，如柴胡皂苷 u 和 v。

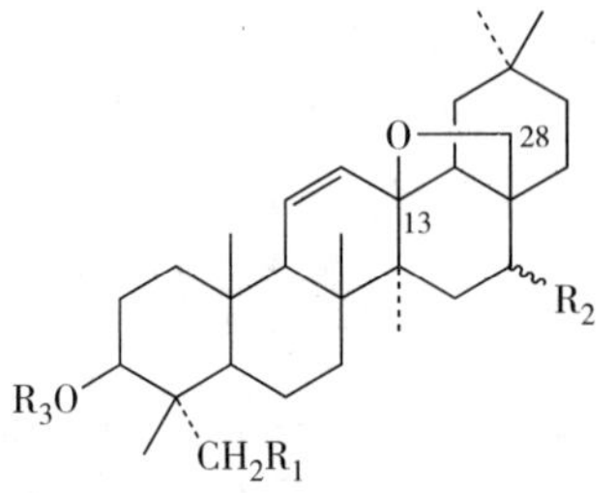

	R_1	R_2	R_3
柴胡皂苷 a	OH	b - OH	Fuc(3→1)Glc
柴胡皂苷 c	H	b - OH	Glc(6→1)Glc(4→1)Rha
柴胡皂苷 d	OH	a - OH	Fuc(3→1)Glc
柴胡皂苷 e	H	b - OH	Fuc(3→1)Glc
柴胡皂苷元 E	H	b - OH	H
柴胡皂苷元 F	OH	b - OH	H

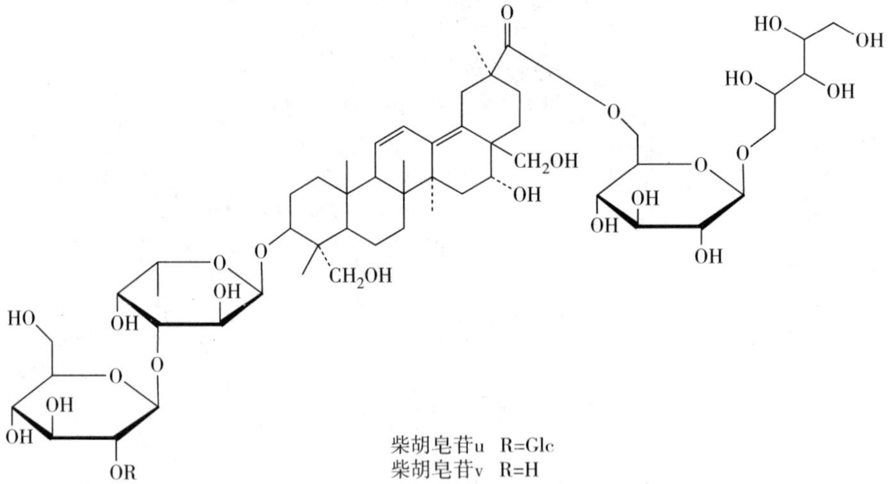

柴胡皂苷u R=Glc
柴胡皂苷v R=H

以上具有 13,28 - 环氧的化合物，其氧环不稳定，在酸的作用下，醚键可能断裂生成人工次生物，如柴胡皂苷元 F、G 在酸的作用下产生柴胡皂苷元 A 和 D，柴胡皂苷元 E 产生柴胡皂苷元 C 和 B。

柴胡皂苷 F 是长刺皂苷元（longispinogenin）的三糖苷。

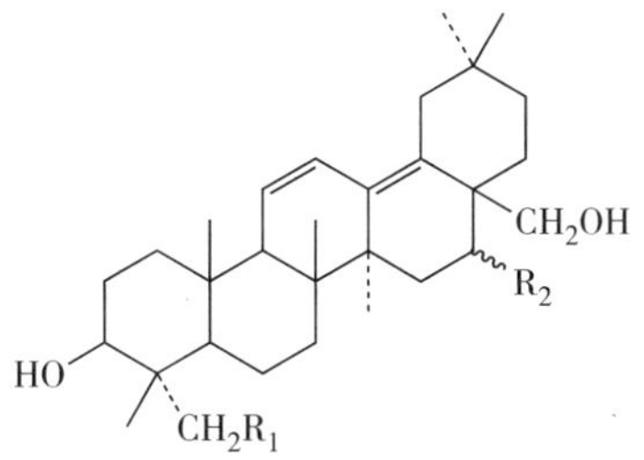

	R_1	R_2
柴胡皂苷元A	OH	β-OH
柴胡皂苷元C	H	β-OH
柴胡皂苷元D	OH	α-OH

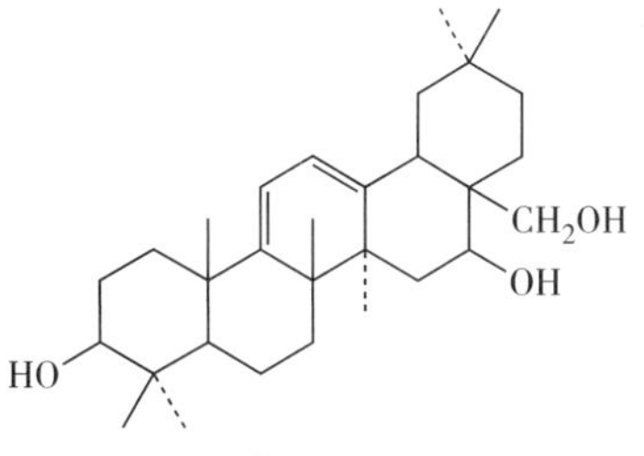

柴胡皂苷元B

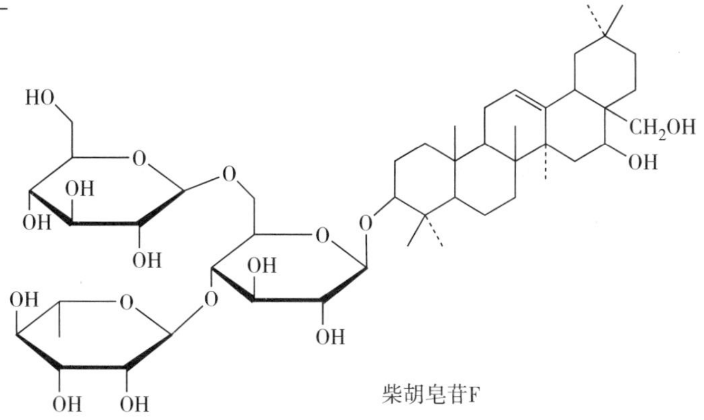

柴胡皂苷F

柴胡皂苷 b_1、b_2、b_3、b_4 是在提取过程中，由柴胡皂苷 a 和 d 形成的。因此，柴胡皂苷在提取精制过程中，控制提取精制的条件是十分重要的。

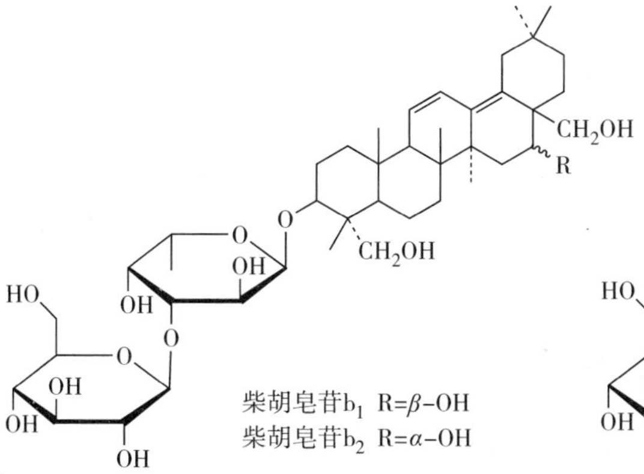

柴胡皂苷b_1 R=β-OH
柴胡皂苷b_2 R=α-OH

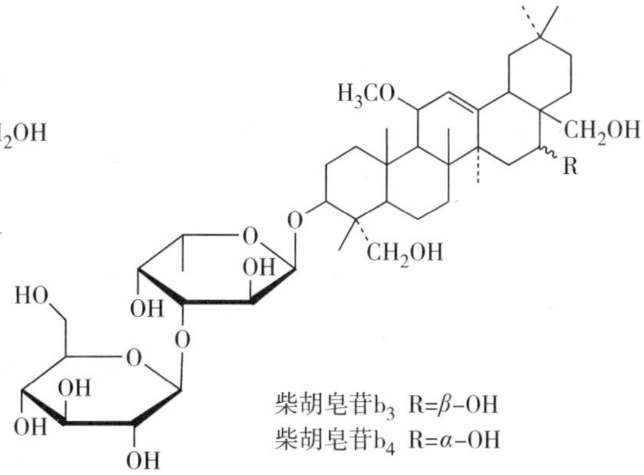

柴胡皂苷b_3 R=β-OH
柴胡皂苷b_4 R=α-OH

柴胡总皂苷的提取，一般将柴胡细粉用含5%吡啶的甲醇提取（加入吡啶为中和植物中的酸，防止皂苷次生化），得甲醇提取液，浓缩回收，加水后用水饱和的正丁醇提取，将正丁醇回收，加入乙醚使沉淀，过滤得粗总皂苷。用热乙酸乙酯除去油状物后的总皂苷可用制备型薄层色谱分离，吸附剂为硅胶 GF_{254}，展开剂为三氯甲烷－甲醇－水（30：10：1），得 R_f 值为 0.40、0.31、0.19 的三条区带，从 R_f 值 0.40 区域得柴胡皂苷 a，R_f 值 0.31 得柴胡皂苷 b，R_f 值 0.19 得柴胡皂苷 c；也可用硅胶柱色谱，采用不同的溶剂系统，经多次反复分离。

答案解析

目标测试

一、单项选择题

1. 下列哪种结构不属于四环三萜类化合物

A. 羊毛脂烷型　B. 甘遂烷型　C. 菠萝蜜烷型
D. 原萜烷型　E. 木栓烷型

2. 多数三萜皂苷呈
A. 酸性　B. 碱性　C. 中性
D. 两性　E. 弱碱性

3. Liebermann – Burchard 反应所使用的试剂是
A. 三氯醋酸　B. 醋酐 – 浓硫酸　C. 三氯甲烷 – 浓硫酸
D. 醋酐 – 浓盐酸　E. 冰醋酸 – 乙酰氯

4. 分段沉淀法分离皂苷是利用总皂苷中各皂苷
A. 极性不同　B. 难溶于石油醚的性质　C. 酸性强弱不同
D. 在甲醇中溶解度不同　E. 易溶于乙醇的性质

二、多项选择题

5. 大多数皂苷共同的性质有
A. 苦味及辛辣味　B. 吸湿性　C. 易溶于三氯甲烷
D. 能产生泡沫　E. 溶血性

6. 有关人参皂苷描述正确的是
A. A、B 型苷元是达玛烷型衍生物
B. C 型是齐墩果酸的双糖链苷
C. 全植物皂苷含量主根＜须根＜花蕾
D. A 型在酸水解过程中易转变为人参二醇
E. A、B 型有溶血作用，C 型有抗溶血作用

三、配伍选择题

［7～8］
A. 甾体皂苷　B. 三萜皂苷　C. 酯皂苷
D. 含羰基的甾体皂苷元　E. 含羧基的三萜皂苷元

7. 能被中性乙酸铅沉淀的是
8. 能被碱水解的是

四、简答题

9. 薄层色谱检识皂苷类化合物常用的显色剂有哪些？
10. 皂苷类化合物具有溶血性的原因是什么？

书网融合……

思政导航

本章小结

微课

题库

第九章　甾体类化合物

学习目标

知识目标

1. 掌握　强心苷、甾体皂苷的结构特点、理化性质和检识、提取分离方法。

2. 熟悉　含强心苷和甾体皂苷类化合物的重要实例；含 C_{21} 甾体、植物甾醇、胆甾酸类和醉茄内酯类化合物的结构特点、理化性质和检识。

3. 了解　含 C_{21} 甾体、植物甾醇、胆甾酸类和醉茄内酯类化合物的中药实例。

能力目标　通过本章的学习，能够辨识甾体类化合物的基本结构与类型，并可完成强心苷和甾体皂苷等成分的提取分离和检识。

第一节　概　述

PPT1

甾体类化合物（steroidal compounds）是一类具有环戊烷骈多氢菲结构的天然化合物，广泛存在于玄参科、夹竹桃科、萝藦科、葫芦科、百合科、十字花科、豆科、卫矛科、桑科、大戟科、梧桐科和蓼科等植物中，具有强心、镇痛、抗炎、抗抑郁、抗生育、抗肿瘤、滋补强壮和提高免疫等生理活性，是合成甾体类激素的重要原料。该类化合物通过甲戊二羟酸生物合成途径，以角鲨烯和2,3－氧化角鲨烯为前体转化而来，结构中通常有27～30个碳原子，C_3位常有羟基取代或与糖结合成苷，C_{17}位有2～10个碳原子的侧链，通过环体系和侧链变化构成强心苷、蟾毒配基、甾体皂苷、C_{21}甾体、植物甾醇、胆汁酸、昆虫变态激素和醉茄内酯等化学成分。

一、甾体化合物的结构与分类

甾体类化合物根据 C_{17}位的结构特点分为不同类型，见表9－1。

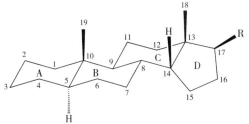

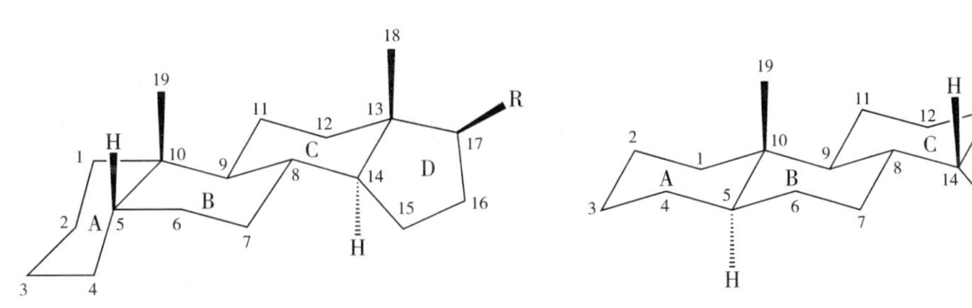

A/B顺式（β-型）, C/D反式稠合　　A/B反式（α-型）, C/D顺式稠合

表9－1　天然甾体化合物的分类及结构特点

名称	A/B	B/C	C/D	C_{17}－取代基
强心苷	顺、反	反	顺	不饱和内酯环
蟾毒配基	顺、反	反	反	六元不饱和内酯环

续表

名称	A/B	B/C	C/D	C_{17}－取代基
甾体皂苷	顺、反	反	反	含氧螺杂环
C_{21}甾体	反	反	顺	C_2H_5
植物甾醇	顺、反	反	反	8～10个碳的脂肪烃
胆汁酸	顺	反	反	戊酸
昆虫变态激素	顺	反	反	8～10个碳的脂肪烃
醉茄内酯	顺、反	反	反	内酯环

天然甾体化合物B/C环都是反式，C/D环多为反式，A/B环有顺、反两种稠合方式。A/B环顺式稠合，称为正系，即C_5－H和C_{10}－CH_3处于环平面前方，称为β－型，以实线表示；A/B环反式稠合，称为别系，即C_5－H和C_{10}－CH_3分别处于环平面前、后方，称为α－型，以虚线表示。甾体化合物的C_{10}、C_{13}和C_{17}常为β构型。

二、甾体化合物的生物合成途径

甾体化合物是由甲戊二羟酸途径，经角鲨烯和2,3－氧化角鲨烯转化而来。2,3－氧化角鲨烯在酶的作用下，环合得四环三萜羊毛甾醇，进一步脱去角甲基得甾醇；甾醇脱去C－20上的侧链得C_{21}甾；C_{21}甾与乙酸或丙酸加成、环合得强心苷类化合物。另一方面，羊毛甾醇C－17上的侧链经氧化、环合得甾体皂苷元（图9－1）。

三、甾体化合物的颜色反应

甾体类化合物在无水条件下，与浓酸或Lewis酸作用，加热后，经脱水、脱羧、氧化、缩合、双键位移等过程，生成多烯阳碳离子而呈色。

（一）醋酐－浓硫酸反应（Liebermann－Burchard反应）

醋酐－浓硫酸反应（Liebermann－Burchard反应）是将样品溶于醋酐中，加入浓硫酸数滴（1∶20），产生黄→红→紫→蓝→绿→污绿等颜色变化，最后褪色。

（二）三氯甲烷－浓硫酸反应（Salkowski反应）

三氯甲烷－浓硫酸反应（Salkowski反应）是将样品溶于三氯甲烷，沿试管壁滴加浓硫酸，三氯甲烷层显绿色荧光，硫酸层显血红色或蓝色。

（三）三氯乙酸反应（Rosen－Heimer反应）

三氯乙酸反应（Rosen－Heimer反应）是将样品溶液滴在滤纸上，加25%三氯乙酸的乙醇试液1滴，加热至60℃即生成红色，渐变为紫色。

（四）五氯化锑反应（Kahlenberg反应）

五氯化锑反应（Kahlenberg反应）是将含甾体皂苷醇溶液点于滤纸上，喷20%的五氯化锑（Lewis酸类试剂）的三氯甲烷溶液（不应含乙醇或水），干燥后，60～70℃加热，显黄色、灰蓝色、灰紫色斑点。

（五）冰乙酸－乙酰氯反应（Tschugaeff反应）

冰乙酸－乙酰氯反应（Tschugaeff反应）是将样品溶于冰乙酸中，加乙酰氯数滴及氯化锌结晶数粒，稍加热，呈现淡红色或紫红色。

甾体化合物生源合成途径如下（图9－1）。

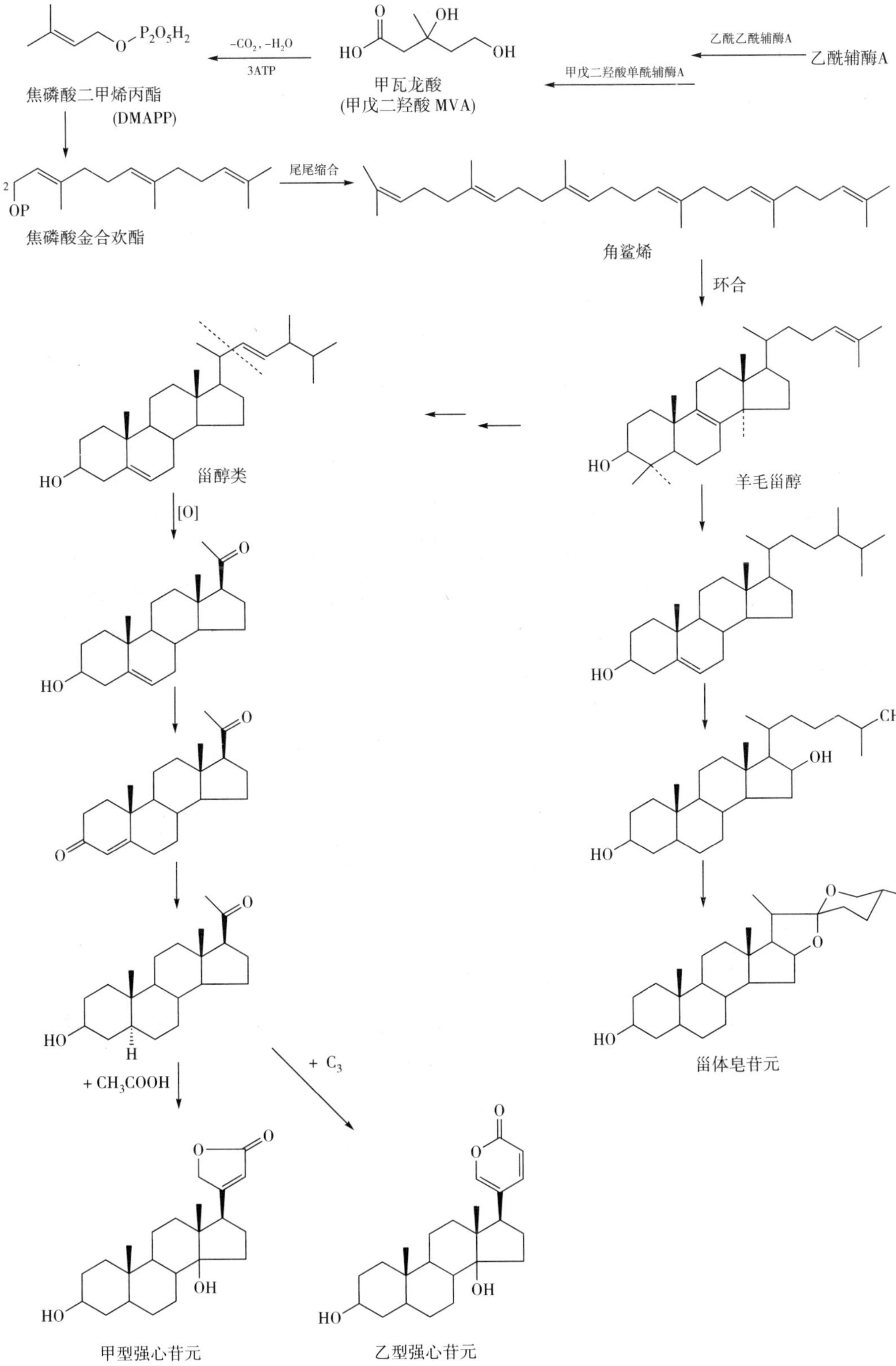

焦磷酸二甲烯丙酯 (DMAPP)
$-CO_2$, $-H_2O$
3ATP
甲瓦龙酸 (甲戊二羟酸 MVA)
乙酰乙酰辅酶A
乙酰辅酶A
甲戊二羟酸单酰辅酶A
焦磷酸金合欢酯
尾尾缩合
角鲨烯
环合
羊毛甾醇
甾醇类
[O]
$+ CH_3COOH$
$+ C_3$
甾体皂苷元
甲型强心苷元
乙型强心苷元

图9－1 甾体化合物生源合成途径

知识链接

黄鸣龙是我国甾族激素药物工业奠基人，为了创立我国甾体激素药物工业，他带领一部分青年科技人员，开展了甾体植物的资源调查和甾体激素的合成研究。1958年，黄鸣龙利用薯蓣皂苷元为原料，通过微生物氧化的方法引入 11α－羟基，用氧化钙－碘－醋酸钾为试剂引入 21 位的乙酰基，实现了七步合成可的松，使中国可的松的合成方法跨进了世界先进行列。他毕生致力于有机化学的研究，特别是甾体化合物的合成研究，为我国有机化学的发展和甾体药物工业的建立以及科技人才的培养做出了突出贡献。

第二节 强心苷类化合物

一、概述

强心苷（cardiac glycosides）是存在植物中具有强心作用的甾体苷类，通常由强心苷元与不同数量的糖分子缩合而成。主要分布于玄参科、夹竹桃科、萝藦科、葫芦科、百合科、十字花科、豆科和蓼科等植物中，重要植物有黄花夹竹桃［*Thevetia peruviana*（Pers.）K. Schum］、毛花洋地黄（*Digitalis lanata* Ehrh）、紫花洋地黄（*Digitalis purpurea* L.）、康吡毒毛旋花（*Strophanthus komebe*）、福寿花（*Adonis amurensis* aestiva）、铃兰（*Convallaria majalis* Linn）、羊角拗［*Stropanthus divericatus*（Lour.）Hook et Arn］和海葱（*Ornithogalum caudatum*）等。临床上，强心苷类化合物主要用于充血性心力衰竭及节律障碍等心脏疾病治疗，如：注射用速效强心苷去乙酰毛花洋地黄苷丙（西地兰 cedilanid）、异羟基洋地黄毒苷（地高辛 digoxin）和黄夹苷（强心灵 peruvoside）、美丽毒毛旋花子苷、K－毒毛旋花子苷、铃兰毒苷和羊角拗苷等；口服用洋地黄毒苷。

动物来源的中药蟾酥中，含有甾体结构的强心成分，但不属于苷类，多属于蟾毒配基与辛二酰精氨酸结合的酯类。

二、强心苷的结构与分类

（一）苷元部分的结构与分类

天然强心苷的苷元根据 C_{17} 位连接的不饱和内酯环分为两类。

1. 甲型强心苷元 甾体母核由 23 个碳原子组成的强心甾，C_{17} 位连接五元不饱和内酯环，即 $\Delta^{\alpha\beta}-\gamma$－内酯（即 $\Delta^{20(22)}$ 五元内酯），称为强心甾烯。C_{17} 位连接的不饱和内酯环大多数是 β 构型，个别为 α 构型。天然强心苷多属于甲型强心苷，如：夹竹桃苷元（oleander aglycone）、K－毒毛旋花子苷（K－strophauthoside）、毛花洋地黄苷 A－E（lanatosides A－E）等。

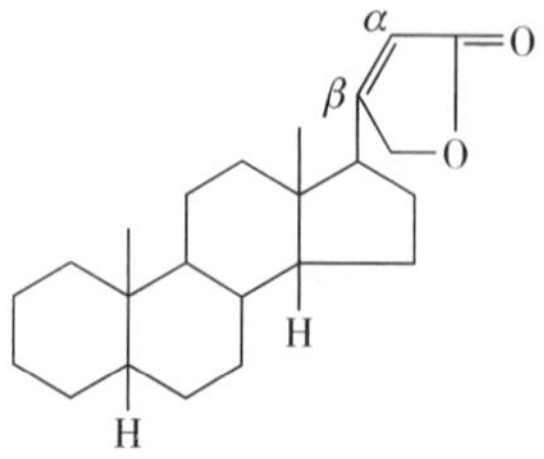

强心甾烯（甲型强心苷元）

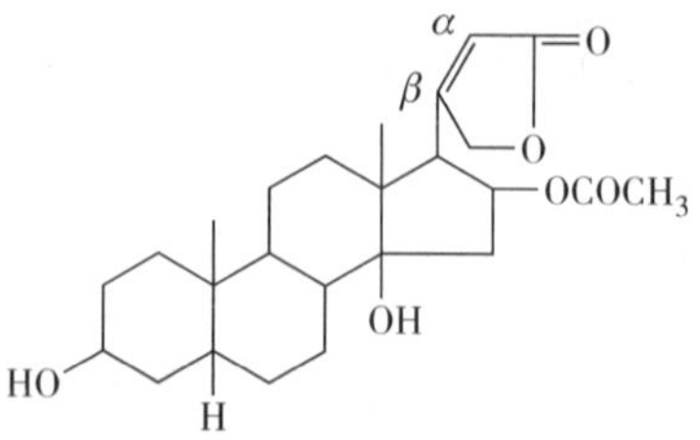

夹竹桃苷元

2. 乙型强心苷元 甾体母核由 24 个碳原子组成海葱甾或蟾蜍甾，C_{17} 位连接六元不饱和内酯环，即 $\Delta^{\alpha\beta,\gamma\delta}$－双烯－$\delta$－内酯（即 $\Delta^{20,22}$ 六元内酯）的强心苷元，称为海葱甾二烯或蟾蜍甾二烯。C_{17} 位连接的不饱和内酯环是 β 构型，自然界中仅少数强心苷元属于此类。如：绿海葱苷（scilliglaucoside）、红海葱苷（scilliroside）和嚏根草苷（helleborin）等。

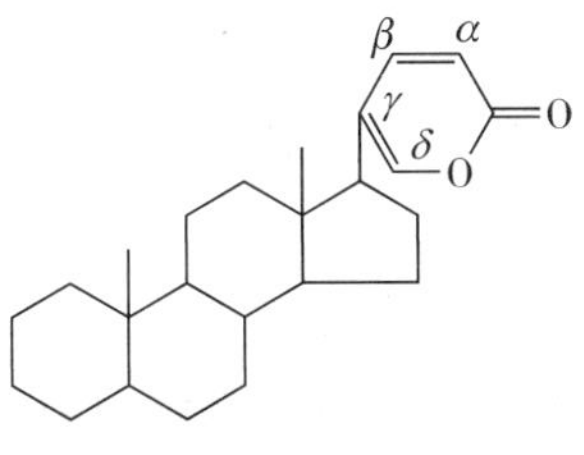

海葱甾二烯或蟾蜍甾二烯（乙型强心苷元）

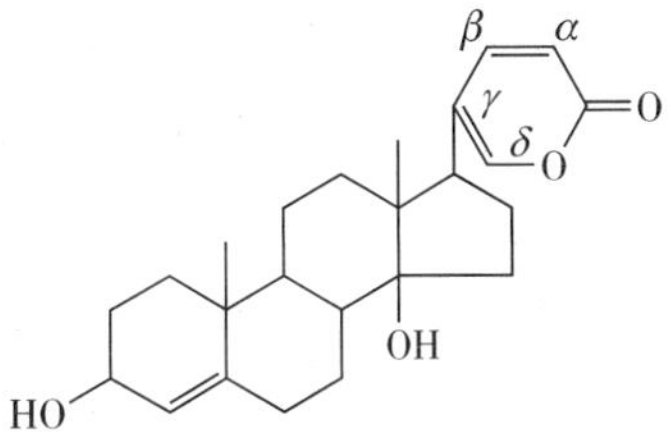

海葱甾元

（二）苷元部分的结构特点

1. 甾体母核　苷元为环戊烷骈多氢菲结构，A、B、C、D 四个环的稠合构象为 A/B 环为顺式或反式，多为顺式，但乌沙苷元（uzarigenin）、乌勒苷元（urezigenin）、副冠毒苷元（corotoxigenin）和粉绿小冠化苷元（coroglaucigenin）为反式空间排列；B/C 环均为反式；C/D 环多为顺式。其中，C/D 环顺式（即 C_{14} – OH 为 β – 构型）是强心苷元区别于其他类型甾体衍生物的重要特征之一。

2. 取代基及位置　强心苷元母核上 C_3 和 C_{14} 多为 β 构型羟基，少数是 α 构型，C_3 – OH 常与糖部分缩合形成苷键；母核上双键一般位于 C_4、C_5 位或 C_5、C_6 位；C_{10}、C_{13}、C_{17} 各有一个侧链，C_{10} 多为甲基或氧化甲基，如：—CH_3、—CH_2OH 和—CHO，C_{13} 均为甲基，C_{17} 为 β – 构型的五元 γ – 内酯环或六元 δ – 内酯环。

甲型强心苷以强心甾或强心甾烯为母核命名，如：洋地黄毒苷元（digitoxigenin），命名为 3β，14β – 二羟基 $\Delta^{20(22)}$ 强心甾烯或 3β，14β – 二羟基 – 5β – 强心甾 – 20(22) – 烯。乙型强心苷以海葱甾或蟾蜍甾为母核命名，如：绿海葱苷元（scilliglaucosidin）命名为 3β，14β – 二羟基 – 19 – 氧代 $\Delta^{4,20,22}$ 海葱甾三烯或 3β，14β – 二羟基 – 19 – 氧代蟾蜍甾 – 4,20,22 – 三烯。当 C_3 位的羟基是 α 构型时，命名时一般在其 β 异构体的名称前冠以“表（*epi* – ）”字，如 3 – 表洋地黄毒苷元（3 – epidigitoxigenin），其结构为 3α，14β – 二羟基 $\Delta^{20(22)}$ 强心甾烯。当 A/B 环为反式稠合时，在其基本母核名称前冠以“异（*iso* – ）”字，如乌沙苷元（uzarigenin）称为 3β，14β – 二羟基 $\Delta^{20(22)}$ 异强心甾烯。当 C_{17} 位的不饱和内酯环是 α 构型时，在其一般名称前冠以“别（*allo* – ）”或“17β – H – ”来区别。

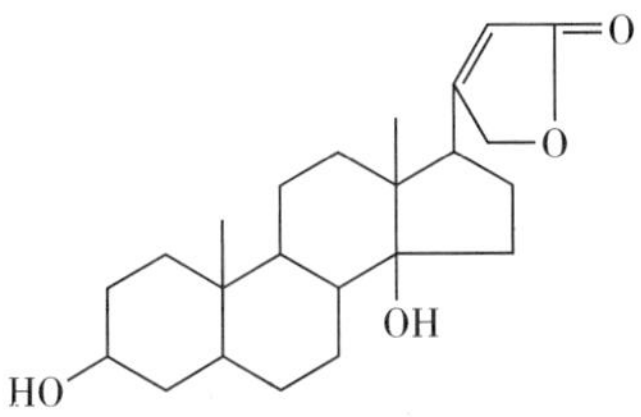

洋地黄毒苷元

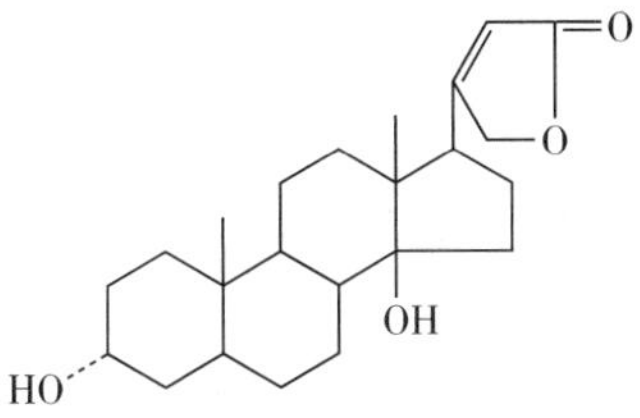

3-表洋地黄毒苷元

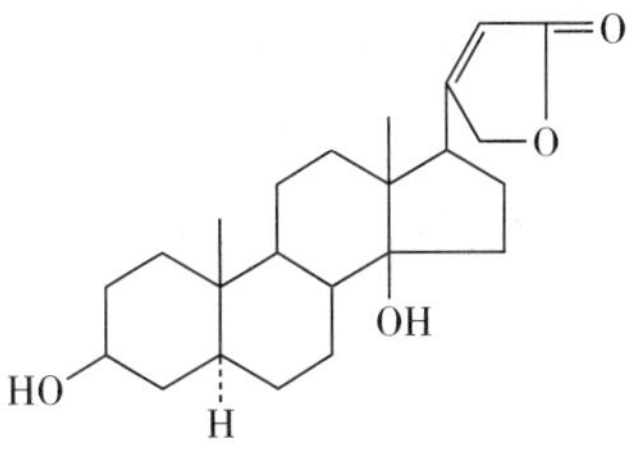

乌沙苷元

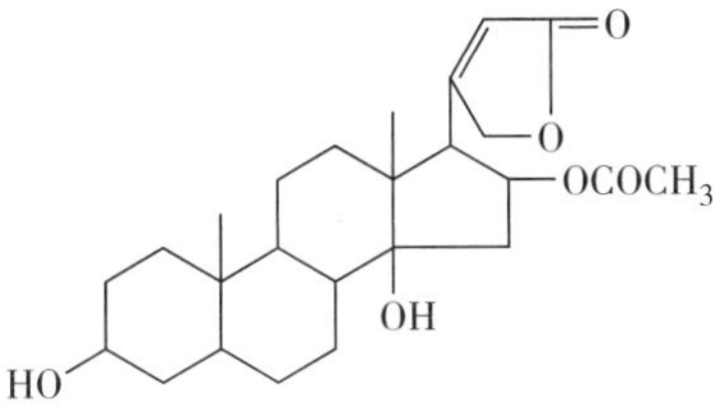

夹竹桃苷元

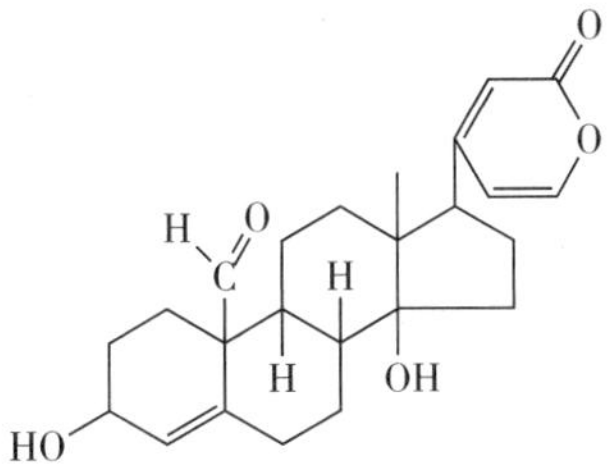

绿海葱苷元

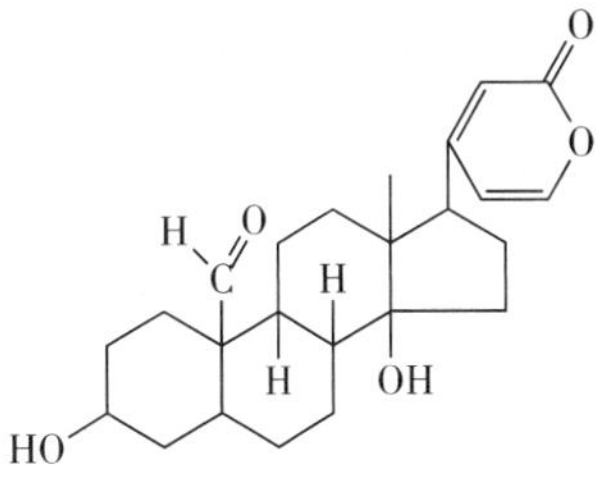

嚏根草苷元

（三）糖部分的结构特点

组成强心苷的糖有20多种，根据它们的C_2位上有无羟基可以分为α－羟基糖（2－羟基糖）和α－去氧糖（2－去氧糖）两类。α－去氧糖常见于强心苷分子中，是强心苷区别于其他苷类成分的重要特征之一。

1. α－羟基糖 常见D－葡萄糖、6－去氧糖和6－去氧糖甲醚。如：L－鼠李糖、L－夫糖、D－鸡纳糖（D－quinovose）、D－弩箭子糖（D－antiarose）、D－6－去氧阿洛糖（D－6－deoxyallose）、D－洋地黄糖（D－digitalose）和L－黄花夹竹桃糖（L－thevetose）等。

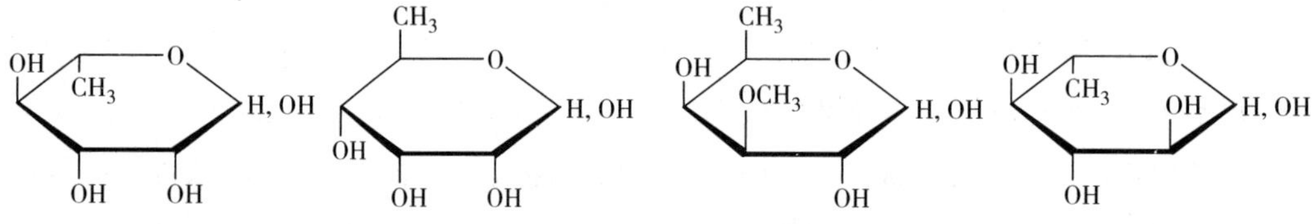

L-鼠李糖　D-6-去氧阿洛糖　D-洋地黄糖　L-黄花夹竹桃糖

2. α－去氧糖 常见2,6－二去氧糖和2,6－二去氧糖甲醚。如：D－洋地黄毒糖（D－digitoxose）、L－夹竹桃糖（L－oleandrose）、D－加拿大麻糖（D－cymarose）、D－迪吉糖（D－diginose）和D－沙门糖（D－sarmentose）等。

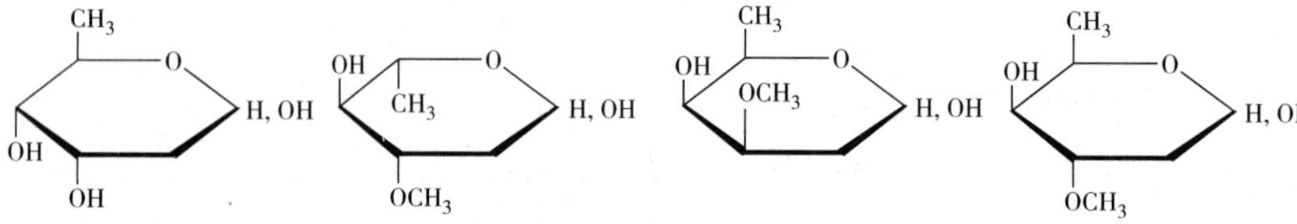

D-洋地黄毒糖　L-夹竹桃糖　D-迪吉糖　D-沙门糖

（四）苷元与糖的连接方式

强心苷是苷元的C_3位羟基连接糖，多数形成低聚糖苷，少数为单糖苷或双糖苷。按其糖的种类以及和苷元的连接方式，可分为以下三种类型。

Ⅰ型：苷元－C_3－O－(2,6－去氧糖)$_x$－(D－葡萄糖)$_y$，如紫花洋地黄苷A。

Ⅱ型：苷元－C_3－O－(6－去氧糖)$_x$－(D－葡萄糖)$_y$，如海葱苷A。

Ⅲ型：苷元－C_3－O－(D－葡萄糖)$_y$，如绿海葱苷。

$x=1\sim3$，$y=1\sim2$。

天然存在的强心苷以Ⅰ型及Ⅱ型较多，Ⅲ型较少。

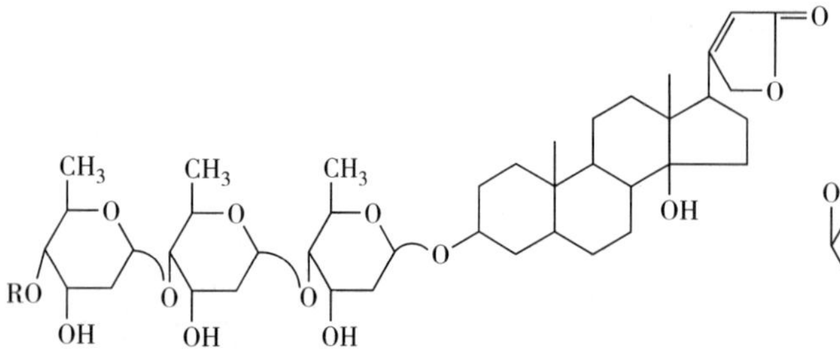

紫花洋地黄苷A　R=－β－D－葡萄糖
洋地黄毒苷　R=H

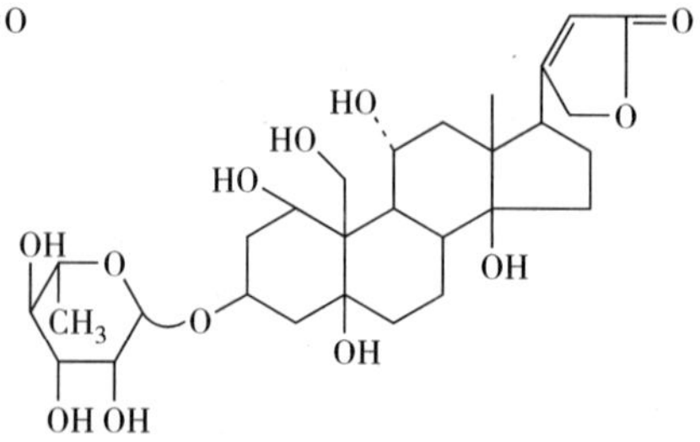

乌本苷

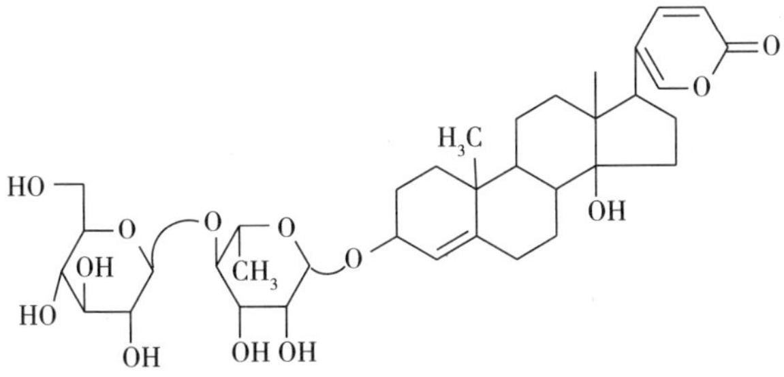

海葱苷A 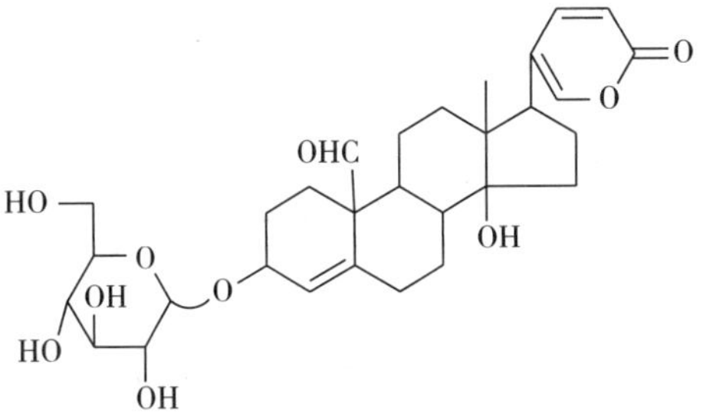　　绿海葱苷

三、强心苷结构与活性的关系

强心苷为心脏兴奋剂，主要有延长传导时间、兴奋心肌的作用和利尿、消水的功效，主治慢性心脏病、心失代偿和重症心房颤动等病。强心苷的强心活性取决于苷元部分，包括甾体母核的立体结构、不饱和内酯环的种类和一些取代基的种类及构型；糖部分本身不具有强心作用，但可影响强心作用强度。强心苷强心作用的强弱常以对动物的毒性（致死量）来表示。

（一）甾体母核结构与活性的关系

A/B 环可以是顺式或反式稠合，但 C/D 环必须是顺式稠合（即 C_{14}羟基为β－构型），才有活性。若 C_{14}羟基为α－构型或脱水形成双键，则强心活性消失。对于甲型强心苷元，A/B 环为顺式稠合，C_3羟基为β－构型才具有活性；A/B 环若为反式稠合，C_3羟基无论是β－构型还是α－构型均有活性。

（二）不饱和内酯环结构与活性的关系

C_{17}侧链上α、β不饱和内酯环为β－构型时，有活性；为α－构型（*allo*－体）时，活性减弱；若α、β不饱和键转化为饱和键或内酯环开裂或双键位移，强心活性降低或消失，毒性也减弱。

（三）取代基与活性的关系

强心苷元甾体母核上一些基团改变，对生理活性有一定影响。C_{14}为β－羟基，具有强心活性，C_{14}－羟基若与 C_8或 C_{15}上的氢脱水形成双键，或与 C_8脱氢形成氧桥，活性减弱或消失；C_{10}甲基转化为醛基或羟甲基时，生理活性增强；若转化为羧基或无甲基，生理活性显著减弱。母核上引入 5β、11α、12β 羟基，活性增加；引入 1β、6β、16β 羟基，活性降低；母核上引入双键 $\Delta^{4(5)}$，活性增加；双键 $\Delta^{16(17)}$，活性消失或显著降低；苷元上或糖基上增加乙酰基，活性增强。

（四）糖部分结构与活性的关系

强心苷中的糖本身不具有强心作用，但它们的种类、数目对强心苷的毒性会产生一定的影响。

苷元连接糖形成单糖苷后，毒性增加。一般甲型强心苷及苷元的毒性规律：三糖苷＜二糖苷＜单糖苷＞苷元。

在甲型强心苷中，同一苷元的单糖苷，其毒性的强弱取决于糖的种类。单糖苷的毒性次序：葡萄糖苷＞甲氧基糖苷＞6－去氧糖苷＞2,6－去氧糖苷。

在乙型强心苷及苷元中，苷元的作用大于苷，其毒性规律：苷元＞单糖苷＞二糖苷。

甲、乙两种类型强心苷元毒性相比较，通常乙型强心苷元大于甲型强心苷元。

四、强心苷的理化性质

（一）性状

强心苷多为无定形粉末或无色晶体，具有旋光性。C_{17}位上侧链为β－构型者味苦，α－构型者味不苦。对黏膜具有刺激性。

（二）溶解性

强心苷一般可溶于水、甲醇、乙醇和丙酮等极性溶剂，难溶于石油醚和苯等非极性溶剂。亲脂性苷可溶于乙酸乙酯、含水三氯甲烷和三氯甲烷 - 乙醇（4∶1）等溶剂，亲水性苷可溶于水、乙醇和三氯甲烷 - 乙醇（2∶1）等溶剂。

强心苷的溶解性与糖的类型、糖和苷元上羟基数目有关，通常羟基越多，亲水性越强。此外，分子中羟基能否形成分子内氢键、双键数目、有无羰基、甲氧基、酯基等因素也影响强心苷的溶解度。原生苷由于分子中含糖基数目多，比其次生苷和苷元的亲水性强。乌本苷虽是一单糖苷，却有八个羟基，水溶性大（1∶75）而难溶于三氯甲烷；洋地黄毒苷虽是三糖苷，但糖基部分为三分子 α - 去氧糖，整个分子中只有五个羟基，故易溶于三氯甲烷（1∶40）而难溶于水（1∶100000）。

（三）水解反应

强心苷类水解主要有化学方法（酸水解、碱水解）和生物方法（酶水解）两大类，强心苷的组成和结构不同，其水解的难易程度、反应部位、反应产物也有差别（图 9 - 2）。

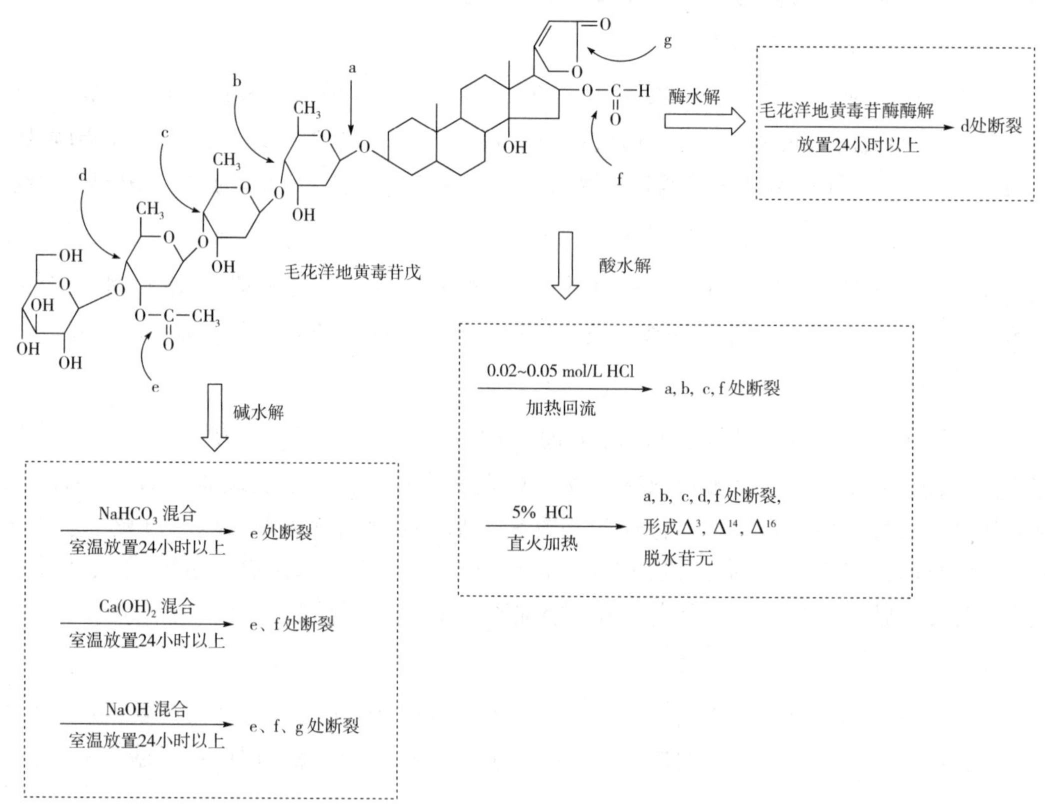

图 9 - 2　毛花洋地黄苷戊不同条件下水解化学键的断裂

1. 强心苷的酸水解

（1）温和的酸水解法　Ⅰ型强心苷在含水醇中，与 0.02 ~ 0.05mol/L 的稀盐酸或硫酸，加热回流半小时至数小时水解为苷元和糖。在此条件下，苷元和 α - 去氧糖之间的苷键、α - 去氧糖与 α - 去氧糖之间的糖苷键极易被酸水解，而 α - 去氧糖与 α - 羟基糖、α - 羟基糖与苷元、α - 羟基糖与 α - 羟基糖之间的苷键不易切断，故常得到二糖或三糖苷。由于条件温和，对苷元的影响较小，不致引起脱水反应，对不稳定的 α - 去氧糖亦不致分解。

（2）强烈的酸水解法　Ⅱ型和Ⅲ型强心苷，由于糖的 α－羟基阻碍了苷原子的质子化，使水解较为困难，增加酸的浓度（3%～5%）、水解时间或压强才能水解。在此条件下，强心苷元和糖之间的苷键、糖和糖之间的糖苷键全部断裂。同时，强心苷元往往发生脱水反应，形成缩水苷元，其中 C_{14}、C_5 位上的 β 叔羟基最易脱去。如羟基毛地黄毒苷，用稀盐酸水解时，得不到羟基毛地黄毒苷元，而只能得到其3（4）位、14（15）位和16（17）位脱水的缩水苷元。

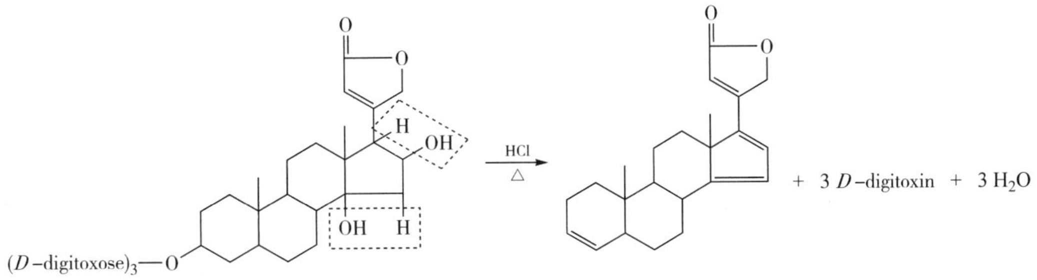

(D-digitoxose)$_3$—O ... $\xrightarrow[\triangle]{HCl}$ ... + 3 D-digitoxin + 3 H_2O

（3）Mannich 水解（盐酸－丙酮法）　强心苷溶于含盐酸0.4%～1%的丙酮溶液中，室温条件下放置两周。糖分子中 C_2－羟基和 C_3－羟基与丙酮反应，生成丙酮化物，进而水解，得原生苷元和糖衍生物。本法适用于单糖苷和多数Ⅱ型强心苷的水解。极性较大的多糖苷，难溶于丙酮，不易或不能水解，可用丁酮、环己酮、丙酮－二氧六环混合物代替丙酮。此外Ⅱ型强心苷黄夹次苷乙用此法水解，得脱水苷元。

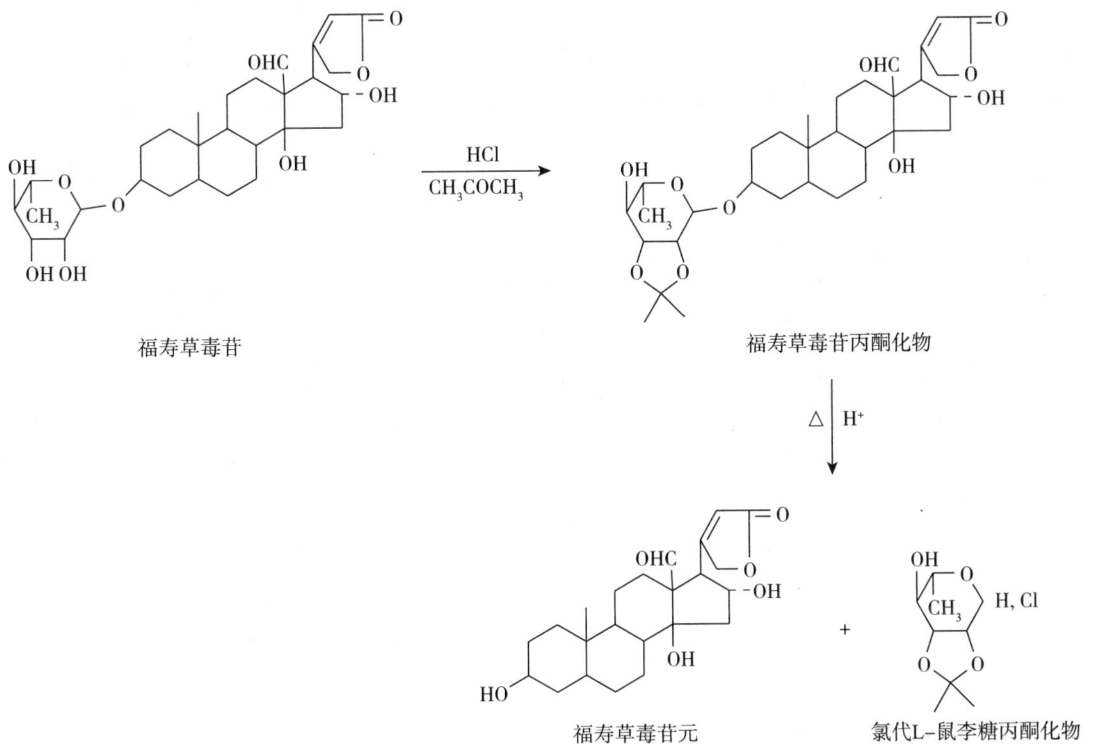

福寿草毒苷 $\xrightarrow[CH_3COCH_3]{HCl}$ 福寿草毒苷丙酮化物

$\downarrow \triangle\ H^+$

福寿草毒苷元 + 氯代L-鼠李糖丙酮化物

若苷元分子中有两个相邻羟基，也能与丙酮生成丙酮化物，再加稀酸加热水解后，可获得苷元。如乌本苷的 Mannich 水解。

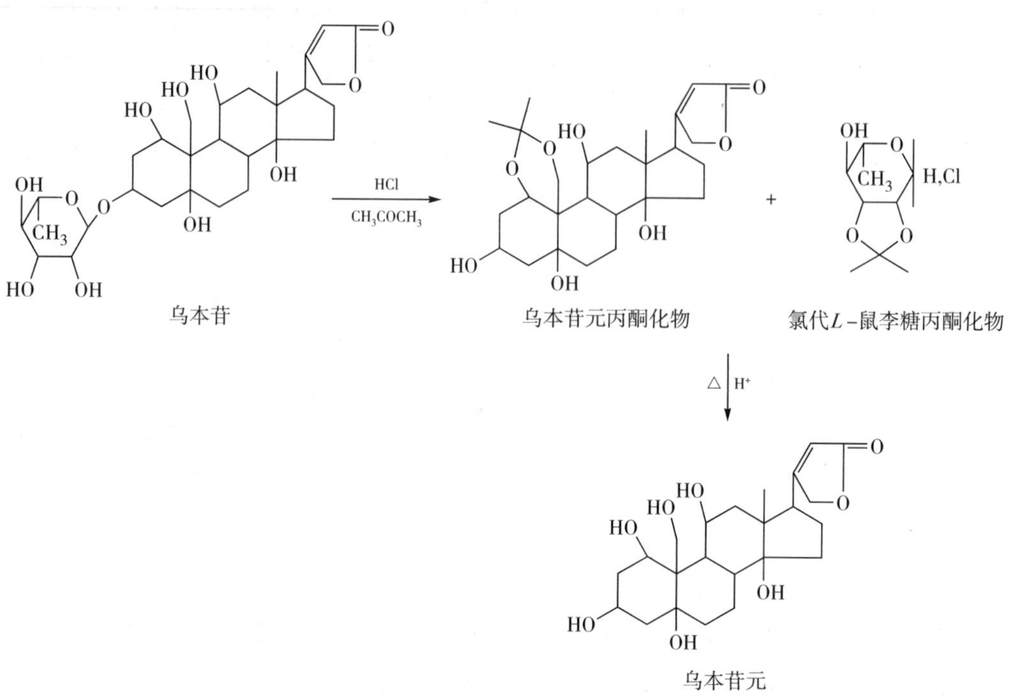

乌本苷 $\xrightarrow[CH_3COCH_3]{HCl}$ 乌本苷元丙酮化物 + 氯代*L*-鼠李糖丙酮化物

$\downarrow$ △ H^+

乌本苷元

2. 强心苷的酶水解 酶水解具有温和性、专属性。含强心苷植物中通常有水解葡萄糖的酶，而无水解 α-去氧糖的酶，强心苷易被酶水解生成次生苷。

此外，来源于动物脏器（家畜的心肌、肝等）、蜗牛的消化液（混合酶）、紫苜蓿和一些霉菌的水解酶，也常用于强心苷的酶解。如：紫花洋地黄种子中的地吉夫纤维双糖苷（digifucocellubioside），其结构为洋地黄毒苷元-D-夫糖-D-葡萄糖-D-葡萄糖，置乙酸盐缓冲介质中，用蜗牛酶水解4天，可使葡萄糖、夫糖逐步水解直至获得洋地黄毒苷元。

苷元类型不同，被酶水解的难易也有差别，一般讲，乙型强心苷较甲型强心苷易被酶水解。糖基上有乙酰基的强心苷对酶水解作用阻力较大。

3. 强心苷的碱水解 在碱试剂的作用下，强心苷分子可发生酰基水解、内酯环裂开、$\Delta^{20(22)}$双键转移及苷元异构化等反应。反应的部位、产物与碱的强度有关。

（1）酰基的水解 强心苷的苷元或糖基上常有酰基存在，一般用碱处理使酯键水解而脱去酰基。常用的碱有碳酸氢钠、碳酸氢钾、氢氧化钙和氢氧化钡，它们能选择性地水解苷元或糖基上的酰基而不影响内酯环。碳酸氢钠或碳酸氢钾主要使 α-去氧糖上的酰基水解，而 α-羟基糖及苷元上的酰基往往不被水解；氢氧化钙或氢氧化钡可以使 α-去氧糖、α-羟基糖和苷元上的酰基水解。氢氧化钠、氢氧化钾由于碱性太强，不但使苷元和糖基上的酰基全部水解，而且还会使内酯环开裂。

（2）内酯环的水解 在水溶液中，氢氧化钠、氢氧化钾能使强心苷的内酯环开裂，酸化后又闭环。在醇溶液中，氢氧化钠、氢氧化钾亦能使内酯环开裂，并产生结构异构化，酸化后不再有可逆变化（图9-3）。

甲型强心苷在氢氧化钾的醇溶液中，通过内酯环的质子转移、双键转移，以及 C_{14} 位羟基质子对 C_{20} 亲电加成作用而生成内酯型异构化苷（Ⅰ），再经皂化作用开环而形成开链型异构化苷（Ⅱ）。

乙型强心苷在氢氧化钾醇溶液中，不发生双键转移，但内酯环开裂后生成甲酯异构化苷（图9-4）。

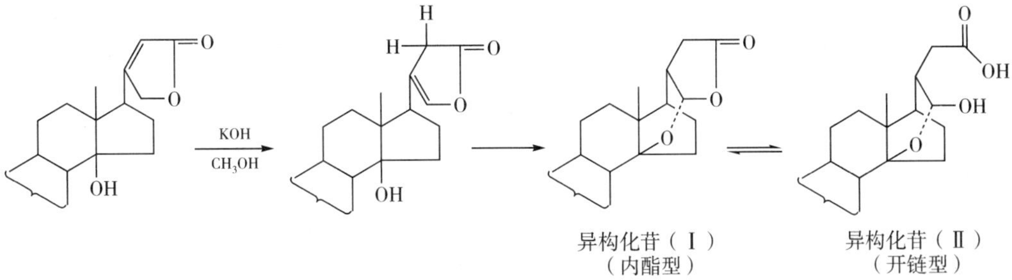

异构化苷（Ⅰ）
（内酯型）
异构化苷（Ⅱ）
（开链型）

图9－3 甲型强心苷碱性条件下内酯环异构化过程

异构化苷

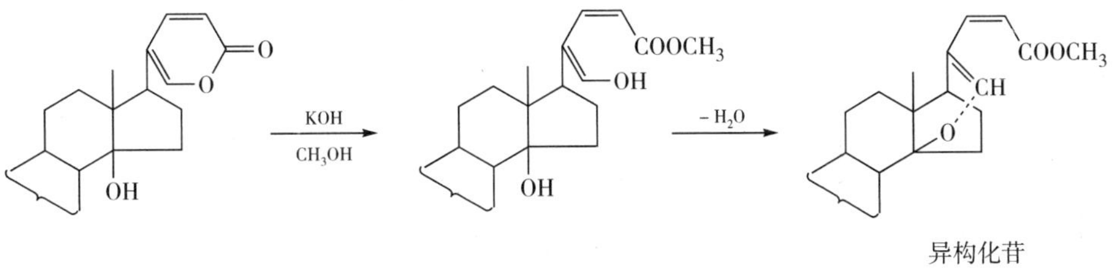

图9－4 乙型强心苷碱性条件下内酯环异构化过程

（四）显色反应

甲型强心苷具有甾体母核、五元不饱和内酯环、α－去氧糖三类呈色反应。

1. 甾体母核的显色反应 见本章甾体化合物颜色反应。

2. α－去氧糖的显色反应

（1）三氯化铁－冰乙酸反应［Keller－Kiliani 反应（K－K 反应）］ 取强心苷样品约1mg 溶于冰乙酸5ml 中，加20%的三氯化铁水溶液1滴，混匀后倾斜试管，沿管壁徐徐加入浓硫酸5ml。乙酸层显蓝色，界面显红色、绿色、黄色等。该反应仅对游离α－去氧糖呈阳性。

（2）呫吨氢醇（呫醇，Xanthydrol）反应 取强心苷样品少许，加入呫吨氢醇试剂约1ml，沸水浴中加热3分钟，显红色。本反应非常灵敏，可用于定量分析。

（3）对－二甲氨基苯甲醛反应 将样品的醇溶液点于滤纸上，喷对－二甲氨基苯甲醛试剂（1%对－二甲氨基苯甲醛的乙醇溶液4ml，加浓盐酸1ml），于90℃加热30秒，由于α－去氧糖经盐酸催化，产生分子重排，与对－二甲氨基苯甲醛缩合，产生灰红色斑点。

（4）过碘酸－对硝基苯胺反应 将样品的醇溶液点于滤纸或薄层板上，先喷过碘酸钠水溶液（过碘酸钠饱和溶液5ml，加蒸馏水10ml稀释），于室温放置10分钟，再喷对硝基苯胺试液（1%对硝基苯胺的乙醇溶液4ml，加浓盐酸1ml混匀），在灰黄色背景下迅速出现深黄色斑点，置于紫外灯下观察，棕色背景下出现黄色斑点。再喷5%氢氧化钠甲醇溶液，出现绿色斑点。

3. C_{17}位α，β不饱和内酯环的显色反应 甲型强心苷在碱性醇溶液中，双键由20（22）转移到20（21），生成C_{22}亚甲基，能与活性亚甲基试剂反应而显色。乙型强心苷由于在碱性醇溶液中不能产生活性亚甲基，故无此类反应。利用此类反应，可区别甲型和乙型强心苷。

（1）亚硝酰铁氰化钠试剂（Legal 反应） 取强心苷样品1～2mg，溶于2～3滴吡啶中，加3%亚硝酰铁氰化钠［$Na_2Fe(NO)(CN)_5$］溶液1滴和2mol/L的氢氧化钠溶液1滴，反应呈深红色并逐渐褪去。若控制在pH为11的缓冲溶液中进行，显色稳定，在470nm处有最大吸收。

（2）间二硝基苯试剂（Raymond 反应） 取强心苷样品约1mg，以少量的50%乙醇溶解后加入1%间二硝基苯的乙醇溶液2滴，混匀后加入20%氢氧化钠溶液4～5滴，反应液呈紫红色继转为蓝色。

（3）3,5－二硝基苯甲酸试剂（Kedde反应） 取强心苷样品溶于甲醇或乙醇中，加入3,5－二硝基苯甲酸试剂（A液：2% 3,5－二硝基苯甲酸甲醇或乙醇溶液。B液：2mol/L氢氧化钾溶液，使用前等量混合）3～4滴，产生红或紫红色。本试剂可用于纸色谱或薄层色谱的显色，喷雾后显紫红色，几分钟后褪去。

（4）碱性苦味酸试剂（Baljet反应） 取强心苷样品溶于甲醇或乙醇中，加入碱性苦味酸试剂（A液：1%苦味酸乙醇溶液；B液：5%氢氧化钠水溶液，使用前等量混合）数滴，放置15分钟左右，呈现橙色或橙红色。

五、强心苷的提取分离

（一）强心苷的提取

强心苷在植物体内一般为多糖苷，含量较低（1%以下）。原生苷易受植物中酶和酸的影响形成次生苷，原生苷和次生苷相混存在。同一植物中常含有几个甚至几十个结构、性质相似的强心苷，并与糖、皂苷、色素、蛋白质和鞣质等成分共存，提取分离强心苷单体有一定的难度。

强心苷提取分离过程中，要特别注意酸、碱和酶的作用，以防强心苷水解、脱水及异构化。若要提取分离原生苷，首先要注意抑制酶的活性，通常原料要新鲜，采收后尽快干燥，最好在50～60℃通风快速烘干或晒干，保存期间要注意防潮，控制含水量，提取时要避免酸碱的影响。若要提取次生苷，常采取发酵法、部分酸水解、碱水解等方法，提高目标提取物的产量。

亲脂性和弱亲脂性（水溶性苷）强心苷的提取，常采用70%～80%的乙醇为溶剂。若原料是种子、叶、全草或含脂类杂质较多时，须先用石油醚（或溶剂汽油）脱脂、脱叶绿素和树脂等极性小的杂质，再通过析胶法，或稀碱液皂化法，或活性炭吸附法，或氧化铝吸附法和聚酰胺柱除去与强心苷共存的鞣质、酸性、酚性物质和水溶性色素等杂质。

初步除杂的强心苷浓缩液，用三氯甲烷和不同比例的三氯甲烷－乙醇溶液依次萃取，划分为极性大小不同的几个部分，以利于进一步分离。强心苷的一般提取方法如下（图9－5）。

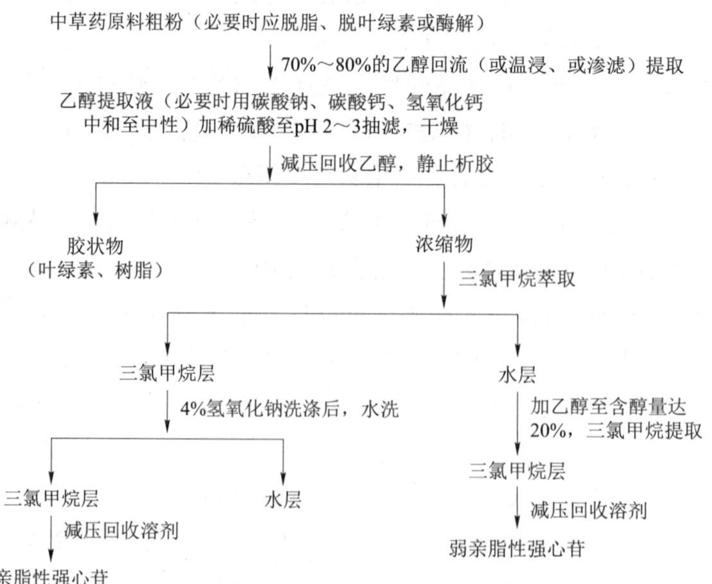

图9－5 强心苷的一般提取方法

（二）强心苷的分离

强心苷的分离常采用两相溶剂萃取法、逆流分配法和色谱分离法。对于少数含量高、极性小的强心苷，可反复重结晶获得单体。多数情况下，需多种方法配合使用，反复分离才可获得单体。

1. 两相溶剂萃取法　利用强心苷在两种互不相溶的溶剂中分配系数不同而达到分离的目的。如：毛花洋地黄总苷中苷 A、B 和 C 的分离，由于三者在三氯甲烷中的溶解度差异较大，分别为苷 A（1∶225），苷 B（1∶550）和苷 C（1∶2000），而在甲醇（1∶20）和水中溶解度相似。用三氯甲烷－甲醇－水（5∶1∶5）为溶剂系统进行萃取，苷 A 与苷 B 分配在三氯甲烷层，而苷 C 主要集中在水层。分出水层，浓缩到原体积的 1/50，放置，结晶析出，再用上述溶剂进行两相溶剂萃取，得到纯的苷 C。

2. 逆流分配法　根据化合物在两个不相混的液相中溶解度不同，进行多步分离。如：黄花夹竹桃苷 A 和 B 的分离，以三氯甲烷－乙醇－水为两相溶剂，三氯甲烷层为移动相，水层为固定相，经九次逆流分配（0～8 管），在三氯甲烷层 6～7 管中获得苷 B，水层 2～5 管获得苷 A。

3. 色谱分离法　分离亲脂性强心苷的单糖苷或次生苷，常用吸附色谱法。常用吸附剂：中性氧化铝、硅胶和反相硅胶。硅胶和氧化铝吸附色谱一般可用三氯甲烷－甲醇，乙酸乙酯－甲醇等溶剂系统洗脱，反相硅胶分配色谱可用水－甲醇、甲醇－三氯甲烷等溶剂系统洗脱。含 C_{16}酰基的强心苷类化合物，易与碱性氧化铝发生消去反应，形成 $\Delta^{16(17)}$不饱和化合物。所以氧化铝一般不用于此类化合物的分离。

弱亲脂性强心苷混合物分离，方法一：强心苷混合物乙酰化，然后用氧化铝柱色谱法分离出乙酰化苷的单体，该单体经碳酸氢钾水解去乙酰基获得原苷，但原分子中带有甲酰基或乙酰基将被碳酸氢钾水解，不能获得原苷。方法二：采用分配色谱法分离，以硅胶、硅藻土或纤维素为支持剂，不同比例的三氯甲烷－甲醇－水、乙酸乙酯－甲醇－水，或水饱和丁酮为洗脱剂。例如：用硅藻土为支持剂，以丁酮饱和的水为固定相，以水饱和丁酮为流动相（洗脱剂），分离羊角拗中三种亲脂性强心苷，出柱顺序：D－羊角拗毒毛旋花子苷Ⅰ，D－羊角拗毒毛旋花子苷Ⅱ和 *D*－羊角拗毒毛旋花子苷Ⅲ。方法三：分配柱色谱与纸色谱或薄层色谱结合。方法四：液滴逆流色谱法（DCCC），利用混合物中各组分在两液相间的分配系数差异，由流动相形成液滴，通过作为固定相的液柱而达到分离纯化的目的。例如：通过 DCCC［溶剂系统为 $CHCl_3$－MeOH－H_2O（5∶6∶4）］与柱色谱、制备液相色谱、制备 TLC 分离方法联用，分离 *Digitalis subalpine* Br.－Bl. var. *subalpina* 植物中多种强心苷。

六、强心苷的检识

强心苷的检识，主要是利用显色反应进行理化检识，利用薄层色谱及纸色谱进行色谱检识，并综合检识情况进行结果分析和判定。

（一）强心苷的理化检识

根据强心苷分子的结构特点，即甾体母核、不饱和内酯环、α－去氧糖，来选择显色反应。常用的显色反应为浓硫酸－醋酐反应、三氯化铁－冰乙酸反应、亚硝酰铁氰化钠反应、3,5－二硝基苯甲酸反应等。详见显色反应（见本章第一节和第二节）。

（二）强心苷的色谱检识

强心苷的色谱检识，主要方法有纸色谱和薄层色谱。

1. 纸色谱　亲脂性较弱的强心苷类分离，色谱滤纸一般不预先用固定相处理，常用溶剂系统为三氯甲烷、乙酸乙酯、苯和甲苯等有机溶剂与水组成的混合溶剂，由于水在这些溶剂中的溶解度较小，可加入适量的乙醇以增加溶剂系统的含水量。

对于亲脂性较强的强心苷类，滤纸可预先用甲酰胺或丙二醇处理作为固定相，以苯或甲苯作移动相展开就可达到较满意的分离效果。如果是亲脂性较弱的强心苷类，移动相要相应调整为极性较大的溶剂，如二甲苯和丁酮的混合液，或三氯甲烷、苯和乙醇的混合液，或丁酮－二甲苯－甲酰胺（50：50：4）等溶剂系统。对亲水性的强心苷类，宜用水预先浸透滤纸作固定相，以丁酮或丁醇－甲苯－水（4：6：1）展开效果较好。

2. 薄层色谱 强心苷类的薄层色谱有吸附薄层色谱和分配薄层色谱两种。

硅胶和反相硅胶是强心苷类吸附薄层色谱最常用的吸附剂，氧化铝一般不用于强心苷类的薄层色谱。在硅胶薄层色谱上分离强心苷类较好的展开溶剂系统有三氯甲烷－甲醇－乙酸（85：13：2）、乙酸乙酯－甲醇－水（80：5：5）、二氯甲烷－甲醇－甲酰胺（80：19：1）等。在反相硅胶薄层色谱上分离强心苷类的展开溶剂系统有甲醇－水、三氯甲烷－甲醇－水等。

分配薄层色谱常用硅胶、硅藻土、纤维素作载体，甲酰胺、二甲基甲酰胺或乙二醇等为固定相，展开溶剂系统的选择类似纸色谱。

色谱的显色 纸色谱和薄层色谱上强心苷类的显色，常用三氯化锑试剂，活性亚甲基试剂（如3，5－二甲基苯甲酸试剂等）。

常用显色剂如下。

（1）2% 3,5－二硝基苯甲酸乙醇溶液与2mol/L氢氧化钾溶液等体积混合，喷后强心苷显红色，几分钟后褪色。

（2）1%苦味酸水溶液与10%氢氧化钠水溶液（95：5）混合，喷后于90～100℃烘4～5分钟，强心苷呈橙红色。

（3）2%三氯化锑的三氯甲烷溶液，喷后于100℃烘5分钟，各种强心苷及苷元显不同的颜色。

七、强心苷的结构研究

（一）UV谱

强心苷类化合物由于具有共轭双键，在UV谱中有相应吸收。甲型强心苷元：$\Delta^{\alpha\beta}$－γ－内酯结构常在217～220nm（$\log\varepsilon$ 4.20～4.24）处有最大吸收，若此结构中包含$\Delta^{16(17)}$，在约270nm处产生强的特征吸收，若包含$\Delta^{14(15),16(17)}$双共轭结构，在约330nm处产生强的特征吸收。乙型强心苷元：$\Delta^{\alpha\beta,\gamma\delta}$－双烯－$\delta$－内酯结构在295～300nm（$\log\varepsilon$ 3.93）处有特征吸收。苷元中存在孤立羰基，如在C－11或C－12位，在290nm处出现小峰或肩峰；若在C－19位，在303nm处产生低峰（图9－6）。

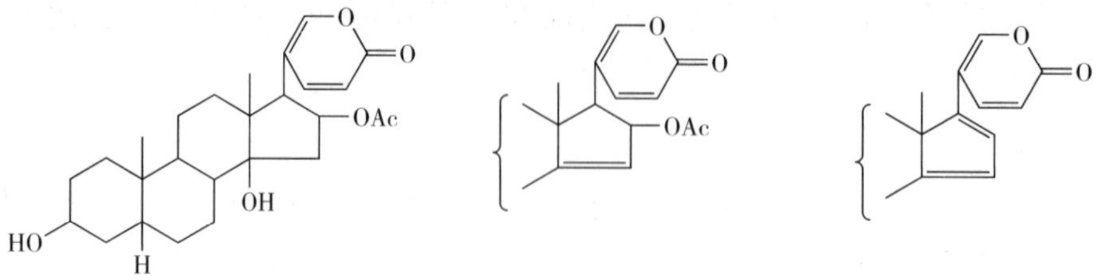

	Bufotalin	Δ^{14}-monoanhydrybufotalin	$\Delta^{14,16}$-dianhydrybufotalin
λ_{max} nm：	300	296	300
ε：	5500	5140	1600

图9－6 蟾毒它灵的紫外吸收特征

（二）IR光谱

根据强心苷类化合物的IR光谱中羰基吸收峰的峰形和峰位，可以区分苷元中的五元不饱和内酯环和六元不饱和内酯环。$\Delta^{\alpha\beta}-\gamma-$五元不饱和内酯环一般在1800～1700cm^{-1}处有两个羰基吸收峰。其中低波数的峰是由α、β不饱和羰基产生的正常吸收，较高波数的峰是一个非正常的吸收，可随溶剂性质而改变，通常在极性大的溶剂中，吸收强度减弱或消失，而正常吸收在极性溶剂中，吸收强度不变或略加强。例如3－乙酰毛花洋地黄毒苷元在二硫化碳溶液中测定时，其红外光谱在1800～1700cm^{-1}区间有三个羰基吸收峰：即1738cm^{-1}、1756cm^{-1}、1783cm^{-1}。其中1738cm^{-1}为乙酰基上的羰基吸收，1756cm^{-1}和1783cm^{-1}为$\Delta^{\alpha\beta}-\gamma-$五元不饱和内酯环中的羰基吸收，1756cm^{-1}是羰基正常的吸收峰，由于羰基与α,β不饱和键共轭而移向低波数，与$\alpha,\beta-$五元饱和内酯环羰基吸收1786cm^{-1}相比，大约向低波数位移了20～30cm^{-1}，而1783cm^{-1}是非正常的羰基吸收。$\Delta^{\alpha\beta,\gamma\delta}-\delta-$六元不饱和内酯环在1800～1700cm^{-1}虽也有两个羰基吸收峰，但因其环内共轭程度增高，故两峰均较$\Delta^{\alpha\beta}-\gamma-$五元不饱和内酯环相应的羰基峰向低波数位移约40cm^{-1}。例如嚏根草苷元（hellebrigenin），在三氯甲烷中测定时，出现1740cm^{-1}（非正常羰基吸收）和1718cm^{-1}（正常羰基吸收）两个吸收峰（图9－7）。

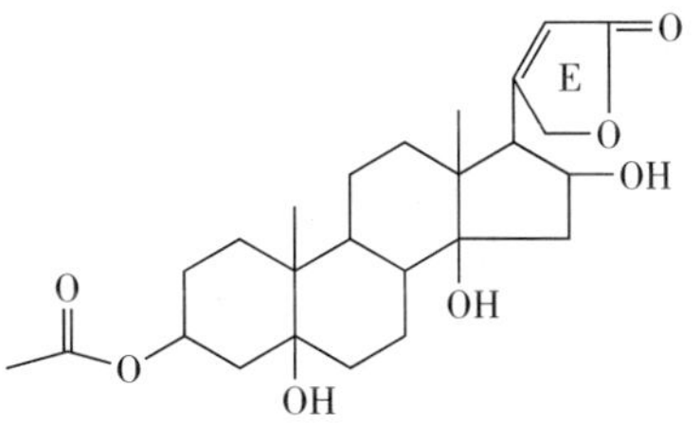

3-乙酰毛花洋地黄毒苷元

（CS_2中测定）ν_{CO}　1756 cm^{-1}（E环正常羰基吸收）

1783 cm^{-1}（E环非正常羰基吸收）

$\nu_{-OCOCH3}$　1738 cm^{-1}

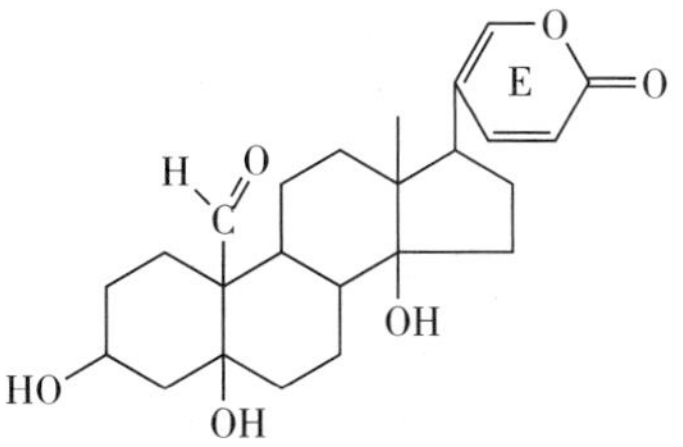

嚏根草苷元

（$CHCl_3$中测定）ν_{CO}　1740 cm^{-1}（E环非正常羰基吸收）

1718 cm^{-1}（E环正常羰基吸收）

ν_{CHO}　1718 cm^{-1}

图9－7　甲型强心苷元、乙型强心苷元、红外光谱特征

（三）NMR谱

1. ^{1}H－NMR谱　在各种强心苷类化合物的^{1}H－NMR谱中，高场区可见饱和的亚甲基及次甲基信号重叠堆积而成的复杂峰，但是18－CH_3和19－CH_3在δ 1.00ppm左右呈特征性单峰，且18－CH_3信号较19－CH_3信号位于低场；若C_{10}为醛基取代，质子信号在δ 9.50～10.00ppm区域出现单峰；C_{10}位羟甲基乙酰化后，在δ 4.00～4.50ppm出现AB型四重峰（$J=12$Hz）；C_{16}位无氧取代时，H－17在δ 2.80左右出现多重峰；H－3为多重峰，在苷元中其值约为3.90ppm，苷化后则进一步移向低场。

（1）甲型强心苷元　$\Delta^{\alpha\beta}-\gamma-$内酯结构中，H－22一般在$\delta$ 5.60～6.00ppm区域呈宽单峰；C_{21}上的两个质子在δ 4.50～5.00ppm区域出现宽单峰或三重峰（t峰）或AB型四重峰（AB_q峰）（$J=$

18Hz）。

（2）乙型强心苷元　$\Delta^{\alpha\beta,\gamma\delta}$－双烯－$\delta$－内酯结构中，H－21以单峰的形式出现在7.20ppm左右；H－22和H－23等两个质子各以二重峰形式，分别出现在7.80ppm和6.30ppm左右。

（3）糖部分　强心苷常连有去氧糖，它们在^{1}H－NMR谱中均有特征性信号。6－去氧糖C_5上的甲基呈双峰（d峰）处于高场；α－去氧糖C_2上的两个质子处于高场区并与端基质子有两种不同程度的偶合，α－去氧糖中的端基质子呈双二重峰（dd峰）。葡萄糖C_5上的羟甲基质子不等价，乙酰化后常为三重峰（t峰）或AB型四重峰（AB_q峰）。

2. ^{13}C－NMR谱　甲型强心苷不饱和内酯环上双键和羰基信号分别出现在δ 172（C－20）、74（C－21）、117（C－22）和175（C－23）左右；乙型强心苷不饱和内酯环中1个不饱和双键和一个α、β不饱内酯的羰基信号分别出现在δ 123（C－20）、149（C－21）、147（C－22）、115（C－23）和162（CO）左右。一些强心苷元与衍生物的^{13}C－NMR谱化学位移见表9－2。

表9－2　常见强心苷元与衍生物的^{13}C－NMR谱化学位移（TMS）

序号	成分								
	Ⅰ	Ⅱ	Ⅲ	Ⅳ	Ⅴ	Ⅵ	Ⅶ	Ⅷ	Ⅸ
C_1	30.0	30.0	30.8	30.8	24.8	37.4	37.0	37.5[a]	37.5
C_2	28.0	28.0	25.4	25.3	27.4[a]	32.2	27.3[a]	32.1	32.3
C_3	66.8	66.8	71.4	71.3	67.2	70.5	73.6	70.6	70.6
C_4	33.5	33.5	30.8	30.8	38.1	29.0	34.2	38.7	39.1
C_5	35.9[a]	36.4	37.4	37.4	75.3	44.7	44.4	45.9	44.9
C_6	27.1	27.0	26.8	26.8	37.0	29.0	28.8	28.9	29.2
C_7	21.6[b]	21.4[a]	21.6	20.6[a]	18.1[b]	27.9[a]	27.8[a]	28.2	27.6
C_8	41.9	41.8	41.8	41.5	42.2[c]	41.5	41.6	37.0[a]	41.5
C_9	35.8[a]	35.8	36.1	36.2	40.2[c]	49.9	49.7	53.9	50.2
C_{10}	35.8[a]	35.8	35.8	35.5	55.8	35.9	35.8	36.5	36.0
C_{11}	21.7[b]	21.9[a]	21.6	21.2[a]	22.8[b]	21.4	21.3	66.7	20.6
C_{12}	40.4	41.2	40.3	31.3	40.2	39.6	39.6	48.3	30.8
C_{13}	50.3	50.4	50.3	49.5	50.1	49.9	49.7	50.1	49.3[a]
C_{14}	85.6	85.2	85.6	86.1	85.5	84.5	84.5	85.8	85.2
C_{15}	33.0	42.6	33.0	31.3	32.2	32.9	33.1	33.3	31.5
C_{16}	27.3	72.8	27.3	24.8	27.5[a]	27.1[a]	27.8[a]	27.2	24.8
C_{17}	51.5	58.8	51.5	58.9	51.4	51.3	51.4	52.3	48.9[a]
C_{18}	16.1	16.9	16.0	18.5	16.2	16.0	16.1	19.5	18.6
C_{19}	23.9	23.9	23.9	24.0	195.7	12.2	12.1	15.5	12.4
C_{20}	177.1[c]	171.8[b]	177.1[a]	173.6[b]	177.2[d]	175.9	175.9	176.3	172.9
C_{21}	74.5	76.6	74.7	74.8	74.8	73.6	73.6	73.8	74.1
C_{22}	117.4	119.6	117.4	116.6	117.8	117.6	117.7	117.7	116.6
C_{23}	176.3[c]	175.3[b]	176.3[a]	175.8[b]	176.6[d]	174.5	174.5	174.8	174.1

Ⅰ.洋地黄毒苷元，Ⅱ.羟基洋地黄毒苷元，Ⅲ.3－乙酰洋地黄毒苷元，Ⅳ.17βH－洋地黄毒苷元乙酸酯，Ⅴ.毒毛旋花子苷元，Ⅵ.乌沙苷元，Ⅶ.3－乙酰乌沙苷元，Ⅷ.11β－羟基乌沙苷元，Ⅸ.17βH－乌沙苷元

强心苷中常见2,6－二去氧糖、6－去氧糖以及甲氧基糖化学位移见表9－3。

表 9-3　强心苷中常见 2,6-二去氧糖、6-去氧糖以及甲氧基糖化学位移（TMS，pyridine-d_5）

成分	序号						
	1′	2′	3′	4′	5′	6′	OCH_3
L-夹竹桃糖	95.5	35.8	79.3	77.1	69.1	18.6	56.9
D-加拿大麻糖	97.6	36.4	78.7	74.0	71.1	18.9	58.1
D-迪沙糖	98.2	33.1	79.1	67.0	71.2	17.6	55.1
D-沙门糖	97.3	33.6	80.3	67.9	69.9	17.5	56.7
L-黄花夹竹桃糖	98.9	73.8	84.8	76.6	68.9	18.5	60.6
D-洋地黄糖	103.6	70.9	85.1	68.7	71.0	17.4	57.2

（四）MS

FD-MS 和 FAB-MS 技术常用于强心苷分子量和糖连接顺序的测定。强心苷的主要开裂方式是苷键的 α-断裂，而苷元的开裂方式较多也较复杂，除 RDA 裂解、羟基的脱水、脱甲基、脱 17 位支链和醛基脱 CO 外，还有一些由复杂开裂产生的特征碎片。

甲型强心苷元 C_{17}侧链为 $\Delta^{\alpha\beta}$-γ 内酯，质谱裂解产生 m/z 111、m/z 124、m/z 163 和 m/z 164 等含有 γ-内酯环或内酯环加 D 环的特征碎片离子（图 9-8）。

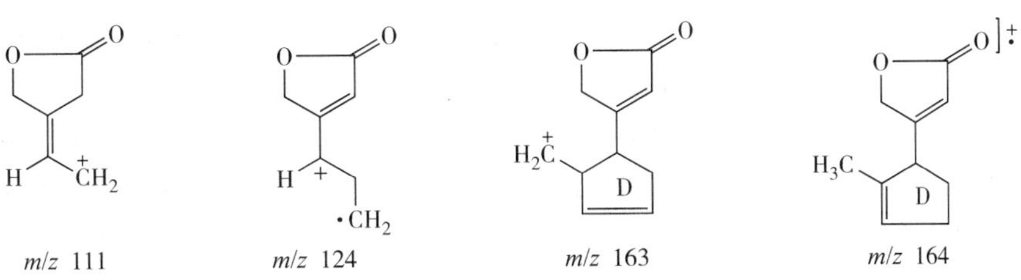

图 9-8　甲型强心苷元的质谱裂解典型碎片离子

乙型强心苷元 C_{17}侧链为 $\Delta^{\alpha\beta,\gamma\delta}$-双烯-$\delta$-内酯，质谱裂解产生 m/z 109、m/z 123、m/z 135 和 m/z 136 含 δ-内酯环的碎片离子峰（图 9-9）。

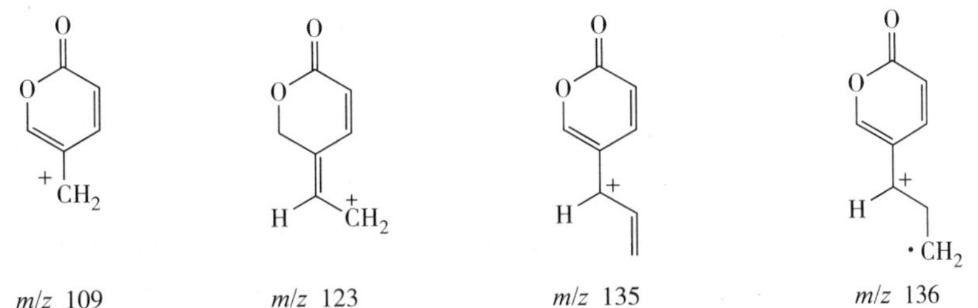

图 9-9　乙型强心苷元的质谱裂解典型碎片离子

甾体母核质谱裂解常产生键的断裂和复杂重排，如 D 环 C_{13}-C_{17}键和 C_{15}-C_{16}键断裂产生 m/z 264 碎片离子；由 C_{13}-C_{17}键和 C_{14}-C_{15}键断裂产生 m/z 249 碎片离子；D 环 C_{13}-C_{17} 键裂解后与 C_{14}-OH 发生重排，产生 C 环缩合为五元环的 m/z 221 和 m/z 203 的碎片离子。若甾核结构中有羟基或羰基取代，上述离子的质荷比会产生相应的质量位移（图 9-10）。

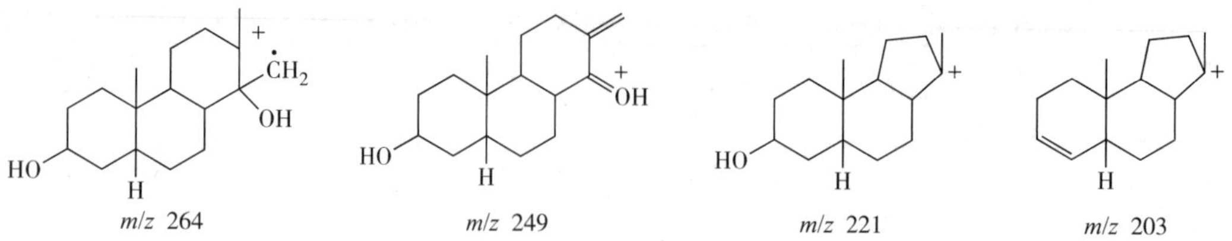

图 9－10　甾体的质谱裂解的碎片离子

（五）结构研究实例

黄花夹竹桃乙醚提取物中分离得到强心苷 3－O－methylevomonoside（Ⅰ），无色微小针状结晶，mp 203℃～204℃，分子式为 $C_{30}H_{46}O_8$，Liebermann－Burchard 反应、Legal 反应、Keller－Killiani 反应均为阳性。

IR 光谱（KBr）cm^{-1}：3490（OH），3420（OH），1785（CO），1740（CO）。

EI－MS（m/z）：534（100），375（苷元＋H），357（苷元－OH），356（苷元－H_2O），339（苷元－OH－H_2O），246（苷元－OH－$C_6H_7O_2$），231，161，111，74（基峰）。

^{1}H－NMR 谱（$CDCl_3$－CD_3OD（1.5∶1）δ：0.88（3H，s，18－CH_3），0.94（3H，s，19－CH_3），1.29（1H，d，J＝6.3Hz，H－6′），2.0～2.25（2H，m，H－16），2.28（1H，dd，J＝5.3，9.0Hz，H－17），3.42（1H，dd，J＝9.2，3.1Hz，H－3′），3.50（1H，t，J＝9.1Hz，H－4′），3.50（3H，s，OCH_3），3.73（1H，dq，J＝9.0，6.3Hz，H－5′），3.97（1H，br，H－3），4.02（1H，dd，J＝3.1，1.7Hz，H－2′），4.82（dd，J＝18.0，1.5Hz，H－21a），4.92（1H，d，J＝1.7Hz，H－1′），4.99（dd，J＝18.0，1.5Hz，H－21b），5.88（1H，d，J＝1.5Hz，H－22）。

^{13}C－NMR 谱［400MHz，$CDCl_3$－CD_3OD（1.5∶1）］δ：15.8（C－18），17.6（C－6′），21.2（C－7），21.4（C－11），23.8（C－19），26.5（C－2），26.6（C－6），26.9（C－16），29.4（C－4），30.4（C－1），33.1（C－15），35.2（C－10），35.7（C－9），36.5（C－5），40.0（C－12），41.8（C－8），50.4（C－13），50.9（C－17），57.0（OCH_3），67.4（C－2′），67.7（C－5′），71.7（C－4′），71.7（C－3），81.4（C－3′），85.6（C－14），97.3（C－1′），117.7（C－22），174.6（C－23）。

在^{1}H－NMR 谱中，化合物（Ⅰ）的 H－3 化学位移、峰形均与洋地黄毒苷元的 H－3 相同，表明两者的 C_3－OH 构型为 β－构型。据 J 值 C_2'位氢为 e 键取代，C_3'、C_4'和 C_5'位氢均为 a 键取代。由于 $J_{1',2'}$＝1.7Hz，与文献报道的 α－甘露糖苷的 $J_{1',2'}$一致，并结合 J_{C1-H1}为 170Hz，故化合物（Ⅰ）的 C_1'位氢为 e 键取代，C_1'－OH 为 α－构型（a 键取代）。C_5'－H(dq)、C_6'－CH_3（d）显示为6－去氧甘露糖（L－鼠李糖）的衍生物。

化合物（Ⅰ）的^{13}C－NMR 谱与洋地黄毒苷元相比较，前者苷元部分 C_3信号较后者的相应碳信号向低场位移 4.9，而 C_2和 C_4信号较后者分别向高场位移 1.5 和 4.1，其余碳信号基本相同。这表明化合物（Ⅰ）中的糖基链接在苷元的 C_3位。化合物（Ⅰ）糖部分碳信号与鼠李糖苷向比较，C_3'信号向低场位移 10.0，说明化合物（Ⅰ）糖部分的甲氧基连接在鼠李糖 C_3'位上。化合物（Ⅰ）的二乙酰衍生物的质谱数据，进一步证明了化合物（Ⅰ）的结构为 3－O－methylevomonoside。

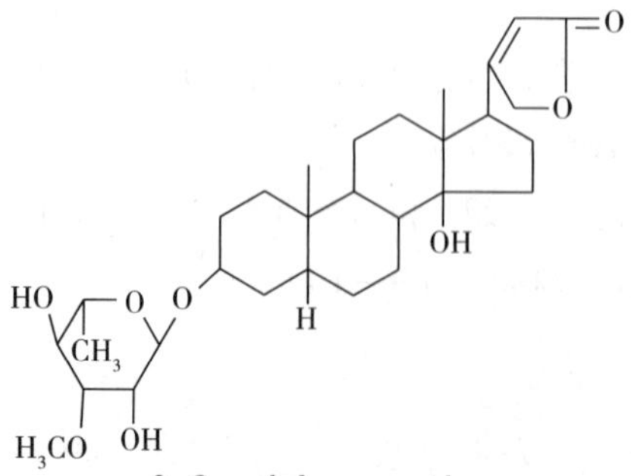

3－O－methylevomonoside

八、含强心苷的中药及蟾酥强心成分的实例

（一）毛花洋地黄

毛花洋地黄（*Digitalis lanata* Ehrh.）是玄参科植物，富含强心苷类物质。其叶中含有三十多种强心苷，如属于原生苷的毛花洋地黄苷甲、乙、丙、丁和戊（lanatosides A，B，C，D，E），其中苷甲和苷丙的含量最高。此外，还含叶绿素、树脂、皂苷、蛋白质、水溶性色素、糖类等杂质和可水解原生苷的酶。

主要成分毛花洋地黄苷丙是医药工业制取临床常用的强心苷类药物西地兰（cedilanid-D）、地高辛（digoxin）的原料。其制备过程主要分为三步：提取总苷、分离毛花洋地黄苷丙、毛花洋地黄苷丙去乙酰基。

1. 主要化学成分及结构

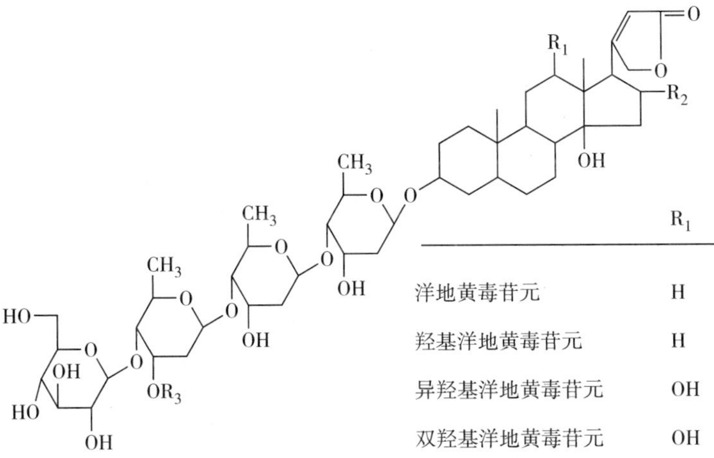

	R_1	R_2	R_3
洋地黄毒苷元	H	H	
羟基洋地黄毒苷元	H	OH	
异羟基洋地黄毒苷元	OH	H	
双羟基洋地黄毒苷元	OH	OH	
吉它洛苷元	H	-OCHO	
洋地黄毒苷	H	H	H
羟基洋地黄毒苷	H	OH	H
异羟基洋地黄毒苷	OH	H	H
双羟基洋地黄毒苷	OH	OH	H
吉它洛苷	H	-OCHO	H
毛花洋地黄苷甲	H	H	$-OCCH_3$
毛花洋地黄苷乙	H	OH	$-OCCH_3$
毛花洋地黄苷丙	OH	H	$-OCCH_3$
毛花洋地黄苷丁	OH	OH	$-OCCH_3$
毛花洋地黄苷戊	H	-OCHO	$-OCCH_3$

2. 西地兰的制取 西地兰即去乙酰毛花洋地黄苷丙，无色晶体，熔点265~268℃，$[\alpha]_D^{20}$ +12.2°（75%乙醇）。能溶于水（1∶500）、甲醇（1∶200）或乙醇（1∶2500），微溶于三氯甲烷，几乎不溶于乙醚。

（1）提取总苷

1）浸出：将毛花洋地黄叶粗粉加5倍量70%乙醇在50~60℃温浸2小时，以破坏酶的活性和提出

亲水性较强的原生苷。滤出浸液。药渣再以 3 倍量 70% 乙醇温浸一次，强心苷就可基本提尽。滤出浸液。药渣用少量 70% 乙醇洗涤，合并乙醇浸出液及洗涤液。

2）析胶：乙醇浸出液用碳酸钠调 pH 至中性，防止苷键水解。60℃以下减压回收乙醇至含醇量为 10% ~20%（约为总浸出液体积的四分之一）。于 15℃以下静置析胶，放置过夜，使胶质沉淀完全，以除去大部分的叶绿素、树脂等亲脂性杂质。吸取上清液，继续减压回收至无醇味，即为浓缩液。

3）分离总苷：浓缩液以 0.4 倍量（体积）的三氯甲烷萃取一次，残存的亲脂性杂质，包括部分次生苷、树脂、叶绿素等，转溶于三氯甲烷层中，而亲水性较强的原生苷，尤其是极性较大的毛花洋地黄苷丙，仍然留在水溶液中。分出水溶液，加适量的浓乙醇使水溶液中含醇量达 22%，再用 0.3 倍量（体积）的三氯甲烷提取含醇水溶液二次。此时，强心苷类进入三氯甲烷层，而水层主要残留有糖、氨基酸等水溶性杂质。三氯甲烷层减压回收溶剂，得到疏松的固体物，即为粗总苷。

粗总苷加入适量甲醇，加热回流至全溶，滤清。常压回收甲醇至溶液量为粗总苷的 0.3 ~ 0.4 倍（体积/重量），加入粗总苷重量 4% 的蒸馏水，再加少量晶种，摇匀后静置 48 小时以上，待其结晶。滤取结晶，以少量乙醚 - 丙酮（1∶1）洗涤。母液加入适量的乙醚 - 丙酮（2∶1）混合溶剂，搅拌成浆状，静置过夜析晶。抽滤，结晶以适量乙醚 - 丙酮（1∶1）洗涤。合并两次所得结晶物，挥散溶剂后于 100℃烘干，即为精制总苷，主要含毛花洋地黄苷甲、乙和丙。

（2）分离毛花洋地黄苷丙　由于毛花洋地黄苷甲、乙、丙中苷元所含的羟基数目和位置不一样，极性和溶解度不同，极性大小顺序：毛花洋地黄苷丙 > 毛花洋地黄苷乙 > 毛花洋地黄苷甲，溶解度见表 9 - 4。

表 9 - 4　毛花洋地黄苷甲、乙、丙的溶解度比较

化合物	水	甲醇	乙醇	三氯甲烷
毛花洋地黄苷甲	不溶（1∶16 000）	1∶20	1∶40	1∶225
毛花洋地黄苷乙	不溶	1∶20	1∶40	1∶550
毛花洋地黄苷丙	不溶（1∶18 500）	1∶20	1∶45	1∶1750

极性小的化合物在低极性溶剂（三氯甲烷）中含量多，极性大的化合物在极性大的溶剂（稀甲醇）中含量多，据此可分离苷丙，方法如下。

先将总苷溶于甲醇，滤清。再向滤液中加入三氯甲烷和水，使其成为总苷 - 甲醇 - 三氯甲烷 - 水（1∶100∶500∶500）的比例，振摇后静置分层。三氯甲烷层回收三氯甲烷，残渣主要含苷甲和苷乙。稀甲醇层减压浓缩至小体积，冷却结晶，过滤即得苷丙和苷乙的粗结晶。

将苷丙的粗结晶（主要混有苷乙）按上述分配比例进行第二次分离。三氯甲烷层回收三氯甲烷，残渣主要含苷乙。稀甲醇层仍然浓缩至小体积，冷却结晶。过滤，即得毛花洋地黄苷丙的结晶。

（3）去乙酰基　以毛花洋地黄苷丙为原料，经氢氧化钙或碳酸氢钾去乙酰基，制取西地兰。方法是按苷丙 - 甲醇 - 氢氧化钙 - 水［1g∶33ml∶（50 ~ 70）mg∶33ml］的配比，先溶苷丙于甲醇中，溶氢氧化钙于水中，分别滤清，混合均匀后静置过夜。反应过程中，监测水解液 pH，一般应使其稍显碱性。水解完毕，以 1% 的盐酸调至中性。过滤，滤液减压浓缩至约 20% 的容量，放置过夜能沉淀或析出结晶。滤集沉淀或结晶，以甲醇重结晶一次即得西地兰（去乙酰毛花洋地黄苷丙）纯品。

（二）蟾酥

蟾酥是中华大蟾蜍（*Bufo bufo gargarizans* Cantor）或黑眶蟾蜍（*Bufo melanostictus* Schneider）的耳后腺或皮肤腺所分泌的白色浆液加工所制成，本品性甘、辛、温，有毒。具有解毒、消肿、止痛、收敛、止血、开窍醒神之功效。现代科学研究和临床实践证明，蟾酥有明显的强心、升压、兴奋呼吸、局麻、抗肿瘤、抗炎和增强免疫的作用，是传统中成药六神丸、喉症丸、救心丸和蟾立苏的组成之一，主要用于治疗痈疽疔疮、咽喉肿痛、心力衰竭等病。

1. 主要化学成分　蟾蜍中化学成分比较复杂，按其溶解性分为两类。

（1）脂溶性成分　主要有蟾蜍甾二烯类和强心甾烯蟾毒类，还有胆甾醇、β－谷甾醇和麦角甾醇等。

1）蟾蜍甾二烯类：有游离型和结合型两类。游离蟾蜍甾二烯（乙型强心苷元），甾体母核的 C_3 羟基多以游离状态存在（蟾毒配基）或与酸结合成酯（结合型蟾毒配基）。蟾毒配基主要有蟾毒灵（bufalin）、脂蟾毒配基（resibufogenin）、蟾毒它灵（bufotalin）、日蟾毒它灵（gamabufotalin）和蟾毒它里定（bufotalidin）等化合物，其中蟾毒灵的强心作用最强。

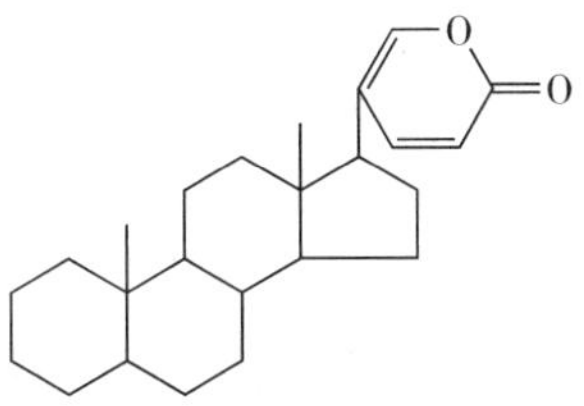

蟾毒灵	3β-OH	14β-OH		
华蟾毒精	3β-OH	14β, 15β	O（环氧）	16β-OAc
蟾毒它灵	3β-OH	14β-OH		16β-OAc
脂蟾毒配基类	3β-OH	14β, 15β	O（环氧）	

结合型蟾毒配基按所连接的酸不同分为蟾毒类（C_3 羟基连接脂肪酸氨基酸酯，如辛二酰精氨酸酯）、蟾毒配基脂肪酸酯（C_3 羟基连接脂肪酸，如辛二酸精氨酸酯）、蟾毒配基硫酸酯（C_3 羟基连接硫酸酯）。

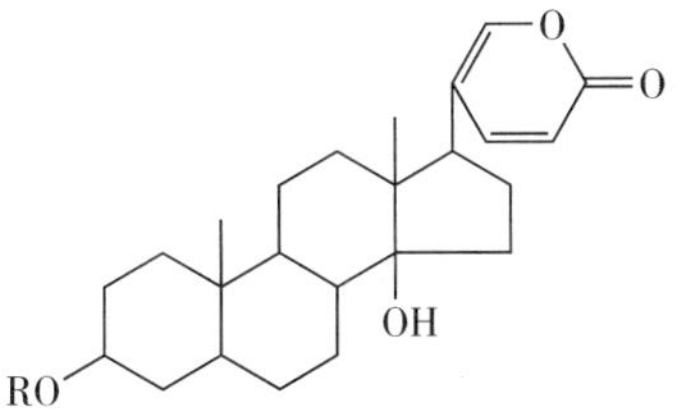

RO　OH

蟾毒类（如：蟾毒灵-3-辛二酸精氨酸酯）
$R = -CO(CH_2)_6CONHCH(COOH)(CH_2)_3NHC(=NH)NH_2$

蟾毒配基脂肪酸酯（如：蟾毒灵-3-辛二酸单酯）
$R = -CO(CH_2)_6COOH$

蟾毒配基硫酸酯
$R = -SO_3H$

2）强心甾烯蟾毒类：该类成分在蟾蜍中数量较少，其母核为甲型强心苷元，C_3 羟基多与酸成酯。如新鲜蟾蜍浆中分离出的沙门苷元－3－辛二酸精氨酸酯、沙门苷元－3－硫酸酯和沙门苷元－3－半辛二酸酯等化合物。

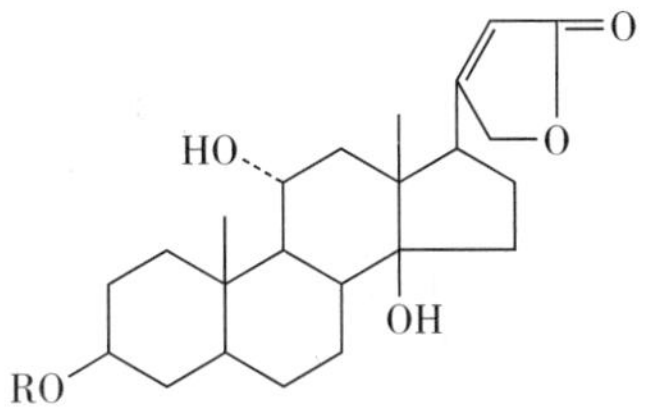

HO　RO　OH

强心甾烯蟾毒类（如：沙门苷元-3-辛二酸精氨酸酯）
$R = -CO(CH_2)_6CONHCH(COOH)(CH_2)_3NHC(=NH)NH_2$

强心甾烯脂肪酸酯（如：沙门苷元-3-半辛二酸单酯）
$R = -CO(CH_2)_6COOH$

强心甾烯硫酸酯
$R = -SO_3H$

（2）水溶性成分　此类成分多为吲哚类生物碱，即蟾毒色胺类（bufotenins），如5－羟色胺、蟾蜍色胺和蟾蜍季胺等。此外蟾蜍中还有其他水溶性化合物，如：肾上腺素、多糖和氨基酸等。

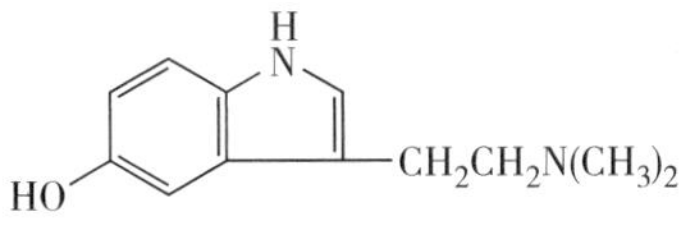

$-CH_2CH_2N(CH_3)_2$　HO　蟾蜍碱

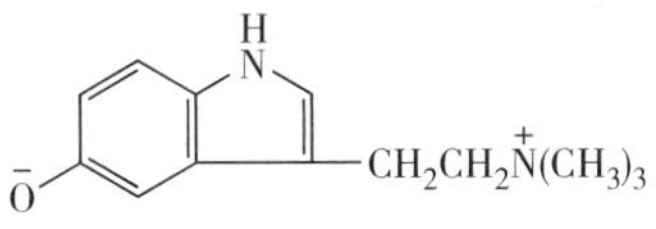

$-CH_2CH_2\overset{+}{N}(CH_3)_3$　$\overset{-}{O}$　蟾蜍甲碱

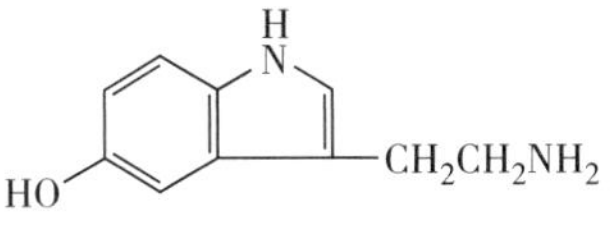

$-CH_2CH_2NH_2$　HO　5-羟色胺

因此，该类物质在加工、干燥或提取过程中应注意酶、酸、碱等水解。

2. 结构 蟾毒配基基本骨架为甾体化合物，最早由华蟾毒精（cinobufagin）和南美蟾毒精（marinobufagin）通过硒脱氢反应获得 *g* - methylcyclopentanophenanthren，经 X - 射线衍射研究得到证实。A/B 环为顺式，B/C 环为反式，C/D 环反式。一般在 C_5 位、C_{11} 位、C_{12} 位、C_{16} 位和 C_{19} 位有羟基、酮基或乙酰基，其中 C_3 位、C_5 位和 C_{16} 位羟基为 β - 构型，C_{11} 位为 α - 构型，C_{12} 位为 α - 或 β - 构型，C_8、C_9、C_{10}、C_{13} 和 C_{17} 位的构型与甾醇和胆汁酸相同。

3. 主要有效成分的性质 蟾毒配基和蟾毒类一般为白色棱状结晶或淡黄色结晶性粉末，无臭、味苦。易溶于三氯甲烷、甲醇和乙醇，略溶于乙酸乙酯和乙醚，不溶于石油醚和水。蟾毒色胺类可溶于水，但不稳定，易氧化。

4. 主要有效成分的检识

（1）理化检识 Legal 反应、Raymond 反应、Keddy 反应对蟾蜍中强心甾烯蟾毒类呈阳性，而蟾蜍甾二烯类呈阴性。

（2）色谱检识 薄层色谱、毛细管气相色谱、高效液相色谱和凝胶电泳法。其中薄层色谱法较常用。如：检识脂蟾毒配基、蟾毒灵、华蟾毒精等。吸附剂：硅胶 G。展开剂：三氯甲烷 - 丙酮 - 环己烷（3∶3∶4）。显色剂：10% 的硫酸乙醇溶液，100 ~ 105℃烘 3 分钟于可见光或紫外光下检识。

5. 提取分离 蟾蜍（*Bufo bufo gargarizans* Cantor）干燥皮中分离出华蟾毒精 - 3 - 戊二酰 - L - 精氨酸酯（V）、7 个蟾毒配基和 8 个蟾毒素，其分离流程如（图 9 - 11）。

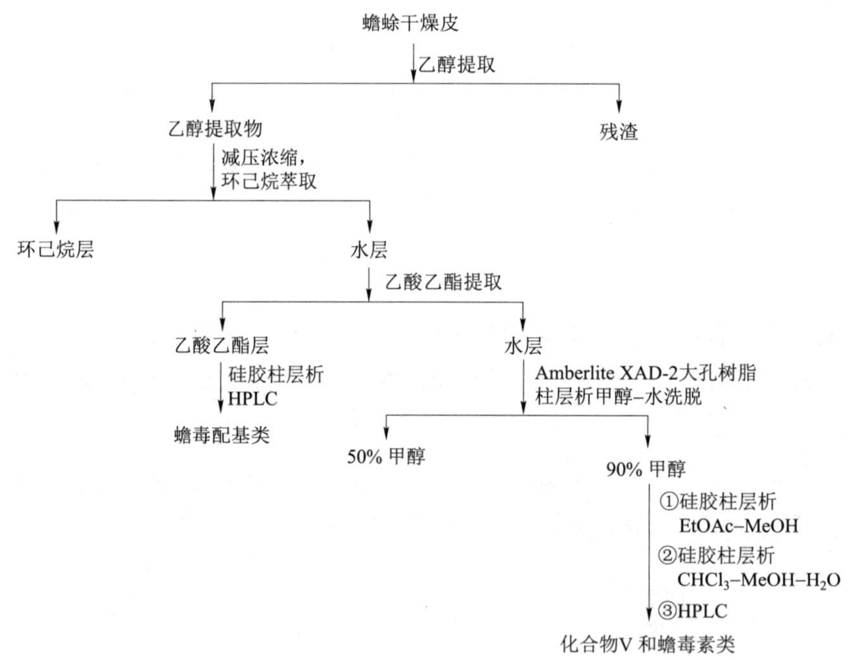

图 9 - 11 蟾蜍中蟾蜍毒素的提取分离

第三节 甾体皂苷

PPT2

一、概述

甾体皂苷（steroidal saponins）由螺甾烷（spirostane）类化合物与糖结合成苷。在植物中分布广泛，主要存在于百合科（Liliaceae）、薯蓣科（Dioscoreaceae）、豆科（Leguminosae）、姜科（Zingiberaceae）和龙舌兰科（Agavaceae）等植物中。中药麦冬、重楼、百合、玉竹、知母和薤白等富含甾体皂苷。甾体皂苷具有抗肿瘤、防治心脑血管疾病、祛痰、镇咳、抗炎、抗疲劳、降血糖、免疫调节、降胆固醇、抗菌、杀灭钉螺、抗生育和细胞毒等生物活性，其中具有抗肿瘤活性的甾体皂苷占总皂苷总数的2/3。目前，临床上应用较多是总皂苷提取物。如地奥心血康胶囊，对冠心病、心绞痛发作疗效较好，其原料是从黄山药（*Dioscorea panthaica* Prain et Burkill）中提取的甾体皂苷。心胸舒通为蒺藜（*Tribulus terresris* L.）果实中提取的总皂苷制剂，临床上用于心脑血管疾病的防治，具有扩冠、改善冠脉循环作用，对缓解心绞痛、改善心肌缺血有较好疗效。盾叶薯蓣（*Dioscorea zingiberensis* C. H. Wright）根茎水溶性皂苷是盾叶冠心宁和麦冬汤的主成分。滇重楼（*Paris polyphylla*）中的甾体皂苷是著名中成药云南白药、季德胜蛇药片、宫血宁的主要成分。

二、甾体皂苷的结构与分类

（一）甾体皂苷的结构特点

1. 甾体皂苷元的结构特点

（1）甾体母核结构　甾体皂苷元结构中含有 6 个环，由 27 个碳原子组成，除甾体母核 A、B、C、D 四个环外，E 环和 F 环以螺缩酮形式相连接，构成螺旋甾烷结构。

（2）甾体母核稠合方式　一般 B/C 和 C/D 环为反式稠合，A/B 环有顺式也有反式。

（3）甾体母核构型　E 环和 F 环中有 C_{20}、C_{22}和 C_{25} 3 个手性碳原子。其中，20 位上的甲基均处于 E 环的平面后。22 位上的含氧侧链处于 F 环的后面。C_{25}的绝对构型依甲基取向的不同可能有两种构型，当 25 位上的甲基处于直立键时，为β取向，其 C_{25}的绝对构型为 *S* 型，又称 *L* 型或 *neo* 型，为螺旋甾烷；当 25 位上的甲基处于平伏键时，为 α 取向，其 C_{25}的绝对构型为 *R* 型，又称 *D* 型或 *iso* 型，为异螺旋甾烷，较螺旋甾烷稳定。

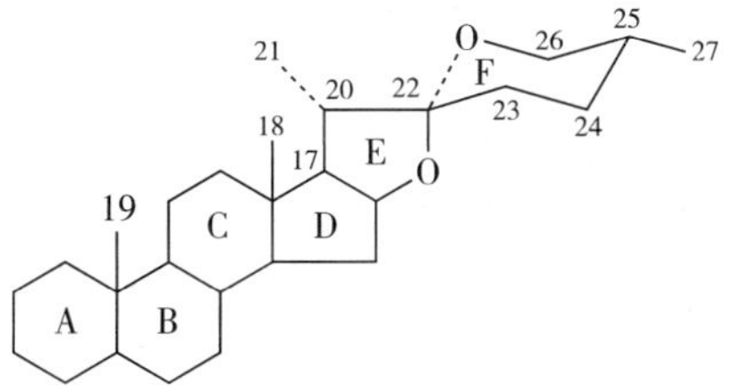

（4）取代基　分子中含有多个羟基，大多数在 C－3 上有羟基，且多为β取向。一些甾体皂苷分子中在 C_{12}位有羰基，是合成肾上腺皮质激素的必要结构条件，双键常在 $\Delta^{5(6)}$ 和 $\Delta^{9(11)}$，少数在 $\Delta^{25(27)}$。由于甾体皂苷分子中不含羧基，呈中性，故又称中性皂苷。

2. 组成甾体皂苷的糖　种类较多，迄今发现已有 10 余种，其中以 D－葡萄糖、D－半乳糖、D－木糖、L－鼠李糖和 L－阿拉伯糖最常见，也可见 L－呋糖、D－加拿大麻糖，6－去氧葡萄糖和 6－去氧半乳糖少见。糖一般连接在苷元的 3 位，也有的在 1 位和 2,6 位。皂苷元与糖可能形成单糖链皂苷或双糖链皂苷。

（二）甾体皂苷的分类

根据螺甾烷结构中 C_{25}的构型和 F 环的环合状态，可将甾体皂苷分为四种类型。

1. 螺甾烷醇（spirostanol）型　C－25 为 *S* 构型，即位于 F 环平面上的 C－25 位甲基为直立键，β－取向（即 $25\beta_F$），绝对构型为 L－型，又称 *neo* 型。如从中药知母中分得的知母皂苷 A_1、A_2和 A_3，其苷元是菝葜皂苷元（sarasapogenin），简称螺旋甾－3β－醇。

2. 异螺甾烷醇（isospirostanol）型　C－25 为 *R* 构型，即位于 F 环平面下的 C－25 位甲基为平伏键，α－取向（即 $25\alpha_F$），绝对构型为 *D*－型，又称 *iso* 型。如从薯蓣科薯蓣属植物根茎中分得的薯蓣皂苷（dioscin），其水解产物为薯蓣皂苷元（diosgenin），简称 Δ^5－异螺甾烯－3*β*－醇，是合成甾体激素类药物和甾体避孕药重要原料。

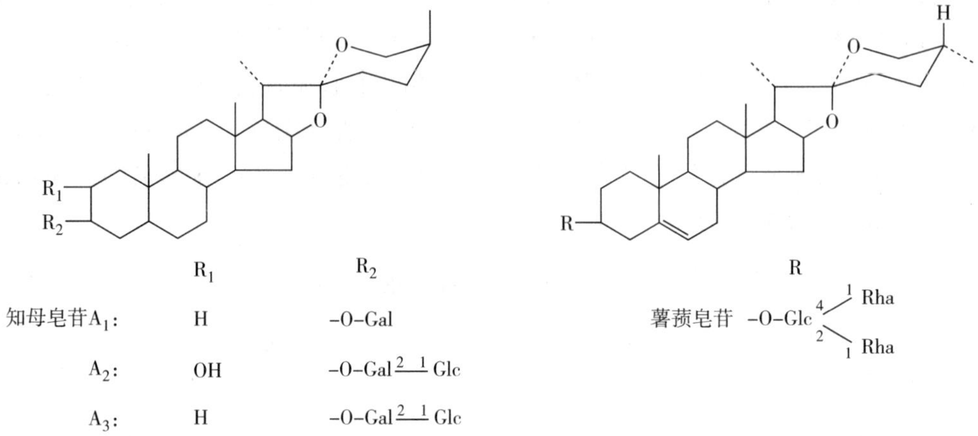

	R_1	R_2
知母皂苷 A_1:	H	–O–Gal
A_2:	OH	–O–Gal $\xrightarrow{2\ \ 1}$ Glc
A_3:	H	–O–Gal $\xrightarrow{2\ \ 1}$ Glc

R

薯蓣皂苷 –O–Glc（4—1 Rha；2—1 Rha）

在植物体内，螺甾烷醇和异螺甾烷醇两种甾体皂苷异构体常共存，由于 25*R* 较稳定，因此 25*S* 型易转化为 25*R* 型。

3. 呋甾烷醇（furostanol）型　F 环为开链衍生物。呋甾烷醇型皂苷中除 C_3 位或其他位可以成苷外，C_{26}－OH 多与葡萄糖成苷，但其苷键易被酶解。在 C_{26} 位上的糖链被水解下来的同时 F 环也随之环合，称为具有相应螺甾烷或异螺甾侧链的单糖链皂苷。例如菝葜（*Smilax aristolochiae folia*）根中的原菝葜皂苷（sarasapogenin）属呋甾烷醇型双糖链皂苷，易被 *β*－葡萄糖苷酶酶解，失去 C_{26} 位上的葡萄糖，同时 F 环重新环合，转为具有螺甾烷侧链的菝葜皂苷（parillin）。

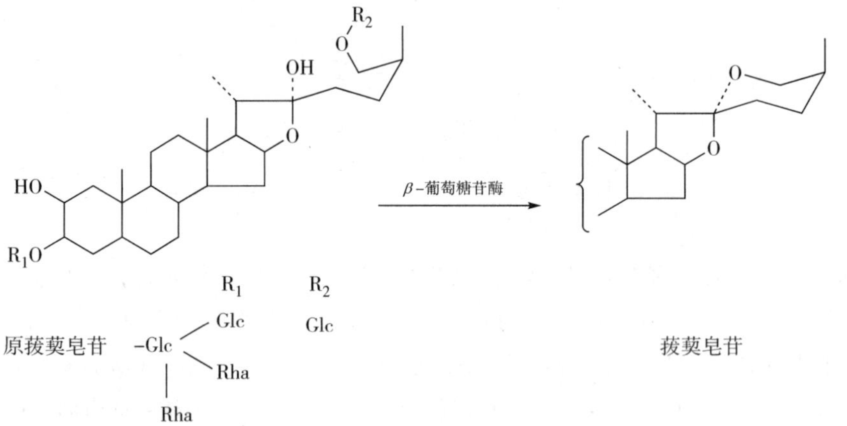

β－葡萄糖苷酶

	R_1	R_2
原菝葜皂苷	–Glc（Glc，Rha，Rha）	Glc

菝葜皂苷

4. 变形螺甾烷醇（pseudo－spirostanol）型　F 环为 C_{22} 与 C_{25} 连接成的五元四氢呋喃环，天然产物中这类皂苷较少。其 C_{26}－OH 为伯醇基，均与葡萄糖成苷。如颠茄中的颠茄皂苷 A（aculeatiside A）。

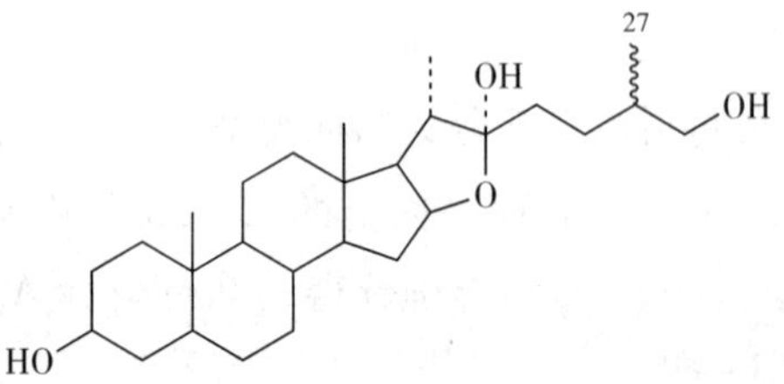

呋甾烷醇 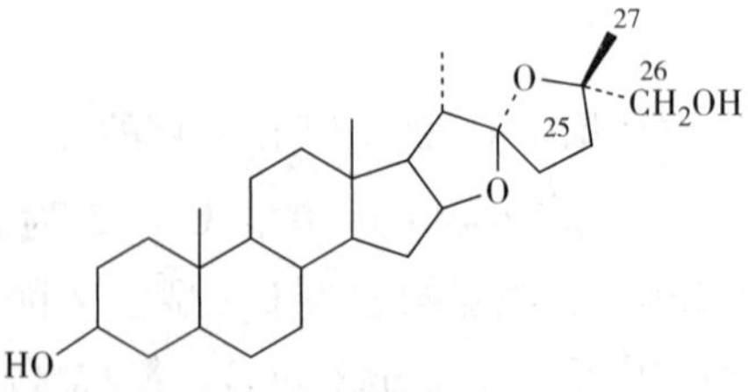　　　　变形螺甾烷醇

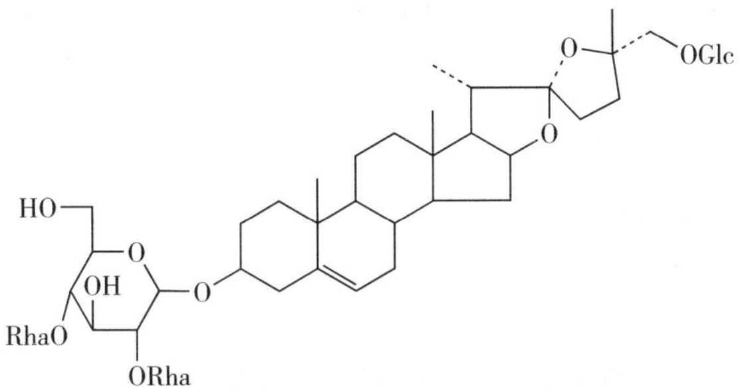

颠茄皂苷A

三、甾体皂苷的理化性质

（一）性状

甾体皂苷大多为无色或白色无定形粉末，不易结晶，而甾体皂苷元多有较好的结晶形状。它们的熔点都较高，苷元的熔点常随羟基数目增加而升高。甾体皂苷和苷元均具有旋光性，多为左旋。旋光度与双键间有密切关系，未饱和的苷元或乙酰化物较相应的饱和化合物为负。

（二）溶解性

甾体皂苷一般可溶于水，易溶于热水、稀醇，难溶于丙酮，几乎不溶于或难溶于石油醚、苯和乙醚等亲脂性溶剂。甾体皂苷元则难溶或不溶于水，易溶于甲醇、乙醚、三氯甲烷和乙醚等有机溶剂。

（三）发泡性

甾体皂苷与三萜皂苷结构上类似，都有亲脂部分（甾体皂苷元）和亲水部分（糖链），具有降低水溶液表面张力的作用，其水溶液振摇后产生持久性泡沫，通常加稀酸或稀碱后，碱管的泡沫较酸管持久几倍。

（四）沉淀反应

1. 与胆甾醇反应 甾体皂苷的乙醇溶液可与 C－3 位含有 β－OH 的甾醇（如 β－谷甾醇、豆甾醇、麦角甾醇等）形成难溶的分子复合物。利用此性质与其他水溶性成分分离，达到精制的目的。先将粗皂苷溶于少量乙醇，再加入胆甾醇的饱和乙醇溶液，至不再析出沉淀，滤出沉淀；用水、醇和乙醚依次洗涤沉淀，除去沉淀中糖类、色素、油脂和游离的胆甾醇。沉淀干燥后，放入连续回流提取器，胆甾醇可溶于乙醚，而皂苷不溶，残留物为较纯的甾体皂苷。

通常含 3β－OH，A/B 环反式稠合（5α－H）或 Δ^5 的甾醇，与皂苷形成的分子复合物的溶度积最小。若甾醇含 3α－OH、3－OH 成酯或成苷，不能与皂苷生成难溶性复合物。

上述性质常运用于甾体皂苷与其他成分的分离与精制；甾体化合物中，C_3－OH 差相异构体（α 与 β）的分离；A/B 环顺反异构体的分离和 C_3－OH 构型的判定。

2. 与铅盐沉淀 甾体皂苷粗品溶于少量乙醇，加入饱和碱性乙酸铅溶液，甾体皂苷沉淀析出，滤过，将沉淀悬浮于乙醇中进行脱铅处理，脱铅后，滤液减压浓缩，浓缩液中加入乙醚，析出较纯的甾体皂苷。

（五）溶血性

皂苷有使红细胞破裂的作用，常用溶血指数作为皂苷的定量标准。溶血指数是指皂苷对同一动物来源的红细胞稀悬浮液，在同一等渗条件、缓冲条件、恒温下，造成完全溶血的最低浓度。例如：薯蓣皂苷的溶血指数为 1∶400000，洋菝葜皂苷为 1∶125000。皂苷在高等动物体的消化道中不被吸收，故口服无溶血毒性。但皂苷虽稀释到 1∶1 000 000，也可毒死蛙、鱼等冷血动物。

（六）颜色反应

甾体皂苷在无水条件下，遇某些酸类可产生与三萜皂苷相似的显色反应。只是甾体皂苷在进行乙酸酐－浓硫酸反应时，其颜色变化最后出现绿色，三萜皂苷最后出现红色；在进行三氯乙酸反应时，三萜皂苷加热到 100℃才能显色，而甾体皂苷加热至 60℃即发生颜色变化。由此可区别三萜皂苷和甾体皂苷。

在甾体皂苷中，F 环裂解的双糖链皂苷与盐酸三甲氨基苯甲醛试剂（Ehrlich 试剂，简称 E 试剂）能显红色，对茴香醛（Anisaldehyde）试剂（简称 A 试剂）则显黄色，而 F 环闭环的单糖链皂苷只对 A 试剂显黄色，对 E 试剂不显色。以此可区别两类甾体皂苷。

四、甾体皂苷的提取分离

（一）甾体皂苷提取

穿龙薯蓣饮片或干燥根
↓ 加水浸透后，再加入3.5倍量水，加入浓硫酸使浓度达3%，通蒸汽加压进行水解8小时
水解物
↓ 用水洗去酸液，干燥后粉碎，使含水量不超过6%
干燥粉
↓ 加活性炭，然后加6倍量汽油（或甲苯）连续回流20小时
提取物
↓ 回收汽油，浓缩到约1:4，室温放置，使结晶完全析出，离心
粗制薯蓣皂苷元
↓ 乙醇或丙酮重结晶
薯蓣皂苷元

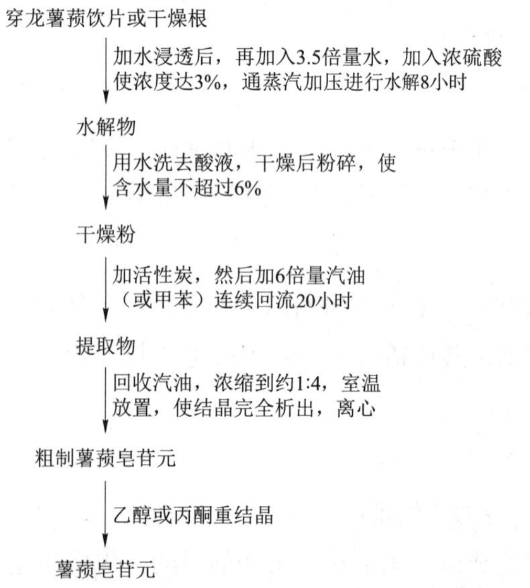

图 9－12 穿山龙中薯蓣皂苷元的提取流程

1. 甾体皂苷的提取 甾体皂苷一般不含羧基，呈中性，多采用甲醇、乙醇或水回流、温浸或渗漉提取。提取液减压浓缩，获得的浸膏以石油醚等亲脂性溶剂脱脂，脱脂后的浸膏溶于或悬浮于水中，以水饱和的正丁醇萃取，回收正丁醇得到粗皂苷。也可将醇提液减压回收甲醇后，通过大孔树脂，依次用水洗去糖和氨基酸等组分，然后用乙醇－水或甲醇－水溶液梯度洗脱，获得不同部位，浓缩后得粗皂苷。

2. 皂苷元的提取 皂苷元因难溶或不溶于水，易溶于有机溶剂。实验室中常自原料中先提取粗皂苷，将粗皂苷加酸加热水解，然后用苯和三氯甲烷等有机溶剂自水液中提取皂苷元。工业生产常将植物原料直接在酸性溶液中加热水解，水解产物水洗干燥后，再用有机溶剂提取。如从穿龙薯蓣（俗称穿山龙）或盾叶薯蓣（俗称黄姜）中提取薯蓣皂苷元（图 9－12）。

上述方法所得产品通常只有 2% 的收率。若将原料在酸水解之前经预发酵或自然发酵（不种入菌种）处理，不仅能缩短水解时间，还能提高薯蓣皂苷元的收率，如穿龙薯蓣收率达 54%，盾叶薯蓣收率达 40%。

（二）甾体皂苷的分离

由于粗皂苷中，常含有糖、鞣质、色素等杂质，需除去非皂苷类物质，分离纯化皂苷单体。

1. 大孔树脂法 利用大孔树脂对不同极性分子的吸附差异，采用水－醇系统梯度洗脱，除去无机盐、氨基酸、低聚糖及色素等杂质，分离出粗甾体皂苷。常用大孔树脂：MCI gel $CHP_{20}P$，Diaion HP－20，Amberlite XAD－2 和 Servachrom XAD－22。

2. 凝胶层析法 利用凝胶分子中的网络结构对不同大小的分子，具有不同的滞留作用进行分离。常用羟丙基葡聚糖凝胶（Sephadex LH－20），甲醇洗脱，洗脱时分子按由大到小的顺序出柱。该方法可用于甾体皂苷粗提物的处理和单体纯化。

3. 硅胶柱层析和反相硅胶柱层析 由于甾体皂苷极性较大，用分配柱色谱比吸附柱色谱的效果好。

常用硅胶为支持剂，以不同比例的 $CHCl_3-CH_3OH-H_2O$ 为溶剂或 $EtOAc-CH_3OH-H_2O$ 进行洗脱。为加快洗脱过程，常用高压柱或低压柱方法进行。反相硅胶 Lichroprep RP-18、RP-18（Merk）、Lobar RP-8 和 RP-2 常用于分离甾体皂苷，以甲醇-水梯度洗脱。此外，反相多孔聚合物 Diaion HP-20、Kogel B-G 4600 也被用于皂苷的分离，以水、甲醇和三氯甲烷依次洗脱，甾体皂苷均出现在甲醇洗脱液中。

4. 液滴逆流层析法（DCCC）　以一种溶剂系统作固定相，另一种互不相溶的液体为流动相。固定相间充满一组彼此相联的细管，流动相以微滴的形式穿过固定相，使样品在两相溶剂中进行分配，从而达到分离的目的。与一般层析法相比，避免在固体担体表面可能发生不可逆吸附，操作过程中样品与空气隔绝，不会被氧化。该方法可用硅胶板或纤维素板测试层析条件后进行分离。分离量从几毫克至几克。

5. 高效液相色谱法　由于分离速度快、分离效能和灵敏度高的特点，HPLC 被广泛应用于甾体皂苷的分离。常用固定相：RP-18、RP-8、RP-2 和 m-Bondapak C18 流动相：甲醇-水、乙腈-水。

6. 衍生物制备法

（1）为克服皂苷极性大导致的分离困难，可将总皂苷经醋酐、吡啶进行乙酰化后制成乙酸酯或用 CH_2N_2 甲酯化制成甲酯，溶于非极性溶剂。用水洗去极性大的杂质，浓缩非极性溶剂层，再用层析法分离乙酰化皂苷单体，单体经 $Ba(OH)_2$ 水解，并通入过量 CO_2 除钡盐，可得甾体皂苷。

（2）分离含有羰基的甾体皂苷元，常用季铵盐型氨基乙酰肼类试剂，如吉拉德 T 或吉拉德 P。该类试剂在酸性条件下与含羰基的甾体皂苷元生成腙，与不含羰基的皂苷元分离。通常将样品溶于乙醇，加乙酸使其浓度达 10%，室温放置或水浴加热。反应混合物以水稀释后用乙醚轻轻振摇，乙醚层除去非羰基的皂苷元。水洗过滤后，添加盐酸并稍加热，腙分解，获得含羰基的甾体皂苷元。

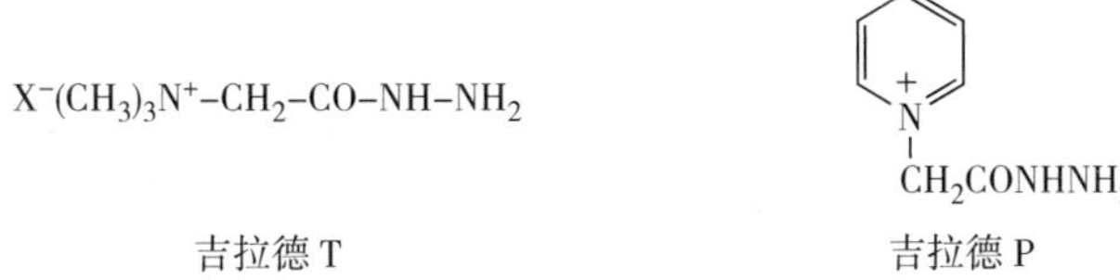

吉拉德 T　　吉拉德 P

通常分离甾体皂苷单体，大多数需要多种方法配合使用。一般先将粗皂苷用大孔树脂或凝胶层析法处理，分成几部分后，再用硅胶柱层析、DCCC、HPLC 或凝胶柱层析法进一步分离纯化。

五、甾体皂苷的检识

（一）理化检识

甾体皂苷的理化检识方法与三萜皂苷相似，如显色反应（见本章第一节）、泡沫试验、溶血试验等。

（二）色谱检识

甾体皂苷的色谱检识可采用吸附薄层色谱和分配薄层色谱。常用硅胶作吸附剂或支持剂，用中性溶剂系统展开。亲水性的皂苷，用分配色谱效果较好。若采用吸附薄层色谱，常用的展开剂有三氯甲烷-甲醇-水（65∶35∶10，下层），正丁醇-乙酸-水（4∶1∶5，上层）等；亲脂性皂苷和皂苷元，用甲苯-甲醇，三氯甲烷-甲醇、三氯甲烷-甲苯等。

薄层色谱常用的显色剂有三氯乙酸、10%浓硫酸乙醇溶液、磷钼酸和五氯化锑等，喷雾后加热，不同的皂苷和皂苷元显不同的颜色。

六、甾体皂苷的结构研究

（一）UV 谱

甾体皂苷元多数无共轭系统，在近紫外区 200～400nm 处无明显吸收峰。若将甾体皂苷元与浓硫酸水浴加热显色后，在 220～600nm 间出现吸收峰，和标准光谱对照，可作为甾体皂苷元定性和定量分析的依据。其紫外吸收光谱有如下规律。

（1）螺缩酮结构在 270～275nm 处出现最大吸收，是螺旋甾烷和异螺旋甾烷的特征吸收峰。

（2）C_{12}羰基在 350nm 附近出现最大吸收峰。

（3）饱和苷元具有单或双羟基在 310nm 附近出现吸收峰。

（4）$\Delta^{5,6}$同时具有 C_3羟基在 415nm 附近出现吸收峰。

$\Delta^{5,6}$同时具有 C_2、C_3羟基在 235nm 附近出现吸最大收峰。

一些甾体皂苷元与硫酸反应后的紫外吸收光谱数据见表 9－5。

表 9－5　一些甾体皂苷元与硫酸反应后的紫外吸收光谱

化合物	l_{max}（nm）				
卡莫皂苷元	233（4.11）	272（4.02）		349（3.89）	
薯蓣皂苷元		271（3.99）			415（4.06）
海可皂苷元		276（4.06）		350（4.10）	
门诺皂苷元		276（4.00）		348（4.04）	
提果皂苷元		270（3.94）	312（3.88）		
丝蓝皂苷元	240（4.11）	268（4.09）			
菝葜皂苷元		271（3.98）	310（3.85）		

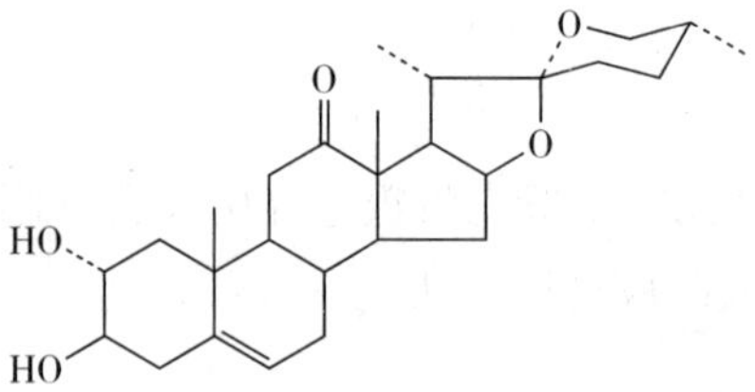

卡莫皂苷元 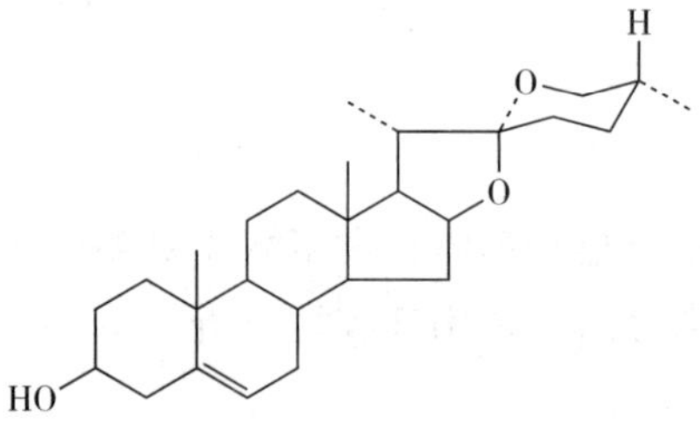　　薯蓣皂苷元

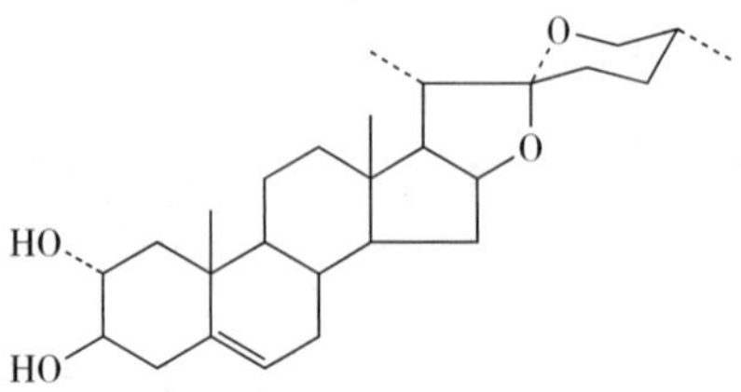

丝蓝皂苷元 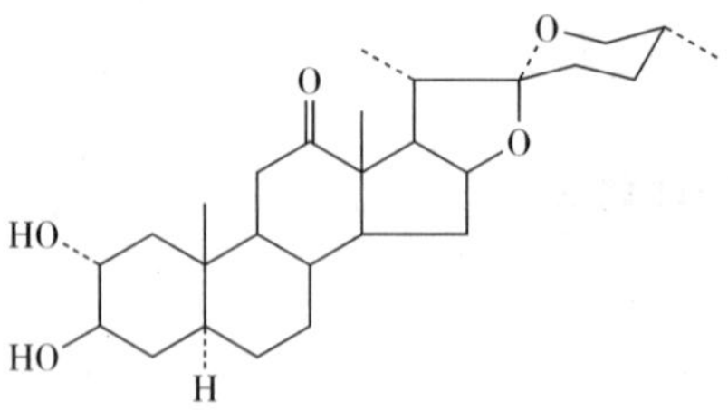　　门诺皂苷元

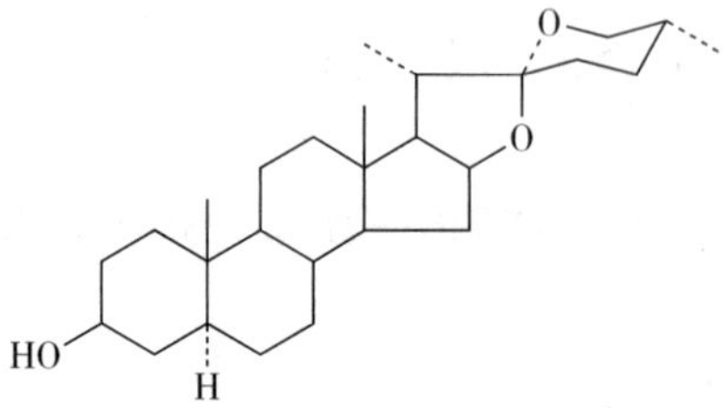

提果皂苷元 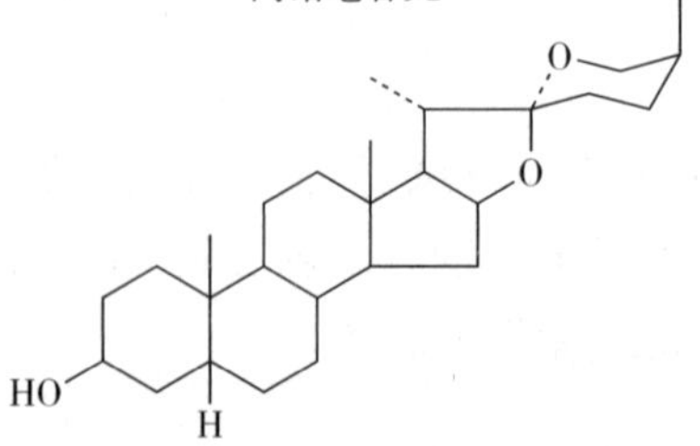　　菝葜皂苷元

（二）IR 光谱

1. 甾体皂苷 C_{25} 两种立体异构体的区别　螺甾皂苷及其苷元，由于分子中含有螺缩酮结构，在红外光谱中均能显示出980cm^{-1}（A），920cm^{-1}（B），900cm^{-1}（C）和860cm^{-1}（D）附近的4个特征吸收谱带，其中A带最强。B带与C带的相对强度与F环上 C_{25} 的构型有关，若B带＞C带，则 C_{25} 为 S 构型，相反则为 R 构型。当F环上 C_{25} 有 CH_2OH 或 C_{26} 上有OH时，IR吸收特征是 C_{25} 为 S 型时，在995cm^{-1}处出现强吸收；C_{25} 为 R 型时，在1010cm^{-1}附近呈强吸收。F环开裂后，螺缩酮的特征吸收消失。

2. 甾体皂苷取代基

（1）C_{11} 或 C_{12} 位羰基　非共轭状态，在1705～1715cm^{-1}处出现一个吸收峰；C_{12} 羰基为 α、β－不饱和酮结构，在1600～1605cm^{-1}和1673～1679cm^{-1}两处出现吸收峰。

（2）羟基　含有 C_3－OH 的甾体在1000～1050cm^{-1}左右有吸收峰，利用此吸收峰可推测A/B环的构型（C_5－H）。一些 C_3－OH 甾体衍生物的红外光谱特征，见表9－6。

表9－6　C_3－OH 甾体衍生物的红外光谱特征

A/B环	反式	顺式	反式	顺式	Δ^5	Δ^5
C_3－OH	β（e）	α（e）	α（a）	β（a）	β（e）	α（a）
n_{OH} cm^{-1}	1040－1037	1044－1037	1002－996	1036－1032	1052－1050	1034＊

（e）：平伏键；（a）：直立键；＊为石蜡糊剂，其余为 CS_2 溶液。

（三）NMR 谱

甾体皂苷元的 ^1H－NMR 谱和 ^{13}C－NMR 谱均具有较明显的特征信号。此外二维HH－COSY，HOHAHA，COLOC，DQFCOSY，NOESY，HMBC，HMQC，HETCOR等数据被广泛应用于甾体皂苷结构鉴定，特别是糖链结构的鉴定。

1. ^1H－NMR 谱　主要提供甾体皂苷元在高场区的质子信号易因环上亚甲基和次甲基质子信号相互重叠堆积而导致谱峰复杂。在 ^1H－NMR 谱测定时，可向样品溶液中添加顺磁性金属络合物，如 $Eu(DPM)_3$、Pr（DPM）和 $Eu(POD)_3$ 等，可使甾体皂苷在高场质子的信号发生不同程度的顺磁性或抗磁性位移。

甾体皂苷C－18、19、21、27位4个甲基信号归属明显，其中，18－CH_3 和19－CH_3 均为单峰，前者处于较高场，后者处于较低场；21－CH_3 和27－CH_3 均为双峰，且27－CH_3 场处于18－CH_3 的高场，21－CH_3 则常处于19－CH_3 的低场；如果 C_{25} 有羟基取代，则27－CH_3 为单峰。并移向低场。需要特别指出的是，C_{25} 上的甲基为 α－取向（25R 型）时，其 CH_3 质子信号（δ 约0.70）要比 β－取向（25S 型）的 CH_3 质子信号（δ 约1.10）处于高场。此外，C－26上2个氢质子，在25R 异构体中化学位移值相近，而25S 异构体中差别较大。

2. ^{13}C－NMR 谱　一般甾体皂苷元碳原子上如有羟基取代，其化学位移向低场位移40～45ppm。如羟基与糖成苷，则与苷键相连的碳原子（α 碳）信号发生苷化位移，再向低场位移6～10ppm。常见甾体基本骨架的 ^{13}C－NMR 化学位移见表9－7。

表9－7　螺旋甾烷、呋喃甾烷和呋喃螺旋甾烷基本骨架的 ^{13}C－NMR 化学位移表

NO.	螺旋甾烷型					呋喃甾烷型						呋喃螺旋甾烷型 Δ^5
	5α		5β			Δ^5		5α		Δ^5		
	25R	25S	25R	25S	$\Delta^{25(27)}$	25R	25S	22OH	22OMe	22OH	22OMe	
C_1	38.7	38.7	37.6	37.6		39.9	40.5	38.5	38.5	39.9	39.9	40.5

续表

NO.	螺旋甾烷型							呋喃甾烷型				呋喃螺旋甾烷型 Δ^5
	5α		5β			Δ^5		5α		Δ^5		
	25*R*	25*S*	25*R*	25*S*	$\Delta^{25(27)}$	25*R*	25*S*	22OH	22OMe	22OH	22OMe	
C_2	22.2	22.2	21.3	21.3		22.4	23.3	22.2	22.2	22.4	22.4	22.5
C_3	26.8	26.8	27.0	27.0		28.0	27.7	27.1	27.1	28.0	28.0	27.8
C_4	29.0	29.0	27.2	27.2		33.0	34.2	29.2	29.2	33.0	33.0	34.3
C_5	47.1	47.1	43.7	43.7		143.7	144.7	47.1	47.1	143.7	143.7	144.9
C_6	29.0	29.0	27.4	27.4		119.0	118.7	29.2	29.2	119.0	119.0	118.0
C_7	32.4	32.4	26.8	26.8		32.0	32.3	32.4	32.4	32.0	32.0	32.6
C_8	35.2	35.2	35.5	35.2		31.4	31.8	35.4	35.4	31.4	31.4	32.2
C_9	54.8	54.8	40.6	40.6		50.1	50.5	54.8	54.8	50.1	50.1	50.4
C_{10}	36.3	36.3	35.5	35.5		36.6	37.0	36.4	36.4	36.6	36.6	37.0
C_{11}	20.7	20.7	20.6	20.6		20.9	21.2	21.1	21.1	20.9	20.9	21.2
C_{12}	40.2	40.0	40.3	39.9		39.8	40.0	40.2	40.2	39.8	39.8	40.0
C_{13}	40.6	40.5	40.6	40.7		40.2	40.5	41.2	41.2	41.2	41.2	40.6
C_{14}	56.5	56.2	56.5	56.5		56.5	56.8	56.2	56.5	56.2	56.5	56.5
C_{15}	31.8	31.7	31.7	31.7		31.8	32.2	32.3	31.4	32.3	31.4	32.3
C_{16}	80.8	80.8	81.0	80.9		80.7	81.7	81.3	81.0	81.3	81.0	81.1
C_{17}	62.3	61.9	62.3	62.3		62.1	62.8	63.9	63.8	63.9	63.8	62.6
C_{18}	16.5	16.5	16.4	16.4		16.3	16.4	16.7	16.5	16.7	16.5	16.2
C_{19}	12.3	12.4	24.2	23.9		19.7	19.6	23.6	19.6	23.6	19.6	19.6
C_{20}	41.6	42.1	41.6	42.2	42.0	41.6	42.5	40.6	42.0	40.6	42.0	38.5
C_{21}	14.5	14.3	14.5	14.3	15.0	14.5	14.9	16.4	16.5	16.4	16.5	15.2
C_{22}	109.0	109.5	109.2	109.7	109.4	109.9	109.7	110.7	112.5	110.7	112.5	120.9
C_{23}	31.4	27.0	31.4	27.1	29.0	31.4	27.6	30.2	30.3	30.2	30.3	32.6
C_{24}	28.9	25.9	28.8	25.8	33.3	28.8	26.2	29.9	28.0	29.9	28.0	33.8
C_{25}	30.3	25.8	30.3	26.0	144.5	30.3	26.4	29.9	35.2	29.9	35.2	85.6
C_{26}	66.7	65.0	66.8	65.2	65.1	66.7	65.1	68.1	67.6	68.1	67.6	70.1
C_{27}	17.1	16.0	17.1	16.1	108.7	17.1	16.0	17.4	17.4	17.4	17.4	24.1
OMe	—	—	—	—	—	—	—	—	48.9	—	48.9	—

（四）MS

EI－MS（电子轰击质谱）主要确定苷元的结构和取代情况。甾体皂苷元分子的 E 环和 F 环具有螺缩酮结构，EI－MS 均出现很强的 m/z 139 基峰和中等强度的 m/z 115 碎片离子峰及一个弱的 m/z 126 碎片离子峰，这些峰的裂解途径可解释如下。

麦氏重排

m/z 115

m/z 139

或

m/z 126　　m/z 126

若 F 环或 E 环有不同取代基时，其特征离子峰发生质量位移，见表 9－8。

表 9－8　甾体皂苷元 E 环或 F 环有不同取代基时特征离子峰

无取代	C_{25}或 C_{27}有单羟基取代	OAc	OMe	$\Delta^{25(27)}$	$C_{17}-\alpha-OH$
139（100）	155（100）	197（100）	169（100）	137（100）	139
126	142			124	126（100）
115	131			113	155，153

此外，甾核和甾核加 E 环的离子常出现 m/z 386，m/z 357，m/z 347，m/z 344，m/z 302，m/z 287，m/z 273，m/z 122 峰和一些失水或失 CO 的离子峰。

FD－MS（场解析质谱）适用于甾体皂苷分子量和糖连接顺序的测定。在甾体皂苷的 FD－MS 中可见到［M＋Na］$^+$，［M＋Na－糖基］$^+$及糖基碎片，同时还存在一些特征碎片如［M＋2H－糖基］$^+$及双电离离子如［M＋2Na］$^{2+}$等。因此，可确定甾体皂苷的分子量，根据其分子量，又可确定糖的数目，继之，通过解析逐渐失去糖基的系列碎片峰，可推测糖的连接顺序。如化合物 balanitin－1 的 FD－MS m/z 1053（基峰）、1031、907、885、745、723、601、538 和 415。从 m/z 1053［M＋Na］$^+$和 1031［M＋H］$^+$得知分子量为 1030，在 m/z 538 处的双离子峰［M＋2Na］$^{2+}$进一步印证了以上推断；在 m/z 907［M＋Na－146］$^+$、885［M＋H－146］$^+$出的离子峰对应于丢失一个去氧己糖（rha）；745［M＋Na－146－162］$^+$、723［M＋H－146－162］$^+$峰则分别归属于上述碎片进一步丢失一个己糖的结构部分；而 m/z 601［M＋Na－452］$^+$则来自丢失两分子去氧己糖和一分子己糖；m/z 415［苷元＋H］$^+$峰则归属于苷元。场解吸质谱（FD－MS）在高质量区提供的信息比较详尽，但却不能提供有关苷元部分的结构碎片信息。

快速原子轰击质谱（FAB－MS）除了能给出分子量、糖碎片信息外，尤其在低质量区可给出苷元的结构碎片，同时还可给出相应的负离子质谱。因此，除可确定分子量、推测糖的数目和连接顺序外，还可通苷元的碎片推测苷元的种类，是甾体皂苷结构测定的有效方法。

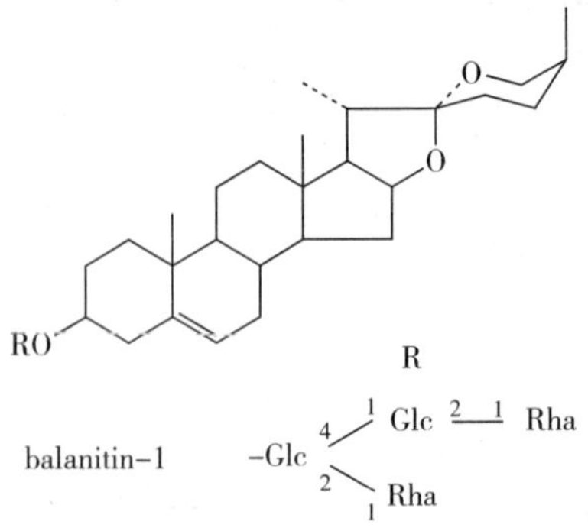

RO

R

balanitin-1 —Glc $\langle{}^{4}_{2}$ ^{1}Glc $\xrightarrow{2\ \ 1}$ Rha ; ^{1}Rha

（五）结构研究实例

薤白苷戊（macrostemonoside E）是从中药薤白中分得的一种化合物（Ⅰ），为白色无定形粉末，熔点227.5～230℃，Liebermann－Burchard反应和Molish反应均为阳性，Ehrlich试剂反应呈红色。元素分析$C_{57}H_{94}O_{28}\cdot 4H_2O$。计算值（%）：C 52.69，H 7.94。实验值%：C 52.65，H 8.19。

IR光谱（KBr）cm^{-1}：3400（OH），2900，2850，1725（$\Delta^{20(22)}$），1090，1070，1020（苷键C－O）。

FAB－MS（Neg.）*m/z*：1225［M－H］$^-$，1063［M－Glc－H］$^-$，901［M－Glc×2－H］$^-$，577［M－Glc×4－H］$^-$。

^{1}H－NMR谱（400MHz）δ：0.67（3H，s，18－CH_3），0.72（3H，s，19－CH_3），1.02（3H，d，*J*=6.6Hz，27－CH_3），1.64（3H，s，21－CH_3），4.81（1H，d，*J*=7.8Hz，Glc H－1），4.85（1H，d，*J*=7.6Hz，Gal H－1），5.12（1H，d，*J*=8.0Hz，Glc H－1），5.26（1H，d，*J*=7.8Hz，Glc H－1），5.54（1H，d，*J*=7.6Hz，Glc H－1）。

^{13}C－NMR谱数据及归属见表9－9。

结合元素分析和FAB－MS中的*m/z* 1225（M－H）$^-$准分子离子峰确定Ⅰ的分子式为$C_{57}H_{94}O_{28}$分子量为1226。UV谱（221nm）和IR光谱（1725cm^{-1}）示无螺甾烷的特征吸收，且分子中存在联氧双键的结构；根据^{13}C－NMR谱中C－5（44.8）、C－9（54.8）和C－19（12.3）的化学位移，推测该化合物为5α－呋甾皂苷；FAB－MS（Neg.）出现逐渐脱去糖基的系列离子峰。^{13}C－NMR谱可见5个糖的端基碳原子信号，^{1}H－NMR谱显示5个糖的端基质子信号，说明分子中含5个糖，且根据其偶合常数，推测糖均为β构型。

酸水解得皂苷元，与对照品的mp、TLC、IR和^{13}C－NMR谱（表9－9）对照，证明为替告皂苷元（Ⅱ）。水解液经GC分析，检出半乳糖和葡萄糖，其比例为1∶4，经全甲基化，并制备成部分甲基糖醇乙酰化物给出3个部分甲基化的糖醇乙酸酯，经与文献标准谱对照，确定为1,5－二－*O*－乙酰基－2,3,5,6－四－*O*－甲基葡萄糖醇，1,4,5－三－*O*－乙酰基－2,3,6－三－*O*－甲基半乳糖醇及1,2,3,5－四－*O*－乙酰基－4,6－二－*O*－甲基葡萄糖醇，组成比为3∶1∶1。表明分子中的5个糖分子，有3个葡萄糖为末端糖，1个葡萄糖的C_2和C_3与其他糖相连接，另一个半乳糖的C_4与其他糖相连接。

将Ⅰ进行酶水解得到葡萄糖和一次生苷（Ⅲ）：白色块晶，熔点277.5～280℃。IR（KBr）cm^{-1}：3400（OH），2900，2850，1070，1070（苷键C－O），975，980～890，860（螺甾结构，25*R*构型）。FAB－MS（Neg.）*m/z*：1064［M］$^-$，902［M－Glc］$^-$，577［M－Glc×3］$^-$。EI－MS *m/z*：416（单羟基苷元），354,139,115，（F环闭环无取代）。^{1}H－NMR谱（400MHz）δ：0.61（3H，s，18－CH_3），0.80（3H，s，19－CH_3），0.68（3H，d，*J*＝6.6Hz，27－CH_3），1.11（3H，s，*J*＝5.8Hz，21－CH_3），5.53（1H，d，*J*=7.3Hz，Glc H－1），5.26（1H，d，*J*=7.3Hz，Glc H－1）。^{13}C－NMR

谱数据及归属见表9-9。鉴定为薤白苷甲（Ⅲ）。比较Ⅰ与其酶解产物Ⅲ的^{13}C-NMR谱数据，Ⅰ中不存在正常螺甾C-20和C-22信号［δ42.0（CH）和109.2（C）］，而在低场出现两个季碳信号［δ103.6（C）和152.5（C）］，推定其苷元的C-20与C-22之间存在一双键。Ⅰ的C-26化学位移74.9比其苷元（Ⅱ）的C-26（δ66.8）向低场位移8.1，说明其F环上C-26已被1分子葡萄糖苷化。

综上所述，确定化合物Ⅰ即薤白苷戊的结构为（25*R*）-26-*O*-*β*-*D*-吡喃葡萄糖基-5α-呋甾-20（22）-烯-3*β*，26-二醇-3-*O*-*β*-*D*-吡喃葡萄糖基（1→2）［*β*-*D*-吡喃葡萄糖基（1→3）］-*β*-*D*-吡喃葡萄糖基（1→4）*β*-*D*-吡喃半乳糖苷。

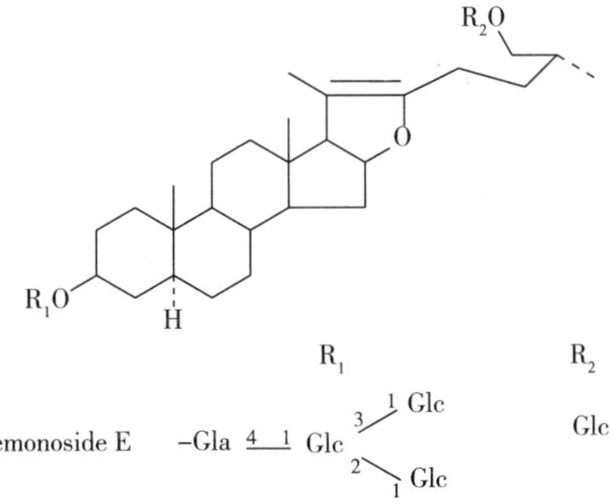

R_2O

R_1O H

	R_1	R_2
macrostemonoside E	-Gla 4—1 Glc (3—1 Glc; 2—1 Glc)	Glc

表9-9 薤白苷甲（Ⅲ）、戊（Ⅰ）及其苷元（Ⅱ）的^{13}C-NMR谱数据（δ）

No.	Ⅱ	Ⅲ	Ⅰ	No.	Ⅲ	Ⅰ
				C-3 sugars		
C_1	37.0	37.2	37.3	Gal-1	102.4	102.5
C_2	31.4	29.9	29.9	2	73.1	73.2
C_3	71.2	77.5	77.6	3	75.5	75.6
C_4	38.2	34.8	34.9	4	80.2	80.1
C_5	44.9	44.6	44.8	5	76.1	76.0
C_6	28.6	28.9	28.9	6	60.6	60.6
C_7	32.2	32.1	32.6	Glc-1	105.0	104.8
C_8	35.1	35.2	35.1	2	81.4	81.4
C_9	54.4	54.4	54.8	3	88.4	88.5
C_{10}	35.6	35.8	35.8	4	70.8	70.8
C_{11}	21.1	21.2	21.5	5	77.8	77.9
C_{12}	40.1	40.1	40.0	6	62.2	62.4
C_{13}	40.6	40.7	43.8	Glc-1	104.8	104.8
C_{14}	56.3	56.4	54.5	2	75.2	75.3
C_{15}	31.8	32.1	31.5	3	78.6	78.6
C_{16}	80.8	84.1	84.5	4	70.8	71.8
C_{17}	62.3	62.9	64.7	5	77.3	77.5
C_{18}	16.5	16.6	14.4	6	62.3	62.4
C_{19}	12.3	12.3	12.3	Glc-1	104.5	104.5
C_{20}	41.6	12.0	103.6	2	75.2	75.3
C_{21}	14.5	15.0	11.8	3	78.6	78.5
C_{22}	109.2	109.2	152.5	4	71.5	71.6
C_{23}	31.4	31.8	34.4	5	78.6	78.3
C_{24}	28.8	29.2	23.7	6	63.0	62.9

续表

No.	Ⅱ	Ⅲ	Ⅰ	No.	Ⅲ	Ⅰ
C_{25}	30.3	30.6	33.5	C－26 sugar		
C_{26}	66.8	66.8	74.9	Glc－1		104.9
C_{27}	17.1	17.3	17.3	2		75.2
				3		78.6
				4		71.1
				5		78.5
				6		63.0

七、含甾体皂苷的中药实例

（一）薯蓣

薯蓣为薯蓣科薯蓣属（*Dioscorea*）植物，多数含有甾体皂苷。继薯蓣皂苷元成功地被转化为甾体激素后，薯蓣皂苷元成为合成甾体激素药物的重要原料。目前盾叶薯蓣 *Dioscorea zingiberensis* C. H. Wright（俗称黄姜）和穿龙薯蓣 *Dioscorea nipponica* Makino（俗称穿山龙）是我国生产薯蓣皂苷元的主要原料（图 9－13）。

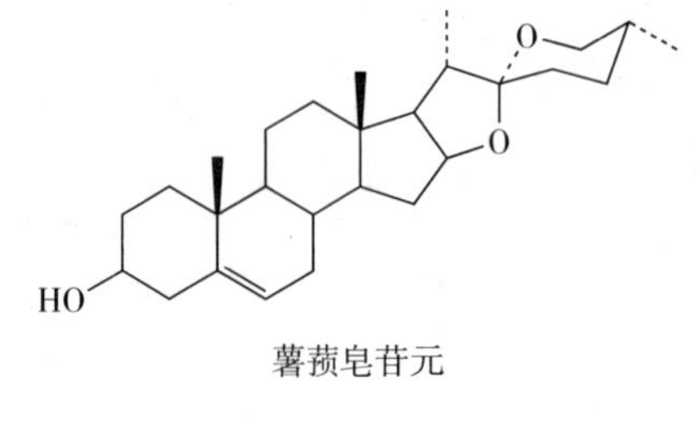
HO
O
O
薯蓣皂苷元

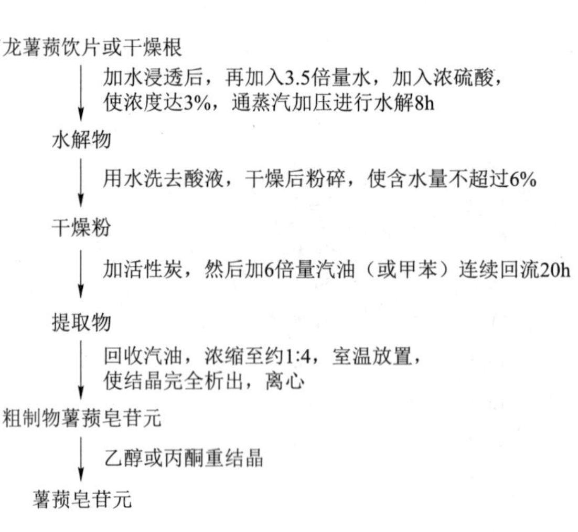
穿龙薯蓣饮片或干燥根
加水浸透后，再加入3.5倍量水，加入浓硫酸，
使浓度达3%，通蒸汽加压进行水解8h
水解物
用水洗去酸液，干燥后粉碎，使含水量不超过6%
干燥粉
加活性炭，然后加6倍量汽油（或甲苯）连续回流20h
提取物
回收汽油，浓缩至约1:4，室温放置，
使结晶完全析出，离心
粗制物薯蓣皂苷元
乙醇或丙酮重结晶
薯蓣皂苷元

图 9－13 穿龙薯蓣中薯蓣皂苷元的提取流程

薯蓣皂苷为无定形粉末或白色针状结晶（甲醇），熔点 288℃，可溶于热水、吡啶、甲醇、乙醇和乙酸，不溶于水，难溶于丙酮和弱极性有机溶剂。水解后可生成薯蓣皂苷元。

薯蓣皂苷元白色或微黄的结晶性粉末，无显著油败味或其他异臭。熔点 204～207℃，$[\alpha]_D^{25}$ －129°（三氯甲烷）。可溶于一般有机溶剂和乙酸中，不溶于水。

（二）薤白

薤白系百合科植物小根蒜（*Allium macrostemon* Bung.）的干燥鳞茎。具通阳散结、行气导滞之功能。现代药理研究表明，薤白具有改善微循环障碍、抗菌消炎、平喘等药理作用。用于胸痹疼痛、痰饮咳喘、泻痢后重，可治疗心绞痛、心肌梗死，动脉粥样硬化等心血管疾病。薤白中含皂苷、挥发油、含氮化合物及类前列腺素等。

1. 薤白中皂苷的结构与性质　薤白中的皂苷，确定结构的已有十多种，主要有两种类型。

	R
薤白苷A：	$-\beta$-Gal$\overset{4}{-}\beta$-Glc（3→β-Glc；2→β-Glc）
薤白苷D：	$-\beta$-Gal$\overset{4}{-}b$-Glc（3→β-Glc；2→β-Glc；6→Ac）

	R_1	R_2
薤白苷E：	H	$-\beta$-Gal$\overset{4}{-}\beta$-Glc（3→β-Glc；2→β-Glc）
薤白苷F：	H	$-\beta$-Gal$\overset{2}{-}\beta$-Glc
薤白苷L：	OH	$-\beta$-Gal$\overset{2}{-}\beta$-Glc

	R_1	R_2
薤白苷J：	$-\beta$-Gal$\overset{2}{-}\beta$-Glc	H
薤白苷K：	$-\beta$-Gal$\overset{2}{-}\beta$-Glc	CH_3

（1）异螺甾烷醇类　C_{25}为*R*构型，如薤白苷甲（macrostemonoside A）和薤白苷丁（macrostemonoside D）。

（2）呋甾烷醇类　为F环开裂的甾体皂苷。如薤白苷己（macrostemonoside F）和薤白苷J、K（macrostemonoside J，K）。这些F环裂解的双糖链皂苷，对盐酸二甲氨基苯甲醛试剂（Ehrlich试剂）反应显红色。

薤白中的皂苷多为白色粉末。薤白苷J和薤白苷K在一定条件下可以相互转化。薤白苷J 10mg在甲醇2ml中室温放置2小时，减压蒸除溶剂即得薤白苷K；而薤白苷K在30%丙酮－水4ml中于100℃回流4小时，减压蒸除溶剂即得薤白苷J。

2. 薤白中皂苷的提取分离　将薤白干燥鳞茎粉碎，用75%乙醇回流提取，提取液减压蒸除溶剂得总提取物，依次经三氯甲烷、乙酸乙酯和正丁醇萃取。正丁醇萃取物经大孔树脂柱色谱分离，甲醇洗脱部分得总苷，总苷经硅胶（200~300目）柱色谱分离，以三氯甲烷－甲醇－水（80：20：5，下层）、三氯甲烷－甲醇－水（65：35：10，下层）、三氯甲烷－甲醇作梯度洗脱，共得四个组分。组分4再经大孔树脂柱色谱分离，依次以水、甲醇－水（8：2）及甲醇洗脱。甲醇－水（8：2）及甲醇洗脱物再进行硅胶柱色谱分离，以三氯甲烷－甲醇－水（80：20：5，下层）洗脱得薤白苷丁和薤白苷甲；洗脱得到的其他组分再结合大孔树脂柱色谱、硅胶柱色谱、反相中低压Lobar柱色谱及HPLC分离，分别得到薤白苷戊（macrostemonoside E）、己、J、K、L 等。

薤白苷 E 的提取和分离流程如下（图 9－14）。

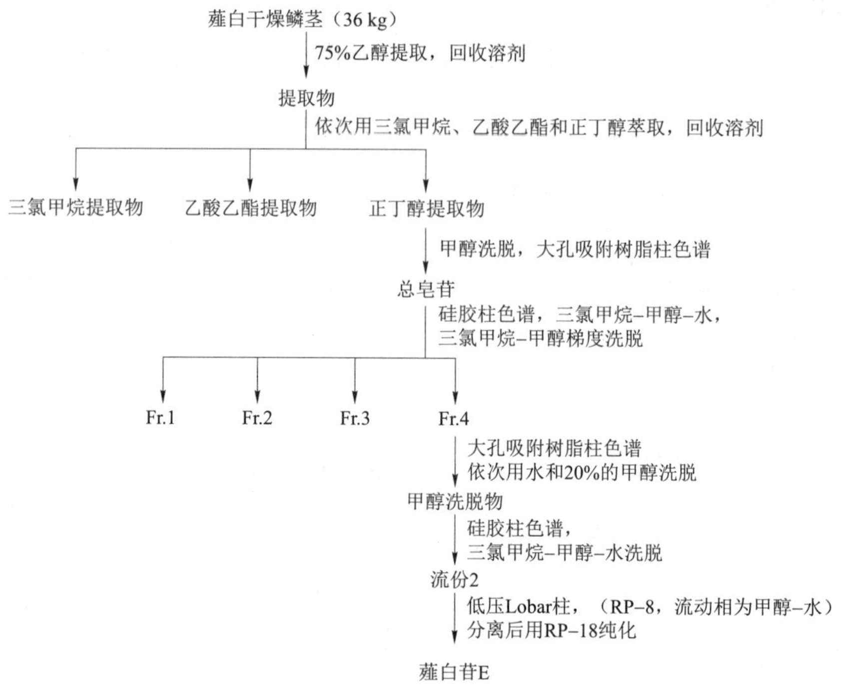

图 9－14　薤白中薤白苷 E 的提取分离流程

第四节　C_{21} 甾体化合物

一、概述

C_{21} 甾类（C_{21}－steroides）又称孕甾烷类，通常是含 21 个碳原子的甾醇与 2－去氧糖形成的衍生物，主要分布在玄参科、夹竹桃科、毛茛科和萝藦科植物。具有抗炎、抗肿瘤、抗生育和免疫学方面的活性，临床上常用的黄体激素和肾腺上皮质激素等药物多属此类化合物，如从 *Holarrhena floribunda* 中分离出的黄体酮（progesterone）；乌宰根中分离得到的孕甾烯醇酮（pregnenolone）；萝藦科牛皮消属植物牛皮消（*Cynanchum auriculatum* Royle ex Wight.）的块根中分离得到 glycocadutin、glycopenupogenin；从具有抗癫痫作用的萝藦科南山藤属植物苦绳（*Dregea sinensin* Hemsl.）中分离得到的苦绳苷Ⅰ（dresiosideⅠ）。

黄体酮　　孕甾烯醇酮

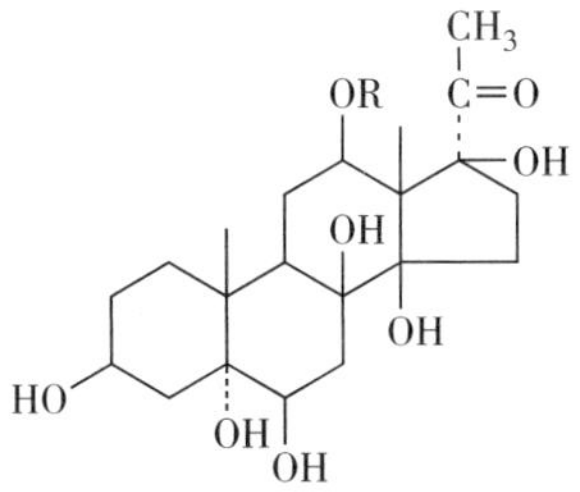

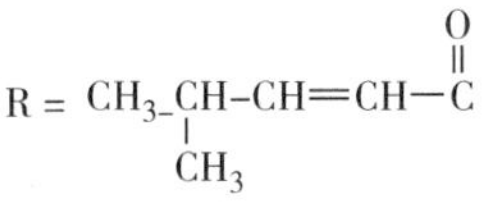

R = CH_3-CH(-CH_3)-CH=CH-C(=O)-

glycocadutin

R = 桂皮酰基

glycopenupogenin

在植物体中，C_{21}甾体类成分多数以苷的形式存在，且大多与强心苷共存于同种植物中。例如洋地黄叶和种子中，既含有强心苷，也含有C_{21}甾苷，如洋地黄醇苷类。洋地黄醇苷类常分为孕甾烯醇酮和地芰尼苷元型，无强心作用。如：地芰帕尔普苷、地芰宁苷等。但也有一些植物，含C_{21}甾苷，而不含强心苷，在萝藦科植物中比较常见，见表9－10。

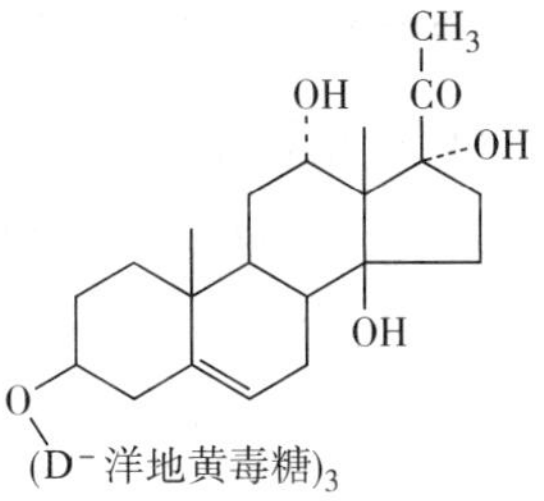

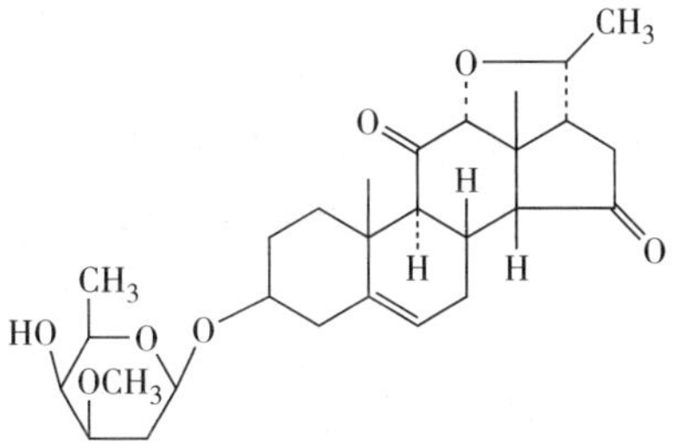

(D－洋地黄毒糖)$_3$

地芰宁苷

表9－10 洋地黄醇苷和洋地黄强心苷的区别

	Legal 反应	Raymond 反应		λ_{max}（nm）
		室温	加热	
洋地黄醇苷				
1. 孕甾烯醇酮	－～＋	－	红棕色	280－300
2. 地芰尼苷元型	＋	紫色	暗紫色	～310
洋地黄强心苷	＋＋	蓝色	暗蓝色	～218

近年来还发现一些变形C_{21}甾体化合物，例如由华北白前［*Cynanchum hancoaki-anum*（Maxim.）Al. lljinski.］根中分离得到的脱水何拉得苷元（anhydrohirundigenin），系14,15－开裂孕甾烷（14,15－secopregnane）的衍生物；由萝藦科鹅藤绒属植物白薇（*C. atratum* Bunge）中分离得到的白薇苷B（cynatratoside B），系13,14;14,15－双开裂孕甾烷的衍生物。此外，还发现一些C_{21}甾体生物碱，如从伊朗细卡黄杨（*Buxus hyrcana*）中发现的（＋）－6－氧－黄杨呋喃二烯，具有抑制乙酰胆碱酯酶的活性，IC_{50}为17 mmol/L；从藜芦根茎中分离得到的新天目藜芦碱（neoverapatuline），对神经胶质瘤具有细胞毒活性。

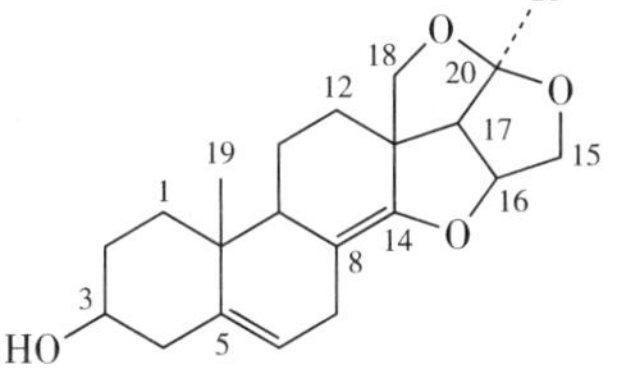

anhydrohirundigenin

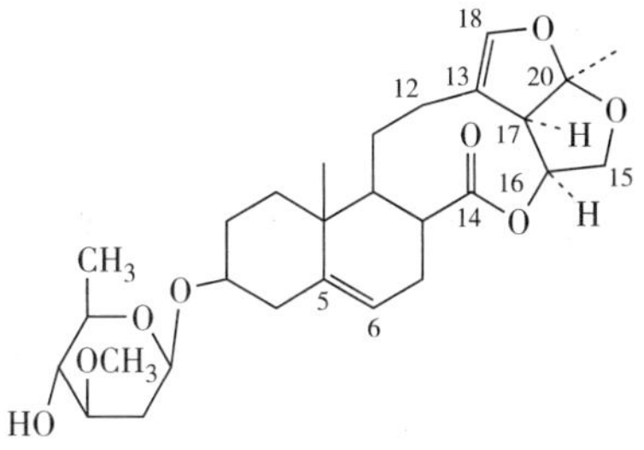

cynatratoside B

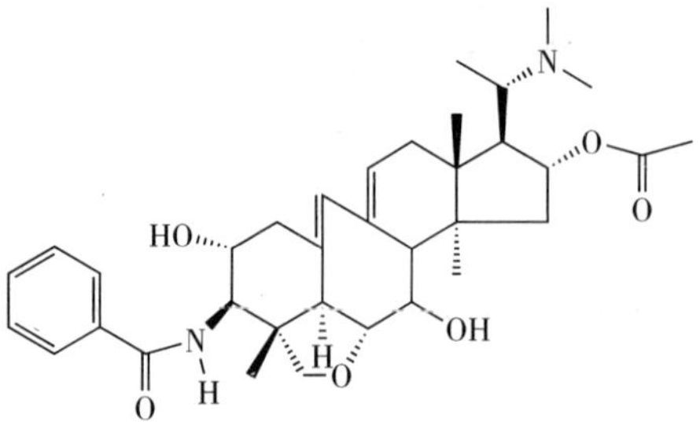

(+)-6-氧-黄杨呋喃二烯

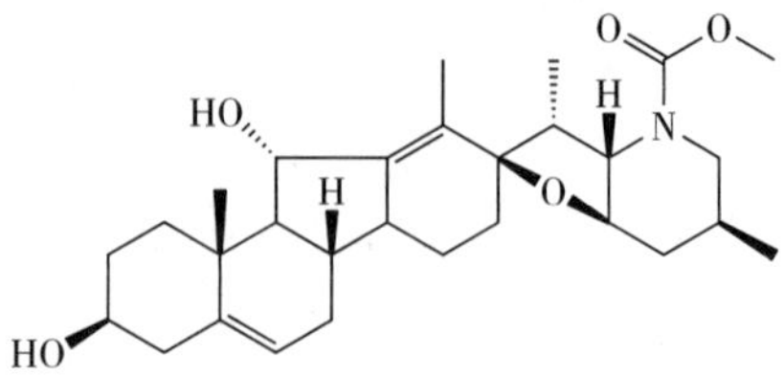

新天目藜芦碱

二、C_{21}甾体的结构特点和主要性质

C_{21}甾类成分是以孕甾烷（pergnane）或其异构体为基本骨架的羟基衍生物。一般 A/B 环为反式稠合，B/C 环多为反式，少数为顺式，C/D 环为顺式稠合。甾体母核上多有羟基（常在 C_3、C_8、C_{12}、C_{14}、C_{17}和 C_{20}位，其中 C_{11} – 羟基和 C_{12} – 羟基还能与乙酸、苯甲酸、桂皮酸等结合成酯）、羰基（多在 C_{20}位）、酯基及双键（多在 C_5、C_6位）。C_{17}位侧链多为 α – 构型，但也有 β – 构型。

C_{21}甾苷中除含有一般的羟基糖外，尚有 2 – 去氧糖。糖链多与苷元的 C_3 – OH 相连，少数与 C_{20} – OH 相连，形成 β – 糖苷，少数为 α – 糖苷。有单糖苷和低聚糖苷。C_{20}位苷键易被酸水解成次生苷。C_{21}甾苷中常见的糖有磁麻糖（cymarose）、2 – 脱氧毛地黄糖（digmose）、夹竹桃糖（oleandrose）、洋地黄毒糖（digitoxose）、阿洛糖（allose）、黄花甲竹桃糖（thevetose）和葡萄糖等，糖链最多的含有 6 个糖。

C_{21}甾类化合物具有甾核的显色反应，由于分子中具有 α – 去氧糖，还能发生 Keller – Kiliani 反应。

第五节　植物甾醇

植物甾醇（phytosterols）基本结构是胆甾烷，C_3上有 β – 羟基，C_{17}位侧链是 8 ~ 10 个碳原子的链状饱和或不饱和仲醇。在植物界分布广泛，在植物体内多以游离状态存在，也有与糖形成苷或高级脂肪酸酯形式存在。常见植物甾醇有 β – 谷甾醇（β – sitosterol）及其葡萄糖苷，又称胡萝卜苷（daucosterol）、豆甾醇（stigmasterol）、α – 菠甾醇（bessisterol）、菜油甾醇（campesterol）等。此外，在低等植物中存在的如麦角甾醇（ergosterol），是维生素 D 的前体，经紫外光照射能转化为维生素 D_2。

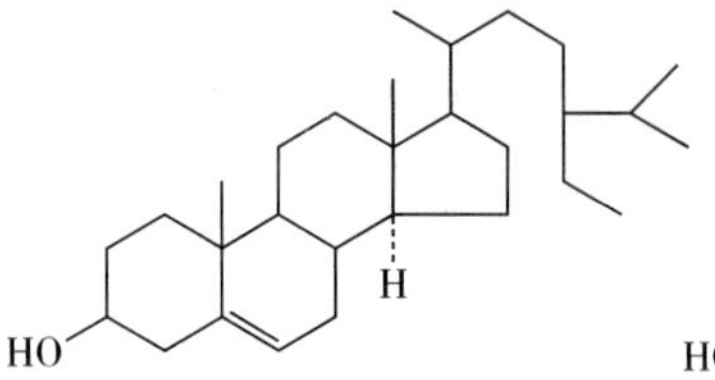

β-谷甾醇 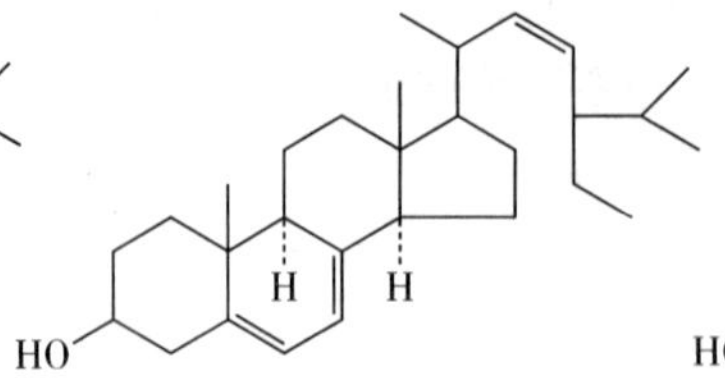　　麦角甾醇 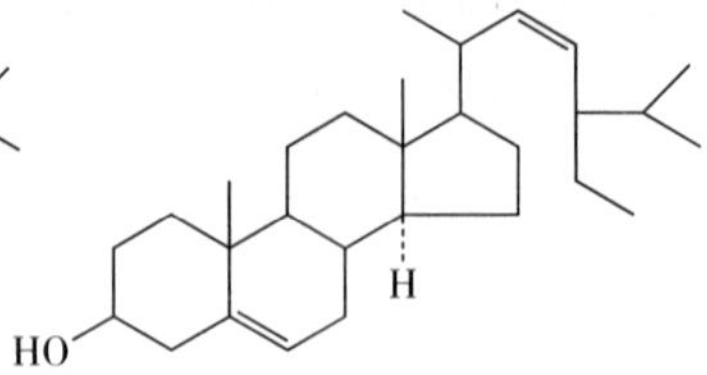　　豆甾醇

植物甾醇具有控制糖原和矿物质代谢、保持生物内环境稳定、调节应激反应、降低血液胆固醇、抗肿瘤、防止前列腺肥大等多种生理活性，并在拮抗胆固醇、预防心血管疾病等方面效果突出。

（一）甾醇的几种主要类型

1. 普通甾醇　仅在 C – 3 位上含有羟基的一类甾醇。如：环阿屯醇（cycloartenol）型、钝叶鼠曲醇（obtusifoliol）型和胆甾醇（cholesterol）型。

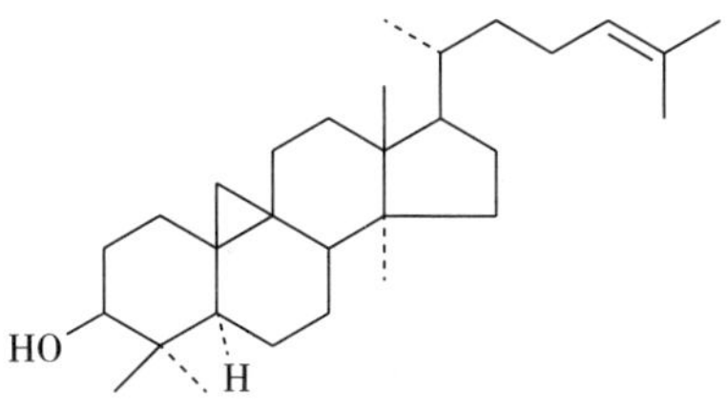

环阿屯醇

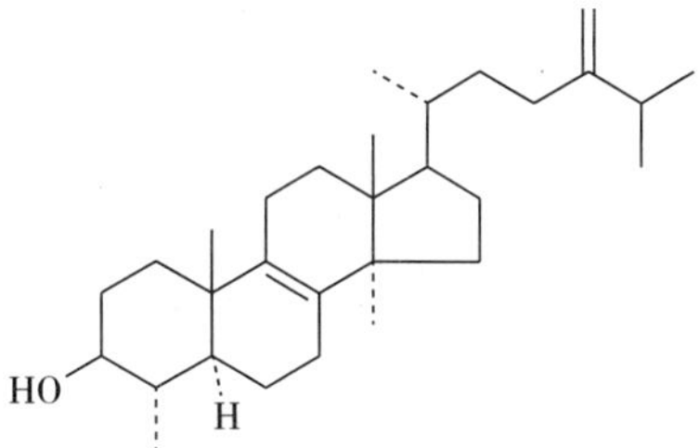

钝叶鼠曲醇

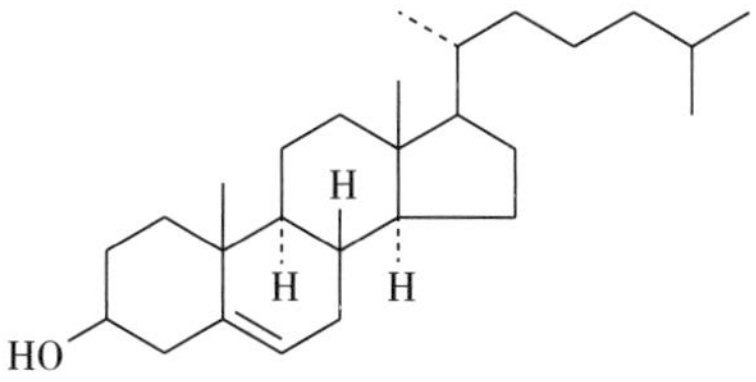

胆甾醇

2. 含氧甾醇　除 C－3 位以外，有第二个含氧官能团的甾体化合物。这类化合物具有多种生物活性，如细胞毒、抗动脉粥样硬化、抗癌、调节酶活性和甾醇的生物合成。从石松科石松属植物玉柏石松（*Lycopodium obscurum*）中分离得到 ikshusterol、epiikshusterol 等甾醇。

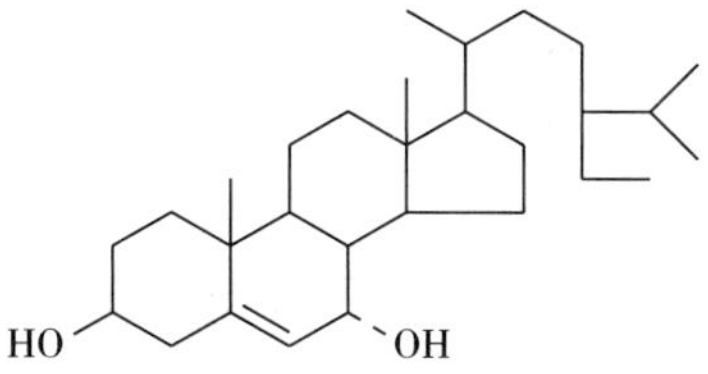

ikshusterol

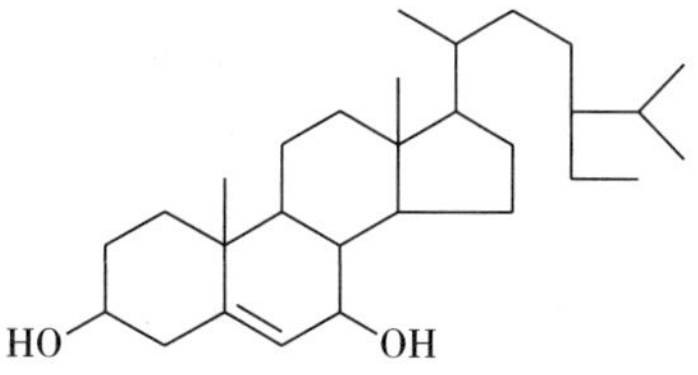

epiikshusterol

（二）理化性质

游离的植物甾醇都有较好的结晶形状和熔点，易溶于三氯甲烷和乙醚等有机溶剂，难溶于水，其苷能溶于醇中。具有甾体母核的颜色反应。

由于植物甾醇常与油脂共存，在提取分离时通过皂化法，将油脂转化为可溶于水的钠皂或钾皂，与不溶于水的不皂化物分离，不皂化物中含有甾醇。

第六节　胆汁酸类化合物

一、胆汁酸的结构特征及其在动物界的分布

（一）结构特征

胆汁酸（bile acid）是胆甾酸（cholanic acid）的衍生物，在动物胆汁中常为 24 个碳原子的胆甾酸衍生物，侧链羧基常与甘氨酸或牛磺酸结合成甘氨胆汁酸或牛磺胆汁酸，并以钠盐的形式存在，最常见的有胆酸、去氧胆酸、熊去氧胆酸与鹅去氧胆酸等。各种动物胆汁中胆汁酸的区别，主要在于羟基数目、位置及构型的区别。在人胆汁中，以甘氨酸胆甾酸或牛磺酸胆甾酸存在。除人工合成的胆汁酸外，天然的胆汁酸有 20 余种，结构为 4－甾戊酸的羟基衍生物，其中的羟基几乎均为 α 构型。

胆汁酸的结构特点是甾核 B/C 环为反式稠和，C/D 环多为反式稠合，A/B 环有顺式（正系）、反式

（别系）稠合两种异构体。在甾核的3、6、7和12等位常有羟基或羰基取代。

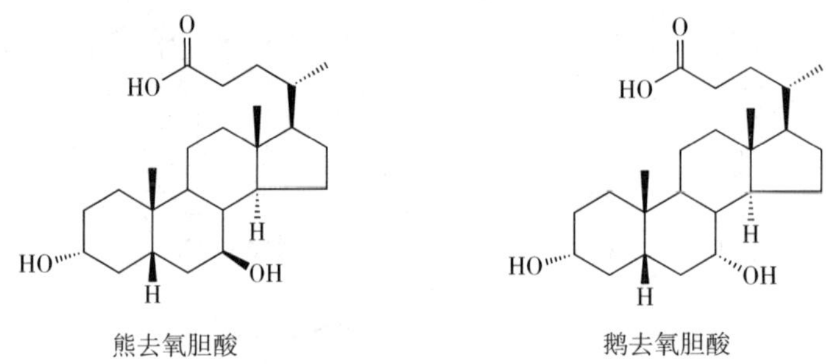

（二）分布

主要胆汁酸类成分及其在动物胆汁中的分布见表9-11。

表9-11 主要胆汁酸类成分及其在动物胆汁中的分布

名称	取代基位置	熔点（℃）	$[\alpha]_D$	分布
石胆酸（lithocholic acid）	3α-OH	186	+35	牛、家兔、猪、胆结石
胆酸（cholic acid）	3α，7α，12α-OH	198	+37	牛、羊、狗、蛇、熊、鸟
去氧胆酸（deoxycholic acid）	3α，12α-OH	177	+53	牛、兔、羊、猪
α-猪胆酸（α-hyocholic acid）	3α，6α，7α-OH	189	+5	猪
α-猪去氧胆酸（α-hydroxycholic acid）	3α，6α-OH	197	+5	猪
β-猪去氧胆酸	3β，6α-OH	190	+5	猪，特别在结石中
（β-hydroxycholic acid）	3α，6β-OH	210	+37	猪
鹅去氧胆酸（chenodeoxycholic acid）	3α，7α-OH	140	+11	鹅、牛、熊、鸡、猪
熊去氧胆酸（ursodeoxycholic acid）	3α，7β-OH	203	+57	熊

二、胆汁酸的化学性质

（一）酸性

游离或结合型胆汁酸均呈酸性，难溶于水，易溶于有机溶剂，与碱成盐后则可溶于水。利用此性质可以精制各种胆汁酸。

（二）酯化反应

将胆汁酸的末端羧基酯化后，易得到胆汁酸酯结晶，胆汁酸酯类在酸水中回流数小时，即可得到游离的胆汁酸。此性质也可用于精制各种胆汁酸。

（三）羟基与羰基的反应

甾核上的羟基可以乙酰化，其乙酰化物容易结晶，有利于胆汁酸的纯化和精制。甾核上的羟基还可氧化成酮基，再用还原法除去酮基。利用此反应，以来源丰富的胆汁酸为原料，选择适宜的氧化剂和还原剂，可制备某些去氧胆酸。

三、胆汁酸的检识

（一）颜色反应

胆汁酸类具有甾体母核和以下颜色反应。

1. Pettenkofer 反应 取胆汁 1 滴，加蒸馏水 4 滴及 10% 蔗糖溶液 1 滴，摇匀，倾斜试管，沿管壁加入浓硫酸 5 滴，置冷水中冷却，则在两液分界处出现紫色环。其原理是蔗糖经浓硫酸作用生成羟甲基糠醛，后者可与胆汁酸结合成紫色物质。

2. Gregory Pascoe 反应 取胆汁 1ml，加 45% 硫酸 6ml 及 0.3% 糠醛 1ml，塞紧振摇后，在 65℃ 水浴中放置 30 分钟，胆酸存在的溶液显蓝色。本反应可用于胆酸的定量分析。

3. Hammarsten 反应 取少量样品，用 20% 铬酸溶液（20g CrO_3 在少量水中，用乙酸加至 100ml）溶解，温热，胆酸为紫色，鹅去氧胆酸不显色。

改良的 Hammarsten 反应：取少量胆酸用乙酸溶解，温热并加几滴浓盐酸，水浴加热片刻直至变浑浊或黄色后，室温放置 1 ~2 小时则变为紫色。

（二）色谱检识

1. 薄层色谱 硅胶薄层色谱广泛用于动物胆汁酸的分离和鉴定。常用展开剂：异辛烷 - 异戊醚 - 冰乙酸 - 正丁醇 - 水（10：5：5：3：1）。显色剂：磷钼酸、30% 硫酸、醋酐 - 浓硫酸、茴香醛 - 浓硫酸等。

2. 纸色谱 以不同比例的异丙醚 - 庚烷为展开剂，70% 的乙酸为固定相。显色剂为 10% 的磷钼酸 - 乙醇溶液、间二硝基苯、10% 硫酸 - 乙醇溶液和三氯化锑 - 三氯甲烷等溶液。

四、胆汁酸的提取分离

胆汁酸在临床上应用广泛，如：从牛、羊胆汁中提取的胆酸用来配制人工牛黄，从猪胆汁中提取的猪去氧胆酸，用来降低血液胆固醇，治疗高血压及血管粥样硬化，从鹅、鸡、鸭胆汁中提取的鹅去氧胆酸，用来治疗以胆固醇为主要成分的胆结石。

（一）胆汁酸的提取

动物胆汁中提取胆汁酸的主要流程如下（图 9 - 15）。

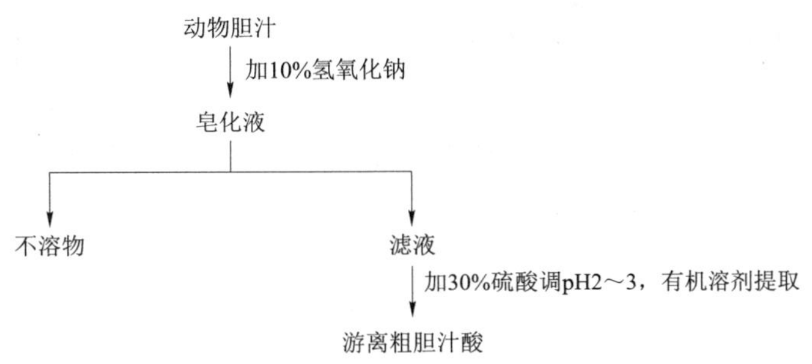

图 9 - 15 动物中胆汁酸的提取流程

粗胆汁酸通过活性炭脱色，用结晶法纯化。

（二）胆汁酸的分离

硅胶薄层色谱广泛被运用于胆汁酸分离，分离游离胆汁酸展开剂：异辛烷 - 异戊醚 - 冰乙酸 - 正丁醇 - 水（10：5：5：3：1），异辛烷 - 乙酸乙酯 - 乙酸（5：5：1），前者效果较好。分离结合型胆汁酸展开剂：甲苯 - 冰乙酸 - 水（10：10：1）、三氯甲烷 - 甲醇 - 水（65：25：4）、异戊醇 - 冰乙酸 - 水（18：5：3）、正丁醇 - 乙酸 - 水（17：2：1）。常用胆汁酸显色剂：磷钼酸、30% 硫酸、浓硫酸、乙酸 - 浓硫酸、茴香醛 - 浓硫酸和碘等。

五、含胆汁酸的中药实例

（一）牛黄

中药牛黄为牛科动物牛（*Bos taurus domesticus* Gmelin）的干燥胆结石，性味甘，凉。归心、肝经。具有镇痉、清心、豁痰、开窍、凉肝、息风和解毒的功效，用于热病神昏、中风痰迷、惊痫抽搐、癫痫发狂、咽喉肿痛、口舌生疮和痈肿疔疮的治疗，是中药安宫牛黄丸、牛黄解毒丸、珠黄散等主要成分之一。

牛黄含有胆红素、胆汁酸、胆固醇、肽类、多种氨基酸和无机盐等成分，其中胆汁酸含约8%，主成分为胆酸、去氧胆酸、石胆酸。去氧胆酸具有松弛平滑肌的作用，是牛黄解痉的有效成分。

（二）熊胆

中药熊胆为熊科动物黑熊（*Belenarctos thibetanus* G.）引流胆汁的干燥品。具有清热、镇静明目的功效。熊胆的化学成分为胆汁酸，包含牛磺熊去氧胆酸、牛磺鹅去氧胆酸、牛磺胆酸、熊去氧胆酸和鹅去氧胆酸等，其中主要有效成分是牛磺熊去氧胆酸（含量44.2%～74.5%），具有解痉作用，是熊胆鉴别和质量评价的主要依据。

第七节　昆虫变态激素

一、概述

昆虫变态激素（Insect moulting hormones）是昆虫体内产生的用于调节昆虫变态（如幼虫转变为蛹，蛹羽化为蛾等）的激素。该类化合物是甾醇的衍生物或甾醇类的代谢产物。如蚕蛹中含的蜕皮甾酮（ecdysterone），具有强蜕皮活性，能促进细胞生长，能刺激真皮细胞分裂，产生新的表皮并使昆虫蜕皮。20世纪60年代后，从植物界也发现昆虫变态激素类化合物，称为植物蜕皮素（phytoecdysones）。如从牛膝中分离得的蜕皮甾酮、牛膝甾酮（inokosterone）；桑叶也含有川牛膝甾酮和羟基蜕皮甾酮；白毛夏枯草中含有筋骨草甾酮G。这类成分对人体除能促进蛋白质合成，排除体内胆固醇，降低血脂以及抑制血糖上升及促进和恢复肝功能等生物活性。

二、昆虫变态激素的结构特点和主要性质

（一）结构特点

昆虫变态激素的甾体母核A/B环大多为顺式稠合，个别为反式稠合。甾体母核的C_6位是酮基，C_7位是双键，C_{17}侧链为含8～10个碳原子的多元醇。

（二）主要性质

昆虫变态激素类化合物的分子中含有多个羟基，在水中溶解性比较大，易溶于甲醇、乙醇和丙酮，难溶于正己烷和石油醚等溶剂，具有甾核的颜色反应。昆虫变态激素的甾体母核A/B环为顺式时具有变态活性，反式时则无活性或活性减弱。

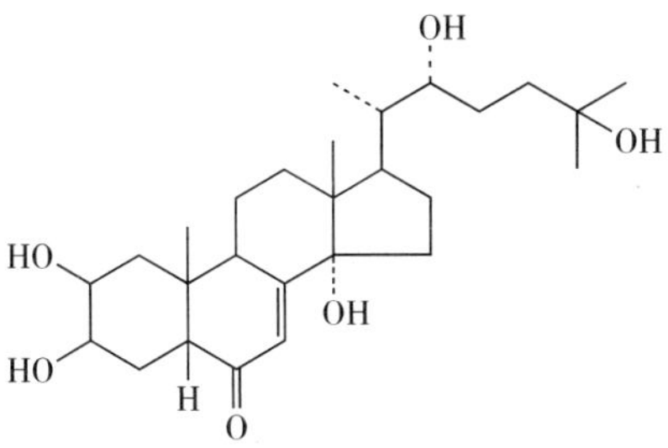

α-蜕皮素

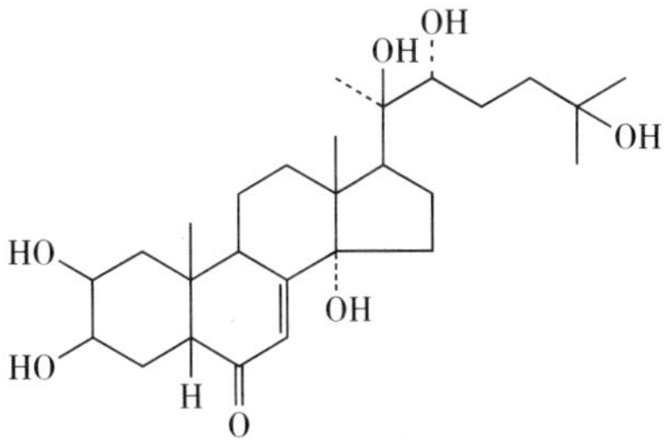

β-蜕皮甾酮

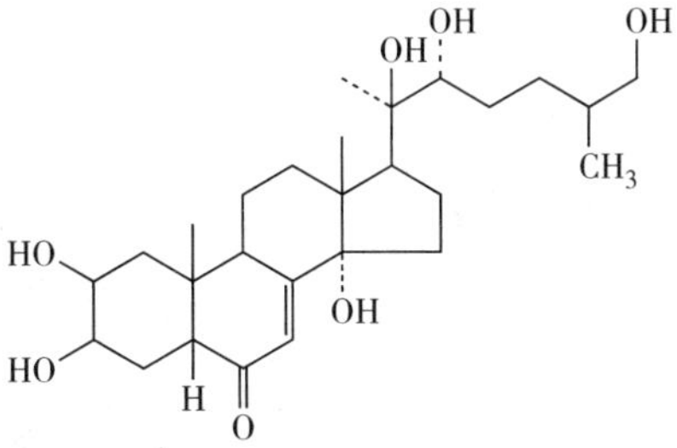

牛膝甾酮

第八节　醉茄内酯

一、概述

醉茄内酯（withanolides）是一类具有高度氧化的基本骨架为含有28个碳原子的麦角甾烷的C－26羧酸内酯类甾体化合物，主要分布在茄科（Solanaceae）醉茄属（*Withania*）、酸浆属（*Physalis*）和曼陀罗属（*Datura*）等植物中。该类化合物具有抗菌、抗炎、细胞毒、细胞免疫和抗肿瘤等方面的药理作用。近年研究发现，醉茄内酯类化合物还具有抑制细胞生长、保肝、镇静、抗风湿作用，临床上用来治疗利什曼病。醉茄提取物可作为农药，用于植物杀虫。

二、醉茄内酯的结构特点和主要性质

（一）结构特点

醉茄内酯类化合物母核为甾体母核，分子中含28个碳原子，包括A、B、C、D四个环及侧链上一个α、β－不饱和内酯环（E环），其中A/B环有顺式和反式两种稠合，B/C环和C/D环均为反式稠合，结构中常有5个甲基（18－CH_3、19－CH_3、21－CH_3、27－CH_3、28－CH_3），21位和27位常为羟甲基，1位和26位多为羰基，C_{21}和C_{24}常形成醚键，羟基多位于1、3、5、6、7、12、21和27位，双键多存在于2、5、6、24和25位，醉茄内酯类化合物多以苷元的形式存在，少数通过C_3－OH或C_{27}－OH与葡萄糖形成单糖苷。多数醉茄内酯类化合物主要在A/B环和侧链发生变化。

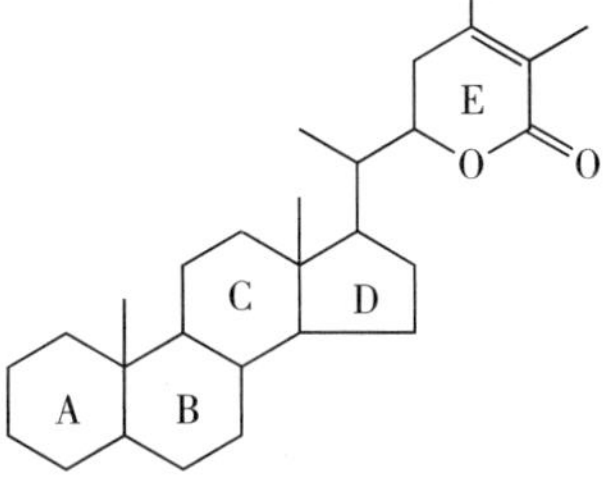

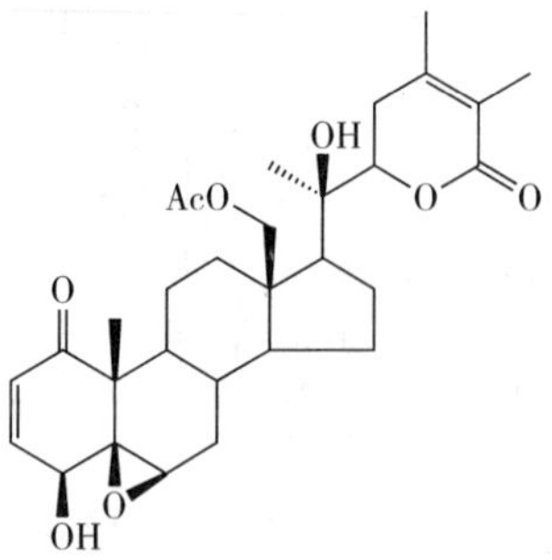

18-乙酰氧醉茄内酯D 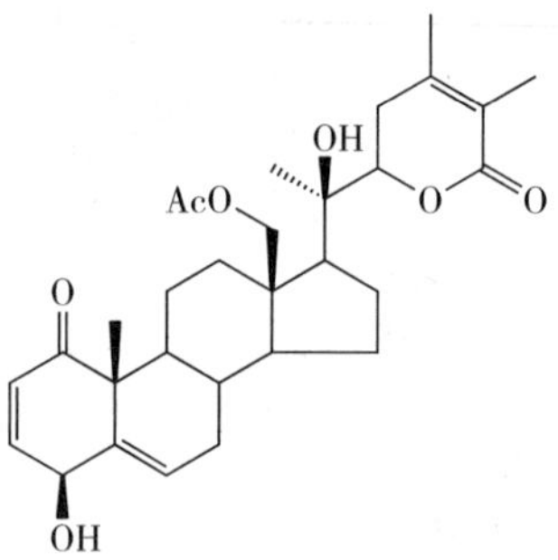　　18-乙酰氧-5,6-去氧-5-醉茄烯内酯D

（二）主要性质

游离的醉茄内酯多具有较好的结晶形状和熔点，易溶于三氯甲烷、乙醚和甲醇等有机溶剂；醉茄内酯苷类化合物多为白色无定形粉末，难溶于三氯甲烷，可溶于甲醇等有机溶剂。

三、醉茄内酯的提取分离

游离醉茄内酯多采用三氯甲烷提取，醉茄内酯苷常用醇性溶剂提取。由于醉茄内酯类化合物取代形式多样，存在多种立体异构体，在碱性条件下，内酯环易水解开环，在提取分离过程中，需注意温度并避免与碱性物质接触。

醉茄内酯类化合物主要由 A/B 环和侧链的不同衍生而来，结构相似，极性相近，通常采用硅胶柱色谱或高效液相色谱分离，常用洗脱剂分别为三氯甲烷－甲醇、三氯甲烷－丙酮；甲醇－水、乙腈－水。

答案解析

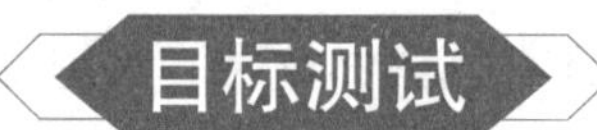

一、单项选择题

1. 甾体皂苷可溶于
   A. 石油醚　　B. 水　　C. 丙酮
   D. 乙醚　　E. 苯
2. 区别甾体皂苷和三萜皂苷的反应是
   A. 三氯化锑反应　　B. K－K 反应　　C. 10% H_2SO_4反应
   D. 碱性苦味酸反应　　E. 三氯乙酸反应
3. 乙型强心苷苷元甾体母核中 C－17 位上的取代基是
   A. 醛基　　B. 六元不饱和内酯环　　C. 糖链
   D. 羧基　　E. 五元不饱和内酯环
4. 区别甲型和乙型强心苷可用以下哪种反应
   A. 乙酐－浓硫酸反应　　B. 三氯乙酸－氯胺 T 反应　　C. 亚硝酰铁氰化钠反应
   D. Keller－Kiliani 反应　　E. 三氯化锑反应

二、多项选择题

5. 能与甾体类化合物发生反应的有
   A. Liebermann－Burchard 反应　　B. Salkowski 反应　　C. Tschugaeff 反应

D. Rosen－Heimer 反应　　　　E. Kahlenberg 反应

6. α－去氧糖的显色反应有

A. Keller－Kiliani 反应（K－K 反应），冰醋酸－三氯化铁－浓硫酸反应，醋酸层呈蓝色

B. 呫吨氢醇反应，（呫吨氢醇加冰醋酸＋浓硫酸），红色

C. 过碘酸－对硝基苯胺反应，显黄色，喷5%氧氧化钠转化为绿色

D. 间二硝基苯反应（Raymond 反应）

E. 对二甲氨基苯甲醛反应，红色

三、配伍选择题

[7～8]

A. 苷元－(2,6－二去氧糖)

B. 苷元－(6－去氧糖甲醚)$_x$－(D－葡萄糖)$_y$

C. 苷元－(2,6－二去氧糖)$_x$－(D－葡萄糖)$_y$

D. 苷元－(6－去氧糖)$_x$－(D－葡萄糖)$_y$

E. 苷元－(葡萄糖)$_y$－(2,6－二去氧糖)$_x$

7. Ⅰ型强心苷的结构是

8. Ⅱ型强心苷的结构是

四、简答题

9. 强心苷类化合物按苷元结构可分为哪几类？其结构的基本特点是什么？

10. 强心苷的酸水解类型有几种？简述其特点及应用。

书网融合……

思政导航

本章小结

微课

题库

第十章　生 物 碱

PPT

学习目标

知识目标

1. 掌握　生物碱的含义、分类及存在形式；掌握生物碱的理化性质、显色反应、检识方法；掌握生物碱的一般提取、分离方法。

2. 熟悉　主要生物碱的结构特征。

3. 了解　生物碱的生源关系；了解生物碱的结构鉴定与测定方法。

能力目标　通过学习掌握生物碱类化合物的提取分离方法，使学生具有从中药中提取分离生物碱类成分的方案设计能力和实际操作能力；通过熟悉生物碱类化合物的检识和结构研究的方法，使学生具有对生物碱结构解析的能力。

第一节　概　述

一、生物碱的定义、分布、存在形式及生物活性

（一）生物碱的定义

生物碱（alkaloids）指主要来源于生物界（主要是植物界）的一类含氮有机化合物，因多呈碱性（可与酸成盐），故称为生物碱。生物碱大多有较复杂的环状结构，且氮原子常结合在环内。一般来说，生物界除生物体必需的含氮有机化合物（如氨基酸、蛋白质、肽类、核酸、核苷酸、氨基糖及含氮维生素等）外，其他含氮有机化合物均视为生物碱。

（二）生物碱的分布和存在形式

生物碱主要分布于植物界，在动物界中少有发现。其广泛分布于各种中药中，是许多中药的主要有效成分。绝大多数生物碱主要分布于双子叶植物中，已知存在于50多个科120多个属中。与中药有关的典型的科有毛茛科（黄连属黄连，乌头属乌头、附子），罂粟科（罂粟、延胡索），茄科（曼陀罗属洋金花、颠茄属颠茄、莨菪属莨菪），防己科（汉防己、北豆根），小檗科（三棵针），豆科（苦参属苦参、槐属苦豆子）等。单子叶植物也有少数科属含生物碱，如石蒜科、百合科（贝母属的川贝母、浙贝母）、兰科等。少数裸子植物如麻黄科、红豆杉科、三尖杉科和松柏科也存在生物碱。低等植物中仅发现极个别简单的吲哚类生物碱，如烟碱存在于蕨类植物中，麦角生物碱存在于菌类植物中。地衣、苔藓类植物中仅发现少数简单的吲哚类生物碱。藻类和水生植物中未发现生物碱。

生物碱在植物体内的分布，对某种植物来说，也可能分布于全株，但多数集中在某一器官。如金鸡纳生物碱主要分布在金鸡纳树皮中；麻黄生物碱在麻黄髓部含量高。黄柏生物碱主要集中在黄柏树皮中；三尖科生物碱主要集中在根部，尤以根皮中含量最高。生物碱在不同植物中含量差别也很大，高者可达百分之几十，低者仅含百分之儿，甚至千万分之儿。如黄连根茎中含生物碱7%以上，金鸡纳树皮

中生物碱含量为1.5%；长春花中长春新碱的含量为百分之一，而抗癌成分美登素（maytansine）在卵叶美登木（*Maytenus hookeri* L.）中得率仅为千万分之二。

含生物碱的植物中常是多种生物碱共存，其中常以一种或两种含量较高。由于同一植物中的生物碱生物合成途径往往相似，因此化学结构也往往类似，同科同属的植物往往有同一母核或结构相同的化合物。生物碱极少与萜类和挥发油共存于同一植物中。

在植物体内，有一定碱性的生物碱多以有机酸盐形式存在，如柠檬酸盐、草酸盐、酒石酸盐以及琥珀酸盐等，少数以无机盐形式存在，如盐酸小檗碱、硫酸吗啡。少数碱性极弱的生物碱以游离态存在，如酰胺类生物碱。其他存在形式尚有 *N*－氧化物、生物碱苷等。

（三）生物碱的生物活性

生物碱多具有显著而特殊的生物活性。如吗啡、延胡索乙素具有镇痛作用；阿托品具有解痉作用；小檗碱、苦参碱、蝙蝠葛碱有抗菌消炎作用；苦参素、苦豆碱、石蒜碱等有抗病毒的活性；利血平、延胡索甲素、小檗胺、东莨菪碱、钩藤碱、川芎嗪等有降血压的作用；麻黄碱有止咳平喘作用；奎宁有抗疟作用；苦参碱、氧化苦参碱等还有抗心律失常作用；喜树碱、秋水仙碱、三尖杉碱、紫杉醇等有不同程度的抗肿瘤作用；此外，雷公藤甲素、苦参碱有一定的生殖毒性。中药桑枝中的总生物碱具有显著的降血糖作用。

二、生物碱的生物合成简介

在生物碱的生物合成途径中，一般认为一次代谢产物氨基酸是其初始物。主要有鸟氨酸、赖氨酸、苯丙氨酸、酪氨酸、色氨酸、邻氨基苯甲酸、组氨酸等。这些氨基酸的骨架大部分保留在所合成的生物碱中。另外，甲戊二羟酸和乙酸酯也是一些生物碱的重要组成部位。前者生成的生物碱有时被称为真生物碱，后者生成的生物碱有时又被称为伪生物碱。生物碱生物合成的主要的化学反应有环合反应和碳－氮键的裂解，其中环合反应又可分为希夫碱反应（如吡咯、莨菪烷、哌啶、喹诺里西啶类生物碱合成）、曼尼希氨甲基化反应（如苄基异喹啉和吲哚生物碱）和酚的氧化偶联反应（苄基四氢异喹啉），碳－氮键的裂解较为重要的裂解为Hofmann降解和von Braun裂解。

知识链接

吗啡从分离、纯化，到确证结构、人工合成一共花了150年的时间，其中一位化学家做出了杰出的贡献，他被称为“生物碱之父”——Robert Robinson（1886—1975年）。1925年，时任牛津大学教授的Robinson采用降解法确定吗啡具有一个核心为五元氮环与苄基异喹啉的环状化学结构，此时距1806年单体吗啡首次被分离出来已经过去了一个多世纪。由于当时提取分离技术和结构鉴定技术的限制，对生物碱的研究具有相当大的难度，在推断吗啡结构的过程中，Robinson发表相关论文约50篇，其复杂程度不亚于一部侦探小说。此外，Robinson还运用有机化学知识以及实验技巧，分离并确定了罂粟碱、尼古丁、吗啡、紫堇碱、毒扁豆碱、小檗碱、马钱子碱、长春碱、秋水仙碱等几十种天然复杂生物碱的结构。1947年，Robinson因从事天然植物化学特别是对生物碱的研究成就荣获诺贝尔化学奖，被誉为“生物碱之父”。

第二节 生物碱的结构与分类

生物碱的分类方式较多，可按植物来源分类，如黄连生物碱、苦参生物碱等；可按化学结构类型分类，如吡啶类生物碱、异喹啉类生物碱等；可按生源途径分类，如鸟氨酸系生物碱、赖氨酸系生物碱等。本章按照生源途径结合化学结构类型分类的方法来介绍生物碱。

一、鸟氨酸系生物碱

来源于鸟氨酸系的生物碱主要包括吡咯烷类、莨菪烷类和吡咯里西啶类生物碱。

（一）吡咯烷类生物碱

这类生物碱结构简单，数量较少。常见的如益母草（*Leonurus japonicus* Houtt.）中的水苏碱（stachydrine）、山莨菪［*Anisodus tanguticus*（Maxinowicz）Pascher］中的红古豆碱（cuscohygrine）等。

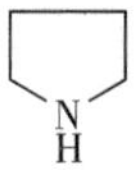

四氢吡咯 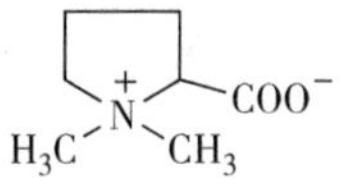　　水苏碱 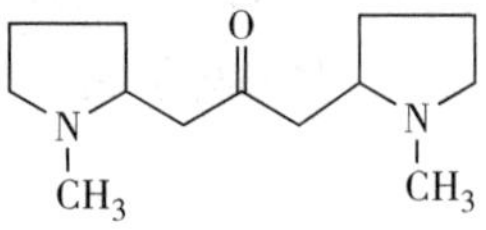　　红古豆碱

（二）莨菪烷类生物碱

此类生物碱多由莨菪烷的 C_3 - 醇羟基和有机酸缩合成酯。生源上关键中间体是 N - 甲基吡咯亚胺盐及其衍生物。主要存在于茄科颠茄属（*Atropa*）、天仙子属（*Hyoscyamus*）、曼陀罗属（*Datura*）和赛莨菪属（*Scopolia*）中。重要的化合物有莨菪碱（hyoscyamine）、东莨菪碱（scopolamine）、山莨菪碱（anisodamine）、樟柳碱（anisodine）等。

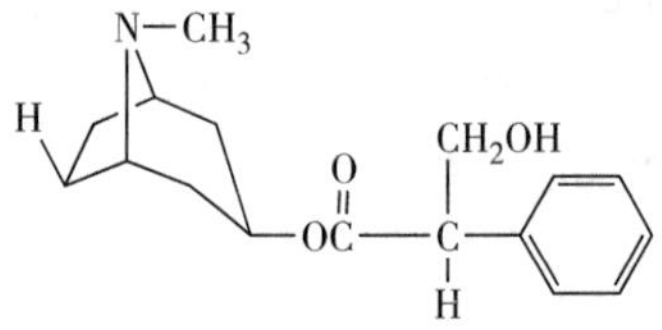

莨菪碱 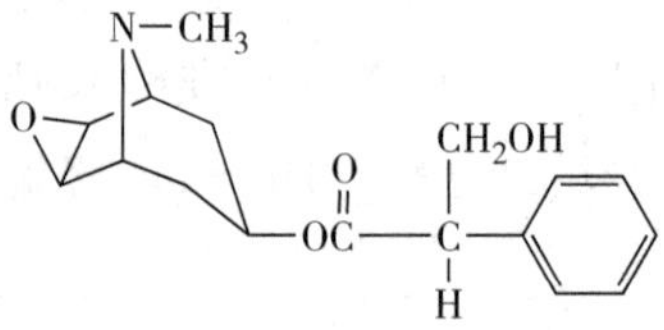　　东莨菪碱

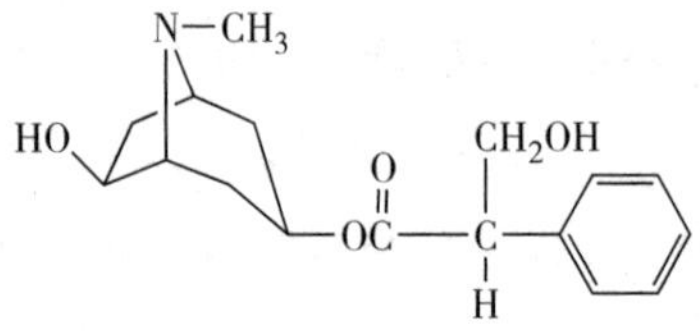

山莨菪碱 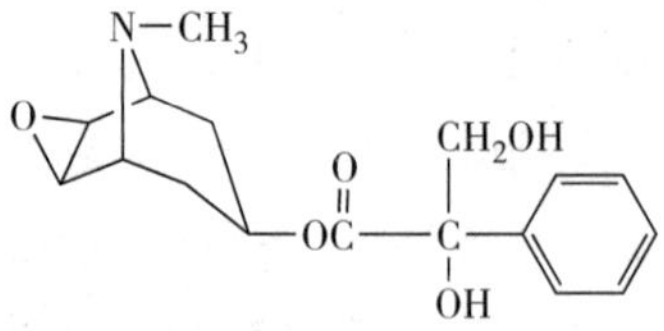　　樟柳碱

（三）吡咯里西啶类生物碱

吡咯里西啶由两个吡咯烷共用一个氮原子稠合而成。此类生物碱结构由胺醇和酸两部分组成。二者多以 11 或 12 元双酯形式结合，少数以单酯形式存在。主要分布于菊科千里光属（*Senecio*）植物中。如大叶千里光碱（macrophylline）。

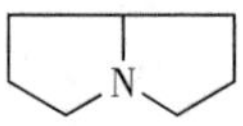

吡咯里西啶 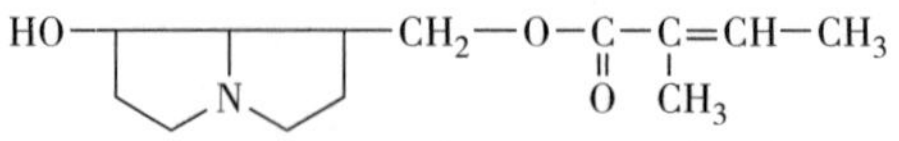　　大叶千里光碱

二、赖氨酸系生物碱

来源于赖氨酸系的生物碱有哌啶类、吲哚里西啶类和喹诺里西啶类生物碱。

（一）哌啶类生物碱

哌啶类生物碱结构较简单，生源上最关键的前体物是哌啶亚胺盐类，分布广泛。代表性生物碱如胡椒（*Piper nigrum* L.）中的胡椒碱（piperine），槟榔（*Areca catechu* L.）中的槟榔碱（arecoline）、槟榔次碱（arecaidine）等。

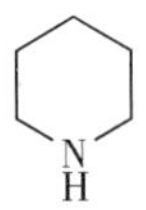

哌啶 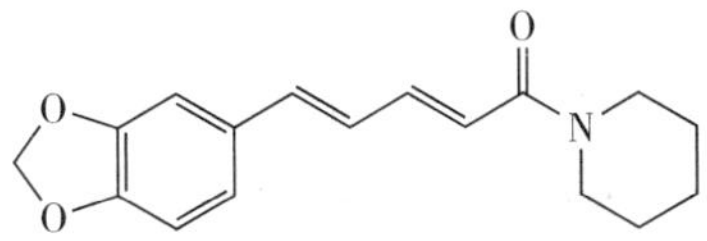　　胡椒碱 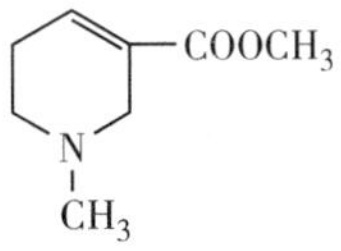　　槟榔碱 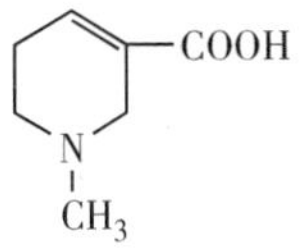　　槟榔次碱

（二）吲哚里西啶类生物碱

为哌啶和吡咯共用一个氮原子稠合而成，数目较少，主要分布于大戟科一叶萩属（*Securinega*）植物中。如一叶萩［*Flueggea suffruticosa*（Pal1.）Rehd.］中的一叶萩碱（securinine）等。

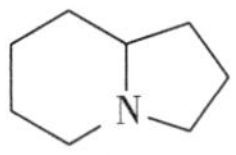

吲哚里西啶 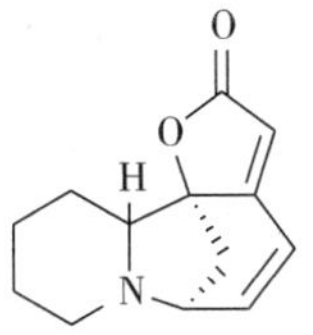　　一叶萩碱

（三）喹诺里西啶类生物碱

生源上前体物为赖氨酸衍生的戊二胺。为两个哌啶共用一个氮原子稠合而成。主要分布于豆科、石松科和千屈菜科等，代表化合物如野决明（*Thermopsis lupinoides*）中的金雀花碱（cytisine）和苦参（*Sophora flavescens* Ait.）中的苦参碱（matrine）等。

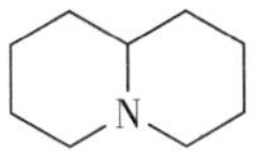

喹诺里西啶 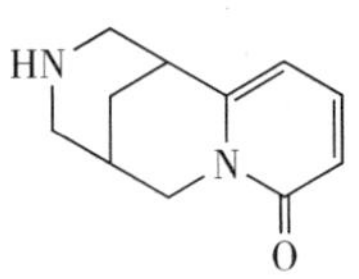　　金雀花碱 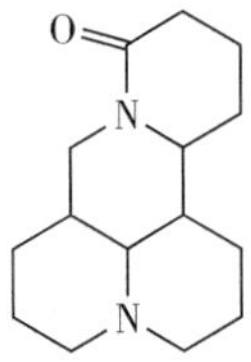　　苦参碱

三、苯丙氨酸和酪氨酸系生物碱

以苯丙氨酸和酪氨酸衍生的生物碱数量多（约1000多种），分布广，结构类型复杂，具有较高的药用价值。

（一）苯丙胺类生物碱

该类生物碱数目较少，其氮原子处于环外。代表化合物如麻黄（*Ephedra Sincia* Stapf.）中的麻黄碱（ephedrine）、伪麻黄碱（pseudoephedrine）、甲基麻黄碱（methylephedrine）、甲基伪麻黄碱（pseudomethylephedrine）、去甲基麻黄碱（norephedrine）和去甲基伪麻黄碱（norpseudoephedrine）等。

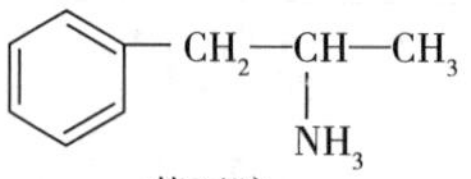

苯丙胺

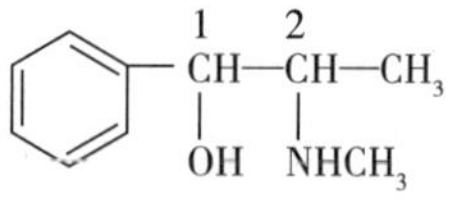

l-麻黄碱（1*R*,2*S*）
d-伪麻黄碱（1*S*,2*S*）

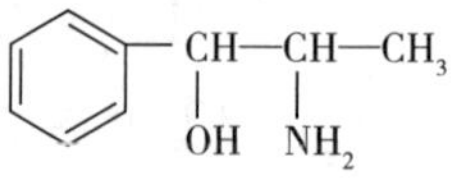

l-去甲基麻黄碱（1*R*,2*S*）
d-去甲基伪麻黄碱（1*S*,2*S*）

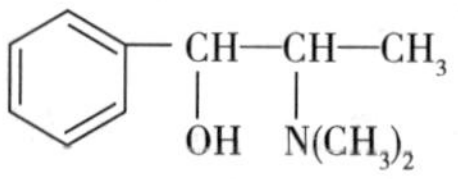

l-甲基麻黄碱（1*R*,2*S*）
d-甲基伪麻黄碱（1*S*,2*S*）

（二）异喹啉类生物碱

此类生物碱在药用植物中分布较广泛，结构类型较多。主要结构类型如下。

1. 小檗碱类和原小檗碱类 此类生物碱可以看作由两个异喹啉环稠合而成，依据母核结构中 C 环氧化程度的不同，分为小檗碱类和原小檗碱类，前者多为季铵碱，如小檗碱（berberine）；后者多为叔铵碱，如延胡索（*Corydalis yanhusuo* W. T. Wang.）中的延胡索乙素（*dl* – tetrahydropalmatine）。

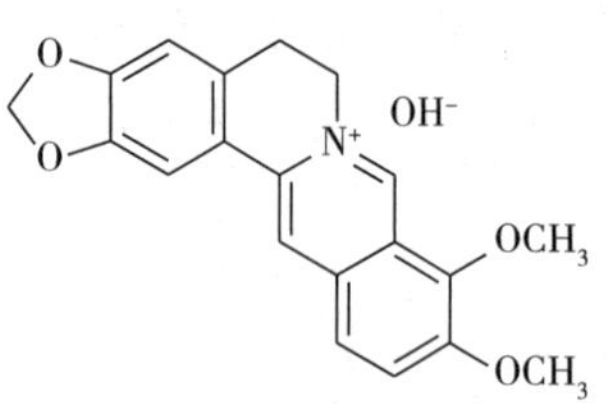

小檗碱 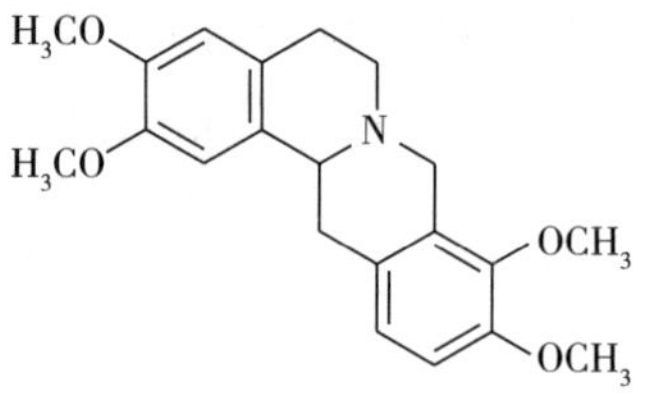　　延胡索乙素

2. 苄基异喹啉类 为异喹啉母核 1 位连有苄基的一类生物碱，代表化合物如罂粟（*Papaver somniferm* L.）中的罂粟碱（papaverine）和厚朴（*Magnolia officinalis* Rehd. et Wils）中的厚朴碱（magnocurarine）等。

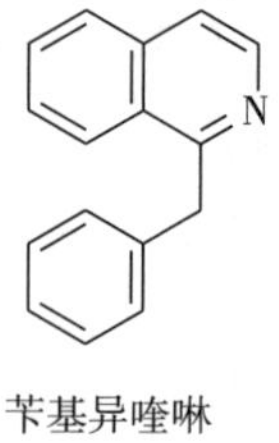

苄基异喹啉 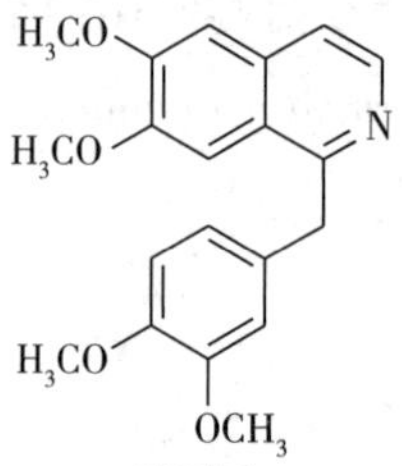　　罂粟碱 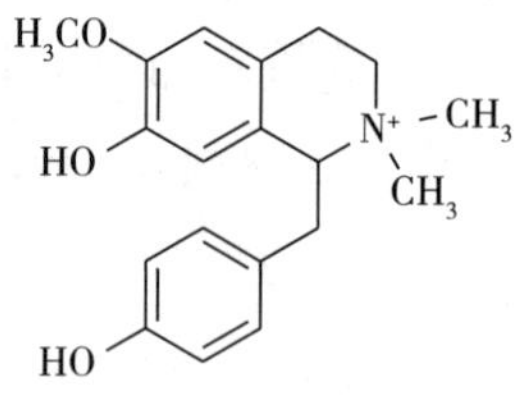　　厚朴碱

3. 双苄基异喹啉类 为两个苄基异喹啉通过 1 ~ 3 个醚键相连接的一类生物碱。如存在于防己科汉防己（*Stephania tetrandra* S. Moore）中的粉防己碱（tetrandrine）和汉防己乙素（fangchinoline）；蝙蝠葛（*Menispermum dauricum* DC.）中的主要酚性生物碱蝙蝠葛碱（dauricine）。

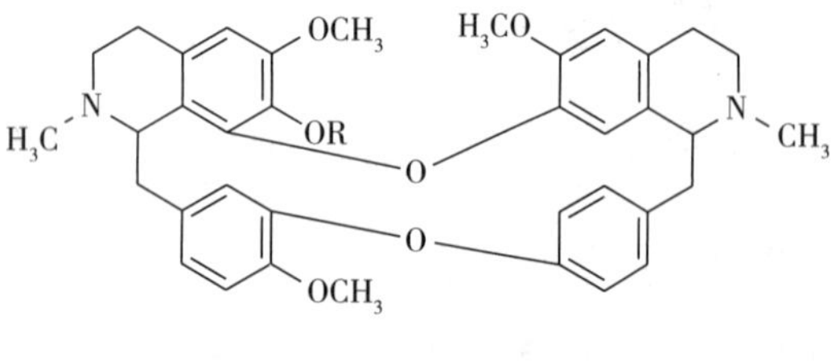

粉防己碱　R=CH_3
汉防己乙素　R=H

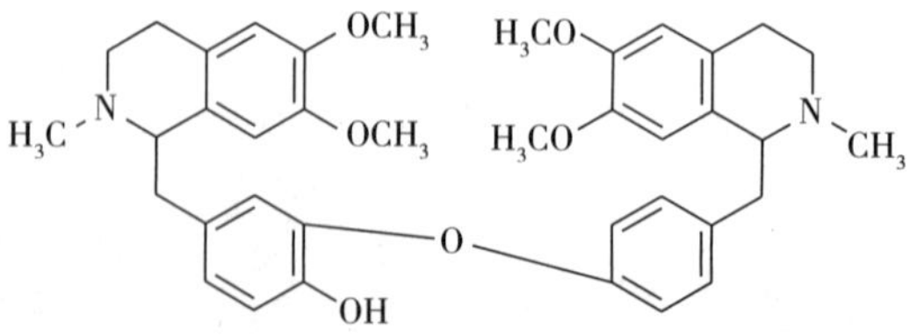

蝙蝠葛碱

4. 吗啡烷类 代表性生物碱如吗啡（morphine）、可待因（codeine）、蒂巴因（thebaine）；青风藤

[*Sinomenium acutum* (Thunb.) Rehd. et Wils.] 中的青藤碱（sinomenine）等。

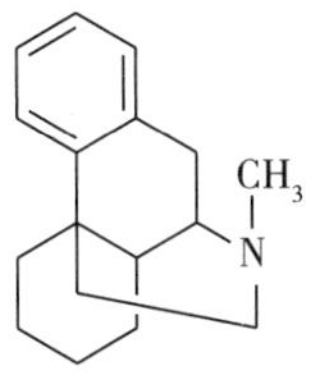

吗啡烷

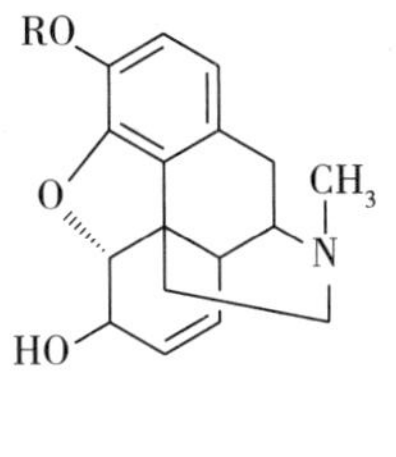

吗啡 R=H
可待因 R=CH_3

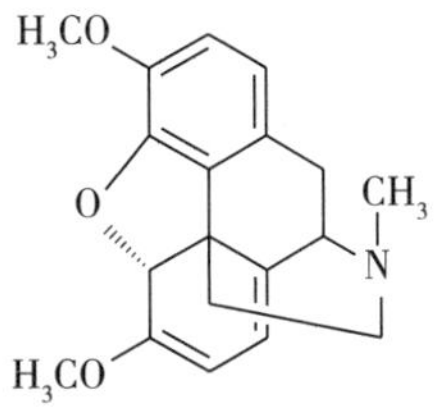

蒂巴因

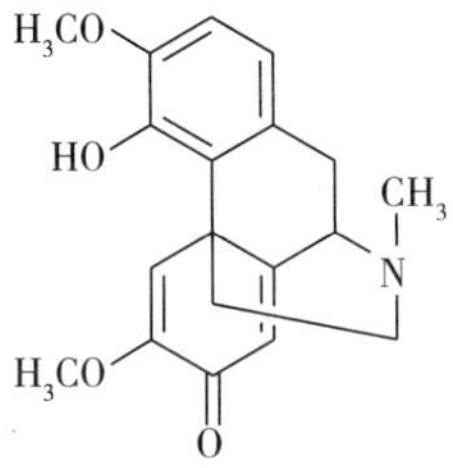

青藤碱

（三）苄基苯乙胺类生物碱

该类生物碱主要分布于石蒜科的石蒜属（*Lycoris*）、水仙属（*Narcissus*）等植物中。代表生物碱如石蒜碱（lycorine）、加兰他敏（galanthamine）等。

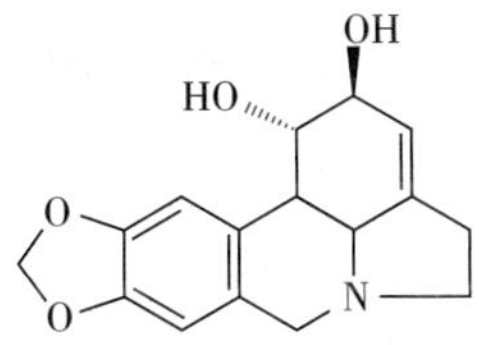

石蒜碱

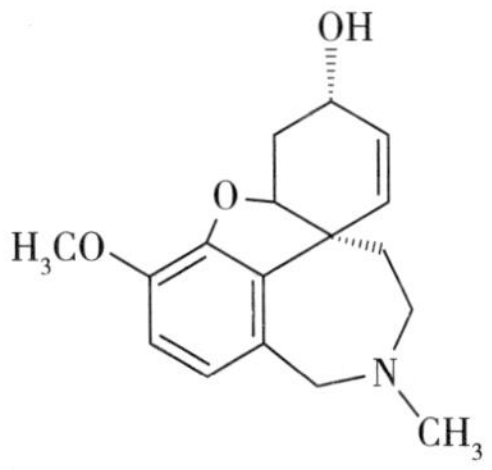

加兰他敏

四、色氨酸系生物碱

此类生物碱是类型较多、结构较复杂、化合物数目最多的一类生物碱。主要分布于马钱科、夹竹桃科、茜草科等十几个科中。按生源关系，主要结构类型如下。

（一）简单吲哚类生物碱

该类生物碱结构简单，结构中只有吲哚母核，而无其他杂环。代表生物碱如存在于蓼蓝（*Polygonum tinctorium* Ait）中的靛青苷（indican）。

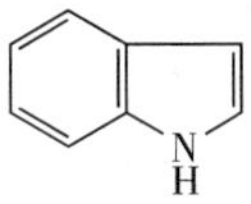

吲哚

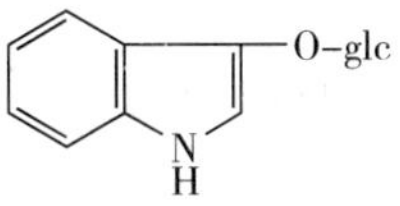

靛青苷

（二）色胺吲哚类生物碱

此类生物碱中含有色胺部分，结构较简单。如吴茱萸（*Evodia rutaecarpa* Juss. Benth）中的吴茱萸碱（evodiamine）等。

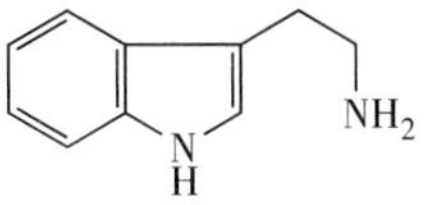

色胺

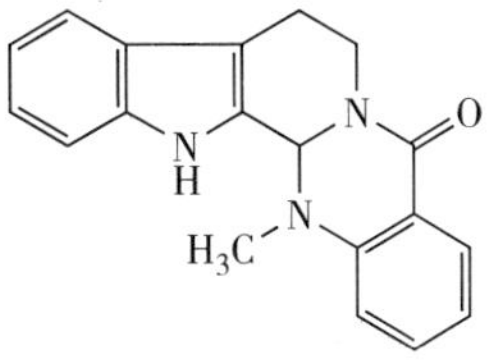

吴茱萸碱

（三）半萜吲哚类生物碱

此类生物碱又称麦角碱类生物碱，分子中含有一个四环体系的麦角碱母核结构。由色胺构成的吲哚衍生物上连有一个异戊二烯单位，主要分布于麦角菌类中。如麦角新碱（ergometrine）。

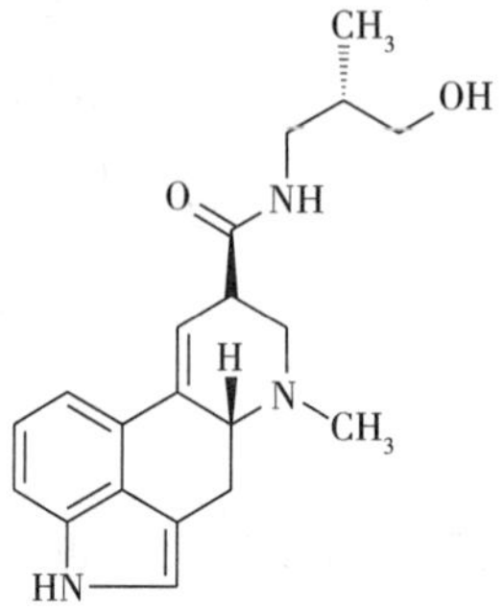

麦角新碱

（四）单萜吲哚类生物碱

分子中具有吲哚母核和一个 C_9 或 C_{10} 的裂环番木鳖萜及其衍生物的结构单元，是来源于色氨酸的重要生物碱，该类生物碱已知的种类约 1100 多个。根据生源途径和化学结构分成三类，即单萜吲哚类生物碱、双萜吲哚类生物碱与单萜吲哚类生物碱相关的生物碱。

1. 单萜吲哚类生物碱 此类生物碱分子中单萜部分来源于裂环番木鳖萜类及其重排衍生物。如萝芙木（*Rauvolfia verticillata*（Lour.）Baillon.）中的利血平（reserpine）和马钱子中（*Strychnos nurvomica* L.）的士的宁等。

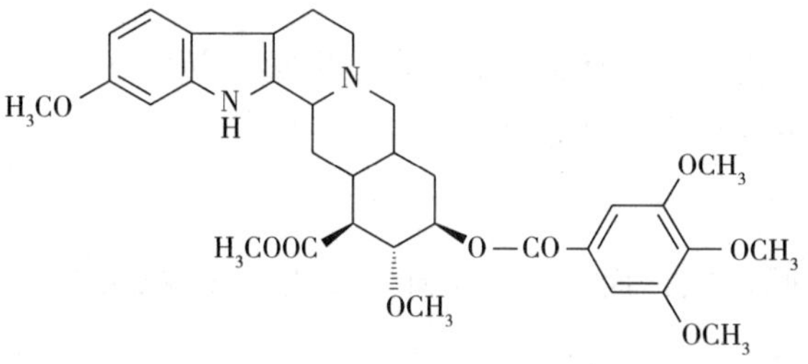

利血平 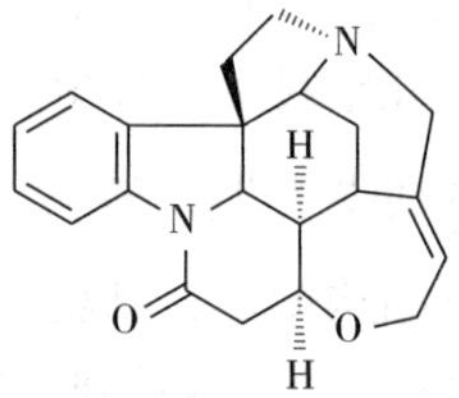　　士的宁

2. 双吲哚类生物碱 此类生物碱由不同单萜吲哚类生物碱经分子间缩合而成。典型生物碱如从长春花［*Catharanthus roseus*（L.）G. Don.］中分得的长春花碱（vinblastine）、长春新碱（vincristine）等，具有很强的抗癌活性。

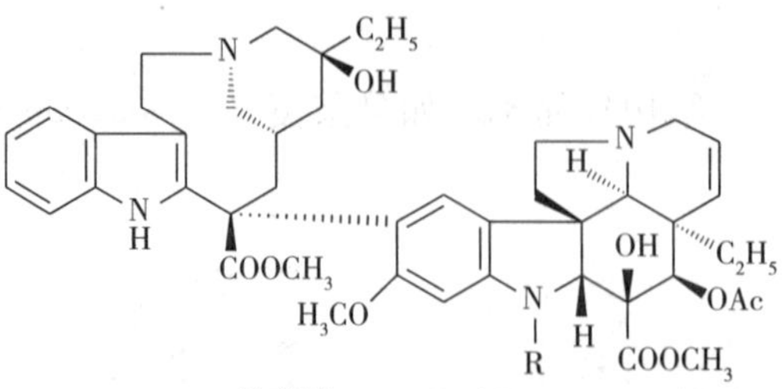

长春碱　R=CH_3
长春新碱　R=CHO

3. 与单萜吲哚类生物碱有关的生物碱 此类生物碱按化学结构分类属于喹啉类生物碱，但从生源上与单萜吲哚类生物碱有关。重要的生物碱如喜树（*Camptotheca acuminata* Decne）中的喜树碱（camptothecine）、10－羟基喜树碱（10－hydroxy camptothecine）和金鸡纳属（*Cinchona*）植物中的金鸡宁

(cinchonine)、奎宁(quinine)等。

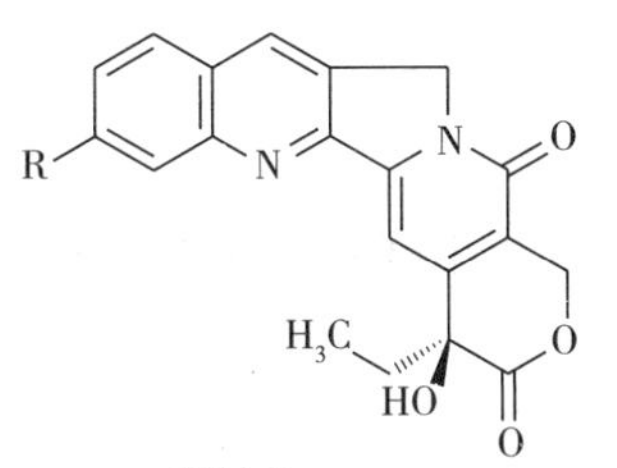

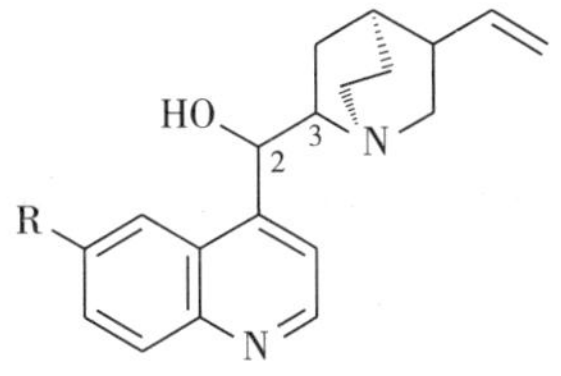

喜树碱 R=H
10-羟基喜树碱 R=OH

金鸡宁 R=H(3*R*,2*S*)
奎宁 R=OCH_3(3*S*,2*R*)

>>> 知识链接

人工合成有机染料的发现

疟疾是一种会感染人类及其他动物的全球性寄生虫传染病。第一种对疟疾有效的治疗方式是使用金鸡纳树的树皮,但直到1820年,树皮中的有效成分奎宁才被分离出来。1920年以前,奎宁都是主要的抗疟药,在整个19世纪,奎宁的需要都远远大于供求。化学家们开始考虑通过实验室合成奎宁解决其供应问题。1856年,化学家Perkin在老师的建议下大胆尝试数学分析法合成奎宁。遗憾的是,在经过多次反应处理之后,他的反应瓶里没有任何奎宁存在的迹象,只出现了一堆黑乎乎的沉淀物。这是一次相当失败的实验,但在清洗反应瓶时,却发生了出人意料的一幕——"黑色沉淀物"溶解在乙醇中,得到了美丽的紫色溶液。这种紫色来自苯胺紫,也是世界上第一种有机合成染料。因为这次意外发现,Perkin开启了现代人工合成有机染料的先河。由此还诞生了一个奖项:珀金奖章(Perkin Medal),它也被视为美国化工业界的最高荣誉。

五、邻氨基苯甲酸系生物碱

本类生物碱主要包括喹啉类和吖啶酮类生物碱,主要分布于芸香科植物中。如白鲜(*Dictamnus dasycarpus* Turcz.)皮中的白鲜碱(dictamnine),鲍氏山油柑(*Acronychia baueri* Schoot.)树皮中的山油柑碱(acronycine),具有显著抗癌活性。

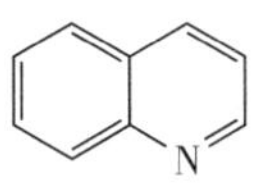

喹啉 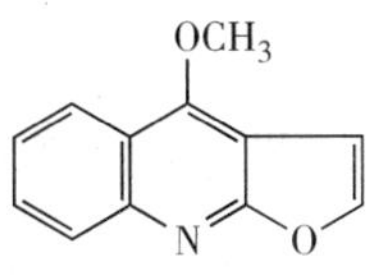 白鲜碱 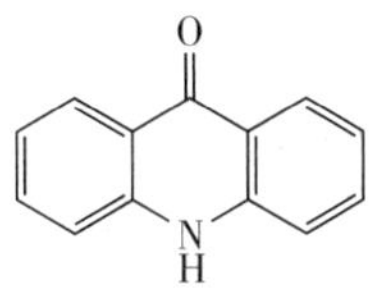 吖啶酮 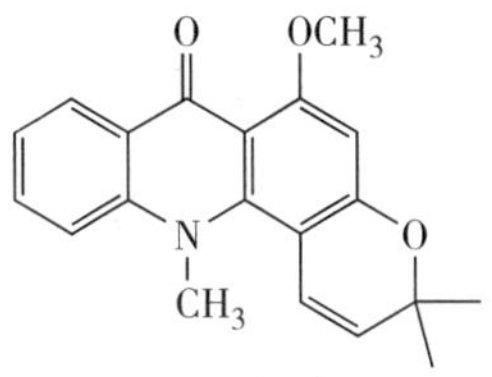 山油柑碱

六、组氨酸系生物碱

主要为咪唑类生物碱,数目较少。代表性生物碱如芸香科植物毛果芸香(*Pilocarpus jaborandi* Holmes.)中的毛果芸香碱(pilocarpine)。

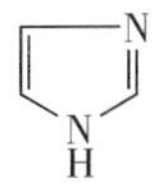

咪唑 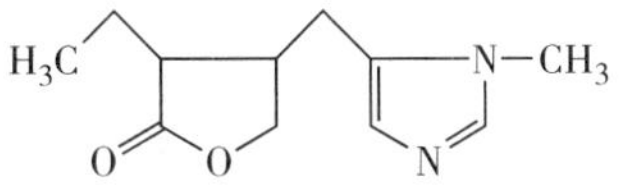 毛果芸香碱

七、萜类生物碱

（一）单萜类生物碱

主要包括环烯醚萜衍生的生物碱，多分布于龙胆科，且常与单萜吲哚碱类生物碱共存。代表化合物如猕猴桃碱（actinidine）、龙胆碱（gentianine）等。

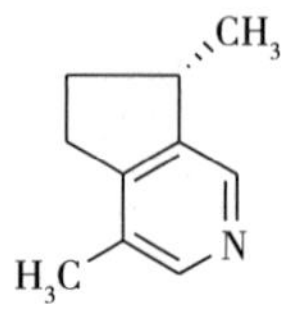

猕猴桃碱 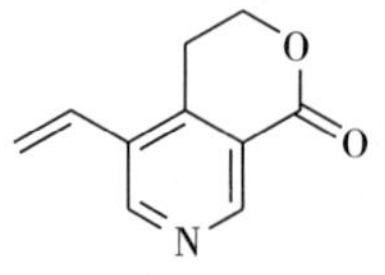　龙胆碱

（二）倍半萜类生物碱

主要分布于兰科石斛属（*Dendrobium*）和睡莲科萍蓬草属（*Nuphar*）植物中。代表化合物如石斛碱（dendrobine）、萍蓬定（nupharidine）等。

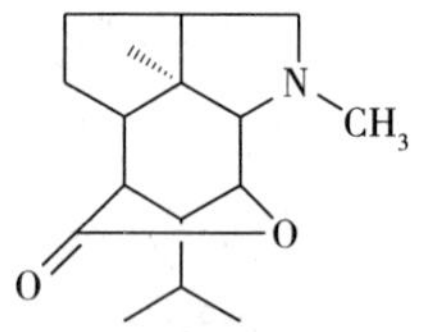

石斛碱 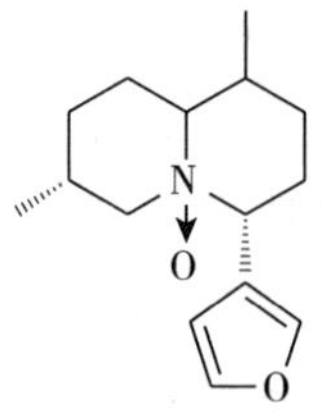　萍蓬定

（三）二萜类生物碱

该类生物碱基本母核为四环二萜或五环二萜，代表性生物碱如乌头碱（aconitine）、3－乙酰乌头碱（3－aceaconitine）、高乌碱甲（lappaconitine A）、牛扁碱（lycoctonine）等。主要存在于毛茛科乌头属（*Aconitum*）、翠雀属（*Delphinium*）和飞燕草属（*Consolida*）植物中。

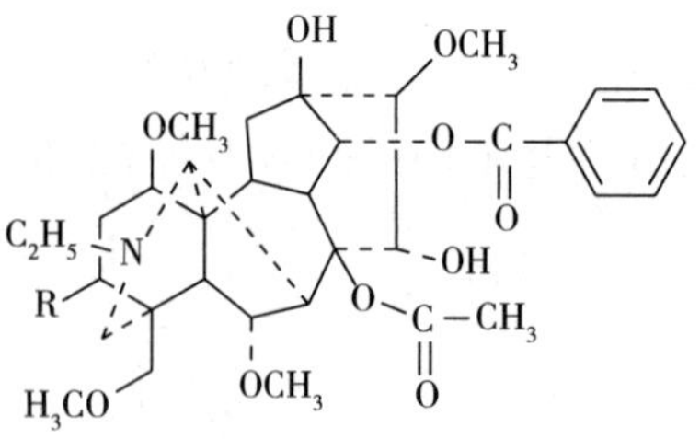

乌头碱　R=OH
3-乙酰乌头碱　R=OAc

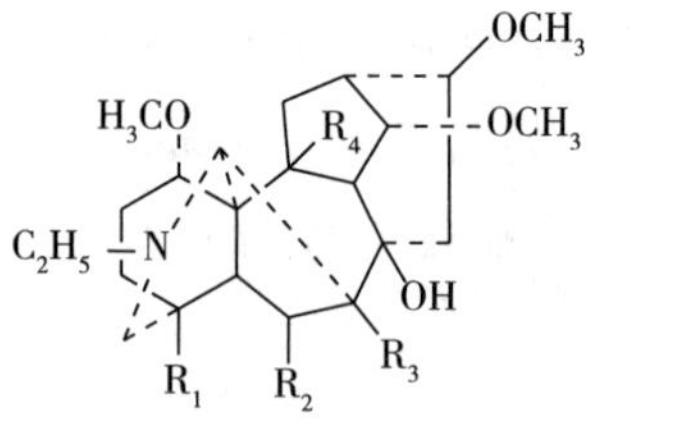

高乌碱甲　R_1=OOCC$_6$H$_4$NHCOCH$_3$　R_2=R_3=H　R_4=OH
牛扁碱　R_1=CH$_2$OH　R_2=OCH$_3$　R_3=OH　R_4=H

（四）三萜类生物碱

这类生物碱较少，主要分布于交让木科（*Daphniphyllaceae*）交让木属（*Daphniphyllum*）植物。代表生物碱如交让木碱（codaphniphylline）等。

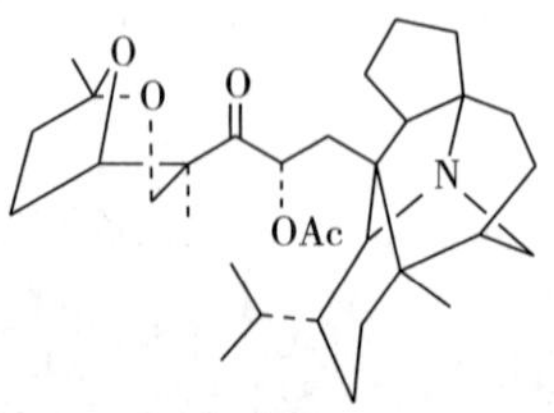

交让木碱

八、甾体类生物碱

此类生物碱被认为是天然甾体的含氮的衍生物，结构中都有甾体母核，但氮原子均不在甾体母核内，根据甾核的骨架可分为孕甾烷（C_{21}）生物碱、环孕甾烷（C_{24}）生物碱和胆甾烷（C_{27}）生物碱，胆甾烷生物碱再分为胆甾烷碱类及异胆甾烷碱类。

（一）孕甾烷生物碱

此类生物碱主要分布于夹竹桃科（*Apocynaceae*）植物中，少数在黄杨科（*Buxaceae*）植物中。代表生物碱如康斯生（conssine）等。

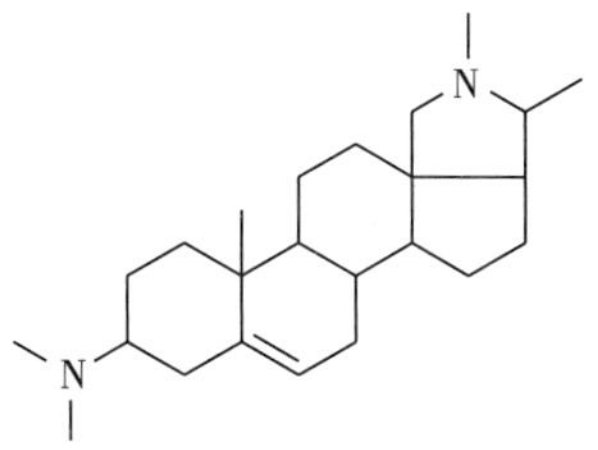

康斯生

（二）环孕甾烷生物碱

此类生物碱仅分布于黄杨科植物中。如黄杨科黄杨属植物中的环维黄杨星 D（cyclovirobuxine D）。

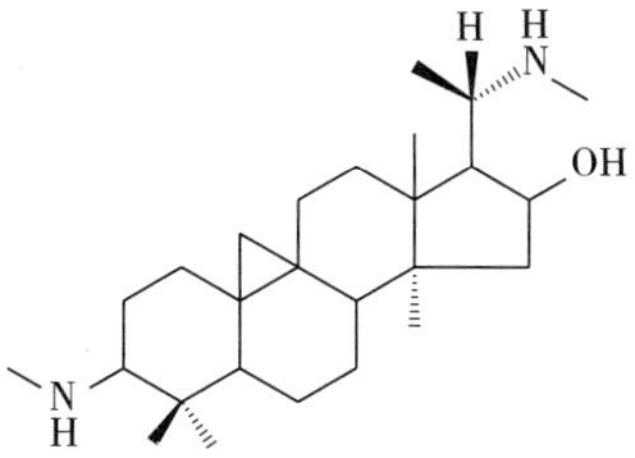

环维黄杨星 D

（三）胆甾烷生物碱

1. 胆甾烷碱类 代表生物碱如白藜芦胺（veralkamine）、辣茄碱（solanocapsine）、澳洲茄胺（solasodine）、龙葵次碱（solanidine）、圆锥茄次碱（jurubidine）等。

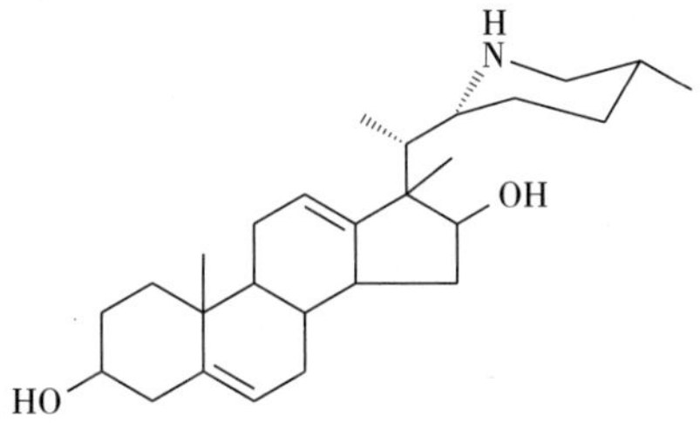

白藜芦胺

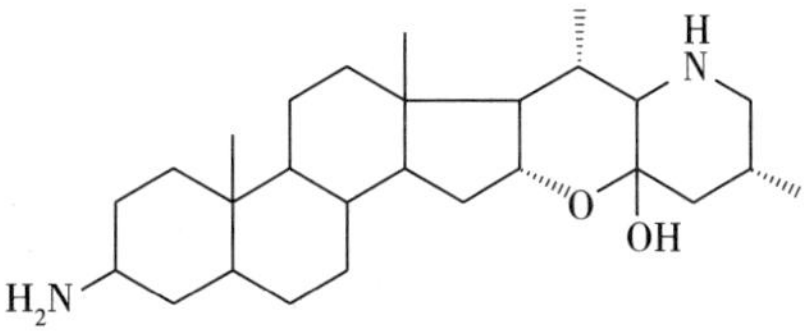

辣茄碱

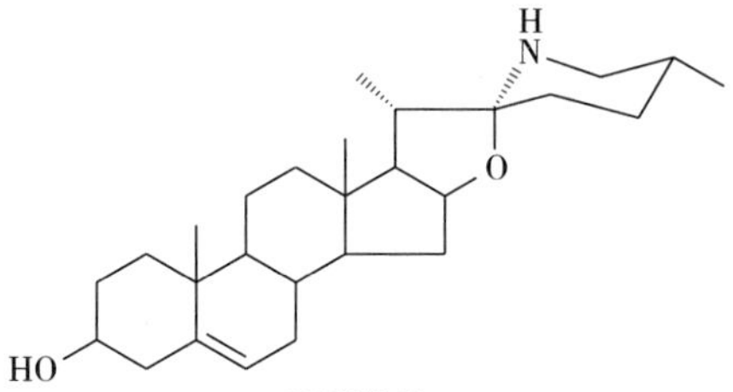

澳洲茄胺

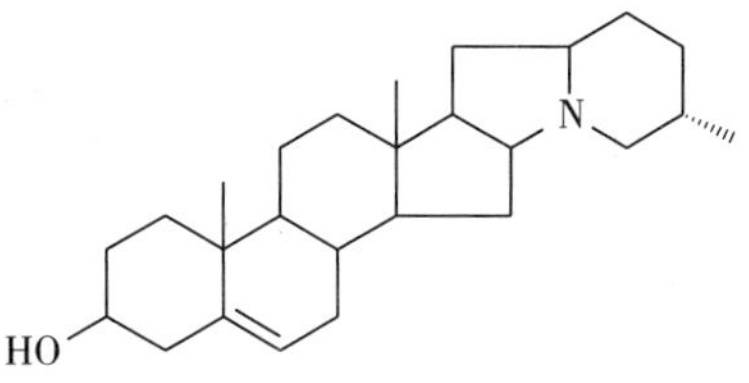

龙葵次碱

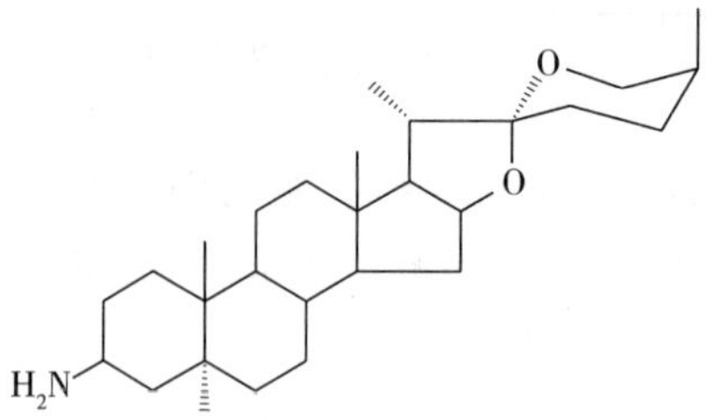

圆锥茄次碱

2. 异胆甾烷碱类 代表生物碱如浙贝甲素（peimine）、藜芦胺（veratramine）、介藜芦胺（jervine）等。

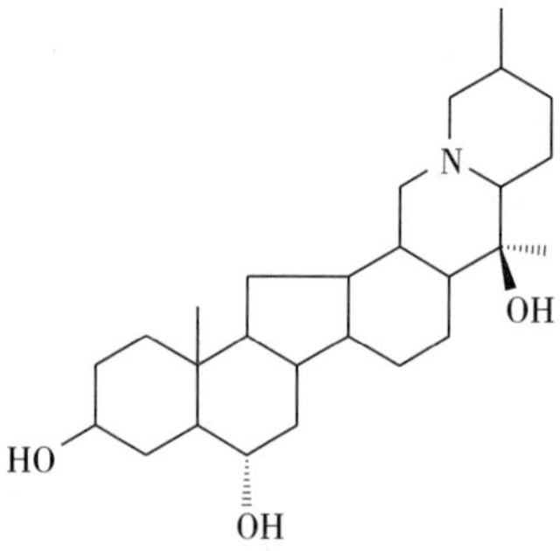

浙贝甲素 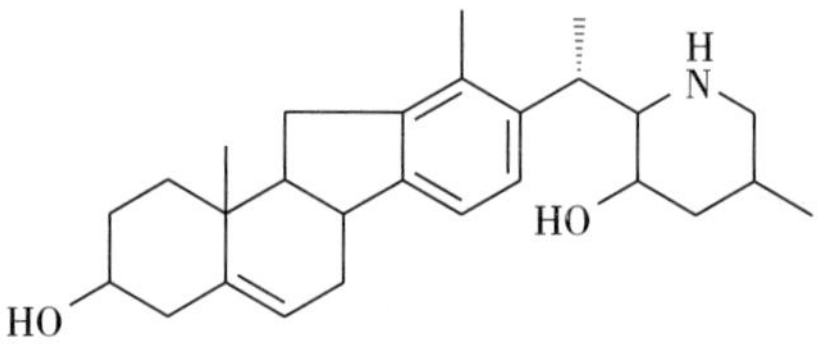　　藜芦胺

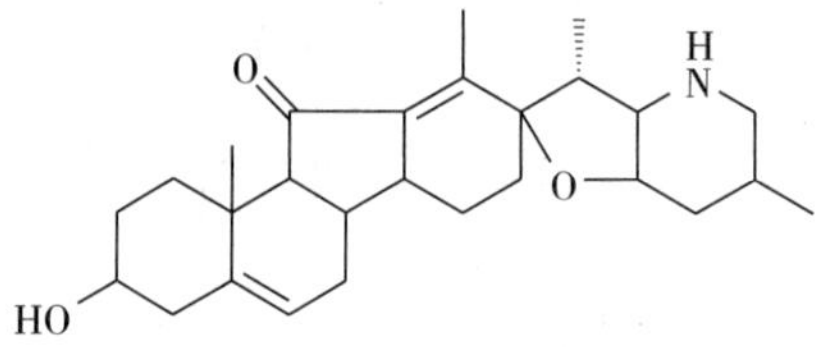

介藜芦胺

第三节　生物碱的理化性质

一、物理性质

（一）性状

生物碱多为结晶形固体，少为非晶形粉末；具有固定熔点，有的具有双熔点，个别仅有分解点；少数小分子的生物碱为液体（多不含氧，若含氧则多成酯键），如烟碱、毒芹碱、槟榔碱等。少数液体生物碱和小分子固体生物碱，如麻黄碱、烟碱等具挥发性，可用水蒸气蒸馏提取，咖啡因等个别生物碱具有升华性。

生物碱多具苦味，少数呈辛辣味或具有其他味道，如甜菜碱具有甜味，一般成盐后苦味增强。生物碱一般呈无色或白色，但少数具有高度共轭体系结构的生物碱例外，如一叶萩碱为淡黄色，小檗碱、蛇根碱（serpentine）呈黄色，药根碱、小檗红碱（berberubine）呈红色等。有些生物碱在可见光下无色，而在紫外显荧光，如利血平。

（二）旋光性

生物碱多具有旋光性，且多呈左旋光性。个别例外，如胡椒碱无旋光性。生物碱的旋光性受手性碳的构型、测定溶剂、pH、温度及浓度等的影响。如麻黄碱在水中呈右旋性，在三氯甲烷中测定则呈左旋性；烟碱在中性条件下呈左旋性，在酸性条件下则呈右旋性；北美黄连碱（hydrastine）在95%以上乙醇中呈左旋性，在稀乙醇中呈右旋性，在中性条件下呈左旋性，在酸性条件下呈右旋性。

生物碱的生理活性与其旋光性密切相关，通常是左旋体的生物活性显著，右旋体的生物活性弱或无活性。如 l - 莨菪碱的散瞳作用比 d - 莨菪碱大100倍；去甲乌药碱（higenaenine）仅左旋体具有强心作用。

（三）溶解性

生物碱的溶解性是生物碱提取分离的主要依据，其溶解性与分子结构中氮原子的存在状态、分子大小、极性基团的种类和数目以及溶剂的种类有关，大多数生物碱的溶解性符合一般规律，也有一些生物碱的溶解性较特殊。

1. 游离生物碱

（1）亲脂性生物碱　多数具仲胺和叔胺氮原子的生物碱有较强的脂溶性，易溶于乙醚、苯和卤烃类（二氯甲烷、三氯甲烷、四氯化碳等）等有机溶剂中，尤其在三氯甲烷中溶解度较大；可溶于甲醇、乙醇、丙酮和乙酸乙酯等；可溶于酸水，不溶或难溶于水和碱水。

（2）亲水性生物碱　主要指季铵型生物碱和某些含氮 - 氧化物生物碱，这些生物碱可溶于水、甲醇、乙醇，难溶于亲脂性有机溶剂。一些小分子生物碱和酰胺类生物碱也属于亲水性生物碱，可溶于水、醇类，也可溶于亲脂性有机溶剂，如麻黄碱、苦参碱、氧化苦参碱、东莨菪碱、烟碱、秋水仙碱、咖啡因，这些生物碱的结构特点往往是分子较小，或具有醚键、配位键，或为液体等。

（3）具特殊官能团的生物碱　具酚羟基或羧基的生物碱为两性生物碱，既可溶于酸水，也可溶于碱水，但在pH 8 ~9时溶解性最差，易产生沉淀。其中具酚羟基者常称为酚性生物碱，可溶于氢氧化钠等强碱性溶液，如吗啡；具有羧基的生物碱可溶于碳酸氢钠溶液，如槟榔次碱。还有一些具有内酯或内酰胺结构的生物碱，其溶解性类似于一般叔铵碱，但在强碱水溶液中加热，其内酯或内酰胺结构可开环形成羧酸盐而溶于水中，继之加酸又可环合析出，如喜树碱、苦参碱等。

有些生物碱或盐的溶解性比较特殊不符合上述规律。如吗啡为酚性生物碱，难溶于三氯甲烷、乙醚，可溶于碱水；石蒜碱难溶于有机溶剂，而溶于水；喜树碱不溶于一般有机溶剂，而溶于酸性三氯甲烷等。

2. 生物碱盐　生物碱盐一般易溶于水，可溶于甲醇、乙醇，难溶或不溶于亲脂性有机溶剂。生物碱在酸水中成盐溶解，调碱性后又游离析出沉淀，可利用此性质提取分离生物碱。生物碱盐在水中的溶解性因其成盐的种类不同而有差异，通常生物碱的无机酸盐水溶性大于有机酸盐；在无机酸盐中，含氧酸盐的水溶性大于卤代酸盐；在卤代酸盐中，生物碱盐酸盐水溶性最大，而氢碘酸盐的水溶度最小；在有机酸盐中，小分子有机酸盐或多羟基酸盐（如酒石酸盐）水溶性大于大分子有机酸盐；多元酸盐的水溶性大于一元酸盐的水溶性。

有些生物碱盐可溶于亲脂性有机溶剂，如高石蒜碱（homolycorine）的盐酸盐难溶于水而易溶于三氯甲烷等；有些生物碱盐难溶于水，如小檗碱盐酸盐、麻黄碱草酸盐。

二、化学性质

（一）碱性

生物碱的碱性是生物碱最重要的化学性质。生物碱因分子中氮原子上的孤对电子能接受质子而呈碱性，能与酸结合成盐，生物碱盐遇碱又可转变为游离生物碱，这一性质是进行生物碱提取、分离和结构鉴定的主要依据。

1. 生物碱碱性概念及碱性大小的表示方法 根据 Lewis 酸碱电子理论，凡是能给出电子的电子授体即为碱，能接受电子的电子受体即为酸。生物碱分子中氮原子上的孤电子对，能给出电子而使生物碱显碱性。生物碱碱性大小可用生物碱的碱式离解常数 pK_b 表示，也可用生物碱共轭酸的酸式离解常数 pK_a 表示。目前，生物碱碱性大小统一用 pK_a 表示，pK_a 与生物碱的碱性大小成正比，即 pK_a 越大，生物碱的碱性越强。$pK_a = pK_w - pK_b = 14 - pK_b$，其中 pK_w 为水的离解常数。

$$\underset{\text{碱}}{B} + \underset{\text{酸}}{H_2O} \rightleftharpoons \underset{\text{共轭酸}}{BH^+} + \underset{\text{共轭碱}}{OH^-}$$

生物碱的碱性大小与 pK_a 的关系：通常情况下，pK_a 值小于 2 即为极弱碱，如酰胺键、N－五元芳杂环类生物碱；pK_a 值在 2～7 为弱碱，如芳香胺、N－六元芳杂环类生物碱；pK_a 值在 7～11 为中强碱，如脂胺、脂杂环类生物碱；pK_a 值在 11 以上为强碱，如季铵碱、胍类生物碱。

生物碱分子中碱性基团的 pK_a 值大小顺序一般为胍基 > 季铵碱 > N－烷杂环 > 脂肪胺 > 芳香胺 ≈ N－芳杂环 > 酰胺 ≈ 吡咯。

2. 影响生物碱碱性大小的因素 生物碱的碱性大小与氮原子的杂化方式、电子云密度、空间效应及分子内氢键形成等因素有关。

（1）氮原子的杂化方式 生物碱分子中氮原子的孤对电子处于杂化轨道上，其碱性强弱随轨道中 *s* 成分比例的增加而减弱，即 $sp^3 > sp^2 > sp$。在杂化轨道中，*p* 电子离核越远，其未共用电子对的活动性大，易给出电子，故 *p* 成分比例大，碱性强；反之，*s* 电子比例越大，碱性越弱。一般脂胺类、脂氮杂环类生物碱的氮原子为 sp^3 杂化，为中强碱；芳香胺、六元芳杂环类生物碱氮原子为 sp^2 杂化，为弱碱；而带有氰基的氮原子为 sp 杂化，呈中性。例如，四氢异喹啉的碱性（氮 sp^3 杂化）比异喹啉（氮 sp^2 杂化）强；由它们衍生的生物碱，可待因的碱性（氮 sp^3 杂化）大于罂粟碱（氮 sp^2 杂化）；烟碱分子中的两个氮原子，四氢吡咯上的氮属于脂胺类（sp^3 杂化），吡啶环上的氮属于芳杂环类（sp^2 杂化），其碱性前者明显强于后者。

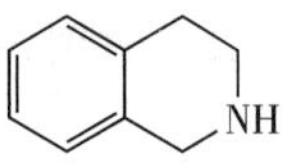

四氢异喹啉（pK_a 9.5） 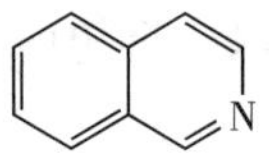 异喹啉（pK_a 5.4） 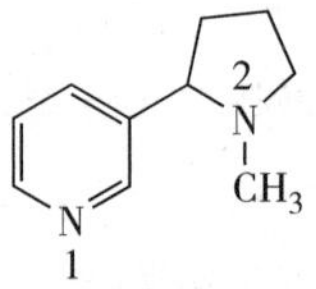 烟碱（N_1 pK_a 3.27，N_2 pK_a 8.04）

（2）诱导效应 生物碱分子中氮原子上的电子云密度受到氮原子附近供电基（如烷基）和吸电基（如含氧基团、芳环、双键）诱导效应的影响，导致碱性发生改变。其一般规律为供电诱导效应使氮原子上电子云密度增加，接受质子的能力增强，因而碱性增强；吸电诱导效应一般使氮原子上电子云密度减小，接受质子的能力减弱，而碱性减弱。如麻黄碱的碱性（pK_a9. 58）强于去甲麻黄碱（pK_a9. 00），即是由于麻黄碱氮原子上的甲基供电诱导的结果，而二者的碱性弱于苯异丙胺（pK_a9. 80），则因二者氨基碳原子的邻位碳上羟基吸电诱导的结果。

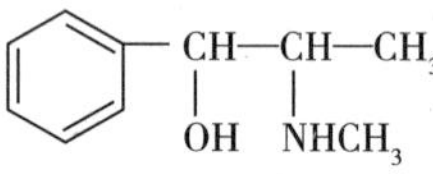

麻黄碱（pK_a 9.58） 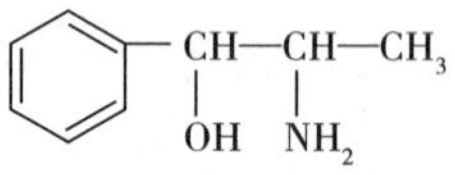 去甲基麻黄碱（pK_a 9.00） 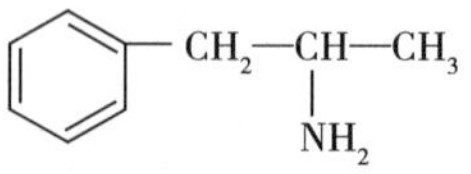 苯异丙胺（pK_a 9.80）

并非所有的双键和羟基的吸电诱导效应都使生物碱的碱性减小。如一些环叔胺生物碱，当环叔胺氮原子邻位碳原子上具 α、β－双键或 α－羟基者，氮原子上的未共用电子对与双键或 C－O 单键的电子发生转位，使叔铵碱异构化形成季铵碱而使碱性增强。如季铵型小檗碱是由醇胺型异构而来，即由醇胺型氮原子上的孤电子对与 α - 羟基的 C—O 单键的 σ 电子发生转位，形成季铵型小檗碱，季铵型稳定，故呈强碱性；蛇根碱分子中氮原子的 α、β 位有双键，氮原子的未共用电子对与双键的 π 电子可发生转位，形成季铵型共轭碱，因而碱性强。

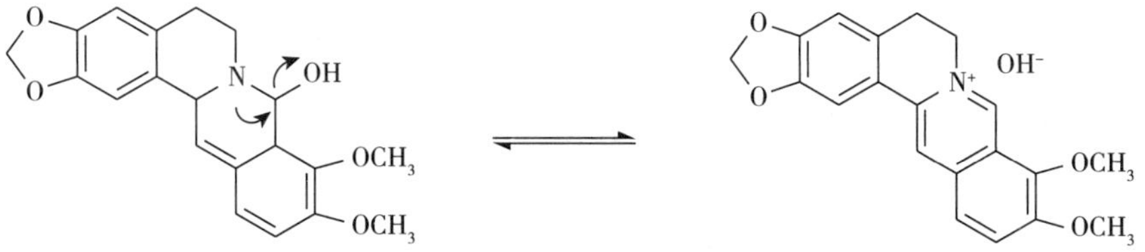

醇胺型小檗碱　　季铵型小檗碱（pK_a 11.50）

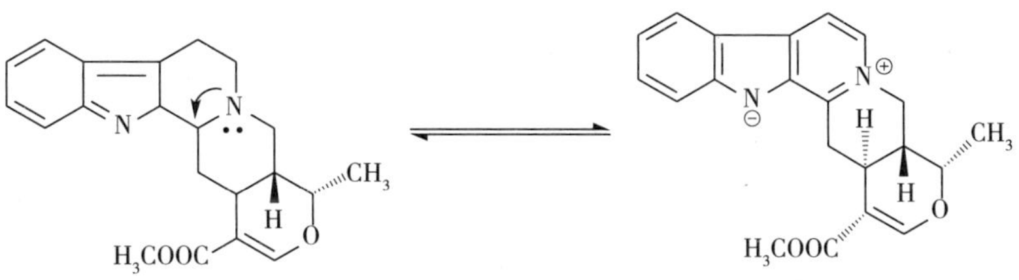

蛇根碱（pK_a 10.08）

但有些生物碱的叔胺氮在稠环的桥头上，虽然有 α、β - 双键或 α - 羟基者，由于分子本身所具有的刚性结构而不能发生转位使叔胺变为季铵型，其双键或羟基只能起吸电子诱导效应，而使碱性减弱。如阿马林（ajmaline）的 N_4 虽然有 α - 羟基，但其为桥头氮，氮原子上的孤对电子不能转位，故碱性中等。新士的宁（pseudostrychnine）的碱性小于士的宁，原因亦是如此。

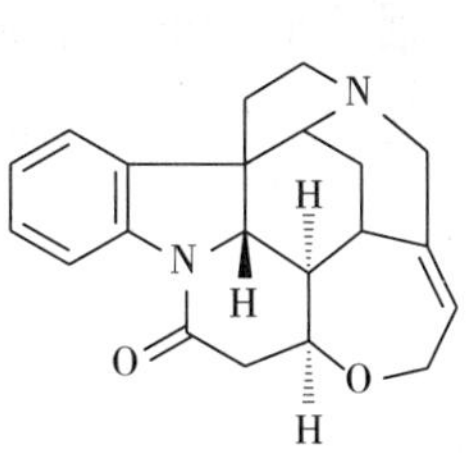

士的宁（pK_a 8.20） 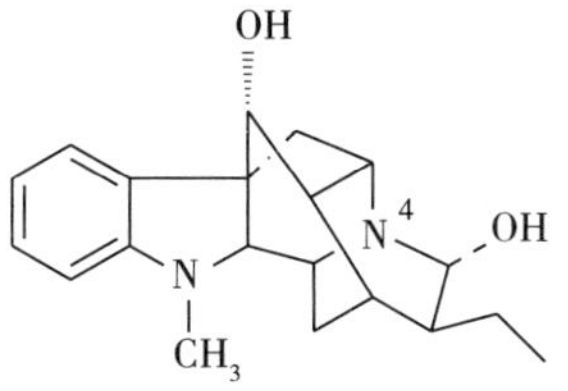　　阿马林（pK_a 8.15） 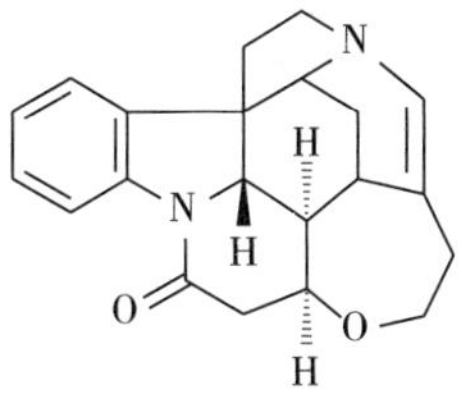　　新士的宁（pK_a 3.80）

（3）诱导 - 场效应　生物碱分子中如有一个以上氮原子时，即使各氮原子的杂化形式和化学环境完全相同，各氮原子的碱性也是有差异的。当其中一个氮原子质子化后，就产生一个强的吸电基团 - N^+HR_2，它对另外的氮原子产生两种碱性降低的效应，即诱导效应和静电场效应。诱导效应如前所述，而静电场效应是通过空间直接传递的，故又称为直接效应。如无叶豆碱中两个氮原子的碱性相差很大（ΔpK_a 为 8.1），主要原因为两个氮原子空间上接近，存在着显著的诱导 - 场效应。

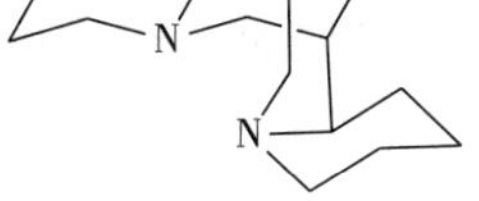

无叶豆碱（ΔpK_a 8.1）

（4）共轭效应　生物碱分子中氮原子的孤电子对与 π 电子基团共轭时，一般使生物碱的碱性减弱。常见的有苯胺和酰胺两种类型。

苯胺型：氮原子上的孤电子对与苯环 π 电子形成 p - π 共轭体系后，其碱性减弱。如环己胺的碱性（pK_a 10.64）大于苯胺（pK_a 4.58），后者显然为共轭效应所致；毒扁豆碱（physostigmine）的两个氮原子，其 N_2的 pK_a 为 1.76，N_3的 pK_a 为 7.88，两个氮原子碱性的差别系由共轭效应引起。

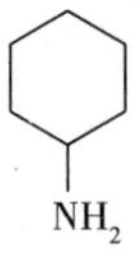

环己胺（pK_a 10.64） 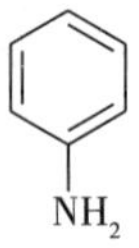　苯胺（pK_a 4.58） 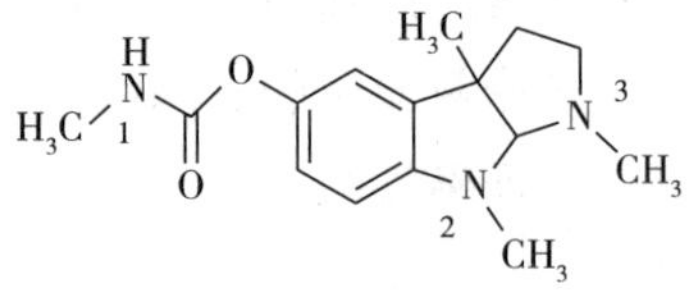　毒扁豆碱（N_2 pK_a 1.76，N_3 pK_a 7.88）

酰胺型：酰胺中的氮原子与羰基的 p－π 共轭效应，使其碱性极弱。如胡椒碱 pK_a 为 1.42，秋水仙碱（colchicine）pK_a 为 1.84，咖啡因（caffeine）pK_a 为 1.22。

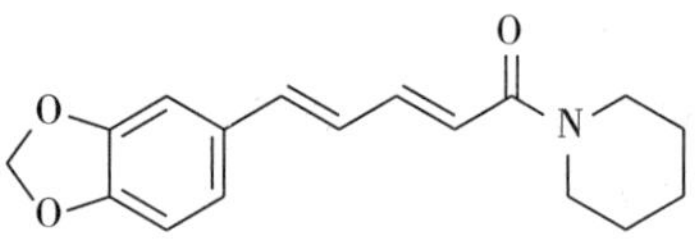

胡椒碱（pK_a 1.42） 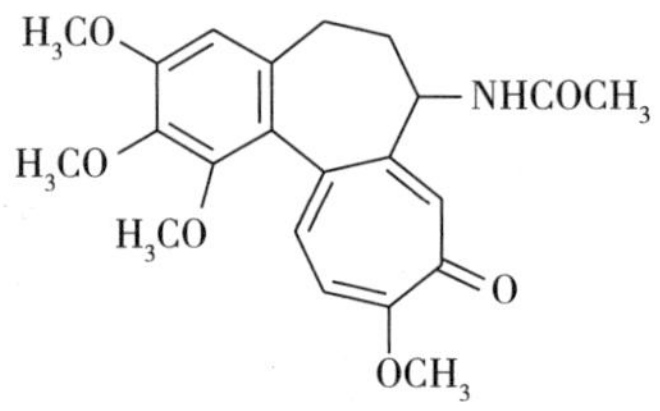　秋水仙碱（pK_a 1.84） 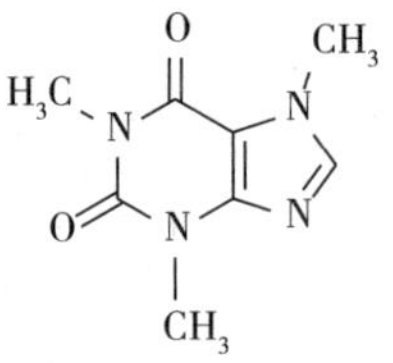　咖啡因（pK_a 1.22）

但并非所有的 p－π 共轭效应都能使生物碱的碱性减弱。如含胍基的生物碱，胍基接受质子后形成季铵离子，呈更强的 p－π 共轭，且具有高度共轭稳定性，因而显强碱性，pK_a 为 13.6。

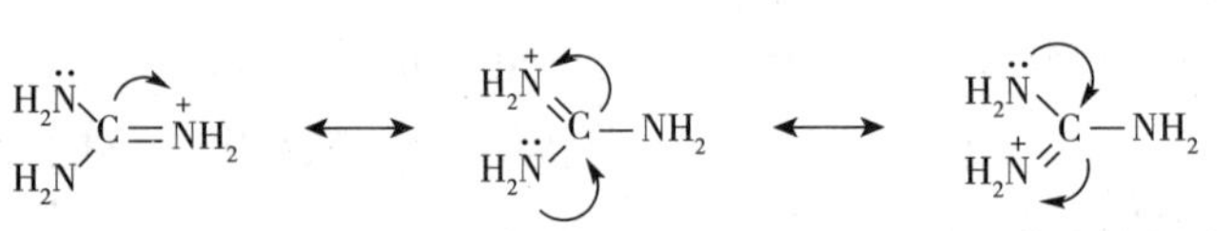

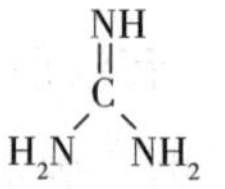

胍（pK_a 13.6）

值得注意的是，氮原子的孤电子对 p 电子的轴与共轭体系的 π 电子轴共平面是产生 p－π 共轭效应的必要条件。如邻甲基 *N*,*N*－二甲苯胺（pK_a 为 5.15）中邻甲基所产生的空间位阻，使 p－π 共轭效应减弱，碱性强于 *N*,*N*－二甲基苯胺（pK_a 为 4.39）。

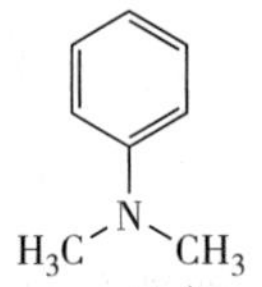

N,*N*－二甲基苯胺（pK_a 4.39） 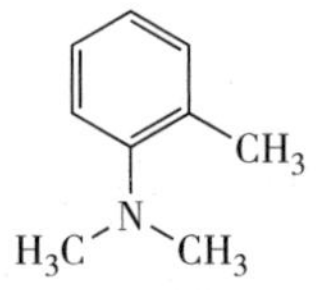　邻甲基 *N*,*N*－二甲苯胺（pK_a 5.15）

（5）空间效应　如生物碱氮原子附近取代基存在立体障碍，不利于其接受质子，则生物碱的碱性减弱。如东莨菪碱分子结构中氮原子附近较莨菪碱多一个 6,7 位环氧基，对氮原子产生显著的空间阻碍，其碱性较莨菪碱弱。山莨菪碱分子中的 6－OH 对氮原子接受质子也产生立体障碍，但不及东莨菪碱的氧环影响大，故其碱性介于东莨菪碱与莨菪碱之间。利血平分子结构中有两个氮原子，其中吲哚氮几乎无碱性。另一个叔胺氮因受 C－19、C－20 竖键的空间障碍影响，故利血平的碱性较弱。甲基麻黄碱的碱性弱于麻黄碱的原因也是前者甲基的空间障碍。

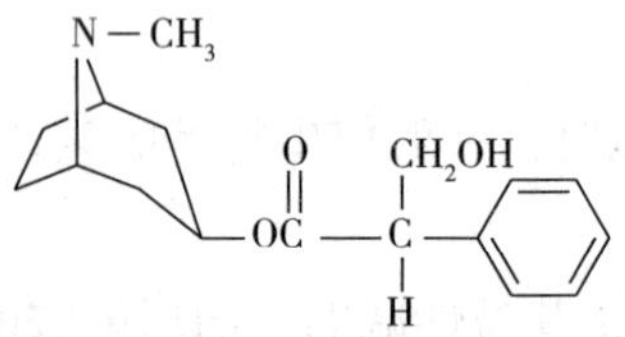

莨菪碱（pK_a 9.65） 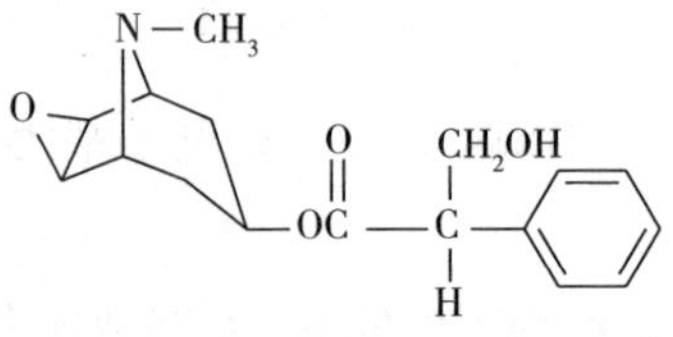　东莨菪碱（pK_a 7.50） 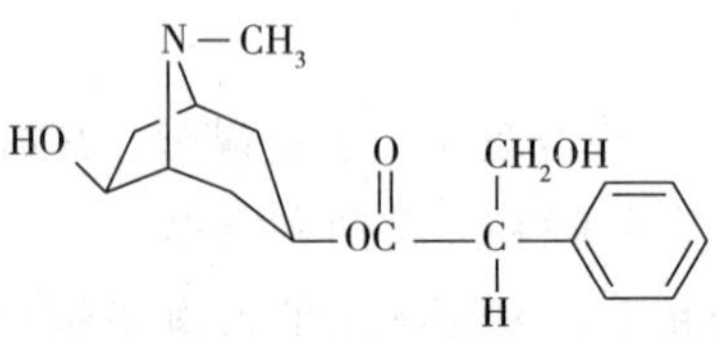　山莨菪碱

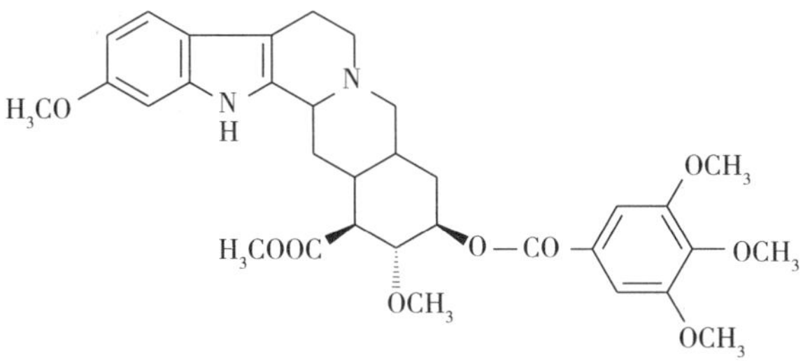

利血平（pK_a 2.93） 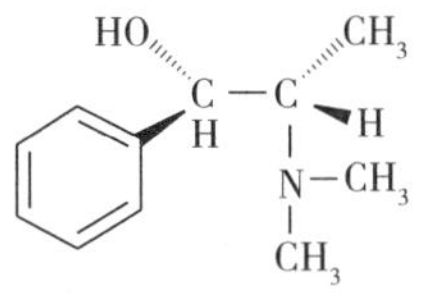 甲基麻黄碱（pK_a 9.30） 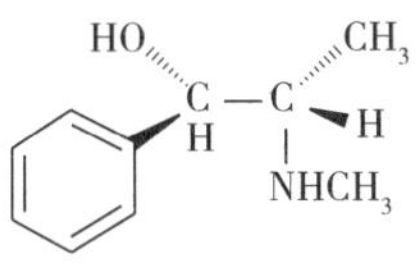 麻黄碱（pK_a 9.58）

（6）氢键效应 当生物碱成盐后，氮原子附近若有羟基、羰基，并处于有利于形成稳定的分子内氢键时，氮原子上的质子不易解离，其共轭酸稳定，碱性增强。如麻黄碱的碱性（pK_a 为 9.58）小于伪麻黄碱（pK_a 为 9.74），即源于麻黄碱分子中的甲基和苯基处于重叠位置而成为不稳定的构象，从而使其共轭酸和 C_1 -羟基形成的分子内氢键稳定性差；而伪麻黄碱分子中的甲基和苯基为不重叠的稳定构象，从而使其共轭酸和 C_1 -羟基形成的分子内氢键稳定。

如钩藤碱和异钩藤碱碱性的差异即源于此。因为手性碳原子的构型不同，前者共轭酸的羰基能与氮上的氢形成氢键，碱性较强；后者的羰基不能发生这种氢键缔合，碱性较弱。

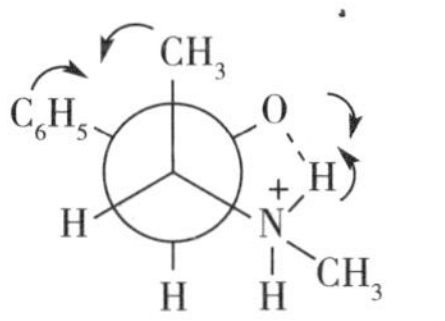

麻黄碱共轭酸 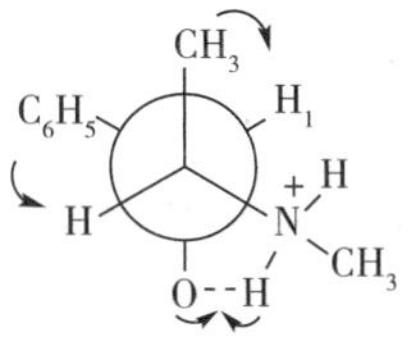 伪麻黄碱共轭酸

再如钩藤碱（rhynchophylline）成盐后能形成稳定的分子内氢键使碱性增强，而异钩藤碱（sorhynchophylline）则不然。

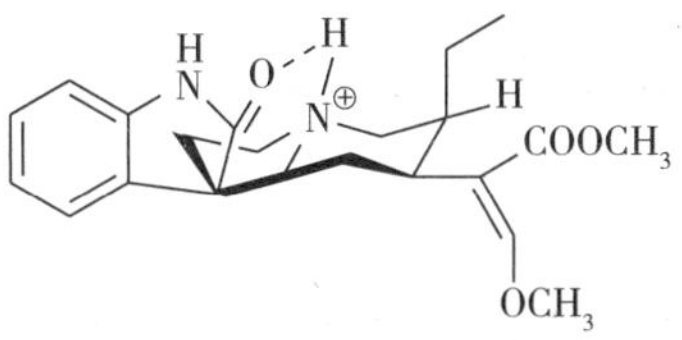

钩藤碱的共轭酸（pK_a 6.32） 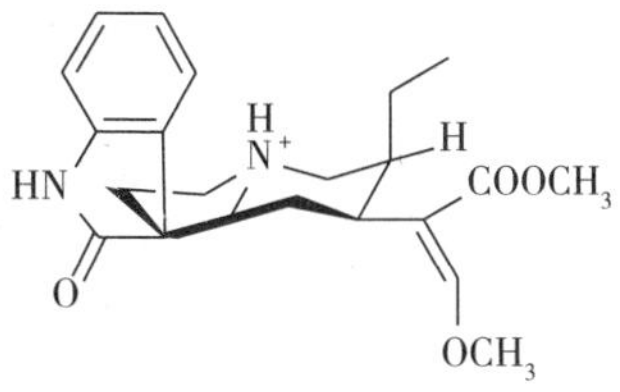 异钩藤碱的共轭酸（pK_a 5.20）

对于具体生物碱来讲，如影响碱性的因素不止一个，则需综合考虑。一般来说，空间效应与诱导效应并存时，空间效应居主导地位；共轭效应与诱导效应并存时，共轭效应居主导地位。

（二）沉淀反应

生物碱在酸水溶液或稀醇溶液中与某些试剂生成难溶于水的复盐或络合物，这一反应称为生物碱沉淀反应，这些试剂称为生物碱沉淀试剂。生物碱的沉淀反应通常在酸性条件下进行，但与苦味酸试剂的反应可在中性条件下进行。

生物碱沉淀反应作为生物碱重要性质之一，在生物碱的提取、分离、鉴别及含量测定方面都具有非常重要的意义。如预试中药中生物碱成分的存在，可用试管反应或作为平面色谱的显色剂；在生物碱的提取分离过程中可用于指示终点。同时个别沉淀试剂可用于分离纯化生物碱，如雷氏铵盐沉淀法可用于季铵碱的分离等。生物碱沉淀试剂很多，常用生物碱沉淀试剂的名称、组成及反应特征见表 10-1。

表 10-1 常用的生物碱沉淀试剂

试剂名称	组成	反应特征
碘化铋钾试剂（Dragendorff reagent）	$KBiI_4$	黄色至橘红色无定形沉淀
碘化汞钾试剂（Mayer reagent）	K_2HgI_4	类白色沉淀
碘-碘化钾试剂（Wagner reagent）	$KI-I_2$	红棕色无定形沉淀
硅钨酸试剂（Bertrand reagent）	$SiO_2 - 12WO_3 \cdot nH_2O$	淡黄色或灰白色无定形沉淀
饱和苦味酸试剂（Picric acid reagent）	2,4,6-三硝基苯酚	黄色沉淀或结晶
雷氏铵盐试剂（Ammonium reineckate）	$NH_4[Cr((NH_3)_2SCN)_4]$	红色沉淀或结晶

在进行生物碱沉淀反应时，一般需要采用3种以上试剂分别进行反应，如果均能发生沉淀反应，可判断为阳性结果。应该注意的是，少数生物碱（如仲胺）不与一般的生物碱沉淀试剂反应，需用其他检识反应鉴别，如麻黄碱与生物碱沉淀试剂反应产生假阴性结果；而中药的酸水提取液中存在的蛋白质、多肽、氨基酸、鞣质等一些非生物碱类成分，他们也能与生物碱沉淀试剂作用产生沉淀，产生假阳性结果；同时大多数中药的提取液颜色较深，影响结果的观察。因此，在进行生物碱预实验时，应设法除去这些干扰成分，以保证实验结果的准确可靠。一般除去干扰成分的方法是将中药酸水提取液碱化后用三氯甲烷萃取出游离生物碱，使之与蛋白质等水溶性杂质分离，然后再用酸水自三氯甲烷层分离出生物碱，以此酸水溶液再与沉淀试剂进行反应，以判断生物碱的有无。

（三）显色反应

某些生物碱能与一些试剂反应生成不同颜色的产物，这些试剂称为生物碱显色剂。生物碱的显色剂很多，常用的显色剂见表10-2。

表 10-2 常用的生物碱显色剂

试剂名称及组成	颜色特征
Mandelin 试剂 （1%钒酸铵的浓硫酸溶液）	莨菪碱及阿托品显红色，奎宁显淡橙色，吗啡显蓝紫色，可待因显蓝色，士的宁显蓝紫色
Marquis 试剂 （含有少量甲醛的浓硫酸溶液）	吗啡显紫红色，可待因显蓝色
Fröhde 试剂 （1%钼酸钠或钼酸铵的浓硫酸溶液）	乌头碱显黄棕色，吗啡显紫色渐转棕色，小檗碱显棕绿色，利舍平显黄色渐转蓝色

显色反应可用于检识生物碱和区别某些生物碱。此外，一些显色剂，如溴麝香草酚蓝、溴麝香草酚绿等，在一定pH条件下能与一些生物碱生成有色复合物，这种复合物能被三氯甲烷定量提取出来，可用于生物碱的含量测定。

第四节 生物碱的提取分离

一、总生物碱的提取方法

除个别具有挥发性的生物碱（如麻黄碱）可用水蒸气蒸馏法提取，个别有升华性的生物碱（如咖啡碱）可用升华法提取外，从中药中提取亲脂性生物碱，常用溶剂法提取，包括水或酸水、醇类溶剂和亲脂性有机溶剂提取法。水溶性生物碱通常在提取脂溶性生物碱后的碱液中用沉淀法或溶剂法进行提取。

（一）水或酸水提取法

根据生物碱与酸成盐后易溶于水，难溶于亲脂性有机溶剂的性质，生物碱如具有一定的碱性，在植物体内都以盐的形式存在，故可选用水或酸水提取。生物碱多以有机酸盐的形式存在，对水的溶解度较小，所以常用无机酸水提取，以便使生物碱大分子有机酸盐变为小分子无机酸盐，增大在水中的溶解度。

酸水提取法常用0.1%～1%的硫酸、盐酸或乙酸、酒石酸溶液作为提取溶剂采用浸渍法或渗漉法提取。个别含淀粉少者可用煎煮法。此法比较简便，但提取液体积较大，浓缩困难，且水溶性杂质多。故用酸水提取后，一般可采用下列纯化和富集生物碱的方法。

1. 阳离子树脂交换法 生物碱盐在水中可解离出生物碱阳离子，能和阳离子交换树脂发生离子交换反应，被交换到树脂上。操作时将总生物碱的酸水提取液通过强酸型阳离子交换树脂柱，使酸水中生物碱阳离子与树脂上的阳离子进行交换，而非生物碱化合物则流出柱外，可用生物碱沉淀反应检查交换是否完全。交换完全后，用中性水或乙醇进一步洗除柱中的杂质。

$$\underset{\text{生物碱盐酸盐}}{BH^+Cl^-} \longrightarrow \underset{\text{生物碱阳离子}}{BH^+} + Cl^-$$

$$R^-H^+ + BH^+ \longrightarrow RBH^+ + H^+$$

注：R代表阳离子交换树脂，B代表游离生物碱。

上述过程完成后，可用下述方法将生物碱从树脂上洗脱下来。

（1）碱化后用三氯甲烷或乙醚提取 将已交换上生物碱的树脂从色谱柱上倒出，用氨水碱化至pH为10左右，使生物碱从树脂中游离出来，再用三氯甲烷或乙醚等有机溶剂回流提取，浓缩回收溶剂即可得到较纯的总生物碱。

（2）碱性乙醇洗脱 用含氨水的乙醇洗脱液直接洗脱，中和洗脱液，回收乙醇即得较纯生物碱。

$$R^-BH^+ + NH_3 \cdot H_2O \longrightarrow R^-NH_4^+ + \underset{\text{游离碱}}{B} + H_2O$$

（3）酸水或酸性乙醇洗脱 交换到树脂上的生物碱阳离子，用酸水或酸性乙醇洗脱时，酸中的阳离子将其置换下来，被吸附到树脂表面，继续用酸水或酸性乙醇洗脱即可得到较纯的总生物碱盐。

$$R^-BH^+ + H^+ + Cl^- \longrightarrow R^-H^+ + BH^+ + Cl^-$$

2. 萃取法 将水或酸水提取液碱化，生物碱游离后，如沉淀，过滤即得；如不沉淀，以适当亲脂性有机溶剂萃取，回收溶剂，即得总生物碱。

（二）醇类溶剂提取法

利用游离生物碱或其盐均可溶于甲醇、乙醇，用醇类溶剂，采用浸渍法、渗漉法、回流提取法或连续回流提取法提取。醇提取的优点是适应性广，对不同碱性生物碱或其盐均可用。一般甲醇对生物碱及其盐的溶解度性能较乙醇好，且沸点低，易回收浓缩。但是甲醇毒性较大，往往限于实验室使用，而生产中多采用乙醇作为提取生物碱的溶剂。另外，此法提取出来的水溶性杂质如多糖、蛋白质等较少，但其缺点是脂溶性杂质多。可配合酸水－碱化－萃取法处理去除脂溶性杂质。将醇提液回收溶剂后加稀酸水搅拌，放置，滤过，滤液调碱性使生物碱游离，再以三氯甲烷、乙醚等适合的亲脂性有机溶剂萃取，回收溶剂即得总生物碱。

（三）亲脂性有机溶剂提取法

利用大多数游离生物碱易溶于亲脂性有机溶剂的性质，可用三氯甲烷、苯、乙醚、二氯甲烷等溶剂，采用浸渍、回流或连续回流法提取游离生物碱。由于生物碱大多与植物体内的有机酸结合成盐的状态存在，因此一般要将药材用碱水（石灰乳、碳酸钠溶液或稀氨水）湿润后提取，以便使生物碱游离提取，同时也可增加溶剂对植物细胞的穿透性。以三氯甲烷、乙醚等适合的亲脂性有机溶剂萃取，回收溶剂即得总生物碱。此法的主要优点是水溶性杂质少。如提取液中的亲脂性杂质较多，可采用与醇类溶剂提取液相同的处理方法得到总生物碱。本法的主要缺点是溶剂价格高，安全性差，而且对设备要求严格，以防溶剂泄漏。

以亲脂性有机溶剂提取的一般工艺流程如图（图 10－1）。

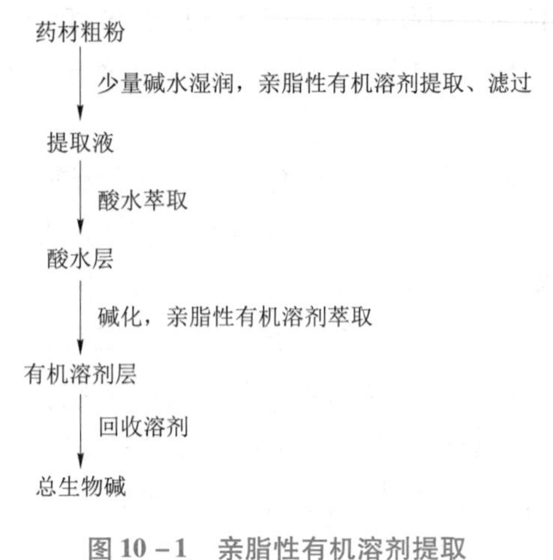

图 10－1　亲脂性有机溶剂提取总生物碱的流程

二、生物碱的分离方法

一般来说，一种药材往往含有多种生物碱，提取得到的多是各生物碱的混合物。根据需要，还要将其进一步分离成所需的生物碱化合物。通常先用溶剂法初步分离，将性质相近的生物碱分成几个类别或部分，再按各成分的碱度、极性或官能团的差异分离单体生物碱。

（一）生物碱的初步分离

将总生物碱按碱性强弱、酚性有无及是否水溶性初步分为 5 个部分。一般分离流程如下（图 10－2）。

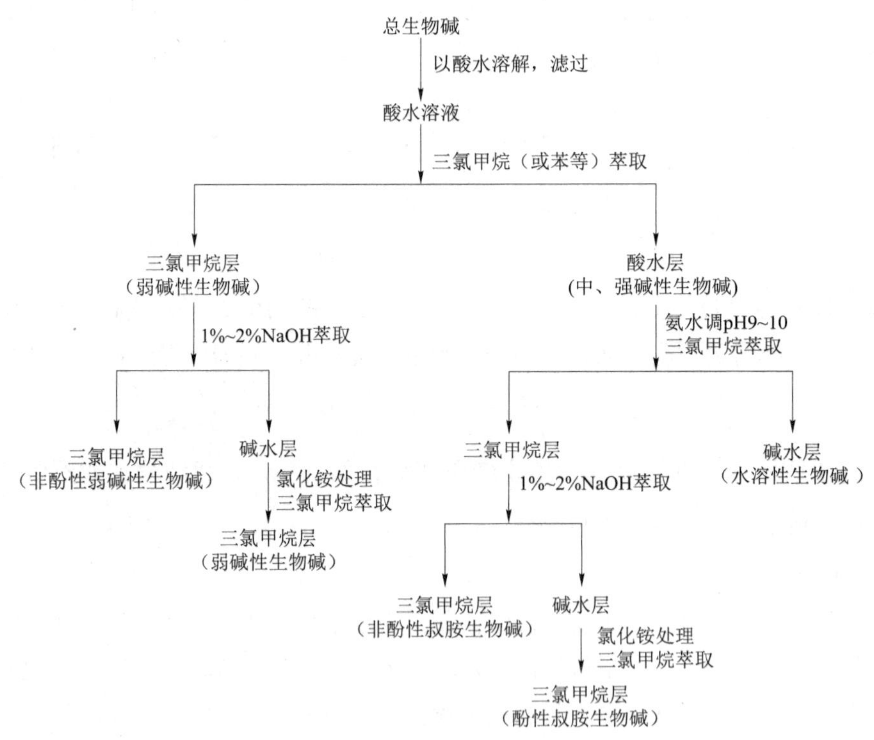

图 10－2　生物碱的初步分离流程

（二）生物碱化合物的分离

1. 利用生物碱的碱性差异进行分离　总生物碱中各生物碱化合物的碱性往往不同，强碱在弱酸性条件下能形成生物碱盐，易溶于水；弱碱则需在较强酸性条件下形成生物碱盐而溶于水。而生物碱盐的水溶性在碱化时，弱碱盐在弱碱条件下即可转变为游离生物碱，易溶于亲脂性有机溶剂；强碱盐则需在较强碱性条件下转变为有机生物碱，易溶于亲脂性有机溶剂。利用跟生物碱在不同 pH 条件下所处的状态不同，其溶解性有显著差异，可用 pH 梯度萃取法进行分离。

具体方法有两种。一种是将总生物碱溶于三氯甲烷等亲脂性有机溶剂，以不同酸性缓冲液依 pH 由高至低依次萃取，生物碱可按碱性由强至弱先后成盐依次被萃取出而分离，分别碱化后以有机溶剂萃取即可。另一种是将总生物碱溶于酸水，逐步加碱使 pH 由低至高，每调一次 pH，即用三氯甲烷等有机溶剂萃取数次，则各生物碱化合物依碱性由弱至强先后成盐依次被萃取出而分离。

对于碱性有差别的两种生物碱，可采用调节 pH 后简单萃取出而分离。如从洋金花的乙醇浸出液中分离莨菪碱和东莨菪碱，利用二者碱性差异，将乙醇浸出液浓缩后碱化到 pH 9～10，三氯甲烷萃取，萃取液再用稀酸水萃取，将此酸水液用固体碳酸氢钠碱化后用三氯甲烷萃取，东莨菪碱因碱性小游离出来而被萃取出来。水层再用氨水碱化至 pH 10，用三氯甲烷可萃取出碱性较强的莨菪碱。

2. 利用生物碱或生物碱盐溶解度差异进行分离　总生物碱中各化合物的极性不同，或一些生物碱盐具有某些特殊溶解性能，对有机溶剂的溶解度不同，可利用这种差异来，采用两相溶剂萃取法、沉淀法等分离生物碱。

（1）游离生物碱　如①苦参中苦参碱和氧化苦参碱的分离：可利用苦参总生物碱中氧化苦参碱极性稍大，难溶于乙醚，而苦参碱可溶于乙醚的性质，将苦参总碱溶于三氯甲烷，再加入 10 倍量以上乙醚，氧化苦参碱即可析出沉淀。②汉防己中粉防己碱和汉防己乙素的分离：由于两者分子结构中 7 位取代基的差异，前者为甲氧基，极性小，后者为酚羟基，极性大，故在冷苯中的溶解度汉防己乙素小于粉防己碱，借此可用冷苯法将两者分离。将两者的混合物溶于适量稀酸水中，碱化后用苯萃取出粉防己碱，再用三氯甲烷萃取汉防己乙素。

（2）生物碱盐　不同的生物碱与不同酸生成的盐的溶解度也不同，也可利用这种差异来分离生物碱或其盐。如麻黄中麻黄碱和伪麻黄碱的分离：两者的草酸盐在水中的溶解度不同，前者较后者的溶解度小。将两者的水提取液加入一定的草酸，草酸麻黄碱难溶于水而析出，草酸伪麻黄碱可溶于水而留在母液中，以此将两者分离。

（三）利用生物碱特殊官能团进行分离

有些生物碱的分子中含有酚羟基或羧基，也有少数含有内酰胺键或内酯结构。这些基团或结构能发生可逆性化学反应，故可用于分离。

1. 酚性或含羧基生物碱　酚性生物碱的酚羟基具有弱酸性，可与氢氧化钠溶液生成盐而溶于水，而与其他非酚性生物碱分离；含羧基的生物碱能与碳酸氢钠生成羧酸盐而溶于水，可以与其他碱分离。如在阿片生物碱中，吗啡具有酚羟基而可待因则无酚羟基，将二者的三氯甲烷提取液用 5% 氢氧化钠溶液萃取，吗啡成盐溶解而可待因沉淀，故可将二者分离。

2. 内酯或内酰胺结构的生物碱　此类生物碱可在碱性水液中加热皂化开环，生成溶于水的羧酸盐而与其他生物碱分离，在酸性下又环合成原生物碱而沉淀。如喜树中喜树碱的分离，由于喜树碱具有内酯环，将总碱加 10% 氢氧化钠溶液，加热，喜树碱溶解，滤过，滤液酸化即析出沉淀，经重结晶处理即可得到喜树碱。

（四）利用色谱法进行分离

中药中所含的生物碱往往比较复杂，而且结构相近，用上述分离方法经常达不到完全分离，此时需要采用柱色谱法。现将分离生物碱常用的柱色谱法介绍如下。

1. 吸附柱色谱　利用总生物碱因各组分极性存在差异，从而被吸附剂吸附的强弱不同达到分离。常用氧化铝或硅胶作为吸附剂，有时也用纤维素、聚酰胺等。以苯、三氯甲烷和乙醚等亲脂性有机溶剂或以其为主的混合溶剂系统作为洗脱剂。

实例：东贝母（*Fritillaria thunbergii* var. *chekiangensis*）中 4 个甾体生物碱的分离流程（图 10－3）。

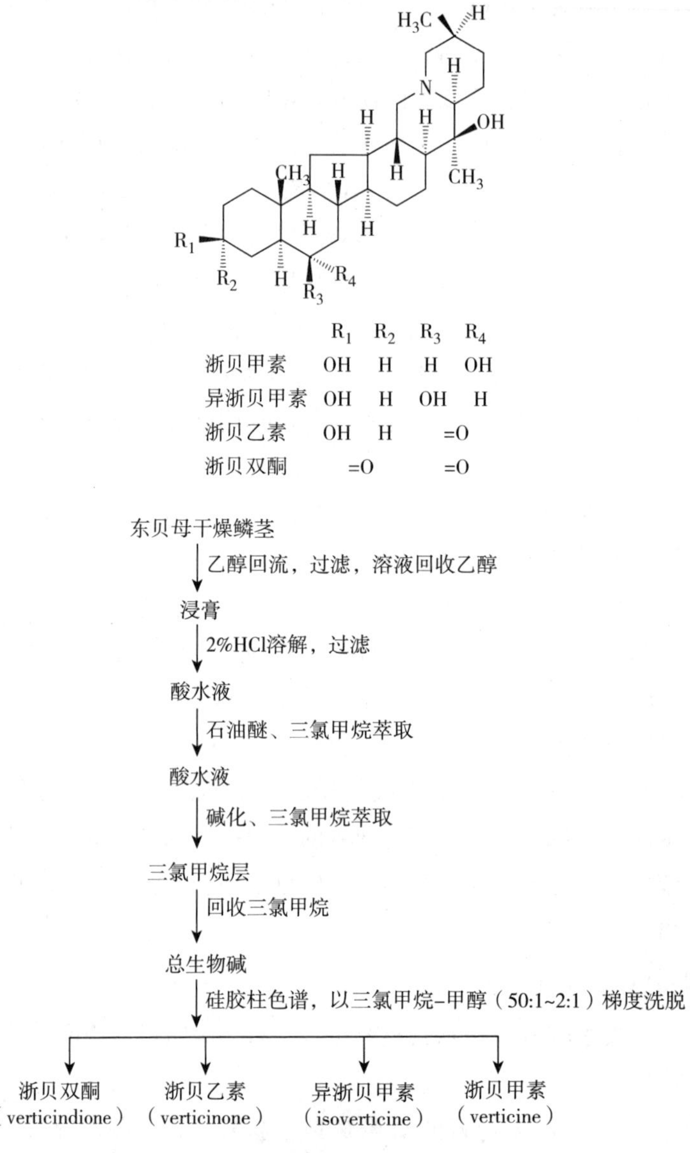

图 10－3　东贝母中 4 个甾体生物碱的分离流程

2. 分配柱色谱　虽然大多数总生物碱能用吸附柱色谱法分离，但是对某些结构特别相近的生物碱，分离效果不一定理想，此时可采用分配色谱法。利用各生物碱在两相（固定相和流动相）中的分配系数不同而到达分离。如三尖杉科中的抗癌生物碱三尖杉酯碱和高三尖杉酯碱的分离，两者结构仅差一个亚甲基，吸附色谱分离效果不佳，而分配色谱能将其分离。具体方法是以硅胶为支持剂，以 pH5. 0 缓冲液为固定相，pH5. 0 缓冲液饱和的三氯甲烷溶液洗脱，首先洗脱的是高三尖杉酯碱，中间部分是二者的混合物，最后得到的是三尖杉酯碱。

R_1:三尖杉酯碱　　R_2:高三尖杉酯碱

3. 高效液相色谱法 高效液相色谱法具有分离效果好、灵敏度高、分析速度快的优点，能使很多其他色谱法难分离的混合生物碱得到分离。HPLC 法分离生物碱时，可用硅胶吸附柱色谱，也可用 C_{18}反相色谱柱。

此外，制备性薄层色谱、干柱色谱、中压或低压柱色谱等也常用于分离生物碱。

上述介绍了几种生物碱的分离方法，对于某些药材中生物碱种类较多、结构类似者，仅靠一种方法很难分离出生物碱纯品，一般需要多种分离方法配合应用。

三、水溶性生物碱的分离方法

水溶性生物碱主要指季铵碱，常在提取脂溶性生物碱后的碱液中用沉淀法或溶剂法进行分离。

（一）沉淀法

水溶性生物碱可与生物碱沉淀试剂反应，生成难溶于水的复合物而从水中沉淀析出，与留在滤液中的水溶性杂质分离，以获得纯度较高的水溶性生物碱或其盐。实验室中常用雷氏铵盐沉淀试剂纯化季铵碱。工业生产因其价格较高而不常用。选择性沉淀分离季铵生物碱，专属性强，分离效率高，缺点为价格昂贵，不宜工业化生产。雷氏铵盐为 Cr 与氨分子及 SCN^- 的络合物，久置易分解，故应使用新配者；调节 pH 2～3，为了防止雷氏铵盐中的铵根离子遇碱生成氨而分解，并使季铵碱保持离子状态，以利于沉淀反应。

下面简单介绍一下雷氏铵盐沉淀试剂纯化季铵碱的一般操作步骤。

1. 生成沉淀 将含季铵碱的水溶液调 pH 2～3，加入新配制的雷氏盐饱和水溶液，生物碱雷氏盐即沉淀析出，沉淀完全后滤过，用少量水洗涤沉淀，至洗涤液不呈红色为止。

2. 柱色谱纯化 生物碱的雷氏盐用丙酮溶解后，滤除不溶物。将滤液通过氧化铝柱，以丙酮洗脱并收集洗脱液。生物碱雷氏盐被丙酮洗脱，一些极性杂质被氧化铝柱吸附而除去。

3. 分解 在上述洗脱液中加入硫酸银饱和水溶液，使生物碱的雷氏盐分解为生物碱的硫酸盐和雷氏银盐沉淀，滤除沉淀，生物碱硫酸盐留在溶液中。在滤液中加入与硫酸盐摩尔数相等的氯化钡溶液（剧毒），生成生物碱盐酸盐和硫酸钡沉淀，滤除沉淀后将滤液浓缩，可得到较纯的季铵碱盐酸盐。

用雷氏铵盐纯化水溶性生物碱的化学反应机制如下。

$$B^+ + NH_4[Cr(NH_3)_2(SCN)_4] \longrightarrow B[Cr(NH_3)_2(SCN)_4]\downarrow$$

$$2B[Cr(NH_3)_2(SCN)_4] + Ag_2SO_4 \longrightarrow B_2SO_4 + 2Ag[Cr(NH_3)_2(SCN)_4]\downarrow$$

$$B_2SO_4 + BaCl_2 \longrightarrow 2BCl + BaSO_4\downarrow$$

注：B代表季铵型生物碱。

（二）溶剂法

利用水溶性生物碱能够溶于极性较大而又能与水分层的有机溶剂（如正丁醇、异戊醇或三氯甲烷－甲醇的混合溶剂等）的性质，用这类溶剂与含水溶性生物碱的碱水液反复萃取，使水溶性生物碱与强亲水性的杂质得以分离。

第五节 生物碱的检识

一、理化检识

生物碱的物理检识主要依据生物碱的形态、颜色、嗅味等。化学检识主要采用生物碱沉淀反应，如碘化铋钾试剂、碘化汞钾试剂、碘－碘化钾试剂及硅钨酸试剂、磷钼酸试剂等。但应注意假阳性及假阴性反应产生，必要时也可选用显色反应进行检识，最常用的显色剂是改良的碘化铋钾试剂，主要用于 TLC。

二、色谱检识

生物碱的色谱检识在中药研究和实际工作中应用非常广泛，常用的有薄层色谱法、纸色谱法、高效液相色谱法和气相色谱法等。这里主要介绍薄层色谱以及纸色谱的应用。

（一）薄层色谱

1. 吸附薄层色谱法 可用于大多数生物碱的分离检识，常用吸附剂有硅胶和氧化铝。由于硅胶显弱酸性，直接用于分离和检识生物碱时，与碱性强的生物碱形成盐而使斑点的 R_f值很小，或出现拖尾，或形成复斑，影响检识效果。为了避免出现这种情况，通常在涂铺硅胶薄层时用稀碱溶液（0.1 ~ 0.5mol/L 的氢氧化钠）或缓冲溶液制成碱性硅胶薄层，或使色谱过程在碱性环境中进行，即在展开剂中加入少量碱性试剂，如二乙胺、氨水等，或在展开槽中放一盛有氨水的小杯，在氨蒸气中进行展开，以改善色谱效果。氧化铝的吸附性能较硅胶强，其本身具有弱碱性，未经任何处理便可用于生物碱的分离和检识，但氧化铝的吸附力较强，适合于极性较弱生物碱的色谱检识。一般来说，硅胶和氧化铝薄层色谱适用于分离和检识脂溶性生物碱，尤其是氧化铝因其吸附力较强，更适用于分离亲脂性较强的生物碱。

薄层色谱所用的展开剂系统多以亲脂性溶剂为主，一般以三氯甲烷为基本溶剂，根据色谱结果调整展开剂的极性。若 R_f值太小，可在三氯甲烷中加入适量甲醇、丙酮等极性大的溶剂；若 R_f值太大，则在三氯甲烷中加入适量甲苯、环己烷等极性小的溶剂。通常在展开剂中加入适量的碱性试剂，如二乙胺、氨水等，可以改善色谱效果，达到较好的分离效果。至于展开剂中各溶剂的比例，则需通过实验进行摸索，或参考文献资料。

2. 分配薄层色谱 当用硅胶或氧化铝吸附薄层色谱检识生物碱效果不理想时，可以考虑用分配薄层色谱。特别是用于检识某些结构十分相近的生物碱，可获得满意的效果。

分配薄层色谱支持剂通常选用硅胶或纤维素粉，以甲酰胺或水作为固定相。操作方法是将硅胶或纤维素粉的薄层板浸于甲酰胺－丙酮混合液中片刻，或将薄层板用此溶液展开一次，取出薄层板，于空气中挥干丙酮后点样，用适当的展开剂展开，展开剂的选择应依分离生物碱的极性不同而不同。

分离脂溶性生物碱，应选用亲脂性有机溶剂，如三氯甲烷－苯（1∶1）等；分离水溶性生物碱，则应以亲水性溶剂作为展开剂，如 BAW 系统（正丁醇－乙酸－水 4∶1∶5，上层）。在配制流动相时，需用固定相饱和。显色方法同吸附薄层色谱法。

与吸附薄层色谱比较，分配薄层色谱一般用于极性较大生物碱的分离检识。以甲酰胺为固定相的薄层色谱，适用于分离弱极性或中等极性的生物碱；以水为固定相的薄层色谱，用于分离水溶性生物碱的效果更好。

3. 薄层色谱的显色观察 薄层展开后，有色生物碱可直接观察斑点；具有荧光的生物碱在紫外光下显示荧光斑点；绝大多数生物碱的薄层色谱可用改良碘化铋钾试剂显色，显示橘红色斑点。应注意有些生物碱与改良碘化铋钾试剂不显色，可选择某些特殊试剂显色。

（二）纸色谱

纸色谱属于分配色谱，有正相和反相之分。生物碱的纸色谱多为正相分配色谱，其固定相常用水、酸性缓冲液或甲酰胺，多用于水溶性生物碱、生物碱盐和亲脂性生物碱的分离检识。

通常情况下，甲酰胺为固定相用于极性较小生物碱的分离检识。可将甲酰胺溶于丙酮，再将滤纸置于其中浸湿片刻，取出，挥去丙酮即可。展开剂多以三氯甲烷等亲脂性有机溶剂为主组成的溶剂系统，使用前需用固定相预饱和。水为固定相可用于极性较大生物碱或生物碱盐的分离检识，其中滤纸本身含有6% ~7%的水分，也可以用水浸润滤纸；酸性缓冲液为固定相时，常采用多缓冲纸色谱的方式，可用于生物碱碱性强弱等的判定。可将不同pH的酸性缓冲液自起始线由高到低间隔2cm左右的距离涂布若干个缓冲液带，晾干即可使用。在这种纸色谱中，混合物在展开过程中由于碱性不同，碱性强的先成盐，极性变大，斑点不动，后面的同理依碱性由强到弱依次分开。结果如下（图10 -4）。

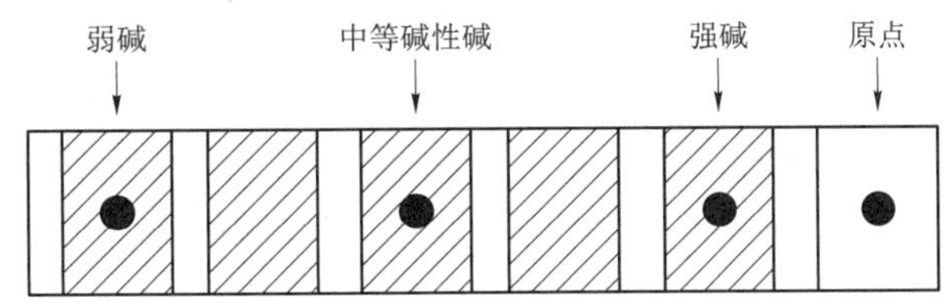

图10 -4　多缓冲纸色谱示意图

以水为固定相的纸色谱，展开剂宜选用极性较大的亲水性溶剂系统，并尽可能在酸性条件下或酸性环境中进行，如BAW系统。以甲酰胺和酸性缓冲液为固定相的纸色谱，展开剂多以苯、三氯甲烷和乙酸乙酯等亲脂性有机溶剂为主组成的溶剂系统。展开剂在使用前也需用固定相液饱和。纸色谱所用的显色剂与薄层色谱法基本相同，但含硫酸的显色剂不宜使用。

（三）高效液相色谱

高效液相色谱法广泛用于生物碱的分离检识。特别是对结构十分相似的生物碱，能够通过高效液相色谱法得到满意的分离效果。

生物碱的高效液相分析采用分配色谱法、吸附色谱法和离子交换法等。其中以分配色谱法的反相色谱法较多。可根据生物碱的性质和不同的色谱方法选择相应的固定相。由于生物碱具有碱性，故通常使用的流动相偏碱性为好。如用HPLC法分离分析罂粟壳中的吗啡、可待因和罂粟碱时，采用Waters μ - Bondapak C_{18}色谱柱，流动相为0.5%乙酸铵 -1%三乙胺 -甲醇（49：1：50），检测波长230nm，柱温25℃。分离结果如下（图10 -5）。由于流动相为偏碱性系统，分离效果良好。分离度均大约1.5，峰形对称。

另外，具有挥发性的生物碱可用于气相色谱法检识，如麻黄生物碱、烟碱等。

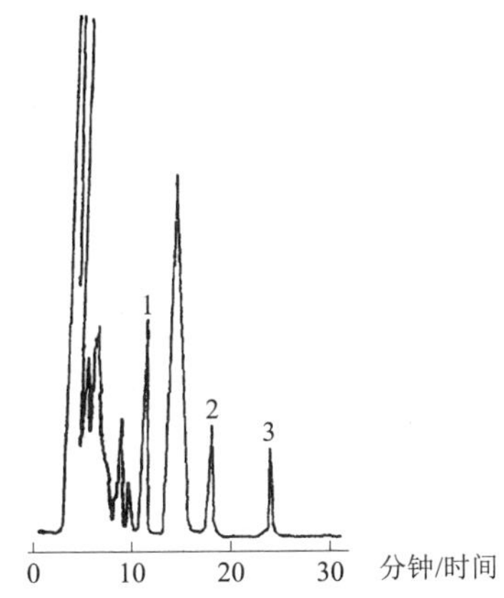

图10 -5　HPLC分离罂粟壳中吗啡、可待因和罂粟碱

1　吗啡；2　可待因；3　罂粟碱

第六节 生物碱的结构研究

一、化学方法

早期在研究生物碱等含氮化合物结构中，常用 C－N 裂解反应脱氮，生成结构简单的中性化合物，以便于鉴定。以下主要介绍 C－N 裂解反应。

（一）Hofmann 降解反应

Hofmann 降解反应又称彻底甲基化反应，是最为重要的 C－N 裂解反应。起始物为伯、仲、叔胺，用 CH_3I 和 Ag_2O 进行彻底甲基化反应，生成季铵碱；再将季铵碱加热，消除 β－H，同时伴随 C－N 键裂解，生成三甲胺和烯。

$$\text{胺} \xrightarrow{\text{季铵化}} \text{—}\overset{|\beta}{\underset{|}{C}}\text{—}\overset{|\alpha}{\underset{|}{C}}\text{—}\overset{+}{N}H(CH_3)_3 \longrightarrow H_2O + \text{>C=C<} + N(CH_3)_3$$

Hofmann 降解反应的必要条件是氮原子的 β 位应有氢，其次是 β－H 能够在反应中被消除。下面对不同类型胺类化合物的反应分别介绍如下。

（1）直链含氮化合物，一次降解，生成三甲胺和一烯化合物。

$$R\text{—}\overset{H_2}{C}\text{—}\overset{H_2}{C}\text{—}N(CH_3)_2 \xrightarrow{CH_3I} R\text{—}\overset{H_2}{C}\text{—}\overset{H_2}{C}\text{—}\overset{+}{N}(CH_3)_3\ I^- \xrightarrow[AgOH]{Ag_2O} R\text{—}\overset{H_2}{C}\text{—}\overset{H_2}{C}\text{—}\overset{+}{N}(CH_3)_3\ OH^-$$

$$R\text{—}\overset{H_2}{C}\text{—}\overset{H_2}{C}\text{—}\overset{+}{N}(CH_3)_3\ OH^- \xrightarrow{\triangle} R\text{—}\underset{H}{C}\text{=}CH_2 + N(CH_3)_3 + H_2O$$

（2）氮原子二价结合在环上，需二次 Hofmann 降解反应，生成三甲胺和二烯衍生物。

$$\text{N-甲基吡咯烷} \xrightarrow[Ag_2O]{CH_3I} \text{N,N-二甲基吡咯烷鎓}\ OH^- \xrightarrow{\triangle} \text{(H}_3\text{C)N(CH}_3\text{)烯胺} \xrightarrow{\text{Hofmann降解}} \text{二烯} + N(CH_3)_3 + H_2O$$

（3）氮原子三价结合在环上，需三次 Hofmann 降解反应，生成三甲胺和三烯衍生物。

$$\text{喹诺里西啶} \xrightarrow{\text{Hofmann降解}} \text{N-}CH_3\text{ 烯} \xrightarrow{\text{Hofmann降解}} \text{N}(H_3C)(CH_3)\text{ 二烯} \xrightarrow{\text{Hofmann降解}} \text{三烯} + N(CH_3)_3 + H_2O$$

Hofmann 降解反应中，β－H 消除的难易与 β－碳上烃基取代情况及 β－H 与季氮的相对构型有关。β－C 上烷基取代多则 β－H 不易消除；β－C 上芳环或其他吸电子基时 β－H 易消除；β－H 与季氮处于反式构型比处于顺式构型易使 β－H 消除。

根据生成物烯的双键数目，可推测生物碱结构中氮原子的结合状态。但实际反应往往比较复杂，如氮杂化合物每次反应的降解方向有几种可能，因而产生的是混合物；除消除反应外，还可能存在其他反应，如双键转位、季铵碱脱甲基等。因此个别含氮杂环虽具有 β－H，但不能消除，如四氢喹啉在 Hofmann 降解中同时有亲核取代占优势，C－N 键不易裂解，反应产物是 N－甲基四氢喹啉和甲醇。

$$\text{四氢喹啉} \xrightarrow[Ag_2O]{CH_3I} \text{N,N-二甲基四氢喹啉季铵碱}\ OH^- \xrightarrow{\triangle} \text{N-甲基四氢喹啉} + CH_3OH$$

喹啉、吡啶、异喹啉等均无β-H，故均不能产生 Hofmann 降解反应。

（二）Emde 降解反应

Emde 降解反应为改进的 Hofmann 降解反应。将季铵碱溶液或水溶液用钠汞齐处理还原，使 C－N 键裂解，这样就使在 Hofmann 降解反应下不能降解的成分类型得到裂解。

$$\text{N,N-二甲基四氢喹啉季铵碱}\ OH^- \xrightarrow{Na-Hg} \text{3-苯基-N,N-二甲基丙胺} \xrightarrow[Ag_2O]{CH_3I\ \triangle} \text{烯丙基苯} + N(CH_3)_3 + H_2O$$

（三）Von Braun 反应

采用溴化氰与叔胺反应能裂解 C－N 键。反应中溴与碳结合，氰基与氮原子相连，生成溴代烷和二取代氨基氰化物，而后氰化物进一步水解成羧酸，脱羧即成仲胺。

$$R_1R_2R_3N: \xrightarrow{CN-Br} R_1R_2R_3\overset{+}{N}-CN\ Br^- \longrightarrow R_1R_2N-CN + R_3Br$$

$$R_1R_2N-CN \xrightarrow{H_2O} R_1R_2N-COOH \xrightarrow{CO_2} R_1R_2NH$$

此反应可直接使 C－N 键裂解，不要求氮原子的β位有氢原子。可用于无β-H、不能进行 Hofmann 降解的含氮化合物。

二、波谱法

生物碱类化合物种类繁多且结构复杂，碳骨架类型变化很大，其谱学特征共性较少，但部分类型的生物碱类化合物具有较特征的波谱规律，而且近缘植物内往往含有相同或相似的化学成分，因此，查阅相关文献对于结构解析会有很大帮助。对于未知生物碱类化合物的结构解析，往往需要借助多种 2D－NMR 来完成，由于生物碱类化合物多具有手性碳原子，对其立体结构的解析尤为重要。同其他类化合物一样，目前波谱法是确定生物碱化学结构的主要方法，其中重要的是核磁共振氢谱、碳谱和质谱。

（一）UV 谱

生物碱的 UV 谱反映了结构中共轭系统的信息。根据共轭系统在生物碱结构中的地位，其作用可分为以下三种情况。

1. 共轭系统为生物碱母体的整体结构部分 此类生物碱的 UV 谱可以反映分子的基本骨架和类型。如吡啶、喹啉、吲哚、氧化阿朴啡类等。

2. 共轭系统为生物碱母体的主要结构部分 如莨菪烷类、苄基异喹啉类、四氢原小檗碱类等。此类生物碱的 UV 谱特点是不同类型或种类的生物碱具有相同或相似的 UV 谱，所以不能由 UV 谱推断该生物碱的骨架和母核类型，因而 UV 谱只能起到辅助推断的作用。

3. 共轭系统为生物碱母体的非主体部分 如吡咯里西啶、喹诺里西啶、萜类和甾体生物碱类等。此类生物碱的 UV 谱也不能反应分子的骨架和母核特征，故不能由 UV 谱推断该生物碱的骨架和母核类型，其对于推断结构作用较小。

总体来说，UV 谱在生物碱的结构确定中一般只能作为辅助手段。

（二）IR 光谱

生物碱由于结构多而且复杂，在红外光谱上共性特征很少，所以，IR 光谱主要用于分子中功能基种类的判断和与已知结构的生物碱进行对照鉴定。典型的例子就是利用 IR 光谱对反式和顺式喹诺里西啶环的确定。反式稠合者在 2800 ~ 2700cm^{-1}区域有两个以上明显的吸收峰，而顺式无此吸收峰。这是因为在反式喹诺里西啶环中，氮原子的邻位至少有两个直立键 C－H 与氮的孤对电子对成反式。而顺式喹诺里西啶环氮原子的邻位只有一个直立键 C－H 与氮的孤对电子对成反式，则无 Bohlmann 吸收峰。如从苦豆子种子中分离出的莱曼碱（lchmannine）母核具有喹诺里西啶环结构，其 IR 有 2798，2735cm^{-1}两个峰，说明其喹诺里西啶环为反式结构。

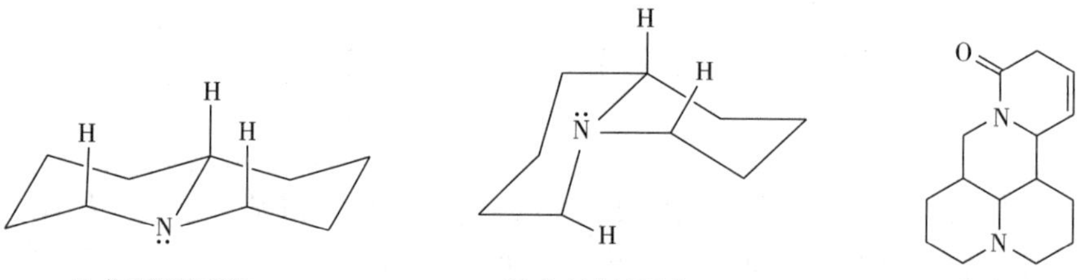

反式喹诺里西啶　　顺式喹诺里西啶　　莱曼碱

具有 Bohlmann 吸收峰的喹诺里西啶环外，还有吐根碱类、四氢原小檗碱类以及某些吲哚和甾体生物碱。而反式喹诺里西啶的盐、季铵盐、N－氧化合物及内酰胺等，因氮原子上没有孤对电子，故无 Bohlmann 吸收峰。

（三）^{1}H－NMR 谱

^{1}H－NMR 谱是解析生物碱类化合物最常用的波谱之一。对大多数生物碱来说，解析规律同其他类型化合物区别不大。同其他类型化合物相比，生物碱中往往含有氮原子，现将受氮原子影响的质子化学位移范围及^{1}H－NMR 谱在生物碱结构解析中的某些应用予以介绍。

1. 不同类型氮原子上质子的 δ 值范围　脂肪胺 δ0.3 ~ 2.2；芳香胺 δ2.6 ~ 5.0；酰胺 δ5.2 ~ 10。

2. 生物碱不同类型氮原子上甲基的 δ 值范围　叔胺 δ1.97 ~ 2.56；仲胺 δ2.3 ~ 2.5；芳叔胺和芳仲胺 δ2.6 ~ 3.1；杂芳环 δ2.7 ~ 4.0；酰胺 δ2.6 ~ 3.1；季铵 δ2.7 ~ 3.5。由于氢谱中甲基较易辨认，故根据甲基的位置有利于判断氮原子的取代类型。

3. 用于生物碱结构式构象和取代基的推定　以 N，O，O－三甲基乌药碱及其衍生物为例，说明^{1}H－NMR 谱在确定苄基异喹啉中的苄基构象的作用。a 式中 A 环上的 C_7－甲氧基位于 C 环（于 A 环下方）的正屏蔽区，受其屏蔽效应影响比 C_6－甲氧基在高场；而 b 式中 C_7－甲氧基则不受此影响。同理，N－CH_3中的质子处于 C 环的正屏蔽区，比 a 式 N－CH_3质子在高场。由此可推断 a、b 两式的结构如下。

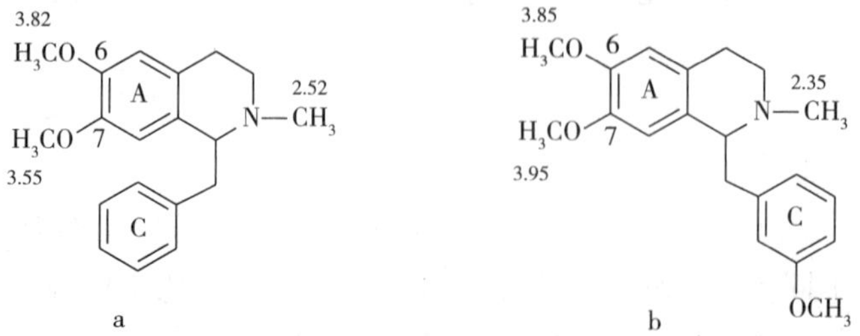

a　　b

（四）^{13}C－NMR 谱

^{13}C－NMR 谱同^{1}H－NMR 谱一样，是确定生物碱结构重要的手段之一。在其他类型化合物中我们已经基本掌握了碳谱的规律和在确定化合物结构中的应用，这些规律和应用同样适用于生物碱，故不再一

一重复。在此只对和生物碱有关的^{13}C－NMR谱某些规律进行归纳。

1. 生物碱结构中氮原子电负性对邻近碳原子化学位移的影响　生物碱结构中氮原子电负性产生的吸电诱导效应使碳原子向低场位移。α－碳的位移最大。一般规律是α－碳＞γ－碳＞β－碳。如吡啶和烟碱。同样，在N－氧化物和季铵以及N－甲基季铵盐中的氮原子使α－碳向低场位移幅度更大。如在化合物海南青牛胆碱中，氮原子周围的三个α－碳的δ值分别是60.56、60.75和64.70，较两个β－碳（δ值分别为22.77和27.81）大大向低场位移。

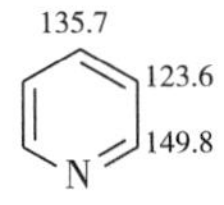

135.7　123.6　149.8　N

吡啶

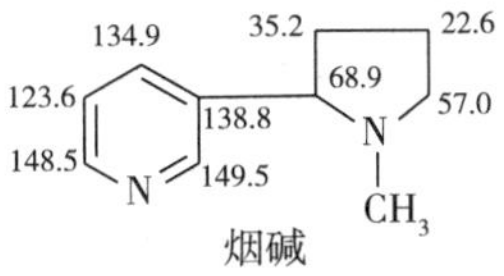

134.9　35.2　22.6　68.9　123.6　138.8　N　57.0　148.5　N　149.5　CH_3

烟碱

2. 生物碱结构中氮原子对甲基碳化学位移的影响　与上述原理相同，氮原子的电负性使与氮原子相连的甲基的化学位移较普通甲基向低场位移，N－甲基的δ值一般在30～47之间。如海南青牛胆碱N－甲基的δ值是38.73.

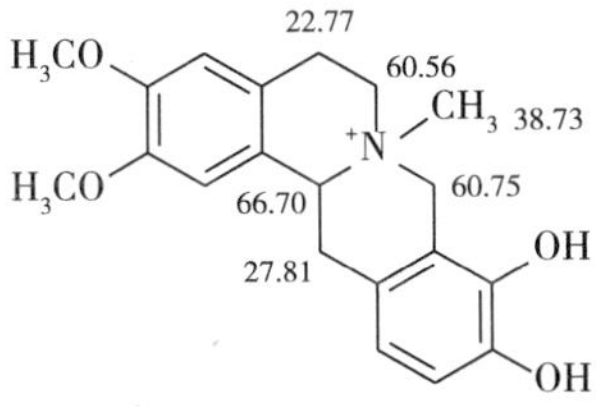

H_3CO　22.77　60.56　^+N　CH_3 38.73　H_3CO　66.70　60.75　OH　27.81　OH

海南青牛胆碱

3. 生物碱结构异构体的研究　如紫堇碱和中紫堇碱是一对C_{13}－甲基差向异构体，紫堇碱的B/C环为反式喹诺里西啶，中紫堇碱的B/C环为顺式喹诺里西啶。当C_{14}为S构型时（C_{14}－α－H），C_{13}连的β－甲基的C_5、C_6、C_8、C_{13}要比C_{13}连的α－甲基的位于低场，而C_{14}稍移向高场。

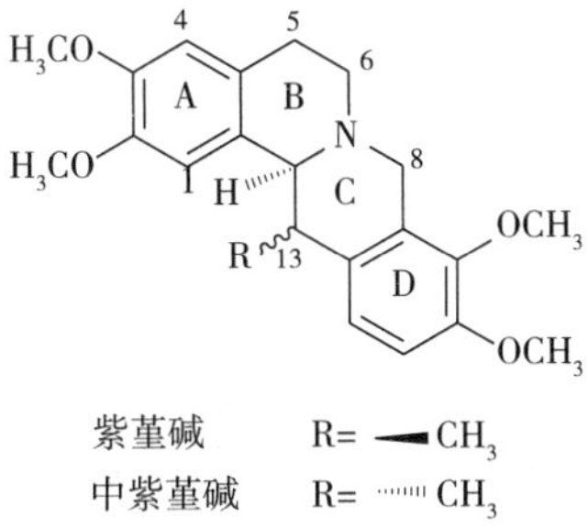

H_3CO　4　5　6　A　B　N　H_3CO　1　H　C　8　OCH_3　R　13　D　OCH_3

紫堇碱　R= ▬CH_3
中紫堇碱　R= ┈CH_3

4. 超导核磁共振技术的应用　多数生物碱分子较大，结构复杂，利用DEPT谱确定伯、仲、叔、季碳是理想的方法。另外，二维^{13}C－^1H COSY谱也是目前归属碳最重要的方法。HMBC谱则可以高灵敏度地检测出^{13}C－^1H远程耦合（^2JCH、^3JCH）的相关信号，同时提供有关季碳的信号和与杂原子相连的^1H的信息。NOESY谱广泛用于提供空间的连接和立体化学的信息。

（五）MS

在生物碱结构确定中，MS的作用不仅可确定分子量、分子式，还可利用生物碱碎片裂解规律推定结构。在判断生物碱的分子离子峰时，要注意该离子峰是否符合氮律。以下介绍生物碱MS的一般裂解规律。

1. α－裂解　裂解主要发生在和氮原子相连的α－碳和β－碳之间的键即α－键上。其特征是基峰或强峰是含氮的基团或部分。另外，当氮原子的α－碳连接的基团不同时，则所连接的大基团易于发生α－裂解。具有这种裂解的生物碱及类型很多，如辛可宁（cinchonine）、莨菪烷、甾体生物碱等。

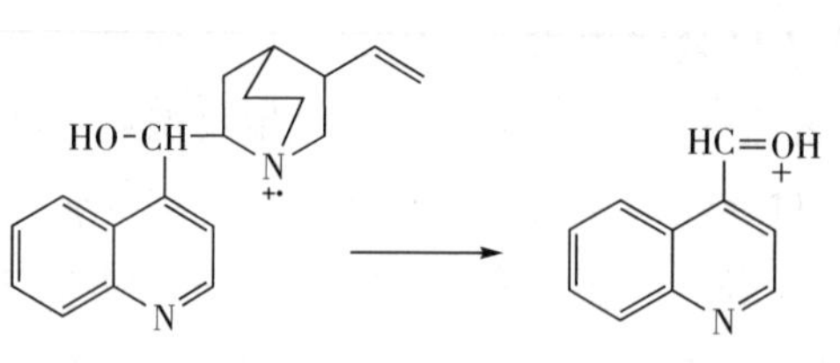

辛可宁 m/z 294 (M^+)　　m/z 158　　m/z (100)

2. RDA 裂解　即双键的β位键的裂解。当生物碱存在相当于环己烯部分时，常发生此种裂解，产生一对强的互补离子，由此可确定环上取代基的性质和数目。属于这种裂解的生物碱主要有四氢β-卡波林结构的吲哚类、四氢原小檗碱类、普罗托品类以及无N-烷基取代的阿朴啡类生物碱等。现以文卡明（vincadifformine）为例说明其裂解过程。

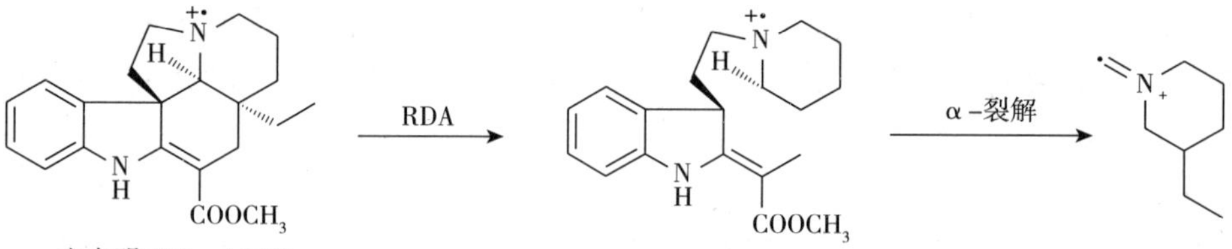

文卡明 ($M^{+\cdot}$ m/z 338)　RDA　α-裂解　m/z 124 (100)

3. 其他裂解

（1）难于裂解或由取代基及侧链裂解产生的离子　当生物碱主要为芳香体系组成，或以芳香体系为主，或环系多、分子结构紧密者，环裂解较为困难，一般看不到由骨架裂解产生的特征离子，裂解主要发生在取代基或侧链上。此种裂解的M^+或$[M-1]^+$峰多为基峰或强峰。如喹啉类、去氢阿扑菲类、苦参碱类、吗啡碱类、萜类及某些甾体生物碱类等可产生此类裂解。

（2）主要由苄基裂解产生的离子　此种裂解发生在苄基上，是苄基四氢异喹啉和双苄基四氢异喹啉的主要裂解类型。裂解产生的二氢异喹啉离子碎片多数为基峰。

第七节　含生物碱的中药实例

一、麻黄

麻黄为麻黄科植物草麻黄（*Ephedra sinica* Stapf）、中麻黄（*E. intermedia* Schrenk et C. A. Mey.）或木贼麻黄（*E. equisetina* Bunge）的干燥草质茎，是我国特产药材，为常用重要中药。麻黄性温，味辛、苦；具有发汗、平喘、利水等作用，用于风寒感冒、胸闷喘咳、风水水肿、支气管哮喘等。

（一）麻黄中主要生物碱及其化学结构

麻黄中含有多种生物碱，以麻黄碱和伪麻黄碱为例，前者占总生物碱的40%～90%，《中国药典》（2020年版）以盐酸麻黄碱为指标成分进行定性鉴定和含量测定。此外，还含有少量的甲基麻黄碱、甲基伪麻黄碱和去甲基麻黄碱、去甲基伪麻黄碱。其结构式如下。

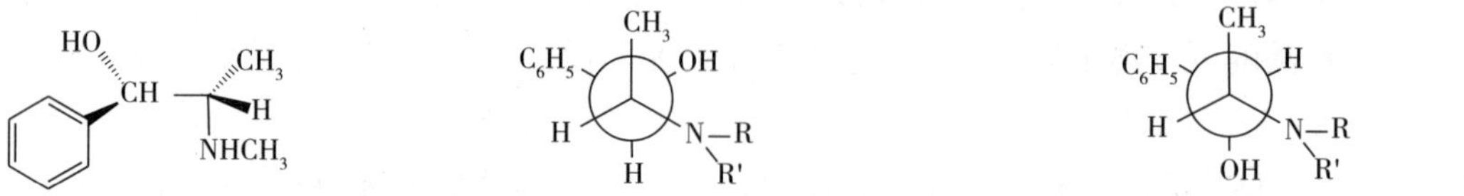

l-麻黄碱

l-麻黄碱 (1*R*, 2*S*)　R=H, R′=CH_3
l-甲基麻黄碱　R=R′=CH_3
l-去甲基麻黄碱　R=R′=H

d-伪麻黄碱(1*S*, 2*S*)　R=H, R′=CH_3
d-甲基伪麻黄碱　R=R′=CH_3
d-去甲基伪麻黄碱　R=R′=H

麻黄生物碱分子中的氮原子均在侧链上，为有机胺类生物碱。麻黄碱和伪麻黄碱属仲胺衍生物，且互为立体异构体，它们的结构区别在于 C_1 的构型不同。^1H-NMR 谱中麻黄碱的 $J_{1,2}=4Hz$，伪麻黄碱的 $J_{1,2}=8Hz$，表明前者的 C_1-H 和 C_2-H 为顺式，后者为反式。

（二）麻黄碱和伪麻黄碱的理化性质

1. 性状　麻黄碱和伪麻黄碱为无色结晶，游离麻黄碱含水物熔点为40℃。两者均具有挥发性。

2. 碱性　麻黄碱和伪麻黄碱为有机仲胺生物碱，碱性较强。由于伪麻黄碱的共轭酸与 C_1-OH 形成分子内氢键，其稳定性大于麻黄碱，所以伪麻黄碱的碱性（pK_a 9.74）稍强于麻黄碱（pK_a 9.58）。

3. 溶解性　由于麻黄碱和伪麻黄碱的分子较小，其溶解性与一般生物碱不完全相同，既可溶于水，又可溶于三氯甲烷，但伪麻黄碱在水中的溶解度较麻黄碱小。这是由于伪麻黄碱形成较稳定的分子内氢键的缘故。麻黄碱和伪麻黄碱也能溶于三氯甲烷、乙醚、苯及醇类溶剂中。麻黄碱和伪麻黄碱形成盐以后的溶解性能也不完全相同，如草酸麻黄碱难溶于水，而草酸伪麻黄碱易溶于水；盐酸麻黄碱不溶于三氯甲烷，而盐酸伪麻黄碱可溶于三氯甲烷。

（三）麻黄生物碱的鉴别反应

麻黄碱和伪麻黄碱不能与一般生物碱沉淀试剂发生反应，但下列两种特征反应可用于鉴别麻黄碱和伪麻黄碱。

1. 二硫化碳－硫酸铜反应　在麻黄碱或伪麻黄碱的醇溶液中加入二硫化碳、硫酸铜试剂和氢氧化钠各2滴，即产生棕色沉淀。其反应机制如下。

$$C_6H_5-CHOH-CH(CH_3)-NH-CH_3 + CS_2 \longrightarrow C_6H_5-CHOH-CH(CH_3)-N(CH_3)-C(=S)-SH$$

$$\xrightarrow{CuSO_4,\ NaOH} [C_6H_5-CHOH-CH(CH_3)-N(CH_3)-C(=S)-S]_2Cu$$

2. 铜络盐反应　在麻黄碱和伪麻黄碱的水溶液加硫酸铜试剂，随即加氢氧化钠试剂呈碱性，溶液呈蓝紫色，再加乙醚振摇分层，乙醚层为紫红色，水层为蓝色。

（四）麻黄碱和伪麻黄碱的提取分离

1. 溶剂法　利用麻黄碱和伪麻黄碱既能溶于水，又能溶于亲脂性有机溶剂的性质，将二者提取出来；利用麻黄碱草酸盐比伪麻黄碱草酸盐在水中溶解度小的差异，使两者得以分离。具体方法为麻黄用水提取，提取液用甲苯萃取，使甲苯萃取液流经草酸溶液，由于麻黄碱草酸盐在水中溶解度较小而结晶析出，而伪麻黄碱草酸盐留在母液中，再将其转变为盐酸伪麻黄碱析出。提取分离流程如图（图10－6）。

2. 水蒸气蒸馏法　利用麻黄碱和伪麻黄碱在游离状态时具有挥发性，可用水蒸气蒸馏法从麻黄中提取。在蒸馏液中加入适量草酸溶液，使其转变为麻黄碱草酸盐和伪麻黄碱草酸盐。由于两者的草酸盐在水中的溶解度不同，麻黄碱草酸盐从水溶液中析出，伪麻黄碱草酸盐仍留在水中，两者得以分离。然后再按溶剂提取法操作，将其精制成盐酸麻黄碱和盐酸伪麻黄碱。此法具有设备简单，操作方便且安全，不需使用有机溶剂等优点。该法的缺点是提取过程加热时间较长，部分麻黄碱被分解产生胺和甲胺，从而影响产品的质量和收率。

3. 离子交换树脂法　利用生物碱盐能够交换到强酸型阳离子交换树脂柱上，而麻黄碱的碱性较伪麻黄碱弱，与阳离子交换树脂的交换能力也较弱，可先从树脂柱上洗脱下来，从而使两者达到分离。此法较多在实验室应用，比较简单，无需特殊设备，只需控制好洗脱液的用量即可使麻黄碱和伪麻黄碱分离。

麻黄碱和伪麻黄碱的提取分离流程图如下（图 10－6）。

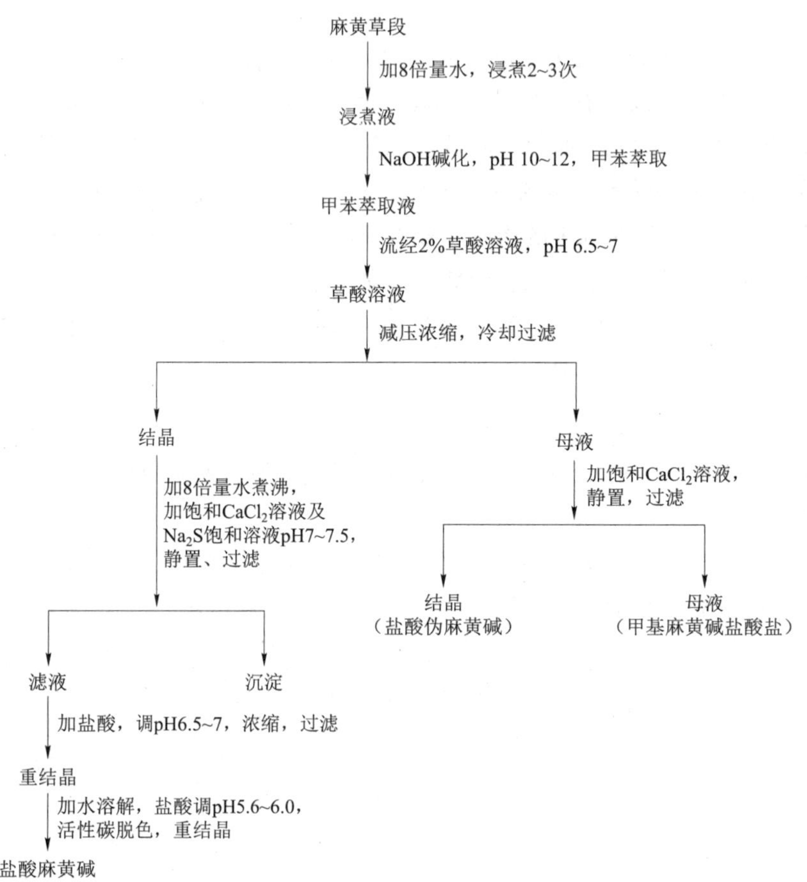

图 10－6　麻黄碱和伪麻黄碱的提取分离流程图

（五）麻黄生物碱的生物活性

药理研究表明，麻黄碱具有收缩血管、兴奋中枢神经作用，能兴奋大脑、中脑、延髓和呼吸循环中枢；有类似肾上腺素样作用，能增加汗腺及唾液腺分泌，缓解平滑肌痉挛。伪麻黄碱有升压、利尿作用；甲基麻黄碱有舒张支气管平滑肌作用等。

（六）麻黄生物碱在临床应用中应注意的问题

麻黄生物碱具有兴奋中枢神经系统及强心、升高血压的作用，因此用量过大（治疗量的 5～10 倍）或急性中毒者，可引起头痛、烦躁、失眠、心悸，大汗不止，体温及血压升高，心跳过速，心律失常，呕吐，甚至昏迷、惊厥、呼吸及排尿困难，心室纤颤等症状，甚至心肌梗死或死亡。其中麻黄碱的毒性大于伪麻黄碱。

知识链接

早在我国东汉时期，《神农本草经》就记载了“麻黄”这一植物，其主要药用部位是茎，具有“止咳逆上气”的功效。东汉张仲景《伤寒论》“麻黄汤”中记载了麻黄的药用方法为“去节”，即“去根”，因为麻黄根中不含麻黄碱，而含有其他有降压作用的生物碱。明代李时珍《本草纲目》详细记载了麻黄的发汗解表、止咳的作用。1885 年，麻黄碱（ephedrine）被命名，但其药用价值未被重视。直到1923年，我国老一辈药理学家陈克恢等研究发现了麻黄碱的拟交感作用，使麻黄碱被全世界所认识。随后麻黄碱被研制成为治疗支气管喘息的重要药物。麻黄碱也是第一个作为东方传统药材进行系统现代研究并介绍给西方的重要药物，为从传统中草药中寻找开发新药起到了典范作用。麻黄碱用药过量会引起神经兴奋、失眠等副作用。

二、延胡索（元胡）

延胡索为罂粟科植物延胡索（*Corydalis yanhusuo* W. T. Wang）的干燥块茎，为常用中药。性温，味辛、苦，具有活血，行气，止痛作用，用于治疗胸胁、脘腹疼痛，胸痹心痛，经闭痛经，产后瘀阻，跌打肿痛。

（一）延胡索中主要生物碱及其化学结构

延胡索是我国学者研究较早的中药，从20世纪30年代即对其化学成分进行研究，目前已分离出40多种生物碱，延胡索主要含小檗碱型（主要为季铵碱）和原小檗碱型（主要为叔铵碱）异喹啉类生物碱，结构式如下。

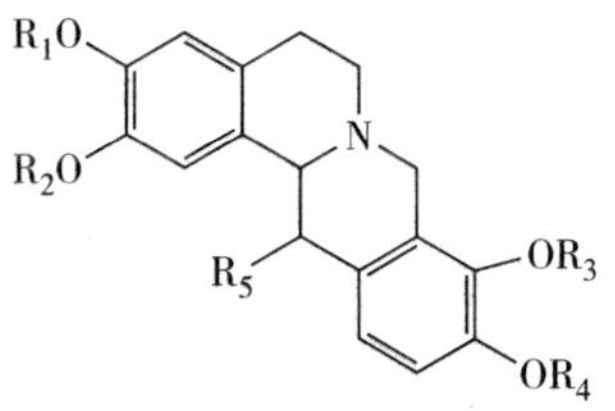

	R_1	R_2	R_3	R_4	R_5
延胡索乙素	CH_3	CH_3	CH_3	CH_3	H
紫堇碱	CH_3	CH_3	CH_3	CH_3	CH_3
l－四氢黄连碱	—CH_2—		—CH_2—		H
l－四氢非洲防己胺	CH_3	H	CH_3	CH_3	H
d－紫堇球碱	H	CH_3	CH_3	CH_3	CH_3
紫堇单酚碱	CH_3	CH_3	CH_3	H	H

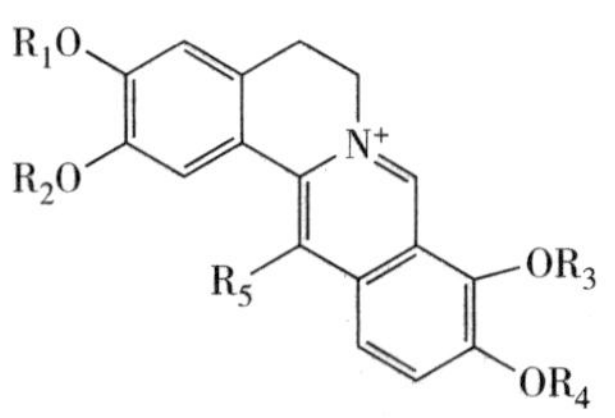

	R_1	R_2	R_3	R_4	R_5
l－黄连碱	—CH_2—		—CH_2—		H
去氢紫堇碱	CH_3	CH_3	CH_3	CH_3	CH_3
非洲防己胺	CH_3	H	CH_3	CH_3	H

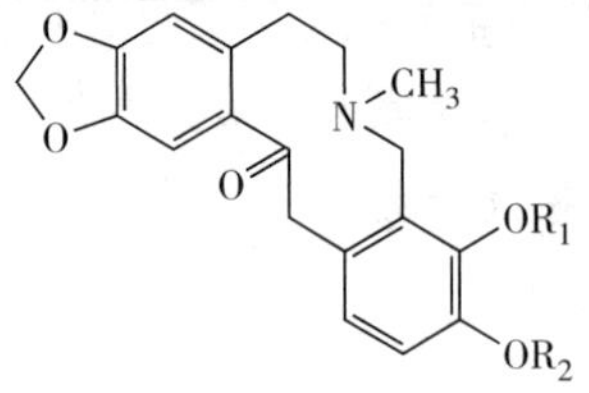

	R_1	R_2
普托品	$—CH_2—$	
α-别隐品碱	CH_3	CH_3

另外，还有几种阿朴啡类叔铵碱，如海罂粟碱（glaucine）、前荷牡碱（predicentrine）、紫堇二酮（corydion）、南天竹灵（nandazurine）等。延胡索生物碱的类型归纳如下。

- 叔铵碱
  - 非酚性生物碱：延胡索乙素、紫堇碱（corydaline），*l*－四氢黄连碱（tetrahydrocopetisine），普托品（protopine）α－别隐品碱（α－allocryptopine），海罂粟碱，紫堇二酮
  - 酚性碱：*l*－四氢非洲防己胺（tetrahydrocolumbanine），*d*－紫堇球碱（*d*－corybulbine），前荷牡碱，紫堇单酚碱（corydalmine）
- 季铵碱
  - 非酚性碱：*l*－黄连碱（*l*－copetisine），去氢紫堇碱（dehydrocorydaline），南天竹灵
  - 酚性碱：非洲防己胺（columbanine）

延胡索中的主要有效成分延胡索乙素在该药材中含量仅为十万分之三，属微量成分。但在防己科植物汝兰（*Stephania sinica* Diels）的根中1－四氢巴马汀含量较高，约为1.5%，可作为提取该成分（俗称卢通定）的原料。另外，中药黄藤（*Fibraurea recisa* Pierre）的根及根茎中含有高达3%的巴马汀（palmatine），也可从中提取作为制备延胡索乙素的前体物。《中国药典》（2020年版）以延胡索乙素为指标成分进行定性鉴别和含量测定。

（二）延胡索的理化性质

叔铵碱中，延胡索乙素的游离碱为淡黄色结晶，熔点148～149℃，难溶于水，易溶于三氯甲烷、苯、乙醚及热乙醇。其酸性硫酸盐为无色针状结晶，熔点245～246℃。其盐酸盐熔点210℃，难溶于水。紫堇碱为棱柱状结晶，熔点135℃。易溶于三氯甲烷、乙醚、微溶于甲醇及乙醇，难溶于水。其他几种生物碱的性质大体相同。酚性叔铵碱极性较非酚性叔铵碱大，既可溶于酸水也可以溶于碱水。季铵碱可溶于水，难溶于亲脂性有机溶剂。

（三）延胡索生物碱的提取分离

延胡索中的叔铵碱数目较多，分离难度较大，方法主要有溶剂法和溶剂法结合柱色谱法。下面介绍一种亲脂性溶剂提取、分离延胡索中叔铵碱的工艺流程如图10－7。

（四）延胡索生物碱的生物活性

药理研究表明，延胡索生物碱是延胡索的主要有效成分类型，多数生物碱具有显著的生物活性，如延胡索乙素（*dl*－四氢巴马汀）具有明显的镇痛作用。

延胡索中叔铵碱的提取流程如下（图10－7）。

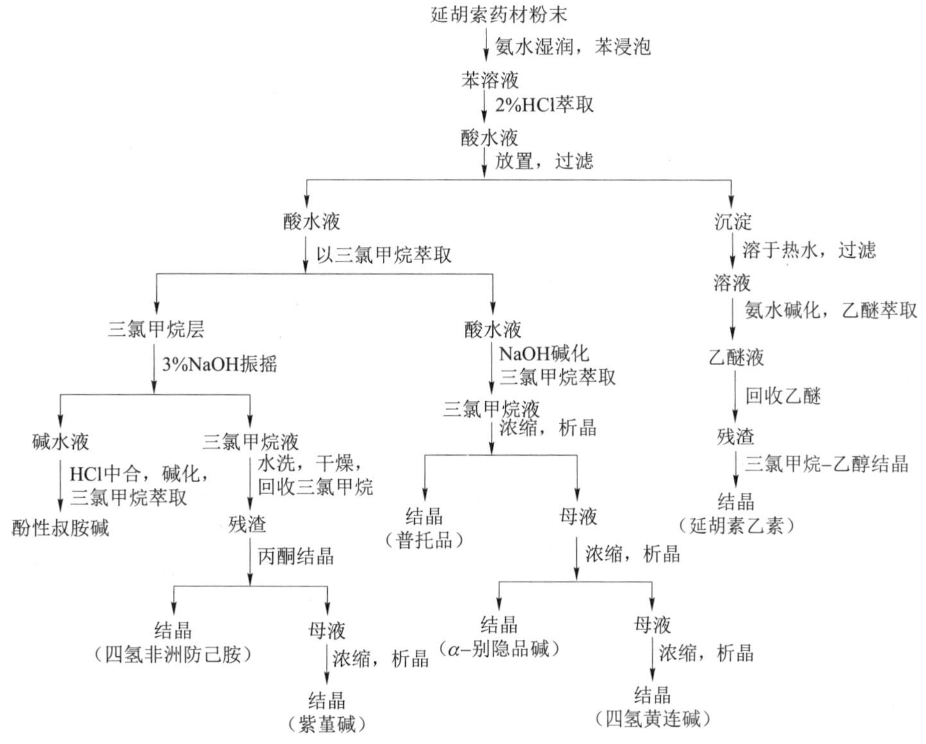

图 10－7 延胡索中叔铵碱的提取流程

三、黄连

黄连为毛茛科植物黄连（*Coptis chinensis* Franch.）、三角叶黄连（*Coptis Deltoidea* C. Y. Cheng et Hsiao）或云连（*Coptis teeta* Wall）的干燥根茎，为临床常用的重要中药。黄连性寒，味苦，具有清热燥湿、泻火解毒的功效。

（一）黄连中主要生物碱及其化学结构

黄连中的有效成分主要是生物碱，已经分离出来的生物碱有小檗碱、巴马汀、黄连碱、甲基黄连碱、药根碱和木兰碱等。其中以小檗碱含量最高（可达 10%），《中国药典》（2020 年版）以盐酸小檗碱为指标成分进行定性鉴定和含量测定。这些生物碱都属于苄基异喹啉类衍生物，除木兰碱为阿朴啡型外，其他都属于小檗碱型，且都是季铵型生物碱。

	R_1	R_2	R_3	R_4	R_5
小檗碱	—CH_2—		CH_3	CH_3	H
巴马汀	CH_3	CH_3	CH_3	CH_3	H
黄连碱	—CH_2—		—CH_2—		H
甲基黄连碱	—CH_2—		—CH_2—		CH_3
药根碱	H	CH_3	CH_3	CH_3	H
表小檗碱	CH_3	CH_3	—CH_2—		H

（二）小檗碱的理化性质

1. 性状 自水或稀乙醇中析出的小檗碱为黄色针状结晶，含有 5.5 个分子结晶水，100℃干燥后仍能保留 2.5 个分子结晶水，加热至 110℃变为黄棕色，于 160℃分解。盐酸小檗碱为黄色小针状结晶，加热至 220℃左右分解，生成红棕色的小檗红碱，继续加热至 285℃左右完全熔解。故小檗碱及其盐类干燥时，温度不宜过高，一般不超过 80℃。

2. 碱性 小檗碱属季铵型生物碱，可离子化而呈强碱性，其 pH 为 11.50。

3. 溶解性 游离小檗碱能缓缓溶解于水中，易溶于热水或热乙醇，在冷乙醇中溶解度不大，难溶于苯、三氯甲烷、丙酮等有机溶剂。小檗碱盐酸盐在水中的溶解度较小，为 1∶500，较易溶于沸水，难溶于乙醇；而硫酸盐和磷酸盐在水中的溶解度较大，分别为 1∶30 和 1∶15。

小檗碱与大分子有机酸结合的盐在水中的溶解度都很小。因此，当黄连与甘草、黄芩、大黄等中药配伍时，在煮提过程中，由于小檗碱能与甘草酸、黄芩苷、大黄鞣质等酸性物质形成难溶于水的盐或复合物而析出，因而影响药效。这是中药制剂和临床配伍用药中应注意的问题。

4. 互变异构 小檗碱一般以季铵型生物碱的状态存在，可以离子化呈强碱性，能溶于水，溶液为红棕色。当在其水溶液中加入过量强碱，则抑制季铵离子的解离，季铵型小檗碱则部分转变为醛式或醇式，其溶液也转变成棕色或黄色。醇式或醛式小檗碱为亲脂性成分，可溶于乙醚等亲脂性有机溶剂。小檗碱的三种互变体的反应式如下。

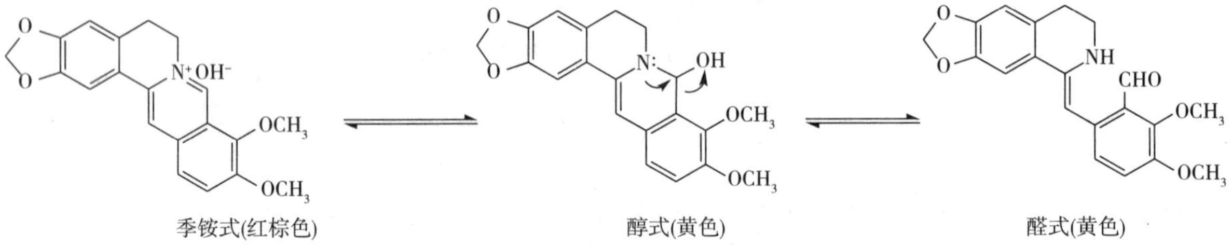

$N^{+}OH^{-}$, OCH_3, OCH_3 ⇌ N:, OH, OCH_3, OCH_3 ⇌ NH, CHO, OCH_3, OCH_3

季铵式(红棕色)　　醇式(黄色)　　醛式(黄色)

小檗碱除了能与一般生物碱沉淀试剂产生沉淀反应外，还具有两个特征性鉴别反应。

（三）小檗碱的鉴别反应

1. 小檗红碱反应 盐酸小檗碱加热至 220℃左右分解，生成红棕色小檗碱，继续加热至 285℃完全熔融。

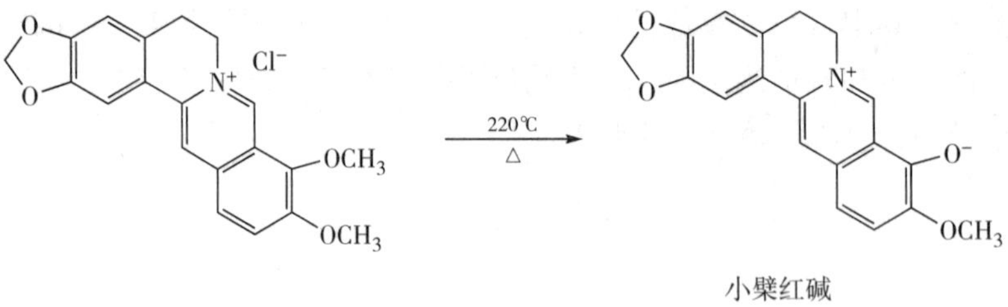

N^{+}, Cl^{-}, OCH_3, OCH_3 —220℃ △→ N^{+}, O^{-}, OCH_3

小檗红碱

2. 丙酮加成反应 在盐酸小檗碱水溶液中，加入氢氧化钠使呈强碱性，然后滴加丙酮数滴，即生成黄色结晶性小檗碱丙酮加成物，有一定的熔点，可供鉴别。

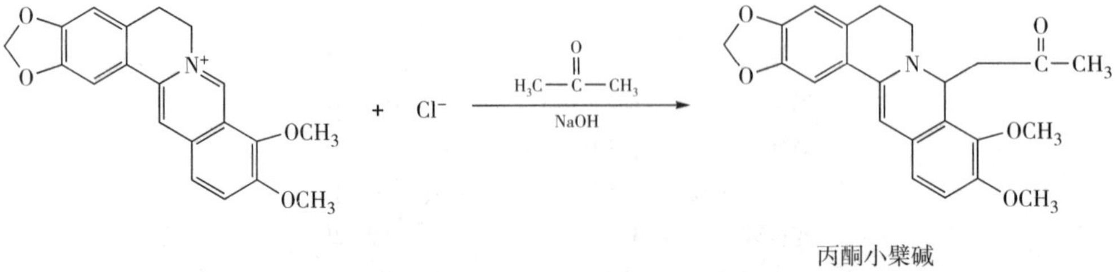

N^{+}, OCH_3, OCH_3 + Cl^{-} —$H_3C-\overset{O}{\overset{\|}{C}}-CH_3$ / NaOH→ N, $-\overset{O}{\overset{\|}{C}}-CH_3$, OCH_3, OCH_3

丙酮小檗碱

3. 漂白粉显色反应 在小檗碱的酸性水溶液中加入适量漂白粉（或通入氯气），小檗碱水溶液由黄色转变为樱红色。

4. 变色酸反应　为亚甲二氧基的显色反应。试剂为变色酸和浓硫酸，反应溶液为红色。

（四）小檗碱和甲基黄连碱的提取分离

利用黄连中小檗碱等生物碱盐的溶解度差异进行分离，其提取分离流程如下（图 10 - 8）。

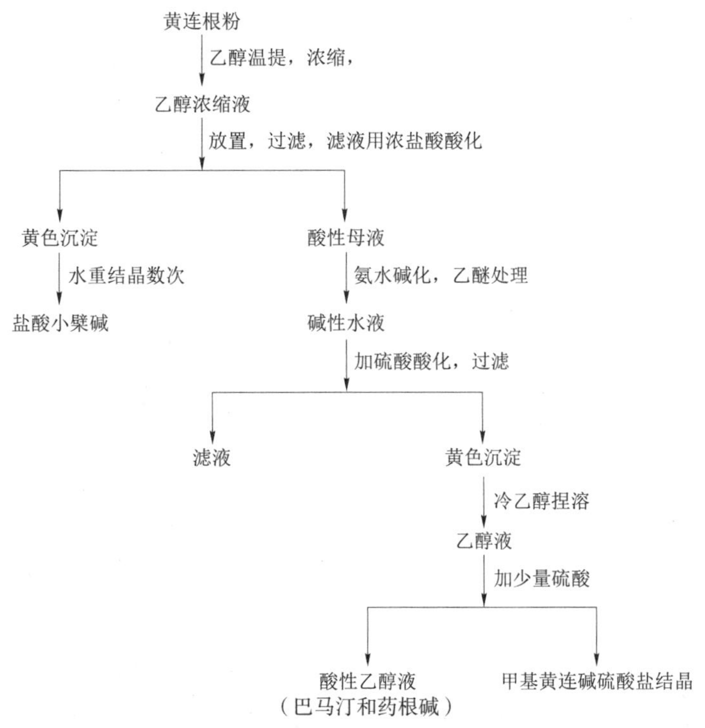

图 10 - 8　小檗碱和甲基黄连碱的提取分离流程

（五）黄连生物碱的生物活性

药理研究表明，其主要成分小檗碱有明显的抗菌、抗病毒作用，小檗碱、黄连碱、巴马汀、药根碱等小檗碱型生物碱还具有明显的抗炎、解痉、抗溃疡、免疫调节及抗癌作用。

（六）黄连生物碱在临床应用中应注意的问题

黄连粉或小檗碱外用或口服偶引起过敏性皮疹；小檗碱静注或肌注有毒性反应，引起药疹、皮疹、血小板减少以致过敏性休克，静脉给予大剂量的小檗碱则可引起循环、呼吸骤停以及急性心源性脑缺血氧综合征，甚至死亡，临床应用应注意。

四、洋金花

洋金花为茄科植物白曼陀罗（*Datura metel* L.）的干燥花，为重要中药。洋金花性温，味辛，有毒；具有平喘止咳、镇痛、解痉的功效，用于哮喘咳嗽，脘腹冷痛，风湿痹痛，小儿慢惊；外科麻醉，以洋金花为主药的中药麻醉剂自古以来就在中国应用。

（一）洋金花中主要生物碱及其化学结构

洋金花主要化学成分莨菪烷类生物碱，由莨菪醇类和芳香族有机酸结合成的一元酯类化合物。主要有莨菪碱（阿托品）、山莨菪碱、东莨菪碱、樟柳碱和 *N* - 去甲莨菪碱。《中国药典》（2020 年版）以硫酸阿托品、氢溴酸东莨菪碱为指标成分进行定性鉴定，以氢溴酸东莨菪碱为指标成分进行含量测定。它们的结构如下。

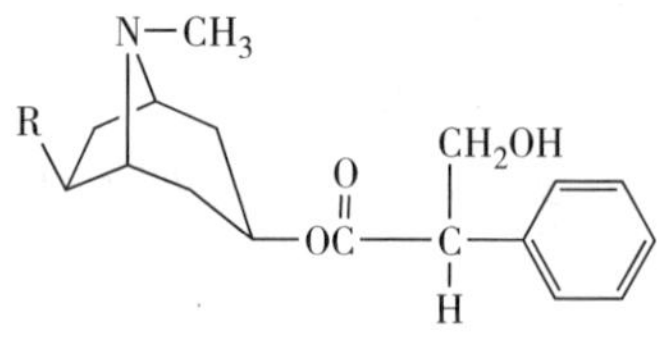

莨菪碱（阿托品，atropine）R=H

山莨菪碱 R=OH

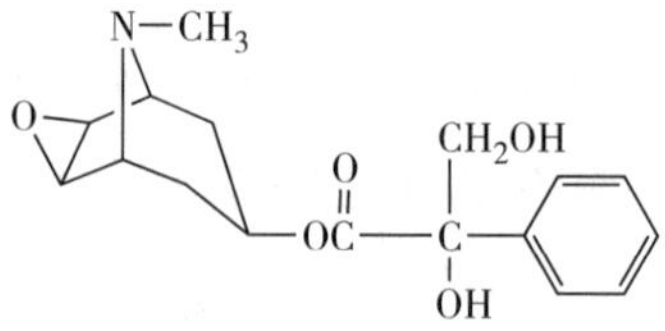

樟柳碱

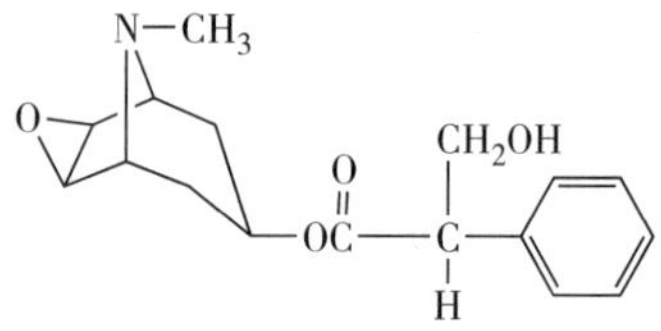

东莨菪碱

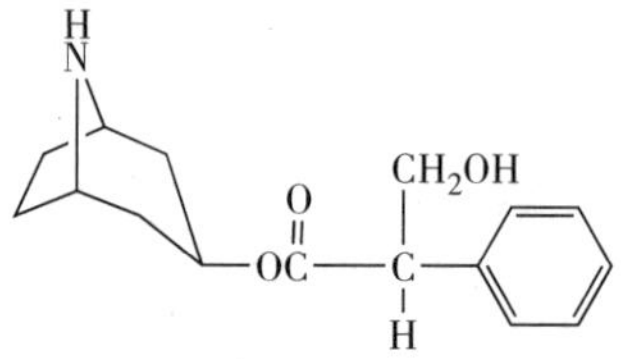

N-去甲莨菪碱

（二）莨菪烷类生物碱的理化性质

1. 性状 莨菪碱为细针状结晶（乙醇），熔点 111℃，其外消旋体阿托品是长柱状结晶，熔点118℃，加热易升华。医用阿托品为硫酸盐（$B_2 \cdot H_2SO_4 \cdot H_2O$），熔点 195～196℃。东莨菪碱为黏稠状液体，但形成一水化物为结晶体，熔点 59℃。山莨菪碱为无色针状结晶，自苯中结晶含一分子苯，熔点 62～64℃。樟柳碱的物理性质与东莨菪碱相似，但其氢溴酸盐为白色针状结晶，熔点 162～165℃。

2. 旋光性 这些生物碱除阿托品无旋光性外，其他均具有左旋旋光性。除山莨菪碱所表现的左旋性是几个手性碳原子的总和外，其他三个生物碱的旋光性均来自莨菪酸部分。

阿托品是莨菪碱的外消旋体，这是由于莨菪碱的莨菪酸部分的手性碳原子上的氢位于羰基的 α－位，容易烯醇化产生互变异构。在酸碱接触下或加热时，可通过烯醇化起外消旋作用而成为阿托品。

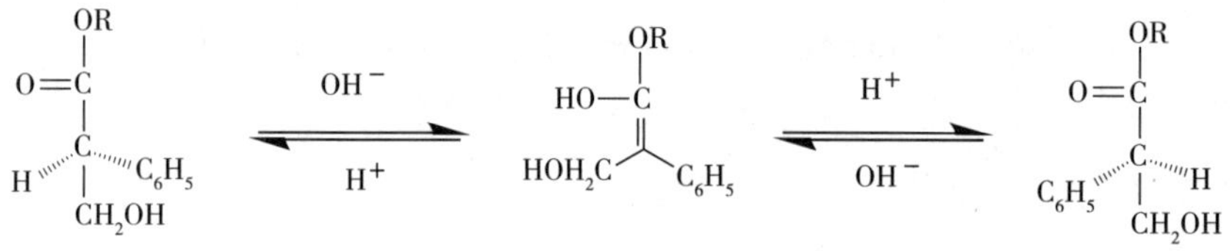

(-)莨菪碱 烯醇式 (+)莨菪碱

R=莨菪醇部分

3. 碱性 这几种生物碱由于氮原子周围化学环境、立体效应等因素不同，使得他们的碱性强弱有较大的差异。东莨菪碱和樟柳碱由于 6、7 位氧环立体效应和诱导效应的影响，碱性较弱（pK_a 7.5）；莨菪碱无立体效应障碍，碱性较强（pK_a 9.65）；山莨菪碱分子中 6 位羟基的立体效应影响较东莨菪碱小，故其碱性介于莨菪碱和东莨菪碱之间。影响因素：空间效应＋诱导效应。

4. 溶解性 莨菪碱（或阿托品）亲脂性较强，易溶于乙醇、三氯甲烷，可溶于四氯化碳、苯，难溶于水。东莨菪碱有较强的亲水性，可溶于水，易溶于乙醇、丙酮、乙醚、三氯甲烷等溶剂，难溶于苯、四氯化碳等强亲脂性溶剂。樟柳碱的溶解性与东莨菪碱相似，也具较强的亲水性。山莨菪碱由于多一个羟基，亲脂性较莨菪碱弱，能溶于水和乙醇。

5. 水解性 莨菪烷类生物碱都是氨基醇的酯类，易水解，尤其在碱性水溶液中更易水解。如莨菪碱（阿托品）水解生成莨菪醇和莨菪酸。

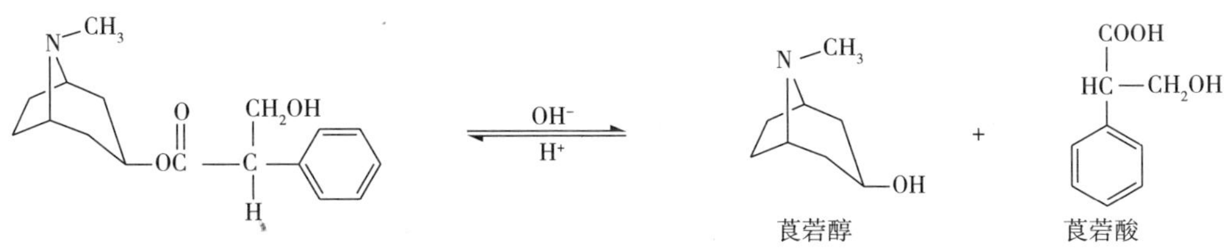

莨菪醇 莨菪酸

（三）莨菪烷类生物碱的鉴别反应

莨菪烷类生物碱具有一般生物碱的通性，能与多种生物碱沉淀试剂产生沉淀反应。除此之外，还可以用以下鉴别方法进行检识。

1. 氯化汞沉淀反应 莨菪碱（或阿托品）在氯化汞的乙醇溶液中发生反应生成黄色沉淀，加热后沉淀变为红色。在同样条件下，东莨菪碱则生成白色沉淀。这是因为莨菪碱的碱性较强，加热时能使氯化汞转变为氧化汞（砖红色），而东莨菪碱的碱性较弱，与氯化汞反应只能生成白色的分子复盐沉淀。

2. Vitali 反应 莨菪碱（或阿托品）、东莨菪碱等莨菪烷类生物碱分子结构中具有莨菪酸部分者，用发烟硝酸处理，产生硝基化反应，生成三硝基衍生物，此物再与苛性碱醇溶液反应，分子内双键重排，生成醌样结构的衍生物而呈深紫色，渐转暗红色，最后颜色消失。

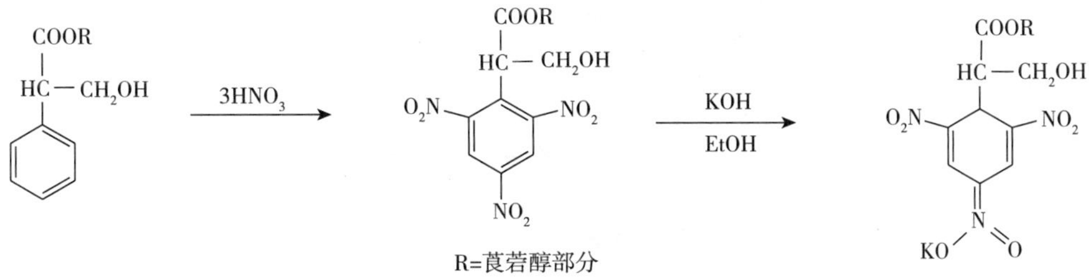

R=莨菪醇部分

3. 过碘酸氧化乙酰丙酮缩合反应（DDL 反应） 樟柳碱分子中的羟基莨菪酸具有邻二羟基结构，可被过碘酸氧化生成甲醛，然后甲醛与乙酰丙酮在乙酰胺溶液中加热，缩合成二乙酰基二甲基二氢吡啶（DDL）而显黄色，故又称 DDL 反应。

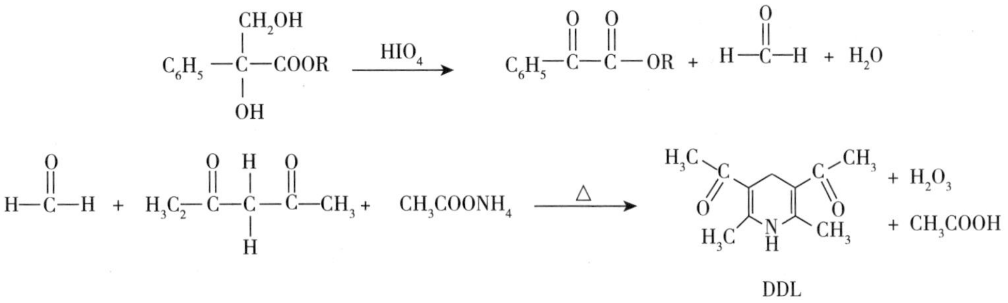

$$C_6H_5-C(CH_2OH)(OH)-COOR \xrightarrow{HIO_4} C_6H_5-CO-CO-OR + HCHO + H_2O$$

$$HCHO + H_3C-CO-CH_2-CO-CH_3 + CH_3COONH_4 \xrightarrow{\triangle} \text{DDL} + H_2O + CH_3COOH$$

DDL

（四）莨菪烷类生物碱的提取分离

1. 莨菪碱和东莨菪碱的提取分离 以洋金花为原料，以稀酸水提取，提取液通过阳离子交换柱，然后用不同碱度的碱水碱化树脂，东莨菪碱盐在较弱碱性条件下游离，莨菪碱盐在较强碱性条件下游离，莨菪碱和东莨菪碱的碱性强弱差异而与离子交换树脂交换能力不同，因此配合溶剂提取法，可使两者得到分离。其提取流程（图 10－9）。

2. 去甲莨菪碱等成分的提取分离 从北洋金花中提取分离去甲东莨菪碱等成分流程（图 10－10）。

（五）洋金花中生物碱的生物活性

现代药理研究表明，莨菪碱及其外消旋体阿托品有解痉镇痛、解救有机磷中毒和散瞳作用；东莨菪

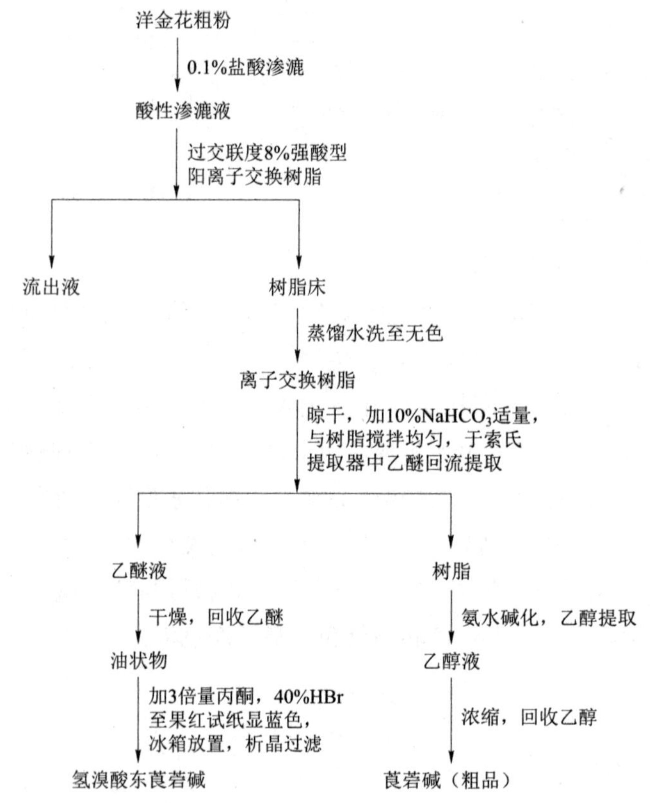

图 10－9 莨菪碱和东莨菪碱的提取分离流程

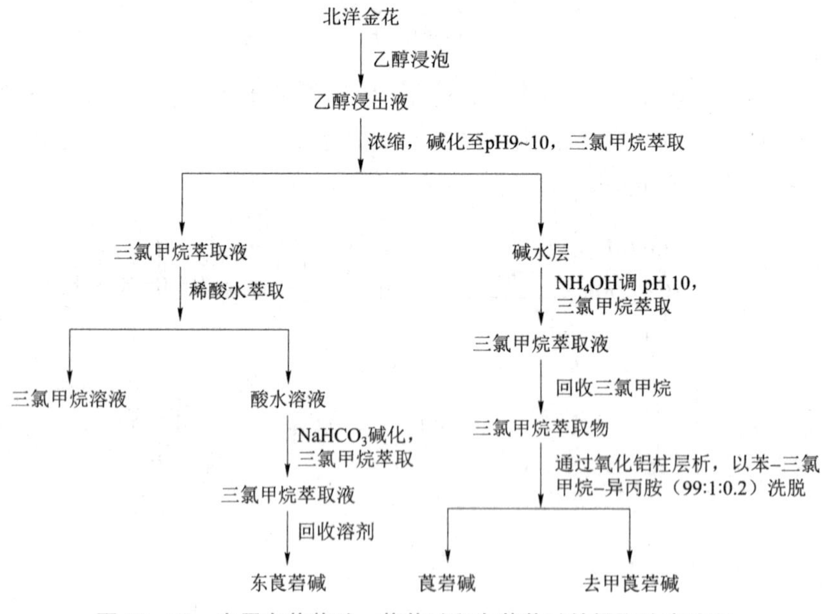

图 10－10 去甲东莨菪碱、莨菪碱和东莨菪碱的提取分离流程

碱除具有莨菪碱的生理活性外，还有镇静、麻醉作用。

（六）洋金花在临床应用中应注意的问题

食用过量或误食易致中毒，少儿较为多见。其中毒机制主要为 M－胆碱反应。对周围神经表现为抑制副交感神经功能作用，对中枢神经系统则为兴奋作用，严重者转入中枢抑制，也可影响呼吸及温度调节中枢。

五、苦参

苦参为豆科植物苦参（*Sophora flavescens* Ait.）的干燥根，为常用中药。其性寒，味苦，具有清热燥湿、杀虫、利尿等功效。

（一）苦参中主要生物碱及其化学结构

苦参所含主要生物碱是苦参碱和氧化苦参碱，《中国药典》（2020 年版）以其为指标成分进行定性鉴定和定量测定。此外还含有羟基苦参碱、*N*－甲基金雀花碱、安那吉碱、巴普叶碱和去氢苦参碱（苦参烯碱）等。这些生物碱都属于双稠哌啶类，具有喹诺里西啶的基本结构，除 N－甲基金雀花碱外，均由两个哌啶环共用一个氮原子稠合而成。分子中均有两个氮原子，一个是叔胺氮，一个是酰胺氮。其化学结构如下。

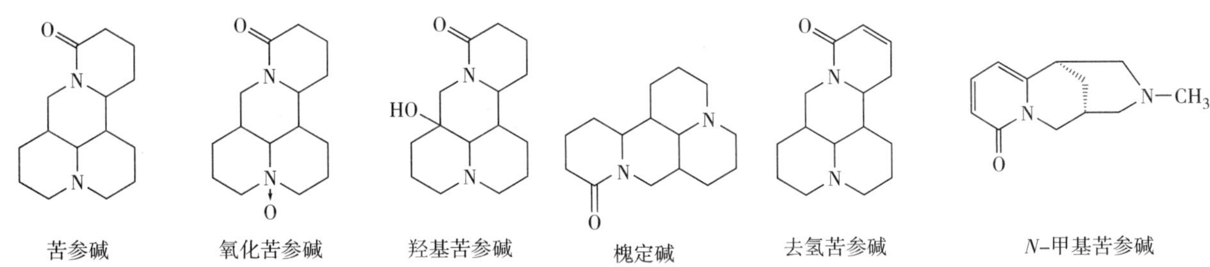

（二）苦参生物碱的理化性质

1. 性状 苦参碱有 α－、β－、γ－、δ－四种异构体。其中，α－、β－、δ－苦参碱为结晶体，常见的是 α－苦参碱，为针状或棱柱状结晶，熔点 76℃。γ－苦参碱为液态，沸点 223℃/6mmHg。氧化苦参碱为无色正方体状结晶（丙酮），熔点 207～208℃（分解），含一分子结晶水的氧化苦参碱的熔点为 77～78℃。

2. 碱性 苦参中所含生物碱均有两个氮原子，一个为叔胺氮（1 位氮），呈碱性；另一个为酰胺氮（16 位氮），几乎不显碱性，所以它们只相当于一元碱。但是这类生物碱都是喹诺里西啶的衍生物，由两个哌啶环骈合环之间，立体效应影响较小，所以苦参碱和氧化苦参碱的碱性较强。

3. 溶解性及水解性 苦参碱的溶解性比较特殊，既可溶于水，又能溶于三氯甲烷、乙醚、苯、二硫化碳等亲脂性溶剂。氧化苦参碱是苦参碱的 *N*－氧化物，具半极性配位键，其亲水性比苦参碱更强，易溶于水，可溶于三氯甲烷，但难溶于乙醚。可利用两者溶解性的差异将其分离。苦参碱、氧化苦参碱和羟基苦参碱具内酰胺结构，可被水解皂化生成羧酸衍生物，酸化后又脱水环合为原来结构。

苦参生物碱的极性大小顺序：氧化苦参碱 > 羟基苦参碱 > 苦参碱。

4. 氧化还原反应 苦参碱可经过氧化氢处理，生成氧化苦参碱。氧化苦参碱也可在室温下与弱还原剂 KI 或 SO_2 反应，还原生成苦参碱。

（三）苦参生物碱的提取分离

苦参以稀酸水渗漉，通过阳离子交换树脂交换提取总生物碱。然后利用总碱中各成分极性的差异，采用溶剂法和色谱法进行分离。

1. 苦参总生物碱的提取 苦参中总生物碱的提取工艺流程（图 10－11）。

2. 主要生物碱的分离 从总生物碱中分离苦参碱、氧化苦参碱和去氢苦参碱的工艺流程（图 10－12）。

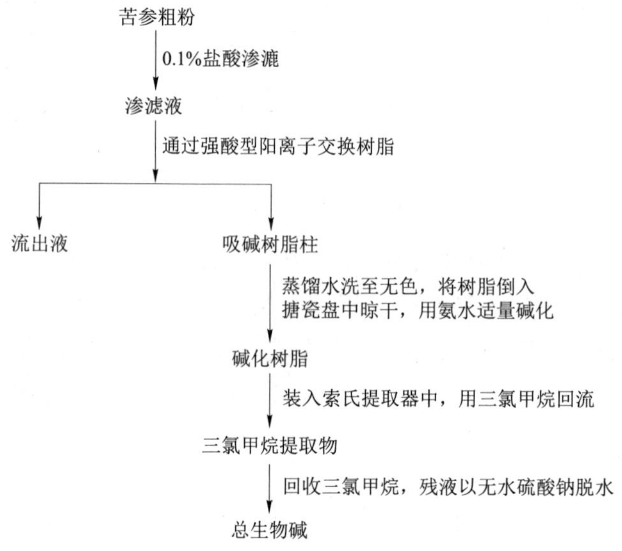

图 10－11　苦参中总生物碱的提取流程

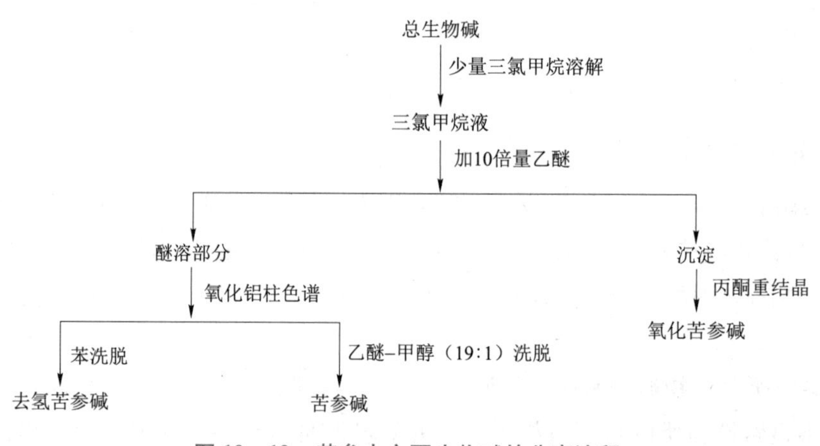

图 10－12　苦参中主要生物碱的分离流程

（四）苦参生物碱的生物活性

现代临床及药理学研究表明，苦参总生物碱具有消肿利尿、抗肿瘤、抗病原体、抗心律失常、正性肌力、抗缺氧、扩张血管、降血脂、抗柯萨奇病毒和调节免疫等作用。

（五）苦参生物碱在临床应用中应注意的问题

苦参碱可致胆碱酯酶活性下降，静脉滴注苦参碱引起胆碱酯酶活性下降，产生倦怠乏力、纳差等不良反应；苦参栓可致外阴过敏；苦参注射液致过敏性休克并可致恶心、呕吐；苦参素胶囊致乙肝加重等，临床应用时需注意。

六、防己

防己为防己科植物粉防己（*Stephania tetrandra* S. Moore）的干燥根，为临床常用中药。防己性寒，味苦、辛；具有祛风止痛，利水消肿等功效。

（一）防己中主要生物碱及其化学结构

防己中生物碱含量高达 1.5% ~2.3%。其中主要含有汉防己甲素（Tetrandrine，粉防己碱）和汉防己乙素（Fangchinoline，防己诺林碱），还有少量的轮环藤酚碱（Cyclanoline）。汉防己甲素和汉防己乙素均为双苄基异喹啉衍生物，氮原子呈叔胺状态；轮环藤酚碱为季铵生物碱。汉防己甲素和汉防己乙素在碱性条件下与碘甲烷反应生成具有肌肉松弛作用的碘化二甲汉防己碱（汉肌松）。《中国药典》（2020年版）以汉防己甲素和汉防己乙素为指标成分进行鉴定和含量测定。

（二）防己生物碱的理化性质

1. 性状 汉防己甲素和汉防己乙素均为白色结晶。汉防己甲素熔点 217～218℃ [$(CH_3)_2CO$]，$[\alpha]_D^{28}$ +286.7°（$CHCl_3$）；汉防己乙素在丙酮中结晶具有双熔点，126～177℃熔融，200℃固化，继续加热至 237～238℃再熔融，$[\alpha]_D^{28}$ +275°（$CHCl_3$）。轮环藤酚碱的氯化物为无色结晶，熔点 214℃，$[\alpha]_D^{30}$ -116°（CH_3OH）。

2. 碱性 汉防己甲素和汉防己乙素分子结构中均有两个叔胺态氮原子，碱性较强。轮环藤酚碱属小檗碱季铵碱，具有强碱性。

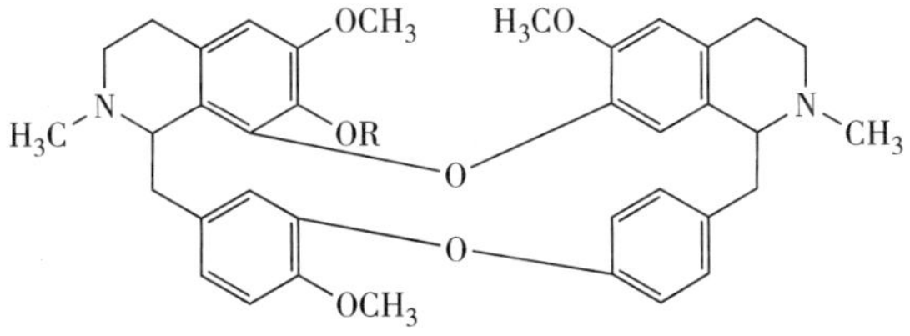

汉防己甲素 R=CH_3
汉防己乙素 R=H

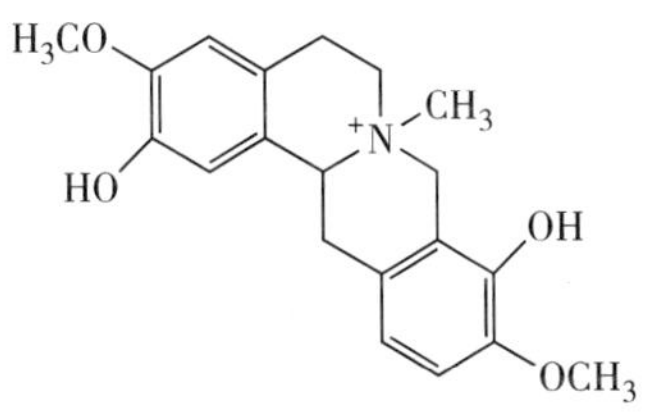

轮环藤酚碱

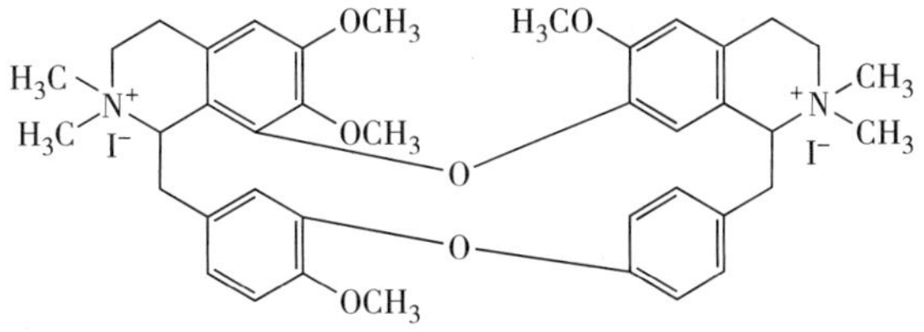

碘化二甲汉防己碱（汉肌松）

3. 溶解性 汉防己甲素和汉防己乙素化学结构相似，均为双苄基异喹啉衍生物，亲脂性较强，具有脂溶性生物碱的一般溶解性。但由于两者分子结构中 7 位取代基的差异，前者为甲氧基，后者为酚羟基，故汉防己甲素的极性较小，能溶于冷苯；汉防己乙素极性较大。难溶于冷苯。利用这一性质的差异可以将两者分离。汉防己乙素虽然具有酚羟基，但因处于两个含有氧基团之间，由于空间位阻等原因无酚羟基的通性，难溶于氢氧化钠溶液，因而称为隐性酚羟基。轮环藤酚碱属水溶性生物碱，可溶于水、乙醇、甲醇，难溶于亲脂性溶剂。

（三）防己生物碱的提取分离

利用汉防己甲素、汉防己乙素和轮环藤酚碱的溶解度不同，将三者分离，其提取分离流程如图 10－13。

（四）防己生物碱的生物活性

现代临床及药理学研究表明，防己总生物碱具有镇痛、解热、消炎、肌肉松弛、利尿、抗过敏性休克、降低血压、抗菌及抗肿瘤等作用。其中汉防己甲素作用最强，乙素镇痛作用只有甲素的一半。近年研究表明，汉防己甲素对肺纤维化及高血压、心绞痛等病有良好的疗效。

防己中主要生物碱的提取分离流程如下（图 10－13）。

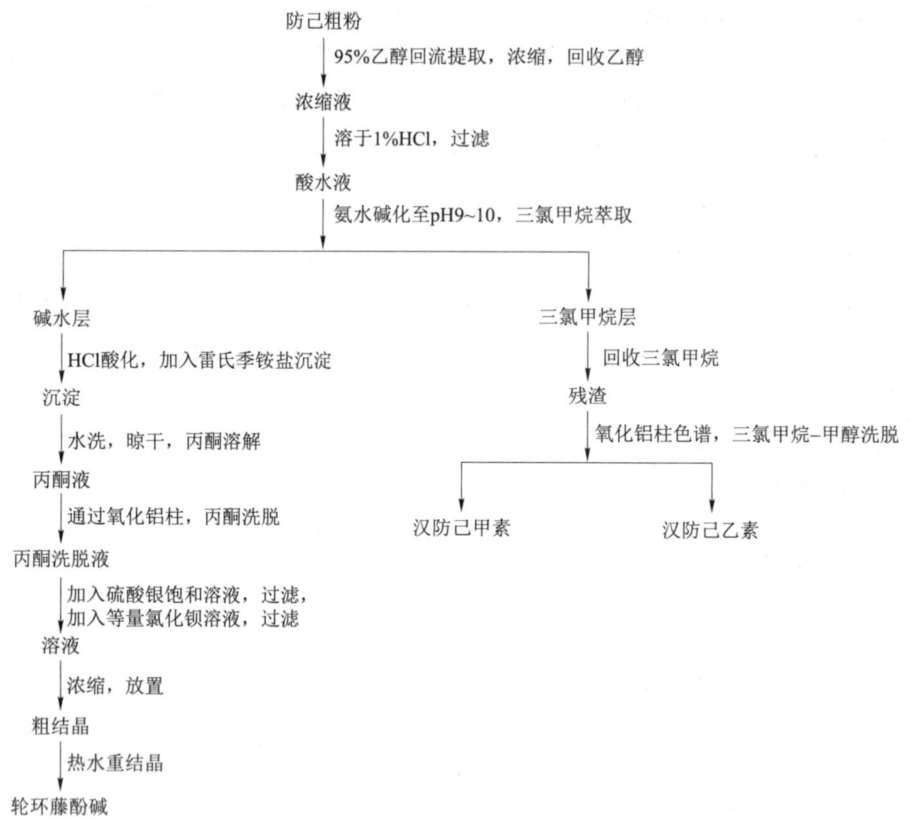

图 10-13 防己中主要生物碱的提取分离流程

七、马钱子

马钱子为马钱子科植物马钱（*Strychnos nux-vomica* L.）的干燥成熟种子，为剧毒性中药。马钱子性温，味苦，有大毒，具有通络止痛、散结消肿、凉血散热等功效。

（一）马钱子中主要生物碱的化学结构与毒性

马钱子成熟种子中生物碱含量为1.5%~5%，主要生物碱是士的宁（又称番木鳖碱）和马钱子碱，还含少量的10余种其他吲哚类生物碱。士的宁和马钱子碱具有相似的结构骨架，属于吲哚类衍生物。《中国药典》（2020年版）以士的宁和马钱子碱为指标成分进行鉴定和含量测定。其结构式如下。

士的宁 $R_1=R_2=H$

马钱子碱 $R_1=R_2=OCH_3$

士的宁味极苦，毒性极强；马钱子碱味极苦，有强毒性。

（二）马钱子生物碱的理化性质

1. 性状 士的宁为单斜柱状结晶（EtOH），熔点286~289℃，$[\alpha]_D^{20}$ -104°（EtOH）。马钱子碱为针状结晶（丙酮-水），熔点178℃，$[\alpha]_D^{20}$ -127°（$CHCl_3$）。

2. 碱性 士的宁和马钱子碱化学结构相似，均属于吲哚类衍生物。结构中均有两个氮原子，其中吲哚环上的氮原子呈内酰胺结构，几乎无碱性；另一个氮原子为叔胺状态，故他们只相当于一元碱，呈中等强度碱性。

3. 溶解性 士的宁难溶于水，易溶于三氯甲烷，可溶于乙醇、甲醇，微溶于乙醚。其盐酸盐在水中的溶解度小，易从水中结晶出来，其硫酸盐在水中的溶解度大，不易从水中结晶析出。马钱子碱难溶于水，易溶于乙醇、甲醇和三氯甲烷。其硫酸盐易从水中结晶析出，而其盐酸盐在水中的溶解度较大，不易从水中结晶析出。可根据士的宁和马钱子碱的盐酸盐或硫酸盐在水中溶解度不同进行分离。

（三）马钱子生物碱的鉴别方法

1. 与硝酸作用 士的宁与硝酸作用显淡黄色，再于100℃加热蒸干，残渣遇氨气转变为紫红色。马钱子碱与浓硝酸接触即显深红色，再加氯化亚锡溶液，则由红色转变为紫色。

2. 与浓硫酸/重铬酸钾作用 士的宁加浓硫酸1ml，加少许重铬酸钾晶体，最初显蓝紫色，渐变为紫堇色、紫红色，最后为橙黄色。马钱子碱在此条件下不能产生相似的颜色反应。

（四）马钱子生物碱的提取分离

利用马钱子中士的宁和马钱子碱等生物碱盐在水中的溶解度的不同进行分离，其提取分离流程如下（图10－14）。

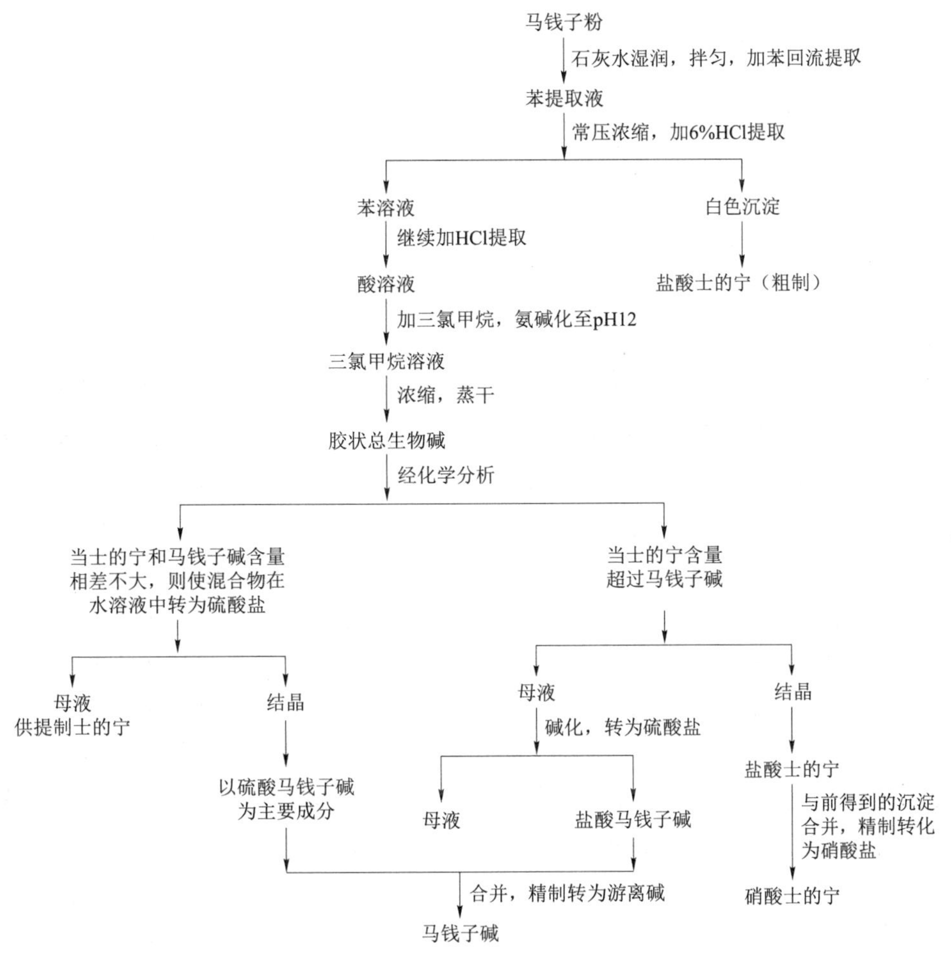

图10－14 士的宁和马钱子碱等的提取分离流程

（五）马钱子在临床应用中应注意的问题

马钱子所含生物碱主要是士的宁和马钱子碱，前者约占总生物碱的45%，是主要的有效成分，亦是有毒成分，成人用量5～10mg可发生中毒现象，30mg可致死。此外，有毒成分能经皮肤吸收，外用不宜大面积涂敷。

八、乌头（附子）

乌头（*Aconitum carmichaelii* Debx.）为毛茛科植物，附子为乌头的子根加工品，为临床常用的重要中药。乌头味辛、苦，性热，有大毒，具有祛风除湿、温经止痛功效；附子味辛、甘，性大热，有毒，具有回阳救逆、补火助阳、逐风寒湿邪的功效。

（一）乌头（附子）中主要毒性生物碱及其化学结构

乌头和附子主要含有二萜类生物碱，属于四环或五环二萜类衍生物。据报道，从各种乌头中分离出的生物碱多达400多种。乌头生物碱的结构复杂，其中重要且含量较高的有乌头碱、次乌头碱和新乌头碱。《中国药典》（2020年版）以上三者及苯甲酰乌头原碱、苯甲酰次乌头碱、苯甲酰新乌头原碱为指标成分进行定性鉴定和含量测定。由于 C_{14} 和 C_8 的羟基常和乙酸、苯甲酸结合成酯，故称为二萜双酯型生物碱。这类生物碱有很强的毒性，人口服4mg即可导致死亡。

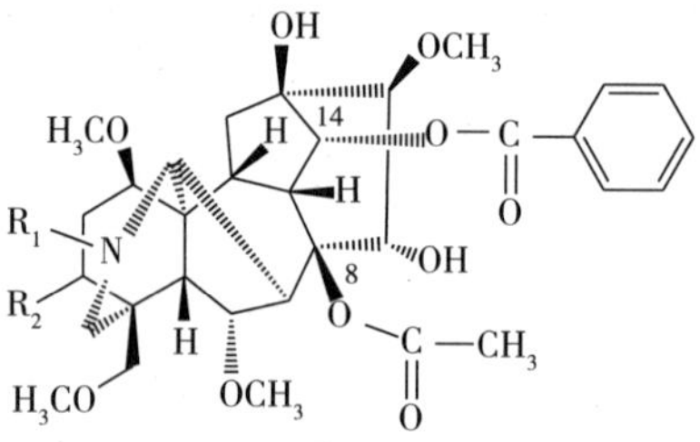

	R_1	R_2
乌头碱	C_2H_5	OH
次乌头碱	CH_3	H
新乌头碱	CH_3	OH

（二）乌头（附子）生物碱的理化性质

1. 性状 乌头生物碱具有完好的结晶形态。其中乌头碱为六方片状结晶，熔点204℃，$[\alpha]_D^{20}$ +16°（$CHCl_3$）；次乌头碱白色柱状结晶，熔点185℃，$[\alpha]_D^{20}$ +22.2°；新乌头碱为白色结晶，熔点205～208℃。

2. 碱性 乌头碱、次乌头碱、新乌头碱等分子中含有一个叔铵碱。因此，它们具有一般叔铵碱的碱性，能与酸成盐。

3. 溶解度 乌头碱、次乌头碱和新乌头碱等双酯型生物碱亲脂性比较强；具有一般生物碱的溶解性能，易溶于无水乙醇、三氯甲烷、乙醚和苯等有机溶剂中，难溶于水，微溶于石油醚。这三种生物碱的盐酸盐均可溶于三氯甲烷。乌头次碱和乌头原碱由于酯碱水解，亲脂性较原生物碱弱。

4. 水解性 即指乌头（附子）中主要毒性生物碱在炮制过程中的变化。乌头碱、次乌头碱和新乌头碱等为双酯型生物碱，具麻辣味，毒性极强，是乌头的主要毒性成分。若将双酯型生物碱在碱水中加热，或将乌头直接浸泡于水中加热，或不加热仅在水中长时间浸泡，都可水解酯基，生成单酯型生物碱或无酯键的醇胺型生物碱。如乌头碱水解后生成的单酯型生物碱为乌头次碱，无酯键的醇胺型生物碱为乌头原碱。单酯型生物碱的毒性小于双酯型生物碱，而醇胺型生物碱几乎无毒性，但它们均不降低原双酯型生物碱的疗效。这是乌头（附子）经水浸、加热等炮制后毒性变小的化学原理。乌头碱的水解反应如下。

乌头碱 $\xrightarrow[100℃]{H_2O}$ 乌头次碱 + 乙酸；乌头次碱 $\xrightarrow[160\sim170℃]{H_2O}$ 乌头原碱 + 苯甲酸

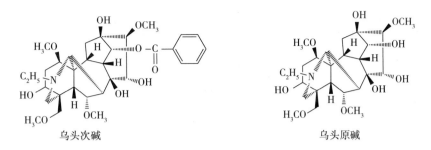

乌头次碱　　　　乌头原碱

（三）乌头（附子）生物碱的提取分离

乌头（附子）中次乌头碱、乌头碱和新乌头碱的提取分离流程如下（图 10－15）。

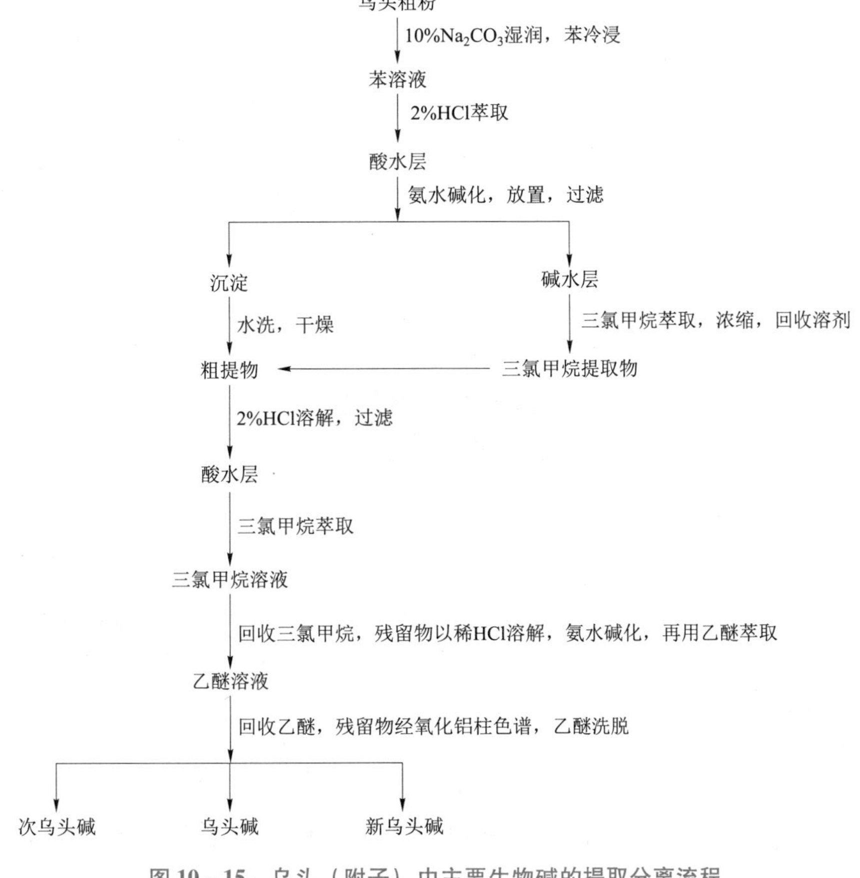

图 10－15　乌头（附子）中主要生物碱的提取分离流程

（四）乌头（附子）生物碱的生物活性

现代药理学研究表明，乌头和附子的提取物具有镇痛、消炎、麻醉、降压及对心脏产生刺激等作用，其有效成分为生物碱。附子具有升压、扩张冠状动脉等作用，中医用于回阳救逆。从日本附子中分离出 *dl*－去甲乌药碱，含量甚少，但有强心作用。

（五）乌头（附子）生物碱在临床应用中应注意的问题

由于乌头碱类化合物有剧毒，用之不当易致中毒，且毒性较强，0.2mg 即可中毒，2～4mg 即可致人死亡。其药物引起的不良反应主要涉及神经系统及心血管系统，临床应用时需注意。此外，乌头不宜与半夏、瓜蒌、贝母、白蔹和白及等同用，临床配伍时应注意。

九、紫杉

紫杉又称东北红豆杉，为红豆杉科红豆杉属（*Taxus*）植物，尚未见收载于《中国药典》（2020 年版）。红豆杉属共有 11 个种，我国有 4 个种和 1 个变种。20 世纪 70 年代初，从短叶红豆杉（*Taxus brevifolia*）中分离得到紫杉醇（Taxol），之后陆续从其他同属植物中分离得到。迄今为止，已从红豆杉属植物中分离得到 300 多种紫杉烷二萜类似物，其中紫杉醇的活性最强。由于此化合物结构中含有氮原子，但是从生源上看属于二萜类，在第七章萜类和挥发油中已讲到，本节不再详细讲。

紫杉醇

答案解析

目标测试

一、单项选择题

1. 以下不是生物碱的特点是

   A. 分子中含 N 原子　　B. 多数具有生物活性　　C. 多具有碱性

   D. 分子中多有苯环　　E. 多具有较复杂的环状结构

2. 与生物碱沉淀试剂不发生沉淀反应的是

   A. 小檗碱　　B. 麻黄碱　　C. 苦参碱

   D. 黄连碱　　E. 氧化苦参碱

3. 下列生物碱碱性大小排序正确的是：a. 酰胺生物碱　b. 季铵类生物碱　c. 伯、仲、叔胺类生物碱

   A. a > b > c　　B. c > b > a　　C. c > a > b

   D. b > c > a　　E. c > a > b

4. 常作为生物碱薄层色谱或纸色谱的显色剂是

   A. 亚硝酰铁氰化钠试剂　　B. 碘化铋钾试剂　　C. 间二硝基苯试剂

   D. 3,5 – 二硝基苯甲酸试剂　　E. 邻二硝基苯试剂

二、多项选择题

5. 属于异喹啉类生物碱的是

   A. 小檗碱　　B. 延胡索乙素　　C. 吗啡

   D. 乌头碱　　E. 苦参碱

6. 影响生物碱碱性强弱的因素有

   A. 氮原子的杂化方式　　B. 诱导效应　　C. 羟基数目

D. 内酯结构　　E. 分子内氢键

三、配伍选择题

[7～8]

A. 小檗碱　　B. 麻黄碱　　C. 伪麻黄碱

D. 东莨菪碱　　E. 山莨菪碱

7. 其草酸盐不溶于水的是

8. 其分子结构中具有氧环的是

四、简答题

9. 简述什么是两性生物碱并举例说明。

10. 简述生物碱的一般鉴别方法及其现象。

书网融合……

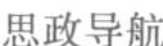
思政导航

本章小结

微课

题库

PPT

第十一章　鞣　质

学习目标

知识目标

1. 掌握　鞣质的分类，可水解鞣质的结构特点；鞣质的溶解性、还原性、沉淀试剂的种类。
2. 熟悉　鞣质的检识方法和提取分离方法。
3. 了解　鞣质的波谱特征。

能力目标　通过本章学习，能够对鞣质进行正确的提取分离和检识。

第一节　概　述

鞣质（tannins）因其能鞣皮为革而得名。现代研究认为，鞣质是由没食子酸（或其聚合物）的葡萄糖（及其他多元醇）酯或黄烷醇（及其衍生物的聚合物）组成的植物多元酚类化合物。

鞣质广泛分布于中草药中，特别在种子植物中分布更为广泛，如蔷薇科、大戟科、蓼科、茜草科植物中最为多见，例如五倍子、地榆、大黄、虎杖、仙鹤草、老鹳草、四季青、诃子及石榴皮等均含有大量的鞣质。鞣质具有多方面生物活性，如抗肿瘤作用；抗脂质过氧化，清除自由基作用；抗病毒作用；抗过敏、疱疹作用以及利用其收敛性用于止血、止泻、治烧伤等。

鞣质的研究是从20世纪80年代开始的。由于鞣质属于复杂的多元酚类，有较大的分子量和较强的极性，而且又常由许多化学结构和理化性质十分接近的化合物组成的复杂混合物，难以分开。此外，鞣质的化学性质比较活泼，在分离时可能发生氧化、缩合等反应而使结构改变等，因此与其他类型中药化学成分相比，鞣质的研究进展较为缓慢。近年来，随着各种新型的色谱填料及制备型HPLC等先进分离方法的应用，中药鞣质的研究有了迅速的发展，取得了不少成果，例如以鞣质为主要有效成分的抗肿瘤药威麦宁胶囊，用四季青鞣质为原料制备的治疗烧伤、烫伤的制剂，以茶叶中茶多酚制成的抗衰老保健产品等。

>>> 知识链接

1786年Scheele首次从桔子中分离出棓酸。1796年Seguin首次提出“鞣质”一词。1821年Runge从儿茶中分离出儿茶素。1920年，在发现儿茶素后100年，Freudenberg确定了儿茶素的结构式是黄烷-3-醇。标志着缩和鞣质化学的开端。1910—1930年，五棓子鞣质结构的研究被认为是水解鞣质化学研究的重大成就。1920年Freudenberg将鞣质分为水解鞣质和缩和鞣质二大类，这个分类法一直沿用至今。现代色谱技术在鞣质化学中的应用，使鞣质化学的研究中长期存在的重大困难——鞣质的分离纯化得到了解决。进入20世纪50—60年代，Schmidt提出鞣花鞣质是棓酰基的脱氢偶合的产物。1975年以后，中草药植物及许多植物中的鞣质开始被研究，至今发现了数百个新的鞣质及相关化合物。我国对鞣质成分的研究内容有鞣质的化学结构、分子量、分离与鉴定等。2001年首个鞣质类抗癌药物上市。

药用植物中鞣质的研究在天然药物化学中已成为一个非常活跃的领域，其在医药行业的抗肿瘤治疗中也显示出相当诱人的前景。利用得天独厚的几千年的临床应用经验，充分运用现代科学技术，结合传统的医疗实践经验，就一定能使药用鞣质的研究工作重放异彩，使鞣质类化合物在医药方面发挥更大的作用。

第二节 鞣质的结构与分类

根据鞣质的化学结构特征，将鞣质分为可水解鞣质（hydrolysable tannins）、缩合鞣质（condensed tannins）和复合鞣质（complex tannins）三大类。

一、可水解鞣质类

可水解鞣质由于分子中具有酯键和苷键，在酸、碱、酶特别是鞣质酶（tannase）或苦杏仁酶的作用下，可水解成小分子酚酸类化合物和糖或多元醇。根据水解的主要产物（酚酸及其多元醇）不同，又可进一步分为没食子鞣质、逆没食子鞣质（鞣花鞣质）及其低聚体（oligomers）、C－苷鞣质和咖啡鞣质等。

（一）没食子鞣质

水解后能生成没食子酸和糖或多元醇。此类鞣质的糖或多元醇部分的羟基全部或部分地被酚酸或缩酚酸（depside）所酯化，结构中具有酯键或酯苷键。其中最常见的糖及多元醇部分为葡萄糖，此外还有D－金缕梅糖（D－hamamelose）、原栎醇（protoquercitol）、奎宁酸（quinic acid）等。

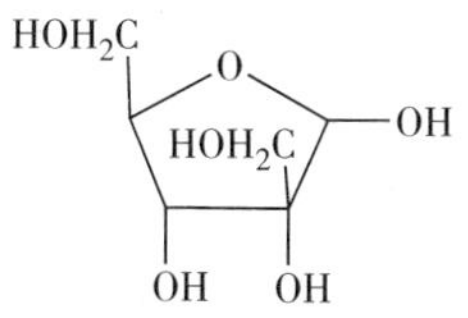

D–金缕梅糖 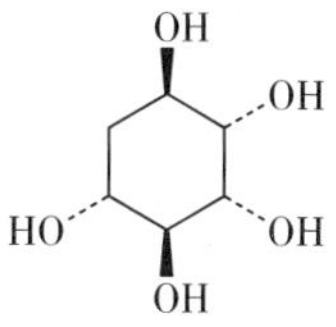　　原栎醇 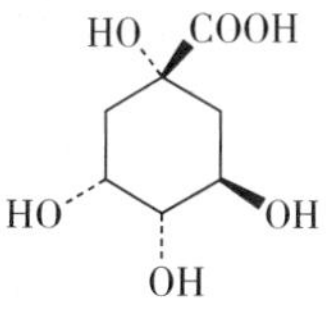　　奎宁酸

从龙芽草中分得的金缕梅鞣质（5,6－di－galloyhamamelose）、诃子酸（chebulinic acid）等均属于没食子鞣质。

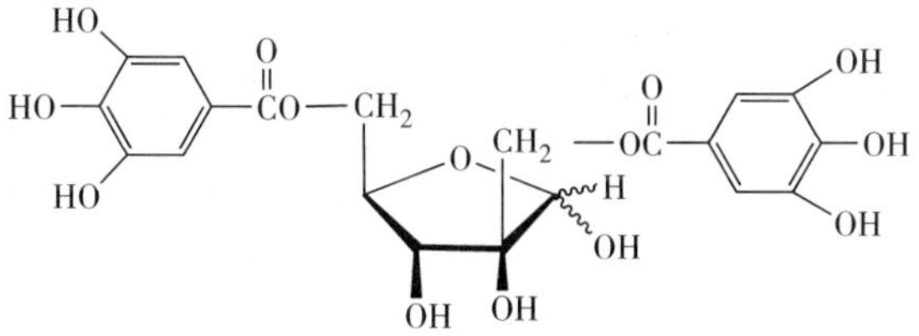

金缕梅鞣质 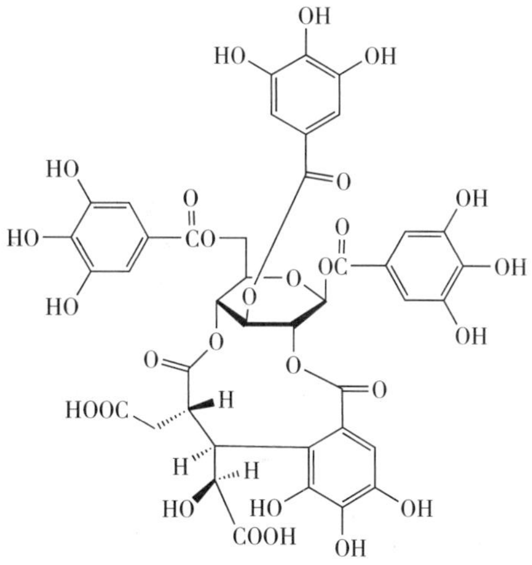　　诃子酸

近年来，发现一些没食子鞣质的葡萄糖端基碳上连接$C_6-C_4-C_6$或黄酮等结构单元。例如从海桐生蛇菰（*Balanophora tobiracola*）中得到的3个鞣质：3－hydroxyphloretin 4′－O－(6″－O－galloyl)－β－D－glucoside(A)，3－hydroxyphloretin 4′－O－（3″,4′－di－O－galloyl）－β－D－glucoside（B），3－hydroxyphloretin 4′－O－（4′,6″－di－O－galloyl）－β－D－glucoside（C），是糖端基碳上连接$C_6-C_3-C_6$结构单元的可水解鞣质。从大戟属植物泽漆（*Euphorbia helioscopia* L.）中得到2个没食子鞣质：槲皮

素-3-O-β-D-葡萄糖糖苷-2″-没食子酸酯（D）和杨梅素-3-O-(2″-O-没食子酰基)-β-D-葡萄糖苷(E)，结构中含有黄酮部分。

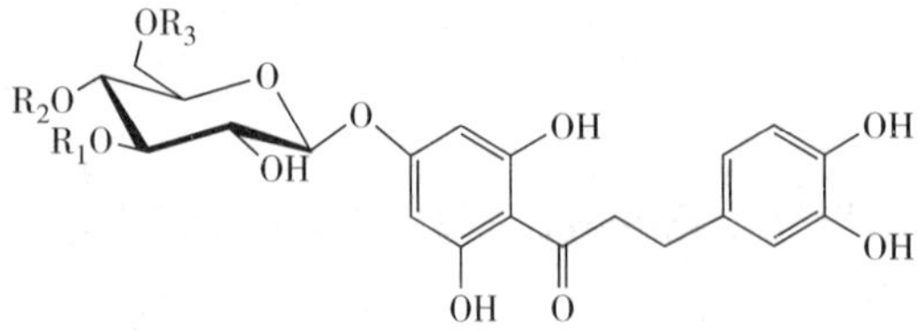

	R_1	R_2	R_3
A:	H	H	G
B:	G	G	H
C:	H	G	G

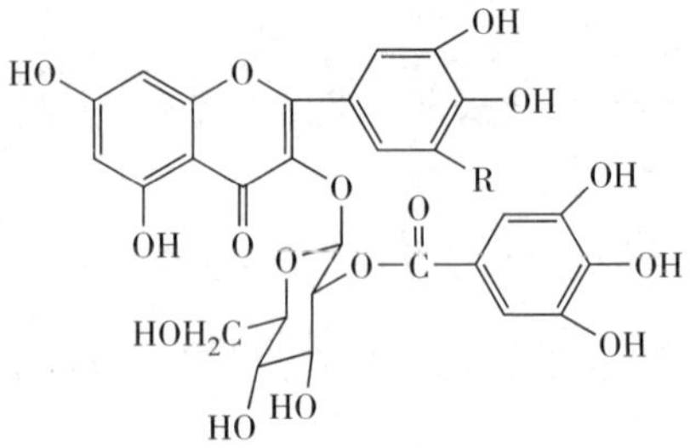

D: R=H
E: R=OH

（二）逆没食子鞣质

又称鞣花鞣质，是六羟基联苯二甲酸或与其有生源关系的酚羧酸与多元醇（多数是葡萄糖）形成的酯，水解后可产生逆没食子酸（又称鞣花酸，ellagic acid）。与六羟基联苯二甲酰基（hexahydroxydiphenoyl，HHDP）有生源关系的酚羧酸酰基主要有脱氢二没食子酰基（dehydrodigalloyl，DHDG）、橡腕酰基（valoneoyl，Val）、地榆酰基（sanguisorboyl，Sang）、脱氢六羟基联苯二酰基（dehydrohexahydroxydiphenoyl，DHHDP）、诃子酰基（chebuloyl，Che）等。这些酰基态的酚羧酸在植物体内均来源于没食子酰基，是相邻的两个、三个或四个没食子酰基之间发生脱氢、偶合、重排、环裂等变化形成的。它们之间的衍生关系如下（图11-1）。

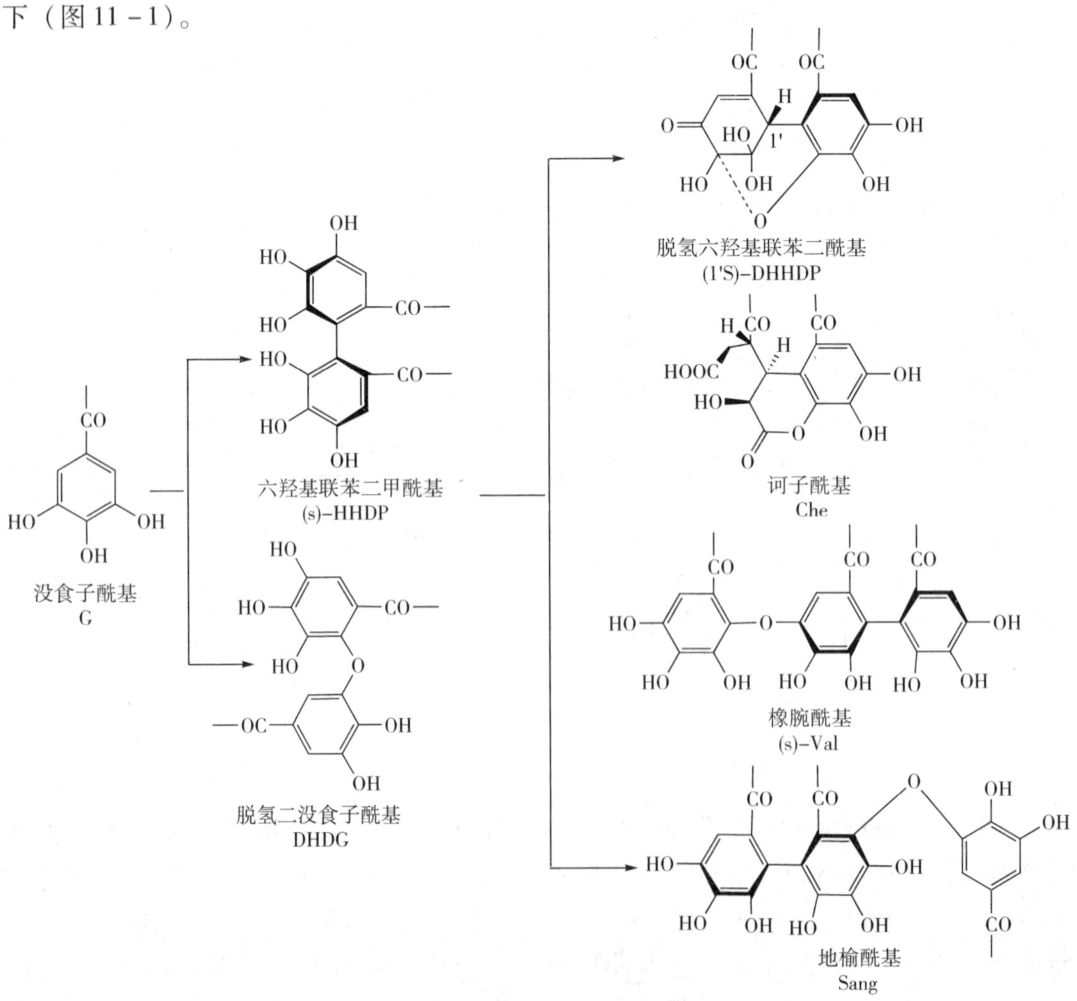

没食子酰基
G

六羟基联苯二甲酰基
(s)-HHDP

脱氢二没食子酰基
DHDG

脱氢六羟基联苯二酰基
(1'S)-DHHDP

诃子酰基
Che

橡腕酰基
(s)-Val

地榆酰基
Sang

图11-1 HHDP的衍生关系

逆没食子鞣质是植物中分布最广泛、种类最多的一类可水解鞣质。例如特里马素Ⅰ、Ⅱ（tellimagrandinⅠ、Ⅱ），木麻黄亭（casuarictin），英国栎鞣花素（pedunculagin）等是最初分的具 HHDP 基的逆没食子鞣质。

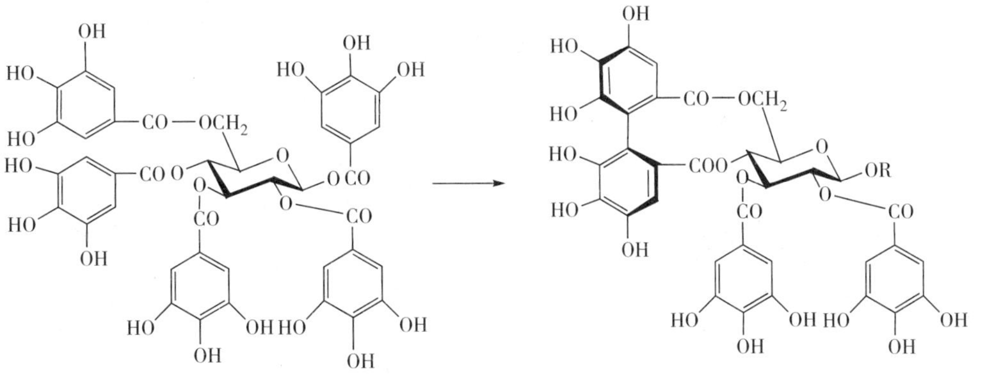

逆没食子酰基葡萄糖

特里马素Ⅰ：R=H（α,β）
特里马素Ⅱ：R=G

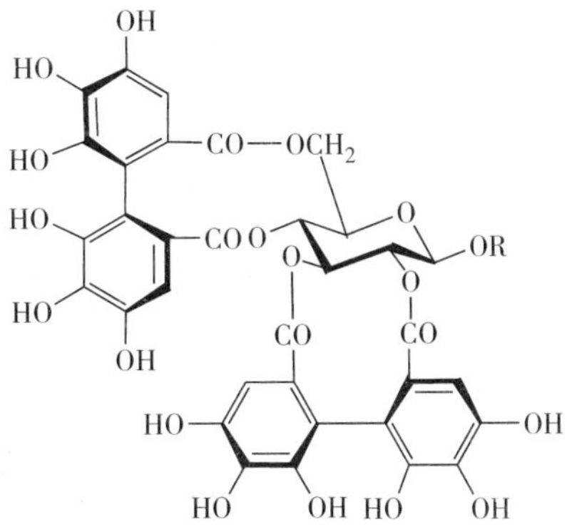

英国栎鞣花素：R=H（α,β）
木麻黄亭：R=G

逆没食子鞣质因 HHDP 基及没食子酰基的数目、结合位置等不同，可组合成各种各样的结构。具有 DHDG 基的逆没食子鞣质如仙鹤草中的仙鹤草因（agrimoniin）。具有 DHHDP 基的如老鹳草中的老鹳草素（geraniin），具有 Val 基的如月见草中的月见草素 B（oenothein B）。具有 Sang 基的如地榆中的地榆素 H－2（sanguiin H－2），具有 Che 基的如诃子次酸（chebulinic acid）。

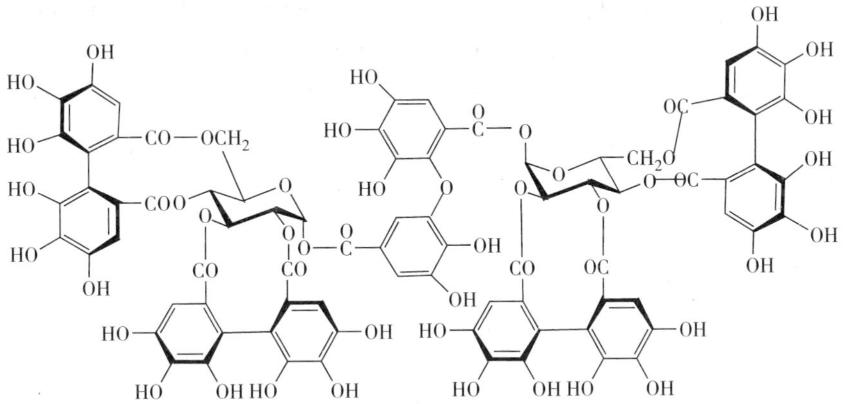

仙鹤草因

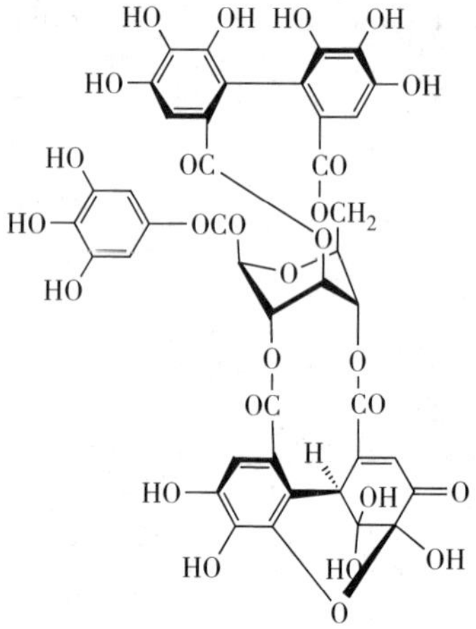

老鹳草素

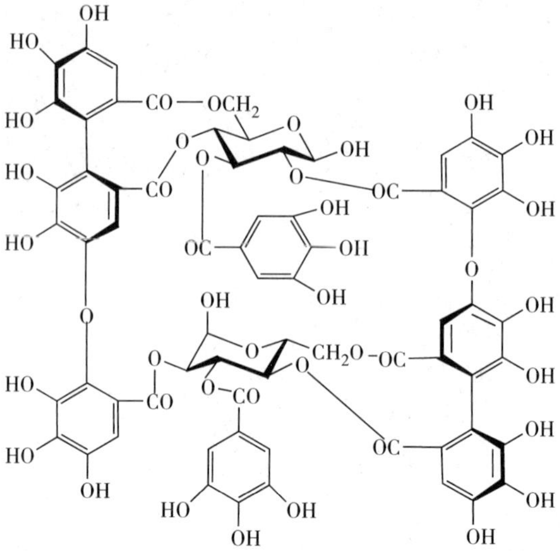

月见草素B

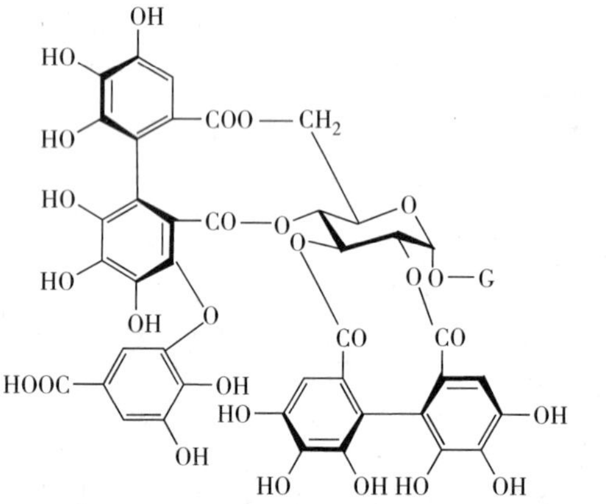

地榆素H-2

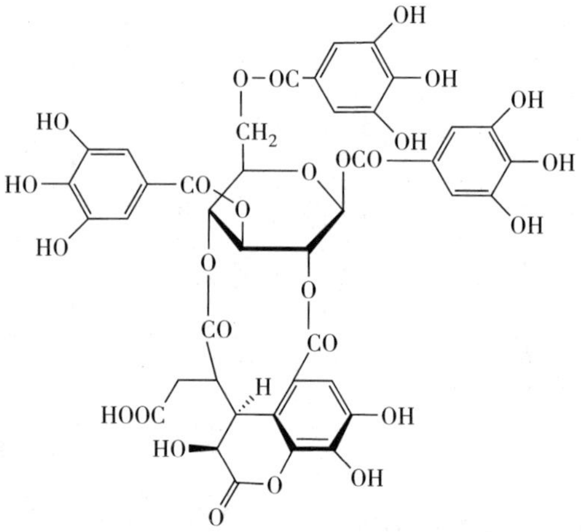

诃子次酸

近年来，同样发现了一些葡萄糖端基碳上连接 C_6-C_3 或 $C_6-C_3-C_6$ 等结构单元的逆没食子鞣质。例如蛇菰［*Balanophora japonica*（Makino）］中的 balanophotannins B 和 balanophotannins C 含有咖啡酰基。海桐生蛇菰（*Balanophora tobiracola*）中的 3 - Hydroxyphloretin 4′ - O - ［3″ - O - galloyl - 4′,6″ - O - (*S*) - HHDP］ - β - D - glucoside（F）和 3 - Hydroxyphloretin 4′ - O - [3″ - O - caffeoyl - 4′,6″ - O - (*S*) - HHDP］ - β - D - glucoside(G)，在葡萄糖端基碳上连接 $C_6-C_3-C_6$ 片段，其中化合物（G）的葡萄糖上还连接咖啡酰基。

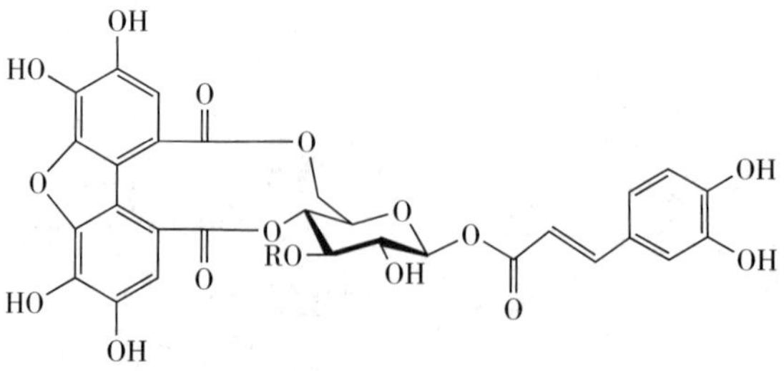

balanophotannins B　R=H
balanophotannins C　R=G

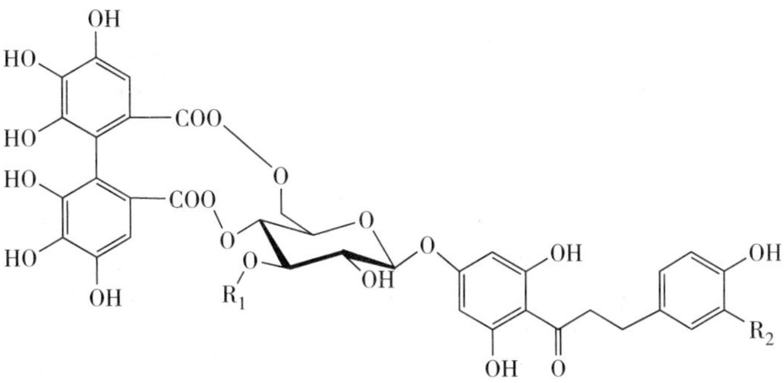

	R_1	R_2
F	G	OH
G	caffeoly1	OH

目前已从中草药中分得的逆没食子鞣质，根据葡萄糖核的数目可分为单聚体、二聚体、三聚体及四聚体，通称为可水解鞣质低聚体（hydrolysable tannin oligomers)，其中单聚体和二聚体最多。例如从中国甜茶 Chinese Sweet Tea 的丙酮提取物中分出了六个新的逆没食子鞣质 rubusuaviins A ~ F，其中 rubusuaviins A 为逆没食子鞣质单聚体，rubusuaviins B 为二聚体，rubusuaviins C、D 为三聚体，rubusuaviins E、F 为四聚体。

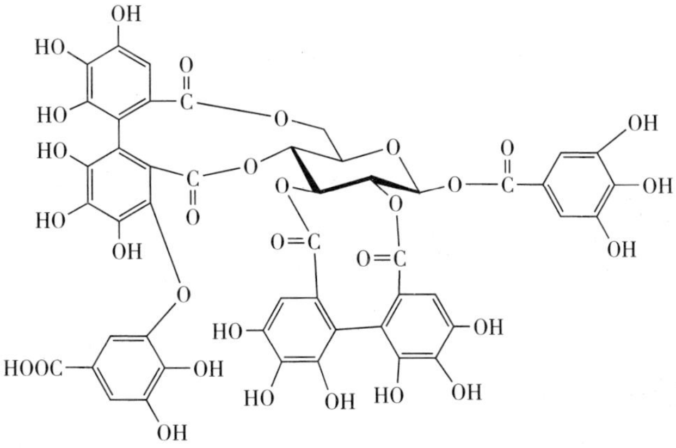

rubusuaviins A

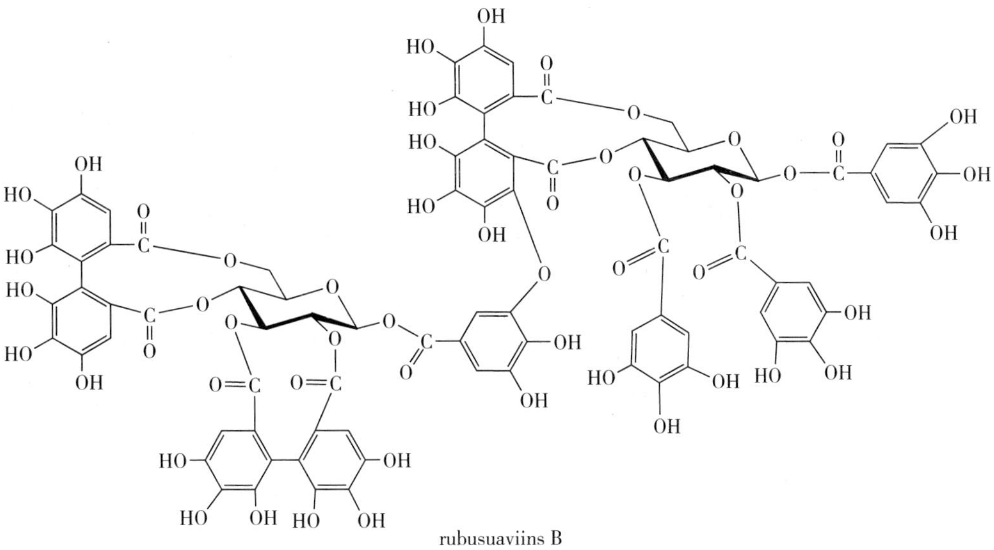

rubusuaviins B

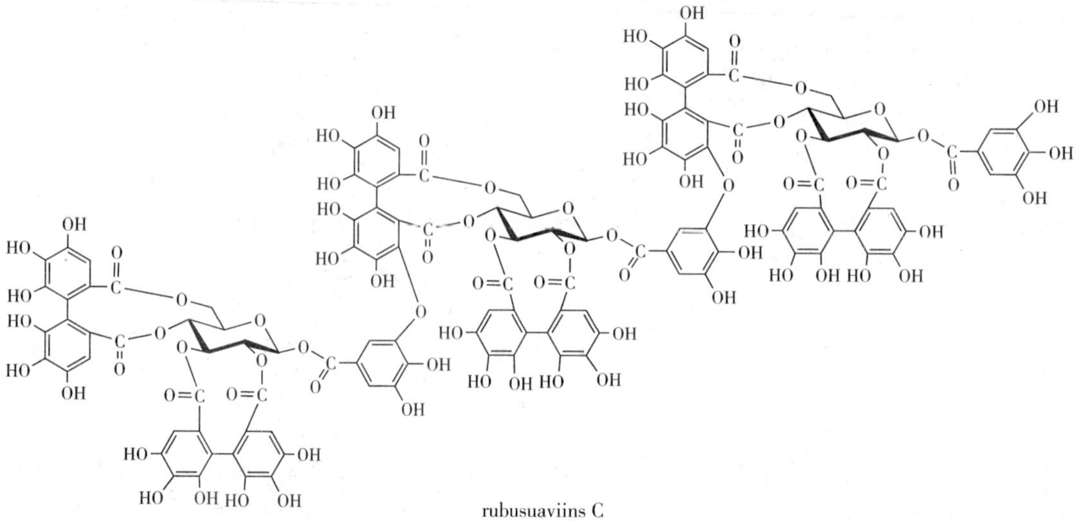

rubusuaviins C

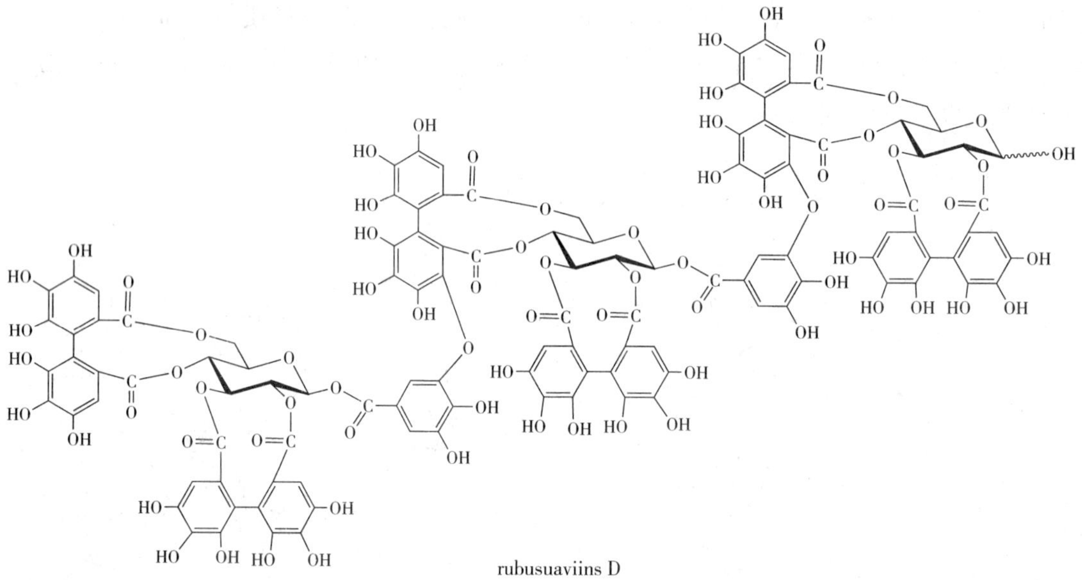

rubusuaviins D

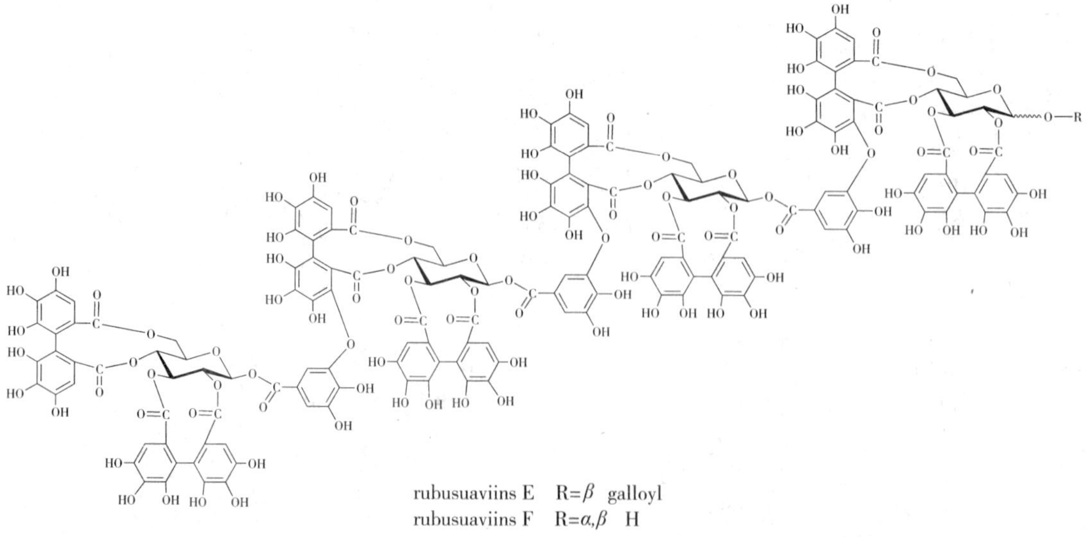

rubusuaviins E R=β galloyl
rubusuaviins F R=α,β H

（三）C-苷鞣质

C-苷鞣质是可水解鞣质中的糖开环后，糖端基碳和HHDP等基团以C-C相连形成的。木麻黄宁

（casuarinin）是最初从麻黄科植物中分得的 C－苷鞣质，后来又分得很多 C－苷鞣质，如旌节花素（stachyurin）和榛叶素 B 等。从 *Melaleuca squarrosa* Donn ex Sm. Myrtaceae 的叶子中分出 1 个新的 C 苷鞣质 melasquanins D，该化合物为 C－苷鞣质三聚体。

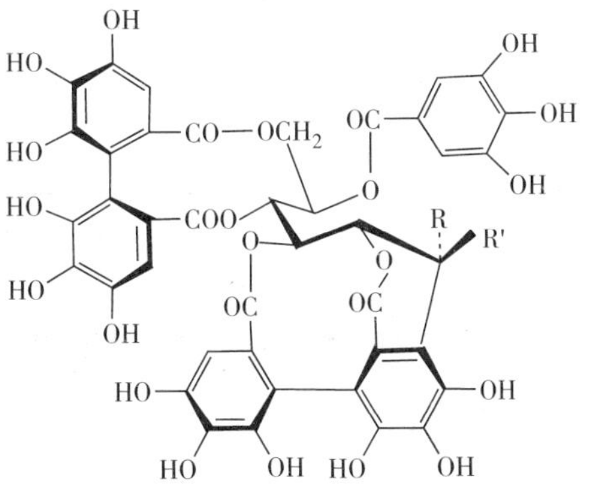

木麻黄宁 R=OH R′=H
旌节花素 R=H R′=OH

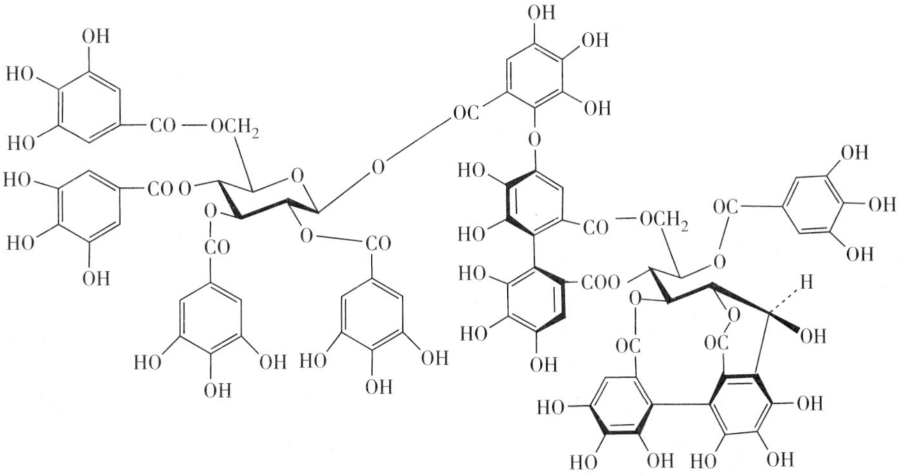

榛叶素B

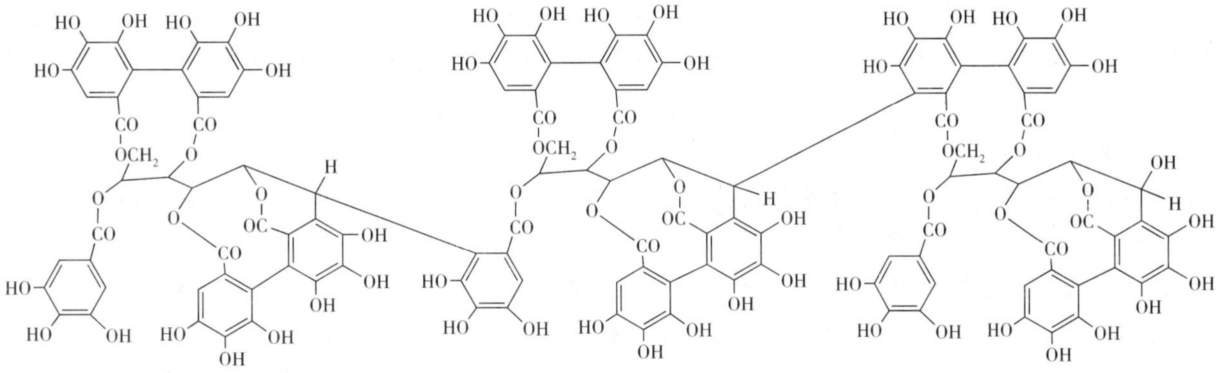

melasquanins D

（四）咖啡鞣质

咖啡鞣质是由奎宁酸（quinic acid）和若干个咖啡酸通过酯化反应缩合而成的一类缩酚酸类化合物，属于咖啡酰奎宁酸类（caffeoylquinic acid），根据分子中咖啡酸数目的不同可分单咖啡酰奎宁酸类、双咖啡酰奎宁酸类、三咖啡酰奎宁酸类和多咖啡酰奎宁酸类等。当分子中只含较少数个咖啡酸时，如单咖啡酰奎宁酸类，并不表现鞣质活性。如咖啡豆所含的多元酚类成分主要是绿原酸（chlorogenic acid），其无鞣质活性，但少量含有的3,4－、3,5－、4,5－二咖啡酰奎宁酸类的化合物则具鞣质活性。此类双咖啡酰奎宁酸类化合物多见于菊科植物。常见的咖啡酰奎宁酸类化合物见表11－1。

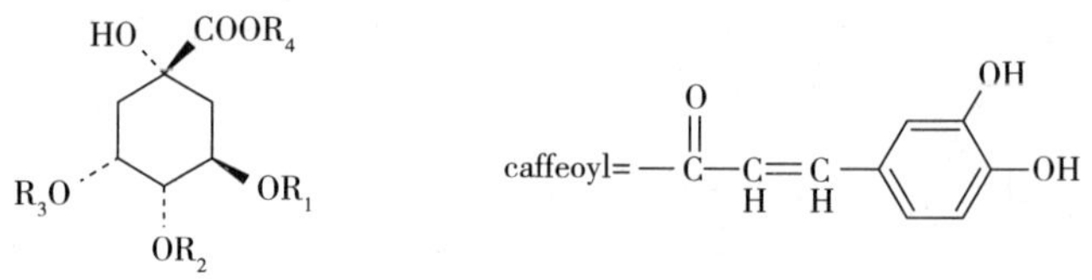

表11－1　常见的咖啡酰奎宁酸类化合物

化合物	R_1	R_2	R_3	R_4
chlorogenic acid	caffeoyl	H	H	H
4－O－caffeoylquinic acid	H	caffeoyl	H	H
3,4－di－O－caffeoylquinic acid	caffeoyl	caffeoyl	H	H
3,5－di－O－caffeoylquinic acid	caffeoyl	H	caffeoyl	H
4,5－di－O－caffeoylquinic acid	H	caffeoyl	caffeoyl	H
1,3－di－O－caffeoylquinic acid	caffeoyl	H	H	caffeoyl
1,3,5－di－O－caffeoylquinic acid	caffeoyl	H	caffeoyl	caffeoyl
3,4,5－di－O－caffeoylquinic acid	caffeoyl	caffeoyl	caffeoyl	H

二、缩合鞣质类

缩合鞣质类基本结构由（+）儿茶素（catechin）、（－）表儿茶素（epicatechin）等黄烷－3－醇（flavan－3－ol）或黄烷－3,4－二醇类（flavan－3,4－diol）通过4,8－或4,6位以C－C缩合而成的，因此也称为黄烷类鞣质（flavonoid tannin）。此类鞣质用酸、碱、酶处理或久置均不能水解，但可缩合为高分子不溶于水的产物“鞣红”（亦称鞣酐，tannin reds，phlobaphenies）。缩合鞣质在植物界的分布比可水解鞣质广泛，天然鞣质大多属于此类。它们主要存在于植物的果实、种子及树皮中，例如柿子、槟榔、钩藤、山茶、麻黄、翻白草、茶叶、大黄、肉桂等都含有缩合鞣质。缩合鞣质与空气接触，特别是在酶的影响下，很易氧化、脱水缩合形成暗棕色或红棕色的鞣红沉淀。

缩合鞣质由于缩合度大，结构内不同单体间4,8－及4,6－位结合可能同时存在，且C_3－OH部分又多数与没食子酰基结合，同时类似化合物往往同时存在于一种植物中，多数情况形成复杂的混合体，使得缩合鞣质的分离、精制和结构测定变得非常困难。

绝大多数缩合鞣质的结构中，黄烷醇相互之间以碳－碳键相连接；个别以C－O醚键或双醚键连接；有的除C－C键外兼有醚键而成双倍的联结，或另具有酯键。C－C键联结的位置多为4,8位或4,6位；又如二儿茶素具有开裂的吡喃环等。因此缩合鞣质的结构是很复杂的。目前从中草物中分得的缩合鞣质主要有二聚体、三聚体及四聚体，例如原花青定（procyanidin）B－1、原花青定B－5、A－2为二聚体，原花青定C－1为三聚体，从长节珠（*Parameria laevigata*）树皮中分离得到的parameritannin A－1和parameritannin A－2，均属于原花青定四聚体。此外，也有五聚体及六聚体等。

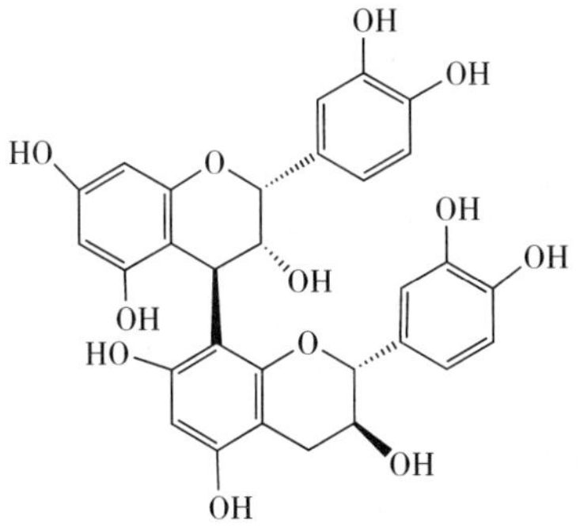

原花青定B-1

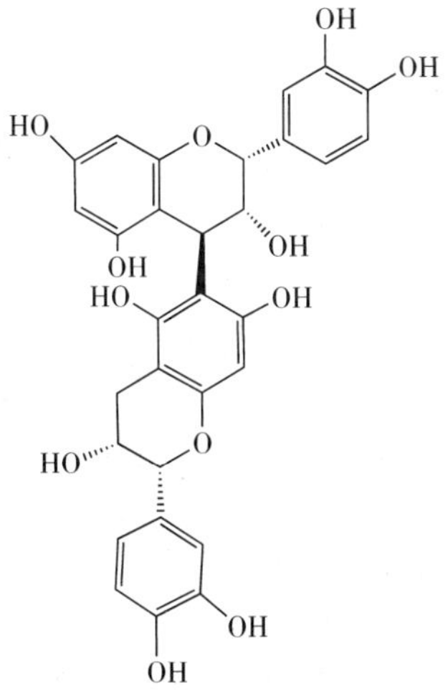

原花青定B-5

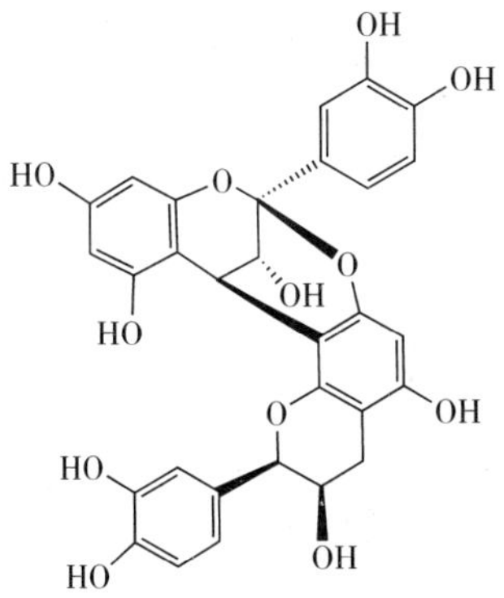

原花青定A-2

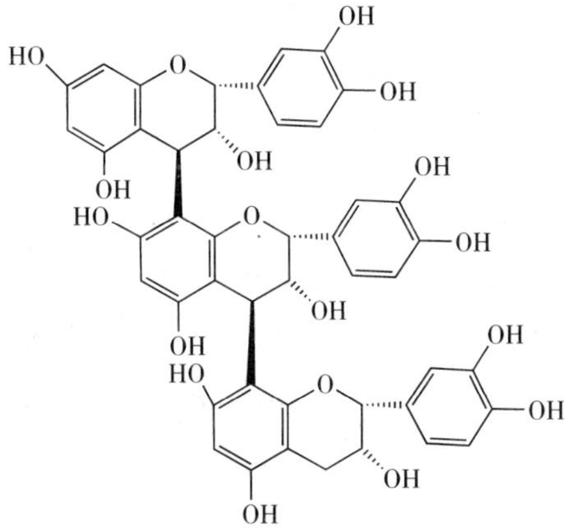

原花青定C-1

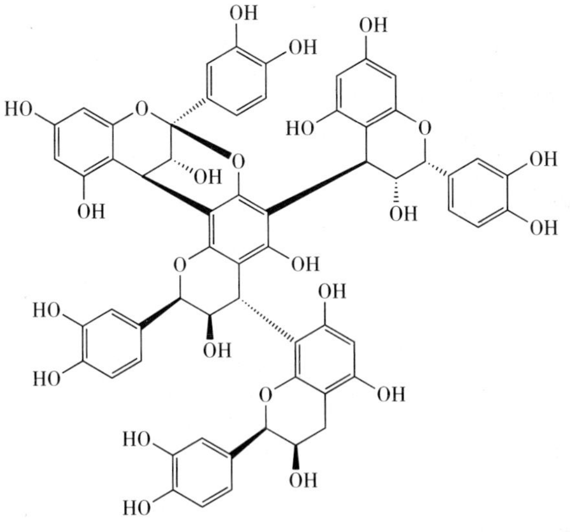

parameritannin A-1

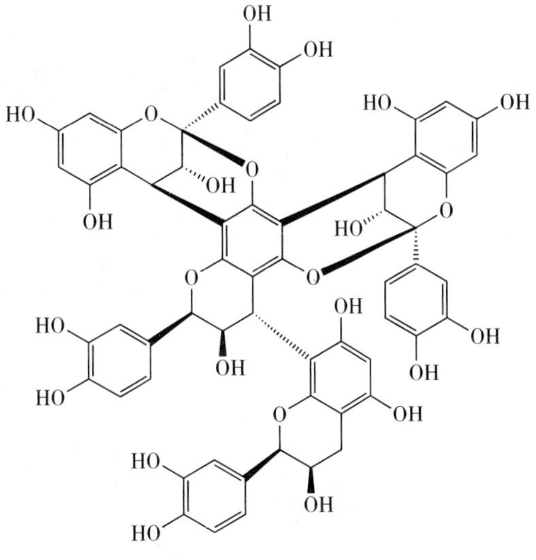

parameritannin A-2

从可可的极性部位中得到 4 个含糖基的缩合鞣质类新化合物：epicatechin 8 - C - β - D - galactopyranoside（H）结构中含有半乳糖，3T - O - arabinopyranosyl - ent - epicatechin - （2α→7,4α→8） - catechin(I)中含有阿拉伯糖，3T - O - α - L - arabinopyranosylcinnamtanninB$_1$（J）含有阿拉伯糖，3T - O - α - D - galactopyranosyl - cinnamtannin B$_1$（K）中含有半乳糖。

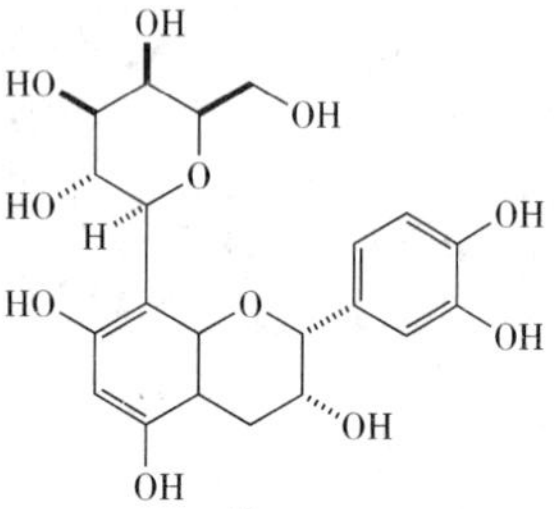

H

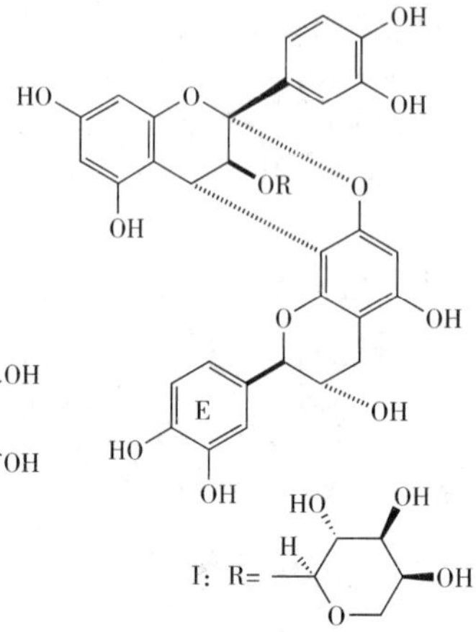

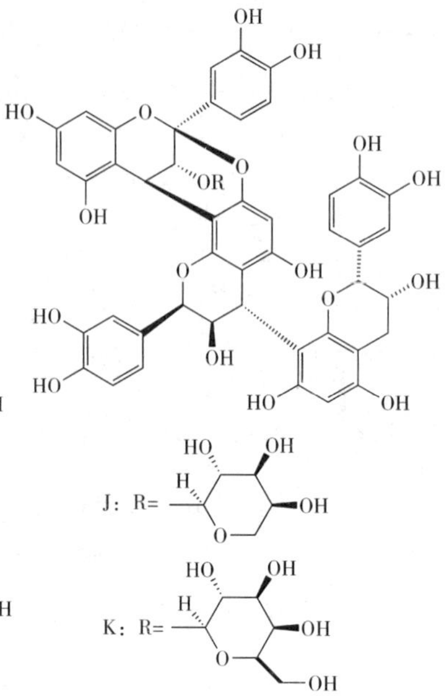

I：R=

J：R=

K：R=

三、复合鞣质类

复合鞣质（complex tannins）是由可水解鞣质部分与黄烷醇缩合而成的一类鞣质。它们的分子结构由逆没食子鞣质部分与黄烷醇部分结合组成，具有可水解鞣质与缩合鞣质的一切特征。例如，近年来陆续从山茶（*Camellia japonica*）及番石榴属（*Psidium SPP.*）中分离出的山茶素 B（camelliatannin B）及番石榴素 A、C（guavin A、C）等。从 *Cowania mexicana* 的枝和叶中得到一个新的复合鞣质 cowaniin，该化合物是逆没食子鞣质二聚体与黄烷醇以碳苷形式相连形成的复合体。

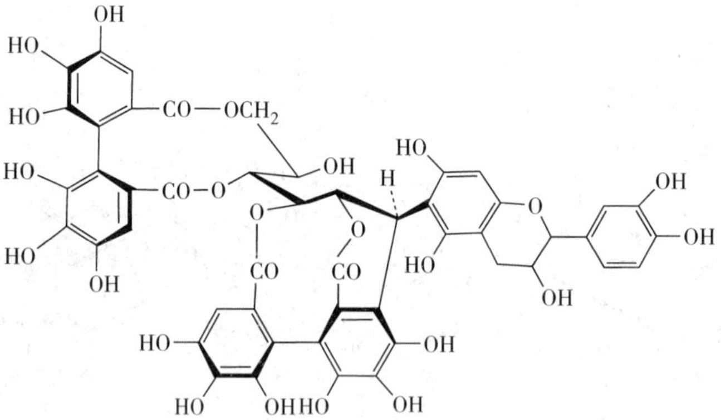

山茶素B

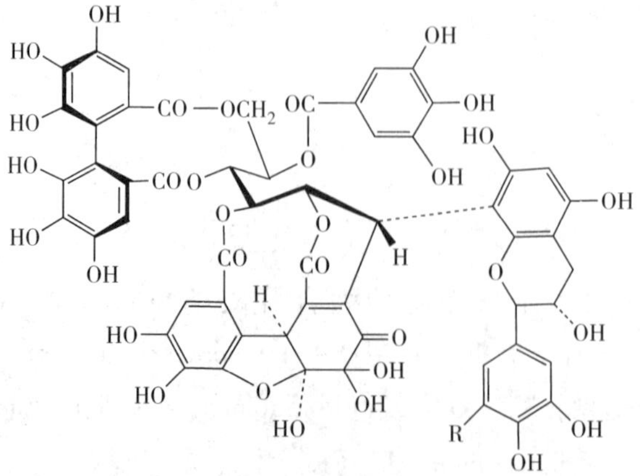

番石榴素A：R=H
番石榴素C：R=OH

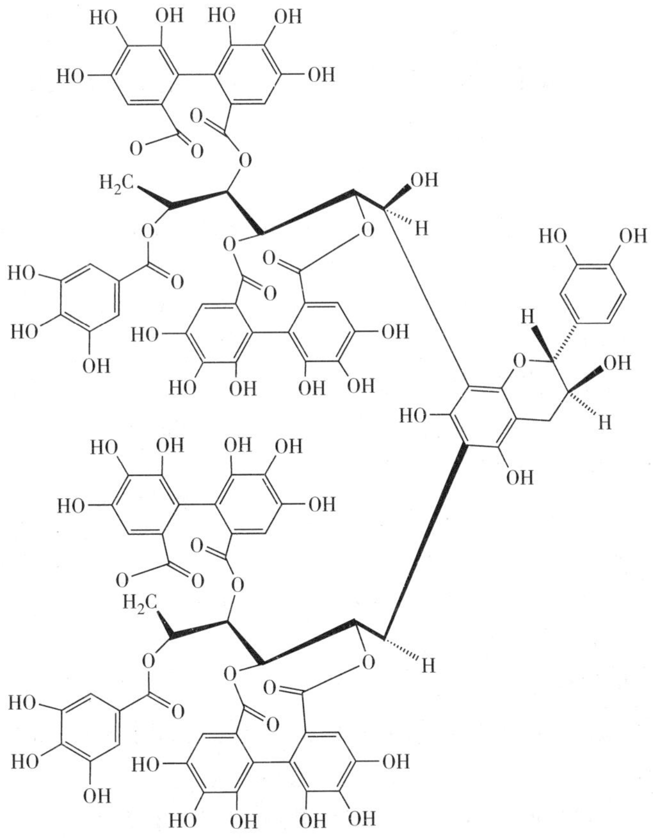

cowaniin

第三节　鞣质的理化性质

一、物理性质

鞣质除少数为结晶状（如老鹳草素）外，大多为灰白色无定形粉末，并多具有吸湿性。

鞣质极性较强，溶于水、甲醇、乙醇、丙酮，可溶于乙酸乙酯、丙酮和乙醇的混合液，难溶或不溶于乙醚、苯、三氯甲烷、石油醚及二硫化碳等。少量水存在能够增加鞣质在有机溶剂中的溶解度。

二、化学性质

（一）还原性

鞣质含有很多酚羟基，为强还原剂，很易被氧化，能还原斐林试剂。

（二）与蛋白质沉淀

鞣质能与蛋白质结合产生不溶于水的沉淀，能使明胶从水溶液中沉淀出来，能使皮革生成，这种性质可作为提纯、鉴别鞣质的一种方法。

（三）与重金属盐沉淀

鞣质的水溶液能与重金属盐，如乙酸铅、乙酸铜、氯化亚锡或碱土金属的氢氧化物溶液等作用，生成沉淀。在提取分离及除去鞣质时均可利用这一性质。

（四）与生物碱沉淀

鞣质的水溶液可与生物碱生成难溶或不溶的沉淀，故可用作生物碱沉淀试剂。在提取分离及除去鞣质时亦常利用这一性质。

（五）与三氯化铁的作用

鞣质的水溶液与 $FeCl_3$ 作用，产生蓝黑色或绿黑色反应或产生沉淀。蓝黑墨水的制造就以鞣质为原料。

（六）与铁氰化钾氨溶液的作用

鞣质与铁氰化钾氨溶液反应呈深红色，并很快变成棕色。

第四节　鞣质的提取分离

一、鞣质的提取

提取鞣质类化合物常用溶剂法。用于提取鞣质的中药原料最好使用新鲜原料，且宜立即浸提，也可以用冷冻或浸泡在丙酮中的方法贮存。原料的干燥宜在尽可能短的时间内完成，以避免鞣质在水分、日光、氧气和酶的作用下变质。

提取鞣质时最常用的溶剂是50% ~70%含水丙酮。含水丙酮对鞣质的溶解能力最强，可断开中药组织内鞣质－蛋白质的连接链，使鞣质的抽提率提高。另外，也可用95%乙醇冷浸或渗漉提取，提取液或渗漉液减压浓缩成浸膏。

二、鞣质的分离

鞣质的分离纯化常用溶剂法和色谱法。

1. 溶剂法　将提取得到的粗总鞣质浸膏，用热水溶解，充分搅拌后过滤，除去不溶物，滤液用乙醚等极性小的溶剂萃取，除去脂溶性成分，再用乙酸乙酯从水溶液中萃取出鞣质，回收乙酸乙酯，加水溶解，在水溶液中加入乙酸铅或咖啡因沉淀鞣质，经处理后再用色谱法进一步分离。

2. 色谱法　葡聚糖凝胶柱色谱法也是分离鞣质的常用方法。常用的洗脱剂为水－甲醇－丙酮系统。当用水洗脱时，主要得到糖类、氨基酸类和非酚性苷类成分；用10% ~30%甲醇水溶液洗脱时，主要得到酚性苷类成分；用40% ~80%甲醇水溶液洗脱时，可以得到分子量为300 ~700 的鞣质；用80% ~100%甲醇水洗脱时，可以得到分子量为700 ~1000 的鞣质；最后用50%的丙酮水溶液洗脱，可获得分子量大于1000 的鞣质。当分离结束后，用大量的水－丙酮（1∶1）冲洗，可使吸附柱再生后重复使用。

薄层色谱、纸色谱和高效液相色谱也广泛用于鞣质的分离。

三、除去鞣质的方法

由于鞣质的性质不稳定，致使中药制剂易于变色、混浊或沉淀，从而影响制剂的质量，因此在很多中药中，鞣质被当作杂质。可采用以下方法除去中药提取物中的鞣质。

1. 冷热处理法　鞣质在水溶液中是一种胶体状态，高温可破坏胶体的稳定性，低温可使之沉淀。因此可先将药液蒸煮，然后冷冻放置，过滤，即可除去大部分鞣质。

2. 石灰法　利用鞣质与钙离子结合生成水不溶性沉淀，故可在中药的水提液中加入氢氧化钙，使鞣质沉淀析出；或在中药原料中拌入石灰乳，使鞣质与钙离子结合生成水不溶物，使之与其他成分分离。

3. 铅盐法 在中药的水提液中加入饱和的乙酸铅或碱式乙酸铅溶液，可使鞣质沉淀而被除去，然后按常规方法除去滤液中多余的铅盐。

4. 明胶法 在中药的水提液中，加入适量4%明胶溶液，使鞣质沉淀完全，滤除沉淀，滤液减压浓缩至小体积，加入3~5倍量的乙醇，以沉淀过剩的明胶。

5. 聚酰胺吸附法 将中药的水提液通过聚酰胺柱，鞣质与聚酰胺以氢键结合而牢牢吸附在聚酰胺柱上，80%乙醇亦难以洗脱，而中药中其他成分大部分可被80%乙醇洗脱下来，从而达到除去鞣质的目的。

6. 溶剂法 利用鞣质与碱成盐后难溶于醇的性质，在乙醇溶液中用40%氢氧化钠调至pH 9~10，可使鞣质沉淀，再过滤除去。

第五节 鞣质的检识

一、色谱检识

鞣质的定性检识反应很多，最基本的检识反应是使明胶溶液变混浊或生成沉淀。此外，鞣质的简易定性检识法如下式所示。以丙酮-水（8∶2）浸提植物原料（0.1~0.5g），将提取物在薄层色谱上（硅胶G板上，多用三氯甲烷-丙酮-水-甲酸不同比例作展开剂）展开后，分别依次喷以三氯化铁及茴香醛-硫酸或三氯化铁-铁氰化钾（1∶1）溶液，根据薄层上的斑点颜色可初步判断化合物的类型（图11-2）。

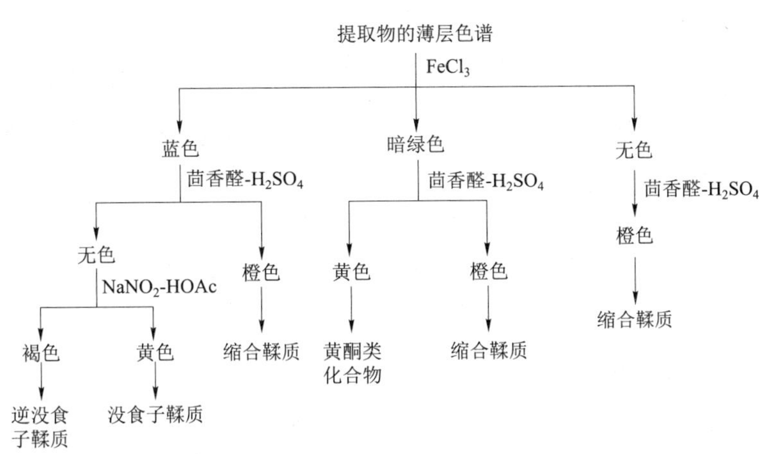

图11-2 鞣质薄层检识法

鞣质由于分子量大，含酚羟基多，故薄层鉴定时一般需在展开剂中加入微量的酸，以抑制酚羟基的解离。在硅胶薄层中，常用的展开系统为苯-甲酸乙酯-甲酸（2∶7∶1）。

二、化学检识

利用化学反应也可对可水解鞣质与缩合鞣质进行初步的区别，方法和结果见表11-2。

表 11-2 两类鞣质的鉴别反应

试剂	可水解鞣质	缩合鞣质
稀酸（共沸）	无沉淀	暗红色鞣红沉淀
溴水	无沉淀	黄色或橙红色沉淀
三氯化铁	蓝色或蓝黑色（或沉淀）	绿或绿黑色（或沉淀）
石灰水	青灰色沉淀	棕或棕红色沉淀
乙酸铅	沉淀	沉淀（可溶于稀乙酸）
甲醛或盐酸	无沉淀	沉淀

三、鞣质的波谱特征

对鞣质的结构解析，以往工作主要集中在可水解鞣质方面，可用酸使可水解鞣质完全水解或用水或酶使之部分水解，或用硫酸降解法等使之转化为较为简单的结构进行。随着现代波谱技术的发展，多种波谱方法特别是 NMR 谱法成为鞣质类化合物解析的最有效手段。

（一）^{1}H-NMR 谱

1. 可水解鞣质 通过制备甲基化衍生物后再测定^{1}H-NMR 谱中甲氧基的数目，可测定出酚羟基的数目；根据^{1}H-NMR 中糖上 C_1-H 的数目可以判断糖的个数；根据偶合关系可以找出各组糖上氢；根据芳香氢数目及化学位移，可以判断其芳核的取代情况。此外根据^{1}H-^{1}H COSY 谱的测定，可以确定各氢间的关系。

鞣质中的糖部分主要为葡萄糖。它以$^4C_1$型或$^1C_4$型两种形式存在。其中$^4C_1$型最为多见。$^1C_4$型因羟基均为直立键，不稳定，若被酰化后，羟基被固定可存在于中药中，如老鹳草素等。上述两种构型的葡萄糖中，其 C_1-OH 有 α、β 两种构型存在，一般以 β 型多见。对完全未取代的葡萄糖来讲，其糖基上的各个氢较难区分。但对鞣质类来讲，因糖上各个羟基被酰化，所以各个氢都分开，并显著向低场位移。

2. 缩合鞣质 ^{1}H-NMR 谱在原花色素类的缩合鞣质中应用也越来越广泛，可用于判断原花色素类的缩合鞣质类型。如用于区分 A-型或者 B-型原花色素类的缩合鞣质。B-型的原花色素类（二聚体以上）由于结构中存在对映结构会导致^{1}H-NMR 峰裂分不明显，多数质子峰以宽单峰（br s）出现，低场的芳香质子信号会重叠在一起，较难辨认。但是，A-型的原花色素类（二聚体以上）的^{1}H-NMR 裂分较为明显，在 δ3.1~4.2 会出现来源于 H-3、H-4 的两个双峰信号，偶合常数一般是 3.5Hz，另外在低场 δ5.8~6.2 会出现 H-6、H-8 的质子信号，根据峰偶合情况和峰个数可以确定原花色素的聚合个数（图 11-3）。

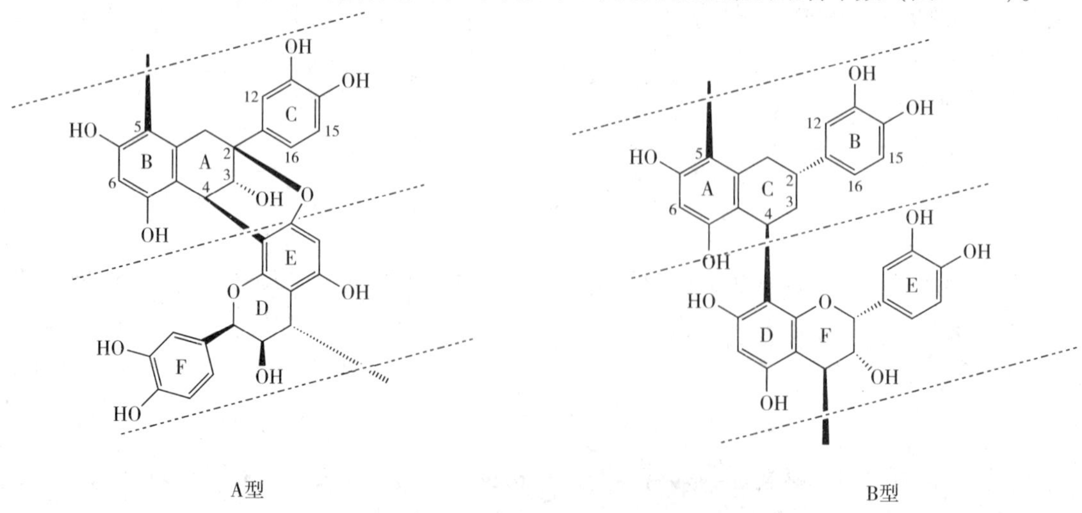

图 11-3 A-型和 B-型原花色素类的缩合鞣质结构

(二)^{13}C－NMR 谱

1. 可水解鞣质 ^{13}C－NMR 谱能判断可水解鞣质中没食酰基（G）、六羟基联苯二甲酰基（HHDP）的数目、酰化位置及糖基的构型。一般说来，对于$^4C_1$的葡萄糖基，某两个碳原子上的羟基被酰化时，该两个碳原子的δ增加0.2～1.2ppm，而相邻碳原子的δ降低1.4～2.8ppm。例如：4、6位被酰化时，C－4，C－6的δ值增加，C－3，C－5的δ值降低。

2. 缩合鞣质 对于原花色素类的缩合鞣质，一般来说^{13}C－NMR谱中高场区δ25～40碳的个数可以直接判断缩合鞣质的聚合个数；高场C－2、C－3、C－4的δ值可以判断原花色素的连接方式（A－型或B－型）。2,3位的相对构型，B－型连接时2、3位为顺式结构时，C－2的化学位移一般在δ76.5～80.5ppm之间，2、3位为反式结构时，C－2的化学位移向低场移动至δ82.0～83.5ppm；A－型连接时C－2的化学位移向低场移动至δ100.0ppm左右。

答案解析

目标测试

一、单项选择题

1. 鞣质从化学角度属于

A. 多元醇类　　B. 多元酚类　　C. 多元酸类
D. 多元酮类　　E. 糖苷类

2. 下列属于鞣质常见的物理性质

A. 挥发性　　B. 吸湿性　　C. 油性
D. 难溶于水　　E. 大多为结晶状

3. 检识鞣质常用的试剂是

A. 明胶　　B. $ALCL_3$　　C. $ZrOCL_2$/枸橼酸
D. Ba（OH）$_2$　　E. 五氯化锑

4. 从植物药材中提取鞣质类成分最常用的溶剂是

A. 乙醚　　B. 丙酮　　C. 含水丙酮
D. 水　　E. 甲醇

二、多项选择题

5. 可水解鞣质可以发生水解的原因是其含有

A. 苷键　　B. 酯键　　C. 双键
D. 酚羟基　　E. 苯环

6. 下列物质可以和鞣质反应生成沉淀的是

A. 明胶　　B. 蛋白质　　C. 生物碱
D. 50%的乙醇　　E. 醋酸铅的碱溶液

三、配伍选择题

[7～8]

A. 可水解鞣质　　B. 缩合鞣质　　C. 复合鞣质
D. 三者均是　　E. 三者均不是

7. 用酸、碱、酶处理后可产生小分子酚酸类化合物和糖或多元醇的是

8. 遇 $FeCl_3$ 作用，产生显色反应或产生沉淀的是

四、简答题

9. 简述鞣质的定义和分类。

10. 如何用沉淀法从含鞣质的水溶液中分离出鞣质？

书网融合……

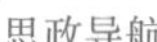

思政导航

本章小结

微课

题库

第十二章　其他成分

PPT

学习目标

知识目标

1. 熟悉　脂肪酸类化合物、有机含硫化合物、脑苷类化合物、氨基酸、环肽、蛋白质和酶的概念及理化性质。

2. 了解　上述各类化合物的检识方法。对矿物药的概况有一定的认识。

能力目标　通过本章学习，能够对中药中复杂的化学成分有一定的认识，通过对其理化性质和提取分离方法的学习为将来该类有效成分的生产制备奠定基础。脂肪酸类、有机含硫类、氨基酸、环肽等类型化合物对维持人体正常生理活动非常重要，掌握他们的特点可为将来中药药理学及中药药剂学等专业课的学习奠定基础。

第一节　脂肪酸类化合物

一、概述

脂肪酸是含有烃链和羧基末端的一类化合物，含 8 个碳以下者为低级脂肪酸，含 8 个碳以上者为高级脂肪酸，烃链以线性的为主，分枝或环状的数目极少。作为细胞基本成分之一，此类化合物在动植物中分布广泛。脂肪酸合成的前体为乙酰辅酶 A。

脂肪酸极少数以游离形式存在，多数与钾、钠、钙等阳离子或生物碱结合成盐而存在，有的结合成酯存在的，脂肪酸类成分属于中药中的一类有效成分，具有很多重要的用途。此外，中药中也有很多生物活性物质是由各种脂肪酸通过生物合成而得到的，例如，由花生四烯酸转化而成的前列腺素类成分具有非常强的多方面生物活性，使其与其他花生四烯酸类代谢产物一起成为新药开发的重要来源。

二、脂肪酸的结构与分类

（一）饱和脂肪酸

该类化合物广泛分布于动植物中，分子中烃链为饱和键，没有双键，如分子中含 16 个碳的棕榈酸和含 18 个碳的硬脂酸。1957 年美国心脏病协会（AHA）提出饮食中脂肪的含量和总胆固醇量会影响心脏的健康，饱和脂肪酸能促进人体对胆固醇的吸收，使血中胆固醇含量升高，二者易结合并沉积于血管壁，是导致血管硬化的主要原因。

棕榈酸（16∶0）：CH_3—（CH_2）$_{14}$—COOH

硬脂酸（18∶0）：CH_3—（CH_2）$_{16}$—COOH

（二）不饱和脂肪酸

根据分子中双键数目的不同，不饱和脂肪酸可分为单不饱和脂肪酸和多不饱和脂肪酸。

1. 单不饱和脂肪酸 分子中仅有一个双键。高等植物可以合成300多种脂肪酸，但植物共有的脂肪酸数量不多，主要包括16个碳的棕榈油酸和18个碳的油酸等。而陆地动物细胞不能合成更多的脂肪酸双键，故脂肪中只含有单不饱和脂肪酸。单不饱和脂肪酸对人体胆固醇代谢影响不大。

油酸（18：1）：$CH_3—(CH_2)_7—CH═CH—(CH_2)_7—COOH$

棕榈油酸（16：1）：$CH_3—(CH_2)_5—CH═CH—(CH_2)_7—COOH$

2. 多不饱和脂肪酸 分子中有两个以上双键，双键的数目多为2~7个，含2个或3个双键的脂肪酸多分布于橄榄油、葵花籽油等植物油脂中，4个以上双键的多不饱和脂肪酸主要存在于海洋生物中。为了表示不饱和脂肪酸的化学结构，根据IUPAC命名法把羧基（COOH）的碳原子作为1位开始计数，把双键存在的位置用碳序号表示，例如油酸可以命名为“顺9-十八碳烯酸”，亚油酸可以命名为“顺9，顺12-十八碳二烯酸”，其他的依次类推。多不饱和脂肪酸也常常根据甲基端第一个双键所连碳原子的编号可分为ω-3、ω-6、ω-7、ω-9等系列（也可以用n编号表示），ω-3主要包括α-亚麻酸（ALA）、二十二碳六烯酸（DHA）和二十碳五烯酸（EPA），ω-6主要包括亚油酸、γ-亚麻酸（GLA）、花生四烯酸（ARA）等。

多不饱和脂肪酸在人体中易于乳化、输送和代谢，不易在动脉壁上沉淀，可以降低血中胆固醇和甘油三酯，调节心脏功能，降低血液黏稠度，改善血液微循环，提高脑细胞的活性，增强记忆力和思维能力，增强人体防御系统的功能等。DHA和花生四烯酸是中枢神经系统和视网膜的重要结构脂成分，在婴儿的脑组织和视网膜内高度聚集，而婴幼儿体内含量却很少，因此需要额外补充。EPA、DHA对于神经系统有重要的作用，具有健脑、提高记忆力和视力的功能，尤其它可以促进胎儿脑细胞发育和婴幼儿脑细胞生长，提高青少年的记忆，防治老年性痴呆等。DHA和EPA主要存在于鱼油中，尤其是深海冷水鱼油中含量较高。

脂肪酸还可以分为必需脂肪酸和非必需脂肪酸，必需脂肪酸是指人体不可缺少而自身又不能合成，必须通过食物和其他途径供给的脂肪酸。亚油酸在人体内可转化为花生四烯酸和γ-亚麻酸，花生四烯酸是前列腺素的前体物质，前列腺素具有较广泛的调节机体代谢的重要作用。α-亚麻酸通过脱氢酶和碳链延长酶的催化作用，最后合成EPA和DHA，所以亚油酸和α-亚麻酸被称为人体必需氨基酸。

亚油酸（18：2）：$CH_3—(CH_2)_4—(CH═CH—CH_2)_2—(CH_2)_6—COOH$

α-亚麻酸（18：3）：$CH_3—CH_2—(CH═CH—CH_2)_3—(CH_2)_6—COOH$

γ-亚麻酸（18：3）：$CH_3—(CH_2)_4—(CH═CH—CH_2)_3—(CH_2)_3—COOH$

花生四烯酸（20：4）：$CH_3—(CH_2)_4—(CH═CH—CH_2)_4—(CH_2)_2—COOH$

二十碳五烯酸（20：5）：$CH_3—CH_2—(CH═CH—CH_2)_5—(CH_2)_2—COOH$

二十二碳六烯酸（22：6）：$CH_3—CH_2—(CH═CH—CH_2)_6—CH_2—COOH$

>>> 知识链接

反式脂肪酸是对植物油进行氢化过程中产生的一种具有反式构型的不饱和脂肪酸，是相对于顺式脂肪酸而提出的，其双键碳原子上的两个氢原子分别位于碳链的两侧，空间构象为线性。其物理性质与顺式脂肪酸不同，顺式脂肪酸多为液态、熔点较低，而反式脂肪酸则多为固态或半固态、熔点较高；生物学作用也与顺式脂肪酸相差甚远。

反式脂肪酸也称为反式脂肪，它分为两类：天然的和人工制造的。天然的反式脂肪主要为牛羊肉和牛羊奶中的，其含量不高且经过研究证明对人体没有危害；人工制造的反式脂肪是在油脂加工和烹调过程中产生的，过量食用会对人体产生危害。人工制造的反式脂肪按其生产目的可以分为“有意生产”和“无意生产”。“有意生产”的始于1910年的氢化技术，它就是将不饱和的植物油经过氢化加成使其具备动物油脂的功能，就是氢化油，而经研究证实氢化油中含有大量的反式脂肪酸；“无意生产”的主要是在油脂的加工或烹调过程中产生，例如油炸、油煎等，都会产生反式脂肪酸。

有部分芳香族有机酸具有较强的毒性。据报道，马兜铃酸有较强的肾毒性，易导致肾衰竭，含有马兜铃酸的中药主要有马兜铃、关木通、广防己、细辛、天仙藤、青木香、寻骨风等，在实际应用中应给予足够的重视。目前，已经下文取消了关木通、广防己、青木香3味含马兜铃酸的中药药用标准。

三、脂肪酸的理化性质

（一）溶解性

脂肪酸不溶于水，溶于乙醚、己烷、苯、三氯甲烷、热乙醇等有机溶剂，可溶于冷氢氧化钠溶液。

（二）酸性

脂肪酸含羧基，可与碱结合成盐。

（三）羟基的置换反应

羧基中的羟基可被卤素、烷氧基、酰基、氨基等置换，分别生成酰卤、酯、酸酐和酰胺。

（四）酸败

脂肪酸在空气中置久，会产生难闻的气味，这种变化称为酸败。酸败由空气中氧、水分或霉菌引起。

（五）显色反应

脂肪酸特别是一些不饱和脂肪酸，可与某些试剂产生颜色反应，常见的显色反应主要有以下几种。

1. 碘酸钾－碘化钾试验　取5mg样品（或样品的饱和溶液2滴）加2%碘化钾溶液及4%碘酸钾溶液各2滴，加塞，沸水浴加热1分钟，冷却，加0.1%淀粉溶液1～4滴，呈蓝色。

2. 溴的四氯化碳试验　于样品的四氯化碳溶液中加2%溴的四氯化碳溶液2滴，振摇，溶液褪色。

3. 高锰酸钾试验　于样品的丙酮溶液中加1%高锰酸钾溶液2滴，振摇，溶液褪色。

4. 溴－麝香草酚蓝试验　于样品的乙醇溶液中加溴－麝香草酚蓝试液，呈蓝色。

四、脂肪酸的提取分离

（一）提取

1. 有机溶剂提取法　脂肪酸一般易溶于有机溶剂而难溶于水，常用石油醚、乙醚等亲脂性有机溶剂进行提取，回收有机溶剂既得到粗脂肪酸。

2. 超临界流体萃取法　由于超临界流体萃取法无毒、无污染、分离简单，因而被广泛应用于天然脂肪酸类化合物提取、分离，只需控制压力和温度等主要参数即可达到提取混合物中不同组分的目的。

（二）分离

1. 分子蒸馏法　分子蒸馏法是蒸馏法的一种，其原理是利用混合物组分挥发度的不同而得到分离。该方法一般在绝对压强1.33～0.0133Pa的高度真空下进行。在这种条件下，脂肪酸分子间引力减小，挥发度提高，因而分子蒸馏所需的温度比常压蒸馏小得多。分子蒸馏时，饱和脂肪酸和单不饱和脂肪酸首先蒸出，而双键较多的不饱和脂肪酸最后蒸出。

2. 低温结晶法　又称溶剂分级分离法，该方法利用低温下不同的脂肪酸或脂肪酸盐在有机溶剂中溶解度不同来进行分离纯化。

3. 尿素包合法　尿素包合法是一种较常用的多价不饱和脂肪酸分离方法，其原理是尿素分子在结晶过程中能够与饱和脂肪酸或单不饱和脂肪酸形成较稳定的晶体包合物析出，而多价不饱和脂肪酸由于双键较多，碳链弯曲，具有一定的空间构型，不易被尿素包合。采用过滤方法除去饱和脂肪酸和单不饱和脂肪酸与尿素形成的包合物，就可得到较高纯度的多价不饱和脂肪酸。

4. 有机溶剂分离法 该方法是利用低温下不同的脂肪酸或脂肪酸盐在有机溶剂中溶解度不同来进行分离纯化。一般来说，脂肪酸在有机溶剂中的溶解度随碳链长度的增加而减小，随双键数的增加而增加，这种溶解度的差异随着温度降低表现得更为显著。所以将混合脂肪酸溶于有机溶剂，在一定的温度条件下进行分步结晶，实现混合脂肪酸的分离。通过改变脂肪酸溶液的冷却温度和溶剂比，可以得到不同质量的脂肪酸。

五、含脂肪酸的中药实例

紫苏子为唇形科植物紫苏（*Perilla frutesceus*）的干燥成熟果实。具有降气消痰、平喘、润肠的功能。近代药理研究证明，紫苏子油能增强智力，提高记忆力和视力。用超临界 CO_2流体萃取技术从紫苏子中萃取脂肪油，与传统的石油醚提取法相比，其萃取时间短，无污染，得油率高。

1. 亚麻子 亚麻子为亚麻科植物亚麻（*Linum ustiatissimum* L.）的干燥成熟果实。具有清热泻火、消肿止痛之功，亚麻子主要含有脂肪油，油中主含 α - 亚麻酸，是仅次于紫苏子的富含 α - 亚麻酸的植物资源，具有降血脂、降血压等作用。用超临界 CO_2流体萃取技术从广藿香中萃取脂肪油，与传统的石油醚提取法相比，其萃取时间短，无污染，得油率高。

亚麻子中脂肪酸的提取：将亚麻子粉碎后，投入超临界流体萃取釜中，对萃取釜、解析釜Ⅰ、解析釜Ⅱ、分离柱、储罐（冷却釜）分别进行加热、冷却。当上述设备的温度分别达到30℃、65℃、65℃、50℃时，打开 CO_2 气体瓶，通过压缩泵对前 4 种设备进行加压，当压力分别达到 25MPa、14MPa、9MPa、6MPa 时，开始循环萃取，调 CO_2流量为 40kg/h，保持恒温恒压，萃取 3 小时后，从解析釜Ⅰ出料口出料。

亚麻子脂肪酸成分的 GC - MS 分析：取上述 SFE - CO_2所得脂肪油，用 GC - MS 联用仪进行分析测定，分离鉴定了棕榈酸、硬脂酸、油酸、亚油酸、α - 亚麻酸，含量分别达到 6.83%、7.12%、20.16%、13.05%、52.08%。

2. 巴豆 巴豆为传统中药，属大戟科植物巴豆（*Croton tiglium* L.）的干燥成熟果实，具有峻下寒积、逐痰利水、祛痰利咽、排脓消肿的作用，近代研究显示其还有降血压、降血糖及抗艾滋病病毒等多种药理作用。种仁为巴豆的主要药用部位。

巴豆中脂肪酸的提取：剥取巴豆种仁碾成粗颗粒，单层滤纸包裹，置于索氏回流器中，以石油醚（60～90℃）为溶剂提取 5 小时，温度 80～90℃，提取液回收溶剂后即得巴豆油，于 4℃保存备用。

巴豆油的甲酯化：称取 0.4g 油样加入 0.5mol/L KOH - CH_3OH 溶液 4ml，于 60℃水浴皂化 40 分钟（至油珠完全消失）。冷却后加 30ml 水摇匀，移至分液漏斗，以每次 20ml 乙醚萃取 3 次，合并萃取液，加无水硫酸钠干燥，回收乙醚至尽得样品，取样品 0.4μl 进行 GC - MS 分析。结果见表 12 - 1。

表 12 - 1 巴豆脂肪油中的脂肪酸成分

峰号	化合物	甲酯分子式	甲酯分子量	含量（%）
1	十二酸（月桂酸）	$C_{12}H_{24}O_2$	200	0.97
2	十四酸（肉豆蔻酸）	$C_{14}H_{28}O_2$	228	4.40
3	十五酸	$C_{15}H_{30}O_2$	242	0.02
4	十六酸（棕榈酸）	$C_{16}H_{32}O_2$	256	6.17
5	十六碳一烯酸	$C_{16}H_{30}O_2$	254	0.16

续表

峰号	化合物	甲酯分子式	甲酯分子量	含量（%）
6	十七酸	$C_{17}H_{34}O_2$	270	0.08
7	十八酸（硬脂酸）	$C_{18}H_{36}O_2$	284	2.59
8	油酸	$C_{18}H_{34}O_2$	282	18.48
9	亚油酸	$C_{18}H_{32}O_2$	280	44.36
10	十九酸	$C_{19}H_{38}O_2$	298	0.05
11	亚麻酸	$C_{18}H_{30}O_2$	278	1.23
12	二十酸（花生酸）	$C_{20}H_{40}O_2$	312	4.61
13	二十碳一烯酸	$C_{20}H_{38}O_2$	310	14.49
14	二十碳二烯酸	$C_{20}H_{36}O_2$	308	1.56
15	二十二酸（山嵛酸）	$C_{22}H_{44}O_2$	340	0.31
16	二十二酸一烯酸	$C_{22}H_{42}O_2$	338	0.52

第二节　有机含硫化合物

一、概述

天然含硫化合物广泛存在于动物、植物的不同组织中，并且有其特殊的生理作用。如从氨基酸、维生素、辅酶A，到含硫氨基酸组成的多肽及蛋白质等生物体大分子的一次代谢产物中，硫都扮演着重要的角色。本节主要介绍一些存在于中药中的含硫的二次代谢产物。这些产物在中药中分布虽不甚多，但却有一定的生物活性，如芥子苷具有较强的抗菌作用、抗霉菌作用及杀虫作用等，大蒜新素（allitrid）和焯菜素（rorifone）均具有显著的抗菌作用。

二、含硫化合物及其中药实例

（一）芥子苷类

芥子苷是一类主要分布于十字花科植物中的以硫原子为苷键原子的葡萄糖苷类化合物，也是存在于天然界中S－苷的典型代表，已发现的芥子苷类化合物达70余种。芥子苷类化合物在植物体内通常以钾盐的形式存在，有时也以钠盐、铵盐的形式存在。黑芥子（*Brassica nigra*）中的黑芥子苷（sinigrin）是钾盐，白芥子（*Brassica alba*）中的白芥子苷（Sinalbin）除钾盐外，还曾得到过由芥子碱组成的季铵盐。

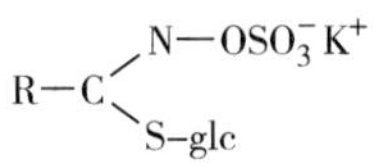

$$R-C\begin{cases}N-OSO_3^-K^+\\S\text{-glc}\end{cases}$$

芥子苷通式

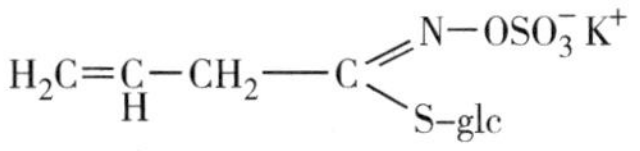

$$H_2C=CH-CH_2-C\begin{cases}N-OSO_3^-K^+\\S\text{-glc}\end{cases}$$

黑芥子苷

$$HO-C_6H_4-CH_2-C\begin{cases}N-OSO_3^-\cdot(CH_3)_3\overset{+}{N}-CH_2-CH_2-O-\overset{O}{\overset{\|}{C}}-CH=CH-C_6H_2(OCH_3)_2OH\\S\text{-glc}\end{cases}$$

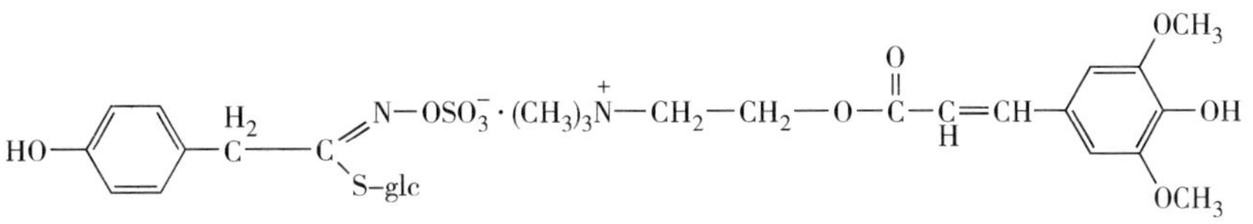

白芥子苷

芥子苷类化合物在中性条件下以芥子苷酶进行水解，先生成葡萄糖和硫代羟肟酸，后者经转位最后产生异硫氰酸酯。白芥子或黑芥子的粉末加温水闷润一定时间后会发出强烈的辛辣味，此系其中的芥子苷受其共存的芥子苷酶的作用而生成异硫氰酸酯之故。

（二）大蒜

大蒜为百合科植物蒜（*Allium sativum*）的地下鳞茎，作为药用已有悠久历史。大蒜具有行滞气、暖脾胃、消癥积、解毒、杀虫的功效。从中分离得到的大蒜辣素（allicin）为二烯丙基硫代亚磺酸酯，是大蒜中的主要抗菌成分，系由大蒜中蒜氨酸或(+)-S-烯丙基半胱氨酸亚砜在蒜氨酸酶的作用下生成的，虽稀释至1∶85 000～1∶125 000，仍可抑制葡萄糖球菌、链球菌、伤寒杆菌、副伤寒杆菌、霍乱弧菌、大肠杆菌、白喉杆菌、肺炎球菌、炭疽杆菌等革兰阳性及阴性细菌，但其性质不稳定，易分解失去活性。

近年，从大蒜挥发油中得到一种性质稳定的新抗菌成分大蒜新素（allitrid），为淡黄色油状液体，相对密度1.085，折光率1.580（20℃）。药理实验证明大蒜新素具有抗病原微生物、抗肿瘤、降血脂、清除自由基，及保护肝、胃等作用，为大蒜的有效成分，现已人工合成并用于临床。

$CH_2{=}CH{-}CH_2{-}S{-}S{-}S{-}CH_2{-}CH{=}CH_2$

大蒜新素

大蒜新素的分离及结构鉴定：以水蒸气蒸馏法提取大蒜挥发油，在13.33Pa下减压精馏，收集87～88℃的馏分，再用制备色谱仪进一步纯化，获得纯度为99%以上的大蒜新素。使用硅胶G薄层，以正己烷-苯（9∶1）展开，碘蒸气显色，对大蒜新素进行薄层色谱检识，证明得到的大蒜新素为单一斑点，结构鉴定如下。

元素分析（%）：C 40.66，H 5.77，S 52.42，不含N和O，实验式为C∶H∶S=6∶10∶3。结合大蒜新素的MS示其分子量为178，故推知其分子式为$C_6H_{10}S_3$。

IR（液膜法）：ν_{max}（cm^{-1}）：930（$=CH_2$），1000（—CH=），1860（系930的倍频峰），3100（—CH=）。

^1H-NMR谱（100MHz，CCl_4）：可见3组质子信号，其中δ 3.48（4H，d）处的信号归属于2个S—CH_2—CH的4个质子，5.22（4H，m）处的信号归属于2个—CH=CH_2的4个质子，5.82（2H，m）处的信号归属于2个—CH_2—CH=CH_2的2个质子。

MS（*m/z*）：178（M^+），146，118，105 $[S_2CH_2CH=CH_2]^+$，73 $[SCH_2{-}CH=CH_2]^+$，41 $[CH_2{-}CH=CH_2]^+$。

综合以上分析，确定大蒜新素的结构为二烯丙基化三硫。

（三）蔊菜

蔊菜为十字花科植物蔊菜（*Rorippa montana*）的全草或花，具有清热解毒、镇咳、利尿的功效。从中分得的化痰、止咳的有效成分蔊菜素为中性化合物，不溶于酸水与碱水，难溶于石油醚、乙醚、冷水，易溶于乙酸乙酯、三氯甲烷、苯等。遇碘化铋钾试剂显樱红色，结构系含砜基与氰基的长链烃基化合物，分子式为$C_{11}H_{21}O_2NS$，针状结晶，熔点45～46℃。蔊菜素的提取方法如下（图12-1）。

$$CH_3{-}\overset{O}{\underset{O}{\overset{\|}{\underset{\|}{S}}}}{-}CH_2(CH_2)_7CH_2CN$$

蔊菜素

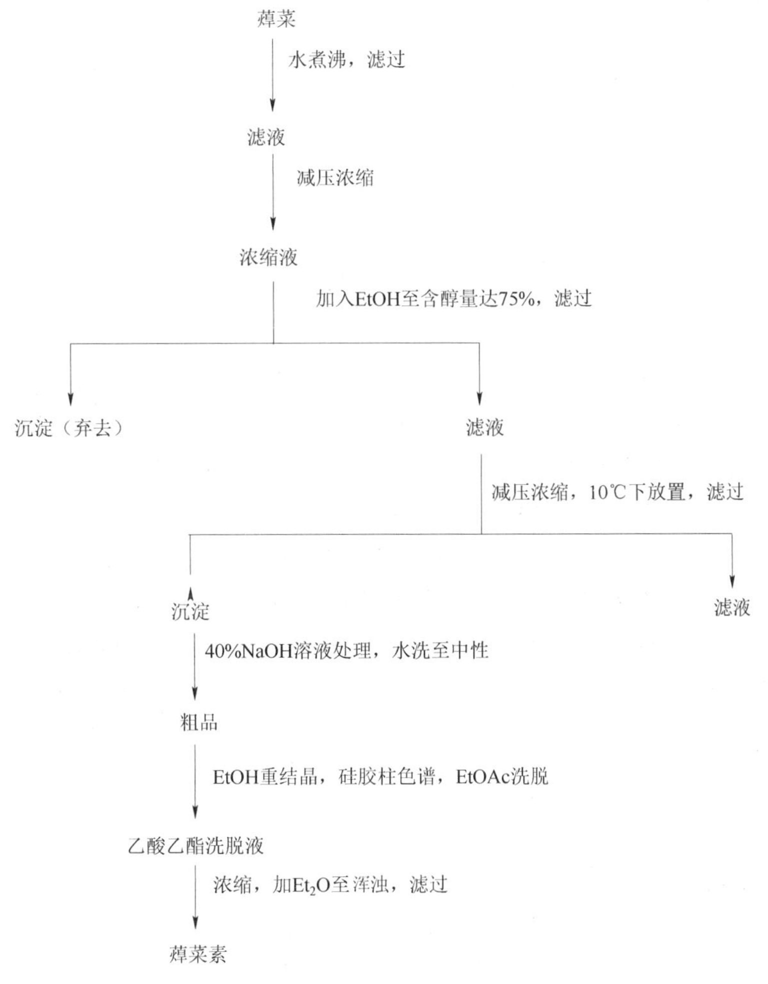

图 12-1　萆菜素提取流程

萆菜素的结构解析：IR ν2240cm^{-1}（—CN），1312cm^{-1}，1290cm^{-1}，1132cm^{-1}（—SO_2）；^{1}H-NMR：δ2.90（3H，s，—CH_3），3.03（2H，t，—CH_2—CH_2—），1.30~1.90（14H，m，—$CH_2\times7$），2.34（2H，t，—CH_2CN）。EI-MS：m/z 232（$M^+ +1$），216（M^+—CH_3），79（$CH_3SO_2^+$）及 152，138，124，110，96，82，68，54 等碎片，分别对应 40（—CH_2CN^+）+ 14×n（—CH_2—）的系列峰，说明 CH_2CN 的左侧只有 8 个 CH_2。

第三节　脑苷类化合物

一、概述

脑苷类化合物（cerebrosides）是神经鞘脂类的一种，是由神经酰胺（ceramide）和糖苷键连接而成的化合物总称。糖基可以是一至若干个。脑苷类化合物广泛分布于动植物体内，特别是中枢神经系统、肝、脾和血细胞中，组成动、植物组织的细胞膜。脑中含量最多，约占脑中脂类 15%，肺、肾次之，肝、脾及血清中也含有。作为膜抗原和病毒、细菌及其毒素的受体，脑苷在细胞识别、细胞黏合、调节细胞免疫、决定血型等方面起着非常重要的作用，具有抗肿瘤、抗病毒、抗肝毒、免疫促进等作用。其最早发现于 20 世纪 70 年代初，但直到 70 年代中期才有人报道这类化合物的结构，随着现代分离纯化技术和光谱技术的发展，以及脑苷类化合物重要的生理活性，越来越受到国内外学者的重视。

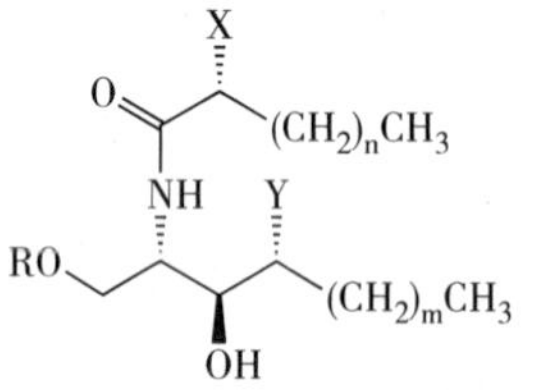

X=H or OH
Y=H or OH
R=H (ceramide)
R=Glycosyl (cerebrosides)

脑苷类基本结构

脑苷类化合物（cerebrosides）由神经酰胺（ceramide）和糖苷键组成，神经酰胺是由长链脂肪酸中的羧基与神经鞘氨醇（又称长链碱）的氨基经脱水以酰氨键相连形成的一类酰胺类化合物，神经鞘氨醇为长链多羟基脂肪胺（简称长链碱），其极性末端为1,3－二羟基－2－氨基或1,3,4－三羟基－2－氨基取代，天然存在的长链碱部分链长为12～22个碳，以18个碳居多，天然鞘氨醇已发现有60种，长链脂肪酸部分（简称长链酸）有的α位由羟基取代。2条长链上可能有双键存在。

神经鞘苷的糖链连在神经酰胺的1位羟基上糖的种类有半乳糖、葡萄糖、甘露糖、果糖、乳糖、葡萄糖胺、葡萄糖醛酸等，糖上的羟基有的形成亚硫酸酯、乙酸酯、磷酸酯、胆碱磷酸酯、氨基乙基磷酸酯等，或被甲氧基、长链脂肪半缩醛基取代。天然的神经鞘苷和神经酰胺多以同系物的混合物存在。

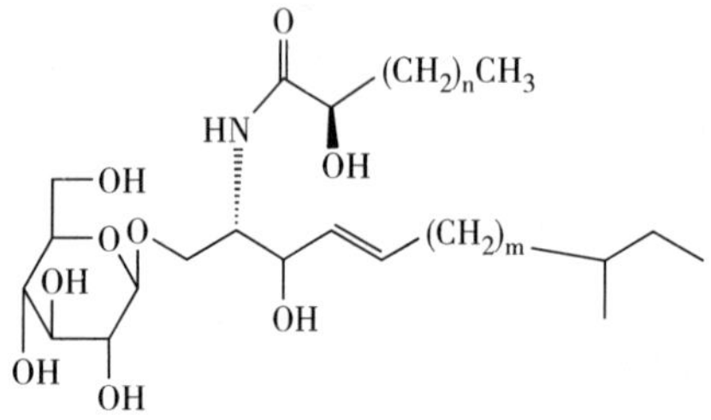

葡萄糖脑苷 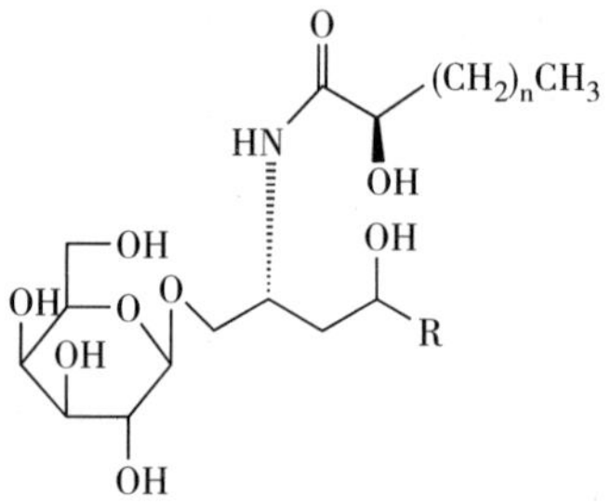　　半乳糖脑苷

二、含脑苷类的中药实例

坡扣为天南星科千年健属植物大千年健（*Homalomena gigantea* Engl.）的根茎，别名大黑麻芋、大黑附子，主要分布于云南省西双版纳傣族自治州等地区。该植物具有润肺止咳、解热、祛风除湿、镇心安神的功效。坡扣根茎采用95%乙醇提取，提取物依次用石油醚、乙酸乙酯和正丁醇萃取，其乙酸乙酯萃取物经过硅胶柱、HPLC等分离纯化，得到5个脑苷类化合物。

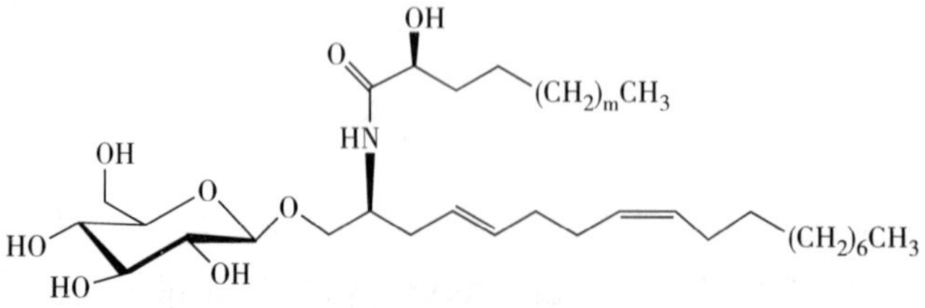

坡扣根茎提取所得脑苷类化合物

1. m=11　2. m=13　3. m=15　4. m=17　5. m=19

第四节　氨基酸、环肽、蛋白质和酶

一、氨基酸

（一）概述

氨基酸（amino acid）是一类既含氨基又含羧基的化合物，它们中有很多是组成蛋白质分子的单位，其中人体必不可少而又不能自身合成的物质，故这些氨基酸被称为必需氨基酸。组成蛋白质的氨基酸有20种，均为L-型α-氨基酸，存在于蛋白质水解物中，此类氨基酸大部分已被应用于医药等方面，如精氨酸、谷氨酸作肝性昏迷抢救药，组氨酸用于治疗胃及十二指肠溃疡和肝炎等，除了蛋白质氨基酸外，还存在非蛋白质组分氨基酸。

中药中含有的氨基酸，有些虽不是必需氨基酸，却有一些特殊的生物活性，这些非蛋白氨基酸称为天然游离氨基酸，如中药使君子（*Quisqualis indica*）中的使君子氨酸（quisqualic acid）和鹧鸪茶（*Caloglossa leprieuii*）中的海人草氨酸（kainic acid），都是驱蛔虫的有效成分；南瓜子（*Cucurbita moschata*）中的南瓜子氨酸（cucurbitine）具有抑制血吸虫幼虫生长发育的作用；天冬（*Asparagus cochinchinensis*）、玄参（*Scrophularia ningpoensis*）和棉根（*Cossypium herbaceum*）中均含有天门冬酸（asparagine），具有止咳和平喘作用；三七（*Panax notoginseng*）中的三七素（dencichine）具有止血作用；半夏（*Pinellia ternata*）、天南星（*Arisaema erubescens*）和蔓荆（*Vitex trifolia*）中的γ-氨基丁酸则有暂时降压的作用。因此，氨基酸的研究是中药有效成分研究不可忽视的内容之一。

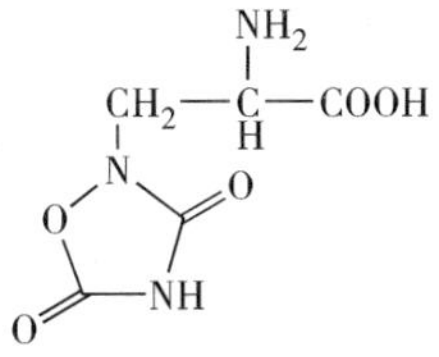

使君子氨酸 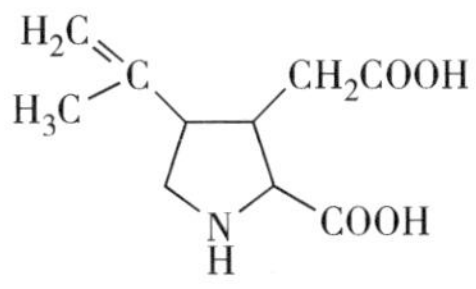　　海人草氨酸 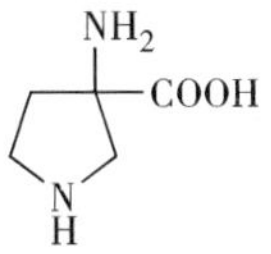　　南瓜子氨酸

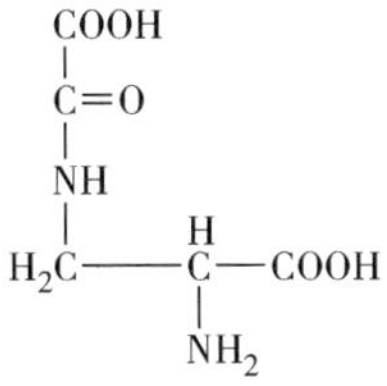

$H_2NCOCH_2CHCOOH$（NH_2）

三七素 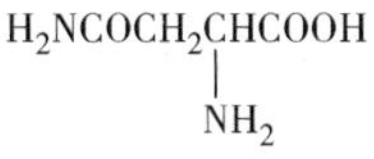　　天门冬素

（二）氨基酸的结构与分类

从结构上看，氨基酸是羧酸分子中羟基上的氢被氨基所取代的衍生物。根据氨基和羧基相对位置，即氨基处于羧基的邻位（α位）、间位（β位）和间隔二位（γ位）等，将氨基酸分为α-氨基酸、β-氨基酸、γ-氨基酸等，其中以α-氨基酸占多数。

此外还可根据氨基酸分子中所含氨基和羧基的数目，分为中性氨基酸、酸性氨基酸和碱性氨基酸三类。中性氨基酸分子中的羧基和氨基数目相等，酸性氨基酸分子中羧基多于氨基，碱性氨基酸则氨基多于羧基。

（三）氨基酸的理化性质

1. 性状　氨基酸为无色结晶，具较高熔点。

2. 溶解性 多数氨基酸易溶于水，难溶于有机溶剂如丙酮、乙醚、三氯甲烷等。

3. 旋光性 氨基酸的水溶液大多数呈弱右旋，少数呈左旋。

4. 成盐 氨基酸与强酸、强碱均能成盐，因而氨基酸既有碱性又有酸性，是一种两性化合物。同时，分子内氨基和羧基可相互作用生成内盐。

5. 等电点 在水溶液中，分子中的羧基和氨基可以分别像酸、碱一样离子化。当将氨基酸溶液调至某一特定 pH 时，氨基酸分子中羧基电离和氨基电离的趋势恰好相等，这时溶液的 pH 称为该氨基酸的等电点。不同的氨基酸具有不同的等电点，在氨基酸的等电点时，分子以内盐的形式存在，因而其溶解度最小，可以沉淀析出。

6. 与茚三酮反应 α－氨基酸与水合茚三酮加热反应，产生紫色混合物，可用于鉴别氨基酸以及氨基酸的薄层色谱显色。

7. 与亚硝酸反应 除亚氨基酸（脯氨酸、羟脯氨酸）外，α－氨基酸中的氨基能与亚硝酸作用，放出氮气，生成 α－羟基酸。

（四）氨基酸的检识

取中药粗粉 1～2g，加水 10～20ml 温浸 1 小时，滤过，滤液供下述试验用。

1. 理化检识

（1）Ninhydrin 反应　取供试液 1ml，加 0.2% 茚三酮溶液 2～3 滴，摇匀，在沸水浴中加热 5 分钟，冷却后，如显蓝色或蓝紫色，表明含有氨基酸、多肽或蛋白质。此反应亦可作色谱检识，但有的氨基酸产生黄色斑点，并受氨气、麻黄碱、伯胺、仲胺等杂质的干扰而产生假阳性。

（2）Isatin 反应　取供试液滴于滤纸上，晾干，喷洒吲哚醌试液，加热 5 分钟，不同的氨基酸显示不同的颜色。

（3）Folin 试剂　取 1,2－萘醌－4－磺酸钠 0.02g 溶于 5% 碳酸钠溶液 100ml 中，临用时现配，不同氨基酸显不同颜色。

2. 色谱检识

（1）纸色谱检识　展开剂：①正丁醇－乙酸－乙醇－水（4∶1∶1∶2）；②甲醇－水－吡啶（20∶20∶4）；③水饱和的酚。

（2）薄层色谱检识　展开剂：①正丁醇－乙酸－水（4∶1∶5，上层）；②三氯甲烷－甲醇－17% 氨水（2∶2∶1）；③ 96% 乙醇－26% 氨水（77∶23）；④酚－水（3∶1）。在检识氨基酸的色谱中，可用单向色谱法或双向色谱法，较好的双向展开系统是正丁醇－乙酸－水（3∶1∶1）与酚－水（3∶1）溶剂。

显色剂包括①茚三酮试剂：喷后于 110℃ 加热，显紫色。如为脯氨酸、海人草氨酸则显黄色。氨也有反应，因此要注意氨气的干扰。②吲哚醌试剂：灵敏度不如茚三酮试剂。③1,2－萘醌－4－磺酸试剂：喷后于室温干燥，不同的氨基酸显不同的颜色。

（五）氨基酸的提取分离

1. 提取 由于氨基酸易溶于水，难溶于有机溶剂，根据这一特性，中药中的氨基酸常采用水和稀醇等极性溶剂进行提取。

（1）水提取法　将中药粗粉用适量水浸泡，滤过，加压浓缩至 1ml 相当于 1g 生药材，加 2 倍乙醇或甲醇除去蛋白质、多糖等杂质，滤过，将滤液减压浓缩至无醇味，通过强酸型其他适当的阳离子交换树脂，用 1mol/L NaOH 或 2mol/L NH_3 水溶液洗脱，收集对茚三酮呈阳性反应部分，浓缩，得总氨基酸。

（2）稀醇提取法　中药粗粉加适量 70% 乙醇回流提取（或冷浸），滤过，减压浓缩至无醇味，然后按水提取法通过阳离子交换树脂后即得总氨基酸。

2. 分离 同一种中药中往往含有几个或十几个氨基酸，一般先通过色谱法检查含有几种氨基酸后，再选择适宜分离方法。

（1）溶剂法　根据各种氨基酸在水和乙醇等溶剂中溶解度的不同，将氨基酸彼此分离。例如：胱氨酸与酪氨酸在冷水中极难溶解，而其他氨基酸易溶，借此可将这两种氨基酸与其他氨基酸分离，酪氨酸在热水中溶解度大，而胱氨酸在冷、热水中溶解度均小，可将两者分离。

（2）成盐法　利用某些酸性氨基酸与重金属化合物生成难溶性盐，或某些碱性氨基酸与一般酸成盐而与其他氨基酸分离。例如：南瓜子中的南瓜子氨酸是通过与过氯酸成结晶性盐而分出的。

（3）电泳法　混合氨基酸水溶液，调节至适当的 pH，于电泳槽中或纸片上，在一定的电场中，中性氨基酸留于中间原处，具净正电荷的碱性氨基酸移向阴极，具净负电荷的酸性氨基酸则移向阳极。氨基酸的电泳移速因氨基酸本身的电荷、缓冲溶液离子的性质、pH 及黏度、电渗、温度等而异。溶液的 pH 愈接近氨基酸的等电点，氨基酸的净电荷减低，离子的移速变慢，反之则加快。因而，控制适当的电泳溶液的 pH 可达到完全分离混合氨基酸的目的。

（4）离子交换树脂法　在阳离子交换树脂上，酸性氨基酸和羟基氨基酸吸附力最弱，中性氨基酸较强，含芳香环的氨基酸更强，碱性氨基酸最强，小分子氨基酸比大分子氨基酸优先被洗脱。常用洗脱液为柠檬酸钠和醋酸钠缓冲液，将此缓冲液 pH 调至 3.28、4.30 和 6.71 则可依次洗脱出酸性氨基酸、中性氨基酸和碱性氨基酸。

（六）提取分离实例

实例 1　南瓜子氨酸的提取分离（图 12－2）。

南瓜子为葫芦科植物南瓜（*Cucurbita moschata* Duch.）的种子，性味甘平，具有驱虫作用等。分离得到的有效成分南瓜子氨酸（cucurbitine）为一种碱性氨基酸，分子式 $C_5H_{10}N_2O_2$，分子量 130.15，mp 260℃（分解），［α］27D－19.76°（C＝9.31%，水），可与过氯酸（$HClO_4$）形成结晶性盐从稀乙醇中析出。

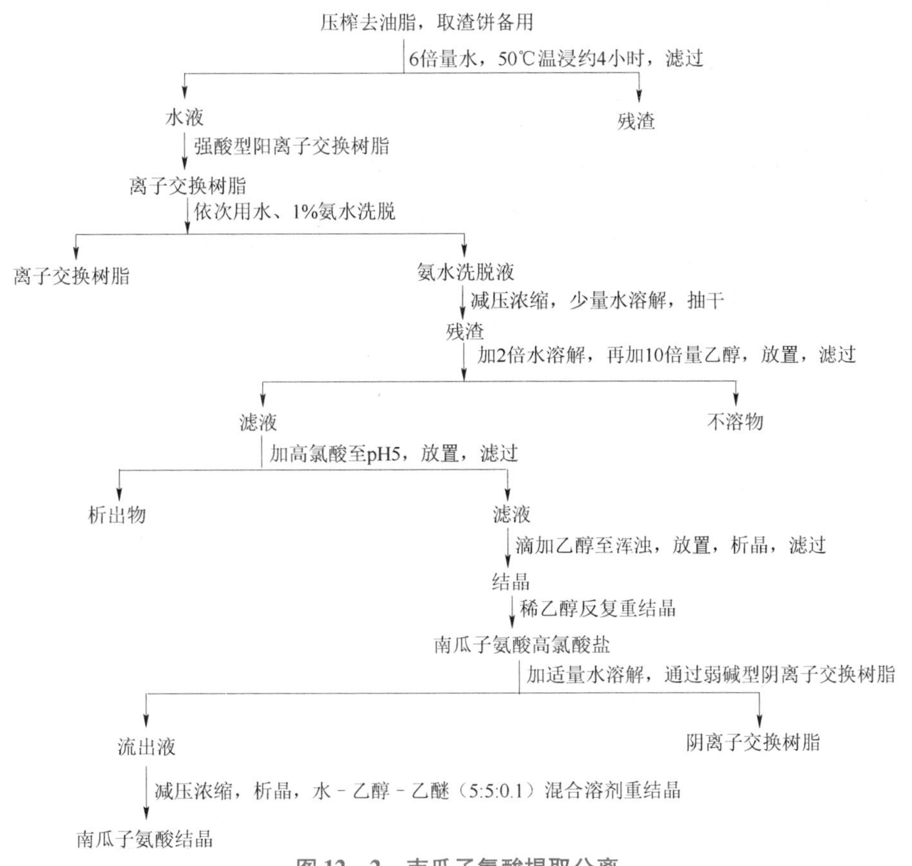

图 12－2　南瓜子氨酸提取分离

实例 2 使君子氨酸的提取分离（图 12－3）。

使君子为使君子科植物使君子（*Quisqualis indica* L.）的种子，具有杀虫消积之功，其有效成分使君子氨酸，分子式为 $C_5H_7N_3O_5$，无色针状结晶（水），mp187～188℃（分解），柱状结晶（稀乙醇），mp190～191℃（分解），［α］32D－50°（C＝2.0，水）。使君子氨酸的钾盐有明显的驱蛔作用，排虫率达 82%。

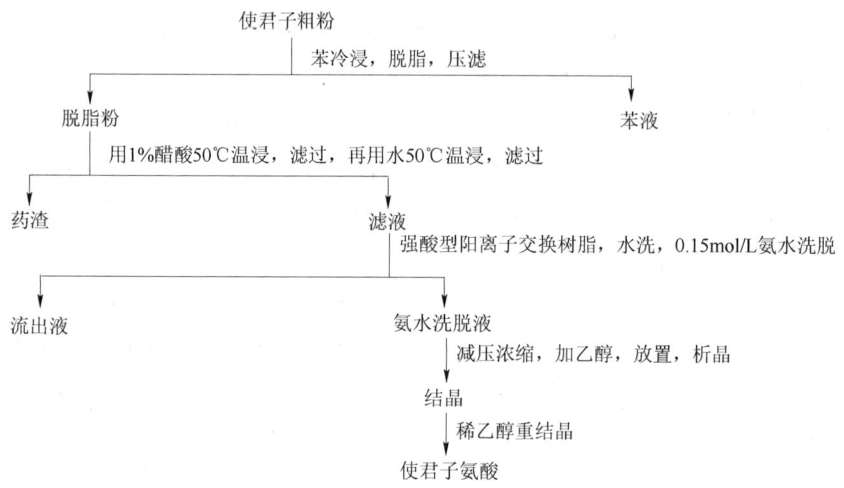

图 12－3 使君子氨酸提取分离

二、环肽

（一）概述

环肽化合物（cyclopeptides）是指由酰胺键或肽键形成的一类环状肽类化合物，主要来源于植物、海洋生物和微生物等。已发现鼠李科、梧桐科、露兜树科、茜草科、荨麻科、卫矛科、菊科、唇形科、马鞭草科、紫金牛科、茄科、石竹科、番荔枝科等植物含有环肽类成分。具有多方面生物活性，如从海洋被囊动物（*Trididemnum soidum*）得到的didern B肽类化合物具有抗肿瘤、抗病毒和免疫调节作用；从酸枣仁（*Ziziphus jujuba*）中分离得到具有安眠作用的枣素（zizyphine）为环肽类化合物；从茜草中得到一系列14元环的茜草环肽具有抗肿瘤作用，从人工虫草菌丝体中分离得到具有抗癌（KB细胞）作用和增强免疫活性的环肽。植物环肽的研究起步晚，但因其显著的生物活性以及结构的新颖性和多样化已成为中药化学新的研究热点。

（二）环肽的结构分类

目前得到的环肽类化合物根据其骨架可分为两大类六小类。

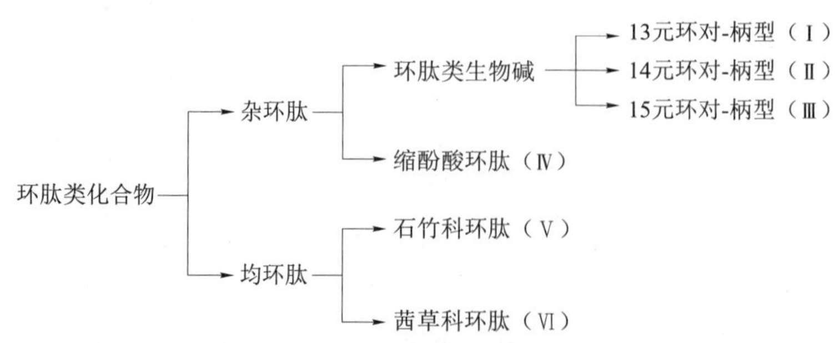

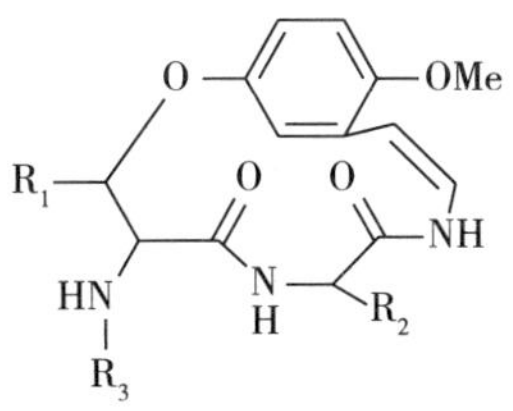

Ⅰ型 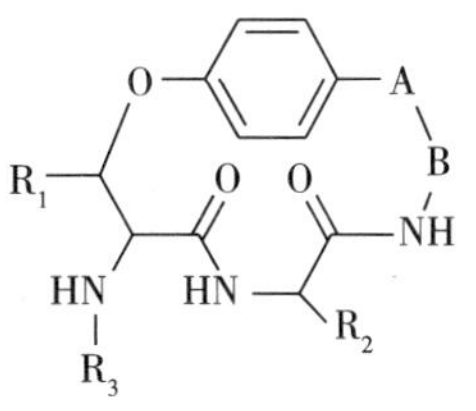　　Ⅱ型

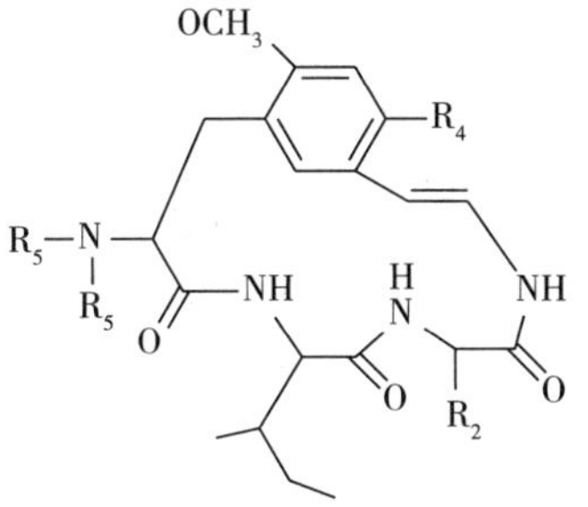

Ⅲ型 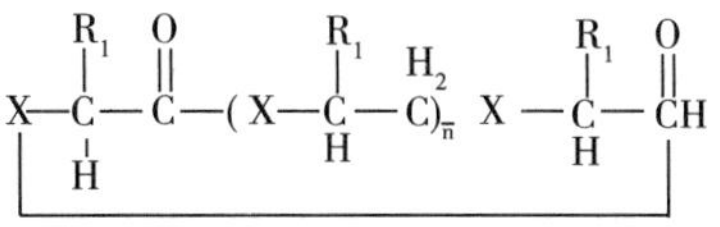　　Ⅳ型和Ⅴ型

Ⅳ X=N,NH,O
Ⅴ X=N,NH
A–B= —CH═CH—, CH(CO)CH_2—, —$COCH_2$
R_1,R_2=芳基，烷基；R_3=氨基酸残基部分；R_4=—H,—OCH_3；R_5=—H,—CH_3

（三）环肽的理化性质

1. 性状　环肽化合物一般易于结晶，熔点多高于260℃，有旋光性。

2. 溶解性　环肽化合物易溶于水，可溶于甲醇、三氯甲烷等有机溶剂。

（四）环肽的检识

薄层色谱检识　吸附剂：硅胶G或硅胶H，展开剂：三氯甲烷－甲醇（9：1），显色剂：0.2%茚三酮溶液。

（五）环肽的中药实例

茜草为茜草科植物茜草（*Rubia cordifolia*）的干燥根及根茎，具有凉血、止血、祛瘀的功效，可治疗痛经。现代药理学研究发现，茜草水煎液有明显的止咳、祛痰抑菌、抗乙酰胆碱以及升高外周血白细胞作用等。从茜草中分离得到的环己肽类由6个氨基酸组成，具有抗癌活性。

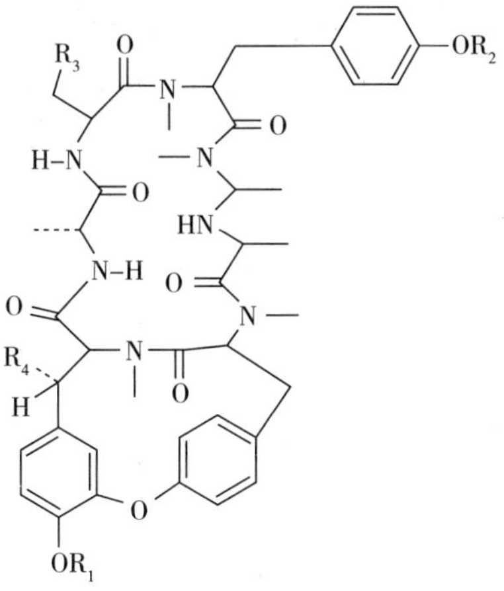

	R_1	R_2	R_3	R_4
RA-Ⅰ	H	CH_3	OH	H
RA-Ⅱ	CH_3	H	H	H
RA-Ⅲ	CH_3	CH_3	OH	H
RA-Ⅳ	CH_3	CH_3	H	OH
RA-Ⅴ	H	CH_3	H	H
RA-Ⅵ	CH_3	CH_3	H	H

三、蛋白质和酶

（一）概述

蛋白质（protein）和酶（enzyme）是生物体最基本的生命物质，凡是有生命的地方就有蛋白质和酶。蛋白质分子中的氨基酸残基由肽键连接，形成含多达几百个氨基酸残基的多肽链，酶是活性蛋白中最重要的一类。

近年陆续开发了与人体健康密切相关的不同活性的蛋白质，特别是酶类已在临床发挥了很大的作用，并蕴藏着巨大的潜力，例如天花粉蛋白（trichosanthin）具有引产作用和抗病毒作用，对艾滋病病毒也具有抑制作用；得自番木瓜（*Carica papaya*）的蛋白水解酶，称为木瓜酶（papain），可驱除肠内寄生虫；超氧化物歧化酶（superoxide dismutase，SOD）可阻止脂质过氧化物生成，降低自由基对人体的伤害，延缓机体衰老；地龙（*Pheretima aspergillum*）中提取的蚯蚓纤溶酶，不仅对血栓和纤维蛋白有显著溶解作用，而且可激活纤维溶酶原为纤溶酶（plasmin）；麦芽（*Hordeum vulgare*）中含有的淀粉酶（amylase）常用于食积不消；苦杏仁（*Prunus armeniaca*）中的苦杏仁酶（emulsin）具有止咳平喘作用。

（二）蛋白质和酶的理化性质

1. 溶解性 多数蛋白质和酶溶于水，不溶于有机溶剂，蛋白质的溶解度受 pH 影响。

2. 分子量 蛋白质和酶的溶解具有亲水胶体特性，分子量多在 1 万以上，高的可达 1 千万左右，为高分子物质，不能透过半透膜，此性质可用于提纯蛋白质。

3. 两性和等电点 蛋白质分子两端有氨基和羧基，同氨基酸一样具有两性和等电点。

4. 盐析和变性 蛋白质和酶在水溶液中可被高浓度的硫酸铵或氯化钠溶液盐析而沉淀，此性质是可逆的，当蛋白质和酶被加热，或与酸、碱等作用时，则变性而失去活性，此反应不可逆。

5. 水解 蛋白质在酸、碱、酶等作用下可逐步水解，最终产物为 α - 氨基酸。

6. 酶解 酶具有很高的催化性及专属性，如麦芽酶（maltase）只能水解 α - 苷键，而对 β - 苷键无作用。

7. 沉淀反应

（1）与酸作用 蛋白质与鞣质、三氯乙酸、苦味酸、硅钨酸等反应产生不溶解物质。

（2）与金属盐作用 蛋白质与多种金属盐如氯化汞、硫酸铜等反应产生沉淀。

8. 颜色反应

（1）Biurel 反应 蛋白质在碱性溶液中与硫酸铜溶液反应，产生红色或紫红色。

（2）Dansyl 反应 分子中末端氨基在碳酸氢钠溶液中与 1 - 二甲氨基萘 - 5 - 磺酰氯反应生成相应的磺酰胺衍生物，显黄色荧光，浓度在 0.1 ~0.001μmol/L 时也能被检出。

（三）蛋白质和酶的检识

1. 理化检识

（1）加热沉淀试验 取供试液 1ml，加热煮沸，如产生混浊或沉淀，可能含有蛋白质，或直接加入 5% 硫酸铵溶液 1ml，若产生沉淀，亦表明可能含有蛋白质。

（2）Solway purple 反应 将供试液点在纸片上，滴加酸性蒽醌紫试剂，如呈紫色，示含蛋白质，氨基酸、多肽皆不显色。

（3）Biuret 反应 取供试液 1ml，加 40% 氢氧化钠溶液 2 滴，摇匀，滴加 1% 硫酸铜溶液 1 ~2 滴，摇匀，如显色，示含多肽或蛋白质。

2. 色谱检识 薄层吸附剂：硅胶 G。展开剂：三氯甲烷 - 甲醇（或丙酮）（9∶1）。显色剂：2% 茚三酮溶液。

（四）含蛋白质的中药研究实例

1. 天花粉 天花粉是葫芦科植物栝楼（*Trichosanthes kirilowii*）或双边栝楼（*T. resthornii*）的根，具有清热生津、消肿排脓的功效，天花粉蛋白是栝楼根的有效成分，对光、热、潮湿均不稳定，用于中期妊娠引产和治疗恶性葡萄胎、绒癌（图 12－4）。

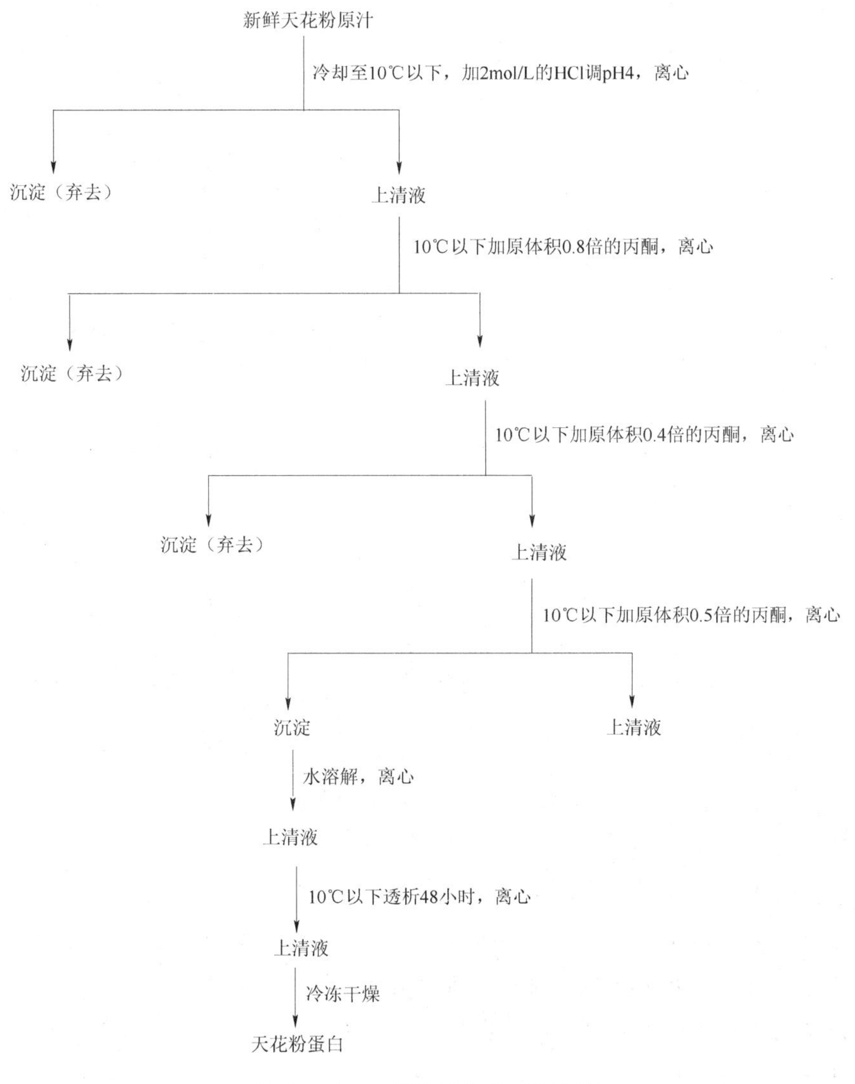

图 12－4 天花粉蛋白的提取分离

天花粉蛋白经化学分析，蛋白质含量可达 80%，灰分在 10% 以下，经琼脂加羧甲基纤维素电泳鉴定，主斑点 1 个；进行聚丙烯酰胺凝胶电泳尚有 6～7 条区带，有效蛋白含量很高，无效蛋白含量甚微，其免疫电泳可见 3 条弧线，其中一条是主要的，为有效蛋白，其他为无效或低效蛋白，经 SDS（十二烷基磺酸钠）聚丙烯酰胺凝胶电泳证明，一些无效蛋白质的分子量均较大，一般认为分子量越大越容易引起过敏，应除去。将天花粉蛋白粗品经两次 CM－sephadexG－50 色谱分离，得天花粉蛋白纯品，它在免疫电泳上仅为 1 条弧线，经测定，其分子量约为 18000，等电点为 9.4，是碱性蛋白质，并且可能含糖。

2. 苦杏仁 苦杏仁为蔷薇科植物山杏（*Prunus armeniaca* L var. ansu Maxim.）、西伯利亚杏（*P. sibirica* L.）、东北杏［*P. shuricamand*（Maxim.）Koehne］或杏（*P. armeniaca* L.）的干燥成熟种子，主要含有苦杏仁苷、苦杏仁酶等，苦杏仁酶可溶于水，不溶于有机溶剂（图 12－5）。

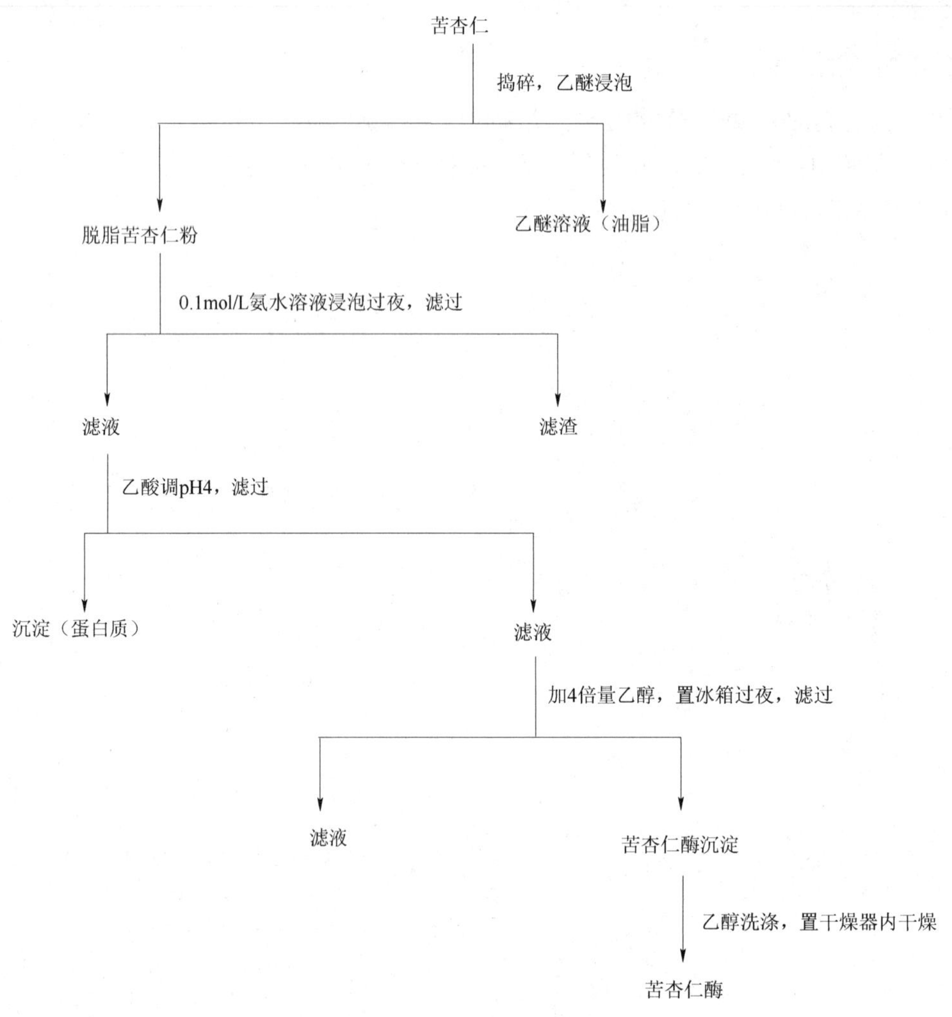

图 12－5 苦杏仁酶的提取分离

知识拓展

蛋白质多数可溶于水，形成胶体溶液，加热煮沸则变性凝结而自水中析出，振摇蛋白质水溶液能产生类似肥皂水的泡沫。不溶于有机溶剂，因此中药制剂生产中常用水煮醇沉法除去蛋白质。

强心灵的生产工艺流程是利用酶解，使黄夹苷甲和黄夹苷乙分子中的葡萄糖水解掉，所得次生苷的强心作用较原生苷提高 5 倍左右。

第五节 矿物质

一、概述

矿物质是以无机成分为主的一类天然化合物，是中药化学研究的另一个主要方面，长期以来，对中药有效成分的研究，偏重有机物，忽视了无机物，而无机物的研究包括矿物药及植物药中的微量元素，后者又分为单味药和复方微量元素分析。

二、矿物药

（一）矿物药主要成分

利用矿物、岩石治疗疾病在我国有悠久历史，明代李时珍《本草纲目》中，矿物药已有355种，如朱砂、铅丹、代赭石、铜青、砒石、石膏、滑石、卤碱等，分别以汞、铅、铁、铜、砷、钙、硅、镁等为主要成分。2020年版《中国药典》一部收载中药616种，其中矿物药有25种。但应用分类甚广，在收载的1607种中成药中，有376种含有矿物药，说明了矿物药的实用价值及其重要性，常见矿物药的主成分和功效见表12－2。

表12－2　矿物药的主成分及功效简介

品名	主成分	功效
石膏	$CaSO_4 \cdot 2H_2O$	清热泻火，除烦止渴
白矾	$KAl(SO_4)_2 \cdot 12H_2O$	解毒杀虫，燥湿止痒，祛除风痰，止血止泻
雄黄	As_2S_2	解毒杀虫，燥湿祛痰，截疟
赭石	$Fe_2O_3 \cdot 3H_2O$	平肝潜阳，降逆止血
朱砂	HgS	清心镇惊，安神解毒
紫石英	CaF_2	镇心安神，温肺，暖宫
磁石	Fe_3O_4	平肝潜阳，聪耳明目，镇惊安神，纳气平喘
炉甘石	$ZnCO_3$	解毒明目退翳，收湿止痒敛疮
滑石	$Mg_3(Si_4O_{10})(OH)_2$	利尿通淋，清热解暑，祛湿敛疮
自然铜	FeS_2	散瘀，接骨，止痛
芒硝	$Na_2SO_4 \cdot 10H_2O$	泻热通便，润燥软坚，清火消肿
玄明粉	Na_2SO_4	泻热通便，润燥软坚，清火消肿
硫磺	矿物硫族自然硫	外用解毒杀虫疗疮，内服补火助阳通便
赤石脂	$Al_4(Si_4O_{10})(OH)_84H_2O$	涩肠，止血，生肌敛疮
钟乳石	$CaCO_3$	温肺，助阳，平喘，制酸，通乳
花蕊石	Ca和Mg的碳酸盐	涩肠止泻，收敛止血
禹余粮	$Fe_2O_3 \cdot 3H_2O$	涩肠止泻，收敛止血
金礞石	K、Mg、Al和硅酸	坠痰下气，平肝镇惊
青礞石	Mg、Al、Fe和硅酸	坠痰下气，平肝镇惊

（二）矿物药的检测

某些常用的矿物药按国际惯例严禁入药，如朱砂、雄黄为含汞、含砷的毒物，密陀僧为含铅化合物，砒石为剧毒的三氧化二砷，而《中国药典》（2020年版）收载的1607种中成药中，有71种含朱砂，38种含雄黄，如何解决这一矛盾，除临床慎用外，《中国药典》（2020年版）规定了相应的定性鉴定和含量测定方法，如铁盐检查法、重金属盐检查法、砷盐检查法等。此外，对矿物药中所含微量元素可用原子吸收光谱法等进行监测。

（三）矿物药的提取分离

有关矿物药提取分离报道很少，一是由于矿物药主成分及含量较明确，且主成分均高达90%以上，大部分为无机物；二是有效成分多为微量元素，提取分离难度较大；三是矿物药大多难溶于水，在传统汤剂中仅为微量组分。目前对矿物药的提取分离主要是基于分析测定的需要。

（四）含矿物药的中药

石膏系硫酸盐矿物硬石膏族石膏，主成分为含水硫酸钙（$CaSO_4 \cdot 2H_2O$），生用清热泻火，除烦止渴，用于外感热病，高热烦渴等；煅石膏收湿、生肌、敛疮、止血，外治溃疡不敛、湿疹瘙痒。药理实验证明，单味石膏即可退热，但有研究认为这与硫酸钙无关，而与所含微量元素有关。近年研究发现，在感染高热时，应用铁、铜含量较高的石膏等清热降火药，将通过内源性白细胞递质（LEM）的作用，加速铁、锌流入肝细胞内，加快铜蓝蛋白复合物及急性期反应蛋白的合成速度，从而增强机体防御能力和杀伤微生物的能力。按《中国药典》（2020 年版）规定，石膏中含水硫酸钙的含量不得少于 95%，重金属含量小于百万分之十，砷盐含量小于百万分之二，烧之，火焰为淡红黄色，能熔成白色磁状小球，烧至 120℃时失去部分结晶水即成白色粉末状或块状的煅石膏。

三、微量元素

体内元素按存在量分为常量元素和微量元素，碳、氢、氧、氮、磷、硫、钙、镁、钾、钠和氯 11 种常量元素是组成生命体的蛋白质、脂肪、糖、核酸、血液和各种组织液所必需的成分，前 4 种占化学元素总重量的 96%。微量元素是人体中含量小于万分之一的化学元素，目前认为生命活动所必需的微量元素有 15 种：铁、铜、锌、锰、钼、钴、铬、硒、钡、镍、锶、锡、硅、碘和氟。微量元素对生命体比维生素更为重要，因为生命体不能制造必需的微量元素，只能从外界摄取。因此，缺乏微量元素，会导致机体平衡破坏，甚至引起疾病，如人体失去铁，血液就会丧失输氧功能，生命就不能维持，恶性贫血症与钴缺乏有关。钼、锰、铬、硒元素的不足，是导致癌瘤或心血管病的因素之一。氟和锶的缺乏是造成龋齿和骨质疏松的重要原因，随着研究的不断深入，微量元素将会越来越显示出其重要性。

主要无机元素及其功能见表 12－3。

表 12－3　主要无机元素及其功能

元素	符号	功能
钠	Na	细胞外的阳离子 Na^+
镁	Mg	酶的激活，叶绿素构成，骨骼的成分
硅*	Si	在骨骼、软骨形成的初期阶段所必需
磷	P	含在 ATP 等之中，为生物合成与能量代谢的所必需
硫	S	蛋白质的组分，组成 Fe－S 蛋白质
氯	Cl	细胞外的阴离子 Cl^-
钾	K	细胞外阳离子 K^+
钙	Ca	骨骼、牙齿的主要组分，神经传递和肌肉收缩所必需
钒*	V	促进牙齿的矿化
铬*	Cr	促进葡萄糖的利用，与胰岛素的作用机制有关
锰*	Mn	酶的激活、光合作用中，光解所必需
铁*	Fe	最主要的过渡金属，组成血红蛋白、细胞色素、Fe－S 蛋白等
钴*	Co	红细胞形成所必需的维生素 B_{12} 的组分

续表

元素	符号	功能
镍*	Ni	酶的激活及蛋白组分，膜构造与功能
铜*	Cu	铜蛋白的组分，铁的吸收和利用
锌*	Zn	许多酶的活性中心，胰岛素组分
硒*	Se	与肝功能、肌肉代谢有关
钼*	Mo	黄素氧化酶、醛氧化酶、固氮酶等所必需
碘*	I	甲状腺素的成分

注：*为微量元素。

答案解析

目标测试

一、单项选择题

1. 属于饱和脂肪酸的是
   A. 棕油酸　B. 二十五烯酸　C. 棕枫酸
   D. 二十二碳六烯酸　E. 油酸
2. 不含硫元素的化合物是
   A. 大蒜辣素　B. 蔊菜素　C. 大蒜新素
   D. 三七素　E. 黑芥子苷
3. 茚三酮反应呈阴性的是
   A. 天冬门素　B. 茜草科环肽　C. 二十碳五烯酸
   D. 苦杏仁酶　E. 南瓜子氨酸
4. 既不溶于酸又不溶于碱的化合物是
   A. 棕榈酸　B. 大黄酸　C. 山莨菪碱
   D. 南瓜子氨酸　E. 蔊菜素

二、多项选择题

5. 由18个碳原子组成的脂肪酸是
   A. 硬脂酸　B. γ－亚麻酸　C. 油酸
   D. α－亚麻酸　E. 亚油酸
6. 难溶于三氯甲烷的化合物是
   A. 三七素　B. 天花粉蛋白　C. 大蒜新素
   D. 石竹科环肽　E. 油酸

三、配伍选择题

[7～8]
   A. 无机酸　B. 氨基酸　C. 饱和脂肪酸
   D. 单不饱和脂肪酸　E. 多不饱和脂肪酸

7. 天冬门素属于
8. γ－亚麻酸属于

四、简答题

9. 简述溶剂法分离酪氨酸和胱氨酸的过程。

10. 能与蛋白质产生沉淀的常用试剂有哪些？

书网融合……

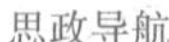

思政导航

本章小结

微课

题库

第十三章　复方物质基础研究

PPT

学习目标

知识目标

1. 熟悉　中药化学在中药复方研究中的应用，及中药复方药效物质基础研究思路与方法。

2. 了解　中药复方药效物质基础研究的意义、必要性及研究进展。

能力目标　通过本章的学习，能够在中医药理论指导之下，综合应用包括中药化学在内的中药学相关学科知识，设计出不同的中药复方药效物质基础研究方法，具备中药复方药效物质基础研究的基本理论和技能。

中药复方是指由两味或两味以上中药组成，有相对规定性的加工方法和使用方法，用于治疗中医证候而设的方剂。中药复方是中医临床用药的主要形式，各中药依据“君臣佐使”和“七情和合”的原则配伍组方，使多味中药起到协同、互补或相辅相成的作用，从而达到增强疗效、降低毒副的作用。中药化学成分复杂，一味中药通常含有几种类型的成分，而每一个类型又可能含有少则几种、多则十几种、几十种化学成分，由多味中药组成的复方化学成分就更加复杂。鉴于中药复方药效成分的复杂性，其药效必定是多种成分综合作用的结果。目前学术界对中药复方的药效物质基础的科学内涵尚存在不同的观点，其中被普遍接受的一种观点认为中药复方的药效物质基础是指中药复方中针对某一病证发挥药效作用的全部活性物质总和。阐明中药复方药效物质基础研究是开发成分明确、高效低毒、质控稳定的高水平中药新产品的基础，因此应用现代科学理论和方法对中药复方复杂体系中的药效物质基础进行研究，意义极其重大。

第一节　中药复方药效物质基础研究的意义及必要性

中药复方较之单味药，具有疗效强、毒性低等优点，因而在临床上应用广泛。据统计，我国在2005—2021年间共有186个中药复方新药品种获批上市。近年来，随着中医药现代化研究进程的加快，国内外学者对中药复方药效物质基础的相关研究日益深入，新的研究思路和理论不断涌现。这些研究在阐明中医药的复方配伍理论，揭示中药的配伍规律及其作用机制，优化制剂工艺，制定质控标准，指导临床合理用药，实现中医药现代化并走向国际市场等方面均具重要意义。

（一）中药复方药效物质基础研究是中药复方研究的关键问题

中药复方的临床应用已有2000余年的历史，仅《中药方剂大辞典》记载的中药复方已有10万余首。中药复方制剂是中医药的精髓和主流，其功效已被几千年的历史实践和现代临床疗效所肯定。《中国药典》一部所收载的中药复方制剂也逐年增加。然而，中药复方制剂在一定程度上存在质量难控制、药效不稳定等问题，其根本原因是其药效物质基础不明。近年来，国内外学者们一直致力于利用现代科学方法和先进技术手段揭示中药复方的作用机制和物质基础，在阐明复方功效、主治的现代科学内涵，和创制开发新药方面取得了不少成就。然而，中药复方成分多而复杂，对机体具有多途径、多靶点的整合调节作用，目前对其物质基础方面的研究还处于初步认识阶段，多数研究还停留在药效观察水平。中药复方药效物质基础不明确导致中药复方的作用机制和相关化学成分生物转化、代谢过程等研究缺乏依据，严重制约和困扰着中药复方的发展。因此药效物质基础研究是中药复方研究中亟待解决的关键问题。

（二）对中药复方药效物质基础研究有利于阐释中医药理论

中医药学以其内在的科学性和实践的有效性在历史上为世界医药学做出了巨大贡献。长期以来，中医药基本理论一直是中医药研究的热点，同时也是难点。中药复方物质基础研究的目的是揭示中药复方的化学成分及其药效作用机制，因此复方物质基础研究使我们能够从化合物分子水平解读、解释中医药理论，深入探讨中医药理论的本质，从而使中医理论的科学性和先进性为世人所接受。

中药药效物质基础方面的实验研究也不断佐证了中医药理论的科学性。例如，甘草与附子、大黄与附子所含酸、碱性成分在煎煮过程中会形成大分子复合物沉淀，减少汤剂中附子所含毒性乌头生物碱类成分的含量，诠释了四逆汤中“甘草缓和姜、附辛烈之性”的配伍理论及大黄附子汤配伍中“大黄可降低附子毒性，附子可制约大黄寒性”等理论的科学性。健脾益气经典名方——四君子汤，其组成药物人参、白术、茯苓、甘草及人参替代品党参均有健脾益气作用，但各有特点。药效物质基础研究结果发现人参健脾益气作用较强，提高特异性和非特异性免疫功能最优，综合疗效优于其替代品党参，从理论和实验两方面证实了四君子汤君药用人参的合理性。

中药炮制是中药使用的特点之一，组成复方的不少中药都要经过炮制。阐明中药炮制的原理，也是中药现代化的研究内容之一。如乌头和附子均为剧毒药，而制乌头仍保留了镇痛消炎的作用，且毒性大大降低，药效物质基础研究表明炮制过程使乌头碱等化合物的酯键水解，生成毒性较低的氨醇类生物碱如乌头原碱。元胡采用醋制法进行炮制，研究发现其炮制增效机制是通过醋制使其中含有的生物碱成盐，以增加生物碱的水溶性，便于生物碱在水煎煮时被溶解出来，从而增强药效。

中药药性理论是中药的灵魂，通过药效物质基础研究可揭示其科学内涵。一些有效成分被认为是中药四性的物质基础，如消旋去甲乌药碱，它的化学结构与环儿茶酚胺类结构相似，是β受体兴奋剂。这一成分在热性药附子、乌头、细辛、商良姜、吴茱萸、丁香、川椒等中都含有，所以认为它是热性药产生作用的共同物质基础。

综上所述，运用现代科技手段对复方药效物质基础进行研究，揭示中药复方的配伍规律、药效和作用机制，既能解决中药复方的复杂性和整体性难点，又可在继承中医药理论合理内涵的基础上，从更深的层面阐释中医药理论的科学性，从而赋予其更强的生命力。

（三）中药复方药效物质基础研究可搭建中西医结合的纽带和桥梁

传统中医药的基础理论和现代西医学的临床理论是医学研究领城两个不同的理论体系，二者间差异极大，然而不管其差别如何之大，基于研究人的生命现象这一共同点，二者有着不可否认的相互联系。二者的理论体系都包含了对生命活动规律的认识，是生命认识的局部与整体两个方面。在科学发展从局部走向整体综合总趋势的今天，中西医学交流与结合是医学发展的客观要求，也是创新医学体系的一个努力方向。

中医和西医在治疗疾病时都会使用药物。尽管目前中药和西药概念不同，但二者均是防治疾病的物质，作用对象均为人体，都是通过影响机体（包括细菌、寄生虫）的生化反应过程而达到防治疾病的目的。中药和西药具有物质和生物活性的同一性，这种同一性正是中医和西医间交流的纽带和桥梁。中医用中药通过审证求因，辨证立法，依法组方，施予病家发挥疗效。西医用西药治疗疾病，对药物的成分组成、性质、体内过程、不良反应等都比较清楚。中药和西药最根本的区别之点是中医临床使用的中药复方多药味、成百上千的复杂成分，总以模糊的面目出现。这种模糊性成为中西医两个学科体系结合的主要障碍之一。

因此，通过药效物质基础研究，阐明中药复方中多组分的作用机制和作用靶点，使中药治疗疾病的全过程逐步清晰起来，找到现代中药和西药结合的“密码”，将有助于搭建中西医结合的纽带和桥梁，从而有效促进中西医的交流与结合。

（四）中药复方药效物质基础研究是中药现代化的必经途径

中药复方具有很好的疗效，但是由于它的药效成分不明确，因而难以制定科学有效的药效和安全性评价体系，导致现行中药质量标准和生产管理规范难以得到国际社会的认同，使中成药在国际市场中缺乏竞争力，可见药效物质基础研究已成为制约中药现代化发展的瓶颈之一。中药复方药效成分研究可以明确中医药治疗疾病的物质基础，而中药复方物质基础正是复方具有可靠疗效的奥秘所在，它的深入研究是中药现代化的关键和核心。

我国已从中草药中成功地开发出一批现代中药，例如从黄花蒿中提取的青蒿素，经结构修饰后已开发出一系列治疗疟疾的良药，还有治疗肠道感染性疾病的黄连素、治疗各种急慢性肝炎和防治肝硬化的甘草酸、治疗自身免疫性疾病红斑狼疮的雷公藤多苷、抗血栓药毛冬青甲素、抗肿瘤药喜树碱和长春碱及其衍生物，以及从银杏叶中提取分离的多种银杏内酯用于治疗脑缺血及外周血管病等。这些均为实现中药现代化创造了一定基础，然而中药复方才是中医治病救人最常用的形式，故对于中医药的开发，对中药复方药效物质基础的研究才是首要的，阐明中药复方药效物质基础，揭示中药复方作用机制及组方配伍关系，可为中药现代化提供强有力的技术支撑。复方丹参滴丸便是一个成功的例子，另外双黄连粉针剂、丹红注射液、热毒宁注射液等的成功研制，都是中药复方药效物质基础研究的成果。相信随着中药现代化进程的加快，中药药效物质基础的研究将会突破瓶颈，从而使中药复方的研究面向世界。

（五）中药复方药效物质基础研究可促进中药制剂等相关学科的发展

中药学的分支学科如中药化学、中药药理学、中药鉴定学、中药炮制学、中药制剂学、中药药物动力学和中药制剂分析相互关联，相互促进，相互渗透。中药复方是一个复杂的化学体系，所含成分结构多样，作用靶点不明，其化学成分和物质基础的研究不仅需要广泛地借鉴现代科学技术手段，还需要充分借鉴中药制剂学、中药分析学、中药药理学、分子生物学等多学科的知识理论。因此，随着研究的不断深入和发展，中药复方药效物质基础日益清晰，必将有效促进其相关学科所涉及的一些关键科学问题的阐明，从而推动整个中药学科的发展和进步。

中药制剂相对西药制剂来说，作用机制不明、质量难控制等因素影响了中药现代化的发展，最根本的原因是中药药效物质基础不明确。中药制剂学在复方明确的药效物质基础研究的支撑下，更能够从剂型选择、辅料选择、制剂工艺和质量控制等诸方面开展深层次的考察探究。中药药效物质是确定中药提取物剂型的基础，只有在了解中药药效物质的基础上，才能根据其溶解性、酸碱性、挥发性、稳定性、生物利用度等性质选择合适的中药制剂剂型。一般情况下，提取物的水溶性较好，可制成口服液、针剂、冲剂等，如生脉饮、柴胡注射液等；中药提取物水溶性较差，可选用片剂、胶囊剂等剂型，如复方丹参片、利血平片等；中药提取物在醇中的溶解度好，可制成酒剂、酊剂等，如国公酒、远志酊等。在中药制剂制备工艺的研制过程中，明确的药效物质基础，可更好地选择适当的溶剂和提取分离方法。

总之，中药药效物质基础的研究能够更好地推动中药制剂的标准化、现代化、国际化，因此中药药效物质基础的研究对中药制剂的发展和新药研究设计具有重要的意义。

第二节　中药复方药效物质基础研究进展

中药复方药效物质基础研究是中药现代研究的热点，是中医药现代化研究的重要组成部分，对继承和发展中药复方配伍理论、揭示中药组方配伍的内在规律、指导临床安全合理用药和研发中药新产品具有重要意义。国外也有不少学者在中药复方药效物质基础方面展开了研究，但以我国学者的研究最为突出，且已经探索出较为完整的复方药效物质基础研究体系，并取得了良好的成绩。

一、中药复方配伍理论的物质基础研究

我国中药配伍应用的历史悠久，早在春秋战国就有记载，《黄帝内经》《神农本草经》《伤寒杂病论》《太平惠民和剂局方》《本草纲目》等，都为我们留下了宝贵的财富。关于复方配伍理论的物质基础研究，学者们针对中药复方物质基础的特点相继提出各自观点：①将复方看作一个整体，同单味药一样进行化学成分研究；②有效成分组学的概念，即中药复方中发挥治疗作用的全部有效物质；③分子中药组学理论，认为中药复方是通过化学成分组合影响到信号分子组合，使紊乱的信号分子网络恢复平衡，从而起到治疗中医的“证”和相关疾病的作用和效果等。

中药复方配伍必有规律存在，这种规律也必有客观的物质基础，而这种规律的物质基础也一定能通过建立一定的科学方法研究得以揭示。化学分析方法是现代研究中药复方物质基础的重要手段。国内有学者对张仲景《伤寒论》中回阳救逆的代表方四逆汤减毒原理进行研究，结果发现附子与甘草配伍合煎后的主要成分乌头碱和甘草酸的含量均明显降低，揭示甘草配伍附子合煎，甘草酸和甘草黄酮是甘草对附子减毒的物质基础，其减毒机制主要表现为甘草中的酸性物质与附子中的酯型生物碱产生沉淀反应，以及甘草的皮质激素样作用，从化学层面上解释了该方配伍的科学性。对补血调血代表方四物汤研究发现，配伍后白芍所含有害成分苯甲酸的煎出量明显降低，为中药复方配伍后能佐制药物的毒性和峻烈之性提供了实验依据。又如在清开灵的药效物质基础研究中，对由牛黄、黄芩、栀子、水牛角、金银花、板蓝根、珍珠母七味药材组成的复方，通过多种分析手段进行了鉴定，共分析了清开灵的整体化学物质组中的40余种有机成分和10余种无机成分。按照清开灵所含物质成分的性质可以分为9大类型的有效部位，即整体化学物质组可以分为9个化学物质组，并通过有效物质化学组学的研究，最终确定了清开灵治疗脑缺血损伤的化学物质组的最佳配伍为4类有效组分，即胆酸类、黄芩类、栀子环烯醚萜类和珍珠母提取物。

有学者对七个含柴胡的复方汤剂中柴胡皂苷a、b、c、d四种成分的含量变化研究时发现，含牡蛎的汤剂中柴胡皂苷d的含量高于其他方剂约四倍，而柴胡皂苷b的含量较其他方剂明显降低，这主要是由于牡蛎在煎煮过程中起到了中和作用，提高了汤液的pH从而阻止柴胡皂苷d的分解，增强了柴胡的药效。

中药复方化学成分复杂，成分之间发挥或协同、或相反、或拮抗作用。麻黄汤由麻黄、桂枝、杏仁、甘草等组成，麻黄平喘的主要药效物质是麻黄碱，桂枝的镇痛解热成分是桂皮醛，杏仁的镇咳成分是苦杏仁苷。研究发现，复方中的苦杏仁苷分解成的苯甲醛，与桂皮醛一起同麻黄碱产生化学反应，生成了新的化学成分，该化学成分在热水中分解后，分别发挥麻黄碱、桂皮醛、苦杏仁苷的药效作用。在对生脉饮化学研究中发现，方中人参、麦冬和五味子合煎时大大增加了化合物5-羟甲基-2-糠醛（5-HMF）含量，而这正是生脉饮复方抗心肌缺血作用的主要药效物质。

对中药有效组分配伍的化学研究应该把方剂作为一个整体，不仅需要寻找活性成分，更需要注重对其不同化学成分组合、量化和相互作用的研究，尤其应注重对综合效应的有效物质组群研究。总的说

来，自从国家提出实现中药现代化的发展目标以来，在中医药研究领域取得了许多可喜的成绩，在单味中药的研究方面已取得了长足的进展，而对中药复方的研究还相对薄弱，一般只局限于小复方，对于大复方而言，药味多，化学成分复杂，目前的研究尚未取得突破性的进展。

二、中药复方化学成分的分离鉴定

中药复方作为中医药临床用药的主要形式，体现了中医理论整体观念和辨证论治的治疗特色。对中药复方化学成分进行研究，更能从本质上阐明复方药理作用的物质基础。与西药相比，其化学成分复杂，难以确定其发挥治疗作用的有效组分及物质基础，故现代研究多是针对中药复方多成分、多途径、多靶点的特点进行探索，研究过程中用到的分离鉴定方法主要是色谱法、波谱法等。

采用中药化学方法对复方化学成分进行分离、纯化和结构鉴定，可全面分析复方化学成分是什么，配伍后与单味药成分比较有何区别以及有无新化合物生成等。甘草附子汤由附子、炙甘草、桂枝和白术四味中药组成，临床上用于风湿等疾病的治疗。有学者通过有机溶剂萃取方法对该方中各单味药及全方煎液进行成分的分离提取后，运用色谱技术检测到了三氯甲烷层中的71个色谱峰，全方中63个色谱峰，通过结合单味药材和配伍复方对液相图谱进行色谱峰归属，阐明了该复方中化学成分配伍前后的变化，为包括附子在内有毒中药的方剂的安全性提供了参考。当归补血汤是金元时期李东垣所开创的益气补血经典方剂，因疗效确切而备受青睐。有学者通过高效液相-二极管阵列-质谱法（HPLC-DAD-MS）鉴定了当归补血汤中包括黄酮类、苯酚类、三萜皂苷在内的10个活性化学成分。现代临床上常用小承气汤的加减方治疗肠梗阻、阑尾炎等肠道疾病。通过研究表明小承气汤中主要含有蒽醌类及挥发油成分，有人通过采用硅胶和凝胶等色谱分离其中的化合物，鉴定了11个化合物，并对其挥发油部分进行研究，鉴定出67个化合物，为测定汤剂中挥发油含量的方法奠定了基础。炎宁颗粒为我国中药保护品种，具有清热解毒，消炎止痢之功效，由鹿茸草、白花蛇舌草和鸭跖草以2∶1∶1比例组成。运用活性跟踪分离的方法确定了炎宁颗粒AB-8大孔树脂30%乙醇洗脱部位为其抗菌抗炎活性部位，并综合运用多种色谱手段从该复方活性部位中分离得到40个化合物，其中有8个新化合物。

三、中药复方有效部位的提取分离

中药复方有效部位的提取分离是研究中药复方的关键环节，是中成药走向国际化市场的必经之路。通过中药复方的提取分离，去粗取精，减少服用剂量，提高携带方便性，满足人们的用药需求。但中药复方所含的中药材两味或两味以上，化学成分相当复杂，有效组分难以确定，这是中药复方提取分离面临的最大难题。近年来，国内引入不少新的提取分离技术，为中药复方的提取分离工艺提供保障。

传统中药复方主要是采取水煎煮法，大孔树脂吸附分离技术用于中药复方煎液的提取分离成了常用的方法之一。大孔树脂吸附分离技术是采用特殊的吸附剂从中药复方煎液中有选择地吸附其中的有效成分，除去无效成分的一种提取精制工艺。该方法具有设备简单、节省能源、产品纯度高、不吸潮等优点，已在国内广泛用于苷类、黄酮类、生物碱类等化学成分的提取分离。中药复方制剂喘平粉雾剂以麻黄、洋金花为主药，生物碱为该复方止咳平喘的主要有效成分，该复方采用大孔吸附树脂提取纯化总生物碱，不但提高了提取率，并能除去糖类等水溶性杂质，降低了提取物的吸潮性，为喘平粉雾剂的制备工艺提供了参考依据。有学者以由黄连、大黄、知母等药材组成的含有生物碱、蒽醌、皂苷等的中药复方为样品，采用大孔树脂对其进行吸附纯化工艺研究。经定性、定量研究证实，混煎复方中药中的主要有效成分经过优化的工艺吸附纯化后，大部分成分均可保留。由于中药复方成分繁杂，大孔树脂对不同成分的吸附选择性不同，使得复方药效物质基础的保留率相差也较大，因此在应用大孔吸附树脂纯化复方时，应结合药效学，评价指标成分的合理性。

除了大孔吸附树脂法以外，另一项提取分离新技术即超临界流体萃取技术亦广泛应用于中药复方的提取分离。用超临界流体萃取方法提取天然产物时，一般用 CO_2 作萃取剂，使萃取物有效分离、提取和纯化。超临界 CO_2 具有类似气体的扩散系数、液体的溶解力，能迅速渗透进固体物质之中，提取其有效成分，具有高效、不易氧化、无化学污染等特点。六味地黄丸是一种常用中药复方制剂，具有滋阴补肾之功效。方中牡丹皮具有清热凉血、活血化瘀之功效，丹皮酚是牡丹皮中有效成分之一。有学者用超临界 CO_2 萃取六味地黄丸中的丹皮酚，结果发现夹带甲醇的超临界 CO_2 能有效提取六味地黄丸中的丹皮酚，且该方法简便、快速、准确。

在新的分离技术中，微波辅助萃取技术亦占有一席之地。微波辅助萃取技术与传统的中药活性成分提取技术相比，具有简便、高效、环境污染小等优点，因而得到越来越多相关领域研究人员的关注。有学者比较电炉和微波炉两种方法对麻黄汤、大黄附子汤、四物汤、导赤散的煎煮效果，结果发现同一方剂的两种煎法的药液密度、pH 均无明显差异，紫外图谱吸收峰基本一致，证明了微波萃取对药效成分无明显影响，微波煎药是可行的，且方法简单，易于操作。

超声波提取分离是依据物质中有效成分和有效成分群体的存在状态、极性、溶解性等设计的一种提取技术。利用超声波振动的方法进行提取，使溶剂快速地进入固体物质中，将其物质所含的有效成分尽可能完全地溶于溶剂之中，得到多成分混合提取液，提高了提取率，缩短提取时间、节约成本，在中药复方的提取中具有很大的应用价值。

生物酶解技术近年来受到重视，研究比较活跃。该技术具有条件温和、操作简便、成本低廉的特点，并且能较大幅度提高药物有效成分的提取率。研究发现，酶法能够有选择地改变提取的目标成分的性质，去除体系内杂质，提高提取液的澄清度，几种酶联用能够从不同方面提高提取率。生物酶解技术能够让物质提取物富含活性酶，促进人体新陈代谢，运用于人类健康工程，效果十分显著。

半仿生提取法是从生物药剂学的角度，模拟口服给药及药物经胃肠道转运的原理，为经消化道给药的中药制剂设计的一种新的提取工艺。有学者研究半仿生提取法提取桂枝茯苓丸方药中挥发性成分的工艺，发现半仿生提取法的提取液及其含药血清与其他提取方法比较，药效物质含量高，且药理作用强，进一步拓展了中药研究开发的思路，并为其他含挥发性成分中药复方药效物质的提取及二次开发提供了有益的借鉴，也为快速提高中药现代化水平探索了一条新途径。

四、中药复方定性、定量研究

（一）依据化学反应定性

化学反应是中药复方定性研究中较为常用的检识方法，该法是利用中药复方中的某些特征性成分与某种特定试剂进行化学反应，生成沉淀、产生气体或呈现某种颜色而达到检识的目的。许多试剂因其专属性强，灵敏度较高，简单易行，而得到广泛的应用。例如，苦杏仁苷是苦杏仁中含有的一类氰苷类成分，其水溶液在加热时产生的苯甲醛，可使三硝基苯酚试纸显红色，因此，《中国药典》（2020 年版）采用该法对杏苏止咳颗粒和杏苏止咳糖浆中的苦杏仁进行定性鉴别。复方成分复杂，在进行化学反应定性时，相对于单味药干扰更大，因此样品的前处理过程就显得尤为重要。《中国药典》（2020 年版）采用生物碱沉淀反应，对牛黄蛇胆川贝液中的总生物碱进行定性鉴别，为排除干扰，酸水提取液先用三氯甲烷萃取，除去脂溶性杂质，酸水层调碱性后再用三氯甲烷萃取，萃取液蒸干，残渣用酸水溶解并过滤后，再利用不同的生物碱沉淀试剂，包括碘化铋钾、碘化汞钾和硅钨酸，使其发生沉淀，从而最大程度地避免了其他成分对检测的干扰。

（二）薄层色谱法定性

薄层色谱是中药复方制剂化学成分检识最常用的方法之一。此法简便、色谱结果直观、显色方法可选性大、兼具有分离和鉴定的双重功能。只要选择合适的固定相和展开剂，经过显色或紫外光照射后与对照品比较，就可根据薄层板上斑点的有无定性鉴别复方中某味中药或化学成分，也可依据斑点颜色的深浅判断某些化学成分的相对含量。《中国药典》（2020 年版）一部中绝大部分复方制剂均采用薄层色谱法来进行定性鉴别，如：三九胃泰颗粒、三黄片、大川芎口服液和六味地黄丸等。在薄层色谱的定性鉴别中，标准品既可以选用化学标准品，也可以选择复方中的组方药材进行对照，从而在整体上对复方中化学成分或药材组成进行把握。

（三）指纹图谱检测

中药指纹图谱是近年来用于控制中药复方及其制剂质量的有效方法。中药复方指纹图谱分析是一种综合的、可量化的鉴定手段，是将中药复方制剂经适当处理后，采用一定分析手段，得到能够标示其化学特征的色谱图或光谱图的分析方法。相比于普通的活性成分或单一指标成分检测方法，指纹图谱分析技术具有可量化和综合信息检测及分析的特点，因为它可以通过量化测定出中药复方中大量的有效物质的信息，因此指纹图谱分析技术比普通测定方法更加合理和科学，也更加符合中药复方多组分、多靶点的作用特点。

指纹图谱所使用的研究手段包括高效液相色谱法（HPLC）、气相色谱法（GC）、薄层扫描法（TLCS）和高效毛细管电泳法（HPCE）等色谱法以及紫外光谱法（UV）、红外光谱法（IR）、质谱法（MS）、核磁共振法（NMR）和 X - 射线衍射法（XRD）等光谱法。近年来，随着液相色谱 - 质谱法（LC - MS）和气相色谱 - 质谱法（GC - MS）等联用技术的应用，中药指纹图谱技术更趋完善。附子理中丸由附子、党参、白术、干姜和甘草五味中药组成，国内有学者采用 GC - MS 和 LC - MS 的方法分别建立附子理中丸的指纹图谱，通过对指纹图谱中的色谱峰进行定性分析，鉴定出了附子理中丸中的 45 个成分，为研究附子理中丸的化学成分和质量标准提供依据。

指纹图谱在中药复方及其制剂质量控制技术中，作为一种可量化及综合性的质量分析手段，能充分体现中药质量控制的一致性、安全性及有效性等特点。在实际工作中，中药复方指纹图谱联合多成分含量测定在中药复方的质量控制中发挥了重要作用，避免了以一个特征成分来鉴定一种中药或中药复方制剂的不足。我国已将中药指纹图谱作为中药注射剂的必要检查项目。2010 年指纹图谱正式列入《中国药典》，参与复方丹参滴丸、桂枝茯苓胶囊、天舒胶囊等复方制剂的质量评价，这是指纹图谱在中药复方制剂中成功运用的有效尝试，从整体上提升了中药复方制剂的质量评价水准。2015 年版和 2020 年版《中国药典》一部中指纹图谱或特征图谱的应用明显增加，2020 年版《中国药典》建立了消瘿丸、银黄丸、枣仁安神颗粒等 45 个指纹（特征）图谱。

目前，指纹图谱研究已不仅仅局限于构建复方总提取物的指纹图谱，有研究者还将其应用于中药复方生物指纹图谱和代谢指纹图谱，从而使化学物质基础和药效之间的关系更加明确清晰。综上所述，中药指纹图谱技术为中药复方的质量控制研究提供了更广阔的视野。相信随着相关学科的飞速发展，中药复方指纹图谱技术会得以不断完善和提高，也会在中药复方质量控制及中药现代化中发挥更大的作用。

（四）中药复方定量分析

中药复方虽然化学成分复杂，但其成分主要是由单味中药化学成分的有机加和，故对于中药复方的定量分析可采用与单味中药相同的方法。目前，中药复方的定量分析正逐步由单一指标性成分定量向活性、有效成分及生物测定的综合检测过渡，向多成分整体质量控制模式转化。

中药复方定量分析的方法很多，包括高效液相色谱法、气相色谱法、薄层扫描法、紫外分光光度法、荧光分析法、毛细管电泳法等。其中，高效液相色谱法是目前应用最广的含量测定方法，其通过相应的检测器对中药复方提取物中的组分进行检测。大多数中药化学成分对紫外光有响应，因此紫外检测器在化学成分检测中使用最为广泛。其他常用的检测器有蒸发光散射检测器、荧光检测器。如皂苷类成分、甾体类成分的检测可用蒸发光散射检测器进行检测；多环芳烃类物质，可用荧光检测器进行检测。例如，双黄连口服液由金银花、黄芩、连翘三味中药组成，其定量分析方法应按照《中国药典》（2020 年版）高效液相色谱法进行测定，方法是对黄芩、金银花、连翘进行相应的处理后分别以甲醇－水－冰醋酸（50∶50∶1）、甲醇－水－冰醋酸（20∶80∶1）和乙腈－水（25∶75）为色谱系统流动相，采用紫外检测器，检测波长分别为 274nm、324nm 和 278nm，分别测定其中的黄芩苷、绿原酸、连翘苷的含量进而对该复方进行定量分析。

气相色谱法具有高灵敏度、高效能和高选择性的优点，主要用于具有挥发性成分的检测，如芳香类化合物。中成药十滴水是由樟脑、干姜等七味药组成的复方制剂，《中国药典》（2020 年版）中即采用 GC 对该方剂中的樟脑及桉油精进行检测。

薄层扫描法具有分离效能高、快速、简便等特点，因而适用于中药复方的分析。薄层扫描法虽然精密度低于高效液相色谱法，但可作为补充，用于一些无紫外吸收，或用高效液相色谱法分析效果欠佳的组分如人参皂苷、贝母生物碱等。山楂化滞丸是由山楂、麦芽、六神曲等六味药组成的中药复方制剂，其定量分析方法应按照《中国药典》（2020 年版）薄层扫描法进行测定。方法是对样品进行处理后，选用硅胶 G 薄层板，以环己烷－三氯甲烷－乙酸乙酯－甲酸（20∶5∶8∶0.1）为展开剂，显色后，照薄层色谱法（通则 0502 薄层色谱扫描法）进行扫描，波长：$\lambda_S = 535$nm，$\lambda_R = 650$nm，测量吸光度积分值，计算熊果酸的含量，进而对该复方进行定量分析。

除了上述常规检测方法，包括液相色谱－质谱联用法、高效液相色谱法－电感耦合等离子质谱联用法（HPLC－ICP－MS）在内的新技术也收载于 2020 年版《中国药典》，用于中药的质量控制，进而提高检测的灵敏度、专属性和稳定性。液相色谱－质谱联用法技术分析样品不需要进行繁琐和复杂的前处理，同时得到化合物的保留时间、分子量及特征碎片等丰富的信息，具有高效快速和高灵敏度的优点，尤其适用于低含量、无紫外吸收化合物的分析检测，近年来越来越多地应用于中药复方的定量分析。2010 年版《中国药典》一部首次采用液相色谱－质谱联用法对中药饮片进行定量分析，如液相色谱－质谱联用法对川楝子及苦楝皮中的川楝素进行含量测定，对千里光中的阿多尼弗林碱进行了杂质检查。2020 年版《中国药典》中液相色谱－质谱联用法首次应用于中药复方的定量分析，九味羌活丸是由羌活、防风、细辛等九味药组成的中药复方制剂，其中采用液相色谱－质谱联用法对马兜铃酸 I 进行测定。虽然目前在《中国药典》中，液相色谱－质谱联用法还没有广泛应用于中药复方的定量分析，但国内的学者已经将液相色谱－质谱联用法应用于复方定量分析，并开展了大量的研究工作。例如，有学者采用液相色谱－质谱联用法快速、准确地从清肺排毒汤中鉴定出 405 种化学成分，小鼠灌胃清肺排毒汤后，分别从肺、肝、心、肾、脑、脾中检测了 165、177、112、120、44、53 种成分，并基于此建立了其中 9 种主要化学成分定量分析的液相色谱－质谱联用法，明确了主要成分在小鼠体内的组织分布特征，为清肺排毒汤物质基础研究提供了坚实数据。高效液相色谱法－电感耦合等离子质谱联用法是目前元素测定较常用的方法，可同时分析样品中多种元素和分析同一元素的不同形态，具有灵敏度高、分析速度快等特点，近年来逐步应用于中药材中无机元素的定量分析。2020 版《中国药典》一部中有丹参、甘草、枸杞子、山楂等多个品种应用高效液相色谱法－电感耦合等离子质谱联用法测定药材中铅、砷、汞、镉、铜等重金属和有害元素。

除了以上介绍的方法以外，近年来，还有相关学者对新的含量测定方法进行了尝试。中药显微定量法，即利用中药材某种显微特征具有固定常数的特点，采用质量分析法或容量分析法测定成分含量的一种中药鉴定方法，该方法简单、快速、结果可靠；一测多评法利用中药有效成分内在函数关系和比例关系，只测定一个成分（对照品可得到者）实现多个成分（对照品难以得到或难供应）的同时测定。最早在 2010 年版《中国药典》中，首次采用一测多评法，以盐酸小檗碱为对照品，对黄连中小檗碱、表小檗碱、巴马汀和黄连碱含量进行检测。在 2015 年版《中国药典》中，一测多评法应用拓展到中药制剂及提取物中。在 2020 年版《中国药典》中，一测多评法在复方制剂、提取物、药材和饮片中的应用进一步完善。有学者以绿原酸为指标，对银黄片的定量测定使用了一测多评法，对 13 批银黄片一测多评的计算结果与外标法实测值进行比较，并对不同品牌仪器和不同厂家色谱柱进行考察，结果显示一测多评法在不同色谱柱的计算值与外标实测值之间没有显著性差异，表明一测多评法具有良好的重现性。

第三节 中药复方药效物质基础研究思路与方法探讨

中药复方用药历经千年，体现了中医的辨证精髓，然而中药复方药效物质基础研究，却是近几十年来的事情。随着科技的发展、检测技术的进步和研究理念的拓展，中药复方药效物质基础研究得到越来越广泛的重视，涌现出多种新理论和研究方法，它们分别从不同角度对于中药复方物质基础进行了探讨。然而由于中药复方的复杂性，目前无一种研究方法和思路，能够解决所有中药复方中的问题。这里就一些基本形成共识的思路和方法进行介绍。

一、中药复方药效物质基础研究的指导思想与原则

中药复方是中医理论指导下的用药精髓，药效物质基础则是现代药学的认识范畴。中药复方的药效物质基础研究，一方面要正确、合理地利用中医理论中的精华部分进行指导，同时要有所突破和创新；另一方面又不能完全将中药复方物质基础当成西药的单一化学成分来研究。科学阐明中药复方的药效物质，必须坚持化学物质研究与药理研究相结合原则。应针对中药复方的适应证，建立科学的药理评价模型（包括整体动物、组织器官、细胞亚细胞和分子生物学层次），分别对复方的药味、有效部位和有效成分进行筛选研究。此外，还必须借鉴现代药学、药理学、分子生物学和现代分析、分离方法的最新研究成果，拓宽中药复方物质研究思路。

二、中药血清药物化学研究

20 世纪 80 年代对含药血清开始进行研究，逐渐发展并形成了目前的血清药物化学。中药复方多是口服的、以证为基础的多成分体系，是通过炮制、煎煮等制备过程，口服后经胃酸、消化道腺、肠内酶、肠道菌群、肝脏酶等一系列的作用，形成的极为复杂的混合物。这些复杂的混合物有的以原型成分形式被直接吸收入血，有的经代谢生成新的化合物后被吸收入血，有的则直接被排泄，无论何种途径，其有效物质均以血液为介质输送到靶点，才能真正发挥疗效，因而给药后血清才是真正起作用的“制剂”，给药后血清中含有的成分才是中药复方发挥药效活性的“物质基础”。通过对血清所含复方化学成分进行分析、鉴定，把得到的化学成分与复方全方再次进行药效学比较，就可能揭示直接产生复方药效的化学成分，从而可以推断出中药复方药效的物质基础。

研究方法：包括给药后含药血清的采集、样品的预处理和血清样品的分析。血清样品的采集，需要考察复方的化学成分及品质、实验动物、给药方案、采血时间和方式等因素。样品预处理过程，涉及活性成分或组分的富集与分离，血中移行成分的制备。样品分析需要选择合适的分析方法和最佳的分析条件。最后综合考察血中移行成分与中药传统疗效的相关性及代谢物与代谢途径。中药复方血清化学研究多采用指纹图谱的方法，比较配伍前后及不同配伍制剂的体内外指纹图谱变化，确定血清中指纹峰的来源及归属，再应用各种分析检测技术对血清所含复方化学成分及移行成分进行分析，判断复方中化学成分的动态变化及新成分的产生情况。比较血清中分离的成分与复方全方成分，进一步开展血清药理学和

血清药物化学成分相关性研究，揭示直接产生复方药效的化学成分。

中药血清药物化学的优势与不足：中药血清药物化学研究方法，直接检测入血成分，排除了胃肠中不能进入血清的药物成分，从而降低了复方制剂及其提取物本身复杂的理化性质的干扰，使中药复方效应物质基础问题得到简化；含药血清包含了复方真正的有效成分，避免了复方及其提取物体外实验中诸多因素的影响，能较准确、真实地反映复方的药效、作用机制及药代动力学。然而，由于某些吸收入血的成分含量低，需经过富集和提纯后，加到比原来血清中的浓度高许多倍时才显示相关药理作用，这给有效成分的确定带来困难；此外，实验动物类型、年龄、性别等因素对药物吸收的差异，不同给药剂量、采血时间造成的血药成分、浓度的差异，加上血清中内源性成分的干扰，给血清有效成分的分离鉴定造成了相当大的困难。总体说来，中药血清药理学和血清药物化学是比较理想的研究思路，但许多问题尚待系统深入地探讨。

三、代谢组学研究

代谢物组学是以组群指标分析为基础，以系统整合和信息搭建为目标，以数据处理和高通量检测为手段，研究生物体内代谢物及其变化的一门新兴的学科。它主要采用核磁共振法、高效液相色谱－质谱联用法、气相色谱－质谱联用法等现代分析仪器和手段，结合模式识别等化学信息学技术，定性定量地研究外源性物质对机体产生的整体效应，并以机体内的分子整体作为对象，即代谢组，研究药物对机体所形成的代谢组的系统作用。根据研究对象和采用不同代谢组分可分为代谢靶标分析、代谢轮廓分析、代谢指纹分析、代谢组学分析四个层次。代谢组学强调把机体作为一个整体来研究，同时在方法学上具有无创伤、动态、接近生理条件下研究等特点，与中医药理论的“整体观”和中药复方“多组分、多靶点、整体论治”的特点极其相似，为中药复方研究提供了崭新和强有力的技术手段。将代谢组学方法和技术应用于中药复方的研究中，有可能使以经验为基础的中药治病，向以科学的方法和标准为基础的现代化中药治病转变，将大大加快我国中药现代化的发展进程。

四、谱效关系研究

中药谱效关系是指建立在中药指纹图谱的研究基础上，最大限度地获取有用的化学信息，将标示物质群特征峰的指纹图谱与药效结果联系起来，从而确立中药药效物质基础的方法。该方法主要应用现代色谱及其联用技术，最大限度地获取有用的化学信息，结合化学计量学的理论与方法，进行数据解析和特征信息的提取，合理优化、量化指纹图谱，建立多模式多柱色谱、多元检测、多水平评价的系统方法。

中药复方通过多种单味中药合理配伍取得了各单味药无法取得的效果，取决于复方药物质与量的关系，不同质与量药物的组合，就会形成不同复方，从而产生不同的治疗效果。因此，中药复方配伍规律研究主要涉及中药物质组合变化与药效活性之间的关联性（即“组效关系”）和中药剂量变化与药效活性之间的关联（即“量效关系”）两个方面，中药复方的物质基础可以划分为有效药材或饮片、有效部位、有效组分（群）、有效成分（群）4个层次，中药复方配伍规律研究不仅要从药材或饮片层次研究药物质与量变化与药物活性之间的关联性（即表观配伍），更应关注药物成分吸收的影响，注重体内直接作用物质的变化，及与之相应的效应变化规律（即内在配伍）。

研究方法：先将全方药做药效，然后把全方药经过不同的提取和分离后，将所得到的各个部分进行高效液相色谱分析和药理实验，再通过数学模型和计算机软件，找出色谱峰与药效之间存在的关系。再进一步将分离得到的各个部分进行组合（常用的组合方法是正交分析法），然后进行高效液相色谱分析和药理实验，再用相关性分析法（如灰色关联度分析等）找出组合后的组分与药效之间存在的相关性，即得到谱效关系。

然而，中药复方谱效关系的研究尚存在一定的问题：由于中药复方复杂体系化学成分认识不足，不能对所有化学成分进行指认；在药效学有效性的表述上大多采用西医的计量标准，而未与中医理论相结合；需建立一个科学合理的数据处理方法系统，使其更加准确地表达谱与效之间的关系。

五、分子对接技术

主要根据中药复方的功效与相关功能蛋白的关系，采用分子对接技术，对中药复方的化学成分进行虚拟筛选，找出其发挥有效作用的化合物，从而确定其药效物质及作用机制的方法。该法主要步骤：收集复方中各味药材的化学成分结构信息，组建化学成分数据库；根据中药复方的功效，收集相关的蛋白质信息，组建靶标三维结构数据库；采用分子对接技术，研究化学成分与靶蛋白的结合情况；根据评价结果，筛选出可以和特定靶标结合的活性成分群，采用网络药理学方法，从系统层面构建“分子—靶标—疾病”之间的关系，解释中药复方的多靶标作用机制。

分子对接技术为中药复方研究提供了一种新的思维模式，可以弥补药理学实验的缺陷，已逐渐深入到中药研究的多个方面，其可行性强，在中药复方物质及作用机制研究中的优势日益凸显。然而，目前分子对接技术在中药领域的研究思路尚未成熟，现有的评价方法还存在各自的缺陷和局限性，得分较高的分子未必是作用较好的配体。因此，计算结果不能取代实验数据，很多时候需要与其他方法相互结合，最终还需通过生物实验等加以验证。

六、中药组合化学方法

中药复方是根据中医理论和实践以及单味药功能主治和性味，通过人工组合形成的具有药效的天然组合化学库。中药及其复方的效应物质基础应是复方所含的全部成分，发挥的是综合的药理作用。中药复方组合化学研究方法是以中药复方天然组合化学库的多靶作用机制为依据，在中医药理论的指导下，采用反映复方主治病证的药理学指标，通过组分或单体成分的组合筛选，找出其活性最强的有效组分构件。中药复方成分是由多种结构类型的组合化学库组成的分子库，包括各单味药的化学成分，加工炮制过程中可能产生新的成分。不同种属的植物（药材）中成分的结构类型有其特征，但有类似性和规律性，如“黄酮结构类型”“三萜结构类型”等。通过初步的化合物类型的分离，通过生物活性筛选的方法直接从个别库中“钓”出有活性的化合物（如用有荧光标志的化合物受体从库中“钓”取能与之结合的化合物），或通过类似于亲和层析的方法直接从库中吸附有相互作用的化合物，分别测定各类化合物的结构和生物活性，经过分析和归纳，最终阐明中药复方药效物质基础。

中药复方的组合化学研究，体现了复方多组分协同的特点，简化了复方的分子多样性，具有很强的操作性，简便、快速、高效。但该技术刚刚起步，其规范化技术和方法尚待进一步完善。

知识链接

中药复方中复杂的化学成分之间普遍存在分子间相互作用，通过自组装、自识别、自络合等机制形成新物相，并对中药复方的药效发挥重要作用。例如芍药甘草汤煎煮后的汤液发生浑浊，形成沉淀物，该沉淀物主要由蛋白质和多糖组成，去除沉淀物后的芍药甘草汤的镇痛药效明显减弱。从芍药甘草汤中分离得到小分子、多糖及蛋白质，并利用这些成分重新构建了沉淀物。对沉淀物的研究表明，以芍药苷为代表的小分子成分与蛋白质、多糖发生了相互作用，并形成了具有一定粒径的超分子颗粒物。急性疼痛模型证明构建的沉淀物具有较好的镇痛作用，并能有效降低炎症因子前列腺素 E_2 和一氧化氮的水平，提高抗炎因子白介素-10水平，证明芍药甘草汤中的沉淀物是其发挥镇痛作用的重要物质基础，该研究提示我们可以从结构中药学的理念重新阐释中国的传统复方，为中药复方药效物质基础研究提供了新的认识维度。

七、拆方研究法

拆方研究法是较早运用的方法之一。该法的研究思路是以全方药效为导向，对复方主要药物进行筛选，即减去复方中一味或几味中药进行药效评价，以观察减去的药味对全方药效的影响，逐渐缩小研究范围，最终确定必须保留的单味药，从中寻找有效成分。拆方研究法可研究复方的组成原则和配伍作用，阐明复方的配伍关系和组方理论，明确单味药所处的地位和作用，并为中药新药的研制提供依据。但拆方研究法忽视了复方合煎的影响以及成分之间的相互作用，难以说明复方的复杂作用物质基础和机制。

八、整方研究法

中药复方的实质是一种特殊的化学药物整体，既不是同类药物的并列，也不是相同药效的相加，而是依据中药君臣佐使配伍理论而组成的，讲究的是药物整体对人体的调节作用。整方研究法将复方视为一个整体，探讨复方的组方依据及作用原理，阐释复方组分的配伍规律及治病作用机制。研究中运用植物化学研究方法对复方煎煮后的化学成分进行系统分离和鉴定，以获得全方的化学成分信息；同时结合单味药的化学成分，对比分析整方与单味药的成分的变化，发现煎煮等过程中有无新化合物生成等。相对于单味药来说，整方中含有更加复杂的化学成分，其涉及面更广、工作难度更大。将整方研究法与拆方研究法结合运用，有助于对复方效应物质基础的全面阐释。

第四节　中药复方药效物质基础研究实例

一、茵陈蒿汤

茵陈蒿汤是汉代张仲景《伤寒论》中名方，为后世医家一直作治疗阳黄的首选方剂，由茵陈、栀子、大黄三味药组成。方中茵陈清热利湿、疏利肝胆为君；栀子清泄三焦湿热，并可退黄为臣；大黄通利大便、导热下行为佐。三药相配，使湿热之邪从二便排泄，湿去热除，则发黄自退。

（一）化学成分

茵陈蒿：主要来源于菊科植物滨蒿（*Artemisia scoparia* Waldst. et Kit.）或茵陈蒿（*Artemisia capillaris* Thunb.）的干燥地上部分，成分主要包括蒿属香豆素、色原酮类、黄酮类、挥发油以及绿原酸等。

栀子：茜草科植物栀子（*Gardenia jasminoides* Ellis）的干燥成熟果实，成分主要包括有机酸酯类、环烯醚萜苷类、二萜类以及其他类化合物。

大黄：廖科植物掌叶大黄（*Rheum palmatum* L.）、唐古特大黄（*Rheum tanguticum Maxim.* ex Balf.）或药用大黄（*Rheum offcihale* Baill.）的干燥根及根茎，主要含蒽醌类。

（二）体内成分研究

研究者将茵陈蒿汤口服给药后，利用 3D - 高效液相色谱法，对血清样品进行分析。结果表明：6,7 - 二甲氧基香豆素及茵陈色原酮以原型被吸收入血，而且茵陈色原酮的含量仅为6,7 - 二甲氧基香豆素的1/200，确定6,7 - 二甲氧基香豆素为茵陈蒿汤的主要有效成分。运用超高效液相色谱 - 质谱联用技术，从茵陈蒿汤体外样品中分析鉴定45个化合物，口服茵陈蒿汤后大鼠血中21个移行成分；通过研究配伍对血中移行成分的影响，发现血中21个化合物中8个化合物只有在茵陈蒿汤全方配伍时才能选择性地吸收入血，且均具有显著的保肝利胆活性；通过多成分变化规律的研究，从21个体内直接作用物质中确定了效应动力学的标记成分：6,7－二甲氧基香豆素、栀子苷和大黄酸。利用高效液相色谱－质谱联用的技术，在大鼠灌胃给予茵陈蒿汤后的尿液同时定量分析鉴定二甲氧香豆素、茵陈色原酮、大黄酸、大黄素，成功建立了体内代谢成分的检测方法。

（三）药代动力学及配伍规律研究

研究者将基于药效学指标成分的药代动力学方法用于茵陈蒿汤研究，将茵陈蒿汤入血成分分析效应—动力学标记物6,7－二甲氧基香豆素、栀子苷和大黄酸进行配伍，确定了全组分给药及拆方组分给药的药物动力学参数，全组分配伍时血药浓度值最高，保留时间最长，对机体药效的作用最佳，同时分析大鼠灌胃给予茵陈蒿汤后血中21个移行成分的药代动力学的变化规律，选出其中9个成分为主要活性成分。

配伍前后血中移行成分6,7－二甲氧基香豆素的代谢动力学研究表明，配伍大黄后6,7－二甲氧基香豆素的吸收速度加快，消除速度减慢，而配伍栀子后使6,7－二甲氧基香豆素的血中浓度出现两次峰值，研究表明栀子中的成分栀子苷促使6,7－二甲氧基香豆素产生了肝肠循环，从而使AUC加大，药效增强。应用茵陈蒿汤中已确定的主要有效成分6,7－二甲氧基香豆素、京尼平苷、大黄素的不同组合对肝损伤模型的大鼠治疗，采用反相高效液相色谱技术研究，发现全成分入血时，抗肝损伤作用最明显。

二、四君子汤

四君子汤出自宋代的《太平惠民和剂局方》，是由人参、白术、茯苓、甘草组成的古方剂，为治疗脾胃气虚证的基础方，后世众多补脾益气方剂多从此方衍化而来。临床应用以面白食少，气短乏力，舌淡苔白，脉虚弱为辨证要点。

（一）化学成分

人参：为五加科植物人参（*Panax ginseng* C. A. Mey.）的干燥根和根茎。主要包含皂苷类、糖类、挥发性成分、黄酮类、木脂素、无机元素等成分。

白术：为菊科植物白术（*Atractylodes macrocephala* Koidz.）的干燥根茎，主要含有挥发油、内酯类化合物、多糖、氨基酸等。

茯苓：为多孔菌科真菌茯苓［*Poria cocos*（Schw.）Wolf.］的干燥菌核，主要含茯苓多、三萜类、甾醇和脂肪酸等化学成分。

甘草：为豆科植物甘草（*Glycyrrhiza uralensis* Fisch.）、胀果甘草（*Glycyrrhiza inflata* Bat.）或光果甘草（*Glycyrrhiza glabra* L.）的干燥根和根茎，含有三萜类、黄酮类、生物碱、挥发油、多糖等成分。

（二）四君子汤全方配伍研究

中药复方用药体现的是整体观念，方中各味药都不是孤立存在、独自起效的，而是在整体上相互作用，共同发挥药效。研究者采用薄层色谱分析方法，比较四君子汤及其单味药中石油醚部位、乙酸乙酯部位、正丁醇部位的化学成分，发现全方配伍与单煎的化学成分明显不同。高效液相色谱法进一步分析表明，全方配伍的石油醚部位中人参成分的变化既有新峰出现，也有峰的消失。而乙酸乙酯部位没有新峰的出现，人参的一些成分在配伍后出现了含量上的变化。正丁醇部位甘草峰面积与甘草单煎相比明显减小；人参所属峰在四君子汤全方中的峰面积均低于缺茯苓汤剂，呈现降低趋势。

（三）四君子汤药材配伍研究

四君子汤中人参－白术、人参－茯苓药对是中药益气健脾渗湿的常用药对，运用于众多方剂中。研究者选取2∶1、1∶1、1∶2三个剂量配伍，采用紫外分光光度法、高效液相色谱法对人参－白术、人参－茯苓药对配伍的不同配伍比例后人参总皂苷，人参皂苷Rgl、Re、Rb1含量进行测定；并对其配伍后不同溶剂极性部位的化学成分进行系统性的高效液相色谱及薄层色谱图谱分析。研究发现：

1. 人参配伍白术 对人参总皂苷的溶出有一定的促进作用。白术与人参配伍后可引起人参中某些化学物质含量增加、减少、消失或出现新的物质，按不同比例配伍时对结果的影响有所差异。此外，以人参皂苷Rg1为对照品时三种比例均可促进人参皂苷的总溶出量，其中以人参与白术1∶2效果最佳。

2. 人参配伍茯苓 对人参三个指标性成分——人参皂苷Rg1、Re和Rb1的溶出有一定的抑制作用。人参与茯苓配伍后可引起人参中某些化学物质含量增加、减少、消失或出现新的物质，按不同比例配伍时的影响结果有所差异。与人参单煎液相比较，不同配伍比例中人参总皂苷、人参皂苷Rgl、Re和Rb1三种成分含量均呈现降低趋势，但在配伍比例（1∶1）中总皂苷、人参皂苷Rg1、Re和Rb1的含量仍是三种配伍比例中最高。

3. 白术单煎多糖提取的含量最高，白术与茯苓1∶3时多糖含量最低 白术药材占药材总质量的比值越大，则多糖提取率就越高，随着茯苓比例的增大，多糖的提取量在不断减小，可以初步推断茯苓中的成分对白术中多糖的含量有重要的影响。白术与茯苓为1∶1时，复方中白术内酯Ⅲ的含量最高，而3∶2的复方中白术内酯Ⅱ的含量最低。

（四）四君子汤有效组分配伍的化学研究

将人参总皂苷分别与白术多糖、白术挥发油、茯苓三萜、茯苓多糖进行配伍，对配伍后的人参皂苷类成分含量的变化进行研究，探讨配伍对其化学成分的影响。

1. 人参总皂苷配伍白术多糖的化学研究 经高效液相色谱分析可知，配伍后无新峰出现，但各成分的含量有明显变化。

2. 人参总皂苷配伍白术挥发油的化学研究 经高效液相色谱分析确定了总皂苷的11个峰作为特征组成的图谱。

3. 人参总皂苷配伍茯苓三萜的化学研究 从总皂苷配伍三萜高效液相图谱上直观显示，配伍后人参总皂苷图谱概貌基本显示一致，没有明显的改变，而且茯苓三萜对人参总皂苷的图谱峰没有干扰，也没有新峰的出现和原有峰的无法检出；表明共水煎煮后，茯苓三萜提取物对人参总皂苷提取物在组分配伍层面没有明显的影响。

4. 人参总皂苷配伍茯苓多糖的研究 高效液相色谱及薄层色谱图谱研究显示，其色谱概貌在配伍前后没有明显变化，也基本显示一致保持原有水平。表明茯苓三萜及多糖提取物在组分配伍层面对人参总皂苷几乎无实质性的影响，其在共同水煎液中无明显的反应及变化。

答案解析

目标测试

一、单项选择题

1. 下列关于中药复方特点正确的是

A. 疗效低、毒性低、耐药性好　　B. 疗效强、毒性低、耐药性差

C. 疗效强、毒性高、耐药性好　　D. 疗效低、毒性低、耐药性差

E. 疗效强、毒性低、耐药性好

2. 消旋去甲乌头碱被认为是热性药产生作用的物质基础，因为它是一种

A. α－受体兴奋剂　　B. β－受体拮抗剂　　C. α－受体拮抗剂

D. β－受体拮抗剂　　E. γ－受体兴奋剂

3. 研究生物体内代谢物及其代谢产物途径的方法是

A. 中药血清药物化学研究　　B. 代谢组学研究　　C. 谱效关系研究

D. 分子对接技术　　E. 蛋白组学研究

4. 四君子汤里的四味中药是

A. 人参、白术、党参、甘草　　B. 人参、当归、茯苓、甘草　　C. 人参、白术、茯苓、甘草

D. 人参、当归、茯苓、地黄　　E. 黄芪、白术、茯苓、甘草

二、多项选择题

5. 中药复方药效物质基础研究的意义是

A. 中药复方药效物质基础研究是中药复方研究的关键问题

B. 对中药复方药效物质基础研究有利于阐释中医药理论

C. 中药复方药效物质基础研究可搭建中西医结合的纽带和桥梁

D. 中药复方药效物质基础研究是中药现化的必经途径

E. 中药复方药效物质基础研究可促进中药制剂等相关学科的发展

6. 中药指纹图谱所使用的研究手段包括

A. HPLC　　B. GC　　C. NMR

D. IR　　E. MS

三、配伍选择题

[7～8]

A. 中药组合化学方法　　B. 谱效关系研究　　C. 拆方研究法

D. 中药血清药物化学研究　　E. 整方研究法

7. 逐步减去复方中一味或几味中药，拆成单位药或药物组，以观察疗效变化的研究方法是

8. 在建立中药指纹图谱的基础上，将标示物质群特征峰与药效结果联系起来，从而确定中药药效物质基础的研究方法是

四、简答题

9. 请谈谈为什么不能将中药复方物质基础研究当成西药的单一化学成分来进行研究。

10. 结合文献知识，举例阐释中药复方药效物质基础研究的新思路、新方法。

书网融合……

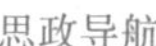

思政导航

本章小结

微课

题库

参考文献

[1] 罗永明．中药化学成分提取分离技术与方法［M］．上海：上海科学技术出版社，2016.

[2] 李晓芳．中药提取工艺学［M］．北京：人民卫生出版社，2014.

[3] 许春平．中药多糖提取技术及应用［M］．北京：中国轻工业出版社，2021.

[4] 马国需，杨峻山．天然有机化合物结构解析——方法与实例［M］．北京：化学工业出版社，2021.

[5] 李颖畅．植物多酚类化合物及其应用［M］．北京：化学工业出版社，2021.

[6] 宁永成．有机波谱学谱图解析［M］．北京：科学出版社，2018.

[7] 宁永成．有机化合物结构鉴定与有机波谱学［M］．北京：科学出版社，2018.

[8] 张强．膳食类黄酮与肠道健康［M］．北京：化学工业出版社，2023.

[9] 庚石山．三萜化学［M］．北京：化学工业出版社，2008.

[10] 克里斯托弗 T. 沃尔什，唐奕．天然产物生物合成化学原理与酶学机制［M］．胡友财，译．北京：化学工业出版社，2020.

[11] 孔令义．复杂天然产物波谱解析［M］．北京：中国医药科技出版社，2012.

[12] 李平亚．人参营养成分及功能因子［M］．北京：化学工业出版社，2017.

[13] 彭成．经产良方益母草［M］．成都：四川科学技术出版社，2017.

[14] 关枫．中药有效成分提取分离 300 例［M］．北京：人民卫生出版社，2016.

[15] 王晓，杨滨．中药化学成分程序化分离制备［M］．北京：化学工业出版社，2019.

[16] 卫军营．中药蛋白质组学应用研究［M］．北京：化学工业出版社，2022.

[17] 王志宇．中药分子靶点鉴定技术［M］．北京：科学出版社，2023.

[18] 辛杨．液相色谱与质谱技术在天然药物研究中的应用［M］．北京：化学工业出版社，2021.

[19] 漆小全．植物代谢组学：方法与应用［M］．北京：化学工业出版社，2023.

[20] 段金廒．中药资源化学［M］．北京：科学出版社，2023.